Cousin la Couverture

ALIMENTATION

DE L'HOMME NORMAL ET DE L'HOMME MALADE

198

TRAITÉ DE DIÉTÉTIQUE

A L'USAGE DES

Médecins, Chefs d'Administrations, Directeurs d'Hôpitaux, de Prisons, de Pensionnats, etc.

PAR

I. MUNK et C. A. EWALD

PROFESSEURS A L'UNIVERSITÉ DE BERLIN

d'après la 3ᵉ édition par

J. F. HEYMANS
PROFESSEUR A L'UNIVERSITÉ DE GAND

P. MALOIN
ASSISTANT A L'UNIVERSITÉ DE GAND

PARIS
Georges CARRÉ & C. NAUD
ÉDITEURS
3, rue Racine

BRUXELLES
Henri LAMERTIN
ÉDITEUR
20, rue du Marché-au-Bois

189

ALIMENTATION

DE L'HOMME NORMAL ET DE L'HOMME MALADE

TRAITÉ DE DIÉTÉTIQUE

A L'USAGE DES

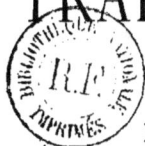

Médecins, Chefs d'Administrations,
Directeurs d'Hôpitaux, de Prisons, de Pensionnats, etc.

PAR

I. MUNK et C. A. EWALD
PROFESSEURS A L'UNIVERSITÉ DE BERLIN

d'après la 3ᵉ édition par

<table>
<tr><td>J. F. HEYMANS</td><td>P. MASOIN</td></tr>
<tr><td>PROFESSEUR A L'UNIVERSITÉ DE GAND</td><td>ASSISTANT A L'UNIVERSITÉ DE GAND</td></tr>
</table>

PARIS
GEORGES CARRÉ & C. NAUD
ÉDITEURS
3, rue Racine

BRUXELLES
HENRI LAMERTIN
ÉDITEUR
20, rue du Marché-au-Bois

1897

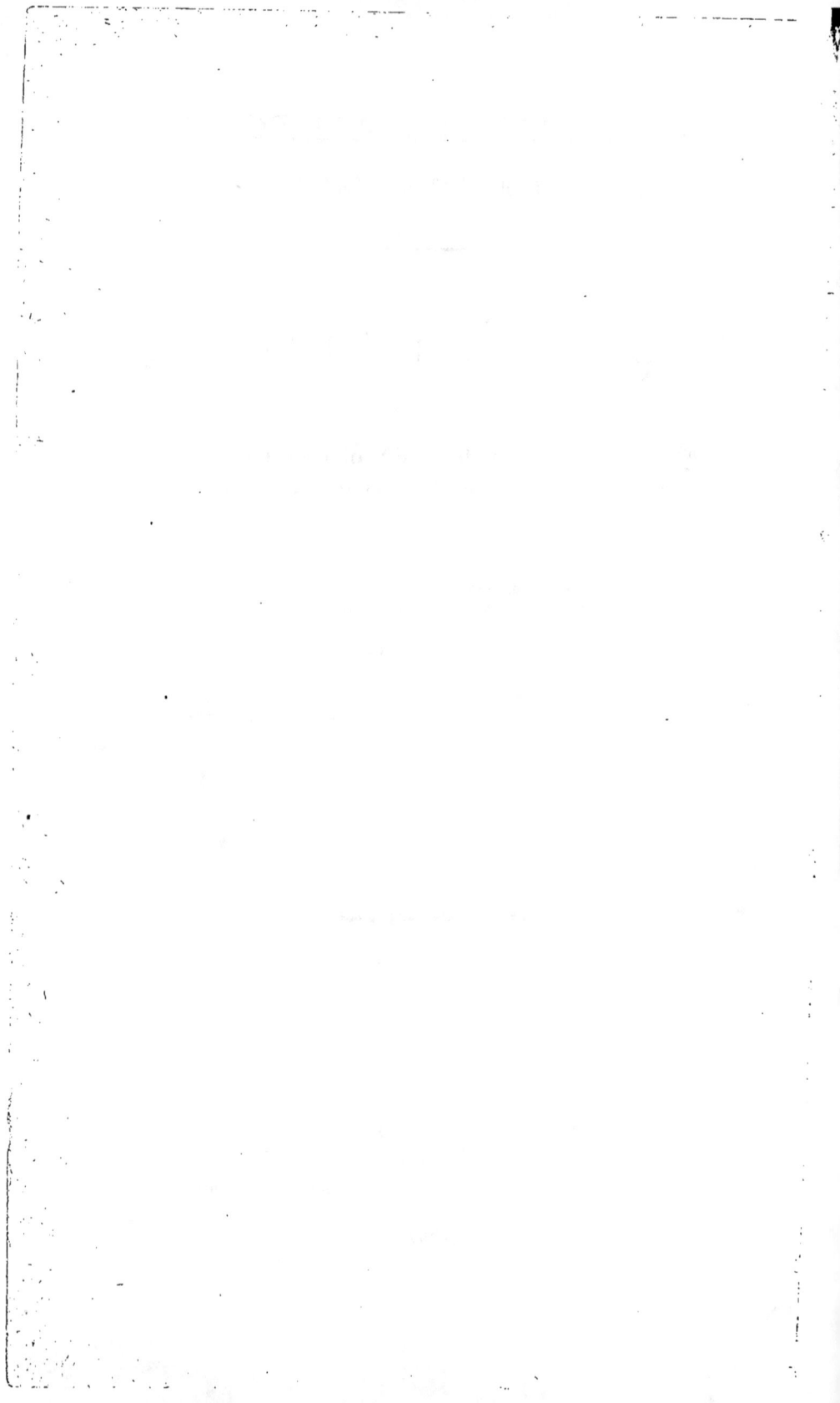

PRÉFACE.

Comme le disent Munk et Uffelmann dans la préface de la première édition allemande, parue en 1886, « la physiologie de la nutrition a fait dans ces derniers temps des progrès importants, et cependant, il n'existe pas de traité de l'alimentation de l'homme normal et de l'homme malade, rédigé pour la pratique conformément à ces progrès. Dans un livre qui fait époque, C. V. Voit a exposé la physiologie de la nutrition générale et de l'alimentation; I. Forster a décrit l'alimentation et les aliments, spécialement au point de vue de l'hygiène; enfin, J. König a réuni dans un précieux volume les documents analytiques sur la composition des condiments et des aliments. Mais l'objet et le but de ces divers ouvrages, dont la valeur est incontestable d'ailleurs, ne satisfont que partiellement aux exigences de la pratique; le médecin ainsi que les personnes préposées à l'alimentation de certaines classes de la société n'y trouvent pas les renseignements pratiques qui leur sont nécessaires. Tout homme compétent devra reconnaître qu'aucun livre n'expose d'une manière complète et pratique l'alimentation de l'homme malade, question dont l'importance est reconnue, et avec raison, de plus en plus chaque jour.

C'est donc une réelle lacune que nous avons cherché à combler. Notre but a été avant tout d'exposer d'une manière précise et complète le vaste domaine de la diététique, afin que le praticien puisse, le cas échéant, s'y orienter rapidement et facilement. L'avenir réserve à ce livre démontrera jusqu'à quel point nous y avons réussi. »

La lacune signalée par les auteurs allemands existe assurément aussi dans la littérature française. Les trois éditions qu'a déjà vécues ce livre dans l'espace de dix ans démontrent amplement que le but visé a été atteint. Nous croyons ne pas avoir perdu notre temps en mettant ce traité de diététique, revu en divers endroits, à la portée du lecteur français. Qu'y a-t-il de plus utile à l'homme que de savoir comment il doit se nourrir ? Quels services plus grands le médecin peut-il rendre au malade que de lui prescrire un régime approprié ?

J. F. HEYMANS, P. MASOIN.

GAND, *1 Juillet 1897.*

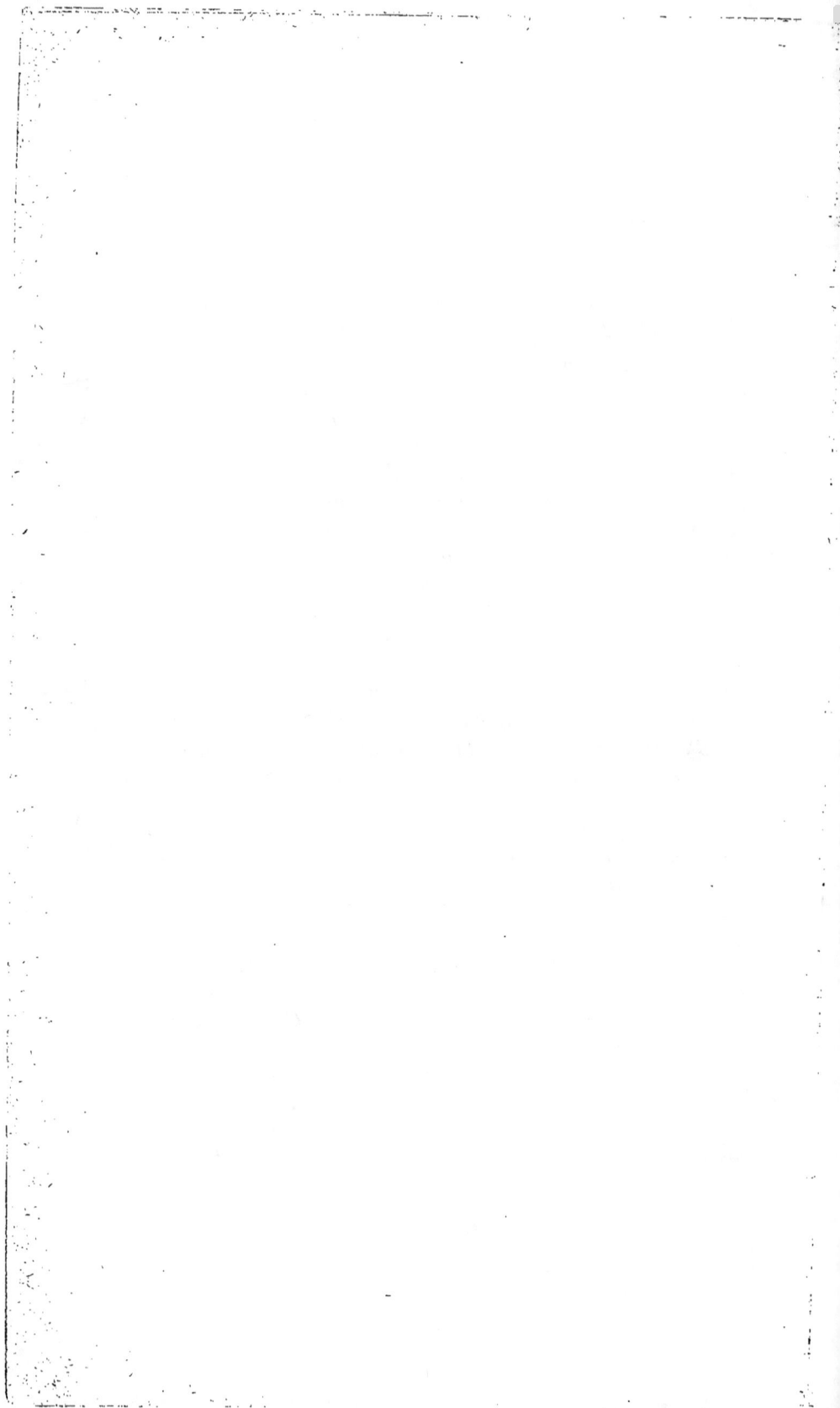

TABLE ANALYTIQUE.

PREMIÈRE PARTIE

PAR I. MUNK.

DEUXIÈME PARTIE

par I. MUNK.

CHAPITRE I.

CHAPITRE II.

TROISIÈME PARTIE
par C. A. EWALD.

PREMIÈRE PARTIE.

Physiologie de la nutrition et de l'alimentation

I. MUNK.

« Celui qui s'applique à étendre nos
connaissances sur les aliments, celui-là
contribue largement à l'amélioration de
l'humanité. »
        Donders, Die Nahrungsstoffe.
              Crefeld 1853.

INTRODUCTION.

Les réactions chimiques qui se passent chez tout être vivant, qui déterminent dans leur ensemble la vie animale, reposent sur un processus fondamental consistant en une transformation et en une consommation continues des substances dont se compose l'organisme. Les produits de décomposition ainsi formés quittent le corps par différentes voies. Par les surfaces pulmonaires et cutanées s'exhalent continuellement de l'acide carbonique et de la vapeur d'eau; par les reins s'éliminent de l'eau, des sels minéraux et quelques substances organiques spécifiques telles que l'urée, l'acide urique etc.; par l'intestin s'évacuent les résidus des sucs digestifs ainsi que du mucus et des épithéliums; de la surface cutanée se détachent des productions épidermiques (squames, cheveux, ongles); cette même surface sécrète en outre la matière sébacée. La perte de substances que le corps subit ainsi, est rendue évidente par la perte de poids que présentent les animaux soumis à l'inanition. Pour que l'organisme conserve son équilibre il faut que ses pertes soient compensées, que les substances consommées et rejetées au dehors soient remplacées par de nouveaux matériaux. En outre, comme toute substance du corps est tôt ou tard consommée et éliminée, il faut que toutes soient réintroduites et qu'ainsi elles ne fassent jamais défaut nulle part; à cet effet, les animaux puisent dans le monde extérieur, des substances, qui au point de vue chimique, sont identiques aux substances perdues ou qui leur sont matériellement équivalentes; ces substances, appelées nutritives, sont transformées en parties intégrantes du corps animal; elles sont « assimilées ».

L'alimentation comprend l'ensemble des processus à l'aide desquels les pertes en substances de l'organisme animal sont compensées. L'organisme conserve ainsi son état matériel; ou bien, lorsque les substances nutritives sont introduites en quantité plus grande que le réclament les besoins du moment, il devient mieux à même de fournir une certaine somme de travail.

Les processus chimiques qui se produisent lors de la transformation et de la consommation des substances dont est formé l'organisme consistent surtout en des dissociations et en des oxydations. Les substances organiques très complexes, mais peu oxygénées et partant instables, dont se compose le corps animal, principalement les substances albuminoïdes et les graisses, sont transformées en produits simples, très oxygénés et plus stables, tels que l'urée, l'acide carbonique, les sulfates, l'eau, etc. En même temps, l'énergie potentielle chimique emmagasinée dans ces composés complexes devient libre et se transforme en énergie actuelle ou force vive — telles que chaleur, mouvement musculaire, phénomènes électriques — qui détermine les phénomènes vitaux.

Les substances dont se compose l'organisme animal se consomment donc d'une manière incessante, les substances consommées sont remplacées par des substances nouvelles amenées de l'extérieur. De là cette conséquence qu'une rénovation continue des substances constitutives se fait dans tout corps. Aussi désigne-t-on encore sous la dénomination d'échanges nutritifs, l'ensemble des processus que déterminent cette perte et cette absorption ininterrompues de substances, la destruction, le remplacement et le renouvellement continus des principes formateurs de l'organisme vivant.

Evolution, Siége et Causes de la Désassimilation.

Aussi longtemps que la chimie ne s'était pas dégagée des spéculations de l'alchimie, les recherches sur les processus nutritifs n'ont imprimé aucun progrès sérieux à la théorie formulée par *Aristote*. Ce n'est que vers le milieu du 17me siècle que la chimie expérimentale exacte prit son premier essor ; grâce aux travaux de *Van Helmont* et de *Boyle*, mais grâce surtout à la découverte de l'oxygène par *Priestley* et *Scheele* (1774) et aux expériences rigoureuses de *Lavoisier* sur la nature du phénomène de la combustion, une orientation absolument nouvelle fut donnée à l'étude chimique des processus nutritifs. Ce n'est qu'à dater de *Lavoisier* que l'on peut parler d'une théorie réellement scientifique de la nutrition et des échanges nutritifs.

Lavoisier a montré (1780) que les phénomènes chimiques qui se passent dans l'organisme animal sont analogues à la combustion des substances organiques : qu'ils consistent essentiellement dans l'oxydation des substances carbonées et hydrogénées par l'oxygène atmosphérique absorbé par les organes de la respiration. Depuis lors, on doit considérer l'oxygène comme la cause des décompositions qui ont lieu dans l'organisme animal. Plus tard, grâce aux recherches de *Chevreul* qui ont permis d'établir la constitution chimique des graisses, grâce à celles de *Mulder* qui ont précisé la nature des substances protéiques (albuminoïdes), grâce enfin à celles de *J. Liebig*, qui démontraient l'identité des propriétés chimiques existant entre les substances albuminoïdes de l'organisme animal et celles de l'organisme végétal et qui déterminaient en outre les relations des substances albuminoïdes avec les produits azotés de l'urine, les bases de la chimie de la nutrition se trouvaient jetées.

S'appuyant sur ces faits, *Liebig* formula le premier la théorie moderne qui admet que l'albumine, la graisse et les hydrates de carbone sont décomposés par l'oxygène atmosphérique. L'étude approfondie que fit *Liebig* de la chimie végétale[1] le conduisit à reconnaître le fait si important des relations intimes qui existent

---

(1) Die organische Chemie in ihrer Anwendung auf Agricultur und Physiologie. **Braunschweig 1840; 9 Auflage 1876.**

entre le règne animal et le règne végétal. La synthèse de toute substance organique se fait dans les cellules végétales vertes sous l'influence de la lumière solaire à l'aide de composés inorganiques : acide carbonique, ammoniaque, eau. L'acide carbonique est absorbé par les plantes dans l'atmosphère et à l'aide de leurs racines dans l'eau du sol ; il est réduit par la chlorophylle exposée au soleil : le carbone devenu ainsi libre s'unit aux éléments de l'eau pour former des hydrates de carbone et des graisses (huiles éthérées et huiles grasses). Les substances albuminoïdes se forment dans les cellules végétales aux dépens de l'ammoniaque, des acides nitreux et nitrique empruntés comme tels au sol, à l'eau de pluie ou sous forme de combinaisons salines ; le soufre qui entre dans la molécule de l'albumine est très probablement assimilé par les plantes dans le sol, où les sulfates abondent. Les phénomènes chimiques des cellules végétales à chlorophylle consistent donc à former par synthèse des molécules organiques très complexes à l'aide de composés inorganiques.

Ces composés organiques de l'organisme végétal sont absorbés par les animaux, directement, comme c'est le cas pour les herbivores, ou indirectement, après avoir fait partie intégrante du corps d'un herbivore, celui-ci devenant à son tour un aliment pour le carnivore ainsi que pour l'homme. Mais dans l'organisme de tout animal, qu'il soit herbivore ou carnivore, les composés organiques empruntés en dernier ressort aux plantes, se décomposent à nouveau en acide carbonique, en dérivés ammoniacaux (urée, etc.) et en eau ; sous cette forme, ils sont rendus au monde extérieur. Lors de la désagrégation de ces composés organiques complexes, l'énergie potentielle accumulée en eux devient de l'énergie actuelle : chaleur, mouvement musculaire et électricité. Les phénomènes vitaux des animaux sont donc intimement liés à la destruction des composés organiques empruntés aux plantes et incorporés dans l'organisme animal. Par contre, l'organisme animal n'est pas à même de former à l'aide de composés inorganiques ses substances organiques les plus importantes : albumine, graisses (et hydrates de carbone) ; il doit les emprunter préformées au règne végétal. Le substratum matériel du règne animal et du règne végétal parcourt donc ainsi un cycle complet.

Ces différences existant entre les phénomènes chimiques des animaux et des plantes furent déjà nettement formulées dans leurs points essentiels par *Liebig;* elles sont encore tenues pour exactes aujourd'hui. Il est vrai que des expériences récentes ont démontré qu'à côté des processus analytiques, des processus inverses, de synthèse et de réduction se passent dans l'organisme animal ; mais il n'en est pas moins certain que les réactions synthétiques sont quantitativement moins importantes que les réactions d'analyse, de dissociation et d'oxydation. Parmi les synthèses, on peut citer la formation de l'acide hippurique à la suite de l'administration d'acide benzoïque, celle de l'acide phénylsulfurique lors de l'introduction du phénol, celle de l'urée aux dépens des acides amidés, celle du glycogène dans le foie aux dépens du sucre absorbé par l'intestin, celle des graisses neutres aux dépens des acides gras fixes introduits dans l'intestin, etc. En outre, il se produit encore par synthèse des composés complexes, tels que l'hémoglobine, mais cette synthèse exige la préexistence de substances organiques, d'albumine par exemple. Si l'on fait abstraction de la formation de l'urée à l'aide des sels d'ammoniaque, composé qui se trouve pour ainsi dire à la limite des substances organiques et des substances inorganiques, on peut dire qu'on ne connaît jusqu'ici dans tout le règne animal aucun exemple de synthèse d'une substance organique à l'aide de substances purement inorganiques. De fait, l'organisme est absolument incapable de former à l'aide des seules substances inorganiques, de l'albumine, de la graisse ou des hydrates de carbone.

Pour expliquer les causes de la décomposition des substances organiques dans l'organisme animal, *Liebig*[1] s'appuya sur la théorie de *Lavoisier* et la développa dans deux directions. D'après lui, l'activité musculaire serait accompagnée d'une désagrégation de la substance organisée du muscle et ce serait la destruction de sa substance organique principale, c'est à dire de l'albumine, qui fournirait l'énergie du travail musculaire ; l'albumine ingérée serait destinée à remplacer et à réorganiser l'albumine détruite. C'est ce qui amena *Liebig* à donner aux albuminoïdes le nom d' « aliments plastiques » ou formateurs des tissus. Par contre, les substances non azotées, les graisses et les hydrates de carbone seraient directement attaquées par l'oxygène, protégeant ainsi les substances plastiques ou l'albumine contre l'oxydation. L'oxydation des substances non azotées serait en même temps la source de la chaleur nécessaire à la mise en activité des fonctions animales. Contrairement à l'albumine, les substances non azotées ne seraient donc que des « aliments respiratoires ». Si ceux-ci sont ingérés en quantité supérieure à celle que la quantité d'oxygène absorbée peut en oxyder, l'excès se dépose sous forme de graisse. Par conséquent, l'intensité de la destruction des albuminoïdes serait en rapport direct avec l'intensité du travail musculaire, tandis que l'intensité de l'oxydation des substances non azotées dépendrait de la quantité d'oxygène absorbée. C'est encore *Liebig,* qui, le premier, insista sur la grande importance que présentent certaines substances minérales pour la nutrition.

La première partie de la théorie de *Liebig,* celle d'après laquelle la destruction de l'albumine musculaire fournirait l'énergie du travail produit, a été combattue d'abord par *J. R. Mayer*[2], le créateur de la théorie mécanique de la chaleur. Avec une précision remarquable, il exposa l'hypothèse en vertu de laquelle l'albumine musculaire ne fournit pas la substance dont les modifications chimiques mettent en liberté la force vive du mouvement musculaire et du travail produit. Bientôt les données expérimentales de *C. G. Lehmann* (1844), de *Frerichs* (1848), de *Bidder* et *Carl Schmidt*[3] etc., vinrent à leur tour ébranler la théorie de

---

(1) Die organische Chemie in ihrer Anwendung auf Physiologie und Pathologie. Braunschweig 1842.

(2) Die organische Bewegung in ihrem Zusammenhange mit dem Stoffwechsel. Heilbronn 1845.

(3) Die Verdauungssäfte und der Stoffwechsel. Mitau und Leipzig, 1852, p. 291 et suiv

Liebig; elles démontrèrent que même chez l'animal en repos, une absorption plus grande d'albumine était immédiatement suivie d'une augmentation de la destruction de cette substance. On expliqua dès lors ce fait en admettant que la destruction de l'albumine relève de deux causes : l'activité musculaire et l'oxygène du sang. La décomposition des albuminoïdes qui se produit pendant l'inanition, correspondrait à la limite inférieure des échanges nutritifs proprement dits ou typiques qu'exige absolument la vie de l'animal ; l'alimentation ne devrait apporter à l'organisme qu'exactement la quantité d'albumine détruite pendant l'inanition et lors de l'activité musculaire ; en outre, toute l'albumine absorbée au delà de ces besoins serait oxydée par l'oxygène du sang, ne servirait qu'à produire de la chaleur animale et pourrait, par conséquent, être remplacée par des substances non azotées. La quantité d'albumine absorbée au delà de la quantité qui se détruit pendant l'inanition et pendant l'activité musculaire constituerait donc une consommation superflue. Cette manière de voir au sujet de la signification des processus de destruction de l'albumine a reçu le nom de théorie de la consomption de luxe. *Bidder* et *Schmidt* ont été également les premiers à formuler avec une grande précision les conditions auxquelles doivent satisfaire les expériences sur les échanges nutritifs ; par des recherches classiques, ils ont déterminé le bilan des ingesta et des egesta chez les carnivores (chats), et cela, au cours d'une alimentation suffisante, pendant la suralimentation et enfin pendant l'inanition. Ce sont encore eux, qui, lors d'une alimentation carnée suffisante ou excessive, retrouvèrent dans l'urine et les fèces la totalité de l'azote ingéré sous forme de viande ; ils fondèrent ainsi la théorie de l'équilibre azoté, alors que peu auparavant *C. G. Lehmann* ainsi que *Barral* n'avaient vu apparaître dans l'urine et les fèces que $1/2$—$4/5$ de l'azote renfermé dans la viande ingérée.

Th. Bischoff s'efforça (1852), par des expériences sur le chien, de confirmer la théorie ancienne de *Liebig ;* il ne put parvenir toutefois à expliquer les contradictions des faits observés. Plus tard, dans des recherches faites en collaboration avec *C. Voit,* ou par *Voit* seul (1857), la technique expérimentale fut perfectionnée de plus en plus : parurent alors une série de recherches magistrales faites sur des chiens, recherches dont les résultats sont réunis dans un ouvrage fondamental[1]. Grâce à la libéralité royale, *von Pettenkofer* de Munich pût se construire un appareil à respiration et faire l'analyse quantitative des échanges gazeux. Si *Lavoisier* a jeté les bases de la physiologie des échanges nutritifs, si *Liebig* a élevé la bâtisse, c'est *Bidder* et *Schmidt, Bischoff, Voit* et *Pettenkofer* qui ont façonné et développé l'édifice et qui ont créé les voies dans lesquelles la physiologie de la nutrition a pu ultérieurement progresser. Les données que ces trois derniers expérimentateurs ont établies ne peuvent s'accorder, ni avec la théorie de *Liebig,* ni avec la théorie de la consomption de luxe ; lorsque nous étudierons plus loin la désassimilation et les diverses conditions qui la modifient, nous exposerons les principales d'entre ces données

---

(1) Die Gezetze der Ernährung des Fleischfressers. Leipzig u. Heidelberg 1860.

ainsi que l'interprétation que ces mêmes auteurs ont fournie des phénomènes de la nutrition; ce serait exposer prématurément la partie la plus importante de la théorie des échanges nutritifs que de donner ici un aperçu des principales expériences et des interprétations de ces auteurs. En outre, il est impossible de justifier et de faire comprendre en quelques mots la nouvelle théorie sans s'en rapporter aux données expérimentales. En même temps que les travaux de *Bischoff* et de *Voit,* parurent ceux de *Hoppe-Seyler* (1857) ayant pour objet l'étude de l'influence des hydrates de carbone et du café sur l'élimination de l'urée. En outre, des recherches plus précises furent instituées par C. *Ludwig, Pflüger* et leurs élèves, sur des points spéciaux se rapportant aux échanges nutritifs et plus spécialement à l'élimination des produits gazeux. Il est impossible d'exiger que dans cette courte notice historique sur le développement de la physiologie de la nutrition, nous précisions la part que chacun des expérimentateurs cités plus haut, et bien d'autres encore, ont eue dans les progrès de cette science pendant ces 40 dernières années; au cours de l'étude spéciale des phénomènes de désassimilation et des lois qui les régissent, nous signalerons, d'après leur mérite, les travaux de chacun d'entre eux.

Toutefois, nous devons encore mentionner ici l'influence que la théorie cellulaire de *Schwann* a exercée sur les opinions qu'on se forme au sujet des causes des échanges nutritifs. R. *Virchow* a eu l'incontestable mérite d'avoir démontré d'une manière péremptoire l'importance de la théorie cellulaire pour la physiologie et la pathologie et d'avoir amené ainsi un bouleversement total dans les théories de la nutrition. L'échange nutritif total de l'organisme est la somme de l'échange des unités biologiques ultimes, c'est à dire des cellules, dont chacune possède la propriété d'absorber et d'éliminer ainsi qu'on peut s'en convaincre, par exemple, sur les globules blancs du sang. Les tissus, et non point le sang ou les sucs, sont le siége des échanges nutritifs; ces échanges sont dûs à l'activité chimique des cellules tissulaires. Telle est la conclusion qui se dégage, non seulement des expériences sur la transformation des albuminoïdes pendant l'inanition et pendant l'alimentation albuminoïde, expériences qui seront relatées plus loin, mais aussi des observations faites par *Hoppe-Seyler*[1] et par *Pflüger*[2]. Les oxydations ne se font pas dans le sang, mais l'oxygène du sang diffuse dans les tissus où il est consommé et transformé en acide carbonique. *Hoppe-Seyler* est arrivé à cette conclusion en constatant que le sang mélangé à des substances facilement oxydables, telles que le sucre et l'acide lactique, n'agit pas comme oxydant même à la température du corps, car il ne présente aucune diminution sensible de sa teneur en oxygène, aucune augmentation de la formation d'acide carbonique. Par contre, si l'on fait passer, ainsi que *J. I. Müller* l'a démontré, du sang mélangé de sucre ou d'acide lactique à travers un organe fraîchement enlevé et encore vivant, par exemple à travers le rein ou un muscle, de manière à mettre

(1) Med.-chem. Untersuchungen. Bd. 1, p. 133; Bd. 2, p. 293.
(2) Pflüger's Archiv. Bd. 6, p. 44; Bd. 10, p. 251 et 641; Bd. 11, p. 222; Bd. 18, p. 217.

partout ce sang en contact intime avec les éléments tissulaires, des phénomènes d'oxydation avec formation d'acide carbonique se produisent. *Pflüger* a pu invoquer en outre toute une série d'expériences importantes contre la théorie en vertu de laquelle le sang serait le foyer des oxydations. Chez les insectes dont le système vasculaire est très peu développé, l'oxygène atmosphérique est amené directement aux cellules tissulaires par les trachées sans l'intermédiaire du sang. L'embryon de l'oiseau absorbe de l'oxygène et forme de l'acide carbonique, déjà à une époque où il n'existe ni sang ni vaisseaux sanguins. Chaque cellule absorbe de l'oxygène et forme de l'acide carbonique ; si l'absorption d'oxygène devient dans certaines circonstances très intense, l'oxygénation peut atteindre un degré tel qu'elle s'accompagne d'un développement de lumière : tel serait le cas pour la phosphorescence d'organismes morts et en état de putréfaction ainsi que la phosphorescence de l'eau de mer, phénomènes qui tous deux seraient déterminés par des organismes inférieurs vivants ; si l'on intercepte l'accès de l'air, la phosphorescence s'arrête et reprend en présence de ce dernier. La phosphorescence s'arrête encore à la suite d'influences mécaniques ou chimiques qui détruisent la vie des organismes. On pourrait objecter que les processus nutritifs des organismes très développés comme ceux des mammifères évoluent peut-être autrement que ceux d'animaux très inférieurs, tels que ceux des insectes ou des vertébrés à l'état embryonnaire. Cette objection n'est guère soutenable : il est difficile d'admettre, en effet, que le processus fondamental de la vie puisse se modifier aussi radicalement au cours du développement et qu'à partir d'un certain degré de perfectionnement, les transformations nutritives changent de siége et que brusquement, elles se transportent des éléments tissulaires dans le sang.

Si réellement, les cellules tissulaires sont le siége des décompositions et des oxydations, il faut, d'accord avec des expériences qui seront détaillées plus loin, se représenter ce mécanisme de la manière suivante. A travers la paroi des capillaires, passe, dans les interstices des tissus, un liquide parenchymateux qui renferme, outre les éléments constitutifs du plasma sanguin, les substances nutritives absorbées par l'intestin et déversées dans le sang ; dans ce liquide parenchymateux, les cellules tissulaires puisent, selon leurs affinités chimiques spéciales, les substances qu'elles utilisent ensuite concurremment avec l'oxygène enlevé au sang. Par conséquent, le volume et le pouvoir fonctionnel des cellules en activité d'une part, la qualité et la quantité des matériaux nutritifs amenés aux cellules d'autre part, déterminent l'intensité des échanges nutritifs. Plus le nombre des cellules est considérable, plus la masse du corps est grande, plus élevée aussi sera la quantité de substance détruite dans l'unité de temps ; par conséquent, l'échange nutritif est, toutes choses égales, plus intense dans un grand individu que dans un petit. Suivant les conditions externes et internes, chaque cellule peut être le siége d'un échange variable en intensité ; il existe à cette activité une limite supérieure au delà de laquelle l'échange n'augmente plus, lors même que l'apport de substances augmente.

L'oxygène inspiré et absorbé n'est pas la cause immédiate des échanges, ainsi que le croyait *Liebig*; en effet, *Lavoisier* avait déjà observé, et plus tard, *Regnault* et *Reiset* ont confirmé cette constatation, que les animaux respirant dans une atmosphère qui renferme 50 à 70 °/₀ d'oxygène ne produisent pas plus d'acide carbonique que lorsqu'ils respirent dans l'air atmosphérique lequel renferme seulement un cinquième de son volume d'oxygène. Les substances désassimilables fournies par la ration alimentaire ou par le corps lui-même, sont décomposées et oxydées dans les cellules tissulaires de l'organisme animal, en quantité variable d'après les besoins du moment; l'oxygène nécessaire à cette oxydation est puisé par les cellules tissulaires dans le sang, ou plutôt, est enlevé à la substance colorante rouge du sang, c'est-à-dire, à l'oxyhémoglobine; celle-ci de son côté refait, comme on sait, dans les alvéoles pulmonaires, sa réserve d'oxygène aux dépens de l'air inspiré. Ce ne sont pas davantage les affinités de l'oxygène qui régissent les réactions chimiques de l'organisme animal, car non seulement on rencontre dans l'urine des substances qui peuvent facilement subir un degré ultérieur d'oxydation, telle l'acide urique, mais encore certaines autres qui y apparaissent comme telles sont très avides d'oxygène, telle la pyrocatéchine. Nous voyons d'autre part que les graisses, telles que la palmitine, la stéarine et l'oléine, substances des moins oxydables, sont totalement décomposées dans l'organisme animal et transformées en acide carbonique et en eau. Enfin, des produits de réduction, tels que l'urobiline, quittent même l'organisme avec les urines. On rencontre cependant en dehors de l'organisme une semblable association de phénomènes d'oxydation et de réduction : lorsque la combustion du bois se fait en présence d'une quantité insuffisante d'air, il se forme aussi, outre de l'acide carbonique et de l'eau, du charbon et d'autres produits de réduction.

Quant à l'affinité développée par l'oxygène en dehors de l'organisme animal, on sait qu'il ne se combine avec les matières combustibles que lorsque celles-ci ont été portées à une certaine température, appelée température de combustion. Cette température varie avec la nature du combustible, mais elle est généralement de loin supérieure à la température interne des animaux à sang chaud; de plus l'organisme de ceux-ci n'est pas à même de porter les substances oxydables à la température de combustion. Pour expliquer les phénomènes de décomposition et d'oxydation, on est donc obligé de faire intervenir encore un facteur spécial. Les conditions du monde extérieur ne diffèrent de celles qui se rencontrent dans le corps animal qu'à un seul point de vue : ce dernier, en effet, est un assemblage de cellules, qui sont autant d'organismes. Il faut donc chercher dans l'organisation de l'organisme animal, les causes mystérieuses qui déterminent les décompositions et les oxydations. La disposition spécifique de l'organisation qui détermine réellement ces actions n'en reste évidemment pas moins inconnue.

C. Schönbein [1], le premier, rapprocha les phénomènes de décomposition de l'organisme animal des phénomènes de contact

---

[1] Zeitschr. f. Biologie. Bd. 1, p. 273; Bd. 2, p. 1; Bd. 4, p. 367.

ou de fermentation qu'il avait étudiés avec soin. De fait, les processus de décomposition se passent en majeure partie dans les muscles et les glandes, qui tous deux renferment des ferments. *Hoppe-Seyler*[1] et *O. Nasse*[2] en conclurent que les processus vitaux étaient de même nature que les processus de fermentation. *Hoppe-Seyler* établit même un parallélisme entre les processus vitaux et ceux de fermentation. De même que les substances organiques exposées à l'air fermentent, la fermentation se ferait dans les organes des animaux vivants par l'intermédiaire de ferments y renfermés et au contact de l'oxygène. Sous l'influence de ce processus fermentatif, de l'hydrogène deviendrait libre; celui-ci décomposerait la molécule d'oxygène pour former de l'eau et mettrait des atomes d'oxygène en liberté. L'oxygène devenu ainsi « actif » déterminerait les oxydations et formerait l'acide carbonique aux dépens des substances organiques. On comprendrait de la sorte que des produits de réduction apparaissent dans l'urine à côté des produits d'oxydation, que mainte substance facilement oxydable puisse passer à travers l'organisme sans être oxydée, que les graisses sont complètement détruites en acide carbonique et en eau par l'oxygène naissant, alors que nos plus puissants moyens d'oxydation, tels que l'acide hypochloreux, le permanganate, ne permettent de réaliser de semblables oxydations qu'à la longue et d'une manière incomplète. Toutefois l'hypothèse de *Hoppe-Seyler* est en contradiction avec un fait établi par des recherches plus précises qui ont démontré que les processus de fermentation de l'organisme normal existent exclusivement dans la cavité intestinale. *Radziszewski*[3] et *Nencki*[4] nient que de l'hydrogène soit mis en liberté et que l'oxygène naissant ait cette origine; d'après eux, ce serait plutôt l'oxydation des substances organiques en présence d'alcalis ou des bases organiques qui s'accompagnerait d'une décomposition de l'oxygène indifférent en ses atomes, ceux-ci développant alors leur action puissante d'oxydation. D'après les expériences de *Jaquet*[5], l'agent qui détermine l'oxydation doit être considéré comme un ferment soluble analogue à une diastase. La discussion détaillée des hypothèses de *Pflüger*[6] et *Nägeli*[7], nous mènerait trop loin; aucune d'elles n'explique d'une manière satisfaisante en vertu de quoi l'élément organisé acquiert la propriété de décomposer les substances organiques. Si pour le moment nous faisons abstraction de la question encore ouverte concernant la cause de la décomposition des substances, nous pouvons résumer les expériences faites jusqu'ici sur l'évolution des processus de désassimilation de la manière suivante : Les décompositions dans l'organisme animal ne consistent pas d'ordinaire en des oxydations simples; au contraire, les composés chimiques

---

(1) Pflüger's Archiv. Bd. 7, p. 399; Bd 12, p. 1; Physiol. Chem. p. 126 et 983; Zeitschr. f. physiol. Chem. Bd. 2, p. 22.
(2) Pflüger's Archiv. Bd. 11, p. 138.
(3) Annal. d. Chem. Bd. 203, p. 305.
(4) Journ. f. prakt. Chem. N. F. Bd. 23, p. 87; Bd. 24, p. 498; Ber. d. deutsch. chem. Ges. 1882, p. 2421.
(5) Arch. f. exper. Pathol. u. Pharm. Bd. 29, p. 386.
(6) Pflüger's Arch. Bd. 10, p. 251.
(7) Theorie der Gährung. München 1879.

complexes se résolvent en leurs composants : par dissociation, soit directe sans intervention d'une autre substance (dissociation simple), soit avec absorption d'eau (dissociation avec hydratation), soit avec absorption d'oxygène (dissociation avec oxydation). En outre, des réactions variées de réduction et de synthèse peuvent se présenter.

Détermination du bilan nutritif total.

Les produits de déchet des échanges nutritifs abandonnent l'organisme animal par les poumons, par la peau, par les reins et par le tube digestif. Si donc on veut établir le bilan nutritif d'un organisme, on doit doser, d'une part, la quantité d'éléments et de substances nutritifs qui ont pénétré dans l'organisme pendant un temps donné, de préférence pendant une période de 24 heures, et d'autre part, la quantité d'éléments et de substances contenus pendant cette même période dans les excréta [1]. Les méthodes dont on se sert pour ce dosage sont du domaine de la chimie analytique. Pour les besoins de la physiologie de la nutrition, il suffit d'indiquer les conclusions que la détermination des éléments et des substances éliminés permettent de tirer au point de vue de la transformation des composés chimiques dans lesquels ces éléments sont renfermés.

Les substances azotées de l'urine, représentées avant tout par l'urée et par l'acide urique, ensuite par la créatinine, l'hypoxanthine, l'acide hippurique, etc., doivent être considérées comme les produits ultimes de la décomposition des albumines dans l'organisme animal. Si donc on détermine la teneur de l'urine en azote, on peut — la teneur de l'albumine en azote étant connue et évaluée à 16 % environ — en déduire par un simple calcul la quantité d'albumine qui a été décomposée dans le corps, ce qui présuppose évidemment que les reins seuls éliminent les produits azotés de décomposition et que ni les poumons, ni la peau, ni l'intestin, ni aucune autre surface du corps n'interviennent dans cette élimination.

De fait, les fèces renferment non seulement les parties non résorbées des sucs digestifs azotés qui ont été déversés dans le tube digestif, parmi lesquels se trouvent surtout les acides et la matière colorante de la bile, mais encore du mucus intestinal et des épithéliums desquamés ; ce sont ces résidus du suc entérique incomplètement résorbés qui forment les matières fécales des animaux tenus en inanition. En outre, chez les animaux ainsi que chez l'homme prenant de la nourriture, les matières alvines renferment encore les substances azotées qui ont échappé à la digestion. Le dosage direct de l'azote dans les fèces indique la quantité d'azote perdu par l'intestin.

Il résulte des expériences de *Voit*[2] sur la perte d'azote par

(1) Cfr. *Bidder* u. *Schmidt.* Die Verdauungssäfte und der Stoffwechsel. 1852, p. 294 ; *Bischoff* u. *Voit,* Gezetze der Ernährung des Fleischfressers. 1860, p. 27 ; *Pettenkofer.* Ann. der Chem. Suppl. 1862, Bd. 2, p. 1 ; *Voit.* Zeitschr. für Biolog. Bd. 2, p. 307 ; *Pettenkofer* u. *Voit,* Loc. cit., p. 478.
(2) Zeitschr. f. Biolog. Bd. 2, p. 207.

les tissus cornés (épiderme, cheveux, ongles) chez le chien, que cette perte d'azote par les cheveux et les squames épidermiques, même à l'époque de la mue, n'est en moyenne que de o.2 gr. et au maximum de o.6 gr.; l'homme ne perd journellement par les cheveux et les ongles qu'environ o.o3 gr. N [1]; la perte en azote par la desquamation cutanée peut être évaluée à o.3, au maximum à o.5 gr., car l'évaluation de cette desquamation cutanée faite par Moleschott, d'après un cas pathologique, est manifestement exagérée [2]. Il se peut évidemment que l'organisme perde de l'azote par la sueur, mais cette perte n'est sensible que lors d'une transpiration intense; la sueur abondante qui accompagne un travail musculaire excessif renferme, d'après *Argutinsky* [3], o.2 à o.75 gr. N, soit 1/66—1/21 de l'azote éliminé par l'urine. Enfin, l'élimination d'ammoniaque par les poumons et par la peau est d'ordinaire si minime qu'elle peut être négligée; elle ne s'élève, d'après *Lossen* [4], qu'à 11 milligr. par jour.

On croyait jadis que les carnivores, ainsi que l'homme, éliminaient de l'azote gazeux par la peau et par les poumons et que cette élimination déterminait, par rapport à l'azote des aliments un déficit d'azote dans l'urine et dans les fèces; *Bidder* et *Schmidt* (p. 7) et surtout *C. Voit*, dosèrent d'une part la teneur en azote des aliments, d'autre part celle de l'urine et des fèces; ils démontrèrent que pour un régime déterminé et pour un état constant du corps, lorsque celui-ci n'augmente ni ne diminue en poids, la totalité de l'azote renfermé dans les aliments reparaît dans l'urine et les fèces (chien, chat), ou, si l'on déduit l'azote des fèces de l'azote des aliments comme partie d'azote non absorbée, que l'azote de l'albumine décomposée dans l'organisme reparaît en totalité dans l'urine. Ces expériences renversèrent ainsi la théorie du déficit azoté et établirent celle de l'équilibre azoté. *J. Ranke* [5], ainsi que *Pettenkofer* et *Voit* [6], purent ensuite confirmer, en tenant plus exactement compte du régime, la théorie de l'équilibre azoté chez l'homme. *Seegen* et *Nowak* [7] ont récemment affirmé d'une manière catégorique l'exhalation d'azote gazeux par la respiration et, conséquemment, le déficit d'azote; mais on peut leur opposer, d'une part, les expériences de *Gruber* [8] qui retrouva dans l'urine d'un chien nourri à l'aide de viande la totalité de l'azote (et du soufre) que renfermait l'albumine de la viande (à o.2—1 % près), et d'autre part, les objections très fondées qui ont été formulées par *Pettenkofer* et *Voit* [9] contre les expériences de respiration de *Seegen* et *Nowak;* enfin, *Pflüger* et *Leo* [10] ne purent non plus observer une exhalation marquée d'azote chez le lapin.

Si tant est que le déficit azoté existe, il est si minime qu'il est négligeable en comparaison de la quantité d'azote éliminé par les

---

(1) *Moleschott*, Untersuchungen zur Naturlehre. Bd. 12, p. 187.
(2) E. *Salkowski, Virchow's* Arch. Bd. 79, p. 555.
(3) Pflüger's Arch. Bd. 46, p. 594.
(4) Zeitschr. f. Biolog. Bd. 1, p. 207.
(5) Arch. f. Anat. u. Physiol. 1862, p. 311.
(6) Zeitschr. f. Biolog. Bd. 2, p. 488.
(7) Pflüger's Arch. Bd. 19, p. 347; Bd. 26, p. 292.
(8) Zeitschr. f. Biolog. Bd. 16, p. 367; Bd. 19, p. 563.
(9) Zeitschr. fur. Biolog. B. 16, p. 508.
(10) **Pflüger's Archiv.** Bd. 26, p. 218.

urines; la théorie de l'équilibre azoté reste donc debout. Or, si l'azote de l'albumine détruite reparaît en totalité dans l'urine, il s'ensuit que la quantité de l'azote éliminé par l'urine donne une mesure suffisamment exacte de la quantité d'albumine détruite dans l'organisme. En outre, s'il existe une différence entre la quantité de l'azote de l'alimentation et celle de l'azote de l'urine et des fèces, on en peut conclure que la quantité d'albumine du corps a augmenté lorsque cette différence est positive, et a diminué lorsque cette différence est négative. Comme l'albumine renferme environ 16 % N, il suffit de multiplier la quantité d'azote de l'urine par 100/16 ou 6.25 pour obtenir ainsi la quantité de l'albumine détruite. D'après une proposition de *Voit,* la quantité d'azote de l'urine au lieu d'être calculée en albumine est calculée en tissu organisé détruit, dont on prend comme type le tissu musculaire; celui-ci renferme en moyenne 3.4 % N, de sorte que 1 gr. N de l'urine représente environ 30 gr. de « chair ». Chaque gramme de N renfermé dans l'urine au delà de la quantité d'azote renfermé dans les aliments (moins les fèces) représente donc une perte de 30 gr. de chair; d'autre part, chaque gramme d'azote alimentaire qui ne reparaît pas dans l'urine et dans les fèces équivaut à une augmentation de 30 gr. de chair.

Jadis, on ne dosait généralement dans l'urine que l'urée, d'ordinaire par titrage d'après la méthode de *Liebig;* or il a été démontré que cette méthode, surtout avec la modification indiquée par *Pflüger,* donne la totalité de l'azote calculé en urée (par conséquent aussi l'azote de l'acide urique, de la créatinine etc.); si l'on calcule la quantité d'azote renfermé dans l'urée trouvée, on constate qu'elle est très voisine de celle déterminée par le dosage direct de l'azote, d'après la méthode de *Kjeldahl* par exemple. Par conséquent, la quantité d'urée trouvée par titrage peut être considérée comme à peu près égale à l'azote total exprimé en urée; 1 gr. d'urée (= 0,467 N) représente donc une destruction de 13,7 ou en chiffre rond de 14 gr. de chair.

Les substances albuminoïdes qui subissent la destruction sont représentées, d'une part, par la partie réellement absorbée de l'albumine alimentaire, d'autre part, par l'albumine de l'organisme lui-même. La quantité d'albumine absorbée et qui a donc passé dans les liquides organiques se déduit directement de la différence entre la teneur en azote des aliments et celle des fèces.

Le carbone est éliminé sous forme d'acide carbonique par la peau et par les poumons, sous forme de composés organiques et de carbonates par l'urine et par les fèces. Si, chez un homme séjournant dans un appareil à respiration, tel que celui de *v. Pettenkofer* [1] ou celui de *F. Hoppe-Seyler* [2], on détermine la quantité d'acide carbonique éliminé en 24 heures sous forme de gaz, on obtient, en multipliant cette quantité par 0.273, la quantité de carbone exhalé. Si, à ce dernier produit, l'on ajoute la quantité de carbone éliminé avec l'urine et les fèces, — ce qu'on détermine par une analyse élémentaire — on obtient la totalité du carbone éliminé; cette quantité représente la consommation du carbone dans l'organisme. La comparaison du carbone ingéré par l'alimentation avec le carbone total éliminé établit le bilan du carbone : la différence entre ces deux valeurs est-elle positive, il en résulte que la teneur en carbone de l'organisme s'est accrue; est-elle négative, cette teneur a diminué.

(1) Annal. der Chemie. Suppl. 1862, Bd. 2, p. 1.
(2) Zeitschr. f. physiol. Chem. 1894, Bd. 19, p. 574.

Les substances azotées (albumine), aussi bien que les substances non azotées (graisse, hydrates de carbone), renferment du carbone ; on doit dès lors se demander jusqu'à quel point et dans quelle mesure l'élimination du carbone nous permet de préciser l'origine de ce carbone. Cela n'est possible que pour autant qu'on détermine simultanément l'élimination totale de l'azote. Outre 16 % N, l'albumine renferme 53.6 % C. Pour plus de simplicité, prenons comme point de départ l'état d'inanition : si l'albumine seule (chair) était détruite, l'élimination de C par rapport à l'élimination de N serait approximativement dans le rapport de 54 : 16 ou de 3.4 : 1. La quantité de carbone éliminée pendant l'inanition au-delà de celle renfermée dans l'albumine détruite, provient donc d'autres substances carbonées mais non azotées. Or, à part la graisse, l'organisme ne renferme généralement pas une quantité notable de substances organiques non azotées ; par conséquent, l'excédant de C éliminé sur le C de l'albumine détruite doit être rapporté à de la graisse détruite dans l'organisme. Comme les graisses animales contiennent en moyenne 76.5 % de C, la multiplication de cet excédant de C par 100/76.5 ou par 1.3 donne la quantité de graisse détruite dans l'organisme.

Prenons comme exemple un homme à jeûn qui en 24 heures a éliminé par les urines 12 gr. de N, par les urines et la respiration 190 gr. C ; 12 gr. de N correspondent à 75 gr. d'albumine et celle-ci renferme 12 × 3.4, soit environ 41 gr. de C ; par conséquent, 190 — 41 ou 149 gr. de C proviennent de la graisse du corps. Cette quantité de carbone correspond à 149 × 1.3 = 194 gr. de graisse qui ont été détruits dans le corps.

Si, au cours de l'alimentation, l'élimination totale du carbone est moindre que la teneur des aliments en carbone, la différence s'est emmagasinée dans le corps et cet emmagasinement ne peut se faire que sous forme d'albumine, ou de graisse, ou sous ces deux formes à la fois. La différence entre l'azote ingéré et l'azote éliminé avec les urines et les fèces permet d'établir s'il s'est déposé de l'albumine. Si tel est le cas, on aura à déduire de l'excédant du carbone des aliments sur le carbone des excreta, la quantité de carbone contenue dans l'albumine emmagasinée ; l'emmagasinement du carbone restant peut être rapporté à un dépôt de graisse. Résulte-t-il du bilan azoté qu'il n'y a pas eu emmagasinement d'albumine, la totalité du carbone non éliminé doit être calculée en graisse. S'il arrive enfin que l'organisme a même perdu de l'albumine, il faut ajouter au carbone emmagasiné celui qui est renfermé dans l'albumine détruite et qui est devenu libre par cette destruction. La quantité totale de carbone ainsi obtenue doit être calculée en graisse déposée.

Si le carbone s'est éliminé en quantité plus grande que celle renfermée dans l'alimentation, cet excédant peut dériver tout aussi bien de l'albumine détruite que de la graisse, ainsi que de ces deux substances en même temps. Lorsque le bilan de l'azote indique l'existence de l'équilibre azoté, on en peut conclure que la perte en carbone provient uniquement de la destruction de la graisse du corps. Par contre, si le bilan de l'azote indique une élimination d'azote plus grande que celle contenue dans les ingesta, de manière que l'organisme s'appauvrit en albumine, on doit calculer la quantité de carbone renfermé dans l'albumine perdue et déduire d'abord cette quantité de carbone de la quantité totale du carbone éliminé; s'il persiste encore un excédant dans l'élimination du carbone, on doit le rapporter à une destruction de graisse. S'il arrive enfin que le bilan de l'azote démontre un emmagasinement d'albumine, il faut ajouter à la quantité de carbone éliminée celle renfermée dans l'albumine emmagasinée et calculer d'après cette somme la graisse détruite.

Le bilan de l'eau se déduit simplement de la différence entre la quantité d'eau ingérée avec les aliments ou sous forme de boisson et celle éliminée par les urines, les fèces, les poumons et la peau. Si cette différence est positive, l'organisme est devenu plus riche en eau; si elle est négative, la quantité d'eau éliminée en excès est représentée par l'eau du corps.

Le bilan des substances minérales (cendres) se calcule d'une manière analogue, d'après la différence entre les recettes (aliments et boissons) et les dépenses (urines et fèces). Eventuellement, un boni indique un emmagasinement correspondant, un déficit représente une perte proportionnelle des sels minéraux du corps.

La quantité de l'oxygène absorbé se détermine indirectement à l'aide de l'appareil à respiration de *Pettenkofer :* la différence qui existe, d'une part entre le poids initial de l'individu en expérience, plus tous les ingesta pesés directement (aliments et boissons), moins tous les egesta (urines, fèces, respiration), et d'autre part le poids final, représente la quantité d'oxygène absorbé; sur ce dernier chiffre s'accumulent donc toutes les erreurs d'analyse. Par contre, l'appareil à respiration, construit par *Hoppe-Seyler* d'après le principe de *Regnault,* permet de mesurer directement et avec précision la quantité de l'oxygène absorbé.

Se propose-t-on de résoudre le point de savoir si une substance ou une lésion donnée exercent une influence sur la consommation de l'albumine, il faut partir d'une teneur déterminée du corps en albumine ; ce qu'on réalise, soit en laissant le sujet en expérience en état d'inanition jusqu'à ce que l'élimination constante d'azote de la période avancée de l'inanition soit établie, soit en nourrissant le sujet de telle manière qu'il se trouve en équilibre azoté, que par conséquent il élimine par l'urine et les fèces à peu près la quantité d'azote renfermée dans les aliments. La quantité d'azote éliminé pendant l'inanition est-elle devenue constante, ou l'équilibre azoté a-t-il été atteint par l'alimentation, on procède à l'application de la substance ou l'on provoque la lésion dont on veut étudier l'influence; s'il survient une augmentation de l'élimination de l'azote par les urines, on en peut déduire que la substance ou la lésion en question augmentent la désassimilation de l'albumine. Si au contraire l'élimination de l'azote diminue, la substance ou la lésion abaissent la consommation d'albumine, elles protègent en quelque sorte l'albumine du corps contre la destruction. Pour autant qu'on veut établir l'influence d'une substance ou d'une lésion sur la consommation du carbone, par conséquent sur celle de la graisse, on doit, de même, établir d'abord une élimination constante de carbone, et surtout veiller à ce qu'une modification de la température du milieu ambiant ou une modification de la quantité de travail ne viennent pas influencer la consommation de la graisse ; ce sont là en effet deux facteurs qui agissent puissamment sur l'élimination du carbone et sur la consommation de la graisse, ainsi que nous le démontrerons plus loin. L'influence d'une substance ou d'un agent quelconque sur les échanges nutritifs ne peut être établie définitivement qu'en déterminant son action sur la consommation de l'azote et du carbone, par conséquent, sur la transformation de l'albumine et de la graisse[1]. Il existe en effet, des substances qui tantôt n'agissent que sur la transformation de l'albumine, tantôt seulement sur la transformation de la graisse, tantôt enfin sur les deux à la fois, mais non au même degré ; il peut arriver ainsi qu'une perte d'albumine existe à côté d'un gain en graisse, ou une perte en graisse à côté d'un gain en albumine, ou bien les deux à la fois, gain en albumine et en graisse, perte en albumine et en graisse, pertes et gains qui peuvent se produire dans des rapports différents.

---

(1) *I. Munk, Virchow's* Arch. Bd. 76, p. 119; Bd. 80, p. 10.

CHAPITRE I.

Variations des échanges nutritifs dans diverses conditions.

Pour se faire une idée exacte de la qualité et de la quantité des substances constitutives principales qui subissent dans l'organisme des transformations et qui y sont consommées, il sera utile de passer brièvement en revue les substances les plus importantes dont se compose le corps humain et d'indiquer, pour autant que les données actuelles le permettent, les proportions dans lesquelles elles existent dans le corps tout entier.

Les substances principales de l'organisme animal, classées suivant leur importance quantitative, sont : l'eau, l'albumine (avec les substances collagènes), les graisses et les substances minérales (cendres). Outre ces substances, on en rencontre encore une série d'autres, spécialement les substances azotées qui représentent les produits intermédiaires de la désassimilation albuminoïde, telles sont : l'urée, l'acide urique, la créatine, la xanthine etc.; mais le poids total de ces substances est si peu considérable qu'il ne représente peut-être qu'un demi pour cent du poids du corps; comparées à l'albumine et à la substance collagène, elles sont donc sans importance et peuvent être négligées ici. Il en est de même pour les hydrates de carbone (glycogène, sucre) qui n'existent parfois en quantité considérable que dans le foie et qui se rencontrent en petite quantité dans le muscle; leur poids total n'atteint sans doute jamais un demi pour cent du poids du corps de l'animal. Sans commettre d'erreur sensible, on peut donc considérer l'organisme animal comme constitué essentiellement par de l'eau, de l'albumine, de la graisse et par des substances minérales.

Les différents organes qui forment la masse principale du corps sont les suivants : les muscles, le squelette, le tissu graisseux; viennent ensuite, les viscères, le sang, la peau, le cerveau et la moelle épinière. Mais la quantité de muscles, de tissu graisseux et de viscères varie dans des limites plus ou moins considérables d'un individu à un autre, spécialement d'après l'âge, le sexe, la taille, le poids, la constitution, etc.

Les déterminations encore peu nombreuses qui ont été faites

2

concernant le rapport suivant lequel les organes et les tissus entrent dans la constitution du corps sont résumées dans le tableau suivant :

Pour 100 parties du corps humain	A. W. Volkmann (1) Moyenne chez l'homme	E. Bischoff (2)		
		Homme (3)	Femme (4)	Nouveau-né (5)
Squelette	16	16	15	16
Muscles	43	42	36	23
Tissu graisseux . . .	10	18	28	14
Autres tissus	31	21	21	47

La teneur de ces différents organes et tissus en substances principales subit des variations assez considérables. Les os renferment le plus de cendres et le moins d'eau; les muscles sont très riches en eau et en albumine; les viscères et le sang, par leur composition, se rapprochent le plus des muscles. Le tissu adipeux comprend environ 9/10 de graisse. La teneur centésimale moyenne en substances principales est indiquée pour chacun des tissus dans le tableau suivant :

Dans 100 parties	Os	Muscles	Tissu graisseux	Viscères	Sang
Eau	27	75	10	72	78
Albumine et gélatine. .	20	21	3	20	21
Graisse	19	3	87	7	—
Substances minérales .	34	1	—	1	1

Le pour cent du corps total en substances principales a été évalué de la manière suivante :

Pour 100 parties du corps humain	d'après *Volkmann*	d'après *Bischoff*	Moyenne
Eau	66	60	64
Albumine et gélatine. . . .	16	16	16
Graisse	13	19	15
Substances minéral . . .	5	5	5

Comme on sait, c'est la quantité de graisse qui présente les variations les plus étendues. D'après *Dursy,* elle oscille chez l'homme entre 10—15 %; d'après *von Liebig,* entre 9—12 %. La moyenne relativement élevée du tableau ci-dessus résulte de l'analyse de *Bischoff* qui porta probablement sur un sujet riche en tissu adipeux. La moyenne de toutes les déterminations de la teneur en graisse chez l'homme n'est que 13.5 %. Ainsi que l'analyse ci-dessus l'indique déjà, la femme est généralement plus riche en graisse que l'homme.

D'après les analyses consignées dans les tableaux ci-dessus, l'eau est la substance constitutive principale du corps : elle représente plus des 3/5 du poids total; la quantité d'albumine est d'environ 1/6, la quantité de graisse 1/7—1/5, et les substances minérales 1/20 du poids total. Signalons enfin que les muscles, qui représentent 42 à 43 parties de la totalité du corps, et qui renferment

---

(1) Berichte d. sächs. Gesellsch. d. Wiss., math.-physik. Classe. 1874. p. 202.
(2) Zeitschr. f. rationelle Med., Bd. 20. p. 75.
(3) Homme âgé de 23 ans, pesant 71 kilos.
(4) Femme âgée » 22 » » 56 »
(5) Nouveau-né du poids de 3 »

21 % d'albumine et 75 % d'eau, contiennent environ la moitié de l'albumine totale du corps et plus de la moitié de la quantité totale de l'eau contenue dans l'organisme.

Les considérations qui suivent sur les échanges nutritifs s'appliquent surtout à l'homme. Toutefois, le nombre des expériences exactes qu'on a instituées chez l'homme sur la nutrition intime est encore peu considérable; de plus, ces expériences furent faites dans des conditions très différentes et variables au cours même de l'observation; enfin, elles ne comprennent qu'un petit nombre de jours. Aussi serons-nous fréquemment obligés de compléter notre exposé en recourant aux données recueillies chez le chien sur les échanges nutritifs, ceux-ci ayant été étudiés avec précision, pendant de longues périodes de temps et dans les conditions les plus variables; les échanges nutritifs du chien se sont montrés, par plusieurs points, identiques à ceux de l'homme.

1. Echanges nutritifs pendant l'inanition.

Pour mieux comprendre les processus nutritifs, il est utile de prendre comme point de départ l'étude de la désassimilation pendant l'inanition absolue; d'étudier, par conséquent, la dénutrition pendant cet état de l'organisme où les ingesta se réduisent à l'oxygène atmosphérique inspiré; tout au plus, a-t-on encore parfois permis aux animaux en expérience de boire de l'eau. *Chossat*[1] (1843) d'abord, institua des expériences étendues pour déterminer la perte en poids des animaux mis à jeun ainsi que la perte en poids subie par les divers organes des animaux morts par inanition; la désassimilation globale fut ensuite étudiée par *Bidder* et *Schmidt*[2] chez un chat, par *Th. Bischoff* et *C. Voit*[3], par *Voit*[4] seul, ainsi que par *Voit* et *Pettenkofer*[5] chez le chien et chez l'homme; par *J. Ranke*[6] chez l'homme seul; *Luciani*[7] a observé pendant trente jours le jeûneur Succi, et dans un travail collectif, *Senator, Zuntz, C. Lehmann, I. Munk* et *Fr. Müller*[8], ont consigné leurs observations, respectivement de dix et de six jours, sur les jeûneurs Cetti et Breithaupt. Il est prouvé que les individus soumis à l'inanition continuent à être le siège de décompositions et éliminent les produits habituels de la désassimilation; la substance du corps diminuant, il en résulte que le poids s'abaisse; ces différents phénomènes sont surtout marqués pendant les premiers jours de l'inanition, puis ils demeurent stationnaires pendant un certain temps pour diminuer ultérieurement de plus en plus. L'organisme en inanition consomme donc sa propre substance.

Pettenkofer et *Voit* trouvèrent chez un ouvrier vigoureux,

(1) Mémoires présentés à l'académie des sciences. T. 8, p. 438.
(2) Verdauungssäfte und Stoffwechsel. 1852, p. 292.
(3) Die Gesetze der Ernährung der Fleischfressers. 1860, p. 42.
(4) Zeitschr. f. Biologie. Bd. 2, p. 307.
(5) Loc. cit. Bd. 2, p. 478; Bd. 5, p. 369.
(6) Archiv. f. Anat. u. Physiol. 1862, p. 311; Die Ernährung des Menschen. München, 1876, p. 210.
(7) Fisiologia del digiuno. Firenze, 1889; Das Hungern. Leipzig, 1890.
(8) Berl. klin. Wochenschr. 1887, No 24; *Virchow's* Arch., Bd. 131. Supplementheft.

pesant 71 kilos, les pertes suivantes pour le premier jour de l'inanition :

	Par l'urine : 12.5 gr. N,	5.8 gr. C.
	Par la respiration : —	201.3 » »
	Total : 12.5 gr. N,	207.1 gr. C.

12.5 gr. N représentent 78.1 gr. d'albumine (ou 370 gr. de chair) qui contiennent 41.9 gr. C. Il reste donc 165,2 gr. C qui doivent dériver de la graisse détruite ; 165.2 gr. C sont renfermés dans 214.8 gr. de graisse. Il y avait en outre une élimination de 889 gr. d'eau.

Par conséquent, le corps avait vécu pendant ce premier jour d'inanition aux dépens de

        78 gr. d'albumine (370 gr. de chair),
       215 » de graisse,
       889 » d'eau.

Ranke, qui pesait à peu près autant que l'ouvrier de *Pettenkofer* et *Voit* (69,6 kil.) mais qui était plus riche en graisse, perdit au second jour de l'inanition (avec privation d'eau) :

        51 gr. d'albumine (235 gr. de chair)
       204 » de graisse
       874 » d'eau.

Relevons immédiatement une différence marquée entre ces deux séries d'expériences : quoique les conditions de sécrétion fussent relativement identiques, la décomposition albuminoïde s'est faite différemment dans les deux cas; dans le premier cas, elle a porté sur 78 gr., dans le second sur 51 gr. seulement, donc environ les 2/3 du premier cas. Comme nous l'indiquerons encore plus loin, cette différence s'explique d'abord par ce fait que *Ranke* était plus riche en graisse, mais plus pauvre en albumine (était moins musclé) que l'ouvrier de *Pettenkofer* et *Voit*. Plus la masse du corps est petite, plus aussi la transformation albuminoïde est faible : un sujet débile et affaibli, du poids de 50 kil. seulement[1], ne détruisit au premier jour de l'inanition que 42 gr. d'albumine (200 gr. de chair) et un jeune étudiant très faible, pesant seulement 45 kil.[2], ne détruisit même pendant les deux premiers jours de l'inanition que 29 et 28 gr. d'albumine.

En ce qui concerne les échanges nutritifs de l'homme pendant l'inanition prolongée avec ingestion d'eau, nous possédons les données suivantes[3] :

	Poids en kilogr.	Consommation en	
		Albumine	Graisse
Cetti, 1 jour	56.5	95 gr.	170 gr.
» 5 »	52.6	67 »	166 »
» 10 »	50.6	60 »	165 »
Breithaupt, 1 jour	59.5	63 gr.	162 gr.
» 2 »	58.8	62 »	160 »
» 6 »	56.4	60 »	160 »
Succi, 1 jour	62.4	104 gr.	—
» 10 »	56.7	51 »	170 gr.
» 20 »	52.8	33 »	170 »
» 29 »	50.2	31 »	169 »

(1) *Ad. Schuster* d'après *Voit*, Untersuch. der Kost in einigen öffentlich. Anstalten. München, 1877, p. 151.
(2) *Prausnitz*, Zeitschr. f. Biologie, Bd. 29, p. 151.
(3) Dans ces expériences, la consommation de la graisse a été déterminée pendant

Comme on voit, la décomposition albuminoïde diminue plus ou moins rapidement et d'ordinaire d'une manière notable, tandis que la consommation de la graisse ne s'abaisse légèrement que pendant les premiers jours; elle se maintient bientôt à un niveau constant, de sorte que la quantité de graisse détruite au cinquième comme au dixième, jusqu'au vingt-neuvième jour de l'inanition, demeure approximativement la même. Aussi, d'après *Zuntz* et *Lehmann,* la consommation d'oxygène, calculée pour l'unité de poids, s'abaisse-t-elle déjà au deuxième jour à une valeur minimale qui n'est plus dépassée dans la suite et qui est tout aussi élevée que chez le même individu simplement à jeun, c'est-à-dire douze heures après le dernier repas.

La perte en poids qui survient pendant l'inanition se décompose à peu près en deux tiers d'eau et en un tiers d'albumine et de graisse; en moyenne, la quantité de graisse perdue est deux à quatre fois plus considérable que la quantité d'albumine; mais chez les personnes maigres (Cetti, Breithaupt) la destruction de l'albumine est, d'une façon absolue et relative, plus grande que chez les sujets gras (Succi) ainsi qu'à une période avancée de l'inanition (après le dixième jour). Si l'homme en inanition ingère une quantité d'eau potable suffisante pour couvrir à peu près la perte en eau, la diminution en poids de son corps ne sera à une période avancée de l'inanition que de 3oo à 2oo gr. par jour. On comprend également par ce qui précède pourquoi l'inanition est moins bien supportée lorsqu'elle est absolue que lorsqu'on permet de prendre une certaine quantité d'eau.

Par suite de la perte continue de poids, l'organisme devient de jour en jour moins riche en eau, en albumine et en graisse; seulement, à une période avancée de l'inanition, l'étendue de cette perte diminue de plus en plus. Parallèlement, survient une réduction de toutes les fonctions animales; il apparaît de la faiblesse et de la fatigue, l'activité cardiaque diminue; l'organisme se restreint pour ainsi dire à un minimum de vie; toutefois la température du corps est à ce moment encore normale (environ 37° C). Le bilan nutritif de l'organisme tombe-t-il finalement au-dessous d'une certaine limite et le poids du corps a-t-il été ainsi réduit aux 2/3 ou à la 1/2 du poids initial, alors surviennent, avec un abaissement lent de la température, des symptômes graves d'origine nerveuse, symptômes auxquels on a donné le nom de délire d'inanition; plus tard s'établit un état comateux qui mène à la mort par inanition. L'abaissement de la température et l'apparition des symptômes nerveux ne se montrent que quelques jours avant la mort; au moment de celle-ci, la température varie de 3o à 26° C. A mesure que le bilan nutritif de l'organisme se réduit, la désassimilation diminue et finalement devient si faible qu'elle n'est plus à même ni de couvrir les pertes de chaleur, ni de fournir le travail musculaire qu'exigent les mouvements respiratoires et cardiaques. La mort par inanition survient après une durée variable chez les différents individus parce que l'albumine, la graisse et l'eau

---

le repos absolu des muscles dans l'attitude couchée. Les données ainsi obtenues doivent être augmentées d'au moins 2o o/o pour l'état de repos relatif, tel que l'attitude assise, la station debout, la marche, etc., ce qui a été fait dans le tableau.

sont consommées avec une rapidité variable d'après la constitution
de l'organisme. On peut admettre qu'un homme adulte supporterait
l'inanition absolue pendant trois à quatre semaines, et, s'il prend de
l'eau, il résistera jusque six semaines. Plus les individus sont gras,
moins la consommation albuminoïde est élevée; la mort par inanition surviendra donc d'autant plus tard. Comme l'organisme de
l'enfant, ainsi que nous le verrons plus loin, est le siège d'échanges
nutritifs plus actifs que chez l'adulte, c'est-à-dire que les enfants
consomment par kilogramme de poids une plus grande quantité
d'albumine et de graisse, il se fait que la mort par inanition survient
chez eux de bonne heure, au plus tard le 5e jour, et cela, après
avoir perdu seulement 1/5 à 1/4 du poids de leur corps. Les
vieillards, pour autant qu'ils ne sont déjà affaiblis par eux-mêmes,
supportent le plus longtemps la privation de nourriture, parce que
chez eux la désassimilation est déjà normalement moins grande
que chez les individus vigoureux à la fleur de l'âge.

Dans la perte totale du poids du corps, chaque organe ou
tissu n'est pas représenté par une part égale : comme l'autopsie
d'individus morts de faim le démontre, ce sont les tissus graisseux
et musculaire qui ont le plus diminué. Ce fait s'accorde parfaitement
avec les données fournies par l'étude de la désassimilation globale,
d'après laquelle pendant l'état d'inanition c'est surtout la graisse
du tissu graisseux et l'albumine du tissu musculaire et des grandes
glandes abdominales riches en albumine[1] qui sont consommées
en même temps que l'eau et les substances minérales[2].

Parmi les particularités observées chez Cetti, Breithaupt et Succi, et qui distinguent
le jeûne de l'homme d'avec celui des animaux, relevons les suivantes : la consommation
relativement intense de l'albumine et l'élimination considérable des chlorures ; les
modifications des fermentations intestinales en ce qui concerne la formation de l'indol et
du phénol, l'indican disparaissant complètement de l'urine, tandis que l'acide phénol-
sulfurique augmente d'une manière notable ; la formation considérable d'acide acéto-
acétique et d'acétone ; la déperdition considérable d'eau, au point que l'ingestion
volontaire d'une abondante quantité de boisson ne peut la couvrir complètement. Parmi
les faits nouveaux il faut signaler : la diminution du tissu osseux, la grande constance
des échanges respiratoires, la résistance moindre du cœur à la fatigue et la diminution
du pouvoir fonctionnel qui en résulte secondairement pour les muscles du corps.

Le rapport d'après lequel la désassimilation de l'albumine se fait au cours de l'inanition est particulièrement
intéressant. L'élimination de l'urée est au maximum le premier
jour de l'inanition; elle dépend directement de la quantité d'albumine introduite antérieurement et cela, à tel point, que la consommation d'albumine pendant le premier jour est d'autant plus grande
que l'organisme est plus riche en albumine en raison de l'alimentation
antérieure. Ainsi Cetti et Succi, qui s'étaient assez bien nourris
avant d'entrer dans la période de jeûne, éliminèrent le premier jour
de l'inanition les quantités suivantes : Cetti 29 gr. d'urée, Succi
35 gr., tandis que Breithaupt qui était assez mal nourri n'élimina
que 21.5 gr. d'urée. Si l'organisme humain est peu riche en

---

[1] D'après les données recueillies chez le lapin pour les éliminations par l'urine et
la respiration, l'albumine décomposée pendant l'inanition peut être considérée comme
à peu près équivalente à celle des muscles. Lors de l'alimentation par de la viande,
l'élimination de N : C se fait dans le rapport de 1 : 3,28; pendant l'inanition, elle se
fait dans le rapport de 1 : 3 *(Rubner,* Zeitschr. f. Biologie. Bd. 21, p. 250.)

[2] L'homme en inanition observé par *Pettenkofer* et *Voit* élimina par l'urine du
premier jour, 2,1 gr. de substances minérales, quantité qui dépasse à peine celle
éliminée par *Cetti* au dixième jour.

albumine par suite de l'alimentation antérieure, la diminution de l'élimination de l'urée survient aussi plus rapidement pendant les jours consécutifs de l'inanition, et cela d'autant plus rapidement que l'individu est plus riche en graisse, et, par conséquent, plus pauvre en albumine; toutefois, cette élimination d'urée, même chez un individu relativement riche en graisse, comme Succi, s'élève encore à 16 gr. au 10ᵉ jour; au 20ᵉ jour seulement, elle est tombée à 12 gr., et cette quantité de 12—11 gr. d'urée se maintient dans la suite. On constate généralement que l'intensité de l'élimination de l'urée dépend surtout du rapport existant entre l'albumine et la graisse du corps, ou de la quantité absolue de la graisse du corps, de sorte qu'un homme maigre, même pour un poids moindre, élimine au même jour de l'inanition une quantité plus grande d'urée qu'un individu gras.

Cependant les expériences instituées sur le chien[1], nous apprennent que si l'animal mis en inanition est pauvre en graisse, cette réserve minime diminue rapidement déjà de la première à la deuxième semaine d'inanition; survient alors une augmentation de la destruction albuminoïde qui ne disparaît qu'immédiatement avant la mort. Par contre, chez les animaux qui ne sont pas trop jeunes et qui sont moyennement riches en graisse, la disparition de celle-ci se fait plus lentement; ce n'est qu'au moment où la graisse du corps a disparu à un degré notable qu'on observe, malgré la diminution de la quantité absolue d'albumine, la décomposition de l'albumine se maintenir au même niveau[2]. A un degré plus avancé de la disparition de la graisse, il survient encore, tantôt plus tôt, tantôt plus tard, d'ordinaire à la quatrième semaine de l'inanition, une augmentation de l'élimination d'azote, ce qui indique que la disparition de la graisse dans l'organisme s'accompagne d'une augmentation de la décomposition de l'albumine. Cette augmentation, dite prémortelle, de la décomposition de l'albumine doit être comprise en ce sens qu'au moment de la disparition de la graisse dans le corps, l'albumine devient la seule substance encore décomposable, la seule qui puisse fournir de la chaleur, du travail musculaire, etc.; elle subit donc la destruction sur une grande échelle.

Chez les herbivores parfaitement en équilibre pour une ration déterminée (200 gr. de carottes et 50 gr. d'avoine), il survient d'abord pendant 3-6 jours une augmentation notable et croissante de l'élimination de l'urée; l'animal, d'herbivore qu'il était, devient carnivore. Puis l'urée diminue jusqu'à descendre au-dessous de la normale pour se relever à l'approche de la mort[3].

Voit a cherché à donner une interprétation de l'élimination considérable de l'azote pendant les premiers jours d'inanition ainsi que de son élimination minime et de plus en plus faible qui se produit dans la suite; à cet effet, il distingue dans le corps une « albumine de réserve » et une « albumine organisée ». Les animaux possèdent, dit-il, une certaine quantité d'albumine de réserve et cette quantité augmente ou diminue d'après la quantité d'albumine introduite; plus celle-ci est abondante, plus la réserve en albumine sera considérable, et inversement. Cette albumine de réserve est décomposée facilement et rapidement dans l'organisme. Outre cette albumine de réserve dont la quantité est en rapport avec la masse d'albumine ingérée, l'animal possède une bien plus grande quantité d'albumine, qui est beaucoup plus constante parce qu'elle constitue l'albumine des éléments cellulaires, des organes et des tissus et qui, pour cette raison, est appelée « albumine organisée ». L'albumine des cellules est plus stable; normalement, une fraction minime de l'albumine organisée tombe seule sous les conditions de la décomposition. Pendant l'inanition c'est l'albumine de réserve qui subit d'abord la décomposition en raison de son instabilité; de là une élimination considérable d'urée pendant les premiers jours d'inanition. Par suite de la décomposition facile de l'albumine de réserve, celle-ci est épuisée au plus tard au 3ᵉ jour de l'inanition; à partir de ce moment, c'est l'albumine organisée, forme plus stable, qui se trouve dans les conditions de décomposition. Mais l'albumine organisée se décompose toujours à raison de 1 % de l'albumine totale par jour. L'abaissement de l'élimination initiale considérable de l'azote constitue un signe manifeste que la réserve d'albumine est épuisée et que la décomposition de l'albumine organisée commence. Par conséquent, le degré d'élimination de l'urée ou de l'azote pendant

(1) C. Voit, Zeitschr. f. Biologie. Bd. 2. p. 307; Franz Hofmann, ibid., Bd. 8, p. 168; F. A. Falcke, Beiträge zur Physiologie, Hygiene etc. Stuttgart 1875, p. 39 et 69; I. Munk, Virchow's Arch. Bd. 101, p. 96.
(2) I. Munk, loc. cit. p. 97.
(3) J. F. Heymans. Recherches expérimentales sur l'inanition chez le lapin. Arch. de Pharmacodynamie, 1896, vol. II, p. 315.

l'inanition dépend : 1° pendant les premiers jours, de la quantité d'albumine en réserve et qui résulte de la quantité d'albumine introduite antérieurement ; 2° pour les jours ultérieurs d'inanition, de la quantité d'albumine organisée, et enfin 3° de la quantité de graisse renfermée dans l'organisme.

Par contre, *Hoppe-Seyler* et *Pflüger* soutiennent contre *Voit* la thèse que le degré de la destruction de l'albumine ne dépend pas de la quantité d'albumine en circulation ou en réserve, mais de l'état nutritif respectif des éléments tissulaires. Les preuves décisives en faveur de cette opinion seront exposées lorsque nous étudierons les « échanges nutritifs pendant l'alimentation exclusivement albuminoïde » (p. 26).

Telle est l'évolution des phénomènes de désassimilation tels qu'ils ont été établis par des recherches d'inanition pure où des individus, jusqu'alors bien nourris et habitués à une alimentation riche, sont privés pour ainsi dire subitement de leur ration ; il n'en est pas tout-à-fait de même chez les individus faibles et souffrants, dont l'alimentation diminue graduellement, tantôt plus lentement, tantôt un peu plus rapidement, pour mener parfois jusqu'à l'inanition, et dont l'organisme a ainsi le temps de s'adapter insensiblement à la diminution de l'introduction des aliments : cet état est désigné parfois aussi du nom d' « alimentation insuffisante ». Comme il s'agit dans ces cas le plus souvent d'individus alités, faibles, souffrants, dont le poids du corps est d'ordinaire notablement inférieur à 50 kil., et qui n'atteint parfois que 40 kil. et moins, il se fait que la quantité d'urée éliminée par jour peut tomber à 10 gr. et même au-dessous, ce qui ne correspond donc qu'à une transformation de 30 gr. d'albumine ou moins encore (1).

Si l'individu à l'état d'inanition prend une quantité abondante d'eau (1200 à 1600 c. c. par jour), ou vient-on à injecter de l'eau dans l'estomac de l'animal en inanition, on observe que l'augmentation de la sécrétion aqueuse de l'urine est accompagnée d'une augmentation de la quantité d'urée ; la quantité d'urine étant devenue quadruple, l'augmentation de l'urée atteint 6 à 12 %, parfois jusqu'à 25 %(2). Tandis que dans l'inanition absolue la quantité journalière d'urine tombe à 250—200 c. c., elle s'élève de 900—1250 c. c. pendant l'inanition avec continuation de l'ingestion d'eau. L'augmentation de l'élimination de l'urée est due en partie à un lavage plus complet de l'urée emmagasinée dans le corps par ce courant liquide plus abondant ; elle est due en partie à l'augmentation de la destruction des albumines déterminée par l'introduction d'eau ; cette augmentation devient particulièrement manifeste en pleine inanition.

L'intensité de la désassimilation pendant l'inanition varie chez les différents individus d'une même espèce d'après le poids de leur corps, de sorte qu'un individu de grande taille détruit pendant l'état d'inanition une quantité plus grande d'albumine qu'un individu de petite taille. Mais l'intensité de cette destruction n'est pas directement proportionnelle à la masse du corps : un animal de petite taille consomme plus d'albumine par unité de poids — ou par kilo — qu'un animal de grande taille.

---

(1) *Scherer*, Würzburger Verhandlungen, Bd. 3. p. 1; *Schultzen*, Arch. f. Anat. u. Physiol. 1863, p. 31; *J. Seegen*, Wien. akad. Sitzungsber. Bd. 63, Märzheft; *Tuczek*, Arch. f. Psychiatrie Bd. 15. p 784; *Senator*, (Neue) Charité-Annal. Bd. 12; *Friedr. Müller*, Zeitschr. f. klin. Med. Bd. 16. p. 502. *Klemperer*, ibid. p. 601. — Voir aussi l'exposé de *I. Munk*, Centralbl. f. d. med. Wissensch. 1889, p. 833 et 929.

(2) Voir *C. Voit*, Hermann's Handbuch der Physiol. Bd. 6. Th. I. p. 153; *I. Munk*, *Virchew's* Arch. Bd. 94, p. 449.

	Poids en kilogr.	Décomposition d'albumine	
		par jour	par kilogr. d'animal
Vieux chien gras.	35	29 gr.	0.83 gr.
Chien	19.6	31 »	1.6 »
»	10.1	21.5 »	2.13 »
»	8.9	21.2 »	2.4 »
»	3.2	10.4 »	3.25 »

Tandis que l'intensité de la consommation d'albumine par unité de poids du petit chien est triple et même quadruple de celle observée chez le grand chien, la différence dans la consommation de la graisse est moindre chez le premier que chez le second.

	Poids en kilogr.	Consommation par kilogr. du corps	
		Chair	Graisse
Chien	31.7	5.2 gr.	3.25 gr.
»	17.2	7.6 »	3.7 »
Chat	2.83	16.9 »	3.6 »
»	1.86	27.1 »	4.1 »

Rubner [1] détermina, chez des chiens de différente taille, la consommation de l'albumine et de la graisse ; ayant calculé la quantité de chaleur que cette destruction devait produire [2], il arriva à la conclusion que la cause de la désassimilation plus grande chez les petits animaux (chiens) devait être recherchée uniquement dans l'étendue relativement plus grande de la surface du corps. Plus la surface de l'animal est grande, plus la perte de chaleur par refroidissement est élevée, car la peau intervient pour les 4/5 dans la perte totale de chaleur ; si tant est que la chaleur propre de l'animal reste constante, il faut qu'à cette perte plus grande de calorique corresponde une formation plus considérable de chaleur : de là une désassimilation plus grande. Les processus de décomposition augmentent donc à mesure que la surface du corps augmente, c'est-à-dire que par unité de surface (centim. carré) le même nombre d'unités de chaleur se perd ; par conséquent, l'échange nutritif total (consommation d'albumine et de graisse) chez les animaux en inanition est directement proportionnel à l'étendue de leur surface. Que les petits animaux décomposent relativement plus d'albumine que les grands, cela provient encore — abstraction faite de la surface plus grande — de ce que leur corps renferme en général relativement plus d'albumine et moins de graisse que le corps des animaux adultes ; plus la masse de l'albumine du corps est grande, plus aussi la transformation d'albumine est considérable.

Cependant l'augmentation relative et absolue de la surface ne peut être considérée comme la cause unique des échanges nutritifs plus intenses des petits animaux comparés à ceux des grands animaux ; car il faudrait, dans ces conditions, que lors d'une température extérieure décroissante, la désassimilation augmente proportionnellement à la différence de température ; en fait, cette augmentation se produit bien plus lentement ; une fraction seulement de la désassimilation dépend directement de la quantité de chaleur perdue. *H. v. Hoesslin* [3] indique comme autre cause les excitations sensorielles qui frappent l'animal : plus la surface cutanée est grande, plus la somme des excitations de cette surface doit être élevée, plus aussi la somme de sensations transmises au cerveau et à la moelle épinière ou la somme des mouvements réflexes est considérable ; en conséquence, l'échange nutritif augmenterait proportionnellement. En outre, pour que les animaux petits et grands triomphent dans la lutte pour l'existence, en d'autres mots, pour qu'ils se meuvent avec la même rapidité, il faut que leur travail, et par conséquent l'échange nutritif déterminé par celui-ci, soit approximativement proportionnel à la surface du corps, ou, autrement dit, lorsque l'échange nutritif varie proportionnellement à l'étendue de la surface du corps, le maximum du pouvoir fonctionnel est atteint en même temps. On pourrait enfin encore invoquer la vitesse plus grande du courant sanguin et l'intensité plus grande de ce courant pour l'unité de poids du petit animal, pour autant qu'il en résulte une absorption plus facile et un apport plus abondant de matériaux nutritifs dans les éléments tissulaires.

---

(1) Zeitschr. f. Biologie, Bd. 19, p. 535.
(2) La décomposition d'un gr. d'albumine donne 4.1 calories, celle d'un gr. de graisse 9.3 calories.
(3) Du Bois Reymond's Arch., 1888, p. 323.

Pour tous ces motifs, il se fait que les petits animaux, donc aussi les enfants, consomment notablement plus d'albumine et aussi un peu plus de graisse que les grands. Aussi la désassimilation chez l'enfant est-elle, relativement à sa richesse totale en substances, d'ordinaire un multiple de celle d'un sujet adulte et riche en graisse; on comprend ainsi que les enfants (et les animaux jeunes) succombent par l'inanition bien plus tôt que les animaux adultes; l'inanition est supportée par les individus vigoureux pendant 5 semaines et davantage, tandis que les enfants meurent déjà au 4e ou au 5e jour. Un chien d'un an pesant 9 kilogr. et pauvre en graisse, mis en expérience par *Falck*, mourut déjà au 24e jour de l'inanition, tandis qu'un vieux chien de 21 kilogr. et riche en graisse ne succomba qu'au 61e jour de l'expérience.

Comme l'a déjà indiqué *Chossat*, ce sont, outre l'eau, surtout la graisse, les muscles (riches en albumine) et les grandes glandes (foie, rate) qui se consomment le plus pendant l'inanition. *Voit* a déterminé chez un chat mort par inanition la part dans les pertes subies par chaque organe; 100 gr. d'organe frais perdraient:

Tissu adipeux.	97 %	Peau.	21 %
Rate.	67 »	Intestins et poumons	18 »
Foie.	54 »	Tissu osseux	14 »
Muscles.	31 »	Cerveau et moelle épinière	3 »
Sang et reins	27 »		

2. Echanges nutritifs pendant l'alimentation.

A ce point de vue, nous ne possédons jusqu'ici pour l'homme que des expériences isolées sur l'échange nutritif total; par contre, cette question a été si bien étudiée chez le chien, qu'il sera utile de commencer cet exposé par l'étude des échanges nutritifs chez cet animal et d'y rattacher les données obtenues chez l'homme, lesquelles sont du reste analogues à celles recueillies chez le chien.

a) Echanges nutritifs pendant l'alimentation exclusivement albuminoïde.

Les nombreuses recherches concernant l'influence de l'alimentation azotée chez le chien[1] ont été faites avec de la viande (maigre); celle-ci renferme, outre l'eau, des substances minérales et extractives, jusque 21 % d'albumine[2]; elle présente le grand avantage que sa saveur agréable permet de la faire ingérer facilement en quantités très élevées. Outre de l'albumine et de l'eau, elle renferme aussi les sels minéraux nécessaires à l'organisme. Au reste, les expériences de contrôle instituées avec des substances albuminoïdes pures (poudre de viande désséchée et lavée, albumine de sang coagulée, gluten) ont donné les mêmes résultats, de sorte que l'alimentation par la viande équivaut à l'alimentation par l'albumine pure.

L'administration d'albumine au chien est immédiatement suivie d'une augmentation de la décomposition de cette substance et cela,

---

[1] *Bischoff* u. *Voit*, Die Gezetze der Ernährung etc., p. 56; *C. Voit*, Zeitschr. f. Biolog., Bd. 3, p. 1; *Pettenkofer* u. *Voit*, ibid., Bd. 7, p. 133.
[2] Ces 21 % d'albumine comprennent environ 2 % de substance collagène dont l'action nutritive est analogue à celle de l'albumine (p. 36).

à un degré sensiblement proportionnel à l'augmentation de l'albumine introduite; c'est ainsi que *Voit* trouva chez un de ses chiens :

Viande ingérée . . 3oo, 6oo, 9oo, 1200, 15oo, 18oo, 2000, 25oo gr.
Urée éliminée. . . 32, 49, 68. 88, 1o6, 128, 144, 173 gr.

Par conséquent, toute augmentation d'absorption d'albumine est suivie d'une augmentation de la transformation de celle-ci. Se pose aussitôt la question de savoir si l'albumine absorbée se décompose directement jusque dans ses produits ultimes : urée, acide urique etc., ou bien si elle passe d'abord dans les cellules des organes, si elle devient d'abord « organisée » ?

D'après l'interprétation de *Voit* [1], l'albumine alimentaire, absorbée dans l'intestin, apportée par le sang dans les organes, et qu'il appelle « albumine circulante », est détruite par l'action des cellules vivantes des tissus; si le pouvoir de décomposition des cellules est épuisé, la partie non encore détruite de l'albumine circulante passe dans les cellules et devient de « l'albumine organisée ». Par conséquent, la partie de l'albumine absorbée qui a échappé à la décomposition et qui s'est « emmagasinée » sous la forme organisée devient seule partie constituante plus stable de l'organisme jusqu'au moment où les conditions de nutrition se modifient. Fait-on abstraction de cette transformation minime d'albumine circulante en albumine organisée, on peut dire que la décomposition de l'albumine absorbée se fait toujours directement sans organisation préalable.

Les arguments principaux allégués par *Voit* à l'appui de sa manière de voir sont les suivants : donne-t-on à un chien ou à un homme des quantités moyennes de viande, on voit la quantité d'urine et l'élimination de l'urée s'élever aussitôt et atteindre le maximum déjà vers la 6e heure; pendant cet intervalle la moitié environ de l'urée qui correspond à la nourriture donnée s'est déjà éliminée [2]. Il est au moins improbable qu'endéans ce petit nombre d'heures, la digestion, l'absorption et l'organisation de l'albumine alimentaire, ainsi que la destruction de l'albumine organisée, se fassent; il est encore plus difficile de s'imaginer que les processus d'organisation et de destruction de l'albumine organisée puissent s'adapter exactement à la quantité de l'albumine introduite, ainsi qu'on devrait l'admettre, puisque toute augmentation de l'albumine introduite augmente aussi la transformation de celle-ci. *Pflüger* [3] objecte à *Voit* que la rapidité avec laquelle le passage de l'albumine alimentaire dans les cellules tissulaires et la destruction de l'albumine organisée doivent se faire, est encore relativement minime si on la compare à la rapidité avec laquelle la formation de la substance organisée se produit ailleurs dans la nature vivante, par exemple, dans les cotylédons de maintes plantes lors de la germination (Vicia faba, d'après les recherches de *Sachs*).

Voit considère également la stabilité des tissus comme directement démontrée, tandis que les liquides organiques, riches en albumine, subiraient facilement la décomposition [4]. Si l'on transfuse à un chien du sang frais (vivant) d'un autre chien, même en grande quantité, l'élimination de l'urée n'augmente pas car l'albumine organisée introduite sous forme de sang vivant persiste d'abord sans subir d'altération. D'après *Pflüger*, les expériences de transfusion sanguine, interprétées exactement, indiqueraient plutôt que toute augmentation de la masse sanguine, déterminée par l'injection de sang, provoque une augmentation de la décomposition de l'albumine proportionnelle à l'augmentation de la quantité d'albumine renfermée dans le plasma de ce sang; d'après lui, la décomposition de l'albumine s'élève au même degré que

(1) C. *Voit* : Zeitschr. f. Biolog. Bd. 5, p. 344, 444; Bd. 10, p. 223.
(2) C. *Voit*. Physiol.-chem. Untersuchungen. Augsburg 1857, p. 42; *Panum*, Nordiskt med. Arkiv. Bd. 6, Nr. 12, voir *Virchow-Hirsch's* Jahresbericht. 1874, I, p. 239; F. A. *Falck*, Beiträge zur Physiol., Hygiene etc. 1875, p. 185; *Oppenheim*, *Pflüger's* Archiv Bd. 23, p. 446; *Feder*, Zeitschr. f. Biologie, Bd. 17, p. 531.
(3) *Pflüger's* Arch. Bd. 54, p. 333.
(4) *Tschirjew*, Arbeiten aus der physiol. Anstalt zu Leipzig. 1875, p. 29; *Forster*, Zeitschr. f. Biologie Bd. 11, p. 496.

l'albumine du plasma ait augmenté, soit par absorption intestinale, soit par injection intravasculaire de sang.

Les expériences exécutées par *Schöndorf* [1], sous la direction de *Pflüger*, ont conduit aux résultats suivants : si l'on fait passer le sang d'un chien en inanition par les organes (extrémités postérieures et foie) d'un chien bien nourri, on observe une augmentation de la teneur du sang en urée. Par contre, si l'on fait circuler le sang du chien en inanition par les organes d'un autre chien en inanition, on constate que la teneur en urée ne change pas dans le sang. Enfin, si l'on fait passer le sang d'un animal abondamment nourri avec de l'albumine à travers les organes d'un animal en inanition, on voit baisser la teneur du sang en urée. De ces expériences résulte que l'intensité de la destruction de l'albumine ne dépend pas de la quantité de l'albumine circulante, mais plutôt de l'état nutritif actuel des cellules.

En résumé, comme *Hoppe-Seyler* et *Pflüger* le soutiennent depuis longtemps, l'intensité de la décomposition de l'albumine dépend, non pas de la richesse en albumine des liquides intermédiaires (albumine circulante de *Voit*), mais bien de l'état nutritif des cellules de l'organisme. L'albumine absorbée dans l'intestin et amenée ensuite aux tissus doit être d'abord organisée, c'est-à-dire doit passer dans les cellules organiques, pour subir ultérieurement la décomposition [2].

Comme tout apport d'albumine augmente également la décomposition de celle-ci, il est évident qu'on ne peut couvrir la perte en albumine subie par l'animal en inanition en lui administrant simplement la quantité correspondante de cette substance. L'administration d'albumine ne fait que diminuer la perte de l'organisme en albumine et cela d'autant plus que la quantité d'albumine donnée est plus grande. Par conséquent, si l'on augmente successivement la quantité de viande administrée, on diminue progressivement aussi la perte de l'organisme en albumine ou en chair, et finalement, on atteint la ration de viande qui est exactement à même de compenser la perte en chair. La quantité d'albumine donnée alors permet à l'organisme de maintenir sa richesse en albumine, l'organisme se trouve en équilibre azoté. La série de recherches de *C. Voit* résumées dans le tableau suivant, est très instructive à cet égard.

Viande ingérée	Chair		100 gr. de viande déterminent une augmentation de décomposition de :
	décomposée	dans l'organisme [3]	
0	190	— 190	—
300	379	— 79	63
600	665	— 65	79
900	941	— 41	83
1200	1180	+ 20	82
1500	1446	+ 54	84

Après administration d'une quantité même considérable d'albumine, 15—20 % seulement de cette albumine se déposent, exceptionnellement plus. A mesure que la ration de viande s'élève, la perte d'albumine de l'organisme diminue et devient finalement égale à zéro pour une ration d'environ 1150 gr. de viande. Si une plus grande quantité d'albumine est ingérée, une petite fraction se dépose

---

(1) *Pflüger's* Archiv. Bd. 154, p. 420.

(2) Les recherches récentes de *Nencki* (Arch. f. exp. Path. u. Pharm., 1895, Bd. 36, p. 395 ; Bd. 37, p. 26) et celles de *Hofmeister* (ibid., Bd. 37, p. 426) nous permettent d'espérer que nous serons bientôt fixés définitivement sur le siège et le mode de décomposition de l'albumine.

(3) Dans tous les tableaux + signifie : emmagasiné dans l'organisme.
                 — signifie : perdu par l'organisme.

dans l'organisme. D'après les analyses de *Voit,* pour couvrir la perte d'albumine à l'aide d'une alimentation composée exclusivement d'albumine, il faut donner au moins 2 1/2 fois autant d'albumine que l'organisme en décompose pendant l'inanition; il arrive même fréquemment qu'on n'atteint l'équilibre azoté qu'en administrant la quantité quadruple de l'albumine détruite pendant l'inanition. Le minimum d'albumine qui permet d'entretenir exactement l'équilibre azoté est appelé « ration d'entretien ou d'équilibre ».

La décomposition de l'albumine dépend, non seulement de la quantité d'albumine administrée, mais aussi de l'état de l'organisme. Lors de l'alimentation par une quantité fixe d'albumine, la décomposition de cette substance varie d'après l'état particulier de l'organisme résultant de l'alimentation antérieure. Si l'on a donné antérieurement, pendant longtemps, une quantité relativement minime d'albumine, la richesse de l'organisme en albumine est diminuée; on observe alors qu'il suffit, pour couvrir la perte d'albumine, d'une quantité moindre d'albumine alimentaire, que si une ration antérieure, riche en viande, avait déterminé dans l'organisme une grande réserve d'albumine. Il en résulte que chez un même animal, la même quantité d'albumine alimentaire peut, suivant l'époque de son administration, déterminer au premier jour, tantôt une perte, tantôt un gain en chair, ce que démontre l'exemple suivant emprunté aux expériences de *C. Voit :*

| Ration de viande | Chair | | Ration antérieure |
	décomposée	dans l'organisme	
1500	1599	— 99	2000 gr. de viande
1500	1467	+ 33	1500 » »
1500	1267	+ 233	Inanition.
1500	1186	+ 314	Alimentation pauvre en albumine.

Que la quantité de viande administrée ait déterminé au premier jour de l'alimentation une perte ou un gain en albumine, l'administration de la même quantité d'albumine pendant les jours suivants n'en déterminera pas moins une diminution de la perte ou du gain en cette substance, jusqu'à ce que finalement la quantité détruite devienne égale à la quantité ingérée; la décomposition se règle donc pour ainsi dire sur l'ingestion.

| Ration de Viande | Décomposition de chair en gr. | | | | | | |
	1^r	2^e	3^e	4^e	5^e	6^e	7e jour.
1500 gr. (1)	1222	1310	1390	1410	1440	1450	1500
1000 gr. (2)	1153	1086	1088	1080	1027		

Grâce à la tendance de l'organisme animal à régler la destruction de l'albumine sur la quantité ingérée, les rations les plus variables d'albumine peuvent réaliser l'équilibre azoté.

Un chien de *Voit,* ayant le poids si élevé de 35 kilogr., put,

(1) Ration antérieure : 500 gr. de viande.
(2) Ration antérieure : 1500 gr. de viande.

à l'aide de rations de viande variant de 500 à 2500 gr., se mettre tantôt plus tôt, tantôt plus tard, en équilibre nutritif. Lors de l'administration de 500 gr. de viande, son organisme perdit de l'albumine jusqu'à ce que sa richesse en albumine correspondît à la quantité ingérée. Lors de l'administration de 2500 gr., son organisme emmagasina de l'albumine jusqu'à ce que sa richesse en albumine fut telle qu'elle correspondât à la décomposition de 2500 gr. de viande. Par conséquent, l'administration d'albumine établit d'abord un état nutritif déterminé de l'organisme qui, à son tour, règle l'intensité de la décomposition. C'est ce qui fait qu'un grand organisme exige, pour conserver sa teneur plus grande en albumine, cœteris paribus, une plus grande quantité d'albumine qu'un petit organisme; par contre, la quantité d'albumine nécessaire à la conservation de la richesse en albumine est plus grande par kilogr. d'animal pour un petit individu que pour un grand, et cela pour les mêmes raisons que celles que nous avons exposées plus haut lors de l'étude de l'inanition (page 24).

La ration minimale d'albumine nécessaire à l'établissement de l'équilibre azoté dépend, ainsi que nous venons de le voir, de la quantité d'albumine renfermée dans l'organisme; mais en outre, il dépend aussi de la richesse en graisse ou plutôt du rapport qui existe entre la quantité d'albumine et la quantité de graisse de l'organisme [1]. Plus la réserve en graisse est considérable, moins les matériaux cellulaires azotés (albumine ou viande) sont représentés dans l'unité de poids de l'animal; or, comme l'intensité de la décomposition de l'albumine dépend essentiellement de la masse des cellules, donc de la quantité d'albumine, il en résulte qu'un organisme riche en graisse et pauvre en chair détruira moins d'albumine, que par conséquent un organisme riche en graisse peut atteindre plus tôt l'équilibre nutritif à l'aide d'une quantité restreinte d'albumine qu'un organisme pauvre en graisse.

Comme l'alimentation albuminoïde, à mesure qu'on l'augmente jusqu'à la limite extrême des quantités d'albumine qui peuvent être ingérées, s'accompagne d'une décomposition croissante d'albumine, l'administration d'une quantité supérieure à celle qui est nécessaire à l'équilibre azoté, déterminera d'abord, il est vrai, un emmagasinement d'albumine; mais celui-ci diminue graduellement, de sorte qu'après peu de jours déjà l'organisme se met en équilibre, même lors de l'administration de la quantité la plus considérable d'albumine. Quelle que soit donc la quantité de viande administrée, l'emmagasinement d'albumine ne continue pas à se faire; la formation abondante de chair n'est guère possible avec une alimentation exclusivement azotée. La richesse de l'organisme en graisse est également de la plus grande influence sur le dépôt de l'albumine; les organismes riches en graisse ou pauvres en chair consomment moins d'albumine que les organismes maigres ou riches en chair; il en résulte que l'alimentation à l'aide d'une même quantité d'albumine détermine un dépôt plus considérable de cette substance chez les individus gras que chez les individus maigres.

---

(1) Voir *I. Munk*, *Pflüger*'s Archiv. Bd. 58, p. 371.

Les expériences de *Pettenkofer* et *Voit* nous renseignent sur la décomposition de la graisse au cours de l'alimentation albuminoïde. Lors de l'administration de petites quantités de viande, la quantité de carbone éliminée est plus grande que celle renfermée dans la viande; à mesure que la ration d'albumine s'élève, la perte de l'organisme en carbone, comme celle en albumine, diminue de plus en plus jusqu'à atteindre l'équilibre carboné.

La série de recherches (voir le tableau suivant) dans lesquelles furent données à des chiens, à 5 périodes différentes, des rations croissantes de viande, est très instructive à cet égard.

Viande		Chair	graisse
ingérée	décomposée	dans l'organisme.	
—	165	— 165	— 95
500	599	— 99	— 47
1000	1079	— 79	— 19
1500	1500	—	+ 4
1800	1757	+ 43	+ 1

Des rations croissantes d'albumine peuvent donc restreindre et même supprimer la perte, non seulement de l'albumine, mais aussi de la graisse. *Pettenkofer* et *Voit* prétendirent en outre avoir retrouvé dans l'urine et les fèces, pendant l'alimentation carnée excessive (2000 gr. par jour), tout l'azote de la viande ingérée et avoir établi un déficit pour le carbone éliminé par les urines, les fèces et l'air expiré. Ils en conclurent que le carbone manquant s'était déposé dans l'organisme sous forme de graisse (environ 75 gr. par jour). *Hoppe-Seyler* [1] s'était déjà prononcé contre l'exactitude de cette conclusion; *Pflüger* [2] ensuite, se basant sur l'examen critique des données numériques de *Pettenkofer* et *Voit,* arriva à la conclusion irréfutable, à ce qu'il semble, à savoir que dans les expériences précitées aucune quantité de carbone n'était restée dans l'organisme, que par conséquent de la graisse ne s'était pas formée à l'aide de l'albumine. Nous reviendrons encore sur cette importante question lorsque nous étudierons la formation de la graisse aux dépens de l'albumine.

En ce qui concerne les quantités relatives, suivant lesquelles l'albumine et la graisse peuvent se remplacer, il résulte des expériences de *Rubner* [3] que 225 parties d'albumine sont équivalentes ou « iso-dynamiques » à 100 parties de graisse; comme la combustion de 201 parties d'albumine donne exactement autant de chaleur que 100 parties de graisse, le remplacement des deux substances l'une par l'autre se fait sensiblement d'après leur teneur respective en énergie potentielle.

Comme l'alimentation carnée exclusive ne peut déterminer un emmagasinement d'albumine, ni considérable, ni prolongé, il en résulte, que si cette alimentation peut assurément entretenir la nutrition en bon état, elle est incapable de rétablir dans un bon état nutritif un organisme affaibli par une alimentation insuffisante, par des maladies etc.

---

(1) Physiol. Chem. Berlin 1881, p. 936.
(2) *Pflüger's* Arch. Bd. 51, p. 229; Bd. 52, p. 1.
(3) Zeitschrift f. Biol. Bd. 19, p. 302; Bd. 22, p. 50.

Les données sur les éch'anges nutritifs, telles que nous venons de les exposer pour le chien soumis à une alimentation exclusivement composée d'albumine, s'appliquent complètement à l'homme, pour autant que les expériences faites jusqu'ici permettent d'en juger ; il paraît même que chez l'homme le pouvoir d'adaptation de la consommation de l'albumine à l'apport de celle-ci est encore plus grand que chez le chien. L'homme se met encore plus vite en équilibre pour une quantité donnée d'albumine alimentaire pourvu que celle-ci soit au moins suffisante à la vie. Il n'est toutefois pas possible de prévenir d'une manière constante chez l'homme, à l'aide de la viande seule, toute perte de chair et de graisse ; cette impossibilité résulte uniquement de ce que chez l'homme le pouvoir digestif pour l'albumine est notablement inférieur à celui du carnivore. Comme nous le démontrerons plus loin, l'homme a besoin d'environ 210 gr. de carbone pour prévenir toute perte de graisse ; cette quantité de carbone est renfermée dans 1600 gr. de viande (dépourvue de graisse). L'homme peut bien prendre un jour une pareille quantité de viande, mais il pourrait à peine la supporter pendant longtemps. Même préparée d'une manière appétissante, cette quantité excessive de viande répugne bientôt, et après ingestion pendant quelques jours apparaissent des symptômes gastriques : nausées, céphalalgie, répugnance pour toute nourriture, etc. *J. Ranke*[1] parvint, il est vrai, à ingérer jusque 2000 gr. de viande par jour, mais déjà au 3e jour il ne put plus prendre que 1281 gr. ; de la quantité de viande ingérée il n'en décomposa tout au plus que 1300 gr. *Rubner*[2], dont le poids était égal à celui de *Ranke,* ne put ingérer que 1435 gr. de viande, mais il décomposa complètement cette quantité.

Les échanges nutritifs de l'homme pendant une alimentation azotée excessive sous forme de viande ont été étudiés dans une série d'expériences instituées par *J. Ranke* (au cours desquelles *Pettenkofer* et *Voit* déterminèrent l'élimination du carbone). *Ranke* prit au premier jour d'expérience 1832 gr. de viande (sans graisse), qui avait été préparée avec 70 gr. de graisse et 31 gr. de chlorure de sodium. Les principaux résultats de cette expérience sont résumés dans les données suivantes :

Ingesta :

dans les 1832 gr. de viande 62.3 gr. N	229.4 gr. C	
» » 70 » de graisse —	50.7 » »	
62.3 gr. N	280.1 gr. C	

Egesta :

dans les 2073 c. c. d'urine 40.9 gr. N	18 gr. C	
» » fèces 3.3 » »	14.9 » »	
» la respiration	231.2 » »	
44.2 gr. N	264.1 gr. C	

Par conséquent, le corps a retenu : 18.1 gr. d'azote et 16 gr. de carbone. 18.1 gr. N représentent 113.1 gr. d'albumine (ou 532 gr. de chair), qui se sont déposés dans l'organisme. La formation de 113 gr. d'albumine exige, outre 18 gr. N, encore 60.6 gr. C ; or, cette quantité de C n'est couverte que par 16 gr. C

---

(1) Archiv. f. Anat. und Physiol., 1862, p. 345 ; Die Ernährung des Menschen. München, 1876, p. 122.
(2) Zeitschr. f. Biologie. Bd. 15, p. 122.

résultant de l'excédant des ingesta sur les egesta ; il faut donc que l'organisme lui-même ait fourni les 44.6 gr. de C restants, ce que peuvent faire 58 gr. de graisse. Par conséquent, au premier jour de l'expérience, le corps avait gagné la quantité considérable de 532 gr. de chair, mais d'autre part, sa réserve en graisse avait diminué de 58 gr. Comme, de plus, le poids du corps avait diminué de 146 gr. à la fin du premier jour de l'expérience, il faut, qu'outre la perte en graisse, il y ait eu perte en eau. Au reste, pendant deux autres jours d'alimentation par la viande (2000 et 1281 gr. de viande), la perte en poids du corps devint respectivement de 1089, et même de 1179 gr., de sorte que la perte en eau doit avoir été encore plus grande pendant ces deux jours.

Il résulte donc de l'expérience de *Ranke* que, lors d'une alimentation composée surtout de viande, l'organisme humain perd de l'eau et de la graisse, de sorte que son état nutritif baisse continuellement. Mais il est plus que douteux que cette influence d'un régime carné, s'accompagnant d'une perte de graisse, persistât encore si l'alimentation exclusive par la viande était continuée plus longtemps. Du reste, que la conclusion tirée de l'expérience de *Ranke* ne puisse pas être généralisée, cela résulte d'une considération émise déjà par *C. Voit* [1]. Le corps de *Ranke* était riche en graisse, mais pauvre en chair, d'une manière relative et absolue, de sorte qu'il décomposa une quantité de chair notablement inférieure à celle correspondant à son poids. Si l'on en juge d'après les 40.9 gr. N éliminés avec les urines, il ne se détruisit dans son corps que 1390 gr. de chair par jour. Or nous avons démontré plus haut (p. 30) qu'un organisme riche en graisse a besoin, toutes choses égales d'ailleurs, pour conserver sa richesse en albumine, d'une plus petite ration d'albumine qu'un organisme plus pauvre en graisse, le premier possédant une quantité absolue et relative de chair moins grande que le second ; c'est ce qui explique aussi chez *Ranke* la consommation d'albumine relativement modérée et l'emmagasinement d'une quantité d'albumine relativement considérable. Plus le corps est riche en graisse, moins l'albumine se détruit. Les données expérimentales ne permettent pas encore aujourd'hui de répondre à la question de savoir si la destruction de graisse chez un individu gras (et en repos) est plus petite, ou au contraire, comme le croit *Voit,* plus grande que dans un organisme maigre [2].

De fait, *Ranke* a réussi à réaliser un dépôt d'albumine avec perte de graisse en ingérant une quantité d'albumine supérieure à celle qui était détruite à ce moment ; mais il est indubitable que chez un individu moins riche en graisse, la ration de viande ingérée par *Ranke* aurait été détruite en plus grande quantité ou même en totalité ; que par conséquent, le dépôt d'albumine aurait été moindre, peut-être même nul, mais que par contre la perte en graisse aurait été évitée.

D'après cela, il est difficile de nier qu'un individu moyennement gras ne puisse se conserver dans son

---

(1) *Hermann's* Handb. der Physiol., Bd. 6, 1. Th. p. 117, note.
(2) Cfr. *I. Munk,* Berliner klin. Wochenschr., 1889, n° 9.

état nutritif à l'aide d'une alimentation composée exclusivement de viande (maigre); mais en pratique, l'alimentation exclusivement carnée répugne de bonne heure à l'homme. Il s'en suit que celui-ci préfère bientôt une nourriture mixte renfermant aussi des hydrates de carbone et de la graisse.

Comme argument contre l'alimentation exclusivement carnée, *J. Ranke*[1] fait encore valoir, non sans raison, que ce régime surcharge le sang et les tissus des substances extractives et des sels renfermés dans la viande; citons en particulier l'acide lactique, la créatine et le phosphate de potassium, qui, à haute dose, sont des poisons musculaires ou nerveux, déterminent la fatigue et l'impuissance des systèmes musculaire et nerveux. Il est possible que la sensation de fatigue et d'abattement qu'on ressent fréquemment après un repas copieux fortement animalisé dépende, au moins en partie, de cette action toxique des substances extractives et des sels contenus dans la viande.

Dans toutes les expériences instituées sur les échanges nutritifs pendant l'alimentation albuminoïde, on a employé comme nourriture, la viande sous forme de tissu musculaire; or, dans le règne animal et dans le règne végétal, nous rencontrons, outre l'albumine musculaire, toute une série d'autres substances albuminoïdes, telles que les albumines animales, albumines acides, albuminates alcalins, nucléo-albumines, telles que les albumines végétales, gluten, légumine, etc. La valeur nutritive de quelques-unes d'entre elles a été étudiée; on peut citer la poudre de viande [2] lavée à l'eau chaude et exprimée, ainsi que les albumines du sang épuisées par l'eau chaude ou la « farine de sang » [3], enfin le gluten pur [4]. Toutes ces substances administrées au chien ou à l'homme ont fourni sensiblement le même résultat que le tissu musculaire lui-même [5]. Il est donc probable, d'après cela, que toutes les substances albuminoïdes jouent dans la nutrition un rôle identique.

b) Echanges nutritifs pendant l'alimentation par la peptone, la gélatine et autres substances azotées.

Comme on sait, les substances albuminoïdes, quelque variées qu'elles soient, sont transformées par les sucs digestifs, stomacal et pancréatique, en substances albuminoïdes solubles (albumines acides ou globulines) appelées albumoses et peptones; celles-ci sont très probablement des produits d'hydratation dérivant de l'albumine par absorption d'eau dans leur molécule. L'absorption de la peptone est, d'après *Fr. Hofmeister* [6], une fonction des cellules vivantes, des cellules lymphatiques du tissu adénoïde de la muqueuse stomacale et intestinale. Les cellules lymphatiques qui se rencontrent en petit nombre chez les animaux à jeun ou en inanition, et en grand nombre pendant la période de digestion,

---

(1) Die Ernährung des Menschen. München, 1876, p. 227.
(2) *Kemmerich*, *Pflüger's* Arch., Bd. 2, p. 75. — *Forster*, Zeitschr. f. Biolog., Bd. 9, p. 303.
(3) *Heiberg*, d'après *Virchow-Hirsch's* Jahresber., 1867, I, p. 114. — *Panum*, Nordiskt med. Arkiv., Bd. 6, no 19, d'après *Virchow-Hirsch's* Jahresber., 1874, I, p. 191.
(4) *Panum* cité d'après *C. Voit*, Handb. der Physiol., Bd. 6, I. Th., p. 104, note 1. — *Constantinidi*, Zeitschr. f. Biolog., Bd. 23, p. 435.
(5) L'albumine du lupin seule posséderait, d'après *(Zuntz)* et *Potthast* (Dissert., Leipzig, 1887), à teneur égale en azote, une moindre valeur nutritive que l'albumine de viande.
(6) Zeitschr. f. physiol. Chem., Bd. 4, p. 253; Bd. 5, p. 127; Bd. 6, p. 51; Arch. f. exper. Pathol. u. Pharm., Bd. 19, p. 1; Bd. 20, p. 291; Bd. 22, p. 306.

fixent la peptone et l'empêchent de passer directement dans le plasma sanguin, de s'éliminer par les reins et de ne pas être utilisée, ou qu'elle le soit, en partie seulement, pour la nutrition. *Heidenhain* [1] toutefois considère comme établi par ses expériences que tout au plus une fraction des albumoses et des peptones est absorbée par les leucocytes; l'absorption de la majeure partie de la peptone se ferait plutôt par les cellules épithéliales cylindriques des villosités intestinales; la retransformation de la peptone en albumine devrait se faire aussitôt dans ces cellules car on n'a jamais rencontré d'albumoses ou de peptones, ni dans le sang, ni dans le chyle, après ingestion d'albumine [2]. Une partie de celle-ci, pour autant qu'elle est soluble (albumine séreuse, blanc d'œuf), ou qu'elle a été transformée en une forme soluble (albumines acides, globulines) peut être absorbée comme telle [3].

Les expériences qui ont été instituées par *Plósz* et *Gyergyai* [4], par *Maly* [5] et enfin par *Adamkiewicz* [6], pour déterminer si l'action nutritive de l'albumine peut être substituée, ou pas, par celle de la peptone, semblèrent démontrer, qu'au point de vue nutritif, l'albumine peut être remplacée par la peptone, ou plutôt, par un mélange d'albumose et de peptone. Le chien d'*Adamkiewicz* élimina pendant l'état d'inanition 3.7 gr. d'azote par les urines; recevant ensuite 50 gr. de peptone (avec 7.9 gr. N), il n'élimina que 8.5 gr. N, et le jour suivant, de la graisse ayant été ajoutée à la peptone, il n'élimina même plus que 5.7 gr. N : par conséquent, 2.1 gr. N = 13.2 gr. d'albumine (ou 62 gr. de chair) ont été retenus dans l'organisme. Ce fait a encore été démontré d'une manière plus précise par *Zuntz* [7], par *I. Munk* [8] et par *Deiters* [9] pour le mélange d'albumose et de peptone, tel que le renferment les préparations de peptone du commerce. Enfin, *Zuntz* et *Pollitzer* [10] ont encore démontré que les albumoses pures, ainsi que les peptones pures, à teneur égale en N, sont équivalentes à l'albumine au point de vue de leur valeur nutritive. On doit donc conclure que l'albumose et la peptone peuvent remplacer l'albumine dans la nutrition.

Il est également hors de doute que la peptone, comme l'albumine, peut restreindre la perte en graisse et, en quantité appropriée, peut même la supprimer.

Le rôle nutritif de la gélatine [11] et des tissus colla-

---

(1) *Pflüger's* Arch., Bd. 43, Supplementheft.
(2) *Neumeister*, Zeitschr. f. Biolog., Bd. 24, p. 272 ; Sitzungsber. d Würzburg. physik.-med. Ges., 1889.
(3) *Brücke*, Wiener akad. Sitzungsber., Bd. 37, p. 131 ; Bd. 59, p. 612. — *C. Voit* u. *Bauer*, Zeitschr. f. Biolog., Bd. 5, p. 568. — *Czerny* u. *Latschenberger*, *Virchow's* Arch., Bd. 59, p. 161.
(4) *Pflüger's* Arch., Bd. 9, p. 325 ; Bd. 10, p. 536.
(5) *Pflüger's* Arch., Bd. 9, p. 505.
(6) Natur u. Nährwerth des Peptons. Berlin. 1877; *Virchow's* Arch., Bd. 75, p. 144.
(7) *Pflüger's* Arch., Bd. 37, p. 313.
(8) Therap. Monatsh., Juni 1888; Deutsche Med. Wochenschr., 1889, n° 2.
(9) Dissert., Berlin, 1892; ainsi que dans *v. Noorden's* Beiträgen zum Stoffwechsel des Menschen. H. 1, p. 42.
(10) *Pflüger's* Arch., Bd. 37, p. 301.
(11) *Bischoff* u. *Voit*, Gezetze der Ernährung etc., p. 215 — *C. Voit*, Zeitschr. f. Biol., Bd. 2, p. 227 ; Bd. 8, p. 297; Bd. 10, p. 202. — *Pettenkofer* u. *Voit*, Ibid., Bd. 8, p. 371. — *Oerum*, Nordiskt med. Arkiv., Bd. 11, n° 11, d'après *Virchow-Hirsch's* Jahresber., 1879, I. p. 117 ; — *I. Munk*, *Virchow's* Arch., Bd. 101, p. 110; *Pflüger's* Arch., Bd. 58, p. 309.

gènes[1] est, de même, absolument établi. Par ébullition des os, des tendons et du tissu conjonctif avec de l'eau, on extrait leur substance collagène, la gélatine ou colle d'os; l'ébullition des cartilages fournit la gélatine de cartilage ou chondrine. Les gélatines sont des dérivés des substances albuminoïdes (ainsi, d'après *Schmiedeberg*, la chondrine est un mélange de gélatine avec des chondroïto-sulfates alcalins); mais leur composition chimique se distingue déjà de celle des albumines par une teneur plus grande en N, mais moindre en C et en S. La gélatine renferme pour cent[2] : 50.8 C, 17.9 N et 0.6 S, tandis que l'albumine contient 53.6 C, 16 N et 1—1.5 S; la gélatine, tout en étant très voisine des substances albuminoïdes, en diffère donc.

La gélatine donnée à n'importe quelle dose est facilement et complètement détruite, le plus souvent déjà endéans les 24 heures; sa destruction se fait même plus facilement que celle de l'albumine; la quantité d'azote qu'elle renferme se transforme en urée — même lors de l'administration de fortes doses — qui est éliminée sous cette forme, tandis que la partie de carbone qui n'apparaît pas dans l'urine, s'élimine sous forme d'acide carbonique par la respiration. La décomposition de la gélatine abaisse la décomposition de l'albumine, au point qu'une partie notable de l'albumine alimentaire, donnée en même temps que la gélatine, peut se déposer dans l'organisme; l'addition à la gélatine d'une légère quantité d'albumine suffit pour maintenir l'équilibre en albumine. La décomposition de la molécule de gélatine en urée s'accompagne de la formation d'un produit non azoté, mais riche en C, qui détermine également une diminution de la consommation de graisse dans l'organisme. Par contre, la gélatine n'est pas à même de protéger complètement l'albumine contre la destruction, car la quantité d'azote de l'urine (et des fèces) dépasse toujours celle introduite par la gélatine; elle est encore moins à même de déterminer un dépôt d'albumine organisée.

Les exemples suivants, empruntés aux expériences de C. *Voit* sur le chien, démontrent ce que nous venons d'exposer :

N°	Nourriture		Chair	
	Viande	Gélatine	décomposée	dans l'organisme
I.	500	0	522	— 22
	500	200	446	+ 54
2.	2000	0	1970	+ 30
	2000	200	1624	+ 376
3.	200	200	318	— 118
	200	300	282	— 82
4.	200	200	175	+ 25
	0	200	118	— 118

Quelle que soit la quantité de viande ingérée, l'addition de gélatine détermine toujours une économie dans la consommation de l'albumine, et cela, d'autant plus que la quantité de viande administrée en même temps est plus grande. De grandes quantités de

(1) *Etzinger*, Zeitschr. f. Biolog., Bd. 10, p. 97. — *C. Voit*, Ibid., p. 212.
(2) *Fr. Hofmeister*, Zeitschr. f. physiol. Chem., Bd. 2, p. 299.

gélatine économisent plus d'albumine que des petites doses (n° 3). D'après la moyenne de cette série d'expériences, 100 gr. de gélatine sèche provoquent une économie de 31 gr. d'albumine (150 gr. de chair). Cette action d'épargne que détermine la gélatine est bien plus marquée, — ainsi que d'autres séries d'expériences le démontrent, — que celle exercée par la graisse ou les hydrates de carbone, substances qui restreignent également la décomposition de l'albumine. Tandis que, lors de l'alimentation par 400 gr. de viande et 200 gr. de graisse, le corps du chien perdit encore 50 gr. de chair, lors de l'administration de 400 gr. de viande et 200 gr. de gélatine, il se produisit au contraire ùn gain de 44 gr. de chair. Au point de vue de l'action d'épargne sur l'albumine, 100 gr. de gélatine (= 85 gr. de gélatine anhydre) produisent à peu près le même effet que 200 gr. d'hydrates de carbone[1]. Par contre, même les plus fortes doses de gélatine ne sont pas à même de prévenir totalement la perte de l'albumine bien qu'on donne en même temps, et en grande quantité, d'autres substances qui font économiser l'albumine, telles la graisse et les hydrates de carbone. Ainsi, avec une ration constituée de 300 gr. de gélatine et 200 gr. d'hydrates de carbone, le chien de *C. Voit* perdit encore environ 60 gr. de chair. La gélatine est donc capable de remplacer même une grande quantité d'albumine; mais, donnée seule, elle ne peut prévenir complètement la destruction de l'albumine du corps; pour conserver l'équilibre en albumine, il faut nécessairement qu'une certaine quantité d'albumine soit introduite en même temps que la gélatine : dans les cas favorables, il suffit de donner la moitié, et moins, de la quantité d'albumine consommée pendant l'inanition[2]. Un chien de 50 kilogr., recevant une ration journalière composée de 200 gr. de gélatine, 250 gr. de fécule, 100 gr. de graisse et 12 gr. d'extrait de viande, ne renfermant donc pas d'albumine, succomba dès le trentième jour par suite d'une perte continue d'albumine du corps.

La substance collagène du cartilage et des tendons, tissus qui se digèrent assez bien chez le chien, exerce également, d'après *Etzinger* et *C. Voit,* la même action d'épargne, probablement, parce que la substance collagène se transforme déjà en gélatine à l'intérieur de l'estomac. La substance collagène des os est même absorbée, pour la moitié au moins, dans l'intestin du chien.

La gélatine diminue, outre la désassimilation de l'albumine, également celle de la graisse; d'après *Voit,* elle le ferait à un degré moindre que la même quantité de graisse ou d'hydrates de carbone. Le chien de *C. Voit,* qui perdit au dixième jour de l'inanition 37 gr. d'albumine et 83 gr. de graisse, ne détruisit plus, lors de l'administration exclusive de 200 gr. de gélatine, que 15 gr. d'albumine et 33 gr. de graisse; ainsi donc, 100 gr. de gélatine ont, dans ce cas, déterminé l'économie d'environ 25 gr. de la graisse du corps. La diminution de la destruction de la graisse se comprend si l'on admet que la gélatine se décompose en une partie azotée et en une partie non azotée, mais carbonée, la première servant à former de l'urée, tandis que la seconde est

(1) *I. Munk, Virchow's* Arch., Bd. 101, p. 113.
(2) *I. Munk, Pflüger's* Arch., Bd. 58, p. 318.

oxydée en acide carbonique (et en eau) préservant ainsi la graisse du corps contre l'oxydation. Aussi, lorsqu'à de grandes quantités de viande on ajoute de la gélatine, on constate qu'outre de l'albumine, il se dépose également de la graisse.

On a cru [1] que la gélatine, dans la molécule de laquelle manque un des groupements atomiques aromatiques qui existe dans l'albumine, pouvait se transformer en albumine au sein de l'organisme si, en même temps que la gélatine, l'on administrait le produit de décomposition de l'albumine qui renferme ce noyau aromatique, à savoir, la tyrosine. Mais des expériences exactes [2] ont démontré du moins pour le rat qu'il est incapable de former de l'albumine par synthèse, à l'aide de gélatine et de tyrosine.

L'organisme animal est tout aussi impuissant à reconstruire les substances albuminoïdes à l'aide de leurs produits de décomposition et avec le concours des hydrates de carbone ou des graisses. Il a été établi que les affirmations [3], d'après lesquelles les animaux nourris d'acide urique, d'hydrates de carbone et de graisse restaient en vie, sont erronées [4].

Par contre, l'asparagine, substance très répandue dans le règne végétal [5], quoique d'une constitution chimique [6] relativement simple, posséderait, d'après les expériences de *Weiske* [7] chez les oiseaux et les herbivores, la même valeur nutritive que la gélatine, dont la constitution est si complexe. De même que celle-ci, l'asparagine serait une substance nutritive qui pourrait agir comme agent d'épargne vis-à-vis de l'albumine et qui déterminerait ainsi, lors d'une alimentation même pauvre en albumine un dépôt de cette substance. Mais *I. Munk* [8] a déjà montré que chez le chien l'asparagine donnée, soit avec une ration exclusivement composée de viande, soit avec une ration mixte de viande et d'hydrates de carbone, est loin d'agir au même degré que la gélatine [9] comme agent d'épargne pour l'albumine. Mais si l'asparagine se décompose dans l'organisme sans déterminer une économie d'albumine, il est très probable qu'elle garantira de la destruction une petite quantité de la graisse du corps ou des substances non azotées de l'alimentation [10].

c) Echanges nutritifs pendant l'alimentation par des substances non azotées.

L'alimentation mixte renferme, outre des substances albuminoïdes, une quantité tantôt plus grande, tantôt plus petite de substances non azotées, mais carbonées, qui sont représentées principalement par les graisses et les hydrates de carbone. On n'attribuait jadis à ces substances (p. 6) aucune valeur nutritive spéciale, à part leur propriété calorifique; on les considérait comme destinées à mettre en liberté par leur combustion la quantité de chaleur nécessaire à l'établissement et à l'entretien de la température propre des animaux; mais on a pu ultérieurement se convaincre que ces substances possèdent une importance nutritive considérable, tant au point de vue de la décomposition de l'albumine qu'au point de vue de la décomposition de la graisse.

---

(1) *L. Hermann* u. *Escher*, Vierteljahrschr. d. naturforsch. Ges. in Zürich. 1876, p. 36.

(2) *K. B. Lehmann*, Sitzungber. d. morphol.-physiol. Ges. in München, 10 März, 1885.

(3) *Rudzki*, Petersburger med. Wochenschr., 1876, n° 29.

(4) *Oertmann*, *Pflüger's* Arch., Bd. 15, p. 369.

(5) Les légumineuses et les céréales en renferment des quantités considérables, surtout les lupins, les carottes et les pommes de terre; dans ces dernières, l'asparagine peut représenter jusqu'à 40 % de l'azote total.

(6) L'asparagine est l'amide de l'acide amido-succinique.

(7) Zeitschr. f. Biolog., Bd. 15, p. 261 et Bd. 17, p. 415.

(8) *Virchow's* Arch., Bd. 94, p. 436; Bd. 98, p. 364; voyez aussi *J. König*, Centralbl. f. d. med. Wiss., 1890, n° 47.

(9) Les résultats des trois séries d'expériences de *J. Mauthner* sur le chien (Zeitschr. f. Biolog., Bd. 28, p. 507) sont en partie contradictoires.

(10) *Potthast*, *Pflüger's* Arch., Bd. 32, p. 280; *I. Munk*, Loc. cit., Bd. 58, p. 386.

α) Sous un régime exclusivement composé de graisse ou d'hydrates de carbone.

Pendant l'inanition, l'organisme perd, outre de l'eau, de l'albumine (chair) et de la graisse. Donne-t-on à un chien en inanition uniquement de la graisse [1], la perte d'albumine du corps n'est pas supprimée, elle est à peine diminuée; c'est ainsi qu'un chien soumis à l'inanition élimina, avant comme pendant l'alimentation exclusive par de la graisse, environ 12 gr. d'urée par jour. De même, l'alimentation par de la graisse influence à peine la consommation de celle-ci, sauf que la graisse absorbée dans l'intestin remplace la perte en cette même substance; donnée en quantité suffisante, elle peut de la sorte supprimer la perte en graisse et prévenir la consommation de la graisse du corps. Si la quantité de graisse ingérée est plus grande que celle qui correspond à la consommation, l'excédant se dépose dans l'organisme; il est donc possible, à l'aide d'une alimentation exclusivement composée de graisse, de provoquer un dépôt de celle-ci en même temps qu'il se produit une perte de chair. Un chien qui pendant l'inanition perdait journellement 96 gr. de graisse et 152 gr. de chair ne détruisit plus, lors de l'administration de 100 gr. de graisse, que 97 gr. de celle-ci; la perte de graisse était donc complètement supprimée, mais non la perte en albumine : celle-ci représentait encore 145 gr. de chair. Ce chien reçut ensuite 350 gr. de graisse : il détruisit alors 164 gr. de graisse (il se produisait donc un dépôt de 186 gr. de graisse) et en outre 227 gr. de chair. Il est assez remarquable que lors de l'ingestion d'une quantité de graisse supérieure aux besoins, la consommation tant de la graisse que de l'albumine augmente. Bien que nourri par de la graisse, et malgré le dépôt croissant de celle-ci, l'animal succombe par suite de la destruction incessante d'albumine; la mort est cependant plus tardive que chez un animal soumis à l'inanition absolue; c'est ainsi que les chiens de *Magendie* vécurent 56 à 58 jours, les rats de *C. Voit* au lieu de succomber après 8 à 9 jours, ainsi qu'il arrive dans l'inanition absolue, résistèrent plus de 4 semaines.

L'alimentation exclusive par les hydrates de carbone (fécules, sucres), pas plus que celle par la graisse, ne peut supprimer la perte d'albumine de l'organisme [2]; même, à la suite de l'ingestion de quantités considérables d'hydrates de carbone, l'organisme consume encore toujours de sa chair, quoique en quantité beaucoup moins considérable que pendant l'inanition. Ainsi, le petit chien de *Rubner* détruisit à chaque jour d'inanition 76 gr. de chair; par contre, lors de l'administration d'une grande quantité de sucre, il ne détruisit plus que 50 gr., et plus tard, ce chiffre tomba à 22 gr. Les hydrates de carbone en se détruisant garantissent encore de la décomposition une quantité équivalente de graisse; il se peut même que par une alimentation très riche en hydrates de carbone, comme sous un régime exclusivement composé de graisse, un dépôt de graisse coexiste avec la perte d'albumine [3].

(1) *C. Voit*, Zeitschr. f. Biolog., Bd. 5, p. 331 ; *Pettenkofer* u. *C. Voit*, Loc. cit., p. 383.
(2) *C. Voit*, Zeitschr. f. Biolog., Bd. 5, p. 431 ; *Rubner*, Loc. cit., Bd. 22, p. 272.
(3) *Pettenkofer* u. *C. Voit*, Ibid., Bd. 9, p. 435.

La diminution continue de la chair du corps entraîne la mort des animaux nourris exclusivement d'hydrates de carbone; ils résistent différemment, mais en tout cas plus longtemps que lors de l'inanition absolue. Ainsi, d'après *Oertmann*[1], les lapins en inanition succomberaient déjà après 5 jours, alors qu'ils survivraient de 22 à 61 jours sous un régime non azoté; toutefois, d'après *Rubner*[2], les lapins forts ne succombent dans les cas favorables qu'au 19ᵉ jour de l'inanition. Dans 32 expériences d'inanition absolue instituées par *Heymans*[3] chez le lapin, la moyenne de survie fut de 17 jours, le minimum de 8 jours, et le maximum de 30 jours.

La désassimilation de l'homme soumis exclusivement à l'alimentation par la graisse et les hydrates de carbone a été étudiée par *J. Ranke*[4] pendant une période de 24 heures; cet auteur ingéra 150 gr. de graisse, 300 gr. de fécule et 100 gr. de sucre, soit un total de 254.7 gr. de carbone. Il élimina:

Par l'urine	8.2 gr. N,	3.6 gr. C
Par les fèces	0.5 » »	18.8 » »
Par la respiration	— » »	200.5 » »
Au total	8.7 gr. N,	222.9 gr. C

Sous le régime de cette alimentation non azotée, l'organisme élimina 8.7 gr. N = 54 gr. d'albumine, ou 255 gr. de chair, donc à peu près la même quantité que pendant l'inanition absolue (p. 20). Par contre, 31.8 gr. de carbone ont été retenus dans l'organisme; il faut ensuite encore compter comme ingesta, la quantité de carbone renfermée dans les 54 gr. d'albumine détruite, c'est-à-dire 29.2 gr. C, de sorte qu'au total 61 gr. de carbone ont été retenus dans l'organisme, ce qui représente un dépôt de 80 gr. de graisse. Comme *Ranke* perdit pendant l'inanition 204 gr. de graisse, les substances non azotées qu'il absorba déterminèrent donc une économie de 284 gr. de graisse de son corps. Il résulte de cette expérience chez l'homme, comme de celles pratiquées chez les animaux: 1° quelle que grande que soit la ration de substances non azotées, la destruction de l'albumine n'est pas supprimée, mais bien la perte de la graisse du corps; 2° l'ingestion de quantités considérables de graisse et d'hydrates de carbone peut déterminer un dépôt considérable de graisse en même temps qu'il se produit une perte d'albumine.

β) **Sous un régime composé d'albumine et de graisse**[5].

Quelle que soit la quantité de graisse ajoutée à la viande, elle ne peut, pas plus que la gélatine, supprimer la décomposition de l'albumine; on constate ici, comme lors de l'alimentation exclusive par la viande, que la décomposition de l'albumine augmente à mesure que la quantité d'albumine absorbée s'élève. Ainsi le chien de *C. Voit*, qui détruisit environ 155 à 185 gr. de chair sous le régime exclusif de 100 à 300 gr. de graisse, présenta, lors de l'addition

---

(1) *Pflüger's* Arch., Bd. 15, p. 369.
(2) Zeitsch. f. Biolog., Bd. 17, p. 214.
(3) Archives de Pharmacodynamie, 1895, vol. 2. p. 315.
(4) Die Ernährung des Menschen. München, 1876, p. 220.
(5) *Bischoff* u. *Voit*, Die Gesetze der Ernährung etc., p. 97; *C. Voit*, Zeitschr. f. Biolog., Bd. 5, p. 329; *Pettenkofer* u. *Voit*, Loc. cit., Bd. 9, p. 1.

de 150 gr. de viande à sa ration, une déperdition de 223 gr. de chair; lors de l'addition de 500 gr. de viande, une déperdition de 444 gr. de chair; et lors de l'addition de 1500 gr. de viande, une déperdition de 1422 gr. de chair.

Toutefois, la graisse alimentaire exerce une influence déterminée et importante sur la consommation de l'albumine, car, comme *Bischoff* et *Botkin* l'avaient déjà trouvé, la graisse alimentaire réduit l'étendue de la destruction de l'albumine, elle agit comme agent d'épargne pour l'albumine. La graisse alimentaire restreint une déperdition d'albumine qui surviendrait sinon et permet ainsi un dépôt d'albumine qui ne se produirait pas en l'absence de graisse.

Ration		Chair	
Viande	Graisse	décomposée	dans l'organisme
1500	—	1512	— 12
1500	150	1474	+ 26
500	—	556	— 56
500	100	520	— 20
500	300	456	+ 44
500	—	522	— 22

Toutefois, comme nous le ferons simplement observer ici, l'action d'épargne de la graisse alimentaire sur l'albumine est notablement inférieure à celle des hydrates de carbone (p. 46).

Plus le corps est riche en graisse, moins il renferme d'albumine ou de chair par unité de poids, moins il consomme donc de l'albumine. Or, comme la teneur en albumine devient encore moindre par l'administration simultanée de graisse, il en résulte qu'un organisme riche en graisse peut, lors d'une alimentation simultanée d'albumine et de graisse, conserver son équilibre azoté ou même déposer de l'albumine, tandis qu'un organisme pauvre en graisse, placé dans ces mêmes conditions, perdrait encore de l'albumine. Il en résulte que la teneur du corps en graisse est, dans toutes les circonstances, d'une influence capitale sur l'étendue de la décomposition de l'albumine.

L'action d'épargne exercée par la graisse alimentaire sur la désassimilation de l'albumine nous permet de conclure qu'elle exerce sur la nutrition une influence de grande importance. En effet, comme la décomposition de l'albumine s'accroît à mesure que la quantité absorbée augmente, l'alimentation exclusive par la viande ne peut maintenir l'équilibre en albumine qu'à l'aide de très grandes quantités de viande (p. 28, 29); mais, si la viande est additionnée de graisse, l'équilibre azoté s'établit pour une ration de viande très inférieure, qui souvent n'équivaut qu'à la moitié de la quantité nécessaire pendant l'alimentation exclusivement carnée. C'est ainsi que des chiens qui avaient besoin de 1000 gr. de viande pour conserver leur teneur en albumine, se mettaient déjà en équilibre azoté lorsqu'ils ne recevaient que 500 — 600 gr. de viande en même temps que 100 à 150 gr. de graisse.

L'addition de grandes quantités de graisse à des quantités

moyennes ou fortes d'albumine permet de réaliser un dépôt d'albumine. On peut se demander d'abord si l'augmentation de la ration d'albumine accroît encore l'emmagasinement de celle-ci, lorsque la ration de graisse reste la même. Les expériences suivantes de *C. Voit* chez le chien, répondent à cette question.

Ration		Chair	
Viande	Graisse	décomposée	déposée
450	250	364	106
1000	250	875	125
1500	250	1301	119

Il résulte de ce tableau que, la ration de graisse demeurant constante, une ration moyenne de viande peut déterminer un dépôt de chair à peu près aussi considérable qu'une ration double ou triple : une ration excessive d'albumine est donc à peu près sans influence sur l'intensité du dépôt de chair. En outre, *Voit* a constaté le fait suivant, important pour l'alimentation : une ration moyenne de viande additionnée d'une grande quantité de graisse détermine un dépôt d'albumine pendant une période bien plus longue que ne l'aurait fait une forte ration de viande. En effet, sous ce dernier régime, ainsi que sous le régime exclusivement carné, survient en général bientôt l'équilibre entre les ingesta et les egesta. Pendant des séries de périodes alimentaires dont chacune était d'un mois, le gain total en albumine était le plus considérable pour une ration composée de 500 gr. de viande et 200 gr. de graisse ; le gain était bien plus élevé que pour une ration de 1500 gr. d'albumine et de 30 à 150 gr. de graisse.

Les séries d'expériences, faites par *Pettenkofer* et *Voit* chez le chien, nous donnent des indications sur la décomposition de la graisse pendant l'alimentation par la viande et la graisse :

Ration		Chair		Graisse	
Viande	Graisse	décomposée	dans l'organisme	décomposée	dans l'organisme
400	200	450	— 50	150	+ 41
500	100	491	+ 9	66	+ 34
500	200	517	— 17	109	+ 91
800	350	635	+ 165	136	+ 214
1500	30	1457	+ 43	0	+ 30
1500	60	1501	— 1	21	+ 39
1500	100	1451	+ 49	0	+ 100
1500	150	1455	+ 45	14	+ 136

L'absorption de la graisse se fait dans l'intestin du chien sur une telle étendue, que, même à la suite de l'administration de 350 gr. de graisse, seulement 6 gr. (1.8 %) de la graisse ingérée se retrouvèrent dans les fèces ; par conséquent, la graisse est absorbée quasi en totalité par l'intestin : la différence entre la graisse ingérée et la graisse détruite peut être calculée comme graisse emmagasinée. La graisse alimentaire peut également être détruite en quantité considérable, et cela, à un degré d'autant plus élevé que la quantité de graisse ingérée est plus grande ; ainsi, sous un régime composé de 500 gr. de viande et de 100 gr. de graisse, la quantité de graisse détruite s'éleva à 66 gr. ; par contre, pour une ration de 200 gr. de graisse, la quantité de graisse détruite s'éleva à 109 gr. Les quantités moyennes de viande (800 gr.) et les quantités élevées de graisse (350 gr.) déterminent le dépôt le plus considérable de chair et de graisse.

Il résulte des expériences instituées avec de très grandes quantités de viande (1500 gr.) et avec des quantités de graisse, variant depuis les plus petites jusqu'à des quantités moyennes (30 à 150 gr.), que l'organisme retient du carbone alimentaire une quantité à peu près égale à celle introduite sous forme de graisse ; d'où il faut bien conclure que la graisse se dépose comme telle, tandis que la totalité du carbone de l'albumine détruite s'élimine. Il en résulterait encore que la décomposition de l'albumine met en liberté, outre le produit azoté qui se transforme en urée, un produit riche en carbone qui au sein de l'organisme se détruit plus facilement que la graisse alimentaire.

L'intensité de la destruction de la graisse dépend de la ration d'albumine, de la ration d'hydrates de carbone et enfin de la production de travail. Plus on ingère d'albumine, plus elle se détruit, mettant en liberté le produit riche en carbone ; celui-ci se détruisant plus facilement que la graisse alimentaire, il restreint la destruction de cette dernière et lui permet de se déposer dans l'organisme. L'administration de gélatine agit d'une manière analogue à l'albumine, mais à un degré moins marqué (p. 36). Par contre, l'administration d'hydrates de carbone est suivie d'une diminution considérable de la consommation de la graisse (p. 46). Nous exposerons plus loin l'influence exercée par l'activité musculaire sur la décomposition de la graisse ; qu'il nous suffise ici de signaler le fait que la production de travail s'accompagne généralement d'une augmentation de la consommation du carbone, de sorte que, sous l'action d'un travail musculaire intense, la quantité de graisse détruite est 2 à 5 fois plus considérable que pendant l'état de repos (p. 67).

D'après *Voit*, la teneur du corps en graisse influerait sur la consommation de la graisse, en ce sens que cette consommation serait, toutes choses égales, plus grande chez les individus gras que chez les individus maigres ; toutefois, cette conclusion ne s'appuie pas sur des expériences péremptoires et la question peut encore être considérée comme ouverte.

Enfin, d'après *Oertel*[1], l'absorption d'eau influe également sur la décomposition de la graisse ; cette question sera reprise plus loin (p. 61).

Si la quantité de graisse absorbée est plus grande que la quantité de graisse détruite dans l'organisme, l'excédant s'y dépose directement. La preuve la plus sûre de ce passage direct de la graisse absorbée dans les cellules graisseuses de l'organisme, consiste à déterminer, par une ration exagérée, le dépôt d'une espèce de graisse hétérogène, étrangère à l'espèce animale en expérience, se distinguant facilement de la graisse propre à cet animal. Ni *Radziejewsky*[2], ni *Subbotin*[3] ne réussirent à

---

[1] Allgemeine Therapie der Kreislaufsstörungen, 1884, p. 127.
[2] *Virchow's* Archiv., Bd. 43, p. 268.
[3] Zeitschr. f. Biolog., Bd. 6, p. 73.

provoquer chez le chien un dépôt d'huile de lin ou d'huile de palme ; ce qui justifiait d'autant plus le doute élevé sur le passage direct de la graisse alimentaire dans les cellules de l'organisme. Cependant, tout récemment, *A. Lebedeff*[1] est parvenu chez le chien, à la suite d'une alimentation prolongée (pendant plusieurs semaines) avec l'huile de lin ou avec du suif de mouton, à provoquer le dépôt d'une graisse dont la composition chimique se rapprochait beaucoup de celle de l'huile de lin ou du suif. De même aussi, *I. Munk*[2] put déterminer chez le chien, par administration abondante d'huile de colza, le dépôt d'une huile grasse constituée pour 3/5 d'huile de colza et dans laquelle il put démontrer en outre la présence du corps gras caractéristique de cette huile, à savoir, l'érucine ; il put encore démontrer que de l'huile de palme s'était déposée incontestablement dans l'organisme du chien dans l'expérience de *Subbotin,* ce qui avait échappé à cet expérimentateur [3]. Il en résulte que **le passage direct de la graisse alimentaire dans les cellules de l'organisme est démontrée d'une manière irréfutable.**

γ) Sous un régime composé d'albumine et d'hydrates de carbone [4].

Les hydrates de carbone exercent au point de vue nutritif une action analogue à celle de la gélatine et des graisses ; **ils diminuent la décomposition de l'albumine et de la graisse.** Comme hydrates de carbone, on rencontre dans les aliments : la fécule, la dextrine, des sucres (de raisin, de canne, de lait, de fruit), des gommes et des substances pectiques voisines de la gomme. Pour autant que l'expérience en a été faite (fécule, sucres de canne, de raisin et de lait), ils possèdent une valeur nutritive assez semblable.

Les expériences suivantes de *Voit* nous donnent une idée de la diminution de la décomposition albuminoïde déterminée par les hydrates de carbone.

N°	Ration		Chair	
	Viande	Hydrates de carbone	décomposée	dans l'organisme
1.	500	—	546	— 46
	500	250	475	+ 25
2.	1500	—	1599	— 99
	1500	250	1454	+ 46
3.	2000	—	1991	+ 9
	2000	250	1792	+ 208

(1) Centralbl. f. d. med. Wiss., 1882, n° 8.
(2) *Virchow's* Arch., Bd. 95, p. 416.
(3) *Subbotin* avait, ainsi que *I. Munk* l'a démontré (loco citato), mal interprété ses propres analyses de la graisse déposée. D'après la composition de la graisse du chien en expérience, il résulte clairement que l'alimentation par l'huile de palme, qui est composée pour moitié de palmitine, a déterminé chez cet animal un dépôt d'une graisse particulière, car sa teneur en palmitine était trois fois plus considérable que celle de la graisse normale du chien.
(4) *Hoppe-Seyler, Virchow's* Archiv, Bd. 10, p. 144 ; *Bischoff* u. *Voit,* Gesetze der Ernährung etc., p. 153 ; *Voit,* Zeitschr. f. Biologie, Bd. 5, p. 431 ; *Pettenkofer* u. *Voit,* Loc. cit., Bd. 9, p. 435 ; *Rubner,* Loc. cit., Bd. 19, p. 357 ; *I. Munk, Virchow's* Archiv, Bd. 101, p. 110.

. La diminution de la décomposition de l'albumine, résultant de l'administration des hydrates de carbone, atteignit au maximum 15 % dans les expériences de *Voit;* mais dans les cas favorables où les conditions sont plus appropriées, ce chiffre peut s'élever jusqu'à 40 %[1]. Cette action d'épargne est de la plus grande importance pour la nutrition. Comme les séries de recherches (n°s 1 et 2) du tableau ci-dessus le démontrent, une ration de viande insuffisante pour couvrir les besoins en albumine devient suffisante si on y ajoute une certaine quantité d'hydrates de carbone; elle peut même déterminer un gain plus ou moins considérable de chair. Enfin, si à une quantité d'albumine déjà suffisante par elle même on ajoute encore des hydrates de carbone (n° 3), la formation de la chair peut alors atteindre un degré très élevé. Ici encore, on parvient à la longue à atteindre le plus grand gain en chair, en donnant des quantités modérées de viande (600 gr.) en même temps que des quantités moyennes d'hydrates de carbone (250 à 300 gr.).

Les hydrates de carbone, comparés à la graisse, exercent une influence bien plus favorable sur l'emmagasinement de l'albumine, en ce sens que, la ration d'albumine restant la même, chaque augmentation des hydrates de carbone diminue de plus en plus et presque proportionnellement la décomposition de l'albumine, tandis qu'une ration croissante de graisse ne diminue pas toujours d'une manière sensible la destruction de l'albumine (p. 39, 41, 42).

Ration		Chair	
Viande	Hydrates de carbone	décomposée	dans l'organisme
500	100	537	— 37
500	200	505	— 5
500	3 0	466	+ 34

La même quantité d'albumine et d'hydrates de carbone exerce sur la décomposition de l'albumine une influence variable suivant l'état particulier dans lequel se trouve l'organisme; si celui-ci s'est enrichi en albumine grâce à l'alimentation antérieure, il a besoin de plus grandes quantités de ces deux substances alimentaires qu'au cas où sa richesse en albumine était devenue moindre, soit par une alimentation insuffisante, soit par l'inanition. Ainsi *Voit* observa chez son chien de 33 kilogr., qu'après une alimentation riche en viande, il se produisait pour une ration de 150 gr. de viande et de 390 gr. d'hydrates de carbone, une décomposition de 316 gr. de chair; ce même chien, étant devenu plus pauvre en albumine, ne détruisit plus que 224 gr. de chair bien que soumis au même régime. *I. Munk*[2] expérimenta dans le même sens sur un chien de 28 kilogr. devenu pauvre en albumine par suite d'une inanition de 31 jours et qui n'avait gagné que 600 gr. de chair par une alimentation consécutive de 12 jours comprenant 200 gr. de viande additionnée de gélatine et d'une

---

(1) Les expériences instituées par *Lusk* (Zeitschr. f. Biol., Bd. 27, p, 459) sur l'action d'épargne des hydrates de carbone chez l'homme, ne sont pas rigoureuses, parce que la ration totale était, pendant la période de l'alimentation sans hydrates de carbone, insuffisante au point que le corps perdait 40 gr. d'albumine par jour.
(2) *Virchow's* Archiv, Bd. 101, p. 112.

quantité moyenne d'hydrates de carbone; il constata que l'addition de 500 gr. d'hydrates de carbone aux 200 gr. de
viande (sans addition de gélatine) réduisait la consommation de la viande à 122 gr., alors que cette consommation atteignait encore toujours 160 gr. à une
période avancée de l'inanition (22ᵉ jour). La série
d'expériences instituées par *I. Munk* nous donne des indications
précieuses sur le degré auquel des doses croissantes d'hydrates de
carbone peuvent diminuer la décomposition de viande dans un
organisme pauvre en chair.

Ration		Chair	
Viande	Hydrates de carbone	décomposée	dans l'organisme
200	250	263	— 63
200	300	223	— 23
200	500	201	— 1
200	500	172	+ 28
200	500	132	+ 68
200	500	168	+ 32
200	500	122	+ 78

Kumagawa[1], qui ne pesait que 48 kilogr., observa sur lui-même
un effet analogue; sous un régime consistant en 55 gr. d'albumine
et 570 gr. d'hydrates de carbone, il ne décomposa que 38 gr.
d'albumine, par conséquent une quantité inférieure à celle qui est
consommée même du 6ᵉ au 10ᵉ jour de l'inanition (p. 20). De même,
les expériences instituées chez l'homme par *Rubner*[2], *Hirschfeld*[3],
Klemperer[4], *C. Voit*[5], *Peschel*[6], *Breisacher*[7] et *I. Munk*[8],
démontrent qu'une ration exagérée d'hydrates de carbone (ou de
graisse) associée à une ration minime d'albumine (42 à 65 gr.
d'albumine) peut réduire la décomposition d'albumine à 15 et
jusqu'à 25 gr. Les hydrates de carbone ingérés jusqu'aux doses
maximales tolérables (600 à 700 gr.) sont absorbés quasi en totalité
dans l'intestin.

Enfin, les hydrates de carbone exercent également
sur la décomposition de l'albumine une action d'épargne
plus grande qu'une quantité égale de graisse.

Ration		Chair	
Viande	Substances non azotées	décomposée	dans l'organisme
500	250 de graisse	558	— 58
500	200 d'hydr. de carb.	505	— 5
500	300 » »	466	+ 34
800	250 » »	745	+ 55
800	200 de graisse	773	+ 27
2000	250 d'hydr. de carb.	1792	+ 208
2000	250 de graisse	1883	+ 117

(1) *Virchow's* Archiv, Bd. 116, p. 370.
(2) Zeitschr. f. Biol., Bd. 15, p. 146.
(3) *Virchow's* Arch., Bd. 114, p. 301.
(4) Zeitschr. f. klin. Med., Bd. 16, p. 550.
(5) Zeitschr. f. Biolog., Bd. 25, p. 232.
(6) Dissert., Berlin, 1890; ainsi que dans *v. Noorden's* Beiträge zum Stoffwechsel
des Menschen. 1 Heft, Berlin, 1892.
(7) Deutsche med. Wochenschr., 1891, n° 48.
(8) *Virchow's* Archiv, Bd. 131, Suppl., p. 225.

L'observation personnelle de *Kayser* [1] est également instructive à ce point de vue ; après s'être mis en équilibre azoté pour une ration de 132 gr. d'albumine, 70 gr. de graisse et 340 gr. d'hydrates de carbone, il continua la même ration en remplaçant les 340 gr. d'hydrates de carbone par la quantité isodynamique de graisse (140 gr.) : Il présenta alors une déperdition quotidiennement croissante d'albumine organisée (11 — 15 — 31 gr. d'albumine). Retournant ensuite au régime hydrocarboné initial, non seulement, il revint à l'équilibre azoté, mais il emmagasina, dès le 3e jour, 9 gr. d'albumine. Par conséquent, les hydrates de carbone constituent également pour l'homme un agent d'épargne de l'albumine, de loin supérieur à la graisse.

La série suivante d'expériences chez le chien, empruntées à *Pettenkofer* et *Voit,* démontre l'influence des hydrates de carbone sur la consommation de la graisse.

N°	Ration		Teneur du corps	
	Viande	Hydrates de carbone	en chair	en graisse
1.	400	227	+ 7	— 25
2.	400	344	— 13	+ 39
	500	167	— 68	+ 20
3.	500	182	— 37	+ 16
	800	379	+ 192	+ 55
4.	1500	172	+ 25	+ 43
5.	1800	379	+ 331	+ 112

Il résulte de ce tableau, que les hydrates de carbone déterminent non seulement une diminution de la décomposition de l'albumine, mais aussi une diminution de la destruction de la graisse ; toutefois, cette influence sur la consommation de la graisse du corps n'est de loin pas aussi marquée que pour la graisse alimentaire (p. 48). La ration de 400 gr. de viande et de 344 gr. d'hydrates de carbone (n° 2), non seulement supprime la perte de graisse, mais encore détermine un dépôt de carbone ; celui-ci augmente avec la quantité d'hydrates de carbone dans la ration.

Si l'on détermine d'abord le minimum de la ration d'albumine et d'hydrates de carbone, qui est nécessaire pour éviter la perte soit de chair, soit de graisse du corps (une ration d'environ 500—600 gr. d'albumine et de 200 gr. d'hydrates de carbone est à même de réaliser cet équilibre chez de grands chiens), et si ensuite on augmente insensiblement la quantité des hydrates de carbone, on constate la formation d'un dépôt de graisse dans l'organisme. Par contre, si, au lieu d'augmenter la quantité d'hydrates de carbone, on élève la ration d'albumine, la quantité d'albumine détruite augmente, mais en outre, une partie de l'excédant de l'albumine, ainsi qu'une petite quantité de graisse s'emmagasinent. Enfin, si l'on augmente notablement et simultanément la ration de l'albumine et des hydrates de carbone, qu'on porte, par exemple, la ration à 1000 gr. de viande et à 400 gr. de carbone, une quantité notable d'albumine, mais une quantité plus

(1) Archiv f. Physiol., 1893, p. 371 ; ainsi que dans *v. Noorden's* Beiträge etc.
2. H. Berlin, 1894.

grande encore de graisse se déposent. Nous discuterons plus
loin l'origine de la graisse qui se dépose lors d'un régime exclusif
d'albumine et d'hydrates de carbone; ce point sera examiné
lorsque nous traiterons la question des origines de la graisse
(p. 55).

Suivant quel rapport les hydrates de carbone équivalent-ils
à la graisse au point de vue de leur action d'épargne sur la
décomposition de la graisse? *Liebig* a répondu à cette question
en disant que les hydrates de carbone et les graisses sont
entre eux dans le même rapport que les quantités d'oxygène
nécessaires pour transformer chacun de ces composés en acide
carbonique et en eau; 100 gr. de graisse seraient donc équivalents
à 240 gr. d'hydrates de carbone. Mais *Pettenkofer* et *Voit* ont
déduit de trois séries d'expériences que 100 parties de graisse
seraient plutôt équivalentes à 175 parties d'hydrates de carbone;
la plupart des calculs sur les équivalents nutritifs prennent comme
base ce rapport. Toutefois, *Rubner*[1], dans ces derniers temps,
a de nouveau mis indirectement en avant la théorie de *Liebig;*
il démontra, en effet, que les quantités de substances alimentaires,
équivalentes ou isodynamiques au point de vue de la diminution de la perte de graisse ou au point de vue de la détermination du dépôt de graisse, sont celles qui fournissent par leur
oxydation la même quantité de chaleur. D'après cela, 100 parties
de graisse équivalent à 232 parties de fécule, ou à 234 parties de
sucre de canne, ou à 256 parties de sucre de raisin; par conséquent, en moyenne, 100 parties de graisse sont équivalentes, ou isodynamiques, à 240 parties d'hydrates de
carbone. Cette équivalence porte uniquement sur le pouvoir de
diminuer la perte en graisse, mais non sur l'action d'épargne que
manifestent ces substances vis-à-vis de la décomposition de la
chair. A ce point de vue, en effet, les hydrates de carbone sont
incomparablement supérieurs aux graisses, alors même que celles-ci
sont données en quantités égales aux hydrocarbonés (p. 46).

δ) Sous un régime composé d'acides gras et de glycérine en même temps que d'albumine.

D'après les recherches de *I. Munk*[2], les acides gras
fixes (acides oléique, palmitique, stéarique) qui représentent
un des composants des graisses neutres, exercent sur la décomposition de l'albumine une influence analogue à celle de la gélatine,
de la graisse et des hydrates de carbone. La détermination de
la valeur nutritive des acides gras présente, outre l'intérêt
théorique, une importance pratique : des acides gras libres se
trouvent en effet en petite quantité dans toutes les graisses, et
en quantité plus considérable dans les graisses rancies; ensuite
ils sont mis en liberté sous l'influence de l'eau et des températures
élevées lors de la préparation d'aliments renfermant de la graisse;
ils prennent naisssance par la digestion des graisses neutres dans

---

[1] Zeitschr. f. Biolog., Bd. 19, p. 312.
[2] *Du Bois-Reymond's* Archiv, 1879, p. 371; *Virchow's* Archiv, Bd. 80, p. 10 et
Bd. 95, p. 434.

l'intestin grêle[1]; enfin, d'après *Hanriot*[2], il existerait dans le sang un ferment saponificateur, la lipase, qui transforme les graisses en glycérine et en acides gras. Or, les acides gras fixes, qui représentent 90 à 95 % du poids des graisses animales et végétales, déterminent, d'une part, la même action d'épargne sur la décomposition de la graisse que la quantité chimiquement équivalente de graisse, d'autre part, en se combinant avec de la glycérine, très probablement déjà dans les éléments absorbants de la muqueuse intestinale, ils reforment de la graisse neutre par synthèse[3]; l'on a pu également établir ce dernier fait chez l'homme. Ainsi, un chien du poids de 25 kilogr., qui se trouvait en équilibre azoté sous le régime de 800 gr. de viande et de 70 gr. de graisse, conserva sa richesse en albumine lorsqu'il reçut, au lieu de 70 gr. de graisse, la quantité d'acides gras y renfermée. Un autre chien de 30 kilogr., qui se trouvait en équilibre azoté et de poids pour un régime composé de 600 gr. de viande et 100 gr. de graisse, put être conservé en équilibre nutritif, lors même qu'on lui donna pendant plusieurs semaines, au lieu de graisse, la quantité d'acides gras y contenue. Par conséquent, les acides gras possèdent, comme agent d'épargne pour l'albumine, la même valeur que la graisse. En ce qui concerne l'influence des acides gras sur la décomposition de la graisse, on peut déduire des expériences de *Munk* qu'ils sont à même de protéger la graisse du corps contre la destruction, au même titre que la graisse alimentaire[4].

Le second composant des graisses neutres, et qui représente environ 9 % du poids de celles-ci, à savoir, la glycérine, est sans influence aucune sur la décomposition de l'albumine, lorsqu'elle est donnée à la dose de 1 à 2 gr. par kilogr. d'animal, bien qu'à cette dose elle soit complètement détruite dans l'organisme[5]. A dose plus forte, soit 3 à 6 gr. par kilogr. d'animal, la glycérine détermine, d'après *L. Lewin* et *Tschirwinsky*[6], une augmentation de la diurèse et conséquemment, une augmentation minime de l'élimination de l'urée. Par contre, la glycérine, qui est brûlée en majeure partie lors de son passage dans l'organisme, est à même par cette oxydation de préserver de la destruction une fraction de la graisse du corps; par conséquent, elle diminue la consommation de la graisse, ainsi que cela a été établi, dans des recherches indépendantes les unes des autres, par *Arnschink*[7] et *I. Munk*[8].

Tous les liquides végétaux et animaux, à un faible degré tous les tissus, et à un degré un peu plus élevé le cerveau et le jaune d'œuf, renferment des lécithines, substances azotées qui se décomposent facilement en neurine, en acide phospho-glycérique et en acide stéarique; par suite de leur teneur en acides gras, qui sont également mis en

(1) *I. Munk*, *Virchow's* Archiv, Bd. 95, p. 446.
(2) Bullet. de l'Académie de médecine de Paris, 1896, séance du 10 novembre.
(3) *I. Munk*, *Du Bois-Reymond's* Archiv, 1883, p. 273 et 1890, p. 378; *Virchow's* Archiv, Bd. 95, p. 437. — *Munk* u. *Rosenstein*, Ibid., Bd. 123, p. 230 et 284. — *C.-A. Ewald*, *Du Bois-Reymond's* Archiv, 1883, Suppl. p. 302. — *O. Minkowski*, Archiv. f. exper. Pathol. u. Pharm., Bd. 21, p. 373.
(4) *I. Munk*, *Pflüger's* Archiv, Bd. 46, p. 333.
(5) *I. Munk*, *Virchow's* Archiv, Bd. 76, p. 119 et Bd. 80, p. 39.
(6) Zeitschr. f. Biolog., Bd. 15, p. 243 et 252.
(7) Zeitschr. f. Biolog., Bd. 23, p. 413.
(8) *Pflüger's* Archiv, Bd. 46, p. 313.

liberté dans l'intestin[1], les lécithines possèdent peut-être une valeur nutritive égale à celle des acides gras.

Les autres substances non azotées, telles que les acides organiques qui se trouvent dans les plantes (acides acétique, butyrique, succinique, tartrique, citrique, malique, etc.), ainsi que leurs sels, sont oxydées et transformées au sein de l'organisme en acide carbonique et en eau; mais à petites doses, elles n'exercent pas d'influence sur la désassimilation de l'albumine. Quant aux acides acétique et butyrique[2], il est démontré que, lorsqu'ils sont donnés à dose moyenne, ils déterminent, par suite de leur destruction dans l'organisme, une diminution de la consommation de la graisse. Les observations faites avec la cellulose permettaient déjà de conclure, par analogie, que ces acides donnés à certaines doses diminuent la désassimilation (de l'albumine et) de la graisse; en effet, la cellulose[3] donne par fermentation microbienne plus de 60 °/o d'acides volatils (acides butyrique, acétique), et elle diminue la consommation (de l'albumine et) de la graisse, pour autant qu'elle est utilisée dans l'intestin, ainsi que le démontrent les expériences chez les herbivores[4].

d) Échanges nutritifs chez l'homme pendant une alimentation mixte.

Les échanges nutritifs de l'homme pendant une alimentation mixte et à l'état de repos ont été étudiés dans deux séries d'expériences, d'une durée de 24 heures, sur les mêmes individus chez lesquels les échanges nutritifs avaient été déterminés pendant l'inanition (p. 19, 20); ils ont encore été étudiés pour une période de 24 heures chez un individu faible et de petite taille dont la désassimilation de l'albumine seule avait été déterminée pendant l'inanition (p. 20).

L'ouvrier fort, de 69.5 kilogr., étudié par *Pettenkofer* et *Voit*[5], désassimila le premier jour de l'inanition 78 gr. d'albumine et 215 gr. de graisse. Ayant pris, sous forme de viande, de blanc d'œuf, de lait, de pain, d'axonge, de beurre, de fécule et de sucre, au total:

$$\left.\begin{array}{l}\text{137 gr. d'albumine}\\\text{117 » de graisse}\\\text{352 » d'hydrates de carbone}\end{array}\right\}\text{renfermant:}\begin{array}{l}\text{19.5 gr. N}\\\text{315.5 » C,}\end{array}$$

ayant absorbé en outre 2016 gr. d'eau, il élimina au repos:

par l'urine	17.4 gr. N,	127 gr. C,	1279 gr. d'eau.
» les fèces	2.1 »	14.5 »	83 » »
» la respiration.	— »	248.6 »	828 » »
Au total . . .	19.5 gr. N,	275.8 gr. C.	2190 gr. d'eau.

Il résulte de ces chiffres que l'organisme se trouvait en équilibre azoté, qu'il perdit 174 gr. d'eau, mais qu'il retint, par contre, 39.8 gr. C = 52 gr. de graisse; que, par conséquent, il s'était produit un dépôt de 52 gr. de graisse. Ont donc été consommés: 137 gr. d'albumine, 65 gr. de graisse et 352 gr. d'hydrates de carbone. Si l'on calcule les hydrates de carbone en graisse, — 240 parties d'hydrates de carbone équivalant à 100 parties de graisse (p. 48) — il en résulte que la consommation chez cet ouvrier fort, pendant l'alimentation mixte et à l'état de repos, s'élevait à 137 gr. d'albumine et à 212 gr.

(1) *Bokay*, Zeitschr. f. physiol. Chem., Bd. 1, p. 157.
(2) *I. Munk*, *Pflüger's* Archiv, Bd. 46, p. 322; voir aussi *Zuntz* u. *v. Mering*, Ibid., Bd. 32, p. 190. — *Mallèvre*, Ibid., Bd. 49, p. 460.
(3) *Tappeiner*, Zeitschr. f. Biolog., Bd. 20, p. 52.
(4) *Henneberg* u. *Stohmann*, Beiträge zur Begründung einer rationellen Fütterung der Wiederkäuer, 1 Heft, 1860; 2 Heft, 1864. — *v. Knieriem*, Zeitschr. f. Biolog., Bd. 21 p. 67. — *Weiske*, Ibid, Bd. 24, p. 553. — *Zuntz*, *Pflüger's* Archiv, Bd. 49, p. 477.
(5) Zeitschr. f. Biolog., Bd. 2, p. 488.

de graisse, par conséquent 59 gr. d'albumine en plus que pendant l'inanition.

Le degré des échanges nutritifs, déterminé également par *Pettenkofer* et *Voit,* chez un homme petit et mal nourri, du poids de 52.5 kilogr. seulement, présente un intérêt spécial. Cet homme reçut la même nourriture que l'ouvrier vigoureux dont nous venons de parler, par conséquent,

19.5 gr. N, 315.5 gr. C, 1800 gr. d'eau.

Il élimina :

par l'urine	. . . . 18 »	12.7 »	1006 »	»
» les fèces	. . . . 2.1 »	14.6 »	105 »	»
» la respiration.	. . . — »	189.6 »	903 »	»
	Au total . . . 20.1 gr. N,	216.9 gr. C,	2014 gr. d'eau.	

Ce tableau démontre que cet individu petit et maigre se trouvait aussi à peu près en équilibre azoté, qu'il perdit 214 gr. d'eau, mais qu'il retint 98.6 gr. C = 128 gr. de graisse, par conséquent, encore 76 gr. de plus que l'ouvrier vigoureux. La somme totale des substances détruites était donc représentée par ·137 gr. d'albumine et 136 gr. de graisse[1]. Comme cet individu faible ne désassimila pendant l'inanition que 42 gr. d'albumine (p. 20), il a donc consommé au cours de l'alimentation plus que le triple d'albumine. Cette expérience, comparée à la précédente et à la suivante, met clairement en évidence l'influence exercée par les divers états de l'organisme sur l'intensité de la désassimilation.

J. Ranke[2] qui, pour un poids de 70 kilogr., était riche en graisse, et qui, pour ce motif, perdit pendant l'inanition 204 gr. de graisse et seulement 51 gr. d'albumine, se nourrit pendant 7 jours consécutifs à l'aide de viande, de blanc d'œuf, d'axonge, de beurre, de fécule et de pain, et cela, par jour, à raison de :

100 gr. d'albumine
100 » de graisse } renfermant : 15.9 gr. N
240 » d'hydrates de carbone } 228.7 » C.

Il élimina, en moyenne, par jour :

par l'urine.	. . . . . . 14.8 gr. N,	6.5 gr. C.
» les fèces	. . . . . . 1.1 »	10.6 »
» la respiration	. . . . . — »	207.5 »
	Au total. . . . . 15.9 gr. N,	224.6 gr. C.

Par conséquent, *Ranke* se trouvait non seulement en équilibre azoté, mais aussi en équilibre carboné[3]; il en résulte que *Ranke,* sous ce régime mixte et à l'état de repos, détruisit par jour 100 gr. d'albumine et 200 gr. de graisse[4], par conséquent le double d'albumine et à peu près autant de graisse que pendant l'état d'inanition. Le besoin d'albumine, moins marqué chez *Ranke* que chez le robuste ouvrier de *Pettenkofer* et *Voit,* résultait probablement de sa richesse plus grande en graisse (p. 20, 30, 33).

Les expériences de *Ranke* démontrent à l'évidence l'action

---

(1) 352 gr. d'hydrates de carbone équivalent à 147 gr. de graisse; si l'on y ajoute les 117 gr. de la ration et si l'on en soustrait les 128 gr. de graisse emmagasinée, il reste 136 gr. de graisse détruite.
(2) *Du Bois-Reymond's* Archiv, 1862, p. 311; Die Ernährung des Menschen, München, 1876, p. 195 et 230.
(3) Le léger excédant du carbone dans les ingesta sur celui des egesta, de la valeur de 4.1 gr. C, correspond à un dépôt de 5.3 gr. de graisse.
(4) 240 gr. de fécule correspondent à 100 gr. de graisse. (p. 48).

d'épargne exercée par les hydrates de carbone et les graisses sur la décomposition de l'albumine et de la graisse : en effet, le même individu, chez lequel la destruction de (1390 gr. de viande =) 292 gr. d'albumine et de 70 gr. de graisse alimentaire est encore accompagnée d'une perte de 58 gr. de graisse de l'organisme (p. 33), réussit à se mettre en équilibre azoté et carboné pour une ration de 100 gr. d'albumine seulement, additionnés de 100 gr. de graisse et de 240 gr. d'hydrates de carbone.

Le degré de la désassimilation de l'albumine chez l'homme, choisissant librement sa nourriture, a été étudié chez 8 personnes et pendant 32 jours par *Pflüger* et *Bohland*[1] ; chez des individus jeunes, bien portants et en repos, pesant 62 kilogr., la désassimilation journalière était d'environ 90 gr. d'albumine ; chez un individu vigoureux, se nourrissant bien, elle s'élevait à 97.6 gr. *Bleibtreu* et *Bohland*[2] ont institué 69 analyses de l'élimination journalière de l'azote chez 6 individus jeunes et vigoureux (deux soldats, deux étudiants, un artisan et un ouvrier de fabrique) : ils en concluent qu'à l'état de repos et pour un travail modéré une moyenne de 93 gr. d'albumine est désassimilée, et pour un travail très fatiguant, une moyenne de 107.5 gr. Par contre, chez des individus âgés, la consommation d'albumine ne serait que de 76 gr. D'après des expériences faites sur 13 ouvriers, *Nakahama*[3] arrive au chiffre de 65 à 113, en moyenne à 85 gr. *Kellner* et *Mori*[4] déterminèrent la désassimilation de l'albumine chez un Japonnais de 52 kilogr., soumis à un régime végétarien ; ils trouvèrent dans ce cas le chiffre de 80 gr., et environ 100 gr. lors d'une alimentation mixte comprenant de la viande. Si l'on absorbe un excès des substances agissant comme agents d'épargne pour l'albumine, par exemple de la graisse, des hydrates de carbone, ou les deux à la fois, on parvient à réduire considérablement la désassimilation de l'albumine et dans certaines conditions, même à l'abaisser au dessous de la quantité d'albumine désassimilée pendant l'inanition. Ainsi, *F. Hirschfeld*[5], qui pesait 73 kilogr., se mit en équilibre azoté pour une désassimilation albuminoïde de 43.5 gr. seulement (outre une décomposition de 165 gr. de graisse et 350 gr. d'hydrates de carbone); *Kumagawa*[6], qui pesait 48 kilogr. seulement, se trouvait déjà en équilibre azoté lors d'une désassimilation albuminoïde de 38 gr. seulement (outre une décomposition de 570 gr. d'hydrates de carbone); enfin, les deux sujets d'expériences de *Klemperer*[7], pesant de 64 à 65 kilogr., se trouvaient également en équilibre azoté pour une désassimilation de 30 gr. d'albumine, toutefois, en consommant en même temps 262 gr. de graisse, 406 gr. d'hydrates de carbone et 199 gr. d'alcool. Il est peu probable cependant qu'une désassimilation aussi infime d'albumine, telle qu'elle s'est présentée dans les expériences des trois derniers auteurs, soit à même d'entretenir longtemps l'équilibre nutritif des

---

(1) *Pflüger's* Arch., Bd. 36, p. 165.
(2) *Pflüger's* Arch., Bd. 38, p. 1.
(3) Arch. f. Hygiene, Bd. 8, p. 98.
(4) Zeitschr. f Biolog., Bd. 25, p. 102.
(5) *Virchow's* Arch., Bd. 114, p. 350.
(6) *Virchow's* Arch., Bd. 116, p. 370.
(7) *du Bois-Reymond's* Arch., 1889, p. 361.

individus ; c'est d'autant plus douteux que l'équilibre nutritif n'a été établi dans les expériences précitées que pour une courte période (3 à 8 jours). Nous reviendrons encore sur cette question lorsque nous traiterons de la ration d'albumine.

e) Assimilation de l'albumine et de la graisse (augmentation de la chair et de la graisse). Origines de la graisse.

Les données acquises sur les échanges nutritifs sous des régimes différents nous permettent maintenant d'établir les conditions dans lesquelles, non seulement le besoin nutritif en albumine et en graisse est couvert, mais aussi comment l'albumine (chair) ou la graisse, ou tous les deux simultanément, peuvent s'accumuler dans l'organisme. Qu'on se propose d'augmenter, soit la chair, soit la graisse, il va de soi que l'état nutritif ne peut se développer que dans les cas où l'organisme absorbe plus de substances nutritives qu'il n'en détruit en ce même temps sous l'influence des conditions internes et externes.

Examinons d'abord dans quelles conditions une augmentation de la chair peut se produire. Comme toute augmentation d'albumine ingérée augmente la désassimilation de l'albumine, et comme, lors d'une alimentation albumineuse supérieure à la quantité réclamée par les besoins, il se dépose seulement de l'albumine au début, — l'organisme se mettant bientôt en équilibre pour la quantité d'albumine introduite, — il en résulte qu'aucune quantité de viande, quelle que grande qu'elle soit, ne peut déterminer à la longue une augmentation de l'albumine. Même, l'homme peut rarement ingérer des quantités d'albumine (de viande) assez considérables pour produire une augmentation de la chair (p. 32). Pour réaliser une augmentation de la chair, il faut ajouter à la viande un agent d'épargne de l'albumine, tel que la gélatine, la graisse ou les hydrates de carbone. Des quantités moyennes de gélatine (200 gr.) données au chien, en même temps que des quantités modérées de viande (500 gr.), déterminent une augmentation modérée de chair (50 gr. par jour). Toutefois, la quantité considérable de gélatine, qui serait nécessaire chez l'homme pour déterminer une augmentation de la chair, serait mal tolérée, car la gélatine ne donne pas aux mets qui en renferment beaucoup une consistance suffisante ou une saveur précisément agréable ; de sorte que l'ingestion d'aussi grandes quantités de gélatine ne pourrait se faire qu'au prix de grands efforts. Aussi, à part la gélatine renfermée dans le tissu conjonctif et les tendons de la viande, se nourrit-on de préférence de graisses et d'hydrates de carbone. On peut évidemment remplacer une partie des hydrates de carbone par de la graisse, mais il ne faut pas oublier qu'en tant qu'agent d'épargne pour l'albumine, les hydrates de carbone sont plus utiles qu'une quantité même égale de graisse (p. 46). L'homme adulte, pendant l'état de repos ou pour un travail léger, réclame en moyenne, 100 gr. d'albumine, 60 gr. de graisse et 400 gr. d'hydrates de carbone. Si l'on élève la quantité d'albumine, à 130 gr. par exemple, en même temps que la quantité de graisse est portée à 100 gr. et celle des hydrates de carbone à 500 gr., on observera, dans la plupart des cas, un emmagasinement de l'albumine. De même, une augmentation des hydrates de carbone et de la graisse, lors d'une alimentation déjà suffisante en elle même, détermine chez l'adulte une augmentation de la chair, bien que celle-ci soit évidemment minime par rapport à la quantité des substances non azotées données en plus ; c'est ce qui résulte du moins d'une expérience que *Krug*[1] institua sur lui-même : l'emmagasinement journalier de l'albumine s'élevait chez lui à 20 gr., soit seulement 1/20 de la quantité des substances nutritives données en sus. Mais il est plus que douteux que l'alimentation surabondante, appelée encore alimentation exagérée ou excessive, puisse déterminer chez l'homme adulte une augmentation de chair de quelque importance. L'augmentation de la chair, ainsi que le relève avec raison *von Noorden*[2], est plutôt une fonction qui dépend avant tout de la puissance d'accroissement propre aux cellules ; elle existe donc à un haut degré, d'une part, chez l'organisme en voie de développement, d'autre part, chez l'organisme devenu adulte, mais s'accoutumant à une augmentation de travail (hypertrophie musculaire par exercice) ; enfin, elle se présente encore à la suite d'une alimentation antérieure insuffisante ou au cours de la convalescence de maladies ayant notablement compromis la richesse de l'organisme en chair.

Ce n'est que dans les cas exceptionnels qu'il se produit exclusivement un emmagasinement d'albumine ; il est le plus souvent accompagné d'une augmentation plus ou moins notable de graisse, et cela précisément parce que les substances (gélatine, graisse et hydrates de carbone) qui sont données dans le but de restreindre la désassimilation de l'albumine, diminuent également la décomposition de la graisse. C'est ainsi que le calcul permet d'établir que dans l'expérience de *Krug*, mentionnée plus haut, outre un dépôt de 20 gr. d'albumine, il se produisit par jour un emmagasinement d'au moins 150 gr. de graisse.

D'après *Voit*[3], pour déterminer une augmentation de la graisse chez l'homme, à l'état de repos ou se livrant à un travail léger, il faut donner, outre 110 gr. d'albumine (525 gr. de viande), plus de 260 gr. de graisse ou plus de 600 gr. d'hydrates de carbone, ou plus de 100 gr. de graisse + 380 gr. d'hydrates de carbone.

Quant à l'augmentation de l'albumine, il est établi de la manière la plus positive que l'albumine alimentaire seule peut être la source de l'albumine emmagasinée dans l'organisme ; s'il est vrai que d'autres substances, telles que la gélatine, peuvent jusqu'à un certain point suppléer à l'albumine, ou diminuer la consommation de celle-ci, ainsi que le font la graisse et les hydrates de carbone, néanmoins aucune d'entre elles ne peut

---

(1) *Du Bois-Reymond's* Archiv, 1893, p. 373 ; voir aussi v. *Noorden*. Beiträge z. Stoffwechsel, H. 2, Berlin, 1894.

(2) Lehrbuch d. Pathol. d. Stoffwechsels, Berlin, 1893, p. 121.

(3) Ueber die Ursachen der Fettablagerung. Rede. München, 1883, p. 11.

remplacer d'une manière complète l'albumine. Quels que soient les rapports suivant lesquels la gélatine est associée aux hydrates de carbone et aux graisses dans une ration, toujours l'organisme perd de son albumine, mais en quantités d'autant moindres que les substances d'épargne pour l'albumine sont introduites en plus grandes quantités.

La question de l'origine de la graisse et de la cause de l'emmagasinement de cette substance dans l'organisme animal est infiniment plus complexe. Dans ces 50 dernières années on a constamment varié d'opinion sur la question de savoir aux dépens de quelles substances la graisse se formait dans l'organisme. Grâce à l'autorité de *Liebig*, les hydrates de carbone qui, donnés en abondance, déterminent le dépôt de quantités considérables de graisse chez les herbivores, furent considérés comme étant la source par excellence, si pas exclusive, de la formation de la graisse dans l'organisme animal. En comparaison, les graisses alimentaires ne joueraient qu'un rôle nul, ou du moins accessoire; elles constitueraient un facteur quasi négligeable, d'autant plus que les graisses animales diffèreraient complètement des graisses données avec la nourriture. Les observations de *Virchow* [1] sur la dégénérescence graisseuse des cellules riches en albumine et les expériences de *Hoppe-Seyler*, ainsi que celles de *C. Voit*, ont rendu probable que la décomposition de l'albumine met en liberté une substance riche en carbone à l'aide de laquelle de la graisse peut se former par synthèse [2]. Dans la dégénérescence graisseuse qui s'accomplit sur une grande échelle dans les cellules du pus, dans les cellules épithéliales et les cellules glandulaires, la graisse provient en partie de l'albumine cellulaire décomposée. Mais ce qui se réalise dans le domaine de la pathologie ne doit pas s'appliquer nécessairement aux fonctions physiologiques. *Pettenkofer* et *Voit* croyaient pouvoir conclure de leurs expériences sur le bilan nutritif que, lors d'une alimentation par une quantité considérable de viande, soit 2000—2500 gr. chez le chien (p. 31), la totalité de l'azote de la viande reparaissait dans les urines et dans les fèces; ces auteurs croyaient, d'autre part, que le carbone ne s'éliminait pas en totalité par les urines, par les fèces et par la respiration, une partie étant, d'après eux, retenue dans l'organisme pour former de la graisse. D'après *Subbotin* [3], *C. Voit* [4] et *Kemmerich* [5], la chienne fournit le maximum de lait riche en graisse lorsqu'elle est soumise à un régime exclusivement composé de viande (maigre). D'après ces données, on considéra comme établie la formation de la graisse à l'aide de l'albumine. *C. Voit* et *Pettenkofer* l'ont même tant fait ressortir, que les autres sources de la formation de la graisse, comparées à celle-ci, paraissent, sans qu'ils l'aient peut-être voulu, ne plus occuper que l'arrière-plan.

(1) *Virchow's* Arch., Bd. 1, p. 94; Bd. 4, p. 281; Bd. 8, p. 538.
(2) Pour la formation de la graisse dans l'organisme animal, voir : *C. Voit* Handb. der Physiol., Bd. 6, Th. 1, p. 235; *F. Hoppe-Seyler*, Physiol. Chem., 1877-1881, IV, p. 1002; *I. Munk*, Berliner klin. Wochenschr., 1889, n° 9 et *Pflüger's* Arch., Bd. 58, p. 375; *Pflüger*, *Pflüger's* Arch., Bd. 51, p. 317, Bd. 52, p. 1 et 239; *G. Bunge*, Handb. der physiol. Chem., 3 Aufl., 1894, p. 370.
(3) *Virchow's* Arch., Bd. 36, p. 561.
(4) Zeitschr. f. Biolog., Bd. 5, p. 137.
(5) *Pflüger's* Arch., Bd. 2, p. 401.

Quelles que séduisantes que soient ces expériences, on ne peut cependant les considérer comme démontrant d'une manière péremptoire la formation de la graisse aux dépens de l'albumine. Jusqu'à présent, on n'est jamais parvenu à engraisser un chien, devenu pauvre en graisse ou dépourvu de graisse à la suite d'une inanition prolongée, en lui donnant une alimentation exclusivement albuminoïde, quelle qu'abondante qu'elle fût. De plus, *Pflüger* [1] a attaqué les données numériques des expériences de *Pettenkofer* et *Voit* sur l'alimentation carnée excessive. Il a montré que, dans ces expériences, il n'est nullement prouvé qu'une partie du carbone fût retenue dans l'organisme; qu'il ne résulte donc pas de ces recherches que de la graisse se soit formée à l'aide de l'albumine. Les autres preuves qu'on a alléguées, telles que la formation du beurre aux dépens de l'albumine, la formation de la graisse par la dégénérescence graisseuse, ne sont pas démonstratives, attendu qu'elles sont susceptibles d'une autre interprétation. Par conséquent, nous ne possédons pas encore de preuves péremptoires de la formation directe de la graisse aux dépens de l'albumine dans l'organisme des animaux supérieurs.

Erwin Voit [2] a récemment opposé à cette conclusion une expérience nouvelle, dans laquelle, à l'aide d'un régime constitué uniquement d'une ration élevée de viande, il a été retenu endéans les deux jours 30.7 gr. de carbone, et cela très probablement sous forme de graisse; mais la conclusion qu'il en veut tirer à son tour n'est pas rigoureuse. En effet, il est démontré que, sous un régime riche en albumine et spécialement lors d'expériences de courte durée, le foie, de même que les muscles, s'enrichissent en hydrates de carbone (glycogène); il est, par conséquent, impossible d'exclure l'hypothèse que, dans une expérience n'embrassant que quelques jours, le dépôt des substances carbonées ne se soit fait sous forme de glycogène, et cela, d'autant plus qu'un dépôt de 70 gr. [3] de glycogène (= 30.7 gr. de carbone) dans le corps d'un chien du poids de 23 kilogr. peut encore être considéré comme moyen. Cette objection n'est évidemment que conditionnelle car, comme il l'est établi aujourd'hui, les hydrates de carbone peuvent former de la graisse (p. 57); par conséquent, la graisse peut finalement se former aux dépens de l'albumine, bien que passant peut être par l'intermédiaire du glycogène.

Il est établi d'une manière certaine (p. 44) que l'excédant de la graisse alimentaire, c'est-à-dire celle qui ne rentre pas dans les conditions de la destruction, passe directement dans les cellules de l'organisme animal, se déposant en des endroits de prédilection, tels que le pannicule adipeux, le tissu conjonctif lâche péri-intestinal, les muscles, la moelle osseuse. De même encore, il est démontré d'une façon indéniable que les acides gras libres (p. 49) absorbés dans l'intestin régénèrent, par synthèse avec la glycérine, les graisses neutres correspondantes et s'emmagasinent comme telles dans l'organisme [4].

---

(1) *Pflüger's* Arch., Bd. 51, p. 229.
(2) Münchener med. Wochenschr., 1892, n° 26.
(3) 69 à 70 gr., et non 134 gr., ainsi que le calcul erroné de *Voit* l'indique.
(4) *I. Munk*, *Virchow's* Arch., Bd. 95. p. 436.

Les hydrates de carbone seraient, d'après *Liebig,* les facteurs les plus importants de la formation de la graisse; en effet, les herbivores se laissent engraisser le mieux et le plus rapidement à l'aide d'une nourriture riche en hydrates de carbone. Par contre, *C. Voit* et *Pettenkofer* considérèrent comme non démontrée la transformation directe des hydrates de carbone en graisse; ils crurent plutôt devoir admettre que l'influence des hydrates de carbone sur la formation de la graisse s'exerce indirectement, les hydrates de carbone de la nourriture, par leur décomposition facile, même lorsqu'ils sont donnés à la quantité maximale, garantissant de la destruction les graisses d'autre origine, c'est-à-dire la graisse alimentaire, comme la graisse éventuellement formée par la décomposition de l'albumine. Les hydrates de carbone auraient donc comme effet de permettre à la graisse alimentaire et à la graisse dérivant de l'albumine de s'emmagasiner dans l'organisme.

Cette interprétation ne pouvait être soutenue qu'aussi longtemps que la quantité de graisse emmagasinée ne dépassait pas la quantité de graisse introduite par la nourriture et formée, dans les cas les plus favorables, par la décomposition de l'albumine. Or, dans ces derniers temps, on est parvenu à provoquer chez les omnivores (cochons)[1], chez les herbivores (moutons)[2] et chez les oiseaux (oies)[3], un dépôt si considérable de graisse, que la graisse alimentaire et la graisse formée par la décomposition de l'albumine ne peuvent le fournir, lors même qu'on admette — hypothèse invraisemblable — que l'albumine, en se décomposant, peut donner environ 5o % de graisse. Par conséquent, sous le régime d'une alimentation riche en hydrates de carbone et suffisante en albumine (mais éventuellement peu riche en graisse), il faut considérer les hydrates de carbone comme l'origine d'une partie, peut-être même de la plus grande partie, de la graisse déposée. *I. Munk*[4] et *Rubner*[5] ont pareillement démontré pour le chien que, lors d'une alimentation prolongée à l'aide de très grandes quantités d'hydrates de carbone (400 à 500 gr.) et de petites quantités de viande (200 gr.), une partie de la graisse formée et déposée doit être considérée indubitablement comme dérivant des hydrates de carbone de la ration. La formation directe de la graisse à l'aide des hydrates de carbone[6], doit donc être considérée comme démontrée. Même, ainsi que nous l'indiquions à la page précédente, il n'est pas improbable que, dans la formation de la graisse à l'aide

(1) *Weiske* u. *Wildt,* Zeitschr. f. Biol., Bd. 10, p. 1; *Soxhlet.* Zeitschr. d. landwirthschaftl. Vereines in Bayern, 1881, Augustheft; *Meissl* u. *Strohmer,* Wiener akad. Sitzungsber., 1883, III, p. 205; *Meissl,* Zeitschr. f. Biolog., Bd. 22, p. 63; *Tschirwinsky,* Landwirthschaftl. Versuchsstationen, 1883, p. 317.

(2) *Henneberg* (avec *Kern* u. *Wattenberg*), Zeitschr. f. Biol., Bd. 17, p. 295.

(3) *B. Schulze,* Landwirthschaftl. Jahrbücher, 1882, p. 57; *Chaniewsky,* Zeitschr. f. Biol., Bd. 20. p. 179.

(4) *Virchow's* Arch., 1885, Bd. 101, p. 130.

(5) Zeitschr. f. Biol., 1887, Bd. 23, p. 273.

(6) Comme les hydrates de carbone, par ex. la glucose, $C^6 H^{12} O^6$, sont relativement pauvres en C et en H, mais riches en O, tandis que les graisses, par ex. la palmitine, $C^{51} H^{98} O^6$, sont pauvres en oxygène par rapport à la richesse en carbone et en hydrogène, la transformation des hydrates de carbone en graisse doit être précédée d'une réduction énergique (soustraction d'oxygène) qui a probablement pour conséquence qu'un grand nombre de molécules d'hydrates de carbone réduites se condensent en une seule molécule de graisse (voir *Pflüger, Pflüger's* Arch., Bd. 42, p. 144).

de l'albumine, les hydrates de carbone (glycogène) jouent le rôle de substance intermédiaire.

Pflüger [1] institua des expériences dans lesquelles il administra des doses croissantes d'hydrates de carbone, la quantité d'albumine restant invariable; des résultats obtenus, il conclut que, indépendamment de la ration d'albumine renfermée dans la nourriture, la quantité de graisse s'accroît proportionnellement à l'excédant des hydrates de carbone administrés. L'emmagasinement de graisse à l'aide de l'excédant des hydrates de carbone se fait encore, alors même qu'on n'administre pas d'albumine et que la désassimilation nutritive se fait aux dépens d'une partie de l'albumine de l'organisme.

Un très grand nombre de processus chimiques évoluent d'une manière identique chez les carnivores et chez l'homme; il est donc probable que, dans l'organisme de l'homme, se retrouvent les trois sources indiquées pour la formation de la graisse : excédant de graisse ou d'acides gras administrés, ration riche en hydrates de carbone, enfin, à un degré moindre, décomposition de l'albumine alimentaire.

Après avoir ainsi étudié les sources d'où la graisse de l'organisme animal peut dériver, il faut déterminer dans quelles conditions l'homme développe sa graisse.

Nous avons déjà vu que la graisse se dépose dès que la ration renferme les substances formatrices de la graisse ou celles qui limitent sa destruction, en quantités plus grandes que celles qui correspondent à ses besoins. Si 100 gr. d'albumine, 60 gr. de graisse et 400 gr. d'hydrates de carbone couvrent le besoin nutritif de l'homme adulte en repos ou se livrant à un travail léger, toute augmentation de la ration de graisse et d'hydrates de carbone, si elle dure quelque temps, déterminera une augmentation de la graisse; il en est de même, quoique à un degré moindre, pour toute augmentation simultanée de la ration d'albumine. Celle-ci étant suffisante, une ration répétée de plus de 100 gr. de graisse et 400 gr. d'hydrates de carbone par jour provoquera une augmentation du pannicule adipeux. La ration d'albumine étant insuffisante, mais la ration en substances non azotées (graisse, hydrates de carbone) étant très élevée, l'organisme peut en même temps, d'une part s'enrichir en graisse, d'autre part s'appauvrir en albumine (perte de chair). Lorsque la quantité d'albumine de la ration est insuffisante pour couvrir les besoins, l'organisme s'appauvrit en albumine, la masse totale de ses cellules diminue en même temps que l'intensité de la désassimilation, de sorte que la quantité des substances désassimilées tombe au dessous de la normale. Il peut se produire ainsi un dépôt de graisse sous un régime riche en graisse alimentaire et en substances qui diminuent la destruction de la graisse ou qui déterminent la formation de cette dernière.

Un facteur causal de la plus haute importance pour la formation de la graisse est le défaut absolu ou relatif de mouvements corporels. Nous verrons plus loin (p. 66) que

---

[1] *Pflüger's* Arch., Bd. 52, p. 239.

l'activité musculaire détermine surtout une augmentation de la désassimilation du carbone ou de la graisse, au point d'élever son élimination au double, au quintuple, et même davantage, du chiffre normal de l'élimination chez l'organisme en repos. Il se fait ainsi qu'une ration simplement suffisante pour les besoins peut déterminer un dépôt de graisse lorsque les mouvements corporels sont minimes, et cela, par suite de la diminution de la destruction de la graisse. La diminution de la destruction de la graisse, qui existe déjà pendant le repos à l'état de veille, devient plus notable encore pendant le sommeil (p. 70) où tous les muscles du corps, les muscles de la respiration et le cœur exceptés, se trouvent en repos.

Des doses moyennes d'alcool, insuffisantes pour déterminer l'ivresse, diminuent également, dans une certaine mesure (p. 63), la consommation de la graisse; c'est ainsi que l'addition d'alcool à un régime déjà suffisant par lui-même peut être suivie d'un dépôt de graisse.

Une élévation de température du milieu ambiant, tel que c'est le cas en été, est également une condition qui restreint la dépense de graisse (p. 71); aussi, une ration qui couvre exactement les besoins pendant l'hiver peut déterminer un emmagasinement de graisse pendant la saison estivale.

D'après les observations des éleveurs d'animaux, l'inactivité du sens génésique constitue une condition favorable à l'engraissement; les animaux « châtrés », c'est à dire privés par une opération de leurs glandes sexuelles (testicules ou ovaires), se laissent, toutes choses égales d'ailleurs, engraisser plus rapidement que les animaux non châtrés.

Enfin, l'on est encore obligé d'admettre aussi une prédisposition individuelle à l'engraissement ou à l'obésité : dans un grand nombre de familles où l'on ne prend pas une plus grande quantité des substances formatrices de la graisse que d'habitude, une série de membres deviennent obèses; cette obésité, ou du moins une prédisposition à le devenir facilement, se transmet fréquemment aux générations suivantes (tare héréditaire). Parmi les animaux domestiques, il est des races qui s'engraissent plus facilement que d'autres; cette faculté se développe par l'élevage, et se transmet dans la même race par hérédité. Comme facteurs prédisposants, il faut citer encore le sexe, en tant que la femme a plus de tendance que l'homme à l'obésité, ensuite le tempérament, en tant que les individus sanguins ne deviennent que rarement obèses, tandis que les individus phlegmatiques le deviennent très facilement.

Abstraction faite de ces influences de prédisposition, dont la nature nous échappe, l'emmagasinement de la graisse résulte d'une ingestion trop abondante d'aliments formateurs de cette substance par rapport à leur décomposition dans l'organisme sous l'influence des conditions internes et externes du moment.

3. Influence de l'eau et de quelques sels.

Si la quantité d'eau, nécessaire pour couvrir les dépenses par l'urine, les fèces, la respiration et la transpiration, est dépassée, l'excédant ne s'accumule pas dans l'organisme, mais en est éliminé bientôt principalement avec les urines. Le courant plus intense de l'eau enlève un peu plus d'azote à l'organisme et augmente légèrement la quantité d'urée de l'urine [1]. L'augmentation de cette élimination d'urée, qu'elle soit produite par injection d'eau ou sous l'influence des diurétiques, n'est réellement notable que chez les animaux en inanition [2]. Chez ces derniers, la quantité de l'urine devenant double à quadruple, l'élimination de l'urée augmente de 6—12 %, et même de 25 % [3]. Par contre, chez l'homme et chez les animaux soumis à un régime constant, l'augmentation de la diurèse qui résulte d'une ingestion plus considérable d'eau, ne détermine aucune augmentation, ou tout au plus, une augmentation minime de la quantité d'urée; elle n'atteint en moyenne que 3—5 %; elle disparaît de plus en plus lorsque l'ingestion exagérée de l'eau et l'augmentation de la diurèse persistent.

Il semble falloir admettre que la cause la plus immédiate de cette augmentation de l'élimination de l'azote, sous l'influence de l'augmentation de la quantité d'urine, réside dans l'intensité plus grande du courant sanguin qui draine davantage l'urée des tissus; l'administration d'eau continuant, l'élimination de l'urée doit, dans ce cas, retourner insensiblement à la normale. L'expérience qu'*Oppenheim* [4] institua sur lui-même s'accorde avec cette manière de voir : son organisme se trouvant en équilibre azoté, il ingéra, en outre, deux litres d'eau; pendant les 4 heures qui suivirent, la quantité d'urine augmenta, et en même temps la quantité d'urée s'éleva de 7 gr. à 12 gr., par conséquent de 70 %; l'ingestion d'une nouvelle quantité d'eau à la 5e heure ne fut pas suivie d'une nouvelle augmentation de la quantité d'urée. *Jacques Mayer* constata pareillement que, chez des chiens en équilibre azoté, une augmentation de l'ingestion d'eau pendant 16 jours déterminait d'une manière évidente une augmentation de la quantité d'urine; pendant les 3 premiers jours seulement, il observa une augmentation de l'élimination de l'urée; celle-ci revint à la normale au 4e jour et n'augmenta plus sensiblement dans la suite.

Il est à noter, qu'une augmentation aussi prolongée de l'élimination de l'azote à la suite d'une augmentation de la diurèse n'a été constatée jusqu'à présent que chez le chien, mais non chez l'homme.

Outre le lavage plus complet de l'urée des tissus, on peut encore songer à une augmentation de la désassimilation de l'albumine déterminée par l'intensité plus grande du courant d'eau. Cette interprétation est même la seule possible, si, comme dans

(1) *C. Voit*, Untersuch. über d. Einfluss des Kochsalz, des Kaffees und der Muskelbewegungen, München, 1860, p. 61. — *Seegen*, Wiener akad. Sitz Ber., Bd. 63, p. 16. — *Forster*, Zeitschr. f. Biol., Bd. 11, p. 496 et Bd. 14, p. 175. — *A. Fränkel, Virchow's* Arch., Bd. 67, p. 296 et Bd. 71, p. 117. — *Salkowski* u. *I. Munk*, Ibid., Bd. 71, p. 408. — *J. Mayer*, Zeitschr. f. klin. Med., Bd. 2, p. 35. — *Dubelir*, Zeitschr. f. Biol., Bd. 28, p. 237. — *von Noorden*, Lehrbuch der Pathologie des Stoffwechsels, Berlin, 1893, p. 142.
(2) Voir *I. Munk, Virchow's* Arch., Bd. 94, p. 449; Bd. 131, Suppl., p. 132.
(3) Chez le chien en inanition de *Forster* (loc. cit.), l'injection dans l'estomac de 3 litres d'eau éleva la quantité d'urine de 182 à 2010 c.c., donc 11 fois autant, et en même temps l'élimination de l'urée s'éleva de 12.5 à 22.9 gr.; elle augmenta donc de 90 %.
(4) *Pflüger's* Arch., Bd. 22, p. 49 et Bd. 23, p. 446.

les expériences de *Voit* sur le chien, une augmentation de l'absorption de l'eau détermine, en même temps qu'une augmentation de la quantité d'urine, une augmentation persistante de l'urée ; ou bien, si, comme dans l'expérience de *Forster,* l'administration unique d'une quantité surabondante d'eau détermine encore au jour suivant une augmentation de l'urine et une augmentation de l'élimination de l'urée. On doit se représenter alors que le courant liquide plus intense circulant dans l'organisme provoque dans les éléments tissulaires une décomposition légèrement plus élevée de l'albumine.

Il n'est pas encore possible aujourd'hui d'affirmer qu'une augmentation de l'absorption d'eau active également la décomposition de la graisse. Seulement, les observations d'*Oertel*[1] nous apprennent que l'absorption d'eau exerce une grande influence sur la réserve de la graisse, en ce sens que, la quantité d'eau étant diminuée, ou, ce qui revient au même, les pertes en eau par l'urine, par la peau et par les poumons étant poussées au maximum, la réserve de la graisse disparaît plus rapidement. Une explication satisfaisante de ces observations se fait encore attendre.

Parmi les sels qui jouent un rôle dans l'alimentation, le chlorure de sodium occupe la première place. L'administration du sel de cuisine aux doses de 5 à 20 gr. détermine chez le chien[2] de la polyurie et une hyperazoturie d'environ 2 à 5 %. Une dose journalière de 8 grammes resta sans influence sur la quantité d'urine et d'urée chez un homme soumis à un régime régulier[3]. D'autre part, *Dehn*[4] a observé que l'absorption de 2 gr. de chlorure de potassium, et *Schaumann*[3], que l'absorption de 8 gr. de ce même sel, provoqua chez l'homme une augmentation de 4 gr. d'urée, soit de 8 %. L'ingestion de sel de cuisine entraîne d'ordinaire un accroissement du besoin en eau ; l'ingestion d'eau s'élevant, la quantité d'urine augmente, et dès lors le point de savoir, si l'augmentation d'urée doit être attribuée à la polyurie ou au sel comme tel, devient difficile à résoudre. Mais *Voit* a montré d'autre part, que l'ingestion de chlorure de sodium seul détermine aussi la diurèse ; celle-ci est même à peine moindre que celle qui survient lors d'une absorption d'eau à volonté. De même que pour la diurèse simple, l'hyperazoturie qui résulte de l'ingestion de chlorure de sodium provient donc, partie d'une augmentation du courant liquide qui extrait davantage l'urée des tissus, partie d'une augmentation minime de la désassimilation de l'albumine. Cette dernière origine ressort encore d'une expérience de *Voit,* prolongée pendant 49 jours, pendant laquelle la quantité d'urée éliminée dépassait la quantité antérieure d'une façon continue, et cela de 106 gr. au total. S'il arrive donc, ainsi que dans les expériences de *Dubelir*[5] chez le chien, que des doses massives de chlorure de sodium (1/2 à 1 gr. par kilogr. d'animal) portent, d'une part, la quantité d'urine au double de son chiffre antérieur, mais que d'autre part, l'élimination de

---

(1) Allgemeine Therapie der Kreislaufstörungen, 1884, p. 127.
(2) C. *Voit,* Untersuch. über d. Einfluss des Kochsalz etc., 1860, p. 29.
(3) *Schaumann,* Dissert., Halle, 1893.
(4) *Pflüger's* Arch., Bd. 13, p. 367.
(5) Zeitschr. f. Biol., Bd. 28, p. 237.

l'azote par les urines, loin d'augmenter, diminue au contraire, on doit interpréter cette observation en admettant que le chlorure de sodium à dose élevée diminue le pouvoir de désassimilation des cellules.

D'autres sels alcalins possèdent une action analogue aux chlorures de sodium et de potassium; tels sont le sulfate de sodium, le nitrate de potassium, le phosphate de sodium, l'acétate de sodium, le citrate de sodium, le bicarbonate de sodium, le chlorhydrate d'ammoniaque; agissent encore de même : les acides benzoïque [1] et salicylique ainsi que leurs sels, enfin l'acide borique et le borax. Comme l'acide salicylique et le borax sont parfois employés, à cause de leurs propriétés antiseptiques, pour la conservation des aliments et qu'ils pénètrent ainsi avec ces derniers dans l'organisme, l'étude de leur influence sur les échanges nutritifs présente un certain intérêt.

Le borax [2], administré à la dose de 10—12 gr. à des chiens en équilibre azoté, détermine une augmentation de 40 % de la quantité d'urine et une élévation de 2—6 % de l'élimination de l'urée ; le borax exerce donc sur la nutrition une influence analogue à celle du chlorure de sodium. L'augmentation de l'élimination azotée doit être attribuée à une augmentation de la destruction d'albumine, car l'élimination de l'azote revint exactement à la normale dès le lendemain. L'administration d'acide borique, même à petite dose, diminue assez notablement le degré d'absorption intestinale [3].

L'acide salicylique et le salicylate de sodium [4] agissent également d'une manière analogue. Ces deux substances, administrées au chien, augmentent la destruction de l'albumine, et cela, à un degré plus intense que le chlorure de sodium et le borax; en effet, l'élimination de l'azote augmente de 17 % pendant l'équilibre azoté ; ce chiffre est encore dépassé pendant l'inanition.

Il en résulte que l'addition d'acide borique, de borax et de salicylate de sodium pour la conservation des aliments ne peut pas être considérée comme indifférente, puisque ces substances augmentent la décomposition de l'albumine et influent également sur l'absorption des substances nutritives dans l'intestin.

Le sulfate de sodium (sel de Glauber), à dose modérée, est, d'après C. Voit, sans influence sur la décomposition de l'albumine : d'après A. Loewy [5], ce sel augmente chez l'homme la destruction de la graisse, en moyenne de 15 %.

4. Influence de l'alcool, de quelques alcaloïdes et de quelques narcotiques.

L'alcool éthylique et la caféine (théine) sont des substances dont l'usage est des plus répandus. On leur attribuait jadis une action inhibitive sur les échanges nutritifs et on les considérait comme des agents d'épargne pour d'autres substances nutritives. Une étude plus approfondie de la question a singulièrement modifié cette opinion.

Les modifications des échanges nutritifs à la suite d'absorption d'alcool ont été rarement étudiées dans les conditions de rigueur, telles par exemple, l'uniformité de la ration avec équilibre azoté, ou l'état d'inanition (p. 16). Chez des chiens en équilibre azoté,

(1) E. Salkowski, Zeitschr. f. physiolog. Chem., Bd. 1. p. 45; Kumagawa, Virchow's Arch., Bd. 113, p. 134.
(2) Gruber, Zeitschr. f. Biolog., Bd. 16, p. 198.
(3) Forster u. Schlenker, Arch. f. Hygiene, Bd. 2, p. 75.
(4) Wolfsohn, Dissert., Köningsberg, 1876. — C. Virchow, Zeitschr. f. physiolog. Chem., Bd. 6, p. 78. — Kumagawa, Virchow's Arch., Bd. 113, p. 134.
(5) Pflüger's Arch., Bd. 43, p. 515.

Fokker [1], et ensuite *I. Munk* [2], observèrent que les petites doses d'alcool, suffisantes pour déterminer un état d'excitation (1 c. c. d'alcool absolu par kilogr. d'animal) provoquent un abaissement modéré de l'élimination de l'azote, 6 à 7 % environ, par conséquent aussi une diminution de la désassimilation albuminoïde ; à la suite de quantités plus considérables (2,5—3 c. c. par kilogr.), doses qui entraînent un état de dépression et de narcose, *Munk* constata que la décomposition de l'albumine s'élève légèrement, de 4 à 10 %. Des résultats analogues, en ce qui concerne la consommation de la graisse ont été obtenus chez le chien par *Boeck* et *Bauer* [3], ainsi que par *Bodländer* et *Füth* [4].

Obernier [5] put démontrer que chez l'homme, consécutivement à l'ingestion de petites doses d'alcool, il se produisait une diminution modérée dans l'élimination de l'urée ; d'autre part, *Keller* [6] observa sur lui-même, à la suite de doses plus fortes (150 c. c. d'alcool), une augmentation de la quantité d'urine et une élévation de 4 % dans l'élimination de l'urée. La majeure partie de l'alcool ingéré est oxydée ; la petite partie, au maximum 10 %, s'élimine comme telle par les urines, par la peau et par les poumons [7].

Zuntz et *Berdez* [8], ainsi que *Geppert* [9], observèrent chez l'homme sain qu'à la suite de l'administration de 20 à 30 c. c. d'alcool absolu, l'élimination de CO^2 et l'absorption de O ne changent pas ou s'élèvent respectivement jusqu'à concurrence de 3 % et de 3 à 4,5 %. Or, comme environ 90 % de l'alcool ingéré s'oxydent dans l'organisme, et que cependant l'absorption d'oxygène n'augmente pas ou seulement à un faible degré, il faut évidemment que d'autres substances de l'organisme, et en première ligne la graisse, soient mises par l'alcool à l'abri de la destruction. Par conséquent, l'alcool à dose modérée peut être considéré, même pour l'homme sain, comme un agent d'épargne, comme une substance nutritive qui diminue modérément la consommation de l'albumine et de la graisse.

La consommation de la graisse devenant moindre sous l'influence de l'alcool, une ration normale des substances formatrices de la graisse (graisse, hydrates de carbone, albumine) peut déterminer un dépôt de graisse si l'on absorbe en même temps de l'alcool (p. 59).

---

(1) Cité d'après *C. Voit*, Handbuch etc., p. 170.
(2) *Du Bois-Reymond's* Arch., 1879, p. 163.
(3) Zeitschr. f. Biologie, Bd. 10, p. 361.
(4) Zeitschr. f. klin. Med., Bd. 11, p. 548.
(5) *Pflüger's* Arch., Bd. :., p. 503. Voir aussi *Stammreich*, Dissert., Berlin, 1891 ; *von Noorden*, Berliner klin. Wochenschr., 1891, n° 23 ; *Miura*, Zeitschr. f. klin. Med., Bd. 20, p. 137.
(6) Zeitschr. f. physiol. Chem., Bd. 13, p. 128. (Les résultats des expériences sont interprétés d'une manière erronée dans l'original ; voir plus haut dans le texte).
(7) D'après *Subbotin* (Zeitschr. f. Biolog., Bd. 7, p. 361) et *Lieben* (Annal. der Chem., Supplement, Bd. 7, p. 236), une partie assez notable de l'alcool ingéré serait éliminée comme telle, tandis que d'après *Binz* (en coll. avec *Heubach* et *Schmidt*, Arch. f. exper. Path. u. Pharm., Bd. 6, p. 267) elle ne serait que de 3 % chez l'homme. Dans les expériences de *Fr. Strassmann* (*Pflüger's* Arch., Bd. 49, p. 375) 5 à 6 % en volumes furent éliminés par l'air expiré pendant les 4 à 5 heures qui suivirent l'absorption de l'esprit de vin (au total de 60 c. c. d'alcool absolu).
(8) Fortschritte d. Med., 1887, n° 1.
(9) Archiv f. exp. Path. u. Pharm., Bd. 22, p. 367.

Mais le parallélisme qu'on a établi entre l'alcool et une substance nutritive n'est déjà plus absolument exact, parce que, ainsi qu'il est dit plus haut, les fortes doses d'alcool déterminant l'ivresse augmentent la destruction de l'albumine; l'on n'a pas encore suffisamment recherché jusqu'ici comment se comporte alors la consommation de la graisse.

D'après les observateurs anciens, la c a f é i n e (théine), alcaloïde qui représente le principe actif de la boisson la plus répandue, du café et du thé, abaisserait plus ou moins les décompositions de l'organisme, spécialement celle de l'albumine. Seulement, toutes ces expériences anciennes laissent à désirer; l'alimentation n'était pas suffisamment réglée de sorte que les sujets en expérience n'étaient pas au préalable placés dans un état de nutrition approprié (équilibre azoté ou inanition). *Hoppe-Seyler* [1], le premier, satisfit à ces conditions, et observa que, chez un chien nourri avec de la viande et de la graisse, il ne survint, après addition de caféine à la ration, aucune modification notable dans l'élimination de l'urée. *C. Voit* [2] démontra ensuite d'une manière plus précise encore, également chez le chien, que, sous les régimes les plus variés, l'administration de l'infusion du café ou de ses principes actifs ne diminue pas la désassimilation de l'albumine; au contraire, il survient plutôt une légère hyperazoturie par suite de la polyurie provoquée par le café. Cette hyperazoturie est due, partie à la diurèse, partie à la teneur du café ou de la caféine en azote. *Roux* [3] et *Dehn* [4] n'observèrent non plus chez l'homme qu'une augmentation minime de l'élimination de l'urée à la suite de l'usage du café. Par conséquent, le café et le thé exercent sur le système nerveux leur action excitante bien connue sans modifier d'une manière sensible la nutrition.

D'après *Boeck* et *Bauer* [5], la m o r p h i n e n'exerce qu'une influence indirecte sur les processus nutritifs; pendant la première période de son action, la période d'excitation, l'activité musculaire plus grande (p. 66) qui résulte de l'état d'hyperexcitabilité s'accompagne d'une destruction plus intense des substances non azotées, principalement de la graisse; de là augmentation de l'élimination de CO_2 et de l'absorption de O. Pendant la seconde période de l'action de la morphine, lorsque l'animal est couché et immobile ou même lorsqu'il tombe dans la narcose, quand donc les mouvements musculaires — à part ceux du cœur et de la respiration — s'arrêtent, on observe une diminution de l'élimination de CO_2 qui peut atteindre jusque 25 %; l'absorption de O s'abaisse également dans la même mesure.

La narcose prolongée ou même momentanée par le c h l o r o f o r m e détermine chez le chien une augmentation de la destruction d'albumine. Il en est de même lors de l'intoxication lente par de petites doses en injection hypodermique [6]. Pareillement, les doses hypnagogues de p a r a l d é h y d e et de c h l o r a l augmentent la désassimilation albuminoïde jusque 20 % [7]. Chez l'homme en équilibre azoté [8], le chloral (6 gr.) augmenta la désassimilation albuminoïde de 14 %, tandis que l'h y d r a t e d'a m y l è n e (12 gr.) l'abaissa de 13 % et que le s u l f o n a l ainsi que le t r i o n a l [9] ne la modifièrent pas.

La q u i n i n e exerce, comme on sait, une action délétère sur le protoplasme

(1) Deutsche Klinik, 1857, n° 19.
(2) Untersuch.-über den Einfluss d. Kochsalz, d. Kaffees etc., 1860, p. 67.
(3) Comptes rendus de l'Acad. des Sciences, Tome 71, p. 426 et Tome 77, p. 489.
(4) *Pflüger's* Arch., Bd. 13, p. 368.
(5) Zeitschr. f. Biolog., Bd. 10, p. 339.
(6) *J. F. Heymans*, Archives de Pharmacodynamie, 1895, vol. I, p. 50.
(7) *Fr. Strassmann*, *Virchow's* Arch., Bd. 115, p. 10. — *E. Salkowski*, Ibid., p. 550. — *Taniguti*, Ibid., Bd. 120, p. 121.
(8) *Peiser*, Fortschritte d. Med., 1893, n° 1. — *Schaumann*, Therap. Monatsh., 1894, p. 383.
(9) Cfr. *De Buck* et *Vanderlinden*, Arch. de Pharmacodyn., 1895, vol. I, p. 446.

en même temps qu'elle abaisse la température du corps ; en ce qui concerne son action sur la nutrition, on a observé chez le chien et chez l'homme [1] qu'elle diminue de 10 à 30 % l'élimination de l'azote, sans modifier toutefois en même temps l'élimination de CO_2 et l'absorption de O. Comme les processus d'oxydation restent donc intacts, il faut que la quinine, de même qu'elle tue le protoplasme et qu'elle arrête le pouvoir de fermentation des cellules de la levûre, diminue également le pouvoir de désassimilation des cellules animales.

D'après *Kumagawa* [2], l'antipyrine, même à dose massive et répétée, est sans influence sur la décomposition de l'albumine ; tous les autres antithermiques, tels que l'acétanilide ou antiférbine, le salol, la thalline, augmentent la destruction de l'albumine à un degré plus ou moins élevé. Exercent encore la même action désassimilatrice : les acides benzoïque et salycilique, ainsi que leurs sels sodiques (p. 62).

5. Influence du travail et du sommeil.

Ainsi que nous le disions déjà plus haut, *Liebig* formula la théorie d'après laquelle la décomposition de l'albumine musculaire serait la seule source de l'énergie musculaire ; les idées de cet illustre chimiste avaient tellement pénétré les esprits que les déductions cependant si rigoureuses de *J. R. Mayer* purent à peine les ébranler. Aussi, les recherches que *C. Voit* [3] fit paraître en 1860 sur cette question firent-elles époque : il démontra · par des recherches absolument rigoureuses, exécutées sur un chien qui devait courir dans une roue, que la différence d'élimination de l'urée pendant le repos et pendant un exercice fatiguant était des plus faibles ; il démontra, en outre, que cette différence est légèrement plus grande pendant l'inanition et chez des jeunes chiens pauvres en graisse ; qu'elle est moindre chez des vieux chiens riches en graisse ; qu'elle existe au minimum sous le régime exclusivement carné où l'augmentation de l'urée éliminée atteint au maximum 7 %. Plus tard, *Voit* a établi, en collaboration avec *Pettenkofer* [4], la marche de l'élimination de l'azote chez l'homme en repos ou se livrant à un fort travail, pendant l'inanition ou sous un régime bien déterminé. L'élimination journalière de l'urée dans ces différentes conditions se trouve indiquée au tableau suivant :

	Repos	Repos	Travail	Travail
Pendant l'inanition	26.8	26.3	25.0	—
Pendant un régime mixte [5]	37.2	36.3	36.3	37.3

Il n'existe donc aucune différence de quelque importance quant à la décomposition de l'albumine pendant un jour de repos ou un jour de travail, ni à jeun ni sous un régime mixte. Récemment, *F. Hirschfeld* [6], dans des expériences instituées sur lui même où il se soumettait à un régime mixte, est arrivé au même résultat. L'activité musculaire en elle même exerce donc à peine quelqu'influence sur la désassimilation de l'albumine.

(1) *Unruh, Virchow's* Arch., Bd. 48, p. 291. — *Kerker, Pflüger's* Arch., Bd. 3, p. 93. — *Boeck*, Zeitschr. f. Biol., Bd. 7, p. 422. — *Prior, Pflüger's* Arch., Bd. 34, p. 337. — *von Noorden* u *Zuntz, du Bois-Reymond's* Arch., 1894, p. 203.
(2) *Virchow's* Arch., Bd. 113, p. 134.
(3) Untersuchungen über den Einfluss des Kochsalz, des Kaffees und der Muskel-bewegungen etc., 1860 ; Zeitschr. f. Biolog., Bd. 2, p. 330.
(4) Zeitschr. f. Biolog., Bd. 2, p. 459.
(5) Constitué par 137 gr. d'albumine, 117 gr. de graisse et 352 gr. d'hydrates de carbone.
(6) *Virchow's* Arch., Bd. 122, p. 501.

5

D'autres observations permettent encore de conclure avec certitude que l'activité musculaire n'entraîne pas par elle même une augmentation de la destruction de l'albumine ; si cela n'était pas, il faudrait que cette destruction d'albumine soit moins considérable pendant le sommeil, quand tous les muscles du corps se trouvent en repos, à part les muscles respiratoires et le cœur. Or, d'après *Pettenkofer* et *Voit*[1], cette diminution n'existe absolument pas : si l'on élimine l'influence de l'alimentation, si on examine donc l'homme en inanition, on trouve que la destruction d'albumine pendant le sommeil est sensiblement la même que pendant l'état de veille[2]. Il ressort également d'une expérience de *Forster* et *Voit*[3] que la désassimilation de l'albumine chez le chien immobilisé par le curare n'est nullement inférieure à celle qui se produit chez l'animal non empoisonné et en état de liberté.

Une foule d'observations, telles que celles de *Fick* et *Wislicenus*[4], aboutissent à la même conclusion. Les expériences d'*Oppenheim*[5] méritent encore une mention spéciale : se trouvant en équilibre azoté, cet auteur ne put observer sur lui même aucune augmentation de l'élimination de l'urée lors d'un travail musculaire, même très intense. Dans les cas seulement où le travail détermina de la dyspnée, tel que lors de l'ascension rapide d'une montagne, il survint une augmentation plus ou moins considérable de la destruction d'albumine. Cette observation s'explique par la donnée de *A. Fraenkel*[6] d'après laquelle, toute diminution d'absorption de l'oxygène, toute dyspnée, quelle que soit sa cause, détermine une augmentation de la destruction de l'albumine. Donc, l'activité musculaire élève d'une manière notable la désassimilation de l'albumine dans les cas seulement où elle est accompagnée de dyspnée.

D'autre part, le travail par lui même exerce une influence très évidente sur la décomposition des substances non azotées, carbonées (graisse ou hydrates de carbone). *Lavoisier* avait déjà démontré que l'activité musculaire s'accompagne d'une augmentation considérable de l'absorption de l'oxygène et de l'élimination de l'acide carbonique. Depuis que l'on sut que le travail ne modifie pas sensiblement la destruction de l'albumine, on devait attribuer cette augmentation de l'acide carbonique éliminé au carbone renfermé dans les substances non azotées[7]. *Pettenkofer* et *Voit*[8] ont étudié la décomposition journalière de l'albumine et de la graisse chez un individu vigoureux

---

(1) Zeitschr. f. Biol., Bd. 2, p. 545.
(2) H. *Laehr* (Allg. Zeitschr. f. Psychiatrie, Bd. 46, p. 283) trouva que l'élimination de l'urée pendant le sommeil était de 6 % moindre que pendant le repos au lit à l'état de veille.
(3) Zeitschr. f. Biologie, Bd. 14, p. 146.
(4) Après avoir pris, 17 heures auparavant, le dernier repas renfermant de l'albumine, ils firent ensemble, en 6 heures de temps, l'ascension du Faulhorn. Or, pendant 6 heures ils éliminèrent : avant l'ascension 6,9 gr., pendant l'ascension 3,3 gr., après l'ascension 2,4 gr. d'azote (Vierteljahrschr. d. Züricher naturforsch. Ges., Bd. 10, p. 317).
(5) *Pflüger's* Arch., Bd. 22, p. 49 et Bd. 23, p. 446.
(6) *Virchow's* Arch., Bd. 67, p. 273 et Bd. 70, p. 117.
(7) *Seegen* considère le sucre du sang comme la source de l'énergie de la contraction musculaire (voir *J. Seegen*, Die Zuckerbildung im Thierkörper, Berlin, 1890).
(8) Zeitschr. f. Biologie, Bd. 2, p. 438.

pesant 70 kil., tantôt à l'état de repos, tantôt exécutant un travail de 8 à 10 heures, l'individu étant soumis soit à l'inanition, soit à un régime mixte consistant en 137 gr. d'albumine, 117 gr. de graisse et 352 gr. d'hydrates de carbone; les données numériques, exprimées en grammes, de leurs expériences sont résumées dans le tableau suivant :

| | | Décomposition de | | Oxygène absorbé | Eau éliminée |
		albumine	graisse		
Inanition	Repos [1] . .	78	215	761	889
	Travail. . .	75	**380**	**1072**	**1777**
Régime mixte	Repos [1].	137	215	831	828
	Travail .	137	**323**	**980**	**1412**

Par conséquent, la destruction de l'albumine reste la même, tandis que la décomposition de la graisse ainsi que l'élimination de l'eau par la peau et les poumons augmentent considérablement pendant le travail; la décomposition de la graisse s'élève de 50 à 77 %, l'élimination de l'eau de 170 à 210 %. Les analyses rigoureuses de *Zuntz* [2] et *Katzenstein* [3], portant sur l'oxygène absorbé au cours de différentes sortes de travail musculaire, permettent de conclure qu'un homme de 70 kilogr. détruit, à l'état de repos, en moyenne 7 gr. de graisse par heure; pendant la marche sur un plan horizontal, à raison de 3 1/2 kilom. par heure, et de 6 à 8 heures par jour, il détruit 12,8 gr. de graisse; si cette marche est combinée avec une ascension de 150 mètres par heure, il détruit 20,2 gr. de graisse; enfin, s'il tourne une roue, à raison de 30 tours par minute, il détruit 35,6 gr. de graisse.

Contrairement à toutes les expériences que nous venons de relater, *Pflüger* [4] vient d'affirmer que le travail musculaire est fourni aux dépens de l'albumine. Il s'appuie sur une expérience faite chez un chien, soumis à un régime composé exclusivement de viande (ne renfermant par jour que 12 gr. de graisse), qui fournissait d'une manière prolongée une somme très considérable de travail, tout en conservant sa richesse en albumine ainsi que son poids. Quelle que fondamentale que soit cette expérience, elle démontre seulement le fait, assurément important, que les carnivores peuvent couvrir leurs dépenses en substances nutritives et en forces par le seul concours de l'albumine. Mais il n'est pas dit pour cela [5] que l'albumine est l'unique source de la force musculaire, car nous savons que l'albumine et les graisses ou les hydrates de carbone peuvent se remplacer mutuellement. Si à une ration d'albumine on ajoute de la graisse ou des hydrates de carbone, ou les deux à la fois, l'augmentation de la décomposition de l'albumine pendant le travail devient moindre; finalement, on atteint un rapport tel entre les aliments azotés et les aliments non azotés que l'augmentation de la désassimilation de l'albumine par le

(1) Voir les expériences mentionnées aux p. 20, 50, 51.
(2) *Du Bois-Reymond's* Arch., 1890, p. 367; Deutsche Med. Zeitung, 1890, n° 25.
(3) *Pflüger's* Arch., Bd. 49, p. 380.
(4) *Pflüger's* Arch., Bd. 50, p. 98.
(5) Voir *I. Munk, Pflüger's* Arch., Bd. 58, p. 380.

travail musculaire est nulle ou négligeable. L'augmentation de la destruction de l'albumine par le travail ne survient d'une manière quelque peu sensible que dans les cas où les substances non azotées disponibles ne sont fournies en quantités suffisantes, ni par le corps lui-même [1], ni par l'alimentation, ainsi que dans les cas où la ration globale est insuffisante au point que, même pendant le repos, l'organisme doit la compléter par sa propre albumine (et graisse); elle survient enfin aussi dans les cas où un travail exagéré détermine une dyspnée sensible. Même dans ces cas, l'équivalent calorique de l'albumine détruite en plus ne représente qu'une fraction de la quantité de l'énergie dépensée.

Les remarques qui précèdent nous expliquent les observations faites par *A. Flint*[2] et *Pavy*[3] sur un coureur chez lequel ils constatèrent, pendant une course soutenue durant plusieurs jours, une augmentation journellement croissante de l'élimination de l'urée, fait d'autant plus compréhensible qu'au jour des courses les plus fatiguantes le coureur ne prenait que la moitié ou même le quart des aliments qu'il prenait les jours de repos; nous pouvons ajouter enfin que cette course absolument exagérée doit avoir déterminé de la dyspnée et avoir augmenté de cette manière la destruction de l'albumine. De fait, on a observé que lors d'un travail notablement exagéré, tel qu'une course continue de 75 kilom. par jour, l'élimination de l'azote dépasse, jusque 18 %, la quantité d'azote éliminée antérieurement sous le même régime, à l'état de repos et en équilibre azoté [4]. Récemment, *Argutinsky* [5] et *Krummacher* [6] ont observé sur eux-mêmes, lors de l'ascension d'une montagne, une augmentation de 25 à 70 % de la destruction de l'albumine; la raison en est, ainsi que l'a démontré *I. Munk* [7], que ces expérimentateurs avaient déjà pris, même à l'état de repos, une alimentation insuffisante, en sorte qu'ils perdirent de l'albumine et de la graisse déjà pendant le repos, et à un degré bien plus élevé encore, pendant les jours de travail. C'est ainsi que *F. Hirschfeld* [8] a démontré, par des expériences sur sa propre personne, que lors d'une alimentation suffisante le travail reste sans influence sur la décomposition de l'albumine, mais que lors d'une alimentation insuffisante l'organisme peut perdre 5 à 20 gr. d'albumine en plus que pendant les jours de repos.

Aussi, de fait, à part quelques rares exceptions (par exemple, entraînement sportif), le travail fourni par l'homme se fait principalement aux dépens des substances non azotées (graisse et hydrates de carbone); nous voyons, en effet, que la nourriture de la classe ouvrière qui fournit le plus de travail renferme une si faible quantité d'albumine (100—120 gr.) que celle-ci représente au maximum 1/7 de la valeur calorique de la ration totale.

Signalons enfin un fait important observé par *Zuntz* et *Katzenstein*, ainsi que par *Gruber* [9] : l'homme exercé et non fatigué travaille plus économiquement que l'homme non exercé ou fatigué, en ce sens, que le premier consomme moins de substances nutritives pour produire la même quantité de travail.

(1) C'est ce qui explique, comme *Forster* l'a indiqué le premier, pourquoi *Wolff* et *Kellner* (Landwirtschaftliche Jahrbücher, 1880, p. 701) trouvèrent, chez les chevaux dont l'organisme était relativement peu riche en graisse et qui ne recevaient qu'une ration suffisante pour un travail modéré, une augmentation de l'élimination azotée lors d'un travail exagéré, augmentation qui devint plus considérable à mesure que la production de travail s'élevait. La ration étant augmentée, spécialement celle des hydrates de carbone, l'augmentation de l'élimination azotée devint de plus en plus petite.

(2) Journ. of anat. and physiology, vol. 11, p. 109 et vol. 12, p. 91.
(3) D'après le Centralbl. f. d. med. Wissensch., 1877, n° 28.
(4) *North*, British medical Journal, 1884, vol. 2, p. 112.
(5) *Pflüger's* Arch., Bd. 46, p. 552.
(6) *Pflüger's* Arch., Bd. 47, p. 454.
(7) *Du Bois-Reymond's* Arch., 1890, p. 557; *Virchow-Hirsch's* Jahresber. f. 1890, Bd. 1, p. 185.
(8) *Virchow's* Arch., Bd. 112, p. 501.
(9) Zeitschr. f. Biol., Bd. 28, p. 466.

D'après ce que nous venons d'exposer, il suffit, pour que l'organisme conserve son état nutritif pendant la production du travail, de lui donner une ration plus grande de substances non azotées, ou une nourriture plus riche en carbone (graisse et hydrates de carbone); pour le travail en lui même, il n'est pas nécessaire d'augmenter la ration d'albumine. Il n'en est pas moins vrai cependant qu'une augmentation de la ration d'albumine chez l'homme qui travaille est avantageuse pour un autre motif. La production d'une quantité considérable de travail exige une musculature bien développée; un travail intense et prolongé exige aussi que la musculature conserve son état nutritif. A part l'eau, l'élément constitutif principal du muscle est représenté par de l'albumine : celle-ci forme 21 % du poids du muscle frais et plus des 5/6 du muscle desséché; les muscles seuls renferment plus de la moitié de la somme totale d'albumine de l'organisme (p. 18). Plus la musculature est développée, plus sa masse est grande, plus l'organisme est riche en albumine; or, nous savons qu'un organisme riche en albumine exige pour son entretien une ration plus abondante d'albumine qu'un organisme pauvre en albumine. S'il est donc vrai que l'activité musculaire comme telle ne détermine pas une augmentation de la destruction de l'albumine, il n'en est pas moins certain qu'une ration plus abondante d'albumine est utile pour la conservation de l'état de la musculature et pour la production éventuelle d'un travail considérable; même, si l'on désire augmenter la masse et le pouvoir fonctionnel de la musculature (hypertrophie des muscles par le travail p. 53, 54), cette augmentation de la ration d'albumine est absolument indispensable. Il en résulte que le besoin d'albumine est réellement plus grand chez l'homme se livrant à un fort travail que chez l'homme inactif ou travaillant peu.

Les considérations qui précèdent ne s'appliquent qu'au travail corporel[1]. Cependant le travail de l'appareil digestif exerce une influence analogue. Les expériences de *Zuntz* et *von Mering*[2] démontrent que l'activité intense, provoquée dans les muscles et les glandes du tube digestif (y compris le foie, le pancréas, etc.) par l'introduction dans l'estomac de substances nutritives, est accompagnée d'une augmentation notable de l'absorption d'oxygène, laquelle peut s'élever de 30 % pendant la période de la plus grande activité[3]. L'augmentation de l'absorption de l'oxygène existe au minimum après l'ingestion de graisse, elle est un peu plus grande après l'ingestion d'hydrates de carbone, et elle est au maximum (jusque 30 %) après l'ingestion d'albumine. Chez l'homme choisissant librement sa nourriture, cette augmentation de l'absorption de l'oxygène dépasse, en moyenne de 15 %, la quantité d'oxygène absorbée pendant le repos[4].

L'activité intellectuelle ne modifie sensiblement, ni la

---

(1) Un massage de 1/2 à 3/4 d'heure, répété pendant plusieurs jours chez des individus recevant une nourriture uniforme, détermina une augmentation de 10—15 % dans la décomposition de l'albumine (*B. Bendix*, Zeitschr. f. klin. Med., Bd. 25, p. 303).

(2) *Pflüger's* Arch., Bd. 32, p. 173.

(3) *A. Loewy*, Ibid., Bd. 43, p. 515.

(4) *Rubner*, Festschr. f. *C. Ludwig*, 1887, p. 239. — *A. Magnus-Levy*, *Pflüger's* Arch., Bd. 55, p. 1.

désassimilation de l'albumine, ni la combustion de la graisse[1]; par conséquent, pour une vie sédentaire, il ne faut pas plus de graisse ni d'hydrates de carbone que pendant le repos; en outre, la ration d'albumine peut même être plutôt moindre que chez un ouvrier vigoureux à l'état de repos, car il ne s'agit pas ici de conserver à l'organisme d'une manière permanente une grande masse musculaire.

Comme nous l'indiquions déjà plus haut, le sommeil, c'est-à-dire l'état où existe le maximum de repos, où le cœur et les muscles respiratoires sont seuls en activité, ne modifie pas d'une manière sensible la décomposition de l'albumine comparativement à celle qui se produit pendant l'état de veille. Par contre, la combustion de la graisse pendant le sommeil est notablement inférieure à ce qu'elle est pendant l'état de veille [2], et cela, d'autant plus que le sommeil est plus profond. Ce n'est pas le sommeil en lui-même qui est important, mais bien le repos musculaire; car il est démontré que, même à l'état de veille, l'absorption de l'oxygène peut diminuer dans la même mesure, pourvu que le sujet en expérience puisse laisser ses muscles dans un repos aussi complet que pendant l'état de sommeil [3].

6. Influence de la température du milieu ambiant.

Les différents expérimentateurs [4] avaient obtenu, chez les animaux à sang chaud ou homéothermes, des résultats en partie contradictoires en ce qui concerne l'influence exercée par la température du milieu ambiant sur les échanges gazeux. Ce fut C. Ludwig, en collaboration avec Sanders-Ezn [5], qui le premier expliqua ces contradictions apparentes, en démontrant que chez les homéothermes le résultat diffère suivant que la température propre de l'animal reste la même ou qu'elle varie avec la température extérieure. Si la température du corps baisse, l'élimination de CO_2 diminue; si la température du corps s'élève, l'élimination de CO_2 augmente. Chez les homéothermes, la température du corps restant invariable, l'élimination de CO_2 augmente si la température extérieure s'abaisse, elle diminue au contraire si la température extérieure s'élève [6]. Ainsi, un chat [7] nourri d'une façon uniforme et soumis à la température de 16° C présenta une augmentation de l'élimination de CO_2 et de l'absorption de O, qui atteignit jusque 40 %, lorsque la température du milieu ambiant était abaissée; lorsque celle-ci fut portée de 16° à 31° C, l'élimination de CO_2 et l'absorption de O diminuèrent jusque

(1) *Speck*, Arch. f. exp. Pathol. u. Pharmakol., Bd. 15, p. 81.
(2) *Pettenkofer* u. *C. Voit*, Zeitschr. f. Biolog., Bd. 2. p. 544. — *L. Lewin*, Ibid., Bd. 17, p. 71.
(3) *Rubner*, Festschr. f. *C. Ludwig*, 1887, p. 259. — *A. Loewy*, Berliner klin. Wochenschr., 1891, p. 434.
(4) La bibliographie complète a été réunie et discutée par *C. Voit*, Zeitschr. f. Biol., Bd. 14, p. 57.
(5) Berichte d. sächs. Ges. d. Wissensch. Math.-physik. classe, 1867, p. 58.
(6) Cfr. spécialement *Pflüger*, *Pflüger's* Arch., Bd. 12, p. 282 et 333; Bd. 18, p. 247. — *Colasanti*, Ibid., Bd. 14, p. 92. — *Finkler*, Ibid., Bd. 15, p. 603. — *Velten*, Ibid., Bd. 21, p. 398.
(7) Duc *C. Théodore de Bavière*, Zeitschr. f. Biol., Bd. 14, p. 51.

31 % de la quantité primitive. La plus grande différence dans l'élimination de CO_2 se présenta pour une différence de température de 37° (— 6° jusqu'à + 31° C); elle était alors de 83 %. Les données obtenues dans des séries d'expériences d'une durée de 6 heures chez un homme pesant 76 kil., à jeun et à l'état de repos, sont des plus instructives à ce point de vue [1].

Température extérieure	Elimination de	
	CO2	N dans l'urine
+ 4° C.	210.7	4.2
7 »	206.0	4.1 -
9 »	192.0	4.2
15 »	155.1	3.8
16 »	158.0	4.0
24 »	164.8	3.4
27 »	160.0	4.0

Par conséquent, l'élimination de CO_2 est notablement plus élevée dans un milieu froid. Un abaissement de 9°, lors d'une température moyenne (16° C), détermine une augmentation de 33 % dans l'élimination de CO_2; par contre, lors de l'élévation de la température extérieure au-dessus de la moyenne, l'élimination de CO_2, loin de diminuer, augmente plutôt légèrement. Il ressort déjà du tableau ci-dessus — et nous reviendrons encore sur ce point — que la destruction de l'albumine n'est pas sensiblement influencée par le froid; par conséquent, l'augmentation de l'élimination de CO_2 doit être uniquement attribuée à une augmentation de la décomposition de la graisse (ou des hydrates de carbone).

La cause de l'augmentation de l'élimination de CO_2 ne peut pas être attribuée, chez le chat nourri d'une manière uniforme ou chez l'homme à jeun, à une alimentation plus abondante; on ne peut pas davantage invoquer chez l'homme, à l'état de repos aussi complet que possible, la production de mouvements volontaires plus intenses. Par contre, il était inévitable que l'homme soumis à des expériences dans un air refroidi ne frissonne pas, que par conséquent il n'exécute pas des mouvements involontaires. Ceux-ci s'accompagnant également d'une augmentation de la formation de CO_2, il en résulte que l'augmentation de CO_2, observée dans les expériences précitées, doit être en partie attribuée à ces mouvements involontaires. Senator [2] et Speck, les premiers, ont signalé que l'augmentation de l'élimination de CO_2 chez l'homme placé dans un milieu froid était minime (5 % environ), bien entendu si le sujet s'abstenait de tout mouvement musculaire. A. Löwy [3] démontra ensuite que l'absorption de O et l'élimination de CO_2 restent également constantes chez un sujet placé dans un milieu froid, souvent diminuent même légèrement, pourvu qu'il ne survienne pas de contractions musculaires, soit toniques (tension), soit cloniques (tremblement). Les changements qui surviennent dans les mouvements respiratoires (les excursions respiratoires

(1) C. Voit, Zeitschr. f. Biol., Bd. 14, p. 57.
(2) Virchow's Arch., Bd. 45, p. 363.
(3) Pflüger's Archiv, Bd. 46, p. 189.

devenant plus fréquentes et plus profondes dans un milieu froid) ne peuvent point avoir déterminé l'augmentation de CO_2, attendu que la mécanique respiratoire n'a que peu d'influence sur cette élimination. De fait, les contractions musculaires involontaires que nous venons de signaler (tonus et tremblement musculaires) ne jouent qu'un rôle accessoire chez l'homme. Un rôle d'une importance incomparablement plus grande est dévolu à certains dispositifs qui tendent à conserver au corps sa chaleur propre : ces dispositifs appartiennent en partie directement au corps lui-même, partie ont été imaginés par l'homme pour diminuer (ou pour augmenter) la perte de chaleur par la surface cutanée; parmi eux, il faut citer en première ligne l'habillement et l'habitation[1], ensuite la chaleur produite par la combustion des substances nutritives absorbées et par les mouvements musculaires volontaires.

D'après *Pflüger* et *Zuntz*[2], il se produit chez les petits animaux à sang chaud soumis à un refroidissement (lapin, cobaye) une augmentation considérable et constante de l'absorption de O et de l'élimination de CO_2. On doit se représenter que le froid excite les terminaisons nerveuses sensitives de la peau et agit ainsi par l'intermédiaire de la moelle épinière et par un effet réflexe sur les muscles, lesquels représentent, on le sait, presque la moitié du poids total du corps; ces réflexes déterminent des transformations chimiques plus intenses, de manière que, même en dehors de tout mouvement musculaire visible, les substances riches en carbone se détruisent à un degré plus marqué, comme lors des mouvements volontaires. Par conséquent, les nerfs cutanés sont le point de départ de réflexes qui régularisent en quelque sorte la température en modifiant les transformations chimiques dans les muscles; c'est ce qu'on a appelé le tonus réflexe chimique. Dans un grand nombre d'autres cas, on a signalé également, à la suite d'excitations des nerfs, sensitifs des modifications dans les processus de désassimilation. Les bains froids augmentent l'élimination de CO_2 en agissant sur les nerfs cutanés; pour cette même raison, on élimine plus de CO_2 lorsqu'on prend un bain dans l'eau salée que si on prend un bain dans l'eau douce[3]. L'application d'excitants cutanés (farine de moutarde) détermine également une augmentation de l'élimination de CO_2, alors même que les mouvements musculaires ne deviennent pas plus intenses[4]. L'excitation des nerfs sensoriels augmente également la désassimilation : des grenouilles aveugles éliminent moins d'acide carbonique que des grenouilles normales[5]; les animaux homéothermes éliminent plus d'acide carbonique à la lumière que dans l'obscurité[6], en tant que les impressions visuelles provoquent des mouvements réflexes.

Seulement, l'existence de ce mécanisme régulateur, qui est mis en jeu par la température extérieure et qui agit par voie réflexe sur la désassimilation, ne peut être démontrée directement chez l'homme.

La décomposition de la graisse, mais non celle de l'albumine, augmente dans un milieu froid. Ainsi, l'ouvrier en inanition, dans l'expérience de *Voit* (p. 19), ne présenta sous l'influence du froid aucune modification dans l'élimination azotée; celle-ci ne varia pas davantage lorsque la température s'éleva au-dessus de la moyenne de 16° C. La désassimilation de l'albumine, ainsi que le démontrent encore d'autres expériences[7], est donc

---

(1) L'augmentation de la désassimilation sous l'action du froid est si faible chez l'homme que, même lors d'une température extérieure de 25°, il ne peut se passer d'habillement (celui-ci ayant pour effet de diminuer la déperdition de chaleur). *Krieger*, Zeitschr. f. Biol., Bd. 5, p. 514.

(2 *Pflüger*, loc. cit. — *Zuntz* u. *Röhrig*, *Pflüger's* Arch., Bd. 4, p. 57.

(3) *Zuntz* u. *Röhrig*, loc. cit. — D'après *Koestlin* (Forstchritte d. Med., 1893, n° 18) les bains salés diminuent de 7 à 16 % la désassimilation de l'albumine, tandis que les bains d'eau douce sont sans influence.

(4) *Paalzow*, *Pflüger's* Arch., Bd. 4, p. 492. — D'après *Koestlin* (loc. cit.) les bains de moutarde chauds sont sans influence sur la décomposition de l'albumine.

(5) *Moleschott*, Wiener med. Wochenschr., 1853, p. 161; 1855, p. 681.

(6) Voir particulièrement (*Pflüger* et) *Platen*, *Pflüger's* Arch., Bd. 11, p. 263. — *J. Loeb*, Ibid., Bd. 42, p. 393.

(7) Cfr. surtout *Liebermeister*, Deutsch. Arch. für klin. Med., Bd. 10, p. 90 (homme).— *Senator*, *Virchow's* Arch., Bd. 45, p. 363 (chien).

indépendante de la température extérieure, pourvu que la température interne de l'animal demeure invariable.

Les considérations qui précèdent ne sont applicables que lorsque l'homme et les animaux, malgré le relèvement ou l'abaissement de la température extérieure, conservent leur température propre. Vient-elle à baisser, la décomposition de l'albumine et de la graisse diminue également, probablement parce que l'activité vitale des cellules refroidies de l'organisme est amoindrie ; cette diminution vitale a été démontrée d'une manière directe pour les fonctions animales, et spécialement pour la contraction musculaire[1] ; il est probable qu'elle se présente également dans les fonctions végétatives de la désassimilation[2]. Si la température du corps s'élève, ainsi qu'il en est chez l'homme à la suite de bains de vapeur ou de bains chauds, il arrive fréquemment que la destruction de l'albumine est notablement augmentée[3] ; cette augmentation ne s'étend pas seulement aux heures qui suivent, mais d'ordinaire à un ou même à plusieurs jours. La température du corps augmentant, la consommation de la graisse semble plutôt diminuer légèrement. Dans quelques cas où, à la suite d'un bain chaud, la température du corps ne resta supérieure à la normale que pendant quelques heures, on observa que la désassimilation de l'albumine demeurait invariable, tandis que la consommation de la graisse, tantôt s'élevait, tantôt était égale à la normale[4]. La cause de l'élévation de la température après les bains chauds doit être recherchée dans un trouble de la régulation de la température, et non dans une augmentation de la désassimilation.

7. Influence du poids du corps et de l'âge.

Endéans certaines limites, l'intensité de la désassimilation de l'organisme animal est en rapport avec la masse des cellules qui désassimilent ; par conséquent, plus la masse des cellules est grande, plus le poids du corps de l'individu est considérable, plus aussi, cœteris paribus, la décomposition d'albumine et de graisse est grande. Ainsi, l'ouvrier robuste de 71 kilogr. (expériences de *Pettenkofer* et *Voit)* décomposa, au premier jour de l'inanition, 78 gr. d'albumine et 215 gr. de graisse ; un individu moins fort au contraire, pesant 59 kilogr., ne consomma que 63 gr. d'albumine et 162 gr. de graisse (p. 20). La désassimilation étant moindre dans un petit corps que chez un individu grand et robuste, le besoin en substances réparatrices, en substances nutritives, est, évidemment aussi, moins considérable chez le premier que chez le second. Cette conclusion est démontrée d'une manière éclatante

---

(1) Voir *Gad* et *Heymans, du Bois-Reymond's* Arch., 1890, Suppl., p. 59 ; Mémoires de l'Académie des Sciences, Paris, Tome 31, nº 3.
(2) D'après *Formánek* (Zeitschr. f. physiol. Chem., Bd. 19, p. 271), des bains froids répétés (de 15° et d'une durée de 40 à 45 minutes) déterminent un abaissement de la température qui s'accompagne d'une augmentation modérée (8 %) de la décomposition de l'albumine.
(3) *Naunyn, du Bois-Reymond's* Arch., 1870, p. 159. — *Schleich*, Arch. f. exp. Path. u. Pharmakol., Bd. 4, p. 82 (homme). — *Formánek*, Wiener akad. Sitzungsberichte Bd. 101, III, p. 278.
(4) *C. F. A. Koch*, Zeitschr. f. Biologie, Bd. 19, p. 447 (lapin et homme). — *Simanowsky*, Ibid., Bd. 21, p. 1 (chien en inanition). — *Speck*, Deutsch. Arch. f. klin. Med., Bd. 37, p. 408 (homme).

par la différence d'intensité de la désassimilation, pour une alimentation mixte identique, chez un ouvrier bien musclé de 71 kilogr., et chez un individu faible et de petite taille, du poids de 52.5 kilogr. seulement (p. 50, 51) : le premier consomma 137 gr. d'albumine et 212 gr. de graisse, le second ne consomma que 136 gr. de graisse seulement, par conséquent, à peine les deux tiers de la quantité de graisse détruite par le premier.

Abstraction faite de cette différence, les petits individus consomment notablement plus d'albumine et aussi plus de graisse par kilogr. d'animal que les grands individus de cette même espèce ; ce point a déjà été établi dans l'étude de la désassimilation pendant l'inanition ; les raisons en sont, d'une part, la surface plus grande du corps par rapport à la masse de celui-ci et le refroidissement plus grand qui en résulte — refroidissement qui doit être compensé par une décomposition plus grande des substances combustibles, — d'autre part, les divers motifs invoqués déjà à la page 25.

Il faut encore ne pas perdre de vue que, à poids approximativement égal, l'état du corps peut cependant différer notablement suivant que l'individu est plus gras ou qu'il est plus riche en chair (musculeux). Plus le corps est musculeux, plus aussi la désassimilation d'albumine sera grande ; plus le corps est riche en graisse, plus cette désassimilation sera faible, parce que, par unité de poids ou par kilogr., la quantité de chair est d'autant moindre que la quantité de graisse est plus grande ; par conséquent, la destruction de la chair est diminuée en proportion. Cette relation se trouve également démontrée d'une manière péremptoire par les expériences déjà mentionnées dans l'étude des échanges nutritifs pendant l'inanition et pendant l'alimentation mixte. L'ouvrier musculeux de 71 kilogr. consomma pendant l'inanition 78 gr. d'albumine et 215 gr. de graisse, tandis que *Ranke*, qui était plus riche en graisse (p. 20), ne désassimila que 50 gr. d'albumine et 204 gr. de graisse. Prenant une ration mixte, l'ouvrier détruisit 137 gr. d'albumine et 213 gr. de graisse ; *Ranke,* par contre, ne perdit que 100 gr. d'albumine et 204 gr. de graisse (p. 51).

La femme possède généralement un poids moindre que l'homme ; à âge égal, son bilan nutritif se distingue de celui de l'homme en ce qu'il est relativement plus riche en graisse qu'en chair ; la transformation d'albumine est par conséquent encore moins élevée qu'il ne résulterait de son poids moindre. En moyenne, la femme ne décompose que 3/4 — 4/5 (75—80 %) de la quantité d'albumine et de graisse désassimilée par l'homme.

Abstraction faite de ce facteur, le sexe semble être sans influence marquée sur la désassimilation. Il va de soi que la consommation, comme le besoin nutritif, augmentent d'une manière correspondante dès que surviennent des conditions particulières qui déterminent une perte de substance ou un besoin nutritif plus grand : telles sont la menstruation, la grossesse et la lactation.

L'influence de la vie sexuelle sur les échanges nutritifs se manifeste, d'après les recherches de *Hagemann* [1] sur des chiennes (recevant une nourriture

---

(1) *Du Bois-Reymond's* Arch., 1890, p. 577 ; Landwirtsch. Jahrb., 1891, H. 1.

uniforme), en ce sens, que la désassimilation de l'albumine augmente pendant le rut et pendant la première moitié de la portée ; par contre, pendant la période ultérieure de la gestation, le développement de l'utérus et des glandes mammaires, ainsi que le développement du fœtus, ont cette conséquence que de l'albumine est retenue dans l'organisme ; la diminution d'élimination de l'azote qui en est l'expression est surtout marquée pendant la dernière semaine de la portée ; elle se continue, après la mise-bas, pendant la période de lactation. D'après *Stohmann*, la chèvre qui donne du lait retient également de 5 à 10 % de l'albumine alimentaire, afin de couvrir les besoins résultant de la lactation.

D'après les expériences de *von Noorden* et *Schrader* [1], l'élimination de l'azote par les urines diminue, chez les femmes uniformément nourries, immédiatement avant ou au début de la menstruation ; elle augmente dans la même proportion pendant les jours qui suivent.

D'après *Zacharjewsky* [2], 10 à 25 % de l'albumine alimentaire sont retenus dans l'organisme pendant la dernière semaine de la grossesse ; pendant les premiers jours qui suivent l'accouchement, l'azote éliminé dépasse l'azote absorbé, puis l'équilibre s'établit peu à peu. L'organisme abandonne par le lait, au maximum, 8 à 9 % de l'azote total éliminé.

L'influence exercée par l'âge sur l'ensemble des échanges nutritifs (désassimilation de l'albumine et de la graisse) n'a été jusqu'ici l'objet que de rares recherches ; c'est surtout vrai en ce qui concerne le bas âge. Si l'on fait abstraction des premières années de la vie, pendant lesquelles existe un grand besoin en substances nutritives, conséquence de l'augmentation de la substance organique nécessitée par le développement, il résulte des considérations déjà émises dans l'étude de l'inanition (p. 24) et de l'alimentation (p. 30) que les animaux jeunes décomposent, par kilogr. d'animal, une quantité notablement plus considérable d'albumine que les animaux plus âgés ; de même, les sujets jeunes paraissent décomposer un peu plus de graisse que les adultes. Les expériences de *Scharling* [3] autorisent peut être à conclure que l'élimination de CO_2, calculée par kilogr. d'animal, est notablement plus élevée chez les individus jeunes que chez les individus plus âgés.

Age	Poids en kilogr.	Acide carbonique en gr.	
		par jour	par kilogr. et par heure
35 ans	65.5	805	0.51
19 »	55.8	604	0.53
16 »	57.8	821	0.59
13 »	35.0	536	0.64
10 »	23.0	459	0.83

D'après *Pettenkofer* et *Voit*, l'homme adulte à l'état d'inactivité élimine en moyenne, par kilogr. et par heure :

pendant l'inanition . . . . 0.44 gr. CO_2
pendant l'alimentation mixte. . . 0.54 » »

Forster [4] a étudié l'élimination de CO_2, pendant l'état de repos, chez un certain nombre d'enfants âgés de 3 à 13 ans [5] ; il a trouvé, par kilogr. et par heure :

chez les enfants de 3 à 7 ans. . . . 1.2 gr. CO_2
» » » » 9 à 13 ans. . . . 0.9 » »

(1) *v. Noorden's* Beiträge zur Lehre von Stoffwechsel, Berlin, 1894, H. 2. — Voir également les expériences de J. De Vos sur les lapines pleines (Arch. de Pharmacodynamie, 1896, vol. 2, p. 41).
(2) Zeitschr. f. Biolog., Bd. 30, p. 368.
(3) Annal. d. Chem., Bd. 45, p. 214.
(4) *v. Pettenkofer* u. *Ziemssen's*, Handb. d. Hygiene, Bd. 1, Th. I, p. 76.
(5) Les plus grands de ces enfants appartenaient à un orphelinat où ils recevaient une nourriture uniforme ; les analyses furent faites chaque fois pendant 3 à 5 heures, l'avant midi, et 2 heures après un déjeuner frugal.

D'après ces diverses expériences, il est indiscutable que, toutes choses égales d'ailleurs, l'organisme des enfants âgés de moins de 13 ans environ élimine 1 1/2 à 2 1/2 fois plus de CO^2 que l'organisme des personnes adultes. Il doit en être de même pendant le sommeil et dans l'état d'inanition, car *Forster* observa chez un nourrisson endormi, âgé de 14 jours, que l'élimination de CO^2, par kilogr. et par heure, s'élevait à 0.9 gr., alors qu'un ouvrier vigoureux en élimine seulement 0.4 gr.

Pour déterminer quelle fraction de l'acide carbonique éliminé en plus échoit à la décomposition des substances non azotées (graisse), il faut d'abord connaître le degré de décomposition de l'albumine. Or, d'après les différentes analyses de *Camerer*[1], on arrive aux valeurs suivantes pour l'élimination de l'urée :

Age	Poids du corps en kilogr.	Urée en gr.	
		par jour	par kilogr.
7 mois	7	5.0	0.75
1 1/2 ans	9	12.1	1.35
3 »	13	11.1	0.9
5 »	16	12.3	0.76
7 »	19	13.9	0.74
9 »	25	17.3	0.69
12 1/2 »	33	17.6	0.54
15 »	36	17.9	0.5
25 à 50 ans	70	35	0.5

Abstraction faite des premiers mois de la vie, pendant lesquels l'élimination de l'urée par kilogramme dépasse seulement de moitié celle de l'adulte, l'enfant élimine pendant la seconde année presque 2 1/2 fois plus d'urée que l'adulte; à mesure que l'âge s'avance, l'augmentation relative de l'urée diminue; toutefois à la dixième année, elle dépasse encore presque de moitié celle de l'adulte. Par conséquent, l'intensité de la désassimilation de l'albumine évolue d'une manière à peu près exactement parallèle à celle de l'élimination de CO^2; l'augmentation de l'élimination de CO^2 paraît donc devoir être attribuée pour la majeure partie au carbone mis en liberté par la décomposition de l'albumine et non éliminé avec les urines, pour la plus petite partie seulement à une décomposition plus grande de graisse. Quoique les individus jeunes possèdent relativement moins de graisse[2] et désassimilent par conséquent plus d'albumine, ce facteur seul ne suffit pas pour expliquer la consommation notablement plus grande de l'albumine; elle doit être plutôt attribuée à la déperdition plus grande de chaleur qui existe chez les petits sujets par suite de l'étendue relativement plus grande de la surface de leur corps; les autres influences énumérées à la page 26 y contribuent également. Telles sont les principales raisons pour lesquelles l'enfant décompose (par kilogramme) plus d'albumine et aussi un peu plus de graisse que l'adulte. Cette décomposition notablement plus grande de substances nutritives ne doit en aucune manière être attribuée à une

---

(1) Zeitschr. f. Biolog., Bd. 14, p. 394; Bd. 16, p. 25; Bd. 20. p. 566; Bd. 24, p. 141 et Bd. 29, p. 277; Der Stoffwechsel d. Kindes, Tübingen, 1894.
(2) Nous ignorons si des analyses exactes prouvent cette affirmation, mais nous estimons que le contraire est plus vrai. (Note des traducteurs.)

action propre des aliments absorbés, car, même pendant l'inanition, l'albumine et la graisse se consument en quantités relativement bien plus considérables que chez l'adulte; c'est ce qui explique que les petits enfants, comme les animaux jeunes, succombent de bonne heure à l'inanition (p. 25).

Inversement, pendant la vieillesse, soit au-delà de 60 ans, les échanges nutritifs sont généralement moins intenses qu'à l'époque de la plénitude des forces pendant l'âge moyen. Bien que nous ne possédions pas de recherches comparées sur l'élimination de l'azote et du carbone chez l'adulte vigoureux et chez le vieillard, nous pouvons cependant conclure avec certitude à une diminution de ces échanges chez les personnes âgées, parce que l'expérience nous apprend que le besoin nutritif nécessaire pour conserver l'état nutritif de l'organisme est moindre chez les vieillards que chez les adultes vigoureux; ce besoin nutritif moindre porte tant sur les substances azotées (albumine) que sur les substances non azotées (graisse et hydrates de carbone). Cette diminution des échanges s'explique en partie, mais non complètement, par le fait que la production de travail, dont l'influence sur l'intensité des échanges nutritifs est considérable, diminue notablement pendant l'âge avancé. On doit plutôt considérer encore comme facteur causal la diminution de poids ou de la masse corporelle qui survient pendant la vieillesse, par conséquent, la diminution de la masse totale des éléments cellulaires qui opèrent les décompositions, en partie aussi la diminution de la surface du corps et qui entraîne une diminution dans la déperdition de calorique.

CHAPITRE II.

Assimilation et Nutrition.

L'organisme animal perd sans cesse une partie de ses principes constitutifs essentiels, tels que eau, albumine, graisse et substances minérales; ainsi que nous l'avons exposé dans le chapitre précédent, l'intensité de cette désassimilation, tout en demeurant continue, subit néanmoins des oscillations étendues suivant les conditions externes et internes. Par conséquent, pour que l'individu demeure en vie et pour qu'il garde son pouvoir fonctionnel en dépit de cette déperdition nutritive continue, il faut que les pertes indissolublement liées à l'évolution des processus vitaux soient compensées d'une manière adéquate. La physiologie de la nutrition a pour tâche de résoudre le point de savoir comment cette réparation nutritive se fait de la façon la plus parfaite, au point de vue qualitatif et quantitatif.

Au début du chapitre précédent (p. 5), nous avons déjà indiqué la différence si profonde qui existe entre les plantes et les animaux. Les plantes ont la propriété de former par synthèse, à l'aide de substances inorganiques, les molécules si complexes de l'albumine, de la graisse et des hydrates de carbone; par contre, l'organisme animal n'est pas en état de synthétiser à l'aide de composés inorganiques les susdites substances organiques qui représentent pourtant les éléments constitutifs les plus importants de son propre édifice; il doit constamment les emprunter à l'organisme végétal, soit d'une manière directe, soit d'une manière indirecte, ces substances ayant fait préalablement partie constituante de l'organisme d'un herbivore.

Pour remplacer l'albumine et la graisse continuellement perdues par l'organisme animal, il faut y réintroduire de l'albumine et de la graisse (ou des hydrates de carbone). Nous avons déjà étudié d'une manière détaillée l'influence qualitative et quantitative qu'exercent sur la nutrition ces substances ingérées sous forme d'aliments. Mais l'organisme renferme encore, outre l'albumine et la graisse, une quantité plus ou moins variable de substances collagène et chondrogène, de substance cornée (kératine), de substance muqueuse (mucine) et enfin de lécithine. Ces substances sont également décomposées d'une manière continue, quoiqu'à un moindre degré. On ne pourrait toutefois en compenser les pertes en introduisant de ces mêmes substances. En effet, les substances collagènes et la gélatine sont décomposées rapidement dans l'organisme ; la mucine est en partie détruite dans l'intestin et la lécithine l'est complètement. Par conséquent, l'ingestion de ces substances ne peut, ni compenser les pertes, ni augmenter la quantité de ces mêmes composés dans l'organisme animal. Les substances collagènes, cornées et muqueuses sont plutôt des dérivés des albuminoïdes à l'aide desquelles elles se forment ; de même, la lécithine est probablement aussi un composé de synthèse, formé dans l'organisme également à l'aide des produits de décomposition de l'albumine (avec le concours de la graisse). Par conséquent, si les substances mères, l'albumine (et la graisse), sont introduites dans l'organisme en quantités suffisantes, le remplacement des substances susdites est assuré. De même, point n'est besoin de réintroduire dans l'organisme les substances dites extractives qui s'éliminent par les urines, substances dont la plupart sont azotées, telles que l'urée, l'acide urique, la créatine, la xanthine, l'hypoxanthine, etc. et qui prennent naissance par la destruction de l'albumine ou de la nucléine. Ces substances sont les produits de la métamorphose régressive et sont inutiles pour la reconstitution et pour le développement des organes ; introduites avec les aliments, elles n'augmentent pas la quantité des substances extractives de l'organisme car elles sont le plus souvent rapidement éliminées avec les urines, comme telles ou après avoir subi des modifications.

Tous les composés chimiques qui sont absolument nécessaires à la formation de l'organisme, qui suppriment ou diminuent ses pertes, qui enfin constituent une source d'énergie pour les fonctions de l'organisme, s'appellent principes nutritifs ou aliments simples. Sont des aliments simples : l'eau, les substances minérales (sels inorganiques, cendres), l'albumine, les substances collagènes, la graisse, les hydrates de carbone et l'oxygène (de l'air atmosphérique).

On désigne du nom d'aliments composés un mélange de deux ou plusieurs aliments simples, soit qu'ils se rencontrent comme tels dans la nature ou qu'ils aient été préparés artificiellement. Parmi les aliments composés naturels, citons la viande et les œufs ; parmi les aliments composés artificiels, citons le beurre, le fromage et le pain. Enfin l'alimentation, ou la nourriture, est constituée par un mélange d'aliments simples, d'aliments composés et de condiments (voir plus loin), qui est capable d'entretenir un certain état nutritif de l'organisme ou de fournir à celui-ci l'état nutritif désirable.

§ 1. — IMPORTANCE DES ALIMENTS SIMPLES.

1. Eau.

Au point de vue de la constitution matérielle de l'organisme humain, l'eau occupe la première place par la quantité (p. 18). Le corps de l'homme adulte renferme environ 64 % d'eau, par conséquent près des 2/3 de son poids ; chez les nouveaux-nés et chez les jeunes enfants, l'eau représente même 70 à 66 °/₀ de leur poids. Les os, les cartilages, les dents et le tissu graisseux renferment respectivement 27, 57, 6 et 10 °/₀ d'eau; leur teneur en eau est donc remarquablement faible; par contre, les autres tissus et organes en renferment d'ordinaire de 70 à 78 °/₀. Les muscles contiennent 75 °/₀ d'eau, et comme leur masse totale représente environ 43 °/₀ du poids du corps, il en résulte que plus de la moitié de l'eau totale du corps est emmagasinée dans les muscles. Le tissu graisseux étant si pauvre en eau, la masse totale de l'eau du corps doit diminuer à mesure que le corps devient plus riche en graisse.

L'eau joue dans l'organisme un rôle singulièrement important et cela à divers points de vue. Ni les plantes, ni les animaux, ne peuvent perdre de l'eau au delà d'une certaine limite (dessication) sans perdre à jamais la propriété d'être le siége des processus physiques et chimiques de la vie, par conséquent sans mourir. La grande teneur du sang en eau (env. 78 °/₀) rend possible la circulation et permet de la sorte que les matériaux nutritifs ainsi que l'oxygène, absolument nécessaires à la vie, sont transportés aux organes et aux tissus; le sang, ainsi que la lymphe, — laquelle est encore plus riche en eau (95 °/₀) — peuvent ainsi enlever aux organes les substances désassimilées devenues libres ou en excès et les amener aux différents émonctoires de l'organisme, tels que les reins, les poumons, la peau et l'intestin. Il est donc exact de dire avec *Hoppe-Seyler :* « tous les organismes vivent dans l'eau et même dans l'eau courante ». L'eau constitue encore le véhicule principal de la plupart des produits de sécrétion. L'eau est, en outre, nécessaire à la formation des sucs digestifs, lesquels sont tous très riches en eau (ils en contiennent d'ordinaire plus de 90 °/₀; la salive en contient même près de 99 °/₀); l'eau est également nécessaire à la dissolution des aliments simples et composés solides, à leur progression dans le tube intestinal et à leur pénétration dans les liquides organiques. Le nerf et le muscle ne peuvent même conduire l'excitation ou exécuter la contraction qu'à condition de renfermer une certaine quantité d'eau qui ne peut varier que dans de très faibles limites. L'eau, enfin, occupe une place importante parmi les agents qui préviennent l'échauffement excessif de l'organisme par la chaleur que dégagent en lui les processus chimiques; la vapeur d'eau émise par les surfaces pulmonaire et cutanée, en quantité variable suivant les conditions externes et internes, détermine un refroidissement correspondant à son évaporation. La quantité de chaleur ainsi perdue peut être évaluée à 1/5 de la perte totale de chaleur; cette quantité devient plus grande encore lorsque la température extérieure dépasse 20° C [1].

La teneur des organes en eau n'oscille normalement que dans d'étroites limites. Arrive-t-il que l'organisme perde en peu de temps de grandes quantités d'eau, tel que c'est le cas lors de brûlures [2] ou dans les diarrhées profuses du choléra [3],

---

(1) *Rubner,* Arch. f. Hygiene, Bd. 11, Heft 2 et 3.
(2) *Tappeiner,* Centralbl. f. d. med. Wissensch., 1881, p. 386.
(3) *C. Schmidt,* Charakteristik der epidemischen Cholera, Mitau, 1850. — *C. Voit,* Zeitschr. f. rat. med., N. F., Bd. 6.

alors la teneur des organes en eau diminue; le sang en contient
2—3 % en moins. Aussi, les reins ne peuvent retirer du sang, pour
former de l'urine, qu'une moindre quantité d'eau : la sécrétion
urinaire s'arrête d'une manière presque complète. La diminution de
la teneur en eau dans les muscles et dans les nerfs provoque des
contractions (crampes des muscles du mollet); bientôt survient
de la dépression nerveuse, une diminution d'activité du cœur et des
muscles respiratoires, et finalement la mort. L'analyse démontre
que la diminution de la teneur en eau est la plus considérable dans
les muscles : ceux-ci perdent environ 5 à 6 % d'eau.

L'organisme perd continuellement de l'eau par l'urine,
par les fèces, par les poumons et par la peau. La quantité
totale de ces pertes en eau subit des oscillations considérables. Le
rein élimine d'autant plus d'eau que les mets et les boissons ingérés
en contiennent davantage, et, inversement, il en élimine d'autant
moins que l'eau est absorbée en moindre quantité. Lors de la
privation absolue d'aliments et de boissons, la quantité d'urine émise
en 24 heures par l'homme peut, par suite de l'appauvrissement du
sang en eau, être réduite à 200 c. c. De même, la quantité d'eau
éliminée par les urines diminue lorsque l'organisme perd des
quantités plus considérables d'eau par les poumons, et surtout, par
la transpiration plus abondante. Enfin, la quantité du liquide
urinaire dépend encore de la qualité des aliments. Toute substance
qui est éliminée par les reins possède la propriété d'augmenter la
quantité d'eau de l'urine, par conséquent, d'agir en quelque sorte à
la manière d'un diurétique; tel est le cas pour l'urée et pour
plusieurs autres sels inorganiques, parmi lesquels il faut citer en
premier lieu le chlorure de sodium. Plus la quantité d'albumine
ingérée est grande, plus aussi la quantité d'urée éliminée devient
considérable, plus élevée aussi sera la quantité d'urine émise; le
volume du liquide urinaire est donc généralement plus grand sous
un régime riche en viande que sous un régime mixte et surtout que
sous un régime dépourvu d'albumine[1]. Plus les aliments sont
salés, plus le sel en excès s'élimine avec l'urine et plus le volume
de celle-ci devient considérable.

L'évaporation de l'eau par la peau et par les poumons
présente des variations plus considérables encore. La quantité
d'eau perdue par la peau et celle éliminée par les poumons peuvent,
dans les conditions ordinaires, être considérées comme égales.
Toutefois, l'intensité de l'évaporation de l'eau par la peau varie
considérablement d'après l'état d'excitation et d'activité des glandes
sudoripares. Tous les facteurs qui augmentent la circulation
sanguine de la peau élèvent également, coeteris paribus, la
sécrétion sudorale. Parmi ces moyens diaphorétiques, il faut citer
en première ligne le travail musculaire, ensuite la température
plus élevée du milieu ambiant surtout si en même temps l'air est
peu agité, un habillement chaud, des bains chauds, l'ingestion
abondante de boissons chaudes alcooliques ou acidulées. Enfin,

---

(1) L'urine augmente également sous un régime riche en tissu collagène : la
gélatine se décomposant en urée et s'éliminant comme telle par les urines, la quantité
d'urine s'accroît à mesure que la ration de gélatine augmente (*I. Munk*, *Virchow's* Arch.,
Bd. 101, p. 114).

6

certains états psychiques tels que l'anxiété, la colère, la joie, la peur, augmentent également la sécrétion de la sueur par voie réflexe et par l'intermédiaire des nerfs sudoripares. Entre la sécrétion cutanée et la sécrétion rénale existe un antagonisme caractéristique : la sueur est plus abondante lorsque la sécrétion urinaire est moindre; par contre, elle diminue lorsque l'élimination de l'eau par les reins s'élève. Le travail musculaire exerce également une influence puissante sur l'élimination de l'eau par les poumons (p. 67). Une activité musculaire intense, un travail corporel fatiguant, la course, le saut, etc., accélèrent la respiration d'une manière extraordinaire; d'autre part, la quantité de la vapeur d'eau exhalée augmente avec la fréquence des mouvements respiratoires : lors d'un travail musculaire, la quantité d'eau évaporée par la surface pulmonaire peut ainsi s'élever au double de la quantité normale. D'après les analyses de *Pettenkofer* et *Voit*[1], un ouvrier vigoureux de 71 kilogr. soumis à un régime mixte[2] élimine au total environ 2200 à 2700 gr. d'eau :

	Pendant le repos	Pendant le travail
par l'urine	1280	1200 gr. d'eau.
» les fèces	80	90 » »
» la respiration	830	1410 » »
	2190	2700 gr. d'eau.

Comme la perte en eau oscille sous l'influence d'un grand nombre de facteurs extérieurs, il en résulte que le besoin en eau est également des plus variables. En moyenne, le corps de l'homme adulte perd pendant le repos 2200 gr., et pendant le travail 2700 gr. d'eau. Mais la quantité totale de l'eau éliminée ne doit pas être remplacée par de l'eau ingérée comme telle; en effet, au sein de l'organisme, l'oxydation de l'hydrogène des composés organiques[3] donne naissance à de l'eau. D'après les calculs de *C. Voit*, la quantité d'eau formée par oxydation de l'hydrogène représenterait environ 1/6 de la quantité totale de l'eau éliminée; ce rapport de 1/6 existerait aussi bien pendant l'inanition que lors d'un régime mixte pendant et en dehors du travail. Il en résulte que, pour couvrir les besoins de l'organisme en eau, il suffit d'ingérer 5/6 × 2200 ou 5/6 × 2700 gr., par conséquent, 1825 gr. pendant l'état de repos, et 2250 gr. pendant la période de travail. De fait, ainsi qu'il résulte des analyses de *Forster*[4], l'homme adulte, vivant dans les conditions habituelles et non habitué à un excès de boisson, ingère lors d'un travail corporel modéré une quantité journalière de 2200 à 3500 gr. d'eau; cette quantité d'eau prise avec les mets et sous forme de boisson dépasse donc encore notablement la quantité nécessaire à l'organisme.

Si la quantité d'eau introduite dans l'organisme est plus grande que celle nécessaire pour couvrir le besoin résultant de ses pertes, la teneur relative des organes en eau n'augmente pas, ou tout au plus, d'une manière absolument passagère; cette teneur

---

[1] Zeitschr. f. Biologie, Bd. 2, p. 480.
[2] 137 gr. d'albumine, 117 gr. de graisse, 352 gr. d'hydrates de carbone.
[3] Soit l'hydrogène total de la graisse détruite et une partie de l'hydrogène de l'albumine désassimilée, c'est-à-dire la partie de l'hydrogène qui lors de la décomposition de la molécule de l'albumine ne passe pas dans la molécule de l'urée.
[4] Zeitschr. f. Biolog., Bd. 9, p. 387.

représente en effet une valeur approximativement constante, ainsi que nous le disions déjà. L'ingestion d'une quantité d'eau, même excessive, détermine seulement pour quelques heures une teneur plus grande du sang en eau, et en conséquence, une diminution de sa richesse en substances fixes[1]. L'excédant de l'ingestion sur la déperdition habituelle est rapidement éliminé, principalement par les reins; la peau n'intervient d'une manière marquée pour l'élimination de l'eau en excès que dans les cas où les facteurs indiqués ci-dessus (travail, atmosphère chaude et tranquille, etc.), avaient déterminé la dilatation des vaisseaux cutanés. Le courant aqueux intense qui circule à travers l'organisme extrait d'une manière plus complète l'urée renfermée dans les tissus, et détermine fréquemment une légère augmentation de la désassimilation de l'albumine. Il se fait ainsi que l'ingestion d'une quantité plus grande de liquide est suivie d'une élimination d'azote, qui dépasse légèrement celle que l'organisme aurait sécrétée, dans des conditions pour le reste identiques, à la suite de l'ingestion de la quantité de liquide exactement suffisante pour couvrir les besoins (p. 60).

L'alimentation étant pour le reste suffisante, si la quantité d'eau ingérée est inférieure aux pertes, il survient la sensation de la soif. Celle-ci, locale au début, se manifeste d'abord sur la muqueuse buccale et pharyngienne par une sensation de sécheresse et de brûlure (dans le pharynx); l'état d'humectation de ces muqueuses et même leur teneur en eau diminuent par suite d'une évaporation plus abondante, telle qu'elle survient lors de la respiration d'un air sec ou lors d'un discours prolongé, mais surtout à la suite de pertes abondantes d'eau par la sueur, par des diarrhées profuses, etc. Si l'on humecte simplement la cavité buccale avec de l'eau, la sensation locale de la soif est apaisée pour quelque temps, mais bientôt elle se transforme en une sensation générale dès que la teneur en eau dans le sang et dans les tissus a diminué, ne fut-ce que d'une quantité minime. Cette sensation générale de la soif ne disparaît qu'après remplacement de la quantité d'eau perdue; elle n'est donc apaisée que par une quantité suffisante de boisson.

Si l'on ingère une quantité d'eau minime ou même nulle, les pertes en eau diminuent également en proportion; toutefois, les tissus et le sang deviennent alors moins riches en eau, ainsi que *Jürgensen* [2] l'a démontré directement pour la cure par la soif de *Schroth,* qui consiste en une diminution considérable de l'ingestion d'eau. *Schwendter* [3] a démontré également qu'une diminution considérable de l'ingestion de boisson a généralement pour effet de réduire, en moyenne de 2 %, la teneur du sang en eau.

Si on est dans l'impossibilité de calmer la soif, il survient très vite, probablement par suite d'une diminution de la teneur en eau du système nerveux central, d'abord des phénomènes convulsifs puis de la paralysie, et finalement la mort par diminution de l'activité

(1) *Leichtenstern,* Untersuchungen über den Hämoglobingehalt des Blutes, Leipzig, 1878, p. 49; *Reinert,* Die Zählung der Blutkörperchen, Leipzig, 1891, p. 87.
(2) Deutsch. Arch. f. klin. Med., Bd. 1, p. 196.
(3) Beeinflussung der Blutconcentration durch den Flüssigkeitsgehalt der Kost, Dissert., Bern, 1888.

cardiaque [1]. La sensation de la soif est si pénible et si prédominante que même la sensation de la faim se fait moins sentir et qu'on refuse de prendre des aliments secs. L'homme supporte mieux et plus longtemps la faim que la soif. Tandis que la sensation de la faim s'affaiblit de plus en plus avec la durée de l'inanition, la sensation de la soif, au contraire, augmente avec la durée de la suppression de l'eau et fait souffrir plus horriblement. Du reste, il est impossible, se trouvant sous l'influence de la soif, d'ingérer en aliments secs la quantité nécessaire aux besoins de l'organisme.

D'après *Oertel*, la graisse du corps disparaît plus ou moins rapidement si l'on diminue considérablement et d'une manière prolongée l'ingestion de liquides, en même temps qu'on active l'élimination de l'eau par la peau, par les poumons et par les reins.

Lors de l'inanition absolue, qui comprend donc également la suppression de l'eau, l'organisme combat ses pertes en eau, d'une part par l'eau résultant de l'oxydation de l'hydrogène des substances organiques, d'autre part par l'eau tissulaire préformée, c'est-à-dire par l'eau qui imbibe les tissus organisés, qui se trouve renfermée dans l'albumine et dans la graisse et qui devient libre lors de la décomposition de ces dernières. Les tissus riches en albumine, dont la chair musculaire est le type, renferme environ 75 % d'eau, outre 21 % d'albumine ; les tissus graisseux ne renferment, outre 87 % de graisse, que 10 % d'eau (p. 80). Par conséquent, la destruction de 100 gr. de chair met en liberté 75 gr. d'eau et la destruction de 90 gr. de graisse, 10 gr. d'eau seulement. La quantité d'eau devenue ainsi libre par la consommation des parties constituantes du corps, est mise à la disposition de l'élimination aqueuse par les reins, par la peau et par les poumons ; à cette quantité, il faut encore ajouter, comme nous l'indiquions déjà, celle qui se forme dans l'organisme même par l'oxydation de l'hydrogène de la graisse et de la molécule restante d'albumine (après séparation de l'urée). Si les quantités d'eau fournies par ces deux sources étaient suffisantes pour couvrir les besoins de l'homme pendant l'inanition, il faudrait que les tissus et les organes de l'homme en inanition absolue aient la même teneur centésimale en eau qu'à l'état normal ; s'il était démontré que cette teneur diminue, il en résulterait que les tissus comme tels abandonnent de l'eau. L'analyse des pertes en eau subies par l'homme en inanition (p. 20) montre qu'elles atteignent 870 à 890 gr. par jour d'inanition ; on peut en conclure que les organes dans leur ensemble dépensent journellement une petite fraction de leur teneur en eau [2] : on doit donc s'attendre à trouver une diminution de cette teneur chez l'homme soumis à l'inanition absolue. Cette conclusion est d'accord avec une observation de *Tuczek* [3] chez un aliéné qui, après un refus prolongé de tout aliment, absorba journellement deux litres d'eau et n'élimina en moyenne que 400 c. c. d'urine, signe manifeste que l'organisme avait subi antérieurement une perte en eau et qu'il s'efforçait de rétablir sa teneur normale en retenant une partie de l'eau ingérée.

La teneur de l'organisme en eau est influencée surtout par sa teneur en graisse : plus le dépôt de graisse est considérable, plus l'organisme est pauvre en eau, attendu que le tissu graisseux, pauvre lui-même en eau, n'en renferme que 10 %. Ainsi *Lawes* et *Gilbert* [4] trouvèrent chez le bœuf que le corps pris en masse ne renferme que 51.5 % d'eau lors d'une teneur totale en graisse de 19 %, et seulement 45.5 % d'eau lors d'une teneur en graisse de 30 % ; le bœuf maigre, au contraire, contient environ 60 % d'eau. C'est surtout dans les muscles que l'eau diminue proportionnellement à l'augmentation de la graisse ; ainsi *Siegert* ne trouva dans la viande de bœuf que 63 % d'eau, lors d'une teneur en graisse

---

(1) Des pigeons nourris avec des graines sèches deviennent malades après avoir perdu environ 1/10 de l'eau totale du corps, et meurent après avoir perdu environ 1/5 (*Nothwang*, Dissert., Marbourg, 1891).

(2) Cfr. également *Lehmann, Müller, Munk, Senator, Zuntz, Virchow's* Arch., Bd. 131, Suppl., p. 116.

(3) Arch. f. Psychiatrie, Bd. 15, p. 784.

(4) Philosoph. Transactions of Royal Society, 1859, vol. 2 p. 439.

de 17 %, et seulement 5o.5 % d'eau lors d'une teneur de 34 % en graisse (la viande maigre de bœuf contient 75 % d'eau). Un rapport analogue doit exister pour l'homme : plus le corps est riche en graisse, plus sa teneur en substances fixes est grande; par conséquent, plus sa teneur en eau est faible. C'est ainsi que *E. Bischoff* (p. 18) trouva chez l'homme seulement 6o % d'eau pour une teneur de 19 % de graisse, tandis que *Volkmann* (p. 18) arriva au chiffre de 66 % d'eau pour une teneur de 13 % de graisse. Plus l'individu est mal nourri et maigre, plus la teneur en eau est grande. C'est donc avec raison que les personnes mal nourries, pâles, mais encore assez corpulentes, sont dites boursouflées ou gonflées.

Remarquons encore enfin, un fait intéressant : lors d'une alimentation insuffisante pour couvrir les besoins de l'économie, l'organisme perd continuellement de son albumine, le corps tout entier devient plus riche en eau et l'excès de l'eau s'emmagasine également ici en majeure partie dans les muscles.

Un chien [1] de 34 kilogr., qui pendant 41 jours fut exclusivement nourri de pain, perdit pendant cette période, par les urines et par les fèces, l'azote de 3720 gr. de chair, soit environ 1/5 de la chair totale de son organisme. Malgré cette perte considérable d'albumine, le poids du corps n'avait diminué que de 53o gr. environ; par conséquent, le chien devait avoir retenu et emmagasiné dans son organisme environ 3190 gr. de substance, en partie sous forme de graisse, mais probablement en majeure partie sous forme d'eau. Ce chien reçut ensuite journellement 1800 gr. de viande; malgré le dépôt de 6oo gr. de chair, son poids diminua le premier jour de 3oo gr.; il élimina donc 9oo gr. d'eau. La quantité d'eau renfermée dans l'urine seule dépassait de 12o gr. la quantité d'eau ingérée. Au second jour de l'alimentation avec cette ration de viande, un rapport analogue existait encore. Lors d'une alimentation insuffisante, l'eau augmente donc dans l'organisme; c'est ce que *Bischoff* et *Voit* démontrèrent encore chez deux chats nourris pendant longtemps exclusivement de pain et qui avaient sous ce régime perdu en albumine et en graisse; en effet, les muscles et le cerveau de ces animaux renfermaient 3 à 4 % plus d'eau que les mêmes organes de chats bien nourris.

Ces observations permettent de tirer deux conclusions importantes : premièrement, lors d'une perte considérable d'albumine ou de graisse ou de ces deux substances, la perte en poids réellement subie peut être notablement inférieure au poids qui correspond aux quantités d'albumine et de graisse disparues; il peut arriver ainsi que, lors du passage d'une alimentation pauvre à une alimentation riche, le poids diminue encore malgré le gain en albumine et en graisse et cela, parce que l'organisme se débarrasse de l'eau accumulée antérieurement. Par conséquent, la seule détermination du poids du corps, valeur qui dépend des facteurs les plus variables, ne permet pas de conclure d'une manière certaine dans quel état nutritif se trouve le corps et quelle a été l'influence nutritive d'un régime déterminé; cela est surtout vrai pendant la période de transition d'un régime à un autre qui en diffère considérablement. Pour pouvoir conclure sur les points indiqués, il faut en même temps analyser les ingesta et les egesta de l'organisme. Secondement, les expériences précitées nous apprennent le fait intéressant à savoir que, l'eau accumulée dans l'organisme pendant un régime insuffisant, de même que l'eau ingérée en excès, est éliminée avec les urines dès qu'on prend une nourriture plus abondante et surtout plus riche en albumine. Par

---

[1] *Bischoff* u. *Voit*, Die Gesetze der Ernährung des Fleischfressers, 186o, p. 210.

conséquent, la suite d'une alimentation insuffisante résultant d'une ration trop faible ou de maladies, le meilleur moyen p o u r é l i m i n e r l'excès d'eau accumulé dans cet organisme aqueux et pauvre en albumine (ainsi qu'en graisse), est de lui donner une nourriture riche en albumine, de le nourrir donc surtout de viande.

En résumé, au point de vue quantitatif, l'eau constitue l'aliment le plus important, bien plus que les autres substances nutritives. Et cependant, on prend généralement peu garde à ce qu'une quantité suffisante d'eau entre dans la composition de la nourriture ; cette insouciance trouve son explication dans le fait que, non seulement on se procure facilement de l'eau, mais encore parce qu'elle est généralement mise à la disposition de tous, en quantité suffisante et en état approprié. La valeur et l'importance de l'eau n'est d'ordinaire reconnue que lorsqu'on se trouve dans l'impossibilité de se procurer de l'eau potable, comme sur les vaisseaux, dans les expéditions tropicales, etc., et qu'on est obligé dans ces circonstances de transporter avec soi l'eau potable, malgré son poids considérable et les frais qui en résultent, la soif étant moins bien supportée que la faim, ainsi que nous le disions déjà plus haut.

Vu la haute importance de l'eau en tant qu'aliment et dont le besoin se fait si vivement sentir, il incombe aux autorités locales de fournir aux habitants une quantité suffisante de bonne eau potable. Ce n'est que dans ces derniers temps qu'on a prêté une attention suffisante à ce facteur d'une importance tout aussi capitale en hygiène.

Les conditions à remplir par une bonne eau potable[1] sont surtout les suivantes ; elle doit être absolument claire et transparente, incolore, inodore, posséder une saveur pure et rafraîchissante. Elle doit renfermer au maximum, par litre, un demi-gramme de substances fixes (résidu d'évaporation) et être dépourvue d'éléments organisés. Les sels terreux qu'elle tient en solution ne peuvent dépasser 0.2 gr. de chaux par litre. Elle ne renfermera que des traces de chlorures, de nitrates ou de sulfates ; ni ammoniaque, ni hydrogène sulfuré, ni acide azoteux. La quantité de substances organiques tolérées correspondra à une réduction de 5 à 8 milligr. de permanganate de potassium par litre. Enfin la température de l'eau oscillera entre 7 et 11°C.

Ces diverses conditions sont remplies surtout par l'eau de source ou par l'eau de puits. Les condensations de la vapeur d'eau de l'atmosphère retombent en pluie sur le sol ; l'eau y pénètre, y absorbe de l'acide carbonique et à l'aide de ce dernier dissout certains éléments du sol, principalement du carbonate de calcium, ensuite du carbonate de magnésium et du sulfate de calcium (gypse). Si la couche de terre traversée par l'eau est riche en substances solubles dans l'eau chargée d'acide carbonique, l'eau de source qui représente cette eau filtrée sera également riche en ces mêmes substances. Moins le sol est riche en sels minéraux solubles et plus il est riche en quartz, en granit et en argile, et moins aussi l'eau potable qui a traversé ce sol renferme de sels ; elle est par conséquent d'autant meilleure. Par contre, l'eau de puits ou de source a-t-elle filtré à travers un sol riche en substances organiques ou en substances de putréfaction, elle aura pu se charger de ces substances organiques ainsi que de leurs produits de décomposition, tels que les chlorures, les nitrites, l'ammoniaque. Dès que l'eau en renferme plus que des traces, on en peut toujours conclure qu'elle a été souillée par des substances organiques, par des déjections humaines ou animales ; aussi ne doit-on jamais établir de puits dans le voisinage des fosses d'aisance, car il n'est pas rare de constater que cette eau est le milieu de culture des virus épidémiques (typhus, choléra).

Il serait à peine possible de satisfaire aux besoins si considérables d'eau dans les grandes villes à l'aide de l'eau de puits ou de source ; d'autre part, là ou des milliers d'individus habitent ensemble sur un espace limité, il est également à peine possible d'empêcher suffisamment la contamination des sources d'eau par les déjections. On a été

---

(1) E. Reichart, Grundlagen zur Beurtheilung des Trinkwassers. 4 Aufl. — J. König, Untersuchung landwirthschaftlich und gewerblich wichtiger Stoffe. Berlin, 1891, p. 567.

ainsi forcé d'amener l'eau dans les villes, la faisant venir de distances considérables à travers des conduits. A cet effet, on prend ou de l'eau de fleuve déjà relativement pure, ou mieux encore, si faire se peut, de l'eau de lacs intérieurs ; on la soumet à une purification artificielle aussi complète que possible, en la filtrant à travers des couches considérables de sable à grains différents. Si cette opération est conduite avec soin, si la filtration est relativement lente et si les filtres sont assez fréquemment renouvelés, on peut ainsi obtenir une eau potable convenable. Toutefois, il ne paraît pas encore démontré d'une manière absolue que de pareils filtres artificiels retiennent suffisamment les germes pathogènes.

L'eau distillée, ainsi que celle qui s'en rapproche le plus, à savoir l'eau de pluie, est dépourvue de saveur rafraîchissante à cause de l'absence d'acide carbonique et de sels calcaires ; la nécessité seule peut parfois obliger l'homme à boire pareilles eaux. L'eau distillée possède de plus une action nuisible sur les cellules animales vivantes ; ce n'est, en effet, qu'à partir d'une certaine teneur en sels que l'eau devient inoffensive pour les protoplasmes.

2. Substances minérales.

Parmi les sels minéraux renfermés dans le corps animal, il en est qui font partie intégrante de l'organisme. Toute substance organisée laisse après combustion un résidu de cendres qui contiennent toujours une certaine quantité des mêmes sels. Par des recherches étendues, *Liebig*[1] démontra que tous les tissus et liquides animaux renferment du sodium, du potassium, du calcium, du magnésium combinés au chlore et à l'acide phosphorique, ainsi qu'une petite quantité de fer. Toutefois, les quantités des bases et des acides varient dans les différentes parties de l'organisme. Comme loi générale de première importance, il est à signaler d'abord que le sodium prédomine sur le potassium et que le chlore l'emporte sur l'acide phosphorique dans les liquides de l'organisme. Ceux-ci renferment donc surtout du chlorure de sodium, moins de phosphates alcalins et alcalino-terreux et seulement une faible quantité de chlorure de potassium : il en est ainsi pour le plasma sanguin, pour la lymphe, le suc gastrique, le suc pancréatique, pour l'urine et pour la sueur. Par contre, dans les éléments cellulaires, et par conséquent dans les tissus animaux, tels que les globules sanguins, les muscles, les nerfs, le lait, le jaune d'œuf, le foie, ce sont les sels potassiques qui l'emportent sur les sels sodiques et l'acide phosphorique qui prédomine sur le chlore. Tandis que dans les muscles, le lait, etc., les phosphates alcalins d'abord et alcalino-terreux ensuite se trouvent en quantités relativement considérables, les chlorures alcalins n'y sont renfermés qu'en quantités relativement minimes. Les os contiennent surtout des phosphates alcalino-terreux et terreux (surtout du phosphate de calcium, moins de phosphate de magnésium), ensuite du carbonate et enfin du fluorure de calcium. Comme *Liebig* l'a signalé le premier en y insistant, les substances minérales ne sont pas des additions indifférentes aux substances organiques ; en effet, ni dans la plante, ni dans l'animal, il ne peut se former de la substance organique vivante et active sans l'intervention de certaines substances minérales.

La richesse totale de l'organisme animal en substances minérales peut être évaluée à 4.7, soit en chiffres ronds 5 % (p. 18) ; le corps d'un individu de 70 kilogr. renferme donc environ 3.3 kilogr.

(1) Die organische Chemie in ihrer Anwendung auf Agricultur und Physiologie, 1840 ; 9 Aufl., 1876 ; Chemische Briefe, 4 Aufl., 1859, 31 u. 33 Brief.

de cendres. Les os (et les cartilages) en contiennent la plus grandè partie, environ 5/6 des cendres totales, de sorte que les autres parties de l'organisme, le squelette excepté, ne se partagent que 1/6 des cendres, ce qui fait pour l'homme une moyenne maximale de 600 gr. Le squelette à l'état frais renferme 34 à 37 % de cendres, tandis que dans toutes les parties molles la teneur n'atteint que 0.7 à 1.5 % ; cette quantité est constante pour chaque organe non pas seulement au point de vue qualitatif, mais encore au point de vue quantitatif. Les oscillations de la richesse en substances minérales sont très minimes pour le même organe chez des individus différents : pour le sang cette teneur oscille entre 0.9 et 1.2, pour les muscles entre 1.1 et 1.3 %, pour les os frais entre 34 et 37 % et pour les os desséchés entre 63 et 68 %.

Les rapports entre l'élimination des substances minérales pendant l'inanition et celle pendant l'alimentation doivent nous faire admettre que les sels existent sous deux formes différentes : partie à l'état de simple solution, partie en combinaison fixe avec de la substance organisée, avec le protoplasme, par conséquent à l'intérieur des éléments organisés, cellules et tissus. Les sels combinés peuvent donc être considérés comme formant partie intégrante des tissus. Les liquides et les sucs de l'organisme renferment des sels, partie en combinaison fixe, partie en simple solution. La partie des sels qui se trouve très probablement fixée sur l'albumine[1] et qui est, à ce qu'il semble, nécessaire à la vie et au fonctionnement des éléments organisés, n'est consommée qu'à un faible degré et ne devient libre que par la décomposition de l'albumine organisée; devenus ainsi libres, ils passent dans les liquides organiques, et, de même que les sels simplement dissous, ils s'éliminent par l'urine surtout ainsi que par les fèces. La quantité de sels devenue libre par la décomposition de l'albumine, ainsi que la partie éliminée des sels simplement dissous, doit être remplacée.

Il en est autrement pour l'organisme en voie de développement : le développement des tissus exige également l'intervention de substances minérales, de sorte que l'absorption de ces dernières est nécessaire au développement des organes. Il y a donc lieu de faire une distinction entre le besoin en substances minérales pour compenser simplement les sels éliminés et le besoin en sels pendant le développement de l'organisme; nous traiterons donc cette question séparément pour l'organisme adulte et pour l'organisme encore en voie d'accroissement.

Les conséquences de l'absorption insuffisante de substances minérales chez l'animal adulte ont été étudiées par *Forster*[2] dans une série d'expériences.

Un chien de 32 kilogr. reçut une ration de poudre de viande, épuisée par de l'eau bouillante, et qui était constituée par les résidus de la fabrication de l'extrait de viande; cette ration à laquelle on ajouta de la graisse et de la fécule, était suffisante pour la nutrition complète mais elle était aussi pauvre que possible en sels. L'élimination de l'azote se fit sensiblement au même degré que l'absorption, tandis que l'élimination des sels, comparée à celle qui existait au cours de l'alimentation antérieure avec des substances riches en sels, diminua considérablement, tout en restant cependant

(1) M. *Nencki*, Arch. f. exp. Path. u. Pharm., 1894, Bd. 34, p. 334.
(2) Zeitschr. f. Biolog., Bd. 9, p. 297.

supérieure à la quantité contenue dans la ration. Par conséquent, l'organisme retint ses sels, mais non au point qu'une fraction n'en vint à passer dans les liquides et à s'éliminer par l'urine et les fèces. A mesure que l'organisme s'appauvrit ainsi en sels, il survint un affaiblissement de jour en jour plus considérable et des symptômes nerveux apparurent : hébétude, indifférence, tremblement, faiblesse musculaire, parésie des extrémités postérieures, enfin convulsions et accès de rage. Au bout de trois semaines survinrent également des troubles digestifs, la sécrétion du suc gastrique diminua et des vomissements apparurent. Toutefois, ces troubles digestifs, qui éclatèrent les derniers jours seulement, et l'absorption de nourriture moins grande qui en résulta ne peuvent être considérés comme la cause de la déchéance corporelle et psychique : en effet, l'analyse de l'élimination azotée prouve que pendant toute la durée de l'expérience le chien avait perdu à peine 880 gr. de chair. Les symptômes graves que nous avons signalés doivent être attribués plutôt à l'absence de sels inorganiques dans l'alimentation. Il est remarquable que le système nerveux central est, de tous les systèmes, celui qui est le plus sensible à la privation de sels minéraux. Pendant les 26 jours d'alimentation pauvre en sels, l'organisme n'avait éliminé par les urines et les fèces qu'environ 30 gr. d'acide phosphorique et 7 gr. de chlorure de sodium, alors que la teneur totale en substances minérales au début de l'expérience peut être évaluée à 1500 gr. au moins. La perte absolue et relative d'une si minime quantité de sels a déterminé ce dépérissement rapide du chien. Ajoutons que le sang de cet animal tué renfermait encore 0.22 % de chlore, c'est-à-dire qu'il n'avait perdu que 1/5 de sa teneur normale. La perte en acide phosphorique se partage en 2/3 pour les os, 1/5 pour les muscles, 1/8 pour les autres parties molles et seulement 1/50 pour le sang.

Il en résulte donc qu'un individu adulte, malgré une alimentation pour le reste suffisante, succombe environ après 4 semaines lorsque les substances minérales sont supprimées ou ingérées simplement au dessous d'une certaine limite. Comme le chlorure de sodium, les phosphates alcalins et terreux ainsi que du fer s'éliminent par les urines d'une manière incessante, même au cours de l'inanition minérale ; comme en outre, des phosphates et du fer abandonnent également l'organisme avec les fèces, il est évident que ces mêmes sels, chlorure de sodium, phosphate de potassium, phosphates terreux et sels de fer, doivent être réintroduits d'une manière continue dans l'organisme : ces substances minérales indispensables à celui-ci sont encore appelées sels nutritifs.

L'expérience de *Forster* démontre également que l'organisme n'est pas en état de retenir d'une manière complète les sels qui entrent dans la constitution de ses tissus ; une partie de ces sels est éliminée sans cesse. Il n'en est pas moins vrai que l'organisme conserve sa richesse en sels minéraux avec une rare ténacité et cela, grâce à la combinaison fixe de la majeure partie des sels dans les tissus. Ainsi, lors de l'inanition portant sur le chlorure de sodium, la quantité de chlorure éliminée avec les urines diminue très notablement à partir du 3e jour environ ; cette élimination s'abaisse ensuite rapidement à une valeur inférieure où elle demeure stationnaire ; c'est ainsi que chez l'homme, au 10e jour de l'inanition, elle n'était que de 1—0.85 gr., chez un autre individu elle était déjà descendue à 0.58 gr. NaCl au 6e jour de l'inanition[1]. La privation de chlorure de sodium pendant 8 jours réduit d'environ 1/3 la teneur du sang en ce sel[2]. Si on donne à nouveau du chlorure de sodium, après privation de ce sel pendant plusieurs jours, son élimination n'augmente pas immédiatement d'une manière proportionnelle à la quantité administrée : les tissus et le sang retiennent une partie de sel jusqu'à ce qu'ils aient rétabli leur

(1) *I. Munk*, Berl. klin. Wochenschr., 1887, p. 431 ; *Virchow's* Arch., Bd. 131, Suppl., p. 146 ; *Luciani*, Das Hungern, 1890, p. 172.

(2) *Klein* u. *Verson*, Wien. akad. Sitz-Ber., math.-physik. Classe, 1867, p. 627.

teneur antérieure; à partir de ce moment seulement, l'élimination se fait proportionnellement à l'absorption.

Les sels jouent un rôle important dans les sucs digestifs et dans la formation de ceux-ci. Aux dépens du chlorure de sodium des liquides nutritifs se forme l'acide chlorhydrique du suc gastrique; aussi, après privation prolongée de NaCl, ce suc ne renferme-t-il plus d'acide chlorhydrique[1]. Le carbonate alcalin du suc pancréatique accélère son action peptonisante et émulsionnante. Les sels favorisent également les processus de diffusion entre le liquide parenchymateux sortant des capillaires sanguins et le protoplasme des éléments tissulaires.

L'urine renferme, en outre, des quantités notables de sulfates (sulfates et éthers sulfoniques alcalins) qui ne se rencontrent comme tels qu'en traces minimes dans l'organisme ainsi que dans les aliments. La source de cet acide sulfurique est l'albumine; lors de sa décomposition, l'albumine donne naissance, d'une part à de l'urée, d'autre part à une substance non azotée riche en carbone; mais en même temps les atomes de soufre renfermés dans l'albumine deviennent libres et en s'oxydant dans les tissus donnent naissance à de l'acide sulfurique. Par conséquent, la décomposition de l'albumine alimentaire et organisée est une source continue pour la formation d'acide sulfurique; celui-ci se produit donc en quantité proportionnelle à la quantité d'albumine détruite; et se combine aux alcalis des tissus et du sang. La neutralisation de l'acide sulfurique incessamment formé par l'albumine se fait premièrement par les carbonates ou par les sels végétaux des aliments, ceux-ci se transformant en carbonates dans l'organisme, et deuxièmement par l'ammoniaque qui se forme lors de la destruction de l'albumine[2]. La neutralisation de l'acide sulfurique qui prend naissance dans l'organisme se fait ainsi sans que les alcalis fixes de l'organisme (soude, potasse) dussent intervenir. Cette neutralisation de l'acide existe chez l'homme; elle est d'une importance capitale pour la conservation de la richesse en alcalis fixes[3].

S'il est indubitable, d'après cet exposé, que l'organisme perd de sa teneur en substances minérales sous l'influence de la suppression de sels nutritifs ou d'une ration insuffisante de ceux-ci néanmoins, le besoin de ces sels en général et de chaque sel en particulier est encore indéterminé. Il est très probable que toutes les substances minérales qui se trouvent dans l'organisme doivent toujours y être importées à nouveau; seulement, on ignore quelle quantité de chacun de ces sels doit être donnée par jour. Jusqu'ici l'expérimentation n'a pas encore déterminé jusqu'à quel point telle substance minérale peut faire défaut dans une ration pour le reste adéquate et renfermant aussi les autres sels. L'expérience de *Forster* nous apprend seulement que le besoin en chaque sorte de sels doit être minime, attendu que des quantités très faibles de sels sont éliminées par les urines et par les fèces au cours d'un régime aussi pauvre que possible en substances minérales.

L'expérience nous apprend que les aliments empruntés au règne végétal et au règne animal, et qui constituent le régime dit « mixte » de l'homme, renferment d'ordinaire, lorsqu'ils couvrent les besoins en albumine et en graisse, une

---

(1) *A. Cahn*, Zeitschr. f. physiol. Chem., Bd. 10, p. 522.

(2) *Schmiedeberg* u. *Walter*, Arch. f. exp. Path. u. Pharmakol., Bd. 7, p. 148 (chien). — *Hallervorden* u. *Coranda*, Ibid., Bd. 12, p. 76 (homme). — *Nencki, Pawlow* u. *Zaleski*, Ibid., Bd. 37, p. 26.

(3) *Bunge* (Zeitschr. f. Biol., Bd. 10, p. 130) et *Lunin* (Zeitschr. f. physiol. Chem., Bd. 5, p. 31) ont exprimé l'avis que les symptômes résultant de la privation de sels minéraux (p. 88, 89) doivent être attribués à l'absence des carbonates et des phosphates alimentaires servant à la neutralisation, et à la soustraction d'alcalis fixes aux tissus, conséquence de cette privation; mais ils paraissent avoir oublié que les expériences de *Forster* ont été instituées sur des chiens; or, c'est précisément chez cet animal qu'on a découvert la neutralisation de l'acide formé par l'ammoniaque.

quantité suffisante, parfois même excessive de substances minérales; à part les cas exceptionnels que nous examinerons dans quelques instants, il n'est pas nécessaire de veiller d'une manière spéciale à l'administration de chacune des substances minérales. Un homme adulte, en équilibre nutritif, qui conserve sa teneur en chair et en graisse, élimine d'une manière plus ou moins complète, surtout par les urines, les sels absorbés avec les aliments; outre qu'il se trouve en équilibre azoté et carboné, il présente aussi l'équilibre minéral. Si l'alimentation de l'homme dépasse la normale en sorte qu'il se produise un dépôt de chair ou de graisse, une certaine quantité de sels reste alors retenue dans l'organisme, à savoir, autant que la constitution du tissu néo-formé l'exige. Par contre, si le régime est insuffisant, de manière que l'organisme dût dépenser de sa chair, la quantité de sels éliminée augmente de la quantité mise en liberté par la destruction du tissu.

Si l'homme adulte était exclusivement nourri de chair, il pourrait peut-être survenir une disette de chlorure de sodium et de sels calcaires, attendu que le tissu musculaire ne renferme que 0.07 % de chlorure de sodium et 0.01 % de chaux[1]. D'ordinaire, l'homme civilisé ne se contente pas du chlorure de sodium qui se trouve préformé dans les aliments; il ajoute encore lui-même du chlorure de sodium aux mets. D'après les données statistiques, la consommation journalière de sel de cuisine est de 17 gr. par tête, alors que le besoin absolu, suffisant pour couvrir la quantité de NaCl éliminée par l'organisme, peut être évaluée à 2 gr. Il n'y a que quelques peuplades qui s'abstiennent de sel de cuisine, parmi lesquelles on cite les Samoyèdes, les Tungouses, les Ostiaques etc.; ces races vivent presque exclusivement de viande. On n'a pas signalé chez elles de troubles morbides qui puissent être attribués à un défaut de sel de cuisine.

Le lait renferme également peu de chlorure de sodium (0.1 %); la plupart des végétaux en renferment encore moins, mais ils sont par contre 2 à 8 fois plus riches en sels potassiques qu'en chlorure de sodium. L'habitude d'ajouter du sel aux aliments lors de leur préparation a peut être son origine dans le besoin instinctif en chlorure de sodium par suite de la teneur minime des substances alimentaires en ce sel. Mais le rôle le plus important joué par le NaCl ajouté aux mets est celui d'un condiment, procurant aux aliments un goût agréable et piquant (p. 113, 114), qui en stimulant l'appétit favorise leur ingestion et aussi, à ce qui semble, la digestion stomacale (la peptonisation)[2].

D'après *Bunge*[3], la richesse des aliments végétaux en sels potassiques détermine un besoin plus grand en sel; cet auteur trouva en effet que l'administration du phosphate potassique soustrait du chlore et du sodium à l'organisme de l'homme. Dans les solutions renfermant en même temps du chlorure de sodium, tel que c'est le cas pour le plasma sanguin et les liquides tissulaires, une double décomposition a lieu entre le phosphate potassique et le chlorure sodique: il se forme du phosphate sodique et du

(1) *Bunge*, Zeitschr. f. physiol. Chem., Bd. 9, p. 60.
(2) *Ogata*, Arch. f. Hygiene, Bd. 3, p. 212.
(3) Zeitschr. f. Biologie, Bd. 9, p. 104, Bd. 10, p. 111.

chlorure de potassium. Comme le sang se débarrasse de ces sels en quelque sorte hétérogènes[1], par la voie rénale, le phosphate potassique soustrait à l'organisme une quantité équivalente de chlorure de sodium. Le carbonate et le sulfate de potassium posséderaient une action analogue. L'absorption continue d'aliments riches en sels potassiques, par exemple d'aliments végétaux, déterminerait donc, d'après *Bunge,* un appauvrissement progressif de l'organisme en chlorure de sodium; par conséquent, l'addition de sel de cuisine à une nourriture riche en potassium ne se ferait pas seulement dans le but de lui donner un goût agréable, mais aussi pour répondre à un réel besoin physiologique.

Toutefois la conclusion de *Bunge* est évidemment exagérée. L'élimination du chlorure de sodium sous l'influence des sels potassiques n'a été établie par lui que pour un seul jour; il est très probable qu'elle se produit seulement aussi longtemps que du chlorure de sodium se trouve en excès. Si l'on supprimait l'administration de chlorure de sodium, comme ce sel est retenu avec une si grande force par les tissus et les liquides, il est très probable qu'un excès de sels potassiques dans les aliments ne pourrait pas chasser du sang une quantité quelque peu notable de chlorure de sodium, pas plus que ce n'est le cas pendant l'inanition. On constate en effet, dans l'expérience de *Bunge,* qu'une seule administration de phosphate de potassium détermina dans l'organisme une soustraction de chlore et de sodium telle, qu'au jour suivant, en dehors de l'administration de sel potassique, l'organisme retint une partie du chlorure de sodium des aliments, ainsi qu'il arrive après la privation de ce dernier. Toutefois la grande richesse des aliments végétaux en potassium pourrait déterminer une telle diminution de chlorure de sodium dans le sang et dans les liquides que le besoin en sel devienne alors plus grand que lors d'un régime mixte. C'est ce qui expliquerait aussi ce fait que les peuplades qui se nourrissent de végétaux éprouvent, d'après les recherches de *Bunge*[2], un besoin tout particulier en chlorure de sodium, au même titre que les herbivores lèchent le sel avec avidité.

Inversement, on a voulu attribuer le s c o r b u t à une disette de sels potassiques dans les aliments. A diverses reprises, on avait été frappé du fait que le scorbut éclatait fréquemment pendant les voyages lointains en mer, lorsque la viande offerte aux passagers l'était exclusivement sous la forme salée et saumurée, et surtout, lorsque les légumes frais faisaient en même temps défaut. Or, comme les cendres de cette viande renferment une quantité beaucoup moins considérable de potassium que les cendres de la viande fraîche, que par contre elles renferment une quantité très élevée de chlorure de sodium provenant de la saumure, on en conclut que le scorbut résultait d'un défaut de potassium. Il est bien probable que c'est à tort : il n'est pas rare, en effet, de voir survenir le scorbut chez des prisonniers nourris presque exclusivement avec des aliments végétaux riches en potassium, et cela, même dans quelques cas où ils ne manquaient ni de viande fraîche, ni de légumes verts[3]. Des recherches plus récentes, dans lesquelles on aurait observé une amélioration de l'affection scorbutique par l'addition de graisse à l'alimentation, semblent indiquer que le scorbut est provoqué par une alimentation incomplète, p a u v r e en g r a i s s e, en même temps que par des conditions défavorables d'habitation, plutôt que par une insuffisance de sels potassiques dans l'alimentation[4].

De même, en ce qui concerne les p h o s p h a t e s a l c a l i n s, on

---

(1) Le sang renferme normalement du chlorure de sodium et du phosphate de potassium.
(2) Zeitschr. f. Biolog., Bd. 10, p. 295.
(3) *Immermann,* dans *v. Ziemssen's* Handb. der spec. Pathol., Bd. 13, Th. 2, p. 571.
(4) Voir *Forster,* Handb. der Hygiene, 1882, Bd. 1, p. 68.

ignore encore quelle est la quantité nécessaire pour couvrir le besoin nutritif. En tout cas, les aliments en contiennent une quantité suffisante pour que dans les conditions habituelles ils ne fassent pas défaut. Les phosphates alcalins sont nécessaires à l'organisme pour la régénération des éléments cellulaires dont une petite partie subit incessamment la destruction; tel est surtout le cas pour le tissu musculaire, celui-ci étant riche en phosphates alcalins. Si l'alimentation est telle qu'un dépôt d'albumine se produit, l'augmentation de la chair exige évidemment aussi des quantités plus grandes de phosphates alcalins.

Les phosphates alcalino-terreux et terreux (de calcium, de magnésium) représentent la majeure partie des cendres, car le squelette — qui renferme les 5/6 de la totalité des cendres — contient 99 % de la totalité de la chaux et 70 % de la totalité de la magnésie [1]. Toutes les parties molles de l'organisme ne renferment ensemble qu'une quantité très minime de chaux, 1 % de la chaux totale; mais leur teneur en magnésie est relativement plus considérable. L'organisme renferme environ 40 fois plus de chaux que de magnésie; aussi, les muscles exceptés, la chaux se rencontre-t-elle en quantité bien plus considérable que la magnésie. Quoique les phosphates de Ca et de Mg constituent quantitativement la partie prédominante des cendres, il n'y a jamais qu'une fraction très minime de sels calciques et magnésiens qui abandonnent l'organisme par les urines et les fèces; ces sels proviennent des tissus en voie de destruction, ce qui fait que leur élimination continue pendant l'inanition. Le motif de cette élimination si faible consiste sans doute, en ce que la majeure partie de ces phosphates se trouve sous forme d'une combinaison stable dans le tissu du squelette, celui-ci ne subissant habituellement qu'une destruction minime.

Si une alimentation, pour le reste suffisante, renferme une quantité insuffisante de chaux, l'organisme de l'individu adulte élimine encore continuellement un peu de calcium avec l'urine et les fèces; cette élimination se fait surtout aux dépens du tissu osseux [2], qui constitue le principal réservoir de calcium; le tissu osseux compense également les pertes de calcium subies par d'autres tissus, de sorte que ceux-ci ne s'appauvrissent pas en calcium : il ne survient donc qu'une perte croissante des os en cet élément. Vu la richesse des os en calcium, le défaut de celui-ci dans la ration ne détermine des symptômes marqués qu'après plusieurs mois : ainsi, d'après *Chossat* [3] et *Voit* [4], ils ne surviennent qu'après 8 à 14 mois seulement chez des pigeons nourris avec une ration pauvre en calcium. A la suite de la perte de calcium, les os sont réduits à des plaques poreuses très minces, fait qu'on observe surtout pour les os peu mobiles tels que le sternum et les os de la boîte crânienne; les os minces se rompent avec une grande facilité. Cette altération doit être considérée comme une simple raréfaction de la substance osseuse ou comme une disparition du tissu osseux, également appelée ostéoporose. La quantité de calcium nécessaire à l'homme adulte est inconnue; assurément, elle n'est pas grande, attendu qu'à un chien de 4 kilogr., 0.04 gr. par jour suffisent et que 0.2 gr. de calcium couvraient le besoin d'un chien de grande taille.

Les phosphates de Ca et de Mg se dissolvent seulement en présence d'acides ou de sels acides; par conséquent, les sels calciques des aliments ne peuvent se dissoudre que dans l'estomac, ainsi que dans l'intestin grêle, aussi loin que la réaction acide

(1) *Heiss*, Zeitschr. f. Biolog., Bd. 12, p. 151.
(2) Comme on l'a démontré pour le chien et pour l'homme, il survient également une fonte du tissu osseux pendant l'inanition; une partie des sels terreux devenus ainsi libres passe dans l'urine et y détermine une augmentation correspondante des phosphates et autres sels terreux (*I. Munk*, Berlin, klin. Wochenschr., 1887, p. 432; *Virchow's* Arch., Bd. 131, Suppl. p. 158 et suivantes; *Pflüger's* Arch., Bd. 58, p. 319).
(3) Comptes rendus de l'Ac. d. Sc., Tome 14, p. 451.
(4) Zeitschr. f. Biolog., Bd. 16, p. 62.

persiste dans ce dernier. Or, malgré que la durée du séjour des ingesta dans l'estomac et dans l'intestin grêle soit toujours assez longue, il est assez remarquable que l'absorption des sels calciques est relativement faible, du moins si l'on en juge d'après l'élimination du calcium par les urines [1]. Mais la question de l'absorption du calcium a été récemment éclaircie en ce sens qu'on a établi qu'une partie du calcium absorbé en trop s'élimine à nouveau par l'intestin.

Ainsi, les sels calciques administrés par voie sous-cutanée chez le chien n'apparaissent qu'en partie dans l'urine, une autre partie étant éliminée avec les fèces [2]. Les recherches étendues de *Forster* [3] et *Byl* ont également rendu probable qu'une partie du calcium absorbé s'élimine à nouveau par la muqueuse intestinale; toutefois, d'après *F. R. Voit* [4], le tube digestif n'élimine qu'une minime partie de calcium, la majeure partie du calcium des matières fécales étant représentée par du calcium non absorbé contenu dans les résidus alimentaires. Si la ration est pauvre en calcium, comme c'est le cas lorsqu'elle consiste en viande — celle-ci n'en renfermant guère que 0.01 % — l'organisme peut alors lui-même abandonner du calcium. Toutefois, comme il est rare qu'on se nourrisse exclusivement de viande, il n'y a presque pas lieu de craindre un défaut de calcium. Si même les aliments n'en renfermaient pas, l'eau potable [5] en est suffisamment pourvue pour suffire au besoin de l'organisme (p. 86).

L'urine ne renferme que des traces de fer, tandis que les fèces en contiennent des quantités plus notables. Le chien de *Forster* (p. 88), nourri avec une ration aussi pauvre que possible en substances minérales, élimina du fer jusqu'à la mort; le fer éliminé provient en partie des globules rouges sanguins détruits, en partie des sucs digestifs déversés dans l'intestin, de l'épithélium desquamé et du mucus intestinal. D'après *E. Salkowski* [6], le fer éliminé au cours d'affections fébriles aiguës se trouve en quantité plus grande pendant la période pyrétique que pendant la période apyrétique, ce qui est probablement dû à une destruction plus grande des globules rouges pendant la période pyrétique. On ne peut préciser quelle quantité de fer doit être introduite dans l'organisme pour couvrir ses besoins. *Boussingault* [7] en évalue le besoin journalier pour l'homme à 60—90 milligr. Ce que nous avons dit de l'absorption du calcium s'applique également à celle du fer: les sels de fer ne peuvent se dissoudre que dans un chyme à réaction acide. De même que les sels calciques, les composés de fer absorbés s'éliminent à nouveau en majeure partie par l'intestin [8]; à la suite de l'administration de

(1) *Perl*, Virchow's Arch., Bd. 74, p. 54.
(2) *Tereg* u. *Arnold*, Pflüger's Arch., Bd. 32, p. 122.
(3) Arch. f. Hygiene, Bd. 2, p. 385.
(4) Zeitschr. f. Biologie, Bd. 29, p. 125.
(5) L'eau potable renferme du carbonate de calcium, en partie sous forme de bicarbonate en solution, en proportion d'environ 0.04 % de Ca CO³ = 0.016 Ca O.
(6) *Salkowski* u. *Leube*, Die Lehre von Harn, Berlin, 1882, p. 201.
(7) Comptes rendus de l'Acad. des Sciences, T. 64, p. 1353.
(8) *Gottlieb*, Zeitschr. f. physiolog. Chem., Bd. 15, p. 371. — *Jacobj*, Arch. f exp. Pathol. u. Pharmakol., Bd. 28, p. 256. — *Fritz Voit*. Zeitschr. f. Biolog., Bd. 29, p. 125. — *M. Cloetta*, Arch. f. exp. Path. u. Pharm., Bd. 37, p. 69. — *Quincke* u. *Hochhaus*, Ibid., p. 159.

sels de fer, lors même qu'on la prolonge durant 30 jours, la quantité de fer éliminée par les urines est à peine augmentée. Le fer constitue l'un des principes les plus constants des aliments les plus divers ; la forme sous laquelle il s'y rencontre semble être celle d'un composé organique appartenant au groupe des nucléines ; tel paraît du moins être le cas pour le jaune d'œuf et le lait, peut-être aussi pour d'autres aliments. D'autres fois, il se trouve sous forme d'albuminate de fer, tel est le cas pour le foie[1].

L'organisme en voie d'accroissement éprouve un besoin tout autre en substances minérales. Si la quantité de sels absorbée était dans ces conditions seulement suffisante pour couvrir les pertes de l'organisme, les sels nécessaires au développement des tissus feraient défaut. Par conséquent, la ration minérale suffisante pour conserver la richesse en substances minérales, équivaut pour l'organisme en développement à une disette de ces substances. Exprimé en valeur absolue, le développement corporel de l'enfant varie de 150 à 300 gr. par semaine pendant les 6 premiers mois de la vie, il n'est que de 100 à 200 gr. par semaine dans les 6 mois suivants, il tombe à 100 et jusqu'à 50 gr. pendant la seconde année de la vie et diminue encore de plus en plus dans la suite. L'augmentation du poids de l'enfant pendant la première année de son existence est due en majeure partie au développement du squelette, le poids absolu de celui-ci augmentant en effet de 1 kilogr. environ ; les phosphates renfermés dans les os augmentent proportionnellement au poids de ceux-ci. D'après *Forster*[2], 3.5 gr. environ de phosphate de calcium se déposent chaque semaine pendant la première année de la vie, de sorte que le seul développement des os exige l'absorption d'environ 0.5 gr. de chaux par jour. Il est remarquable que l'intestin de l'enfant, en présence de ce besoin plus grand, absorbe mieux le calcium renfermé dans les aliments, dans le lait par exemple, que l'intestin de l'adulte. Pour le reste, le développement porte sur les parties molles, principalement sur les muscles ; comme les tissus mous renferment beaucoup de phosphate de potassium, il en résulte que ce sel doit également être pris en plus grande quantité pendant la période de développement de la chair. Il n'en est pas tout à fait de même pour le chlorure de sodium, qui se rencontre dans les parties molles en quantité inférieure aux phosphates alcalins et terreux. Enfin, l'organisme en voie d'accroissement a également besoin d'une quantité plus considérable de fer que l'organisme adulte ; cet élément est nécessaire au développement des tissus mous, bien que ceux-ci n'en renferment que des traces ; puis le fer est avant tout indispensable à la formation des globules rouges.

D'après ce qui précède, l'on conçoit aisément que chez un sujet en voie d'accroissement il survienne, bien plus facilement que chez un individu adulte, un manque de substances minérales, lors même que l'alimentation couvre les autres besoins

(1) *Bunge*, Zeitschr. f. physiol. Chem., Bd. 9, p. 49. — *Schmiedeberg*, Arch. f. exper. Path. u. Pharmakol., Bd. 33, p. 101.
(2) Sitz-Ber. der morph.-physiol. Gesellsch. in München, März, 1878.

nutritifs. Le lait de la femme ne renferme, au total, que 0.2 à 0.3 % de sels solubles, lesquels se décomposent d'après *Bunge* [1] en 0.08 % de chlorure de sodium, 0.03 % de chaux, 0.15 % de phosphate de potassium et seulement 0.0003 % d'oxyde de fer. Par contre, le lait de vache contient au total 0.6 % de cendres dont 0.25 % de phosphate de potassium, 0.15 % de chaux, 0.18 % de chlorure de sodium, et seulement 0.0004 % de fer. Par conséquent, le volume de 800 c. c. de lait maternel, quantité à laquelle on peut évaluer la ration du nourisson au 6e mois, renferme 1.2 gr. de phosphate de potassium, 0.24 gr. de chaux, 0.64 gr. de chlorure de sodium et 2.5 milligr. de fer. Au septième et au huitième mois, la ration de 1000 c. c. de lait maternel contient : 1.5 gr. de phosphate de potassium, 0.5 gr. de chaux, 0.8 gr. de chlorure de sodium et 3 milligr. de fer. Cette quantité de substances minérales suffit au nourisson, non seulement pour couvrir ses pertes, mais même pour développer ses tissus. La quantité de substances minérales introduites par le lait de vache est plus considérable ; toutefois, chose assez remarquable, l'intestin de l'enfant absorbe mieux les substances minérales du lait de la femme que celles du lait de vache ; cette différence est surtout marquée pour les sels de calcium. *Bunge* fait remarquer avec raison que le lait de la mère renferme les substances minérales exactement dans le rapport en poids qui convient au nourisson pour son développement.

Le rachitisme est considéré comme une affection osseuse due à une insuffisance de substances minérales dans l'alimentation, particulièrement à un manque de calcium. Ainsi que les expériences de *Haubner* et d'un grand nombre d'autres auteurs nous l'apprennent, si l'on donne à de jeunes animaux en voie d'accroissement rapide des aliments pauvres en chaux, ils deviennent rachitiques, les uns plus tôt, les autres plus tard. Cette maladie porte sur le développement du squelette ; tandis que la substance organisée du tissu osseux continue à se développer normalement, la calcification se ralentit ou s'arrête ; il en résulte que les os restent mous, au point que la force des contractions musculaires suffit pour les plier et pour les rompre. D'après *E. Voit* [2], le rachitisme survient déjà chez des jeunes chiens en développement lorsque ceux-ci sont nourris exclusivement de graisse et de viande pauvre en calcium (0.01 %) ; les symptômes du rachitisme se manifesteraient dans ce cas au plus tôt dans la 5e semaine, au plus tard dans la 25e semaine de ce régime. En donnant à de jeunes chiens une ration plus pauvre encore en calcium, et qui consistait en viande épuisée par l'eau bouillante (et en graisse), *A. Baginski* [3] vit le rachitisme survenir encore plus rapidement. Le rachitisme se développe cependant chez de jeunes enfants nourris à l'aide du lait de vache, aliment qui renferme une quantité sûrement suffisante de chaux puisque la quantité de 1.5 gr. de chaux renfermée dans un litre de lait de vache dépasse notablement les pertes correspondantes de l'organisme. Pour ces cas, on a admis avec *Seeman* [4], que le facteur causal du rachitisme consistait non seulement dans un manque de calcium dans les aliments, mais aussi dans une absorption insuffisante des sels calcaires dans l'intestin de l'enfant. Toutefois, *Rüdel* [5] a démontré récemment que l'urine des enfants rachitiques ne renfermait nullement moins de chaux que celle des enfants bien portants et que lors d'une augmentation du calcium dans les aliments son élimination par les urines peut augmenter considérablement et atteindre la même valeur que celle qui survient chez l'enfant sain, toutes choses égales d'ailleurs. Par conséquent, le calcium n'est pas absorbé à un moindre degré par les enfants rachitiques que par les enfants sains. Jusqu'à ce jour, il n'est donc pas démontré qu'il existe une relation entre le rachitisme et une absorption insuffisante, ou un manque de calcium contenu dans les aliments.

Si de jeunes chiens en voie de développement rapide ne reçoivent par jour que 4—6 milligr. de fer, cette dose, suffisante pour couvrir le besoin en fer d'un chien adulte, n'arrête pas le

(1) Zeitschr. f. Biol., Bd. 10, p. 295 ; *Du Bois-Reymond's* Arch., 1886, p. 540.
(2) Zeitschr. f. Biolog., Bd. 16, p. 62.
(3) *Du Bois-Reymond's* Arch., 1881, p. 357.
(4) *Virchow's* Arch., Bd. 77, p. 299.
(5) Arch. f. exp. Pathol. u. Pharmak., Bd. 33, p. 90.

développement général, mais bien l'augmentation correspondante de l'hémoglobine : l'organisme devient plus pauvre en hémoglobine et les globules rouges en renferment moins que normalement[1].

Les sels potassiques, spécialement le phosphate de potassium, doivent être administrés en quantité plus grande à l'animal jeune qu'à l'animal adulte, surtout à cause du développement des muscles et des globules rouges, qui tous deux sont riches en potassium. Les jeunes chiens que *Kemmerich*[2] nourrissait avec des résidus de viande épuisée par l'eau, et par conséquent, pauvre en sels potassiques, succombèrent au bout de peu de temps et présentaient une musculature relativement peu développée.

3. Albumine.

Après l'eau, ce sont les substances albuminoïdes qui représentent les parties constitutives les plus importantes des tissus et des liquides de l'organisme animal : les substances albuminoïdes seules représentent environ 16 % du poids du corps[3]. Les tissus frais et les liquides de l'organisme animal renferment en moyenne les quantités suivantes de substances albuminoïdes :

Globules sanguins	. . . 20.6 %	Cerveau	8.6 %
Muscles	. . . 18.4 »	Plasma sanguin	8.3 »
Œuf de poule .	. . . 13.4 »	Lait	2 à 3.5 »
Foie	. . . 11.7 »	Lymphe et chyle	3.4 »

L'importance de l'albumine comme substance nutritive ressort directement de l'état des échanges nutritifs pendant l'inanition et sous les différents régimes. L'albumine est une substance nutritive destinée principalement à prévenir la perte incessante d'albumine qui est intimement liée aux phénomènes vitaux; ou bien, lorsqu'elle est donnée à dose moyenne ou élevée, en même temps que les agents dits d'épargne de l'albumine, elle détermine une augmentation de l'albumine organisée. Un homme adulte décompose en moyenne pendant l'état d'inanition, et cela d'après la durée de celle-ci, 70—40 gr. d'albumine (p. 20), ainsi que 200—160 gr. de graisse. Pour supprimer la perte d'albumine de l'organisme, il ne suffit pas d'administrer la quantité d'albumine détruite pendant l'inanition, mais bien une quantité notablement supérieure dépassant d'au moins 2 1/2 fois la quantité détruite dans cette condition : alors seulement l'organisme ne perd plus d'albumine (p. 28, 29). Si ce dernier état est atteint, c'est-à-dire si l'organisme décompose autant d'albumine que l'alimentation introduit, de sorte qu'il maintient sa richesse en albumine, il se trouve en équilibre azoté. Cet équilibre exige des quantités d'albumine variables avec la masse du corps et avec sa richesse en graisse. Plus l'individu est grand, plus la masse des éléments cellulaires qui décomposent les substances nutritives est considérable, par conséquent, coeteris paribus, plus la quantité d'albumine nécessaire sera grande; d'autre part, la quantité d'albumine détruite est d'autant plus petite que l'individu est plus riche en graisse. En

---

(1) *v. Hoesslin*, Zeitschr. f. B. . . Bd. 18 . . , 612.
(2) *Pflüger's* Arch., Bd. 2, p. 7 . .
(3) *C. Voit*, Handb. etc., Bd. . . . Th. . . p. 3 . .

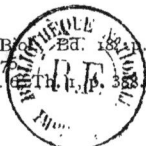

outre, l'administration d'albumine ne diminue pas seulement la perte d'albumine, mais aussi celle de la graisse; toutefois, à ce point de vue, 225 parties d'albumine déterminent seulement le même effet que 100 parties de graisse (p. 31). Pour conserver la richesse en albumine et en graisse chez l'homme à l'aide de l'albumine seule, il faudrait lui en donner, même sous la forme la plus concentrée, à savoir la viande, des quantités si considérables que bientôt elles ne seraient plus ingérées : une alimentation exclusivement composée d'albumine, additionnée évidemment d'eau et des substances minérales nécessaires, est irréalisable en pratique (p. 32, 33, 34). L'addition de gélatine, d'hydrates de carbone ou de graisse à l'albumine alimentaire, détermine une diminution de la destruction de cette substance; cette diminution est la plus marquée après addition de gélatine. Grâce à cette action d'épargne, des quantités d'albumine, qui étaient insuffisantes pour couvrir les besoins de l'organisme et qui en tout cas étaient inférieures à la quantité d'albumine détruite pendant l'inanition, peuvent établir l'équilibre azoté et même déterminer une augmentation de l'albumine organisée si on augmente la quantité de l'albumine alimentaire. Toutefois, ces agents d'épargne de l'albumine, tels que la gélatine, les hydrates de carbone et la graisse, ne peuvent, même aux doses les plus élevées, supprimer d'une manière complète la perte en albumine; toujours, il y a de l'albumine qui se détruit (p. 36, 39, 40), et pour remplacer celle-ci, il faut introduire continuellement, malgré les doses les plus élevées de ces agents d'épargne de l'albumine, de petites quantités d'albumine alimentaire. En effet, l'albumine du protoplasme cellulaire qui fond et qui se détruit ne peut être remplacée que par de l'albumine alimentaire. Le développement du corps, qui consiste en une multiplication des éléments cellulaires, exige également l'absorption d'albumine pour la formation du protoplasme cellulaire. Par conséquent, aucune des substances qui limitent la décomposition de l'albumine ne peut remplacer celle-ci dans le développement ou dans le renouvellement de l'albumine du corps. L'albumine des tissus ne peut donc être remplacée que par de l'albumine alimentaire, mais, ce qui plus est, même la formation et la régénération du tissu collagène des os, des cartilages, des tendons et du tissu conjonctif, ne peuvent non plus se faire qu'à l'aide des albumines, parce que la gélatine se détruit toujours complètement dans l'organisme et qu'aucune partie de l'azote qu'elle renferme ne peut se déposer (p. 36).

L'albumine constitue donc une substance nutritive qui, à ce titre, peut être remplacée par d'autres substances dans des limites très étendues, mais jamais d'une manière complète (1). Par conséquent, l'absorption d'albumine alimentaire est indispensable à la conservation de la teneur en albumine; seulement, la quantité nécessaire à cet effet peut être abaissée jusqu'à un minimum par l'administration simultanée d'hydrates de carbone, de graisse et surtout de gélatine,

---

(1) Nous avons déjà indiqué plus haut que l'albumine de l'organisme animal ne peut se former par synthèse, ni par la gélatine et la tyrosine, ni par l'acide urique et les hydrates de carbone, ni par l'asparagine et les hydrates de carbone ou les graisses (p. 37, 38).

minimum qui peut, dans les cas favorables, être inférieur à la quantité d'albumine détruite pendant l'inanition (p. 37, 46). La question de la limite inférieure du besoin en albumine, de la « ration minima d'albumine », sera reprise plus tard lorsque nous étudierons la ration normale. Relevons encore ici que l'albumine, aliment qui ne peut être totalement remplacé par aucune autre substance nutritive, peut remplacer les autres substances nutritives, même dans leur action d'épargne sur la perte de graisse ; à ce point de vue, ainsi que nous l'indiquions déjà plus haut (p. 31), 225 parties d'albumine agissent comme 100 parties de graisse ou 240 parties d'hydrates de carbone.

Bien que les différentes substances albuminoïdes, albumines, globulines, fibrines, albuminates, nucléo-albumines et nucléo-protéines, albumines coagulées, diffèrent beaucoup les unes des autres au point de vue de leurs propriétés chimiques, toutes cependant semblent posséder sensiblement la même valeur nutritive ; on doit donc reconnaître à l'organisme la propriété de former à l'aide de chacune des albumines, les divers groupes de la série. L'ovule des mammifères ne renferme pour ainsi dire qu'une seule espèce d'albumine, savoir la vitelline, qui appartient au groupe des nucléo-albumines ; l'œuf des oiseaux renferme, outre la vitelline, de l'albumine. Or, à l'aide de cette seule ou de ces deux substances, se forment les différentes albumines dont sont constitués les tissus de l'embryon. Le nourrisson absorbe par le lait une nucléo-albumine (caséine) et une légère quantité d'albumine ; de ces deux substances dérive la série entière des autres albumines qui se développent dans l'organisme en voie d'accroissement. Enfin, à l'aide des substances albuminoïdes se forment également, mais suivant un mode encore inconnu, ces composés voisins de l'albumine qui doivent être considérés comme des dérivés immédiats des substances albuminoïdes : tels sont la mucine (substance muqueuse), la gélatine (tissu conjonctif et os), la chondrine (cartilage), l'élastine (tissu élastique), la kératine (substance cornée, substance fondamentale des tissus cornés : épiderme, cheveux, ongles). Comme nous le verrons à la page suivante, ces dérivés albuminoïdes constituent le substratum matériel de tissus très importants de l'organisme. La régénération et la réintégration de ces tissus exige donc l'administration d'albumine bien que celle-ci ne constitue pas directement la base chimique de ces tissus, mais parce que ces albuminoïdes se forment à l'aide d'albumine, sont des dérivés de celle-ci, malgré que leurs propriétés chimiques semblent en partie les éloigner considérablement de cette substance.

Il semble résulter des recherches de *Hoppe-Seyler* et *Weyl*[1] que les albumines végétales ne se distinguent pas essentiellement des albumines animales, tandis que d'après *Ritthausen*[2] les premières seraient plus riches en azote et plus pauvres en carbone que les secondes. Les plantes renferment des albumines, des globulines (appelées jadis caséines végétales), des fibrines qui coagulent spontanément. Vu les rapports chimiques intimes qui

---

(1) Zeitschr. f. physiol. Chem., Bd. 1, p. 99.
(2) Die Eiweisskörper der Getreidearten, Bonn, 1872.

existent entre l'albumine végétale et l'albumine animale, il paraît peu probable que la transformation de l'albumine alimentaire végétale en albumine animale soit accompagnée de modifications chimiques profondes.

Signalons ici le rôle important que joue le groupe des substances albuminoïdes désignées du nom d'albumoses et de peptones et dans lesquelles une partie, peut-être même la majeure partie de l'albumine alimentaire, se transforme à l'intérieur de l'estomac et de l'intestin grêle. Comme nous l'indiquions déjà plus haut (p. 34), les albumoses et les peptones peuvent prévenir les pertes de l'organisme en albumine, y provoquer l'augmentation de cette substance, par conséquent, jouer le même rôle que les albumines primitives des aliments; les unes et les autres peuvent remplacer l'albumine, et cela à poids exactement égal. Mais les aliments comme tels ne renferment que des quantités minimes d'albumoses et de peptones, en sorte que ces substances présentent, dans les conditions ordinaires de l'alimentation, une importance minime comme principes nutritifs. Par contre, elles peuvent acquérir, en tant que substances facilement absorbables, une certaine importance pour l'alimentation des malades qui supportent mal l'albumine native quelle que soit sa forme et sa préparation[1].

4. Substances collagènes et autres substances azotées.

Les tissus collagènes, représentés par la substance fondamentale des cartilages (substance chondrigène), des os (osséine), des tendons et du tissu conjonctif (gélatine et élastine), sont très répandus dans l'organisme animal. Les substances azotées, qui au total atteignent environ 16 % du poids du corps, sont représentées par les substances collagènes dans le rapport de 6 %, soit les 2/5 de la totalité de la substance azotée. Les muscles renferment environ 2 % de tissu collagène (outre 18 % d'albumine), en sorte que les 30 kilogr. de muscles d'un individu pesant 70 kilogr. contiennent environ 600 gr. de substance collagène. Les os et les cartilages ne renferment, à côté de faibles quantités d'albumine, presque uniquement que de la substance collagène représentant jusque 20 % de l'organe frais, ce qui fait environ 2200 gr. pour le squelette total; la peau en renferme plus de 21 %, ce qui fait au total 1030 gr. environ; les poumons enfin contiennent environ 100 gr. de substance collagène. C. *Voit*[2] évalue la quantité totale de substance collagène renfermée dans le corps entier à 4180 gr., soit 5.9 % du poids du corps. Il est remarquable que les substances collagènes ne se trouvent pas dans le règne végétal.

La nourriture de l'homme comprend toujours une quantité plus ou moins considérable de tissu collagène qui, lors de la préparation des mets, se transforme en gélatine sous l'influence de l'eau bouillante. Lorsque nous faisons usage de viande préparée, nous prenons 4/5 des substances azotées sous forme d'albumine, 1/10 sous forme de gélatine et 1/10 sous forme de substances extractives,

---

(1) Cette question sera traitée en détail dans la troisième partie.
(2) *Hermann's* Handb. d. Physiologie, Bd. 6, Th. 1, p. 388.

telles que la créatine, la xanthine, etc. De même, le tissu conjonctif
des tendons et des aponévroses est transformé d'une manière assez
complète en gélatine lors de la préparation culinaire. Si des
os entourés de viande sont portés dans l'eau bouillante, la substance
collagène du périoste, et en partie celle de la substance fondamentale
des os, se transforment en gélatine; cette dernière confère au
bouillon plus de corps, plus de consistance, plus de saveur, le
bouillon est de meilleur goût. La tête de veau, ainsi que les
pieds de porc, qui sont riches en peau et en tendons, donnent
une grande quantité de gélatine. Celle-ci est absorbée presque en
totalité dans le tube digestif de l'homme. Les carnivores digèrent
même assez complètement le cartilage et la substance élastique
(par exemple, le ligament de la nuque); la substance fondamentale collagène des os est également digérée pour la majeure partie
(p. 37). En ce qui concerne l'homme, on n'a pas encore déterminé
jusqu'à quel point la substance collagène des cartilages et des os,
— pour autant que celle-ci n'a pas été transformée en gélatine par
l'ébullition, — est digérée dans l'intestin [1].

Le rôle nutritif de la gélatine peut être défini de la manière
suivante : la gélatine absorbée est détruite complètement et rapidement à l'intérieur des tissus; elle diminue par sa destruction la
désassimilation de l'albumine. Cette action d'épargne de la gélatine
vis-à-vis de l'albumine est très marquée : dans les cas favorables,
100 gr. de gélatine remplacent 36 gr. d'albumine ou 173 gr. de
viande. La décomposition de la graisse est de même abaissée par
la gélatine; toutefois, l'action d'épargne de la gélatine sur la graisse
est moins marquée que celle des graisses et même des hydrates de
carbone (p. 41, 42, 47). Si l'on administre, outre la gélatine, de
grandes quantités d'autres agents d'épargne de l'albumine, la désassimilation de celle-ci peut se réduire dans de notables proportions,
au point de devenir moitié inférieure à la quantité décomposée
pendant l'état d'inanition; toutefois, une petite partie d'albumine
organisée se décompose toujours et est perdue pour l'organisme. Par contre, la perte en graisse peut être supprimée
complètement par une ration de gélatine, de graisse et d'hydrates
de carbone. Il en résulte que la gélatine ne peut remplacer
complètement l'albumine alimentaire, ni même se transformer en
albumine ou développer l'albumine organisée; outre de la gélatine
(respectivement aussi outre des hydrates de carbone et de la graisse),
la ration doit toujours contenir une petite quantité d'albumine. Mais
celle-ci peut être si minime que la désassimilation de la chair, malgré
l'albumine alimentaire introduite, est sensiblement inférieure à celle
détruite pendant l'inanition. La gélatine constitue donc une substance
nutritive très précieuse, et cela surtout lorsqu'elle est ingérée en
même temps que des substances albuminoïdes, comme c'est le cas
dans le régime de l'homme; elle est de la plus haute importance
comme agent d'épargne de l'albumine et pour la mise en réserve
de celle-ci. Donnée en même temps qu'une quantité suffisante
d'albumine alimentaire, la gélatine peut remplacer complètement, au

(1) *Horbaczewski* (Zeitschr. f. physiol. Chem., Bd. 6, p. 33o) introduisit de l'élastine
en poudre dans l'estomac d'un homme porteur d'une fistule stomacale et observa qu'elle
était dissoute partiellement endéans les 24 heures.

point de vue nutritif, la quantité d'albumine nécessaire en sus à l'organisme. Si la gélatine ingérée représente au maximum 1/5 des substances azotées et l'albumine les 4/5 restants, comme c'est le cas dans la nourriture de l'homme, on peut considérer la gélatine comme équivalente à l'albumine. Il est donc à souhaiter que la substance collagène des cartilages, des os, des tendons, de la peau, etc., soit utilisée de plus en plus pour l'alimentation populaire; il y a déjà cent ans qu'un philanthrope, le comte Rumford, recommanda chaudement cette pratique et l'appliqua. Mais on ne peut évidemment le faire de la même manière qu'il y a 60 ans, époque où l'on professait de si fâcheuses erreurs sur la valeur nutritive des substances collagènes, qu'on administrait aux malades, au lieu d'albumine, uniquement des substances gélatineuses sous forme de soupes d'os. Si, en même temps que de la gélatine, l'on donne une petite quantité d'albumine, ainsi qu'une certaine quantité de graisse ou d'hydrates de carbone afin de prévenir la perte en graisse, on peut, en laissant prendre simultanément de l'eau et des substances minérales, maintenir l'organisme dans son état nutritif. Toute augmentation de la ration d'albumine, et à plus forte raison toute augmentation de substances non azotées, détermine alors un dépôt d'albumine, accompagné dans ce dernier cas d'un dépôt plus ou moins considérable de graisse.

Nous disions déjà plus haut que les tissus collagènes eux-mêmes ne se forment pas à l'aide de la gélatine, mais qu'ils dérivent de l'albumine (p. 79, 100). Ni la nourriture du nourrisson, ni celle de l'herbivore ne renferment de la gélatine et cependant il se forme du tissu collagène pendant le développement de leur organisme, et cela indubitablement aux dépens de l'albumine. La gélatine, quelles que fortes que soient les doses ingérées, se détruit complètement dans l'organisme; elle ne peut donc donner lieu à la formation ni de substances collagènes ni d'albumine.

En pratique, il est impossible à l'homme d'ingérer de fortes quantités de gélatine, d'une part à cause de sa saveur toujours peu agréable et de la consistance gélatineuse que prennent les aliments préparés avec de grandes quantités de cette substance, d'autre part à raison de la diarrhée qui survient après l'ingestion de fortes quantités de ce produit.

Parmi les autres substances azotées qu'on rencontre dans les aliments il faut citer les nucléines, les lécithines et les substances extractives; elles méritent une courte mention. La nucléine, substance renfermée dans le noyau cellulaire, se dissout relativement peu dans le suc gastrique [1]; elle se dissout au contraire en quantité plus considérable dans le suc pancréatique [2] et probablement aussi pendant la putréfaction. L'acide nucléinique ainsi dissous est absorbé, car il se rencontre dans le chyle; il est décomposé dans les tissus et apparaît dans l'urine sous forme d'acide phosphorique [3]; la majeure partie de la nucléine ingérée est évacuée comme telle avec les fèces. La question de l'importance de la nucléine en tant que principe nutritif est encore ouverte.

Les lécithines se rencontrent en petite quantité dans tous les tissus végétaux et animaux ainsi que dans tous les liquides organiques; elles existent en quantité légèrement plus grande dans la substance cérébrale et dans le jaune d'œuf (p. 49); elles sont décomposées par le suc pancréatique [4] en neurine, en acide phospho-glycérique et en acides gras fixes (acide stéarique). Ces produits de décomposition qui prennent ainsi naissance dans l'intestin sont absorbés ensuite. Si l'on nourrit un chien à l'aide de

---

(1) *Bókay*, Zeitschr. f. physiol. Chem., Bd. 1, p. 157.
(2) *Popoff*, Ibid., Bd. 18, p. 533.
(3) *Gumlick*, Ibid., p. 508.
(4) *Bókay*, Ibid., Bd. 1, p. 157.

jaunes d'œuf, on constate que d'une part l'acide phosphorique augmente dans les urines, et que d'autre part on ne peut déceler dans les fèces ni lécithine, ni acide phospho-glycérique. Les acides gras fixes qui ont été absorbés par suite de cette décomposition, pourraient, ainsi que les graisses neutres, restreindre la décomposition de l'albumine et de la graisse, pour autant que leur quantité soit quelque peu notable (p. 49); toutefois, les lécithines ne sont sans doute jamais ingérées en quantités suffisamment grandes pour que les acides gras résultant de leur décomposition puissent jouer un rôle quelconque dans la nutrition [1].

Les substances extractives azotées de la viande renferment jusque 0.3 % de créatine; après ingestion, cette substance s'élimine par les urines comme telle ou sous forme de créatinine, et sans modifier en aucune manière la décomposition de l'albumine [2]. Il en est sans doute de même pour les autres substances extractives, telles que la xanthine, l'hypoxanthine, etc. L'ingestion de ces substances est sans importance pour la nutrition de l'organisme, car, ainsi que *Kemmerich* [3] l'a démontré, l'albumine renfermée dans les résidus des viandes qui par ébullition répété ont été presque complètement dépourvues de leurs substances extractives et minérales, suffit, avec le concours de l'eau et des substances minérales alibiles, pour entretenir l'état nutritif non seulement du chien adulte, mais même du chien en voie de développement.

L'asparagine, produit qui se rencontre en proportions variables dans les céréales, les légumineuses et les tubercules, ne possède pas une valeur nutritive supérieure à celle des substances extractives; pas plus que ces dernières, elle n'est à même d'agir à la façon de la gélatine par exemple, et d'exercer une action d'épargne sur l'albumine ou de remplacer celle-ci dans une certaine mesure (p. 38); tout au plus, pourrait-elle restreindre légèrement la combustion de la graisse.

5. Corps gras et leurs composants.

Comme on le sait, toutes les graisses animales sont constituées par un mélange d'oléine, de palmitine et de stéarine [4]; la première de ces substances est seule liquide à la température ordinaire; la palmitine fond à 46° seulement et la stéarine à 53° C. L'oléine dissout abondamment la palmitine et la stéarine; le point de fusion de ce mélange est plus ou moins bas suivant la teneur en oléine. Ainsi la graisse du chien, qui renferme 7/10 d'oléine et seulement 3/10 de palmitine et de stéarine [5], commence à fondre à 20° et est complètement liquide à la température de 28 à 30°; le suif de mouton, qui est constitué par 1/6 d'oléine seulement et par 5/6 de palmitine et de stéarine [5], commence à fondre à 43° et est complètement liquide à 49°. Par leur constitution chimique, les graisses sont les éthers des acides gras combinés à la glycérine et sont, pour cette raison, appelées encore triglycérides. Celles-ci, de même que les acides gras correspondants, sont insolubles dans l'eau; les acides gras possèdent un point de fusion plus élevé que les glycérides correspondantes [6]. Les graisses neutres en s'hydratant donnent environ 95 % d'acides gras et presque 9 % de glycérine. Les graisses végétales renferment également de l'oléine, de la palmitine et de la stéarine; cette dernière toutefois ne se rencontre que dans les graisses d'une consistance assez ferme, telles que le beurre de cacao et l'huile de muscade; les graisses liquides, telles

(1) D'après *De Stella*, (Arch. de pharmacod., 1897, vol. III, p. 373) les glycéro-phosphates exerceraient une action stimulante sur la nutrition. D'après des recherches de *A. Boddaert*, les hypophosphites posséderaient une action analogue (Arch. de pharmacod., 1896, vol. II, p. 195).
(2) *C. Voit*, Zeitschr. f. Biol., Bd. 1, p. 77.
(3) *Pflüger's* Arch., Bd. 2, p. 85.
(4) La graisse du lait, ou le beurre, renferme, d'après Wein, outre de la butyrine, de la capronine, etc., également de la myristine et de l'arachine. La myristine se rencontre principalement dans la cire d'abeilles. La lanoline est une combinaison des acides gras fixes avec la cholestérine.
(5) *I. Munk, Virchow's* Arch., Bd. 95, p. 423 et 440.
(6) L'acide oléique fond à 5°, l'acide palmitique à 52°, l'acide stéarique à 69°.

que l'huile d'olive, renferment presque exclusivement de l'oléine et de la palmitine [1].

Presque chaque espèce animale possède sa graisse spéciale, dont la consistance propre est déterminée par la teneur en oléine, en palmitine et en stéarine. Les graisses liquides sont appelées **huiles**; celles qui ont la consistance de la pommade ou du beurre s'appellent **axonges**; celles d'une consistance plus solide encore et qui sont moins fusibles portent le nom de **suifs**. En général, la graisse de l'homme, des carnivores, des omnivores et des oiseaux possède la consistance pâteuse d'une pommade, tandis que la graisse des ruminants (bœuf, mouton) et des rongeurs (lièvre) est solide à la température ordinaire et possède la consistance du suif.

Le tableau ci-dessous indique la composition d'une série de graisses :

	Acide oléique.	Acides solides.	Point de fusion [2]
Suif de mouton	15 %	80 %	42-51° C.
Graisse de bœuf [3]	31 »	64 »	40-49° »
Graisse du lait de vache (beurre) .	47 »	41 »	31° »
Graisse de porc [4]	49 »	46 »	33° »
Graisse d'oie [5]	62 »	31 »	24-26° »
Graisse de l'homme [6]	86 »	10 »	20° »

Malgré la variabilité de la teneur en chacune des glycérides, les différentes graisses animales possèdent une composition centésimale presque identique ; elles renferment en moyenne : 76,5 % C., 11.9 % H et 11.6 % O [7]; d'où il résulte que les 3/4 du poids des graisses est représenté par du carbone.

La graisse est le seul principe constitutif de l'organisme dont la quantité subisse des oscillations relativement très étendues. La teneur centésimale de l'organisme en eau, en substances minérales, en substances albuminoïdes et gélatineuses est relativement très constante, tandis que la richesse totale en graisse chez l'homme sain varie de 9 à 23 % du poids du corps (p. 18). La graisse existe dans l'organisme sous deux formes anatomiques différentes : d'une part, sous forme de tissu graisseux directement visible dans les grands dépôts ou réservoirs de graisse de l'organisme, tels que le tissu cellulaire sous-cutané, la graisse de la cavité abdominale (autour des reins, dans l'épiploon et le mésentère), le tissu conjonctif intermusculaire, d'autre part, sous forme de gouttelettes ou de granulations visibles seulement au miscroscope existant dans les cellules tissulaires et dans les liquides organiques. Le tissu graisseux ou adipeux

---

(1) Elles renferment en outre de la laurostéarine, de la myristine, de l'érucine, de l'arachine, etc.

(2) La graisse d'un même animal présente encore un point de fusion variable d'après l'endroit du corps d'où elle provient ; la graisse la moins fusible est celle qui entoure les reins, celle du panicule adipeux sous-cutané est plus fusible, et la graisse qui l'est le plus est celle contenue dans le foie. Ainsi, chez le mouton, la graisse qui entoure les reins fond à 50—51° seulement, la graisse du tissu sous-cutané fond à 42—44°, la graisse du foie fond assez souvent déjà au dessous de 40° C.

(3) *A. Lebedeff, Pflüger's* Arch., Bd. 31, p. 55.

(4) D'après des analyses inédites de *I. Munk.*

(5) *A. Lebedeff,* Zeitschr. f. physiol. Chem., Bd. 6, p. 142.

(6) *L. Langer,* Monatsh. f. Chem., Bd. 2, p. 382. La graisse du nouveau-né renferme 65 % d'acide oléique et 30 % d'acides gras solides ; elle a donc une consistance plus ferme et son point de fusion est à 30° environ.

(7) *E. Schulze* u. *Reinecke,* Annalen der Chemie, Bd. 142, p. 191.

renferme en moyenne 87 % de graisse pure et 3 % de substances azotées (albumine, gélatine) qui proviennent des enveloppes et du corps protoplasmatique des cellules graisseuses, ainsi que du tissu conjonctif qui réunit ces cellules; il renferme de plus, 10 % d'eau. Chez les animaux très gras, la teneur du corps en graisse peut atteindre 30—40 % du poids total[1]. La plus grande masse de la graisse se trouve accumulée dans le tissu conjonctif sous-cutané (jusque 40 % de la graisse totale); vient ensuite la graisse de la cavité abdominale (jusque 30 %); vient enfin le tissu conjonctif intermusculaire qui constitue le dépôt le moins important et qui ne contient en moyenne que 10 % de graisse. Les différences qui existent dans le dépôt de graisse chez les animaux gras et chez les animaux maigres portent surtout sur la graisse de la cavité abdominale et du tissu sous-cutané; le tissu conjonctif intermusculaire s'enrichit relativement vite en graisse au début de l'engraissement; plus tard, il ne se produit plus qu'une augmentation très faible[2].

La graisse est un mauvais conducteur de la chaleur; le pannicule adipeux possède donc une importance particulière pour la conservation de la chaleur animale; plus le pannicule adipeux est épais, moins les tissus ou les organes sous-jacents, tels que les muscles, les viscères, etc., perdent de la chaleur. Parmi les mécanismes régulateurs qui permettent aux animaux homéothermes de maintenir leur température propre, même dans un milieu à température peu élevée, il faut compter le dépôt graisseux sous-cutané qui joue un rôle assez important. Les races humaines vivant dans un climat froid, telles que les Esquimaux et les Lapons, possèdent généralement un pannicule adipeux très développé.

L'homme en inanition décompose environ 2—4 fois autant de graisse que d'albumine (p. 20). Cette déperdition en graisse peut être prévenue tant par l'administration d'albumine que par celle de graisse ou d'hydrates de carbone. Cependant, si le carnivore peut maintenir sa richesse en graisse en ingérant de très grandes quantités d'albumine, le fait semble à peine possible à la longue chez l'homme (p. 39). Un sujet modérément gras peut, à la rigueur, conserver son équilibre nutritif à l'aide d'un régime exclusif de viande dépourvue de graisse; mais en fait, ce résultat est difficilement atteint parce qu'une nourriture exclusivement composée de viande nous répugne bien vite. Dès qu'on ajoute de la graisse à l'albumine, la teneur de l'organisme en cette dernière substance sera maintenue à l'aide d'une ration bien moins riche en albumine, ration qui peut être la moitié et même un tiers de la quantité nécessaire pendant l'alimentation exclusivement albuminoïde. Si l'on élève la quantité d'albumine ou de graisse alimentaire, de l'albumine se déposera dans l'organisme (p. 41, 42).

Si l'on ne donne que de la graisse, la perte en cette substance pourra être évitée, mais non celle de la chair; celle-ci diminuera en quantité presque égale à celle perdue pendant l'état d'inanition. Par conséquent, un individu nourri exclusivement de graisse, d'eau et des substances minérales nécessaires, succombe par perte d'albumine,

---

(1) *Lawes* und *Gilbert*, Philosophical Transactions, 1859, vol. 2, p. 494.
(2) *L. Pfeiffer*, Zeitschr. f. Biol., Bd. 23, p. 340.

mais dans un laps de temps plus considérable qu'en dehors de l'administration de la graisse (p. 39). Donne-t-on de la graisse en même temps que de l'albumine, la perte en graisse comme aussi celle en chair peuvent être nulles; de plus, si la ration de graisse est suffisante, il se produira même un dépôt de cette dernière; d'après les calculs de C. *Voit,* il se dépose de la graisse chez l'homme lorsque la ration contient plus de 118 gr. d'albumine et 260 gr. de graisse (p. 54). En tant qu'agent d'épargne de la graisse, 100 parties de graisse équivalent à 225 parties d'albumine, de sorte que l'engraissement est le plus facilement obtenu en donnant de la graisse avec la nourriture. Des doses moyennes d'albumine associées à des doses élevées de graisse déterminent le dépôt le plus considérable de chair et de graisse.

La richesse en graisse détermine également une décomposition moindre de l'albumine. Un organisme riche en graisse consume pendant l'inanition une quantité moindre d'albumine, soit environ seulement 1/4 d'albumine pour 1 partie de graisse (p. 20). Pareillement, la richesse en graisse détermine, lors de l'administration d'albumine, une décomposition moins grande de celle-ci; il en résulte qu'une ration d'albumine alimentaire, insuffisante pour empêcher chez un individu maigre la destruction de l'albumine organisée, établit l'équilibre azoté chez un individu gras, ou même détermine un dépôt d'albumine. Il en est de même lors de l'alimentation avec de l'albumine et de la graisse : l'action d'épargne exercée par la graisse alimentaire sur l'albumine, s'ajoute en effet à la décomposition déjà minime de cette dernière chez l'individu gras; la destruction de l'albumine se trouve donc ainsi réduite encore davantage. Comme, d'autre part, l'activité musculaire augmente la destruction de la graisse, de 2—5 fois d'après son intensité (p. 67), il est évident qu'un homme travaillant beaucoup dépensera encore de sa graisse, tandis que, chez un sujet inactif soumis à la même ration d'albumine et de graisse, il se formerait déjà un dépôt de cette dernière. Le travail musculaire exige donc une alimentation plus riche en graisse, d'une part pour prévenir la perte de celle-ci, d'autre part pour maintenir la richesse de l'organisme en albumine. En effet, dès que la teneur en graisse diminue, la décomposition de l'albumine augmente, de sorte que, les rations d'albumine et de graisse demeurant invariables, une diminution de la graisse dans l'organisme entraîne directement une diminution de la chair. C'est la raison pour laquelle un individu modérément gras supporte plus facilement un travail prolongé qu'un individu maigre; c'est aussi la raison pour laquelle le premier supporte plus longtemps l'inanition que le second (p. 21).

Vu que la partie de la graisse alimentaire qui ne tombe pas directement sous les conditions de la destruction se dépose comme telle dans l'organisme, il s'en suit qu'aucun aliment ne convient autant que la graisse donnée en abondance pour augmenter le dépôt de celle-ci. Comme d'autre part une plus grande richesse en graisse s'accompagne d'une décomposition moins considérable d'albumine, on réalise aussi plus facilement l'augmentation de la réserve d'albumine en élevant d'abord la richesse de l'organisme en graisse. De ces considérations il résulte que l'administration de la graisse est d'une importance si considérable pour l'alimentation, qu'une nourriture pauvre en graisse est considérée avec raison comme insuffisante et que la valeur nutritive d'un régime peut être jugée, en partie, d'après sa teneur en graisse.

En ce qui concerne le pouvoir d'absorption du tube digestif de l'homme vis-à-vis des graisses, signalons que 300 gr. de graisse et même davantage peuvent être absorbés en un jour. A mesure qu'on élève la quantité de graisse administrée, l'absorption relative dans l'intestin diminue, de sorte qu'une plus grande quantité de graisse est évacuée avec les fèces; toutefois, la quantité absolue de graisse absorbée augmente continuellement jusqu'à une certaine limite supérieure, qui oscille autour de 300 gr. La graisse est mieux absorbée que le lard [1] : après ingestion de 195 gr. de lard, 15 gr. de graisse apparurent dans les fèces, et pour 214 gr. de beurre, il n'y eut que 6 gr. qui échappèrent à l'absorption. Le beurre représentant la graisse pure du lait, le lard au contraire étant du tissu graisseux — par conséquent du tissu conjonctif renfermant des cellules graisseuses — l'absorption moindre du lard peut donc résulter de ce que la graisse du lard n'est pas libre, mais enfermée dans des enveloppes cellulaires qui doivent être préalablement dissoutes par les sucs digestifs. L'homme sain digère d'ordinaire facilement jusque 100 gr. de graisse par jour, assez souvent même jusque 150 gr. Une quantité supérieure peut être ingérée, mais chez un grand nombre de personnes elle provoque du malaise et même des troubles digestifs.

Les graisses en elles mêmes semblent être absorbées d'autant plus facilement que leur consistance est moindre, donc suivant leur richesse en oléine; mais d'autre part, les graisses liquides prises longtemps répugnent plus tôt que les graisses d'une consistance plus ferme, telles que les axonges et les suifs. Il est assez remarquable cependant, que les suifs, tels que ceux du bœuf et du mouton, qui ne se ramollissent qu'à 41° et qui ne fondent qu'à 45° et 50°, par conséquent à une température supérieure à celle de l'organisme, soient si parfaitement absorbés dans l'intestin du chien et de l'homme. Toutefois, cette absorption est moins complète que pour les axonges, par exemple celle du porc; cette dernière est absorbée jusqu'à raison de 98 %, le suif de mouton l'est seulement jusqu'à concurrence de 90 % [2]. Si les graisses sont plus fixes encore, si leur point de fusion est supérieur à 50° atteignant même 60°, comme c'est le cas pour la stéarine et pour le blanc de baleine, on les retrouve presque en totalité (à 10—15 % près) dans les matières fécales.

Outre les triglycérides, les graisses animales renferment encore des acides gras libres. Toutes les graisses en renferment une quantité minime, jusqu'à concurrence de 1 %; les graisses rancies en contiennent des quantités plus considérables; il n'y a

---

(1) *Rubner*, Zeitschr. f. Biolog., Bd. 15, p. 115.
(2) *I. Munk, Virchow's* Arch., Bd. 80, p. 23; Bd. 95, p. 430; *du Bois-Reymond's* Arch., 1890, p. 581. — *Munk* u *Rosenstein, Virchow's* Arch., Bd. 123, p. 130. — *Fr. Müller*, Sitz.-Ber. d. Würzburger physikal.-medecin. Gesellsch., October 1885. — *Arnschink*, Zeitschr. f. Biolog., Bd. 26, p. 434.

que la graisse du foie qui, même à l'état frais, renferme jusque 10 % d'acides gras libres; l'huile de foie de morue[1] en contient davantage encore. Les graisses végétales ne renferment à l'état frais que peu d'acides gras libres; la quantité de ces derniers augmente par la conservation[2]. En outre, les graisses neutres donnent naissance aux acides gras sous l'influence de la température élevée et de l'eau, à l'action desquelles les aliments renfermant de la graisse sont soumis lors de leur préparation. Enfin, les graisses neutres sont encore décomposées en acides gras libres dans l'intestin grêle. Il en résulte qu'au moment de l'absorption la huitième partie au moins de la graisse totale contenue dans l'intestin grêle est représentée par des acides gras libres[3]. Ces acides jouent incontestablement un rôle important dans la digestion de la graisse, car, comme *Gad*[4] l'a démontré d'une manière péremptoire, les graisses neutres ne s'émulsionnent pas dans un milieu alcalin, les graisses acides au contraire s'émulsionnant quasi instantanément. Quelle que soit la forme sous laquelle la graisse s'absorbe, sous forme d'émulsion, ou sous forme de solution de sels des acides gras, l'émulsion préalable doit favoriser cette absorption. Les acides gras libres renfermés dans les graisses jouent également un rôle dans la nutrition, car ils agissent de la même manière et avec la même intensité que la quantité de graisse chimiquement équivalente; ils peuvent donc restreindre la décomposition de l'albumine et supprimer la perte de graisse (p. 49). Par conséquent, comme substances nutritives, ils équivalent à cette dernière. Pour autant qu'ils sont mis à l'abri de la destruction par les agents d'épargne de la graisse (albumine, hydrates de carbone, gélatine), les acides gras peuvent se transformer par synthèse en graisses neutres et se déposer sous cette forme dans l'organisme.

L'autre composant des graisses neutres, la glycérine, demeure sans influence sur la désassimilation de l'albumine, lors même qu'on l'ingère en quantité considérable; mais elle restreint la décomposition de la graisse, et de ce chef elle doit être considérée comme une substance nutritive (p. 49). Nous ingérons de minimes quantités de glycérine avec tous les aliments qui renferment de la graisse, car, ainsi que nous l'avons dit, il s'en forme lors de leur préparation, par décomposition de la graisse neutre; elle devient également libre dans l'intestin grêle par dissociation de la graisse; enfin, elle se rencontre en petites quantités dans toutes les boissons fermentées, dans la bière à raison de 0.1 à 0.3 %, dans le vin à raison de 0.7 à 1.4 %. Les vins et les bières falsifiées contiennent la glycérine en grande quantité; les vins scheelisés en renferment 1 à 3 %.

Les acides gras volatils (acides acétique, propionique, butyrique, valérianique, etc.), ainsi que leur sels, sont en majeure partie oxydés à l'intérieur de l'organisme en acide carbonique et en eau. Il est démontré que de fortes quantités d'acide acétique et d'acide butyrique peuvent diminuer la décomposition de la graisse; il en est probable-

(1) *Fr. Hofmann*, Beitr. z. Anat. u. Physiol., Festgabe für *C. Ludwig*, 1875, p. 134. — *I. Munk*, Virchow's Arch., Bd. 95, p. 419, 439 et et 464.
(2) *v. Rechenberg*, Journ. f. prakt. Chem., N. F., Bd. 24, p. 512. L'huile de colza vieillie renferme jusque 3.5 % d'acides gras libres, l'huile de navette jusque 6 %.
(3) *I. Munk*, Virchow's Arch., Bd. 95, p. 447. — *v. Walther*, du Bois-Reymond's Arch., 1890, p. 329.
(4) *J. Gad* et *J. F. Heymans*, Traité de physiologie humaine, 1895, p. 531.

ment de même pour les autres acides gras volatils ; mais les doses auxquelles il sont habituellement ingérés sont trop minimes pour pouvoir exercer une action nutritive réelle. Leur rôle se réduit généralement à celui d'un stimulant plutôt qu'à celui d'une substance nutritive.

6. Hydrates de carbone.

Les hydrates de carbone représentent la partie constituante la plus importante des aliments végétaux; dans plusieurs de ceux-ci, par exemple dans les graines de céréales et dans les fruits de légumineuses, les hydrates de carbone se trouvent en quantité 3—5 fois plus considérable que l'eau. Ce sont des composés organiques indifférents renfermant du carbone, de l'hydrogène et de l'oxygène, ces deux derniers éléments dans le même rapport que celui où ils forment de l'eau. Les différentes espèces d'hydrates de carbone se distinguent entre elles le plus souvent par leur teneur variable en une ou plusieurs molécules d'eau. Leur constitution a été élucidée dans ces derniers temps par *E. Fisher* [1].

La fécule, ou amidon, est renfermée dans un grand nombre d'organes végétaux (graines, fruits de légumineuses, tubercules, châtaignes). D'après l'origine, on distingue la fécule de pomme de terre, la fécule de froment, la fécule de riz, la fécule de maïs, la fécule retirée de la moelle de plusieurs palmiers ou le sagou, la fécule extraite du rhizome du Maranta ou l'arrow-root, etc. La fécule ingérée se transforme sous l'influence des sucs salivaire et pancréatique, d'abord en dextrine (colle d'amidon) et ensuite en sucre (surtout en maltose). Le tube digestif de l'homme est à même d'absorber des quantités énormes de fécule : ainsi, pour une quantité de 670 gr. ingérée en un jour, il en absorbe jusque 99 o/o[2]. La fécule renfermée dans certains aliments, dans le pain noir par exemple, n'est absorbée qu'à raison de 90 o/o, et cela, pour des raisons que nous exposerons plus loin.

Au point de vue des propriétés chimiques, la lichénine, est la substance la plus voisine de la fécule ; elle existe dans la mousse d'Islande (Cetraria islandica) et dans d'autres mousses. L'acide sulfurique dilué transforme par ébullition la lichénine en sucre ; peut-être celle-ci subit-elle dans l'intestin une modification fermentative identique.

On peut considérer l'inuline comme un produit intermédiaire entre la fécule et le groupe des dextrines; comme on sait, cette substance se rencontre en abondance dans les tubercules du dahlia, du topinambour, dans l'Inula hellenium, etc. Elle est assez soluble dans l'eau chaude et se transforme en sucre de fruit sous l'action de l'acide sulfurique dilué et chaud. Il est très probable que les ferments digestifs lui font subir les mêmes modifications[3].

Les dextrines sont des substances qui apparaissent en quantité plus ou moins considérable comme produits intermédiaires lors de la transformation de la fécule en sucre ; elles sont solubles dans l'eau et insolubles dans l'alcool. Il n'est pas encore définitivement démontré que les dextrines préexistent dans les sucs végétaux, dans ceux des fruits par exemple. Les dextrines sont absorbées facilement et d'une manière complète.

Parmi les gommes végétales, la plus connue est la gomme arabique, appelée encore arabine; elle provient de diverses espèces d'acacias. Cette gomme, soumise à l'ébullition avec des acides dilués, se transforme en une espèce de sucre appelée arabinose. Dans des expériences sur des chiens[4] auxquels on avait administré environ 60 gr. de gomme végétale desséchée, on constata que la moitié environ était digérée dans l'intestin. Il est probable que la gomme est transformée en sucre dans le tube digestif ; il est démontré du moins que le suc gastrique, aussi bien que l'extrait pancréatique, la transforme en une espèce de sucre. Vu cette transformation en sucre, on est autorisé jusqu'à un certain point à considérer la gomme comme une substance nutritive dont l'action est analogue, si pas équivalente, à celle de la fécule ou des différentes espèces de sucre.

Il faut classer dans cette même catégorie les mucilages végétaux, sortes de gommes qui se gonflent dans l'eau et forment des liquides épais et visqueux ; par ébullition avec un acide dilué, ils se transforment en sucre. On rencontre des substances

---

(1) Ber. d. deutsch. chem. Gesellsch., Bd. 20, 21, 23, 25.
(2) *Rubner.* Zeitschr. f. Biologie, Bd. 15, p. 192.
(3) *Komanos,* Zur Kenntniss des Inulins. Dissert., Strassburg, 1875.
(4) *Bauer,* d'après *C. Voit,* Zeitschr. f. Biolog., Bd. 10, p. 59.

mucilagineuses dans la racine des malvacées, dans les graines de lin et de coing, dans les tubercules de salep, dans quelques espèces d'astragalus (gomme adragante), etc. Dans le tube digestif du chien [1], le mucilage de salep, administré à raison de 120 gr. de substance sèche par jour, est absorbé à raison de 55 % au moins ; le mucilage de coing donné à la quantité de 40 gr. en substance sèche est absorbé à raison de 80 % ; en outre, les matières fécales recueillies ne renferment plus le mucilage végétal comme tel. Comme le mucilage n'est transformé en sucre ni par le suc gastrique, ni par le suc pancréatique, on doit admettre ou bien qu'il est absorbé comme tel, ou bien, ce qui paraît plus exact d'après l'analyse des matières fécales, qu'il subit la fermentation acide dans l'intestin et qu'il se transforme ainsi en produits dont la majeure partie est absorbée. On ne pourrait donc nier non plus que les mucilages végétaux n'aient pas une valeur nutritive.

Les substances dites pectiques possèdent une importance bien plus grande pour la nutrition que les deux derniers groupes d'hydrates de carbone dont nous venons de parler ; les pectines sont relativement abondantes dans la chair des fruits, moins abondantes dans certaines racines et dans les carottes. Ces organes végétaux paraissent renfermer une substance insoluble par elle même, la pectose, qui devient soluble lors de la maturation, sous l'influence d'un ferment, donnant naissance ainsi aux substances pectiques : celles-ci constituent des substances colloïdes, incolores, insolubles dans l'eau et qui, avec celle-ci, forment une masse gélatiniforme ; ce sont elles qui font que différents sucs, spécialement ceux des fruits, donnent une gelée après addition de sucre, ébullition et réduction de volume. Bien que le mode d'action et le sort des substances pectiques à l'intérieur de l'intestin ne soient pas établis d'une manière certaine, il semble cependant qu'elles y sont en majeure partie absorbées.

On désigne du nom de sucres les hydrates de carbone qui possèdent une saveur douce, qui sont solubles dans l'eau et dans l'alcool, et qui en général subissent la fermentation par la levure. Plusieurs d'entre eux sont employés comme substance nutritive ; de ce chef, il y a à citer en première ligne, le sucre de canne ou saccharose qui cristallise facilement, le sucre de raisin (dextrose ou glycose) qui se dépose en cristaux des solutions alcooliques concentrées, le sucre de lait ou lactose qui ne se rencontre que dans le lait, et le sucre de fruits (fructose ou lévulose) qui cristallise très difficilement. Le sucre de raisin est un principe constant du suc des raisins, des prunes, des cerises, des figues, des dattes, etc. ; il se rencontre en couches granulo-cristallines à la surface des fruits desséchés, tels que les raisins, les prunes, les figues, etc. ; il se trouve en grande quantité dans le miel et dans la manne. Ces deux derniers produits ainsi que la plupart des fruits renferment, outre le sucre de raisin, le sucre de canne et le sucre de fruits. Le sucre de canne se trouve dans le suc de la canne à sucre, dans le suc de certaines espèces d'érables, dans la betterave, dans le fruit de coco, etc. ; par ébullition avec un acide dilué, le sucre de canne se transforme en sucre interverti qui est un mélange à parties égales de sucre de raisin et de sucre de fruits. Les différentes espèces de sucre sont absorbées en quantités très considérables dans le tube digestif, par exemple chez le chien, en quantités variant de 350—500 gr. ; l'absorption en est pour ainsi dire complète, car on n'en rencontre jamais que des traces dans les matières fécales. L'homme peut également ingérer et absorber complètement des quantités élevées de sucre.

Le miel renferme, outre 3 % de sucre de canne, jusque 71 % de sucre interverti, et en plus, de minimes quantités d'albumine, d'acides organiques et d'éthers.

La mannite se rattache aux sucres ; elle se rencontre surtout dans la manne qui est le suc desséché du frêne à la manne, dans le suc qui s'écoule spontanément du cerisier, du pommier et du mélèze, enfin dans un grand nombre de champignons et d'algues. Pendant la fermentation visqueuse et lactique du sucre il se forme de la mannite. Cette dernière constitue une substance nutritive d'une valeur peut-être analogue à celle des hydrates de carbone en général ; en outre, sa saveur sucrée analogue à celle des sucres en fait un moyen d'édulcoration agréable ; elle est donc un condiment.

Il faut enfin mentionner la cellulose qui constitue la substance la plus répandue du règne végétal ; les parois cellulaires de toutes les plantes sont en effet constituées par de la cellulose. A mesure que les plantes vieillissent, la paroi cellulaire constituée de cellulose s'incruste de substances dites ligneuses et acquiert ainsi progressivement les propriétés du bois. La cellulose jeune, non encore lignifiée, telle qu'elle existe dans les légumes (céleris, choux, carottes), est digérée dans l'intestin de l'homme à raison de 47 et jusque 63 % [2] ; la cellulose de la salade pommée est absorbée à raison de 25 % [3]. Par contre, la cellulose lignifiée de la paille traverse le tube digestif sans subir de modifications et s'élimine comme telle avec les fèces [4]. La dissolution de la cellulose dans l'intestin est due à une fermentation microbienne ; d'après *Hoppe-Seyler*, il se formerait

---

(1) *Hauber*, d'après *C. Voit*, Zeitschr. f. Biol., Bd. 10, p. 59.
(2) *Weiske*, Ibid., Bd. 6, p. 456.
(3) *v. Knieriem*, Ibid., Bd. 21, p. 37.
(4) *F. Hofmann*, d'après *C. Voit*, Münchn. akad. Sitz-Ber., 1869, p. 6.

d'abord une espèce de sucre qui se décompose ensuite en acide carbonique et en gaz des marais. On ne peut reconnaître à la cellulose quelque valeur nutritive pour l'homme (1).

La quantité d'hydrates de carbone qui se trouve dans l'organisme animal est relativement minime si on la compare à son abondance si grande dans le règne végétal (2). C'est le foie qui en renferme la plus grande quantité sous forme de glycogène (jusque 11 %) et en minime partie sous forme de glycose ; vient ensuite le lait qui contient de 3.5—6 % de lactose, et enfin les muscles (0.3—0.9 % de glycogène, ainsi que des traces de glycose). Le sang et la lymphe ne contiennent que des quantités minimes de glycose (0.1—0.15 %). Le glycogène se rencontre dans tous les tissus jeunes en voie de développement ; toutes les cellules jeunes semblent posséder une fonction commune, celle de former du glycogène. Il est pareillement établi que les hydrates de carbone précités ci-dessus, et principalement le glycogène du foie et des muscles, sont formés en quantité considérable dans les tissus mais qu'ils sont détruits de nouveau au fur et à mesure de leur formation, en quantité sensiblement égale, par les processus de désassimilation dont ces organes sont le siége ; de là, l'explication de ce fait, que l'analyse de ces organes n'indique généralement que de faibles quantités de glycogène. De même, lors de la dissociation des albumines il se forme des hydrates de carbone, en ce sens que le complexus atomique riche en carbone, qui devient libre par la séparation de l'urée de la molécule albuminoïde, se transforme partiellement en glycogène, surtout dans certains organes tels que le foie et les muscles. Lors d'une alimentation exclusivement albuminoïde, le foie renferme encore des quantités assez notables de glycogène (p. 56), de même que le lait des animaux en lactation est encore riche en lactose.

Au point de vue nutritif, les hydrates de carbone possèdent une valeur analogue à celle des graisses ; administrés en même temps que l'albumine, ils diminuent la décomposition de celle-ci dans l'organisme ; ils exercent même dans ce sens une influence beaucoup plus marquée que les quantités correspondantes de graisse alimentaire (p. 46) : sous une alimentation riche en hydrates de carbone, la destruction de l'albumine peut devenir inférieure à celle qui se produit pendant l'état d'inanition. Les hydrates de carbone abaissent également la décomposition de la graisse, toutefois à un degré bien moindre que ne le fait la graisse alimentaire ; en tant qu'agent d'épargne de la graisse, 100 parties de graisse sont équivalentes ou sont isodynamiques à environ 240 parties d'hydrates de carbone. Enfin, l'excès des hydrates de carbone absorbés peut se transformer en graisse et se déposer sous cette forme (p. 57). Pour augmenter le dépôt de graisse chez l'homme, il faut donner, outre la ration nécessaire d'albumine (100 gr.), plus de 600 gr. d'hydrates de carbone ; pour déterminer en même temps un dépôt d'albumine, il suffit d'élever la ration d'albumine à 130 gr., ou mieux encore, d'augmenter la quantité des hydrates de carbone (p. 53, 54).

---

(1) *Mallèvre, Pflüger's* Arch., Bd. 49, p. 460. — *Zuntz,* Ibid., p. 470.
(2) Cfr. *J. Seegen,* Die Zuckerbildung im Thierkörper. Berlin, 1890.

L'administration exclusive d'hydrates de carbone, même aux quantités maximales que l'homme peut supporter, ne supprime pas la décomposition de l'albumine ; la perte en graisse peut, par contre, être complètement supprimée, et même, pendant que de l'albumine se perd, il peut se former un dépôt de graisse. Un individu exclusivement nourri d'hydrates de carbone, d'eau, et de substances minérales, succomberait par suite de la perte progressive en albumine, mais à une époque plus tardive que s'il était soumis à une inanition absolue.

Comme les hydrates de carbone se trouvent à la disposition de l'homme en quantité considérable, comme ils possèdent la valeur nutritive des graisses et qu'ils sont moins chers que ces dernières substances, on doit les préférer aux graisses partout où il s'agit de réaliser l'alimentation la plus économique, par conséquent, dans l'alimentation des masses (casernes, maisons ouvrières, hôpitaux, etc.). Toutefois, comme l'ingestion de fortes quantités d'hydrates de carbone détermine facilement dans l'estomac ou dans l'intestin la fermentation acide (lactique et butyrique), et provoque des selles diarrhéiques, il est utile de donner en même temps, outre de l'albumine, de la graisse et des hydrates de carbone. Si l'on voulait couvrir, à l'aide des seuls hydrates de carbone, l'augmentation de l'oxydation de la graisse qui se produit lors d'un travail considérable, il faudrait en ingérer plus de 700 grammes ; mais cette quantité ne serait pas supportée longtemps par le tube digestif. Pour prévenir la perte plus grande de graisse résultant du travail, il est donc plus opportun de donner une ration d'environ 100 gr. de graisse et 450 à 500 gr. d'hydrates de carbone.

7. Stimulants et Condiments.

Toute alimentation comprend, outre les principes nutritifs, une série d'autres substances qui rendent les aliments savoureux et agréables, mais qui d'autre part n'exercent aucune influence sur la nutrition de l'organisme, du moins pour la quantité à laquelle elles sont ingérées. On les désigne du nom de stimulants et de condiments. En général, elles exercent sur le système nerveux une action agréable ; celle-ci à son tour se trouve être le point de départ d'influences qui stimulent l'activité digestive, relèvent le pouvoir fonctionnel ou la sensation de force, chassent la fatigue, dissipent le chagrin et nous procurent enfin une sensation générale de bien-être [1]. La satisfaction que ces substances nous procurent les fait souvent plus ardemment désirer et rechercher que les substances nutritives proprement dites.

Nous avons toujours dit jusqu'ici, que pour maintenir l'état nutritif il suffisait de prendre, en quantités suffisantes, de l'eau, des substances minérales, de l'albumine, de la graisse et des hydrates de carbone. Mais si l'on voulait tenter d'administrer une nourriture composée uniquement de ces substances chimiquement pures, le défaut de sapidité rendrait bientôt très pénible l'ingestion

(1) Voir C. *Voit*, Münchn. akad. Sitz.-Berichte, 1889, Bd. 2, p. 550 ; Zeitschr. f. Biologie, Bd. 12, p. 1. — *Pettenhofer*, Ueber Nahrung und Fleischextract, Braunschweig, 1873. — *Forster*, Handb. d. Hygiene, Bd. 1, Th. 1, p. 85.

d'un semblable mélange. Ce n'est qu'avec la plus grande difficulté qu'on parviendrait à ingérer d'un pareil mélange, dépourvu de saveur et d'odeur, la quantité strictement nécessaire pour prévenir les pertes dénutritives. Par conséquent, les substances qui possèdent une odeur et une saveur agréables sont nécessaires : qu'on les ajoute aux mets ou qu'elles se forment à l'aide des parties constituantes des aliments lors de la préparation de ceux-ci, elles excitent le palais et rendent agréable l'ingestion des mets. C'est la présence de ces substances assaisonnantes qui fait qu'un mélange de principes nutritifs, suffisant pour couvrir les besoins, devient une véritable nourriture et peut être pris longtemps en quantité requise pour entretenir l'état nutritif.

Une partie de ces substances sapides et odorantes est renfermée en nature dans les aliments ; une autre partie y est ajoutée ; une troisième partie, enfin, se forme seulement au moment de la préparation (ébullition, rôtissage, grillage, cuisson) aux dépens d'autres substances organiques. Toutes ont un effet analogue à savoir, celui d'assaisonner les aliments. Parmi ces substances, il faut citer le sel de cuisine, le sucre, les acides organiques (acides acétique, malique, tartrique, citrique) ainsi que les acides gras volatils (par exemple, les acides butyrique et capronique dans les fromages vieux), ensuite les substances organiques amères et les huiles éthérées des condiments proprement dits, tels que le poivre, la moutarde, la canelle, les clous de girofle, la noix muscade, le gingembre, le cumin, l'anis, le safran, la vanille, etc. ; puis les substances à saveur et à odeur fortes renfermées dans quelques légumes, tels que l'oignon, l'ail, le persil, le raifort, le radis, etc. ; enfin, les substances extractives savoureuses et odorantes de la viande, ainsi que la substance amère du houblon qui entre dans la préparation de la bière. D'autres substances n'agissent pas au même degré sur le goût et sur l'odorat ; elles pénètrent plutôt d'abord dans le courant circulatoire et agissent ensuite sur le système nerveux ; telles sont l'alcool, la caféine, la nicotine etc. Ces substances pourraient être appelées exclusivement des stimulants ; seulement, il n'est pas toujours facile d'établir la limite entre les condiments et les stimulants, de sorte qu'il paraît plus pratique de les étudier ensemble et à un point de vue commun.

Les condiments exercent une influence sur l'activité digestive, et d'abord, par voie réflexe. Le chlorure de sodium, le sucre, les substances amères ainsi que les huiles éthérées, introduits dans la bouche, excitent à un haut degré la sécrétion salivaire ; elles ne stimulent pas moins la sécrétion du suc gastrique ainsi qu'on peut s'en convaincre chez les animaux porteurs d'une fistule stomacale. L'introduction de ces substances dans la bouche seule provoque déjà par voie réflexe la congestion des vaisseaux sanguins de la muqueuse stomacale, et l'on voit aussitôt le suc gastrique perler goutte à goutte à la surface de cette muqueuse. Ces effets sont plus marqués encore lorsqu'on applique directement sur la muqueuse stomacale une goutte d'alcool ou une solution de chlorure de sodium à 2 %. D'après les observations d'*Ogata*[1] sur

---

[1] Arch. f. Hygiene, Bd. 2, p. 212.

8

un chien porteur de fistule stomacale, le chlorure de sodium accélère également la digestion stomacale ; d'après *Brandl*[1], l'alcool à 10—20 %, la solution de chlorure de sodium à 2 %, l'essence de moutarde, le poivre, la menthe augmenteraient également l'absorption des substances nutritives dans l'estomac. Il est très probable qu'il faut expliquer par ces données d'expérience, la pratique qui consiste, au début d'un repas copieux, à provoquer la sécrétion du suc gastrique par une entrée de mets salés, sous forme de caviar ou autres plats, ou en buvant un verre de vin riche en sucre et en alcool (madère, sherry, etc.). L'aspect ou l'odeur de mets savoureux, et même leur simple souvenir, fait déjà couler la salive, « fait venir l'eau à la bouche » ; à des animaux porteurs de fistule stomacale, il suffit de laisser sentir un aliment savoureux pour voir aussitôt apparaître la sécrétion du suc gastrique. La sécrétion du suc pancréatique est pareillement stimulée par voie réflexe après ingestion d'essence de moutarde [2]. La digestion et l'absorption des substances nutritives semblent ne pas augmenter d'une manière absolue sous l'influence des condiments et des stimulants ; *Forster* et *Rynders* observèrent du moins que de la viande rendue insipide par épuisement à l'eau et qui ne pouvait être ingérée qu'avec répugnance, fut digérée et absorbée dans la même quantité et endéans le même temps que de la viande rôtie ; pareillement, une ration mixte et fade que *Flügge*[3] parvint à ingérer pendant longtemps, mais avec répugnance et avec un sentiment d'aversion, fut absorbée sensiblement au même degré que cette même ration additionnée de condiments.

L'influence qu'exerce le chlorure de sodium, le sucre, l'alcool et les épices sur l'activité digestive, se retrouve également pour les substances extractives de la viande qui passent dans le bouillon lors de la cuisson de la viande dans l'eau et qui donnent au bouillon sa saveur et son odeur. L'action stimulante exercée sur la sécrétion du suc gastrique nous explique en partie l'influence bienfaisante que le bouillon chaud exerce sur la digestion, surtout lorsque celle-ci est affaiblie ou arrêtée, comme chez les malades et les convalescents.

Certains condiments ne prennent souvent naissance qu'au moment de la préparation des aliments, par décomposition des substances organiques sous l'influence de la température élevée ; c'est le cas pour les substances odorantes et savoureuses qui se forment dans les couches périphériques de la viande ainsi que du pain lors de la cuisson ; il en est encore de même pour les acides organiques (acides lactique et acétique) qui se forment par fermentation dans la pâte du pain.

Un autre groupe, les stimulants proprement dits, comprend des substances dont l'action ne se borne pas aux premières voies (cavités nasale et buccale) ; après pénétration dans le sang, elles s'en vont plutôt exercer une action générale sur le système nerveux central ; elles stimulent, elles animent, elles rafraîchissent. Parmi ces substances, il faut citer

(1) Zeitschr. f. Biolog., Bd. 29, p. 277.
(2) *Gottlieb*, Arch. f. exper. Pathol. u. Pharmakol., Bd. 33, p. 261.
(3) Beiträge zur Hygiene, Leipzig, 1879, p. 102.

l'esprit de vin ou l'alcool éthylique, celui-ci exerçant également une action locale (p. 113), la caféine ou la théine et la nicotine ; viennent ensuite des stimulants dont l'usage n'est pas général, tels que le musc, l'opium, le hachisch, la coca, etc. A part peut-être l'alcool, ces substances ne déterminent pas une véritable épargne dans les échanges nutritifs (p. 59); elles provoquent seulement un état d'excitation des centres nerveux et comme résultat, les résistances que rencontrent l'excitation et la conduction dans les appareils nerveux semblent diminuées ; il en résulte cet état général, cette confiance en soi-même, qui semble accroître les forces de notre corps et notre pouvoir fonctionnel, en sorte qu'alors, en dehors d'une augmentation réelle des forces vives, le sentiment de force grandit, le courage et la persévérance dans l'accomplissement d'un travail difficile, comme l'exécution de marches forcées, se relèvent. *Pettenkofer* compare les stimulants à l'huile qui introduite entre l'essieu et le moyeu diminue les résistances des frottements, facilite le fonctionnement des machines sans fournir elle-même de la force vive ou motrice, qui, enfin, prévient à un haut degré l'usure des différentes parties du mécanisme. Aussi, sont-ce précisément les individus qui travaillent péniblement pour le pain quotidien et qui ont à peine de quoi se nourrir, qui tiennent le plus à ces stimulants, surtout à l'alcool et à la nicotine (tabac); ce sont ces stimulants qui les rendent à même de se mettre au dessus de leur misérable position ou du moins qui la font oublier quelque temps, qui, enfin, leur inspirent un nouveau courage pour le travail. Les substances organiques possédant cette action stimulante pourraient encore être appelées « nervins ».

L'usage des stimulants, dont la nécessité et la justification ont été mises en doute de divers côtés, a été défendu avec raison par *O. Funke :* « Il est sot et illégitime, dit-il, de rejeter l'emploi, même le plus minime, des excitants. Il est inutile de les défendre en disant, que la passion à se les procurer sous une forme quelconque est encore une de ces manifestations d'un instinct humain indélébile qui s'observe en tout temps et chez tous les peuples. Il suffit de se demander : notre machine doit-elle donc, comme le pendule d'une horloge, battre toujours la même mesure ennuyeuse par sa monotonie ? Quel tort cela lui cause-t-il de se trouver parfois sous une pression un peu plus forte et de pomper un peu plus rapidement, pourvu qu'elle puisse dans les intervalles qui suivent, travailler plus lentement, compenser ainsi la petite dépense de luxe et rétablir ses forces à l'aide de sa réserve, pourvu qu'elle puisse réparer les légères avaries qui surviendraient éventuellement dans son organisme ? En vérité, maintes idées lumineuses et fécondes sont déjà sorties d'un verre de Rhin suave, qui ne seraient peut-être jamais nées dans l'insipide cruchon d'eau du végétarien. Maintes douleurs amères qui eussent rongé le cœur avec la limonade de groseille, ont été adoucies par une tasse de café ; maints soucis, maintes lubies se sont évaporés avec la fumée d'un cigare ; et tous ces résultats bienfaisants ont bien aussi quelque importance dans l'existence souvent si misérable de l'homme ! »

En outre, certains stimulants, surtout l'alcool, ensuite la caféine et les substances extractives, particulièrement la créatine et la créatinine [1], ainsi que quelques sels de la viande ou du bouillon, spécialement les sels potassiques, possèdent une action excitante sur le cœur et sur la circulation. La fréquence du pouls s'élève de 6—12 battements; il devient plus plein et moins compressible, la circulation sanguine est quelque peu accélérée; sous l'action de quantités plus fortes, les vaisseaux de la peau et des muqueuses se dilatent, le visage devient plus

---

(1) D'après *Mays* (Practitioner, 1887, p. 257) $^1/_{1000}$ — $^1/_{2000}$ de ces substances suffisent déjà pour faire contracter à nouveau le cœur de la grenouille lorsqu'il est épuisé.

rouge, etc. Cette vasodilatation[1] est provoquée en partie par voie réflexe, par suite d'une excitation de la muqueuse digestive, en partie par une influence directe qu'exercent ces substances sur le système nerveux du cœur; cette action est très fugitive d'ailleurs.

Les stimulants possèdent encore une importance spéciale pour combattre d'une manière passagère la sensation de la faim. Il est hautement désirable que cette action soit mise à profit dans les circonstances où il est momentanément impossible de fournir une nourriture suffisante, tel que c'est le cas en temps de guerre ou lors de marches forcées ou d'ascensions difficiles, etc. Alors une action réellement réconfortante, même vivifiante, est déterminée par l'alcool sous forme de cognac ou de vin, par la caféine sous forme d'une infusion de café ou de thé, par la nicotine sous forme de tabac à fumer, à priser ou à mâcher; si l'organisme se trouve dans un état nutritif suffisant, ces stimulants peuvent pendant un temps plus ou moins long supprimer la sensation de faim, ainsi que la sensation de faiblesse qui résulte inévitablement de la faim. D'autres substances de cette catégorie, telles que le sucre et les acides organiques (acides citrique, malique, tartrique), sont hautement appréciées en raison de leur action calmante sur la sensation de la soif; elles rendent surtout service lorsqu'il y a manque absolu d'eau potable ou lorsque l'eau n'est pas potable comme telle.

Nous avons dit plus haut qu'un mélange d'aliments ne constitue réellement une nourriture qu'après addition de condiments; qu'alors seulement il est possible de le prendre sans répugnance en quantité suffisante pour entretenir l'état nutritif de l'organisme; nous pouvons en dire autant des boissons. Pour couvrir la perte en eau de l'organisme, il faut qu'au moins 2000 gr. d'eau soient ingérés par jour (p. 82); cette quantité est prise, partie avec les aliments, partie sous forme de boissons. Ces dernières à leur tour, pour pouvoir être ingérées, doivent être additionnées de substances sapides. L'eau distillée, de même que l'eau de pluie pure, est insipide ou d'une saveur désagréable; aussi n'est ce que dans les cas extrêmes, sous la tourmente de la soif, qu'on se résoud à la boire et encore n'est-ce qu'avec répugnance et en se faisant violence; l'eau distillée exerce même une action nuisible sur les cellules vivantes, attendu qu'elle altère le protoplasme. Une bonne eau de source ou de puits se caractérise par sa teneur en acide carbonique, qu'elle tient dissous aussi longtemps qu'elle est froide et grâce auquel elle possède une saveur rafraîchissante et agréable (p. 86). Plus l'eau est riche en acide carbonique, plus elle est agréable, plus elle stimule le goût et plus on aime à la boire. C'est ce qui explique pourquoi les eaux minérales naturelles ou artificielles, chargées d'acide carbonique (eau de Seltz, eaux alcalines gazeuses et différentes eaux minérales acidules, telles que celles de Harz, Giesshübler, Apollinaris, Bilin, St Galmier, Vichy, etc.) constituent des boissons qui jouissent de la faveur universelle. Dès qu'une eau potable, bonne par elle même, devient chaude, « qu'elle passe », l'acide carbonique dissous se dégage lentement; l'eau devient alors fade, désagréable, semblable à de l'eau bouillie et ensuite refroidie.

---

[1] A. *Jacquet*, Arch. de pharmacodynamie, 1896, vol. II, p. 107. — *C. Wilmanns*, *Pflüger's* Arch., Bd. 66, p. 167.

Pour rendre potable une pareille eau il faut l'additionner de stimulants, soit d'alcool comme tel ou sous forme de cognac, de rhum, etc., soit de caféine sous forme d'infusion de café ou de thé, soit d'acides organiques tels que les acides citrique ou malique, qui sont fréquemment employés sous forme de sucs de fruits (suc de citrons, de cerises ou de groseilles, etc.). A cause de l'action en apparence réchauffante de l'alcool, cette substance est particulièrement recherchée dans les climats froids ou lorsque la température est basse; par suite de leur action rafraîchissante, les sucs acides des fruits sont mélangés à l'eau potable dans les régions tropicales ou lorsque la température est élevée.

Il faut enfin relever encore une série d'impressions sensorielles qui par elles-mêmes n'influencent en rien l'ingestion des aliments, mais qui mettent en appétit au point que l'ingestion des aliments devient une véritable jouissance. Comme C. *Voit* le relève avec raison, nous cherchons en mangeant à nous procurer encore bon nombre d'autres sensations et jouissances qui paraissent influencer favorablement la digestion. Ainsi, par l'addition de certaines substances aux aliments, nous leur communiquons une odeur agréable; si certains aliments possèdent une odeur inaccoutumée, nous ne les mangeons qu'avec répugnance et le plus souvent l'estomac ne les supporte pas. Des salles malpropres, des ustensiles sales font que des aliments agréables en eux-mêmes nous semblent peu, sinon aucunement, appétissants; les conversations de table portant sur des sujets grossiers éveillent la représentation de choses repoussantes et gâtent ainsi l'appétit. Lorsque nous sommes bien disposés et en compagnie de gais convives, les mets nous paraissent meilleurs que lorsque nous mangeons seuls ou que nous sommes plongés dans la tristesse. La nourriture nous goûte également moins bien lorsque nous nous trouvons sous l'empire de la colère, de chagrins, de soucis, etc.

Vu l'influence si considérable des condiments et des stimulants, on comprend pourquoi ceux-ci sont si désirés, si recherchés et même sont si indispensables; même les personnes qui mènent une vie des plus modestes consacrent à l'achat des condiments une partie notable des dépenses faites pour la nourriture.

Les condiments et les stimulants sont généralement ingérés en quantités si minimes qu'ils exercent à peine une action nutritive; toutefois, quelques uns d'entre eux sont pris parfois en telles quantités, qu'ils doivent être considérés à la fois comme aliments et comme condiments ou stimulants. Pour conserver la teneur de l'organisme en chlorure de sodium, il suffit d'en prendre journellement une petite quantité attendu que la perte journalière en ce sel n'est que minime (p. 91). Or le sel de cuisine est ingéré en quantités bien plus considérables, et cet excédant a pour but d'assaisonner les mets. Il en est de même pour le sucre que nous prenons comme tel ou sous forme de miel, avec les fruits doux ou avec les sucs des fruits; il constitue à la fois un aliment et un condiment. L'huile d'olive constitue évidemment, comme tout corps gras, une substance nutritive; mais additionnée à de la salade, le plus souvent associée à du vinaigre, elle agit surtout comme condiment : elle donne à ce légume un goût agréable, elle lubréfie les feuilles facilitant ainsi leur ingestion. Lorsque nous prenons du caviar au début d'un repas, ou lorsqu'au dessert nous mangeons un fromage sapide et piquant, c'est moins comme substances nutritives que comme condiments et stimulants de la sécrétion des sucs digestifs; ce sont donc des aliments éminemment nutritifs qui dans cette circonstance jouent simplement le rôle de condiment.

Tout excitant perd de son action lorsqu'il est appliqué d'une manière répétée, de sorte que l'intensité de l'excitation diminue progressivement : c'est ce qui s'observe également pour les condiments. Si les condiments et les stimulants administrés sont toujours les mêmes, la sensibilité vis-à-vis de ces substances s'émoussera au point que, loin de provoquer une sensation agréable, elles détermineront finalement du dégoût et de la répugnance. C'est ce qui nous explique pourquoi les aliments les plus agréables par eux-mêmes finissent par ne plus nous plaire lorsqu'ils sont trop fréquemment répétés, et cette aversion se manifestera d'autant plus rapidement que le goût de ces aliments est plus marqué. C'est un fait d'expérience bien connu, que la viande fortement salée répugne bientôt lorsqu'elle est prise fréquemment, comme c'est le cas par exemple à bord des navires et dans les expéditions où la viande salée est emportée comme conserve. Le même fait s'observe pour tout mets qui se représente trop souvent; on l'a constaté en temps de guerre pour la viande de mouton qui possède cependant par elle-même une saveur piquante. Ce sont là les raisons pour lesquelles nous ne pouvons prendre pendant une série de jours le même aliment — du moins, lorsqu'il est préparé de la même manière — et pour lesquelles il faut nécessairement varier les condiments. Tel est surtout le cas pour les épices; leur choix doit être varié pour éviter que les mets ne causent bientôt de la répugnance.

La sempiternelle uniformité dans la préparation des mets ainsi que l'absence totale d'assaisonnements, et plus fréquemment encore le défaut de variations dans les assaisonnements, sont les raisons pour lesquelles, dans les établissements publiques (casernes, prisons, maisons de pauvres, orphelinats, maisons de convalescence, etc.), la nourriture préparée en gros provoque si facilement de la répugnance ; préparée toujours de la même manière, possédant toujours la même saveur, elle finit par ne plus stimuler l'appétit. Il survient bientôt un état de « saturation » d'où il résulte qu'au seul aspect des aliments ou à leur odeur, le sujet est indisposé, des spasmes pharyngiens se produisent ainsi que des nausées, etc., et cela, même chez les personnes affamées. Dans les établissements publics, où la nourriture ne se compose que de quelques plats, parmi lesquels les aliments végétaux, insipides par eux-mêmes, occupent la plus grande place, il est de la plus haute importance d'introduire des variations dans la préparation des mets et surtout dans le mode d'assaisonnement. De cette manière, et grâce surtout à une préparation convenable, mettant à contribution tous les artifices de l'art culinaire, la nourriture des établissements publics, monotone en elle même, pourra acquérir une saveur plus grande et pourra en même temps être suffisamment variée. L'uniformité de la nourriture entraîne encore une autre conséquence qu'il ne faut pas perdre de vue : le manque de condiments dans la nourriture et par suite, l'absence d'une stimulation suffisante du système nerveux ont pour résultat qu'on recherche une stimulation dans d'autres substances et surtout dans l'alcool ; ce fait s'observe surtout dans la classe pauvre et mal nourrie. Par conséquent, par une nourriture insipide se prend en quantité de plus en plus faible, l'organisme ne trouve plus dans l'alimentation la réparation nécessaire à ses pertes nutritives, il survient un affaiblissement général ; d'autre part, le désir de combattre cet état de faiblesse, le besoin de provoquer une stimulation générale font que l'alcool, dont le premier effet est d'augmenter la sensation de force, est ingéré en quantités de plus en plus considérables. Or, cet excitant, inoffensif à petites doses, provoque à bref délai de fâcheuses conséquences lorsqu'il est pris en excès.

La nécessité de varier le goût des aliments a pour conséquence que, non seulement on ne peut prendre le même aliment pendant plusieurs jours de suite, mais encore, qu'un seul aliment ne peut couvrir les besoins d'un jour; il faut par jour au moins deux mets différents, lors même que les conditions de la vie sont les plus misérables. Il est impossible de se nourrir uniquement de pain lors même qu'il serait de première qualité. Il nous est déjà très difficile de satisfaire pendant un jour à notre besoin total en nourriture à l'aide de pain seul ou à l'aide d'un autre mets présentant le même degré de saveur. Aussi, dans une même journée, varions-nous d'un repas à l'autre les mets et les boissons; il nous est d'autant plus facile de couvrir notre besoin alimentaire que les mets sont plus variés. S'il nous arrive d'être réduits à un seul et même plat principal, par exemple à la salaison ou à la viande de mouton ou aux saucissons aux pois, comme il arrive en mer, en guerre ou dans les expéditions, il faut, pour déterminer une excitation suffisante du sens gustatif, augmenter de plus en plus la ration de manière à ingérer des quantités de plus en plus considérables des principes excitants. Tel est surtout le cas pour les aliments fortement salés. Mais l'excitation excessive déterminée par le sel de cuisine, et à un degré non moindre par l'alcool, a pour résultat de fatiguer de plus en plus les nerfs et les glandes de l'appareil digestif; par suite, la sécrétion des sucs digestifs diminue et aussitôt la digestion s'altère. Les stimulants et les condiments pris à dose modérée stimulent la digestion, mais à dose forte et répétée ils exercent une action inhibitive sur cette fonction. La nicotine entraîne, à ce point de vue, des conséquences plus fâcheuses encore; déjà à dose unique elle paraît déterminer, outre une stimulation générale du système nerveux, une diminution de la sensation de la faim et de l'appétit; il n'est pas rare, en effet, de constater que l'usage du tabac immédiatement avant le repas diminue ou même fait disparaître complètement l'appétit. L'usage excessif de l'alcool, parfois aussi celui de la nicotine, ébranle le système nerveux, restreint l'ingestion des aliments, affaiblit même les échanges nutritifs et est donc profondément nuisible à l'organisme [1].

En général, loin de ne pas user suffisamment des stimulants et des condiments, on en abuse plutôt. Ainsi que *Zuntz* [2] l'a relevé, il est particulièrement important d'éviter pendant l'adolescence les excitations excessives que provoquent les stimulants. A cet âge, l'organisme possède une tendance naturelle à se développer et en conséquence, le pouvoir fonctionnel de l'appareil digestif est généralement excellent; les stimulants déterminent facilement une exagération de l'alimentation, en sorte que le développement et le dépôt de graisse deviennent surnormaux; mais bientôt, et surtout à l'époque de la puberté, les organes digestifs surmenés perdent de leur activité; il existe dès lors un terrain favorable au développement de l'anémie, de la nervosité, etc. Par conséquent, il faut à cet âge réduire autant que possible l'usage des stimulants qui renferment des alcaloïdes (café, thé) et éviter d'une manière absolue les boissons alcooliques. Ces dernières ne devraient être administrées aux enfants que dans un but thérapeutique.

8. Valeur nutritive relative ou chaleur de combustion des principes nutritifs organiques.

Les principes nutritifs organiques tels que l'albumine (et gélatine), la graisse et les hydrates de carbone, introduisent dans

---

[1] Le chapitre « stimulants » traite cette question avec plus de détails.
[2] Article « Ernährungstherapie » dans la Bibliothek der ges. med. Wissensch., Wien, 1883, I, Heft 13.

l'organisme la réserve d'énergie potentielle chimique qui se trouve emmagasinée dans les molécules complexes de ces substances; lorsque ces molécules se décomposent dans l'organisme par les processus de désassimilation et d'oxydation, l'énergie potentielle devient libre (p. 3), se transformant en énergie actuelle (chaleur, mouvements musculaires, phénomènes électriques), et apparaît surtout sous forme de chaleur dans l'organisme en repos, c'est-à-dire ne travaillant pas.

On mesure la quantité d'énergie potentielle chimique accumulée dans les différentes substances nutritives, en déterminant la quantité de chaleur dégagée par ces substances lors de leur combustion dans des appareils spéciaux (calorimètres). Comme on sait, l'unité de chaleur ou calorie (gramme-calorie ou kilogramme-calorie) représente la quantité de chaleur nécessaire pour porter la température d'un gramme ou d'un kilogramme d'eau de 0° à 1° C. D'après une série de déterminations[1], la chaleur de combustion des principes nutritifs est la suivante :

1 gr. d'albumine	5.7	calories
1 » de gélatine	5.0	»
1 » graisse	9.5	»
1 » fécule	4.2	»
1 » sucre de canne	4.0	»
1 » sucre de raisin	3.7	»

Les substances non azotées, les graisses et les hydrates de carbone, sont transformées au sein de l'organisme dans les mêmes produits que dans le calorimètre, à savoir, en acide carbonique et en eau ; leur chaleur de combustion est donc la mesure directe de l'énergie actuelle qu'elles développent dans l'organisme. Il n'en est pas de même pour ce qui concerne l'albumine. Tandis que dans le calorimètre l'azote de l'albumine se dégage à l'état gazeux, au contraire, lors de la décomposition et de l'oxydation de l'albumine dans l'organisme, l'azote reste combiné à du carbone et à de l'hydrogène et s'élimine en majeure partie sous forme d'urée, en moindre partie sous forme d'acide urique, d'acide hippurique, de créatinine, etc. ; de fait, un gramme d'albumine donne environ 1/3 gr. d'urée. Par conséquent, il faut déduire de la chaleur de combustion de l'albumine, environ 1/3 de la chaleur de combustion de l'urée (1 gr. d'urée donne 2.5 calories). Il faut, en outre, déduire la chaleur de combustion des matières fécales qui correspondent à l'albumine ingérée, ainsi que la quantité de chaleur nécessaire au gonflement de l'albumine et à la dissolution de l'urée. On comprend ainsi que la chaleur de combustion « physiologique » qui devient réellement libre dans l'organisme est notablement inférieure, plus de 1/4, à la chaleur de combustion de l'albumine dans le calorimètre. D'après les recherches de *Rubner* sur l'animal (chien), 1 gr. d'albumine animale dégage en moyenne 4.2 calories, tandis que 1 gr. d'albumine végétale n'apporterait que 4 calories, en raison de son absorption plus faible.

---

(1) *Stohmann*, Journ. f. prakt. Chem., N. F., Bd. 19, p. 115; Landwirthschaftl. Jahrbücher, 1884, p. 513; Zeitschr. f. Biologie, Bd. 31, p. 364; *Stohmann u. Langbein*, Journ. f. prakt. Chem., N. F., Bd. 42, p. 361. — *v. Rechenberg*, Journ. f. prakt. Chem., N. F., Bd. 22, p. 1 et 223. — *B. Danilewsky*, Pflüger's Archiv, Bd. 36, p. 237. — *Rubner*, Zeitschr. f. Biologie, Bd. 19, p. 302; Bd. 21, p. 250 et 337; Bd. 22, p. 50; Bd. 25, p. 289; Calorimetrische Methodik, dans Festschrift für C. Ludwig, Marburg, 1891. — *Kellner, Köhler*, etc., Landw. Versuchstationen, Bd. 47, p. 275. — *Favre et Silbermann*, Ann. de chimie et de phys., t. 34.

Comme l'homme, par son régime mixte, puise l'albumine à la fois dans les aliments d'origine animale et dans ceux d'origine végétale, on peut considérer que la « chaleur de combustion physiologique ou l'effet calorique utile » de 1 gr. d'albumine, est d'environ 4.1 calories. Il en résulte donc que l'équivalent calorique de .

1 gr. d'albumine ou d'hydrates de carbone est 4.1 calories
1 » de graisse . . . . 9.5 »

En tant que réserve d'énergie pour l'organisme, les hydrates de carbone sont donc à peu près équivalents à une quantité égale d'albumine, tandis que le pouvoir calorique de la graisse est plus que le double, en d'autres mots : les graisses constituent la source la plus abondante de chaleur pour l'organisme.

Nous savons déjà que les graisses et les hydrates de carbone diminuent la décomposition de l'albumine ; que l'albumine, la graisse et les hydrates de carbone peuvent diminuer la décomposition de la graisse ; par conséquent, endéans certaines limites, les différentes substances nutritives peuvent se suppléer les unes les autres, au point de vue de la combustion physiologique. Or, *Rubner* a démontré que l'albumine et les hydrates de carbone, en tant qu'ils diminuent ou suppriment la perte de graisse, ou qu'ils déterminent le dépôt de cette substance dans l'organisme, peuvent remplacer la graisse à un degré sensiblement proportionnel à leur teneur en énergie potentielle, c'est-à-dire d'après leur équivalent calorique ; il en résulte qu'environ 23 parties d'albumine ou d'hydrates de carbone équivalent, ou sont isodynamiques, à 10 parties de graisse[1] (voir p. 31, 48). Cependant, cette isodynamie se rapporte uniquement au pouvoir de suppression de la perte en graisse et à la propriété de déterminer un dépôt de graisse ; mais elle ne s'applique pas au pouvoir de diminuer la désassimilation de l'albumine, car, à ce point de vue, les hydrates de carbone sont de loin supérieurs à la graisse, lors même que celle-ci serait donnée en quantité égale à celle des hydrates (p. 46, 47).

De l'exposé qui précède, il résulte que, abstraction faite de la quantité d'albumine alimentaire absolument indispensable pour couvrir la perte d'albumine de l'organisme, quantité qui ne peut être remplacée ou suppléée par aucun autre principe nutritif (p. 98) mais qui, par l'administration d'une quantité abondante des agents d'épargne (gélatine, hydrates de carbone, graisse) peut être abaissée à une valeur minima, désignée du nom de ration minima d'albumine, — question qui sera étudiée plus loin au chapitre de la détermination de la ration journalière, — il résulte, disons-nous, que les graisses et les hydrates de carbone, en tant qu'agents d'épargne de la perte en graisse de l'organisme, peuvent se remplacer mutuellement dans des limites très étendues d'après leur valeur isodynamique, c'est-à-dire proportionnellement à leur équivalent calorique (10 parties de graisse équivalant à 23 parties d'hydrates de carbone). Ce fait a conduit

---

(1) 23 gr. d'albumine ou d'hydrates de carbone dégagent (23 × 4.1 =) 94.3 calories, 10 gr. de graisse dégagent (10 × 9.5 =) 95 calories ; par conséquent, la chaleur de combustion physiologique de 23 parties d'albumine ou d'hydrates de carbone est approximativement égale à celle de 10 parties de graisse.

maints auteurs à substituer en ces derniers temps à l'appellation « besoin nutritif » celle de « besoin calorique », ce qui est évidemment fautif. En effet, s'il était vrai que les principes nutritifs fussent consommés uniquement en proportion de la quantité de chaleur qu'ils mettent en liberté dans l'organisme, pourquoi une certaine quantité d'albumine alimentaire est-elle indispensable, alors que la quantité de chaleur qu'elle dégage est d'importance secondaire ou tout au moins peu considérable ; si tant est que le rôle principal des autres principes nutritifs résulte de leur chaleur de combustion qui sert à réparer les pertes de chaleur de l'organisme, il n'en est pas moins vrai que leur valeur nutritive — grâce à laquelle ils garantissent de la destruction la substance organisée ou remplacent les matériaux détruits de l'organisme — est incontestablement d'une importance au moins égale à celle de leur valeur calorique. Enfin, si l'on considère l'homme même en repos, c'est-à-dire ne produisant pas de travail extérieur, si l'on fait même abstraction de la quantité d'albumine indispensable, on peut encore dire que les principes nutritifs dégagent, il est vrai, de la chaleur et compensent ainsi les pertes caloriques, mais qu'en outre ils fournissent l'énergie actuelle ou la force vive qui est dépensée par les mouvements respiratoires et cardiaques, ainsi que par d'autres fonctions (travail de la digestion, des sécrétions, etc.). L'appellation « besoin calorique » pourrait également mener à l'hypothèse fausse que toutes les substances qui s'oxydent dans l'organisme se remplacent proportionnellement à leur réserve en énergie potentielle, ce qui n'est pas le cas pour l'alcool, ni pour la glycérine, ni pour les acides gras volatils, ni pour les acides organiques en général.

Par conséquent, la valeur calorique des principes nutritifs ne représente qu'un côté de leur importance physiologique ; il ne serait donc pas juste de mesurer le besoin nutritif en se basant uniquement sur leur valeur calorique. Pour la facilité de la compréhension, il peut être avantageux de réduire la ration à son équivalent calorique[1] et de dire par exemple, que l'homme adulte en repos et soumis à un régime mixte a besoin d'une alimentation qui dégage 33—35 calories par kilogr. de corps, que lors d'un travail moyen il lui faut une alimentation représentant 42—45 calories et lors d'un travail fatiguant une alimentation renfermant 50—55 calories.

§ 2. — ALIMENTS & STIMULANTS.

Les principes nutritifs, ou aliments simples, nécessaires à l'organisme pour couvrir ses besoins ne sont que rarement ingérés comme tels, c'est le cas pour l'eau, le sucre, le sel de cuisine, l'axonge ; le plus souvent ils sont pris sous la forme complexe d'aliments composés. Ces derniers comprennent les mélanges des différents principes nutritifs tels qu'ils se présentent dans la nature ou tels qu'ils sont artificiellement préparés. Comme exemples d'aliments naturels, citons le lait, la viande, les œufs, les graines de céréales, etc. ; parmi les aliments

---

[1] Voir aussi *I. Munk, Du Bois-Reymond's Arch.*, 1890, p. 557.

artificiels nous avons le beurre, le fromage, le pain, etc. Les aliments renferment d'ordinaire en proportion plus ou moins considérable les substances qui ont été qualifiées plus haut du nom de condiments et de stimulants.

Les aliments proviennent du règne animal et du règne végétal; aussi, sans tenir compte de leur teneur en principes nutritifs et condimenteux, les a-t-on classés d'une façon à la fois simple et utile, en aliments d'origine animale et en aliments d'origine végétale. Les aliments renferment les principes nutritifs sous une forme organisée; les phénomènes mécaniques et chimiques qui se déroulent à l'entrée et à l'intérieur du tube digestif, et dont l'ensemble est désigné du nom de digestion, ont pour effet de détruire l'édifice organisé, de mettre en liberté les principes nutritifs et condimenteux et de séparer ainsi chacun d'eux, principalement l'albumine, les graisses, les hydrates de carbone et les substances minérales; ces principes nutritifs sont ensuite utilisés dans les proportions indiquées au chapitre qui traite de la désassimilation et de l'assimilation.

L'alimentation comprend surtout les substances suivantes :

A. Aliments d'origine animale.

1. Lait.
2. Viande.
3. Œufs.

B. Aliments d'origine végétale :

1. Graines de céréales.
2. Graines de légumineuses.
3. Racines et tubercules.
4. Légumes, herbes et salades.
5. Champignons.
6. Fruits charnus et fruits secs.
7. Epices.

Il faut en rapprocher

C. Les boissons alcooliques et alcaloïdiques et autres stimulants.

Ces dernières substances constituent des mélanges complexes préparés artificiellement, surtout à l'aide de stimulants et avec peu de principes nutritifs [1].

A. ALIMENTS D'ORIGINE ANIMALE.

1. Lait [2].

Si l'on fait abstraction de la première période de la vie extra-utérine, pendant laquelle le lait de femme (lait de la mère ou de

---

(1) En ce qui concerne la littérature sur les aliments, voir surtout: *J. König*, Die menschlichen Nahrungs-und Genussmittel, Berlin, Bd. 1, 1889; Bd. 2, 1893. (C'est cet ouvrage qui est désigné partout où dans la suite nous renvoyons à *J. König*.) — *C. Voit*, Hermann's Handb. d. Physiologie, 1881, Bd. 6, Th. 1, p. 438 et suivantes. — *Forster*, dans *v. Ziemssen's* und *v. Pettenkofer's* Handb. d. Hygiene, 1882, Bd. 1, Th. 1, p. 145 et suivantes. — *Stutzer*, Nahrungs-und Genussmittel, dans *Th. Weyl's* Handb. d. Hygiene, Bd. 3, Abtheil. 3, Lief. 2, Jena, 1894.
(2) *P. Langlois*, Le lait, Encyclopédie Léauté.

la nourrice) sert ou plutôt devrait servir d'alimentation, c'est le lait des ruminants, spécialement le lait de vache, plus rarement celui de chèvre ou de mouton, exceptionnellement le lait d'autres animaux comme celui de l'ânesse, qu'on utilise comme aliment. Le lait de jument, quoique rarement pris comme boisson habituelle, est employé pour la préparation artificielle des produits désignés parfois du nom de vins au lait (koumys, kéfir).

Le lait de femme possède, lorsqu'il est frais, une réaction nettement alcaline; le lait de vache est d'ordinaire amphotère[1]. Si le lait est abandonné à lui-même, les globules graisseux simplement en suspension dans le lait gagnent peu à peu la surface en raison de leur moindre poids spécifique; la couche opaque et blanc jaunâtre formée par les globules de graisse s'appelle crème et le processus lui même s'appelle « écrémation naturelle »; le lait sous-jacent à la couche de crème est plus ou moins transparent et est appelé lait écrémé; celui-ci est d'autant plus pauvre en globules de graisse ou en beurre qu'il est plus transparent et qu'il possède une teinte bleuâtre plus marquée.

Exposé longtemps à l'air, le lait devient d'abord neutre, ensuite faiblement acide; lorsque la réaction acide a acquis un certain degré d'intensité, le lait devient épais et plus tard gélatineux. On dit alors qu'ils est « caillé ». Le caillot se rétracte peu à peu et exprime un liquide légèrement trouble, le sérum du lait ou le petit lait. La coagulation du lait reconnaît pour cause un phénomène de fermentation, dû à des ferments organisés ou microbes de la fermentation, qui préexistent dans le lait ou qui y arrivent de l'extérieur. Parmi ces ferments, il faut citer en première ligne le bacillus acidi lactici[2]. Le sucre de lait se décompose partiellement en acide lactique mais, à ce qu'il semble, toujours pour une minime partie seulement, dès que la teneur en acide lactique atteint environ 0.25 %, le processus de fermentation paraît s'arrêter. Cette fermentation, comme toutes les autres, est favorisée par des températures élevées (jusque 30—35°); aussi se développe-t-elle en été, déjà à partir de 15°, d'une manière notablement plus rapide qu'en hiver ou que dans un milieu dont la température est abaissée artificiellement; elle est également plus rapide dans le lait dilué avec de l'eau que dans le lait naturel. Lorsque l'acidité atteint un certain degré, la caséine, substance phosphorée, acide par elle même, qui n'est tenue en solution que grâce aux sels alcalins du lait, spécialement au phosphate calcique, se précipite[3].

(1) C'est-à-dire que le lait de vache présente simultanément vis-à-vis de réactifs très sensibles une réaction acide et une réaction alcaline, attendu qu'il renferme l'un à côté de l'autre le phosphate bipotassique K_2HPO_4 appelé neutre mais ayant une action alcaline sur les réactifs, et le phosphate monopotassique KH_2PO_4 qui est acide. Lors de l'ébullition, il se dégage une partie de l'acide carbonique absorbé et le lait devient plus fortement alcalin *(Soxhlet,* Journ. f. prakt. Chem., N. F., Bd. 6, p. 14).

(2) *Hüppe,* Mittheil. aus dem kais. deutschen Gesundheitsamte, Bd. 2, p. 309. — Un grand nombre de microbes à forme arrondie (streptocoques) peuvent également provoquer la fermentation lactique.

(3) Il est éminemment probable que la caséine n'est pas à proprement parler dissoute dans le lait, mais qu'elle s'y trouve seulement dans un état de gonflement maximal, c'est-à-dire dans un état où l'augmentation de volume est déterminée par imbibition d'eau. Si l'on triture de la caséine pure avec de l'eau de chaux et qu'on y ajoute ensuite jusqu'à réaction neutre de l'acide phosphorique très dilué, on obtient une solution opalescente de caséine qui renferme du calcium et qui a l'aspect d'un lait pauvre en graisse.

Le caillot de caséine entraine mécaniquement les globules de graisse, ceux-ci étant simplement tenus en suspension; il se compose donc surtout de caséine et d'une certaine quantité de graisse.

Indépendamment de la quantité d'eau qui varie avec l'espèce animale dont le lait provient, et qui oscille entre 83 et 90 %, les différentes espèces de lait renferment tous les principes nutritifs essentiels : de l'albumine, principalement sous forme de caséine phosphorée et en minime quantité sous forme d'albumine proprement dite; de la graisse, sous forme de globules de beurre; de la lécithine et de la cholestérine, substances qui se rencontrent si fréquemment dans les liquides d'origine animale; des hydrates de carbone, sous forme de sucre de lait ou de lactose[1]; des sels inorganiques qui lui confèrent sa réaction. Toutes ces substances sont contenues dans le lait en quantités notables. En ce qui concerne les substances constituantes principales, il n'existe entre les diverses espèces de lait des mammifères que des différences quantitatives. Quoique le lait d'une même espèce animale présente plus ou moins de variations dans sa composition suivant le sujet, la race, l'âge, l'alimentation, l'état de la nutrition, etc., ces variations se contrebalancent assez fréquemment, spécialement lorsque le lait mis en vente ne provient pas, comme c'est d'ordinaire le cas, d'un seul animal, mais d'une série d'animaux. Le lait dit du marché possède, lorsqu'il est dilué, une composition plus uniforme, moins variable d'un jour à l'autre. Le lait de femme présente des différences plus considérables encore, spécialement pour ce qui concerne sa teneur en graisse; si l'on veut obtenir une donnée exacte sur sa composition, il faut toujours vider complètement la mamelle, car la teneur en graisse des différentes portions de la traite augmente de la première à la dernière.

100 parties de lait [2]	de femme,	de vache,	de chèvre,	d'ânesse,
renferment :				
Eau	89.6	87.7	87.3	89.6
Caséine	1.4	3.0	3.0	0.7
Albumine	0.6	0.4	0.5	1.6
Graisse	3.1	3.7	3.9	1.6
Lactose	5.0	4.5	4.4	6.0
Cendres	0.3	0.7	0.8	0.5

Le lait d'ânesse est donc celui qui se rapproche le plus du lait de femme; celui-ci est au moins 1/3 plus pauvre en substances albuminoïdes que le lait de vache et que le lait de chèvre; par contre, il renferme au moins 1/9 en plus de sucre. Le lait de femme se distingue du lait de vache surtout par les points suivants [3] : 1° par une teneur plus grande en sucre, ce qui le rend plus doux; 2° par une teneur notablement moins grande en substances albuminoïdes en même temps que l'albumine

---

(1) Parmi les principes constants du lait de vache se trouverait, d'après *Soxhlet, Henkel,* et *Vaudin* (Comptes Rendus de l'Acad. des Sciences, 1895) l'acide citrique en proportion de 0.1 %.

(2) La composition du lait de femme est donnée d'après *Mendes de Leon* (Zeitschr. f. Biologie, Bd. 17, p. 105) et d'après *König;* celle des autres laits, d'après *König* seulement.

(3) Voir aussi *Soxhlet,* Münchner med. Wochenschr., 1893, n° 4.

y est relativement plus abondante que la caséine; 3º par une teneur minime en sels minéraux, dont la quantité n'atteint pas encore la moitié de celle du lait de vache; parmi ces sels il y a peu de calcium, mais par contre, une quantité considérable de phosphates alcalins; 4º par des globules de graisse plus petits et par le point de fusion moins élevé de son beurre, ce qui est dû à une teneur plus grande en oléine; 5º par une différence dans le mode de coagulation de la caséine. Lors de la coagulation par le ferment de la présure, la caséine du lait de vache forme un caillot compact, tandis que la caséine du lait de femme se précipite en fins flocons; cette différence est due en partie à la teneur moindre du lait de femme en caséine et en chaux; aussi observe-t-on que le lait de vache se coagule en flocons d'autant plus fins qu'il a été préalablement dilué davantage.

En outre, la caséine du lait de femme est moins soluble dans l'eau et dans l'alcool que la caséine du lait de vache; elle est dissoute facilement et presque complètement par le suc gastrique ainsi que par les liquides digestifs artificiels. Par contre, la caséine du lait de vache, même après une digestion plus prolongée, laisse un résidu notable qui échappe à la peptonisation et qui est en majeure partie composé de nucléine phosphorée. Le fait d'expérience que les enfants supportent mieux le lait de la mère que le lait de vache, doit très probablement être expliqué par ces différences dans la manière de se comporter de ces deux caséines : le lait de vache se coagule dans l'estomac en masses compactes qui résistent longtemps à l'action du suc gastrique. On peut, il est vrai, donner au lait de vache une composition assez analogue à celle du lait de femme en y ajoutant une quantité correspondante d'eau et de lactose [1]; mais, comme effet nutritif, on est loin d'obtenir le même résultat : le lait de vache, même dilué, se digère toujours plus difficilement dans l'estomac des enfants que le lait de femme. Lorsque nous étudierons l'alimentation des enfants, nous exposerons certaines préparations du lait de vache (addition d'albumose, de blanc d'œuf), grâce auxquelles le lait de vache acquiert la propriété de se coaguler en fins flocons par le lab et de se digérer avec autant de facilité que le lait de femme.

Les sels minéraux [2] contenus dans le lait possèdent une importance toute spéciale. Pendant les premiers mois de la vie, le nouveau-né vit exclusivement de lait; sous ce régime, non seulement il vit, mais il se développe considérablement. Par conséquent, outre les principes nutritifs organiques, il a besoin, spécialement pour le développement du squelette et des muscles, de phosphates de calcium et de magnésium et de sels potassiques; pour la formation de nouveaux globules rouges, il a besoin de fer. D'après *Bunge* [3], la teneur du lait en substances minérales serait la suivante :

---

(1) D'après *Heubner* et *Hofmann*, il faudrait dans ce but mélanger une partie de bon lait de vache avec une partie d'une solution aqueuse à 6 % de sucre de lait; ces mélanges peuvent également être stérilisés avec facilité. Par suite de cette dilution, le lait de vache devient moins riche en graisse que le lait de femme (1.32 %), mais il renferme en plus une quantité équivalente de lactose (3.19 %); pour le reste, la composition est très analogue.

(2) Voir *M. C. Pagès*, Physiologie de la matière minérale de lait. Thèse de Paris, 1895.

(3) Zeitschr. f. Biologie, Bd. 10, p. 295.

Dans 1000 parties	Potasse	Soude	Chaux	Magnésie	Oxyde de fer	Acide phosphorique	Chlore
Lait de femme.	0.7	0.3	0.3	0.1	0.006	0.5	0.4
Lait de vache .	1.8	1.1	1.6	0.2	0.004	2.0	0.7

On a institué une série d'expériences pour déterminer le degré d'absorption du lait dans le tube digestif. Un enfant de 4 mois[1], prenant journellement 1215 c. c. de lait de vache représentant 137 gr. de substances sèches, élimina par les fèces 6.4 % de la substance sèche et plus de 1/3 des substances minérales du lait; on retrouva dans ces dernières les 3/4 de la totalité de la chaux contenue dans le lait. En ce qui concerne les substances organiques, on ne retrouva dans les fèces, ni albumine, ni sucre; par contre, à côté d'une petite quantité de graisse neutre non modifiée, on y rencontra une quantité relativement considérable d'acides gras fixes, spécialement sous forme de combinaisons insolubles avec le calcium. L'absorption du lait de vache chez les enfants de 10 à 12 ans[2] se fait quelque peu différemment; l'albumine non absorbée atteint jusque 4 % de la quantité ingérée, la graisse jusque 2.8 % et les substances sèches totales jusque 5.5 %. La chaux est absorbée aux 3/4 seulement, bien qu'elle s'y trouve en quantité plusieurs fois moindre que dans le lait de vache[3].

On a constaté que l'homme adulte[4], après ingestion de 2000 c. c. de lait de vache, élimine 9 % de la substance sèche; dans les cas favorables, la quantité d'albumine non absorbée n'est que de 5 % et la graisse non absorbée de 4 % seulement; ce sont les substances minérales du lait qui sont le moins bien utilisées; elles ne sont absorbées que jusqu'à concurrence de 37 %. Si l'on augmente la quantité de lait ingérée, qu'on porte celle-ci à 4000 c. c. par exemple, la masse des matières fécales augmente, mais l'absorption relative des différents principes du lait est à peine diminuée. Nous donnons ici un tableau emprunté à *Uffelmann*[5], qui indique le degré d'absorption du lait :

	Lait de vache		Lait de femme
	Adulte	Enfant	Enfant
Albuminoïdes	98.8 %	98.7 %	99.5 %
Graisse	94.5 »	93.5 »	97.5 »
Sels	50.4 »	66.2 »	90 »
Sucre de lait	100 »	100 »	100 »
Substances sèches	91 »	92 »	97 »

Il est à noter que l'absorption du lait de femme par les enfants est plus complète que celle de n'importe quel autre aliment.

Si l'on ajoute au lait une certaine quantité de fromage, son absorption dans le tube digestif de l'adulte se fait plus complètement et cela, pour tous les principes nutritifs du lait, y compris les substances minérales (p. 132).

(1) *Forster*, Verhandl. der morph.-physiol. Gesellsch. zu München, 1878, n° 3.
(2) *Camerer*, Zeitschr. f. Biologie, Bd. 18, p. 493.
(3) *Camerer*, Ibid., Bd. 14, p. 388. — *Uffelmann*. Archiv f. Kinderheilkunde, Bd. 2, p. 1.
(4) *Rubner*, Zeitschr. f. Biologie, Bd. 15, p. 130. — *Prausnitz*, Ibid., Bd. 26, p. 231. — *A. Magnus-Levy*, *Pflüger's* Archiv, Bd. 53, p. 544.
(5) *Uffelmann*, *Pflüger's* Archiv, Bd. 29, p. 339; Deutsch. Archiv f. klin. Med., Bd. 28, p. 437.

Le lait constitue pour l'organisme de l'enfant, non seulement un aliment, mais une alimentation, c'est-à-dire qu'il présente un ensemble de principes nutritifs à même de conserver à l'organisme son état nutritif; il n'est pas même dépourvu de condiments, qui s'y trouvent sous forme de principes nutritifs sapides, la graisse et le sucre de lait. Chez l'adulte, par contre, le lait peut à peine être considéré comme un aliment complet; en effet, l'adulte devrait prendre par jour plus de trois litres de lait, s'il voulait, à l'aide de cet aliment seul, maintenir sa richesse en albumine. Or, de telles quantités de lait se prennent difficilement pendant plusieurs jours sans causer de la répugnance. D'après *A. Hofmann*[1], un homme adulte sain du poids de 71 kil., prenant une ration journalière de 2600—3000 gr. de lait, perdit par jour 122 gr. de chair et 540 gr. de son poids.

Le lait subit facilement la fermentation acide sous l'influence des ferments; comme ce processus peut être retardé de quelque temps par une ébullition préalable[2], on emploie, dans la majorité des cas, du lait bouilli pour l'alimentation[3]. L'ébullition du lait doit être recommandée également parce que différentes substances toxiques, chimiques et organisées, sont détruites par la chaleur de l'ébullition; tel est le cas pour le virus de la fièvre aphtheuse ainsi que pour celui de la tuberculose. D'autres virus qui n'arrivent dans le lait qu'ultérieurement, soit par l'air, soit par l'eau, etc. (tels sont les principes infectieux du typhus, de la fièvre scarlatine, de la diphtérie, de la tuberculose, du choléra), sont également annihilés par l'ébullition. Dans la seconde partie de cet ouvrage nous traiterons plus longuement ces différents points ainsi que d'autres altérations du lait.

Outre le phénomène habituel de la fermentation acide de la lactose, le lait peut encore subir — spécialement en plein été (22 à 25°) — la putréfaction, c'est-à-dire la fermentation des substances albumineuses avec formation de peptones. Ce processus qui se produit également sous l'influence de microbes[4] survient encore après ébullition, spécialement lorsque le lait est conservé dans des ustensiles malpropres. Lorsque la putréfaction atteint un certain degré d'intensité, le lait devient amer[5]. Contrairement à ce qui se présente pour la putréfaction d'autres liquides de l'organisme animal, celle du lait ne se décèle pas par un dégagement de gaz à odeur putride. Pendant la putréfaction du lait, des poisons alcaloïdiques, des toxines, peuvent également se former. Il est très probable que l'ingestion de ce lait en voie de putréfaction, qui au début n'offre pas nécessairement de modifications dans le goût, est le point de départ de ces diarrhées graves, persistantes, auxquelles les enfants nourris avec le lait sont spécialement sujets surtout en été, et qui déterminent une mortalité relative si élevée chez les enfants dans les premières années de la vie.

La facilité extraordinaire avec laquelle le lait se décompose et

_____

(1) Zeitschr. f. klin. Med., Bd. 7. Suppl.-Heft, p. 8.
(2) Lorsque le lait est bouilli dans des vases ouverts, il s'en échappe des gaz (surtout de l'acide carbonique) et des produits odorants; en outre, il se forme à la surface une pellicule qui renferme tous les principes du lait (eau, caséine, graisse, sucre, sels), mais dans un rapport relatif différent. La formation de la pellicule et la perte de produits odorants peuvent être évitées si l'on fait bouillir le lait dans des vases en verre à goulot long et étroit.
(3) D'après *Reichmann* (Zeitschr. f. klin. Med., Bd. 9, p. 566), le lait bouilli disparaît plus rapidement de l'estomac que le lait cru. D'après *Raudnitz* (Zeitschr. f. physiol. Chem., Bd. 14, p. 1), l'absorption des albuminoïdes du lait bouilli serait moins complète que celle du lait cru; l'addition d'un peu d'acide chlorhydrique parut favoriser l'absorption de la chaux.
(4) Voir *Flügge*, Zeitschr. f. Hygiene, Bd. 17, p. 272. Ces microbes se rencontrent abondamment dans la bouse, dans la poussière de foin, dans la poussière des étables et des rues; leurs spores résistent même à 102°.
(5) Voir *De Freudenreich*, Ann. de micrographie, 1895, p. 1.

la difficulté avec laquelle ce liquide si aqueux se conserve lorsqu'on veut en faire un usage continu, ont amené l'homme à l'employer immédiatement pour la fabrication d'aliments pouvant se conserver et être aisément transportés au loin, tels sont : le beurre, le fromage, le lait condensé et le lait stérilisé.

Beurre.

Dans les émulsions artificielles, préparées avec une solution de gomme, chaque globule de graisse est entourée d'une très mince membrane de gomme; cette couche membraneuse adhère à la surface de la gouttelette de graisse par attraction moléculaire appelée encore tension de surface; de même, la solution calcique de caséine détermine-t-elle l'émulsion dans le lait en formant autour des gouttelettes graisseuses une membrane périphérique (non coagulée). La crème qui se forme à la surface du lait doux se compose presque exclusivement de globules de graisse très serrés; si on soumet la crème à des actions mécaniques, si on la « bat », les membranes de la solution de caséine qui entourent ces globules se déchirent; dès lors, les globules de graisse s'agglomèrent, formant une masse onctueuse d'un blanc jaunâtre qui constitue le beurre. Si l'on met en action un mouvement mécanique puissant comme c'est le cas dans la centrifuge à lait construite par *Lefeldt*, d'après les indications de *von Moser*, le lait naturel peut être écrémé presque complètement et à très bref délai (200—300 litres par heure); la crème ainsi obtenue renferme environ 9/10 de la graisse totale du lait.

Vingt-quatre à trente litres de lait, en moyenne, fournissent un kilogramme de beurre. Un bon beurre doit renfermer environ 90 % de graisse, outre 8 % d'eau et 2 % de caséine, de lactose et de sels; mais la plupart des échantillons de beurre pris au marché ne contiennent que 82 à 85 % de graisse. Le beurre se conserve d'autant mieux qu'il renferme moins d'eau et de caséine; inversement, une teneur élevée en eau et en caséine fait qu'il se décompose rapidement, qu'il rancit. Alors les glycérides des acides gras volatils se décomposent en partie, de l'acide butyrique et de l'acide caprylique, etc. deviennent libres; ceux-ci donnent au beurre une saveur et une odeur piquante et âcre. Afin que le beurre se conserve mieux, on y ajoute du sel; ce qui se fait surtout pour le beurre qui doit être transporté et dans certaines contrées même pour le beurre à conserver pour les besoins du ménage (on pétrit un kilogramme de beurre avec environ 30 gr. de sel de cuisine).

La graisse du lait est un mélange d'oléine, de palmitine et de stéarine, ainsi que de butyrine, de capronine, de capryline et de myristine; ces derniers produits sont les glycérides des acides butyrique, capronique, caprylique et myristique. Le point de fusion du beurre est compris entre 31 et 33° C. La stéarine forme 1/6 du beurre, la palmitine 1/3, l'oléine 2/5, enfin la butyrine, la capronine et la capryline représentent ensemble environ 1/20 de la masse totale du beurre. D'après *Lebedeff*, la graisse du lait de femme est constituée pour moitié d'oléine, ce qui fait qu'elle fond déjà à 30°; elle ne contient que des traces de butyrine, tandis que la palmitine et la myristine prédominent sur la stéarine [1]. Ces deux graisses sont accompagnées de cholestérine et de lécithine phosphorée. A cause de sa saveur agréable, le beurre constitue un aliment très apprécié; sa valeur nutritive égale celle des graisses. Le prix notablement plus élevé du beurre comparé à celui d'autres graisses animales n'est justifié que par sa saveur plus agréable, car son absorption n'est pas plus complète que celle des autres graisses molles. Pour mieux conserver le beurre, on le débarrasse des résidus de lait qu'il renferme; on les extrait d'ordinaire par fusion. On obtient ainsi un produit se conservant parfaitement, qui se compose de graisse pure, et auquel on peut donner le nom de saindoux au beurre.

A l'aide d'un procédé préconisé par *Mège-Mouriès* (expression à la température de 25°) on extrait d'autres graisses animales et végétales (graisse de bœuf, axonge) la majeure partie de la stéarine qu'elles contiennent; on obtient ainsi une graisse analogue au beurre à laquelle on a donné le nom « d'oléomargarine » et dont le point de fusion est d'environ 20°; celle-ci devient encore plus analogue au beurre si on l'additionne de lait; cette dernière préparation se trouve dans le commerce sous le nom de beurre artificiel ou margarine. Vu son prix peu élevé comparativement à celui du beurre naturel, la margarine paraît s'introduire de plus en plus dans l'alimentation à la place du beurre, qui est un produit très cher. Au point de vue physiologique, on ne peut faire aucune objection à l'emploi d'un beurre artificiel préparé avec de bonnes matières premières, à condition cependant, qu'on le vende sous cette dénomination. D'après la législation allemande, belge, etc., il doit être étiqueté pour la vente du nom de margarine. La margarine se digère aussi bien que le beurre naturel [2]; elle renferme environ 10 % d'eau et 87 % de graisse; elle se distingue du beurre pur en ce qu'elle ne renferme que des traces de glycérides des acides gras volatils (acides butyrique, caprylique, etc.); il en résulte qu'après saponification et addition d'un acide minéral en excès, elle dégage à peine l'odeur caractéristique des acides gras volatils (acide butyrique, etc.) que présente le beurre naturel [3].

D'après le procédé de *Schlinck*, on prépare à l'aide de l'huile des noix de coco le beurre de coco qui est incolore et presque inodore; ce beurre se vend à peu près au même prix que la margarine de qualité moyenne; il renferme près de 100 % de graisse, ce qui explique l'usage étendu qu'en font les boulangers et les pâtissiers. A cause de son arome qu'il est difficile de supprimer complètement, il ne peut guère entrer dans la préparation des mets.

D'après la méthode employée pour l'extraction du beurre, le lait qui demeure est doux ou déjà légèrement acide. La centrifugation, méthode fréquemment mise en usage aujourd'hui, permet d'obtenir facilement un lait écrémé, doux, qui contient comme tels tous les principes du lait, à part la graisse du beurre; ce lait s'appelle lait écrémé doux. Pendant l'écrémation naturelle qui a lieu dans le lait en repos, celui-ci devient plus ou moins acide et après l'extraction du beurre il reste un liquide acide, appelé lait battu. Par conséquent, le lait écrémé, comme le lait battu, renferment tous les principes du lait à part la graisse, dont la majeure partie a été enlevée. Ils possèdent, d'après *König,* la composition suivante :

100 parties	Eau	Albuminoïdes	Graisse	Lactose	Acide lactique	Sels
Lait écrémé	90.9	3.1	0.5	4.8	—	0.7
Lait battu	90.3	4.1	0.9	3.7	0.3	0.7

Vu la teneur si minime du lait écrémé en graisse, il ne constitue plus un aliment complet, c'est-à-dire, il ne peut plus entretenir l'état

(1) *Ruppel,* Zeitschr. f. Biologie, Bd. 31, p. 1. — *Laves,* Zeitschr. f. physiol. Chem., Bd. 19, p. 369.

(2) *Sell,* Arbeit. a. d. kais. Gesundheitsamt, Bd. 1, p. 485. — *A. Jolles,* Monatshefte f. Chem., Bd. 15, p. 147.

(3) Il est à remarquer que la margarine ne se prête guère à certains usages culinaires.

nutritif de l'organisme ; il n'en est pas moins un aliment très précieux attendu que son prix est très bas (en moyenne, 6—10 centimes par demi-litre), eu égard à la quantité de principes nutritifs qu'il renferme (31 gr. d'albuminoïdes et 48 gr. de sucre). Le lait écrémé constitue l'une des sources les moins chères de l'albumine animale. Le lait écrémé se recommande moins pour la consommation comme tel que pour la préparation des aliments, par exemple, pour la cuisson du pain blanc (pain au lait). Il est désirable que l'usage de ce lait, surtout dans l'alimentation du peuple, s'étende davantage.

On peut en dire presque autant du lait battu. Il est pris en partie comme tel, en partie comme addition précieuse à des aliments pauvres en albumine (tels que les pommes de terre) ; comme il renferme les albuminoïdes et la lactose du lait, il constitue un aliment dont la valeur nutritive est supérieure à son prix de vente. Mais il ne faut pas oublier qu'il renferme les ferments organisés de la fermentation acide, ainsi que de l'acide lactique libre ; il peut donc provoquer dans l'intestin des fermentations anormales ainsi que de la diarrhée ; l'usage répété peut donc causer de fâcheux effets, spécialement chez les personnes dont le tube digestif est sensible.

Fromages.

Le principe de la préparation du fromage consiste à précipiter la caséine du lait et à la séparer autant que possible du sérum restant, auquel on donne le nom de petit lait. Mais il est de la plus haute importance que la caséine en se précipitant entraîne mécaniquement les globules de graisse suspendus dans le lait ; le fromage sera d'autant plus riche en graisse que le lait dont il provient en contient lui-même davantage. Pour la préparation du fromage, on emploie soit du lait doux, soit du lait acide, soit du lait naturel, soit du lait écrémé ou battu. La caséine précipitée est traitée de diverses manières ; tantôt on la sale, tantôt on y ajoute des épices, tantôt on la presse, tantôt on la laisse mûrir. On obtient ainsi les différentes sortes de fromages qu'on classe généralement d'après leur consistance, en fromages mous et en fromages durs ; il serait préférable de les grouper d'après leur teneur en graisse en fromages gras, demi-gras, et maigres. Pour précipiter du lait doux la substance du fromage, on se sert le plus souvent de la présure, c'est-à-dire l'extrait aqueux salé de la caillette du veau, renfermant le ferment du lab. La coagulation du lait par la présure détermine également la précipitation du phosphate de calcium du lait ; le fromage ainsi préparé renferme donc en abondance ce sel nutritif si important. Le précipité de caséine obtenu est ensuite exprimé, séché à l'air, puis conservé pendant 2—6 semaines à la température de 13—14° ; le fromage subit alors la « maturation ». Le fromage possède généralement un goût d'autant plus fort qu'il est plus vieux. On n'est pas encore d'accord sur la nature des processus chimiques qui se passent pendant la maturation ; toutefois, il paraît établi que la maturation du fromage consiste presque exclusivement en une perte d'eau, tandis que les autres principes constituants subissent, en partie seulement, une modification qualitative. Sous l'influence des ferments organisés (des microbes et fréquemment des champignons de la moisissure)[1], la

(1) *Adametz*, Landwirthsch. Jahrb., Bd. 18, p. 227.

caséine subit des modifications analogues à celles qui caractérisent la putréfaction : il se forme des substances peptonoïdes, des bases organiques azotées, des acides amidés (leucine, tyrosine) et des amines (butylamine, amylamine, méthylamine, jusqu'à de l'ammoniaque)[1]; le sucre lactose se décompose partiellement en acide lactique, la graisse se transforme en acides gras; ceux-ci se combinent en partie avec l'ammoniaque, en partie avec les bases organiques précitées; il en résulte que la réaction acide diminue de plus en plus pendant la maturation et peut finalement devenir alcaline. Ce sont probablement les acides gras volatils (acides butyrique, capronique, etc.), qui confèrent aux vieux fromages leur goût piquant.

L'acide lactique qui existe dans le lait aigre détermine également la coagulation de la caséine, et cela, sans intervention de la solution du lab; le fromage ainsi obtenu principalement s'appelle fromage blanc ou caillé; on le mange surtout à l'état frais.

Dans 100 parties de fromage	gras	demi-gras	maigre	blanc
Eau	35.8	46.8	48.0	60.3
Albuminoïdes . .	27.2	27.6	32.7	24.8
Graisse	30.4	20.5	8.4	7.3
Sucre + acides .	2.5	3.0	6.8	3.5
Cendres	4.1	3.1	4.1	4.0

Ce tableau démontre que le fromage représente un aliment extraordinairement précieux, grâce spécialement à sa grande richesse en albumine et en graisse. Le fromage constitue donc pour les classes inférieures un supplément important des aliments pauvres en albumine et en graisse, surtout lorsqu'ils consistent principalement en substances végétales riches en hydrates de carbone, mais renfermant peu d'albumine et seulement des traces de graisse. Les fromages doux constituent un aliment d'origine animale des plus économiques; eu égard à sa teneur en albumine et en graisse comparativement à celle d'autres aliments d'origine animale tels que, par exemple, la viande, il coûte en effet à peine la moitié. A plus forte raison, cette observation s'applique-t-elle au fromage blanc, dont le prix est très bas eu égard à sa richesse en albumine et à sa teneur moyenne en graisse. Aussi le fromage blanc possède-t-il une importance capitale dans l'alimentation des classes pauvres.

L'expérimentation n'a pas encore établi le degré d'absorption du fromage comme tel dans l'intestin. Ingéré à la quantité d'environ 200 gr. par jour, en même temps que des quantités moyennes de lait, le fromage augmente le degré d'absorption de ce dernier en ce qui concerne l'albumine, la graisse et les substances minérales; il serait lui-même, à ce qu'il paraît, absorbé en totalité. L'addition de fromage augmente également le degré d'absorption de la fécule de maïs. Peut-être est-ce là le motif de l'usage qu'on fait du fromage après les repas copieux; pris en petite quantité, on lui

---

(1) Si la maturation est trop avancée, des substances toxiques (toxines, tyrotoxine) peuvent s'être formées, de sorte que ces fromages trop vieux n'ont qu'une valeur nutritive minime et peuvent même parfois être nuisibles à la santé *(Maggiora,* Arch. f. Hygiene, Bd. 14, p. 216).

attribue dans ces conditions une action favorable sur la digestion[1] (p. 117). Que le fromage pris le soir soit d'une digestion difficile (« le soir, le fromage c'est du plomb »), c'est une croyance assez répandue ; ce peut être en partie vrai pour les individus dont le pouvoir digestif est lent et faible, mais il est impossible d'en fournir une explication physiologique.

Comme le petit lait, ainsi que les préparations qui dérivent du lait par fermentation alcoolique (koumys, kéfir) ne sont pas employés habituellement comme aliments, mais constituent plutôt des agents diététiques, leur étude sera faite dans la troisième partie de cet ouvrage.

Conservation du lait.

Pour que le lait ne s'altère pas, pour qu'il se conserve pendant un certain temps, on peut le bouillir, ou mieux encore, après l'avoir enfermé dans des bouteilles hermétiquement closes, on peut le soumettre pendant 30 à 45 minutes à un courant de vapeur d'une température de 100 à 102° C ; la chaleur d'ébullition détruit les germes, cause de la décomposition du lait ; privé de germes vivants, il est dit « stérilisé ». La stérilisation du lait de vache se fait dans les ménages, de préférence d'après la méthode de *Soxhlet ;* celle-ci présente de grands avantages pour l'alimentation des nouveau-nés et des enfants. Signalons toutefois ici en passant que la température de 102° par un courant de vapeur tue assurément tous les micro-organismes pathogènes et la plupart des microbes (spécialement ceux de la fermentation acide), mais que leurs spores résistent partiellement ; il en est de même encore des aérobes, dits peptonisants, si répandus dans la bouse et dans la poussière des rues, qui décomposent la caséine à la température d'environ 25° en peptones et en toxines, communiquant ainsi au lait un goût amer (p. 128) et pouvant provoquer chez les enfants des affections digestives graves. Aussi, faut-il conserver le lait, stérilisé par la chaleur, dans un milieu froid et l'y laisser jusqu'au moment de s'en servir. Il serait évidemment plus efficace encore de prendre les précautions nécessaires pour empêcher ces microbes d'arriver dans le lait. On devrait enlever des étables les fumiers encore humides ; le fourrage devrait être humecté avant d'être donné aux animaux ; avant chaque traite, les pis devraient être nettoyés ainsi que les mains de la personne qui pratique la traite ; la première portion de lait provenant des canaux lactifères, ceux-ci contenant des microbes en grand nombre, devrait être jetée ; les saletés qui éventuellement arriveraient encore dans le lait devraient en être écartées par centrifugation ; enfin, tous les ustensiles devraient toujours être nettoyés avec une solution bouillante de sel de soude. Le lait recueilli dans ces conditions serait ensuite complètement stérilisé par l'action de la vapeur à 100° pendant une heure[2], c'est-à-dire qu'on obtiendrait du lait privé de germes, qui se conserverait un temps indéfini et qui pourrait traverser les régions tropicales sans subir d'altérations. Cependant, si le lait est consommé déjà endéans les 24 heures, il n'est pas

---

[1] « Eh ! mon fromage, ma poudre digestive » (Shakespeare, dans Troïle et Cressida, acte II, 3me scène).
[2] *Flügge,* Zeitschr. f. Hyg., Bd. 17, p. 272.

nécessaire qu'il soit absolument stérile, il suffit, dans ce cas, de le préparer d'après la méthode de *Soxhlet*.

La stérilisation du lait est encore plus sûre lorsqu'on le soumet à l'action de la vapeur d'eau portée à 120° au moyen d'appareils spéciaux (par exemple celui de *Neuhaus, Gronwald* et *Oehlmann* qui peut contenir jusque 240 bouteilles à la fois); seulement, cette température excessive brunit le lait par suite de la transformation de lactose en caramel, en outre, elle en altère le goût et rend la graisse plus onctueuse; la lécithine se décompose et met de l'acide phosphorique en liberté[1].

Même le lait stérilisé à 102° présente déjà une légère modification de couleur et de saveur; les globules de graisse se sont agglomérés en particules plus volumineuses, signe manifeste que l'émulsion des globules de graisse a souffert. Aussi, à diverses reprises, a-t-on émis l'opinion que le lait stérilisé est moins bien digéré par l'enfant que le lait frais simplement bouilli. Toutefois, *Bendix*[2] a récemment institué des expériences rigoureuses sur trois enfants âgés de 1 3/4—2 1/2 ans auxquels il donna alternativement du lait simplement bouilli et du lait stérilisé pendant 3/4 d'heure à l'aide d'un courant de vapeur à 102° C; il put démontrer que la perte d'azote (albumine) et de graisse par les fèces n'est pas plus grande pendant l'alimentation avec du lait stérilisé, et que la digestibilité et l'absorption de ce lait peuvent être mis sur le même rang que celles du lait simplement bouilli. On ne peut donc de ce chef rien objecter à l'emploi du lait stérilisé.

Le lait condensé a également acquis une certaine importance. Cette condensation résulte uniquement d'une soustraction d'eau. Jadis, cette réduction se faisait par évaporation du lait à l'air libre, dans des réservoirs plats ou encore par évaporation à chaud. Le premier procédé présente comme inconvénient que le lait peut se contaminer par la poussière et par les micro-organismes suspendus dans l'air, éventuellement aussi par des poisons chimiques, etc.; dans le second procédé, il est impossible de prévenir sous l'influence de la température élevée une certaine décomposition des principes constituants du lait, spécialement du lactose. Un troisième procédé, de date récente, et qui est incontestablement plus avantageux, consiste à réduire le lait au tiers environ de son volume par évaporation dans le vide, puis à le mettre dans des boîtes en fer blanc qu'on porte dans l'eau bouillante et que l'on soude ensuite. Pour assurer la conservation du lait, on a cru nécessaire d'y ajouter du sucre de canne, 20—70 gr. par litre. On est parvenu aujourd'hui à obtenir un produit très stable, indépendamment de toute addition de sucre, en évaporant simplement le lait dans le vide jusqu'à réduction au quart de son volume primitif. Il va de soi qu'on doit employer, pour la condensation, du lait naturel non écrémé, afin de ne pas diminuer la valeur nutritive de ce produit. Ces laits condensés, qui autrefois se préparaient en grand uniquement en Suisse (Anglo-Swiss condensed Comp. Cham), sont actuellement fabriqués aussi ailleurs (à Allgäu par *Löfflund,* à Brême-Lockstedt). D'après

---

[1] *A. Baginsky,* Zeitschr. f. physiol. Chem., Bd. 7, p. 354.
[2] Jahrbuch f. Kinderheilk., Bd. 38, p. 393.

König, le lait condensé possède la composition moyenne suivante :

Dans 100 parties	Eau	Albumine	Graisse	Lactose	Cendres	Saccharose
Sans addition de saccharose .	48.6	17.8	15.7	15.4	2.5	—
Avec » » .	25.4	12.2	10.8	13.5	2.3	35.8

Les préparations additionnées de sucre doivent être considérées comme impropres à l'alimentation des nouveau-nés et des enfants; diluées dans la quantité voulue d'eau elles sont, il est vrai, acceptées facilement par les enfants à cause de leur goût sucré; ceux qui s'en nourrissent se développent même bien. Malheureusement, elles provoquent facilement de la diarrhée, ce qui résulte probablement de la fermentation acide du sucre dans l'intestin; de plus, les enfants qui en sont nourris offrent peu de résistance aux causes pathogènes. Il est certain que les préparations non additionnées de sucre sont bien plus rationnelles et présentent, à un moindre degré, les inconvénients signalés ci-dessus. Le lait condensé dans le vide peut remplacer le lait frais de vache; à ce point de vue, il est particulièrement précieux pour l'approvisionnement des navires ainsi que de l'armée et de la marine.

Pour ces derniers cas, un avantage réel résulte de ce qu'en raison de la diminution de volume, le transport est notablement facilité. Une boîte du poids brut de 500 gr. contient environ 450 gr. de lait condensé (suisse), ce qui représente presque deux litres de lait pur. Le lait condensé permet à tout instant de préparer, en y ajoutant environ 3 parties d'eau tiède, une émulsion liquide dont la teneur en principes nutritifs est très voisine de celle du lait naturel, et dont la saveur et la valeur alibile approchent également de celles du lait frais[1].

2. Viande.

On désigne communément du nom de viande, les muscles des animaux de boucherie, comprenant en première ligne certains animaux domestiques, ensuite le gibier (ruminants, quelques rongeurs et pachydermes), puis les oiseaux et les poissons; signalons toutefois qu'on étend encore l'expression viande à ces parties molles qui possèdent une composition analogue aux muscles, tels que le foie, les reins, la rate, les poumons, le cerveau, le sang, etc., ainsi que les parties molles de certains crustacés (crevettes, crabes, homards) et de certains mollusques (huîtres, moules).

La viande proprement dite se compose uniquement du tissu musculaire, lequel possède, chez tous les animaux, une même structure histologique, ainsi qu'une composition à peu près identique. Par contre, la viande dite de boucherie, telle qu'elle est mise en vente et telle qu'on l'emploie en cuisine, est un assemblage plus complexe. En effet, outre les fibres musculaires proprement dites et le tissu conjonctif qui les unit, elle comprend encore du tissu graisseux, des os, des vaisseaux, des nerfs, des tendons, des aponévroses, etc.; ces tissus accessoires s'y trouvent en quantité variable, mais la quantité d'os y est d'ordinaire très notable.

---

(1) Le lait, de même que les autres aliments, peut être falsifié ou altéré ; il perd ainsi de sa valeur, devient parfois suspect ou même impropre à la consommation ; la détermination de ces falsifications et de ces altérations rentrent dans le cadre de l'analyse des denrées alimentaires et incombe à la police sanitaire ; nous ne pouvons nous étendre ici sur ce sujet. Les principaux points qui se rapportent à l'alimentation pratique seront exposés dans la deuxième partie de cet ouvrage.

Ainsi, d'après les déterminations de *Voit*[1], 100 parties de viande du marché contiennent 8.4 parties d'os, 8.6 parties de graisse et 83 parties de tissu musculaire pur; il est évident que ces chiffres n'ont qu'une valeur moyenne approximative. L'animal est d'autant moins riche en viande qu'il est plus jeune; par conséquent, la quantité d'os y sera relativement plus considérable; elle peut représenter jusque 30 % du poids de la viande. Inversement, plus un animal est âgé, plus il est riche en chair, plus aussi la quantité relative d'os est petite.

La quantité de graisse déposée entre les fibres musculaires présente des variations plus considérables encore; à l'état normal, elle est faible et représente 1—3 % du poids de la viande; cette quantité augmente avec l'état d'engraissement et peut, dans certaines circonstances, atteindre 1/3 du poids de la viande; chez le porc fortement engraissé, la moitié même du poids de la viande peut être représentée par de la graisse. Il est assez remarquable que la teneur des muscles en eau diminue presque proportionnellement à l'augmentation du muscle en graisse (p. 84). Tandis que la viande maigre de bœuf, contenant 1 % de graisse, renferme environ 76 % d'eau,

celle qui contient 6 % de graisse ne renferme que 73 % d'eau
  » » » » 17 » » » » » » 63 » »
  » » » » 34 » » » » » » 51 » »

En outre, la quantité de tissu musculaire contenue dans une même quantité de viande est d'autant moindre que le dépôt de graisse est plus considérable; par conséquent, la teneur pour cent en albumine diminue en même temps que la richesse en eau.

Si de la viande, telle qu'on l'achète, on déduit les substances accessoires dont les proportions varient le plus, à savoir les os et la graisse, la substance musculaire restante possède une composition relativement constante, soit d'après *Voit :*

Eau . . . . 75.9 %,
Substances sèches . . . . 24.1 »
   Albuminoïdes . . . . 18.4 »
   Substance collagène . . . . 1.6 »
   Graisse . . . . 0.9 »
   Substances extractives . . . . . . 1.9 »
   Cendres . . . . 1.3 »

La viande des oiseaux, comparée à celle du bœuf, paraît plus riche en substances albuminoïdes, celle des poissons en contiendrait légèrement moins, enfin celle du gibier serait la plus riche en albumine. La viande des jeunes animaux contient plus de substances collagènes et par conséquent moins de substances albuminoïdes que celle des animaux adultes et surtout que celle des vieux animaux. D'après *König,* la composition de la viande maigre serait en moyenne la suivante :

Dans 100 parties.	Bœuf	Veau	Mouton	Porc	Lièvre	Poulet	Pigeon	Esturgeon	Anguille
Eau	76.7	78.8	76.0	72.6	74.2	76.2	75.1	79.6	76.9
Albumine et gélatine .	20.8	19.9	17.1	19.9	23.3	19.7	22.1	18.3	13.6
Graisse.	1.5	0.8	5.8	6.8	1.1	1.4	1.0	0.5	5.0

(1) *C. Voit,* Untersuchung der Kost in einigen öffentlichen Anstalten, München, 1877, p. 23.

Comme nous venons de l'indiquer, la composition de la viande provenant d'animaux engraissés diffère beaucoup de celle indiquée dans le tableau ci-dessus; c'est surtout le cas lorsque la graisse s'est déposée non seulement entre les fibres musculaires mais encore dans leur intérieur :

| Dans 100 parties | Bœuf | | Mouton gras | Porc gras | Anguille grasse |
	demi-gras	gras			
Eau	72.3	55.4	47.9	47.4	57.4
Albumine (+ gélatine). . .	20.9	17.2	14.8	14.5	12.8
Graisse	5.2	26.4	36.4	37.3 -	28.4

Enfin, donnons également ici la composition moyenne des organes mous les plus importants des animaux de boucherie :

Dans 100 parties	Foie	Reins	Poumons	Rate	Sang	Cœur et langue
Eau	71.6	75.5	79.9	75.4	77.8	70.1
Albumine (+ gélatine) . .	19.9	18.4	15.2	17.8	20.4 [1]	21.5
Graisse.	3.6	4.5	2.5	4.2	0.2	7.4
Substances extractives. . .	3.3	0.4	0.5	1.0	0.7	0.2
Cendres	1.6	1.2	1.9	1.6	0.9	0.8

Si l'on compare les différents tableaux qui précèdent, on constate que la viande, abstraction faite de sa teneur en eau et en substances minérales, est très riche en substances albuminoïdes et en substances collagènes voisines de l'albumine au point de vue nutritif; la viande constitue donc un aliment de haute valeur. Elle renferme, en moyenne, environ 20 % de substances albumineuses, donc 5 fois plus que le lait. Mais la viande maigre, prise seule, constitue un aliment incomplet qui ne peut suffire pour l'alimentation de l'homme (p. 34, 98), car sa teneur en substances hydrocarbonées (graisse et hydrates de carbone) est trop faible.

Les substances albuminoïdes de la viande [2] comprennent d'abord la myosine (globuline ou paramyosinogène), qui se trouve principalement dans la fibre musculaire proprement dite en proportion de 16—18 %. Elles comprennent ensuite une petite quantité de substances albuminoïdes coagulant à 45°, environ 1—3 % d'albumine proprement dite coagulant à 70°, et enfin des traces de matières colorantes du sang, de l'hémoglobine, provenant en partie du sang demeuré dans le muscle, en partie d'une substance colorante propre au tissu musculaire. La substance collagène du tissu conjonctif qui unit les fibres musculaires, se transforme en gélatine lors de l'ébullition de la viande. Les substances extractives sont représentées par les bases azotées — créatine, xanthine, hypoxanthine — qui contiennent environ 1/10 de l'azote total; elles sont particulièrement abondantes dans la chair des oiseaux et dans le gibier. Les substances extractives renferment également des substances non azotées, du glycogène, dont la

---

[1] En y comprenant environ 12 % d'hémoglobine.
[2] Voir également les recherches récentes de *O. v. Fürth*, Arch. f. exp. Path. u. Pharmak., 1895, Bd. 36, p. 231.

viande fraîche des animaux domestiques contient des quantités variant de 0.3—0.8 %, ainsi que des traces de sucre.

Les substances minérales de la viande représentent en moyenne 1.3 % du poids et possèdent en moyenne la composition suivante. 100 gr. de viande dégraissée renferment [1] :

Potasse	Soude	Chaux	Magnésie	Oxyde de fer	Acide phosphorique	Chlore
0.5	0.08	0.01	0.04	0.006	0.5	0.07

Les substances minérales de la viande sont constituées pour les deux tiers par du phosphate potassique; les phosphates de calcium et de magnésium viennent ensuite, le chlorure de sodium ne vient qu'en troisième ligne. Une partie de l'acide phosphorique est combinée avec l'acide sarceux [2] et se trouve dans le muscle sous forme d'acide phospho-sarceux. Il est à noter que la magnésie prédomine sur la chaux.

Les diverses espèces de viande possèdent un goût différent; ce qui est dû surtout à la quantité de substances extractives qu'elles contiennent; ces dernières existent au maximum chez les oiseaux et dans le gibier, au minimum dans la viande de porc. Le goût est également en rapport avec l'espèce de graisse; c'est elle qui permet de distinguer sûrement la viande de porc de la viande de mouton, la viande des oiseaux de celle du gibier. Le goût de la viande est également influencé par l'état nutritif de l'organisme dont elle provient, par l'alimentation antérieure, l'âge, la race, etc. La viande des vieux animaux est généralement dure et coriace; celle d'animaux jeunes et bien nourris, ainsi que celle des oiseaux, est la plus délicate. Enfin, la préparation de la viande est de la plus haute influence sur le goût de celle-ci. La viande des animaux carnivores présente d'ordinaire un goût spécial peu agréable, de sorte qu'en règle générale — à part les peuples non civilisés ainsi qu'aux époques d'extrême disette — on n'en fait pas usage pour l'alimentation.

La viande d'animaux fraîchement abattus est dure et coriace; elle le devient encore davantage par la préparation. Aussi — les poissons, les crustacés et les mollusques exceptés — ne se sert-t-on pas de la viande encore fraîche, mais seulement après disparition de la rigidité musculaire (rigidité cadavérique). L'acide lactique qui, lors de la rigidité, se forme aux dépens du glycogène, agit, à la façon de tous les acides dilués, sur le tissu conjonctif de soutènement des fibres musculaires; il le gonfle et le dissocie légèrement, d'où il résulte que la viande devient plus tendre et plus friable. Avant de cuire la viande, on cherche assez fréquemment à réaliser artificiellement cette dissociation; dans ce but, on fait macérer les morceaux de viande dans des acides dilués, par exemple dans le vinaigre. Afin d'obtenir un gibier tendre et délicat on le conserve, non seulement jusqu'à la disparition de la rigidité, mais même jusqu'au début de la

---

[1] En partie d'après *Bunge*, Zeitschr. f. physiol. Chem., Bd. 9, p. 60.
[2] *Siegfried, Du Bois-Reymond's* Arch., 1894, p. 401.

décomposition (putréfaction). Celle-ci donne naissance à des produits qui font donner au gibier le qualificatif de « faisandé ».

Il est rare que l'homme prenne la viande à l'état cru; la préparation transforme une petite partie des substances organiques de la viande en substances odorantes et sapides, de sorte que la viande est à la fois plus savoureuse et plus tendre. Toutefois, lorsque la viande crue est suffisamment divisée de manière à offrir aux sucs digestifs la plus grande surface possible, par conséquent, lorsqu'elle est prise sous forme de viande hachée ou rapée, elle est très bien supportée par le tube digestif et est presque complètement digérée par l'homme sain. Finement hachée, elle est parfois même mieux supportée par les personnes qui souffrent de l'estomac que la viande cuite.

La préparation de la viande qui consiste toujours, somme toute, à la soumettre à la chaleur, en relève d'une part le goût, et d'autre part, ce qui est également important, elle détruit les parasites vivants (trichines, cysticerques, etc.), qui pourraient infecter l'homme à la suite de l'usage de pareille viande. Il suffit de la soumettre pendant 10—15 minutes à la chaleur d'ébullition, pourvu que celle-ci pénètre jusque dans la profondeur des tissus, pour tuer les parasites.

Les principales méthodes de cuisson consistent dans l'ébullition, l'étuvement, le rôtissage et le grillage. L'ébullition consiste à soumettre la viande, après addition d'eau, à une haute température; le rôtissage et le grillage consistent dans la même opération, mais sans addition d'eau; l'étuvement consiste à soumettre la viande à la vapeur d'eau. La haute température, combinée à l'action de l'eau, transforme le tissu conjonctif en gélatine et dissocie ainsi les fibres de la viande; l'albumine est en partie coagulée et une quantité plus ou moins considérable du suc de la viande est exprimée.

Si l'on met la viande dans de l'eau froide, celle-ci en extrait une partie des sels inorganiques, de l'albumine soluble, des substances extractives et enfin de l'acide lactique qui se rencontre dans la viande de boucherie. Que l'on chauffe l'eau, l'extraction de ces substances augmente de plus en plus; à 50° C. environ, une petite partie de l'albumine dissoute dans l'eau se coagule déjà, la partie restante à une température plus élevée seulement; l'hémoglobine se précipite à 70° et forme ces flocons bruns qui constituent l'écume et qu'on enlève habituellement; le tissu conjonctif se transforme en gélatine et une partie de celle-ci passe dans l'eau. Bientôt, sous l'influence de l'eau chaude, l'albumine de la viande se coagule à son tour, graduellement de l'extérieur vers l'intérieur[1] barrant ainsi le passage à la sortie ultérieure du suc musculaire. A mesure que l'action de l'eau bouillante se prolonge, le bouilli devient plus dure, plus coriace et insipide; par contre, l'extrait aqueux, ou le bouillon, devient d'autant meilleur. La viande salée soumise à l'ébullition perd environ 43 % de son poids, perte qui est représentée surtout par de l'eau et en minime partie par les

---

[1] Après une heure d'ébullition, un morceau de viande même considérable a acquis au centre une température pouvant s'élever jusqu'à 80°; ce point est important puisque les parasites (trichines et échinocoques) sont déjà tués à 70°.

substances extractives précitées; elle n'en conserve pas moins une valeur nutritive très élevée, et surtout elle est loin d'avoir acquis une influence nuisible ainsi qu'on l'entend encore parfois affirmer çà et là. Il est vrai que, par une ébullition prolongée, une grande partie des substances minérales de la viande passe dans l'eau. Ainsi, d'après *Keller,* cette quantité comprend les 3/5 de l'acide phosphorique, 7/8 de la potasse, 1/5 des sels terreux ainsi que la totalité du chlorure de sodium. Par contre, il demeure dans la viande 9/10 de l'albumine, près de la moitié des substances extractives et une petite partie de substances minérales. Quoique la viande salée et bouillie soit peu savoureuse, elle est presque entièrement digérée dans l'intestin de l'homme sain; aussi, constitue-t-elle une source d'albumine dont la valeur n'est pas à dédaigner. Coupé en tranches, additionné de graisse et de sel, puis soumis à la chaleur ou additionné d'une sauce grasse et renfermant des sels, le bouilli redevient tendre et savoureux et constitue un aliment d'une valeur presque égale à celle de la viande fraîche.

Si on met la viande dans une quantité pas trop considérable d'eau bouillante et qu'on entretient l'ébullition, l'albumine se coagule à la périphérie et une petite quantité seulement du suc musculaire s'échappe de la viande; on obtient ainsi un bouilli plus tendre et plus savoureux, mais par contre, un bouillon très clair et de peu de goût.

Si l'on ne désire pas obtenir de bouillon, mais qu'au contraire on veuille conserver autant que possible à la viande ses principaux ingrédients, on la cuit à l'aide de la vapeur ou bien on la rôtit. L'étuvement est un mode de préparation avantageux à divers points de vue[1]; cette opération consiste à employer, non pas de l'eau bouillante, mais de la vapeur d'eau, qui ne pénètre pas directement dans la viande, mais qui agit de toutes parts sur les parois d'un réservoir hermétiquement clos, dans lequel la viande se trouve enfermée; à cet effet, on se sert le plus avantageusement d'un vase métallique à doubles parois entre lesquelles se trouve l'eau qu'on chauffe. Il suffit de soumettre la viande à une température de 70° pour qu'elle soit ce que nous appelons « suffisamment cuite »; l'albumine ne passe pas alors à l'état d'un coagulum dur. Par cette méthode de préparation, la viande conserve ses principes nutritifs aussi bien que ses principes savoureux.

Le rôtissage relève plus encore le goût de la viande. Cette opération consiste à soumettre à de hautes températures de gros morceaux de viande sans addition d'eau; si elle est maigre, on y ajoute de la graisse. La haute température détermine la coagulation de l'albumine dans la couche périphérique; la substance colorante rouge étant détruite, la viande brunit. La décomposition des substances organiques donne naissance à un grand nombre de produits savoureux et odorants qui donnent à la croûte du rôti son goût agréable et piquant. Le volume, ainsi que le poids du morceau de viande, diminuent par le rôtissage; la diminution de poids est due presque exclusivement à la perte en eau; la viande de bœuf

---

(1) *Else Hüppe,* Berliner klin. Wochenschr., 1890, n° 36.

perd en moyenne par le rôtissage 19 % de son poids, la viande de veau 22 %, celles du mouton et du poulet 24 %. Par suite de la coagulation de l'albumine dans les couches périphériques, par suite aussi du faible pouvoir conducteur du tissu animal pour la chaleur, celle-ci ne pénètre que lentement dans l'intérieur du rôti ; au moment où les couches externes sont déjà cuites, les couches internes ne peuvent l'être qu'à demi. Si la température s'est élevée à l'intérieur jusqu'à 60°(1), on peut considérer le rôti comme suffisamment cuit ; il est alors encore saignant. Ce n'est que lorsque la température interne a atteint 70° que la décomposition de l'hémoglobine s'y produit ; l'intérieur du rôti n'est plus saignant alors, mais il est brun. Le suc de la viande, spécialement les substances extractives et les sels, sont retenus d'une manière plus complète encore lorsqu'on rôtit la viande, non pas dans la panne, mais à la broche ou sur le gril ; la chaleur atteint dans ce cas directement la viande et l'enveloppe de toutes parts.

Nous ne possédons jusqu'à présent qu'un petit nombre d'expériences exactes concernant la digestibilité des différentes sortes de viande et de la même espèce de viande préparée différemment. Généralement, le tube digestif de l'homme sain supporte aussi bien la viande crue que la viande bouillie ou rôtie ; pour autant que la quantité prise n'est pas trop grande, soit par jour jusque 900 gr. et même 1000 gr., elle est presque complètement digérée. Ainsi, la substance sèche du rôti est absorbée à 3 % près ; il ne demeure que des traces d'albuminoïdes, tandis que les substances minérales sont absorbées à 8 % près(2). D'après les expériences instituées par *Uffelmann*(3) sur un garçon porteur d'une fistule gastrique, la digestibilité de la viande rôtie serait plus grande que celle de la viande crue, ou bouillie. Pareillement, la viande étuvée est très digestible et très absorbable. C'est avec répugnance seulement qu'on parvient à ingérer plus d'un kilog. de viande en un jour, surtout pendant plusieurs jours de suite ; ces quantités excessives provoquent de la diarrhée, les selles contiennent alors encore des fibres musculaires à demi digérées.

Le rôti de volaille (jeunes poulets, chapons, faisans) et le rôti de veau sont tendres, savoureux et réputés très digestibles ; c'est la raison pour laquelle ces espèces de viande, appelées viandes blanches, sont choisies de préférence pour l'alimentation des malades. Cette digestibilité plus grande repose peut être, en partie sur la délicatesse plus grande des fibres musculaires, en partie sur la moindre teneur de ces viandes en graisse ; du moins, est-il d'observation constante qu'une nourriture grasse est surtout nuisible lorsque la digestion est affaiblie ou ralentie. Notons encore que les viandes blanches sont également moins riches en substances extractives douées de propriétés irritantes. Les viandes de bœuf et de mouton ont la réputation d'être d'une digestion difficile ; ce qui est dû peut-être à ce que ces espèces de viande — spécialement le mouton — sont plus ou moins imprégnées de graisse, et d'une

---

(1) C'est important à noter puisque les parasites ne sont tués qu'à 70°.
(2) *Rubner*, Zeitschr. f. Biologie, Bd. 15, p. 415. — *Malfatti*, Wiener akad. Sitz.-Ber., 1894, Decemberheft.
(3) Deutches Archiv f. klin. Med., Bd. 20, p. 535.

graisse dont le point de fusion est élevé, et dont l'absorption est dès lors difficile (p. 107). La viande grasse du porc est probablement d'une digestion plus difficile encore.

Quelle importance nutritive faut-il attribuer au bouillon? Un bon bouillon préparé par ébullition prolongée pendant plusieurs heures renferme environ 2 % de substances sèches dont 3/5 environ sont des substances organiques et les 2/5 restants sont constitués par des substances minérales; celles-ci représentent une fraction plus considérable encore si lors de la préparation du bouillon on y a ajouté du sel de cuisine. Le bouillon possède une réaction faiblement acide; les substances organiques qu'il renferme consistent en substances extractives azotées (créatine, xanthine, hypoxanthine), en acide lactique et en gélatine. La quantité de gélatine varie avec la teneur de la viande en tissu conjonctif; elle est par conséquent maximale pour la viande de veau et pour celle des oiseaux. Outre de la graisse qui surnage au liquide acide, formant les « yeux » du bouillon, celui-ci contient encore plusieurs autres substances odorantes et sapides dont la composition n'est pas exactement connue, mais qui sont probablement des dérivés de certaines substances organiques renfermées dans la viande et décomposées par la chaleur d'ébullition. Le bouillon renferme, en outre, les 4/5 des sels solubles de la viande; ces derniers sont composés surtout de phosphates de potassium, de calcium et de magnésium, d'un peu de chlorure de sodium et de traces d'oxyde de fer. Si le bouillon a été préparé avec de la viande riche en os, ceux-ci cèdent à l'eau bouillante de la graisse et de la gélatine [1], surtout lorsqu'ils ont été préalablement cassés; il en résulte que le bouillon est plus gras, plus gélatineux et a plus de corps (p. 101). Le bouillon ainsi préparé ne renferme donc que des traces d'albumine et des quantités relativement minimes de gélatine et de graisse (ou d'hydrates de carbone); aussi sa valeur nutritive équivaut uniquement et exclusivement à celle des sels nutritifs qu'il renferme — donc spécialement à celle des phosphates potassiques —, ainsi qu'à celle des condiments et des stimulants y contenus. Par conséquent, lorsqu'au cours de certaines maladies l'organisme a perdu de ces substances minérales, le bouillon peut les lui restituer, du moins partiellement; en outre, par sa teneur en substances extractives et en sels potassiques, le bouillon exerce une action stimulante, qui favorise la sécrétion des sucs digestifs et qui relève l'activité du cœur et du système nerveux (p. 114). En tant que stimulant, le bouillon présente une importance particulière pour les malades et pour les convalescents dont la digestion est affaiblie; même l'homme sain ne voudrait pas s'en passer, surtout après s'être livré à un travail fatiguant. Le bouillon constitue une entrée appropriée pour tout repas quelque peu copieux, car il prépare la digestion en excitant d'une manière réflexe la sécrétion des sucs digestifs. Pour préparer un fort bouillon, la viande de bœuf est préférable, tandis qu'on choisit d'ordinaire la viande blanche (veau, jeunes poulets) pour préparer un bouillon doux destiné aux malades.

---

[1] D'après *König* (2. Auflage, Bd. 2, p. 262), 100 gr. d'os cèdent, d'après leur qualité, 1—3 gr. de gélatine et 1.8—5.6 gr. de graisse.

Le gibier et la volaille sont surtout riches en bases organiques et fournissent un bouillon piquant et rafraîchissant ; par contre, la viande du porc convient le moins pour la préparation du bouillon à cause de sa teneur si minime en bases. En général, 200 gr. de bouillon suffisent comme entrée à un grand repas.

L'action favorable que l'expérience a reconnue au bouillon a eu pour conséquence, grâce surtout à l'initiative de *Liebig,* qu'on a utilisé la production excessive de viande dans l'Amérique du Sud pour préparer en grand de l'extrait de viande. D'après les préceptes de *Liebig,* cet extrait se prépare à l'aide de la viande de bœuf, comme aussi de la viande de mouton, de la manière suivante : la viande maigre est hachée, additionnée d'un peu d'eau et soumise dans des réservoirs fermés à la vapeur sous pression ; après séparation par filtration de l'albumine et de la graisse, la solution est réduite par évaporation jusqu'à consistance sirupeuse. L'extrait de viande ainsi préparé possède une coloration brun foncé, une réaction acide, un goût agréable et une saveur très piquante ; il renferme en moyenne 22.3 % d'eau, 17.5 % de sels et 60.2 % de substances organiques dont 8.5 % d'azote. Les substances organiques se composent pour la moitié environ de bases (créatine, xanthine, hypoxanthine, carnine), d'un peu de glycogène, d'acide lactique et d'acide sarceux (Fleischsaüre) ; plus de la moitié des substances organiques sont représentées par de la gélatine, des albumoses et de la peptone[1] ; trois quarts des cendres sont constitués par du phosphate de potassium. L'extrait de viande du commerce possède la même valeur nutritive que le bouillon de viande ; en le dissolvant dans l'eau chaude on obtient instantanément un bouillon ; il vaut encore mieux d'ajouter de l'extrait de viande au bouillon pour donner à celui-ci plus de force et de stimulant. De ce chef, on en fait un usage étendu, tant dans les ménages que pour l'alimentation des malades. L'extrait de viande est dépourvu de toute action spéciale sur le cœur. A l'état de maladie comme à l'état de santé, l'homme peut en prendre sans aucun danger des quantités considérables pendant des mois entiers.

On avait cru jadis qu'il fallait quelque prudence dans l'emploi d'un bouillon très concentré ; on redoutait que les hautes doses d'extrait de viande, à cause de leur richesse en sels potassiques, ne transforment bien vite l'action stimulante sur le cœur en une action paralysante. Cette conclusion, tirée d'expériences sur le chien et sur le lapin, n'est pas confirmée par des observations analogues faites sur l'homme ; on peut même dire qu'elle a été réfutée d'une manière péremptoire[2].

La viande, au sens large du mot, désigne également les parties molles et les organes internes des animaux de boucherie ; parmi ces organes internes qui présentent de l'importance comme aliments, il faut surtout citer le foie, les reins et la rate. Ils renferment (p. 137) de 18—20 % d'albumine et de gélatine ; environ 1/5—1/4 de la substance azotée est représenté par du tissu conjonctif collagène ; celui-ci étant pris en même temps que de l'albumine, il possède absolument la même valeur nutritive que cette dernière. La teneur des organes mous en graisse n'est pas non plus sans quelque importance ; le foie d'animaux bien nourris, et surtout celui des animaux engraissés, renferme une abondante quantité de graisse. Par conséquent, ces organes mous, et en première ligne le foie, constituent des aliments de haute valeur qui se rangent de ce chef immédiatement à la suite du tissu musculaire. L'albumine du foie de veau cuit est absorbée dans le tube digestif du chien à 3.3 % près[3]. La valeur nutritive des poumons est moins grande ; leur substance azotée qui représente environ 15 % du poids total est constituée presque exclusivement de tissu conjonctif et de tissu élastique. Ce dernier n'est probablement digéré qu'en partie dans l'intestin de l'homme, ce qui explique pourquoi les poumons possèdent une valeur nutritive moindre que les autres tissus mous. L'élastine paraît encore se digérer le plus facilement lorsqu'on la prend sous une forme très

---

(1) *Kemmerich,* Zeitschr. f. physiol. Chem., Bd. 18, p. 409.
(2) *Bunge,* Ibid., Bd. 4, p. 235 ; Zeitschr. f. Biol., Bd. 9, p. 130. — *K. B. Lehmann,* Archiv f. Hygiene, Bd. 3, p. 249.
(3) *Bergeat,* Zeitschr. f. Biol., Bd. 24, p. 120.

divisée (p. 101); l'usage culinaire qui consiste à hacher les poumons avant de les bouillir et de les servir sous forme de hachis est donc absolument rationnel. Le tube digestif du chien absorbe la totalité de la substance azotée des poumons à 4 % près[1]. Bien que le cœur soit riche en albumine, et assez fréquemment aussi en graisse, il n'est pourtant pas possible de le préparer sous une forme absolument tendre; aussi, est-il rarement mangé comme tel, mais presque toujours sous forme de conserve (hachis, saucisson). Par contre, la langue, qui est également riche en albumine, est aussi savoureuse que nutritive; aussi est-elle d'un prix relativement élevé.

Le sang comme tel, bien que très riche en albumine, n'est généralement pas pris comme aliment; après ébullition, il prend une coloration noirâtre peu appétissante; son odeur et sa saveur sont également peu agréables. Par contre, le sang est employé pour la préparation d'une conserve (saucisson) (p. 149).

Le poisson est de la plus haute importance pour l'alimentation carnée du peuple. En effet, le gibier et la volaille sont d'un prix si élevé que seules les classes aisées peuvent se les procurer; même la viande des animaux domestiques tels que le bœuf, le veau, le mouton, etc., est encore relativement trop chère pour que les familles peu fortunées puissent en faire un aliment journalier. Il n'en est pas de même pour le poisson. Si les cours d'eau naturels se trouvent à l'abri de la contamination, le poisson s'y développe et s'y multiplie rapidement, presque sans intervention de l'homme; les déchets qui tombent dans l'eau, lui servent d'aliments. D'autre part, la pêche n'entraîne que peu de frais. Il en résulte que le prix du poisson — à part certaines espèces très estimées (saumon, truite, etc.) qui sont particulièrement recherchées comme plats de luxe —, est inférieur à celui de la viande des animaux domestiques. Et cependant, la valeur nutritive du poisson est à peine inférieure à celle du bœuf ou du veau par exemple. La chair du poisson se distingue de celle des animaux domestiques, d'une part par sa couleur blanche (le saumon seul a la chair rougeâtre), d'autre part par la composition différente de la graisse (d'où résulte le goût autre du poisson), et enfin par la teneur en eau qui, généralement, est plus élevée que dans la viande des animaux domestiques (p. 136). En général, plus la chair renferme de graisse, moins elle sera riche en eau. Cependant, la chair du poisson renferme au moins 12, le plus souvent 16—18 % d'albumine; l'analyse a même démontré que les carpes et les raies peuvent en renfermer jusque 21 %. Même les poissons dont la chair renferme de la graisse en abondance (5—20 %), tels que le saumon, le hareng, la lamproie, l'esprot, l'anguille, contiennent encore toujours de 14—18 % d'albumine. La graisse des poissons est toujours liquide ou semi-liquide et renferme de 50—70 % d'oléine. On mange généralement le poisson après l'avoir bouilli ou rôti; les poissons pauvres en graisse, tels que la truite, le saumon, le cabillaud, la merluche, le brochet, la perche, sont cuits de préférence dans la graisse, surtout dans le beurre. La viande des poissons peu gras, tels que

---

(1) *Bergeat,* Zeitschr. f. Biol., Bd. 24, p. 110.

le cabillaud, peut être prise par l'homme jusqu'à concurrence de
1500 gr. par jour et être absorbée au même degré que la viande
de bœuf, soit l'albumine à 2 % près, et la graisse à 6 % près[1].
Par contre, la viande des poissons gras, tels que le saumon,
l'esturgeon, l'anguille, la lamproie, est peu digestive, et cela, pour
les mêmes raisons que celles signalées pour le lard (p. 141). De tous
les poissons de mer, c'est le hareng dont la consommation est
la plus grande. Renfermant en moyenne 14.5 % d'albumine et
9 % de graisse, il possède une valeur nutritive des plus élévées,
en même temps que son prix est si bas qu'il peut entrer dans la
consommation de tout le monde. Par sa teneur élevée en albumine
et en graisse, il peut compléter et rendre suffisante une ration
végétale (pommes de terre, riz) qui par sa pauvreté en albumine
et en graisse serait insuffisante pour couvrir les besoins nutritifs.

Parmi les crustacés qui entrent dans l'alimentation de l'homme, il faut signaler
les crevettes, les crabes, les homards. Comme ils renferment 14.5—16 %
d'albumine et 0.5—2 % de graisse, ils peuvent être considérés comme nutritifs ; de plus,
ils sont agréables au goût.

Parmi les mollusques, il faut citer en premier lieu l'huître (Ostrea edulis) ; sa
chair renferme 5—9 % d'albumine, 1—2 % de graisse et jusque 6.5 % de substances
extractives ; ce sont sans doute ces dernières qui donnent à l'huître son goût si marqué ;
de plus, elle est très tendre et très digestible, même à l'état cru. Le prix en est
malheureusement très élevé.

Par contre, la moule (Mytilus edulis), mollusque qui se rencontre dans toutes les
mers de l'Europe, est bon marché et assez nutritive (7 % d'albumine, 1 % de graisse) ; la
moule n'est généralement mangée qu'après avoir été bouillie. Malheureusement, elle
renferme parfois un produit toxique qui résiste à l'ébullition (voir la 2e partie de cet
ouvrage).

Conserves de viande.

Comme tous les tissus très aqueux d'origine animale, la viande
subit rapidement la décomposition putride et devient alors impropre
à la consommation, sinon même directement nuisible (poisons de
viande, ptomaïnes) ; il est par conséquent important de pouvoir
donner à la viande une forme sous laquelle elle se conserve à l'abri
de la putréfaction ; c'est ainsi seulement que la quantité de viande
momentanément produite en excès sur la consommation locale
— et cette surproduction est surtout marquée dans les pays
transatlantiques (Amérique du Sud, Australie) — peut être transportée dans des régions où la production ne suffit pas aux besoins.
Dans le but de conserver et de transporter la viande l'on a essayé
de tout, on a préparé de tout et on a fait de la réclame pour tout,
pour aboutir en fin de compte à des résultats imparfaits au point
de vue de la conservation, du goût, des prescriptions hygiéniques
ainsi que du bon marché. Nous devons nous contenter ici d'indiquer
les principaux points qui concernent le remplacement de la viande
fraîche dans l'alimentation par les conserves de viande[2]. Il est
évident que la première condition que toute conserve doit remplir,
est d'être préparée avec de la viande saine et fraîche, sous
le contrôle de la police sanitaire.

La méthode la plus simple pour la conservation de la viande consiste à la mettre
dans la glace ; la quantité de viande transportée de l'Amérique ou de l'Australie en

---

(1) *Atwater*, Zeitschr. f. Biol., Bd. 24, p. 16.
(2) Pour la littérature sur les méthodes de conservation de la viande, voir *Plagge* et
Trapp, Veröffentl. aus dem Geb. des Militärsanitätswezens, 1893, Heft 5. — *Trapp*, Die
Methoden der Fleischconservirung, Berlin, 1893. — *Brevans*, Les conserves alimentaires,
Paris, 1897.

Europe par les navires, où la viande se trouve dans des chambres spéciales, sous air comprimé et refroidi, comme dans une glacière, augmente d'année en année. La conservation de la viande par cette méthode est malheureusement assez limitée ; retirée des glacières, elle tombe assez rapidement en putréfaction, de sorte que son expédition, des ports vers l'intérieur, exige encore des dispositifs spéciaux pour sa conservation ; le prix de cette viande devient donc finalement assez élevé.

Dans l'Amérique du Sud, on débite la viande en tranches minces ou en lanières que l'on sèche au soleil *(charque, tasajo, pemmican)* ; la viande perd ainsi une partie de son eau. On a récemment perfectionné cette méthode de la manière suivante[1] : de la viande maigre est desséchée, d'abord superficiellement à basse température ; on la soumet ensuite à une température croissante, de manière à provoquer la coagulation complète de l'albumine et une dessication totale, sans qu'elle subisse aucune perte ; la masse desséchée est finement pulvérisée et additionnée de sel de cuisine. Ce produit, appelé poudre de viande brevetée (Patentfleischpulver), renferme, en moyenne, 9—12 % d'eau, 67 % d'albumine, 5 % de graisse et 15 % de sels, ceux-ci étant représentés surtout par le sel de cuisine qu'on a ajouté lors de la préparation. En ajoutant à cette poudre, de la farine, des condiments, de la graisse et des sels, on obtient un grand nombre d'autres préparations, telles que les tablettes de viande-légume, les biscuits à la viande, etc. Comme le prix de ces préparations, comparé à celui de la viande fraîche, est loin d'être modique, on préférera toujours la viande fraîche à cause de son meilleur goût, et cela, malgré la haute valeur nutritive de la poudre de viande[2]. On ne recourra à cette dernière que dans les cas où il faut avoir sous un petit volume un aliment de grande valeur nutritive et d'une bonne conservation. Jusqu'ici, cette viande desséchée n'a pu gagner la faveur du public, et tous les efforts faits en ce sens ont échoué.

Par contre, la méthode de la dessiccation trouve une application très étendue pour la conservation du poisson. On traite ainsi d'ordinaire les poissons peu gras, les différentes espèces de morues (Gadus) ; on les sèche simplement à l'air et on obtient de la sorte la conserve connue sous le nom de stockfisch. Le poisson desséché ne contient, en moyenne, que 16 % d'eau et, par contre, 81.7 % d'albumine. Ou bien encore, on pulvérise la viande desséchée et on obtient de la sorte la farine de poisson, préparation qui contient, en moyenne, 76 % d'albumine. En Suède, on prépare d'une manière analogue, à l'aide du sang desséché et pulvérisé des animaux de boucherie, une farine de sang purifiée qui contient plus de 80 % de substances albumineuses. A l'aide de ces farines de poisson ou de sang, on peut préparer des mets complets en y ajoutant du sel, des condiments et de la farine de céréales. On ne peut nier que cette méthode de conservation n'ait pour elle quelque avenir dans l'alimentation du peuple, surtout que le prix de ces conserves est relativement peu élevé comparativement à celui des aliments frais, en même temps que leur valeur nutritive doit être considérée comme très élevée en raison de leur richesse extraordinaire en albumine ; il a été démontré pour la farine de sang[3] que sa substance sèche est absorbée dans le tube digestif à 8 % près. L'absorption du stockfisch et de la farine de poisson n'est sans doute pas moindre.

L'usage de saler et de saumurer la viande est très répandu. A cet effet, la viande est mise dans une solution concentrée de sel, le mieux, dans une solution composée de 100 parties d'eau, de 24—30 parties de sel de cuisine et de 1 partie de salpêtre ; ce dernier donnerait à la viande une coloration rouge plus intense. La viande mise dans cette solution cède peu à peu ses substances solubles et absorbe du sel en échange. Par conséquent, par cette méthode de conservation, la viande perd une partie de son eau et s'imprègne de sel ; or, on sait que la putréfaction ne s'établit pas dans une eau fortement salée. Si l'on veut saler « rapidement », il suffit de soumettre la saumure à une pression de 3—4 atmosphères pendant quelque temps. Cent parties de viande fraîche donnent 70—78 parties de viande salée[4].

La viande perd de sa valeur nutritive par la salaison, car une partie de son suc (albumine soluble, substances extractives, sels inorganiques) passe dans la saumure ; cette perte, toutefois, n'est pas bien considérable. Après un séjour de deux semaines dans

---

(1) *Franz Hofmann*, Die Bedeutung der Fleischnährung und Fleischconserven. Leipzig, 1880, p. 110. — *Meinert*, Armee- und Volksernährung, Berlin, 1880.
(2) *Rönneberg*, Deutsche militärärztliche Zeitschr., 1883, p. 442.
(3) *Panum*, Nordisk med. Arkiv, Bd. 6, n° 19 ; Voir *Virchow-Hirsch's* Jahresber. f. 1874, Bd. 1, p. 191.
(4) *Nothwang*, Arch. f. Hygiene, Bd. 16, p. 122 ; Bd. 18, p. 80. — *Polenske*, Arbeiten d. k. Gesundheitsamtes, Bd. 9, p. 126.

la saumure(1), la viande a cédé à celle-ci 1/20 de son albumine, 1/7 de ses substances extractives et 1/3 de son acide phosphorique. Mais la viande perd par la salaison une partie de sa finesse ainsi que la saveur particulière de la viande fraîche ; la viande de mouton devient très coriace par la salaison. C'est la viande de porc qui se prête le mieux à cette préparation. Les modifications de la viande salée, signalées ci-dessus, ainsi que sa teneur considérable en sels, qui dépasse assez souvent 5 %, ont pour conséquence de rendre presque insupportable l'usage prolongé de la viande salée ; il est possible que l'absorption de cette grande quantité de sel, résultant d'un usage prolongé et exclusif de viande salée (sur les navires, dans les expéditions, dans les villes assiégées etc.), ait encore d'autres conséquences fâcheuses ; du moins, l'on a prétendu que les symptômes de scorbut qui éclatent çà et là doivent être attribués en partie à un excès de sel absorbé (p. 92). La viande de porc salé (jambon salé) peut servir de type pour la composition de la viande salée ; elle renferme :

Eau	Albumine	Graisse	Sels
62.6	22.3	8.7	6.4 %, dont 5 % de chlorure de sodium.

La chair de poisson est également salée sur une très grande échelle, d'autant plus, qu'abandonnée à elle même, elle se décompose plus rapidement que la viande de boucherie. De tous les poissons salés c'est encore le hareng qui est consommé le plus dans l'alimentation du peuple. Le hareng salé renferme, en moyenne :

Eau	Albumine	Graisse	Substances extractives	Cendres
46.2	18.9	16.9	1.6	16.4 %, dont 14 % de chlorure de sodium.

Pour différents poissons, comme la morue par exemple, la méthode de salaison est combinée à la méthode de dessication à l'air, telle que nous l'avons décrite plus haut ; on obtient de la sorte le stockfisch, qui renferme environ 74 % d'albumine et presque 10 % de cendres, dont environ 8.5 % sont représentés par du sel de cuisine.

De fait, le hareng salé mérite de devenir dans l'alimentation du peuple une des sources principales de l'albumine et de la graisse ; non seulement, il est riche en albumine et en graisse, mais encore il stimule l'appétit ; de plus, son prix est modique. Un hareng d'un poids moyen de 130 gr. représente environ 80 gr. de chair, soustraction faite des déchets ; par conséquent, pour chaque hareng on ingère, et probablement on absorbe, environ 15 gr. d'albumine et environ 13 gr. de graisse.

En place du hareng, on donne comme stimulant aux convalescents et aux malades les anchois salés, à cause de la délicatesse plus grande de leur chair qui est aussi moins grasse et plus digestible ; les anchois salés contiennent, en moyenne :

Eau	Albumine	Graisse	Sels
57.8	22.3	2.2	23.7 %, dont 20 % de chlorure de sodium.

·On peut débarrasser les harengs et les anchois de l'excès de sel qu'ils renferment ; à cet effet, on les retire de la saumure, on les ouvre et on les fait macérer quelque temps dans de l'eau ou mieux encore dans du lait.

Dans un grand nombre de cas, la fumigation ou le boucanage succède à la salaison. Sous l'influence de la chaleur à laquelle la viande est alors soumise, sa teneur en eau diminue, la couche périphérique se coagule et la chair s'imprègne des substances qui sont renfermées dans la fumée (dont la meilleure est la fumée du bois de hêtre) ; parmi ces substances, nous citerons la créosote et autres produits empyreumatiques de nature inconnue, auxquels on attribue une action antiseptique. Les viandes fumées les plus usitées sont les viandes de bœuf, de porc (jambon, lard) et d'oiseaux (poitrine d'oie), ainsi que celle des poissons gras (hareng, anguille, saumon). Elles possèdent, d'après J. König, la composition suivante :

---

(1) Erwin Voit, Zeitschr. f. Biol., Bd. 15, p. 493.

100 parties	Eau	Albumine	Graisse	Sels
Bœuf fumé	47.7	27.1	15.4	10.6
Langue fumée.	35.6	24.3	31.6	8.5
Jambon fumé gras . . .	28.0	24.0	36.5	10.1
Lard fumé	9.2	9.7	75.8	5.4
Poitrine d'oie fumée. . .	41.4	21.5	31.5	4.6
Hareng fumé	69.5	21.1	8.5	1.3

La viande de porc, sous forme de jambon salé et fumé, représente une partie importante de la viande et de la graisse consommées; il en est de même du lard salé et fumé pour la consommation de la graisse par le peuple. Il y a lieu de noter que le lard maigre renferme environ 10 % d'albumine, de sorte qu'il fournit, outre de la graisse, une quantité assez notable d'albumine; le lard non strié (ne contenant pas de faisceaux musculaires), le lard pur, renferme seulement 2—3 % d'albumine. Les autres variétés de viande fumée possèdent également une très grande valeur nutritive; seulement, le prix en est si élevé qu'elles ne peuvent constituer un aliment que pour les classes aisées, où elles sont fort estimées à cause de leur saveur tendre et piquante. Il n'y a que les harengs fumés, dont le prix est relativement faible, qui jouissent d'une certaine faveur auprès du public.

Dans certaines régions d'Amérique où la viande est produite en abondance, on la met en conserve d'après le procédé d'*Appert*, c'est-à-dire qu'on fait bouillir la viande à l'abri de l'air; la conserve ainsi obtenue porte le nom de viande en boîte. A cet effet, la viande fraîche est mise dans des boîtes en fer-blanc qui sont chauffées à 110° C. dans un bain d'eau salée; ces boîtes sont ensuite soudées. La chaleur coagule l'albumine, et l'air contenu dans la chair est chassé par la vapeur d'eau qui se dégage. La viande en boîte est assez souvent additionnée de sel de cuisine, d'acide borique, etc., pour favoriser sa conservation, tel est le cas pour le corned beaf; aussi, cette viande doit-elle plutôt prendre place dans le groupe des viandes salées. La viande en boîte possède, en moyenne, la composition suivante :

Eau	Albumine	Graisse	Sels
55.8	29.0	11.5	3.6 %

En admettant que la viande employée provienne toujours d'animaux sains et que le prix s'abaisse au point de devenir notablement inférieur à celui de la viande fraîche — ce qui n'est pas le cas aujourd'hui —, on pourra encore toujours faire une sérieuse objection à la généralisation de l'usage de la viande en boîte, et cela, malgré la haute valeur nutritive qu'elle possède grâce à sa richesse en albumine et en graisse : cette viande possède une saveur notablement inférieure à celle de la viande fraîche; en outre, elle est plus ou moins filamenteuse et coriace; de plus, le volume de cette conserve est inférieur de 1/4 à peine, au maximum de 1/3, à celui de la viande fraîche; il est donc probable que la viande en boîte n'acquerra pas une grande vogue, si l'on en excepte l'approvisionnement des navires, des forteresses et des armées, d'autant plus que le prix en est relativement élevé.

Afin de mettre la viande à l'abri de l'air et de prévenir ainsi sa putréfaction, on peut enrober les morceaux de viande d'une couche de graisse fondue, ou les mettre dans de la fine huile d'olive bouillante. C'est ainsi qu'on procède actuellement pour la conservation des sardines qui sont mises dans l'huile bouillante et ensuite dans des boîtes hermétiquement closes ; elles sont connues dans le commerce sous le nom de sardines à l'huile. Les sardines ainsi préparées demeurent longtemps sans se modifier, tout en conservant leur goût agréable. Evidemment, les frais de ce procédé de conservation augmentent encore le prix déjà assez élevé par lui même des sardines, de sorte que les sardines à l'huile constituent un plat de choix et un stimulant accessible seulement aux classes aisées. En raison de leur imprégnation par la graisse, les sardines sont notablement moins digestibles que les anchois ; aussi, doit-on en défendre l'usage aux convalescents et aux gastralgiques.

Enfin, on a encore essayé, dans ces derniers temps, de conserver la viande en l'additionnant de substances antiseptiques autres que le sel de cuisine et le salpêtre ; on a eu recours à l'acide borique, au borax, à l'acide benzoïque, à l'acide salycilique, à l'oxyde de carbone, à l'anhydride sulfureux, etc. Il est certain qu'en perfectionnant la technique, l'on arrivera par cette voie à conserver la viande. Mais la question se présente autrement au point de vue de l'hygiène. Car il faut démontrer d'abord que la substance ajoutée n'est pas nuisible par elle-même à la dose à laquelle elle est prise avec les conserves, qu'elle ne trouble donc pas l'état général, qu'elle ne modifie ni la digestibilité, ni le degré d'absorption des principes nutritifs, et enfin que son usage prolongé n'est en aucune façon préjudiciable à la santé. Ces desiderata ne sont pas précisément remplis par les antiseptiques les plus usités, tels que l'acide salycilique, l'acide borique et le borax (p. 62) ; même satisferaient-ils à ces conditions, il est encore douteux que les viandes conservées par ces substances entrent dans la consommation générale ; en effet, le goût de ces conserves est si inférieur à celui de la viande fraîche, qu'on ne recourra pas sans nécessité à ces conserves préparées par imprégnation avec des substances antiputrides.

Une partie de l'excédant de la viande fraîche de boucherie est mélangée à de la viande de moindre valeur ou à des déchets de boucherie (sang, poumon, cœur, rein, rate, etc.) pour en faire des saucissons. Généralement, la viande destinée à la fabrication des saucissons est additionnée de graisse (de bœuf, de porc) et d'épices, puis finement hachée et introduite dans des boyaux. Ces saucissons sont consommés, soit à l'état frais, crus ou cuits ; ou bien encore ils sont fumés et utilisés plus tard comme conserve. Dans ce cas, ils sont assez généralement additionnés de sels (sel de cuisine, salpêtre) avant d'être mis en boyaux et ensuite fumés. Assez fréquemment, au hachis de saucisson déjà additionné de graisse, on incorpore encore de la farine de céréales ou de petits pois, etc. ; de la sorte, les saucissons faits avec le hachis renferment, en quantité plus ou moins abondante, les hydrates de carbone [1] que la viande en nature ne contient qu'à l'état de traces. Si on ne peut rien objecter à l'addition telle quelle de ces substances nutritives, il n'en est pas moins vrai qu'ainsi la teneur en viande, et par suite la valeur marchande du saucisson, est notablement diminuée. Si les saucissons sont préparés avec de la viande fraîche ou avec des déchets frais provenant d'animaux sains, si la

---

(1) Et cela, sous forme de fécule. Pour démontrer sa présence, il suffit de toucher la surface de section d'un saucisson avec une solution diluée d'iode dans l'iodure de potassium ; les endroits qui renferment la fécule se colorent en bleu (fécule iodée).

préparation et la fumigation ont été faites d'une manière convenable, ils constituent un aliment de valeur. Bien que leur fabrication se fasse le plus souvent à l'aide de la viande de porc de moindre valeur et avec des déchets de toute nature, à valeur nutritive égale, c'est-à-dire pour la même quantité de principes nutritifs y renfermés, leur prix est encore plutôt supérieur à celui du bouilli et du rôti. La consommation en est cependant considérable (en Allemagne spécialement); la raison en est sans doute que le goût des saucissons en eux-mêmes, et surtout des épices qu'ils renferment, plaît à la plupart des Germains. Il va de soi que la composition des saucissons présente de grandes variations, non seulement d'après les localités, mais aussi d'après le mode de fabrication. Aussi, le tableau suivant emprunté à *König,* et qui indique la composition moyenne des différentes variétés de saucissons le plus en vogue, ne peut-il prétendre qu'à une exactitude relative :

100 parties.	Eau	Albumine	Graisse	Hydrates de carbone	Cendres
Saucisson de jambon . .	20.8	27.3	39.9	5.1	7.0
Cervelas	37.4	17.6	39.8	—	5.4
Saucisson de Francfort .	42.8	11.7	39.6	2.3	3.7
Boudin	56.9	10.9	10.2	20.3	1.7
Boudin de foie fin . . .	48.7	15.9	26.3	6.4	2.7
Boudin de foie ordinaire .	47.6	10.9	14 4	20.7	2.9
Saucisson de Westphalie .	58.6	22.8	11.4	—	7.2
Saucisson aux pois	6.0	16.0	39.5	29.4	9.2

La teneur en hydrates de carbone indiquée ci-dessus démontre que les boudins, les boudins de foie ordinaires (et surtout les saucissons aux pois), renferment une très grande quantité de farine, souvent plus de farine que de viande. Par contre, le cervelas et le saucisson de Westphalie peuvent être considérés comme n'en contenant pas.

Signalons encore quelques autres préparations faites avec la viande. D'abord, le suc de viande (Succus carnis)[1] qui est exprimé de la viande fraîche par la presse hydraulique, et ensuite les différentes sortes de peptones de viande[2]. Ces préparations peuvent à peine être comptées parmi les aliments habituels; le plus souvent, elles sont employées transitoirement lorsque la digestion est affaiblie; aussi, leur description et l'exposé des indications qui règlent leur emploi trouveront-ils place dans la 3e partie de ce traité. La même remarque s'applique aux lavements de viande additionnée de pancréas[3].

3. Œufs.

Ce sont surtout les œufs d'oiseaux et parmi eux surtout les œufs de poule — à cause de leur abondance — qui servent à l'alimentation de l'homme; on consomme également les œufs de canard, d'oie et de dinde, mais en quantité bien moins notable. Les œufs de vanneau sont relativement rares, d'un prix élevé et sont considérés plutôt comme un plat fin. Le long des côtes, on consomme également les œufs des oiseaux de mer, spécialement de la mouette.

---

(1) *Voit* u. *Bauer,* Zeitschr. f. Biol., Bd. 5, p. 536.
(2) De *Kemmerich,* de *Kochs,* de *Th. Weyl,* de *Antweiler,* etc., en Allemagne ; de *Cornelis,* de *De Nayer,* en Belgique ; de *Maggi,* de *Darby* (fluid meat).
(3) Introduits dans la pratique par *Leube* (Berliner klin. Wochenschr., 1873, nᵒ 17).

Les œufs se composent d'une coquille, du blanc et du jaune; en moyenne, l'écaille représente 12 % du poids, le blanc d'œuf 58 % et le jaune d'œuf 30 %. Le poids de l'œuf de poule oscille entre 45 et 70 gr.; en moyenne, il est de 53 gr. [1]. Ce dernier poids se décompose en 6 gr. pour l'écaille, 31 gr. pour le blanc et 16 gr. pour le jaune. Si l'on fait abstraction de la coquille, qui est presque exclusivement constituée de carbonate de calcium, l'œuf de poule possède, en moyenne, la composition suivante. :

100 parties	Eau	Albumine	Graisse	Substances extractives	Sels
Blanc d'œuf . . .	85.8	12.7	0.3	0.7	0.6
Jaune d'œuf . . .	50.8	16.2	31.8	0.1	1.1
Œuf total. . . . . (Blanc et jaune)	73.7	12.6	12.1	0.5	1.1

Par conséquent, le jaune d'œuf est notablement plus riche en substances fixes que le blanc d'œuf; il se caractérise par sa teneur plus élevée en albumine et par sa richesse extraordinaire en graisse (surtout en oléine, moins en palmitine) et en substances analogues à la graisse (lécithine, cholestérine). Le blanc d'œuf ne renferme que des traces de graisse; il est presque exclusivement composé d'eau et de substances albumineuses. En ce qui concerne les sels, il existe également une différence marquée entre ces deux parties constituantes de l'œuf: le jaune est plus riche en sels, et parmi ceux-ci, prédominent les phosphates de potassium et de calcium, ainsi que l'oxyde de fer; le blanc d'œuf renferme surtout du chlorure de sodium. Les cendres du jaune d'œuf possèdent une réaction acide due à de l'acide phosphorique libre; toutefois, cet acide libre ne préexiste pas dans le jaune d'œuf, mais se forme par décomposition de la lécithine; les cendres du blanc d'œuf sont fortement alcalines. L'œuf total donne des cendres alcalines. Enfin, il existe également une différence entre les substances albuminoïdes, car le blanc renferme de l'albumine qui est soluble dans l'eau, tandis que le jaune contient surtout de la vitelline, nucléo-albumine qui n'est soluble que dans des solutions alcalines ou salines. L'œuf, sans l'écaille, renferme environ 6 gr. d'albumine et 5 gr. de graisse.

Vu leur grande richesse en albumine, en graisse et en sels nutritifs, les œufs sont des aliments de tout premier ordre, et cela d'autant plus que la substance sèche des œufs à la coque est absorbée à 5 % près; l'albumine est absorbée à des traces près et la graisse à 3 % près [2].

D'après *Voit*, un œuf possède à peu près la même valeur nutritive que 40 gr. de viande grasse, de sorte que 18—20 œufs par jour couvriraient, chez un homme adulte, le besoin en albu-mine, mais non celui en graisse. Pareillement, un œuf renferme environ autant d'albumine digestible et de graisse que 150 gr. de lait de vache; il ne lui manque que le sucre de lait.

(1) *J. König*, Die menschlichen Nahrungs- u. Genussmittel, 3 Auflage, Bd. 2, p. 201; l'on y trouve également des analyses plus détaillées. Le poids de l'œuf de l'oie est de 120—180 gr., celui du canard 70 gr., celui du vanneau 25 gr. et celui de la mouette 90—120 gr.
(2) *Rubner*, Zeitschr. f. Biol., Bd. 15, p. 115; Bd. 16, p. 119.

D'ordinaire, les œufs ne sont pas mangés crus; le plus souvent, on les prend bouillis, soit mollets, demi-durs ou durs; ils sont fréquemment ajoutés à d'autres mets lors de la préparation de ceux-ci, par exemple au bouillon, à la viande, au lait, etc. Les œufs mollets ou à la coque sont plus digestibles et mieux supportés que les œufs durs(1). De même que les gastralgiques ne digèrent pas sans malaise de gros morceaux de viande, de même ils ne supportent pas les œufs durs. D'autre part, les œufs durs, débités en tranches suffisamment minces et présentant ainsi une grande surface, sont digérés plus rapidement par le suc gastrique artificiel que les œufs mollets ou crus. Les flocons d'albumine coagulée qui se forment lorsqu'on déverse l'œuf cru dans de l'eau chaude ou dans du bouillon chaud, ou encore lorsque des œufs battus sont déversés dans la poêle contenant du beurre chauffé sur un feu nu (omelette), se digèrent également avec facilité. Il n'est pas encore démontré, contrairement à ce que beaucoup de personnes pensent, que les œufs crus sont plus digestibles que les œufs à la coque. Notons enfin, que les œufs provoquent déjà la sensation de satiété lors même qu'ils ne sont ingérés qu'en quantité modérée, tandis que la quantité de viande ou de lait qui renferme la même quantité d'albumine ou de graisse est loin d'avoir le même effet. On ne pourrait dire actuellement quelle est la cause de l'apparition rapide de cette sensation de satiété.

Par leur grande richesse en eau, en albumine et en sels nutritifs, les œufs constituent un excellent milieu pour le développement des champignons, qui y pénètrent très probablement du dehors à travers l'écaille, et qui y provoquent la décomposition putride. La décomposition de l'albumine donne naissance à des sulfures alcalins; ceux-ci sont décomposés par l'acide phosphorique mis en liberté par la décomposition de la lécithine : il se forme ainsi de l'hydrogène sulfuré et en partie aussi, de l'hydrogène phosphoré. Ce sont ces deux gaz qui sont cause de l'odeur particulière, fétide et nauséabonde des œufs pourris, odeur qui se manifeste dès qu'on les casse et qui les rend impropres à la consommation. Pour intercepter l'accès de l'air, on a recommandé de mettre les œufs dans l'eau de chaux, dans le verre soluble (silicate de sodium), dans une solution de gélatine, etc., ou bien de les enduire d'une couche de plâtre qu'on fixe par une solution de gomme. Toutefois, les œufs ainsi conservés ne possèdent plus le goût agréable des œufs frais.

Dans ces derniers temps, *Effner* (de Passau) a préparé des conserves d'œufs(2) absolument inaltérables, en desséchant dans le vide, à une température aussi basse que possible, soit le contenu tout entier de l'œuf, soit le blanc d'œuf ou le jaune d'œuf seulement. Les conserves faites avec les œufs entiers ne renferment que 6 à 7 % d'eau, 90 % de substances organiques et 3 % de cendres. Ces conserves, délayées dans de l'eau, sont employées de la même manière que les œufs frais pour la préparation des mets et pour la cuisson; prises seules, elles ne possèdent pas tout-à-fait le goût des œufs frais parce que, en dépit de toutes les précautions, une décomposition partielle des substances grasses survient pendant la dessication. Ces conserves ont encore le grand avantage que leur volume n'est, environ, que le quart de celui des œufs frais, de sorte que 500 gr. de conserve renferment les substances nutritives de plus de 40 œufs; ce détail est d'une grande importance pour l'approvisionnement des navires, des troupes, etc. Malheureusement, le prix des conserves d'œufs est encore trop élevé pour qu'elles deviennent d'un usage général.

von Tarchanoff traite le blanc d'œuf desséché avec une lessive caustique chaude; l'albuminate alcalin qui se forme se laisse séparer de la lessive par un lavage à l'eau; la substance ainsi obtenue est ensuite finement pulvérisée; elle est recommandée sous le nom de « tata-albumine ». *Helbig*(3) estime que la poudre de tata, prise à l'état cru, est un aliment qui n'est pas sans importance à cause du mode de préparation des plus simples, de son bon marché et de son inaltérabilité.

Les œufs des poissons, tels que ceux de tous les poissons comestibles, sont également employés comme aliments. Les œufs

---

(1) *Uffelmann*, Deutsch. Archiv f. klin. Med., Bd. 20, p. 535.
(2) *Vohl*, Berichte der deutsche chem. Gesellsch., Bd. 9, p. 22.
(3) Arch. f. Hygiene, Bd. 8, p. 475.

frais de poissons (de la carpe) renferment, d'après *Gobley,* les mêmes principes constitutifs que les œufs des oiseaux : soit environ 64 % d'eau, 14 % d'albumine, 6 % de graisse (et substances analogues) et 0.8 % de sels. Les œufs de différents poissons, du saumon, du cabillaud et de l'esturgeon (Accipenser sturio) sont desséchés, salés et transformés ainsi en une préparation durable. Les œufs d'esturgeon, ainsi préparés, se trouvent dans le commerce sous le nom de c a v i a r.

D'après son origine, on distingue le caviar d'Astrakan et le caviar de l'Elbe ; le premier est à grains plus gros, plus savoureux, mais il est aussi beaucoup plus cher. Le caviar contient, en moyenne, pour % :

Eau	Albumine	Graisse	Substances extractives	Sels
43.9	30.8	15.7	1.7	8.1

Les sels sont représentés par 6 % de chlorure de sodium provenant du sel qu'on a ajouté. Outre qu'il possède une très grande richesse en albumine et en graisse, le caviar se distingue par sa saveur, de sorte qu'il est à la fois un aliment et un stimulant. Généralement, on le prend en petite quantité comme dessert ou comme hors-d'œuvre d'un bon repas, de sorte que, le plus souvent, il remplit la fonction de stimulant (p. 117). Le prix élevé du caviar en fait également un condiment et un plat fin, pour les classes aisées seulement, plutôt qu'un aliment véritable. Le caviar est probablement absorbé dans le tube digestif au même degré que les œufs des oiseaux ; il est considéré comme de digestion facile. L'expérience apprend du moins, que même les gastralgiques et les convalescents en supportent aisément des doses modérées.

B. ALIMENTS D'ORIGINE VÉGÉTALE.

Ce groupe d'aliments domine dans la ration ordinaire de l'homme, tant au point de vue de la quantité qu'au point de vue du volume ; il se distingue par divers points essentiels des aliments d'origine animale que nous venons d'étudier. En effet, les principes nutritifs ne se trouvent pas en état de liberté dans les végétaux, ils ne sont pas directement accessibles aux sucs digestifs ; ils sont plutôt enfermés dans des enveloppes compactes de cellulose, enveloppes qui sont très difficilement entamées par la plupart des réactifs. Aussi tous ces aliments, presque sans exception, doivent-ils être soumis, avant l'ingestion, à certains agents qui ont surtout pour but de faire éclater les capsules de cellulose et de mettre ainsi en liberté les principes nutritifs qu'elles enferment. De plus, les aliments d'origine végétale ne contiennent pas, comme ceux d'origine animale, une quantité d'albumine supérieure à celle des autres substances organiques. Au contraire, les substances non azotées y sont plus abondamment représentées que les substances azotées (albumine), et c'est même le cas pour les aliments végétaux les plus riches en albumine (céréales, légumineuses). Dans les substances non azotées, ce sont les hydrates de carbone qui prédominent, tandis que la quantité de graisse y est généralement minime. Comme hydrates de carbone y renfermés, citons d'abord la fécule, puis quelques autres, tels que la gomme, la dextrine, le mucilage végétal, toutes substances qui font défaut dans les aliments d'origine animale.

En outre, la plupart des aliments végétaux renferment, en dehors des principes nutritifs digestibles, une quantité plus ou moins considérable de substances qui ne se digèrent pas, telles la majeure partie de la cellulose, la substance cuticulaire, la chlorophylle, les substances colorantes, la cire, la résine et bien d'autres encore. Aussi, la quantité de matières fécales est-elle beaucoup plus considérable sous un régime végétal que sous un régime animal. Ce fait résulte, d'une part de la présence de substances qui résistent à la digestion, d'autre part de ce que diverses de ces substances non digestibles irritent l'intestin, soit mécaniquement, telle la cellulose, soit chimiquement par leurs produits de décomposition, tels les acides (acides lactique, butyrique) formés dans l'intestin par fermentation des hydrates de carbone; il s'en suit une péristaltique exagérée qui fait que les ingesta franchissent l'intestin dans un moindre espace de temps; les principes digestibles ne sont donc ni dissous ni absorbés au même degré que ceux ingérés sous forme d'aliments d'origine animale. D'une manière générale, le degré d'absorption des substances digestibles (albumine, hydrates de carbone, graisses, substances minérales) est notablement moins élevé pour un régime végétal que pour un régime animal. Tandis que 90—97 % de l'azote renfermé dans les aliments d'origine animale y existent sous forme de substances albuminoïdes, l'azote des aliments d'origine végétale s'y trouve contenu en quantité plus ou moins considérable sous forme d'amides et d'acides amidés tels que l'asparagine, l'acide glutamique, la bétaïne, ainsi que sous forme de glucosides tels que la solanine, l'amygdaline, etc. Il est démontré, pour les carnivores (p. 38), que l'asparagine ne possède pas la valeur nutritive de l'albumine; il en est donc probablement de même chez l'homme; nous pouvons sans doute en dire autant des substances azotées que nous venons de citer. Il en résulte que les aliments végétaux possèdent une valeur nutritive en albumine notablement inférieure à celle que représente leur teneur en azote. Les sels de potassium et de magnésium prédominent dans les cendres végétales sur les sels de sodium et de calcium; tandis que ces cendres ne renferment que de minimes quantités de chlore, elles contiennent au contraire de grandes quantités d'acide phosphorique.

Au point de vue chimique, il existe peut être quelque différence entre les substances albuminoïdes d'origine animale et celles d'origine végétale (p. 99); mais, au point de vue de la valeur nutritive, l'albumine végétale (excepté celle des lupins, p. 34) paraît incontestablement devoir être mise sur le même pied que l'albumine animale. Il est vrai que l'albumine végétale s'absorbe moins parfaitement que l'albumine animale; mais la raison en est dans les conditions particulières indiquées ci-dessus, à savoir, la présence de produits qui résistent à la digestion, la fermentation acide des hydrates de carbone, etc. Ce sont là autant de conditions qui font que les végétaux franchissent trop rapidement l'intestin et que même l'albumine, qui par elle même est complètement digestible, ne peut être suffisamment absorbée.

1. Graines de céréales.

Les céréales, plantes appartenant à la famille des graminées, occupent la première place dans le groupe des aliments d'origine végétale; après les subsistances d'origine animale, elles sont de la plus haute importance pour l'alimentation de l'homme. Avec la culture des céréales commence, à proprement parler, la période de civilisation du genre humain; c'est elle qui fixa l'homme à la glèbe et mit ainsi fin à sa vie de nomade.

La composition chimique des grains varie d'après une foule de circonstances : le terrain, le climat, le mode de fumage et de culture, etc.; chaque espèce de grains présente des variations notables dans sa composition.

Comme composition moyenne des diverses variétés d'une même espèce de céréales, on peut, avec *König,* admettre les valeurs suivantes :

100 parties	Froment	Seigle	Orge	Avoine	Millet	Maïs	Riz
Eau	13.6	15.3	13.8	12.4	11.0	13.1	13.1
Albumine	12.4	11.5	11.1	10.4	10.8	9.9	7.0
Graisse	1.8	1.8	2.1	5.2	5.5	4.6	0.9
Hydrates de carbone .	67.9	67.8	64.9	57.8	66.8	68.4	77.4
Cellulose	2.5	2.0	5.3	11.2	2.6	2.5	0.6
Cendres	1.8	1.8	2.7	3.0	2.4	1.5	1.0

Les graines de céréales sont constituées d'une enveloppe externe très dure composée surtout de cellulose et renfermant dans son intérieur le noyau farineux très riche en fécule. Afin de dégager ce dernier et de le rendre accessible à l'action des sucs digestifs, les grains sont moulus. La mouture consiste à écraser les grains épurés, entre deux cylindres ou deux meules superposées et animées d'un mouvement de rotation rapide; la farine est isolée aussitôt par blutage dans un courant d'air froid. Lorsque l'enveloppe cellulosique et siliceuse à la fois vient à éclater, sa surface interne entraîne une couche plus ou moins épaisse de farine proprement dite, de sorte que les enveloppes qui sont séparées de la farine, renferment toujours une certaine quantité d'albumine, de fécule et de cendres; elles sont désignées du nom de son; celui-ci est le plus souvent employé pour l'alimentation du bétail. Comme les cellules jaunâtres situées immédiatement sous l'enveloppe sont les parties les plus riches en albumine, il en résulte que le son possède généralement une teneur plus grande en albumine que la farine. La mouture donne au maximum 80 % de bonne farine; les 20 % restants sont représentés par du son.

En général, la farine est d'autant plus blanche et plus fine qu'elle provient d'une partie plus centrale de la graine; elle est d'autant plus grise, plus foncée et plus grossière qu'elle provient d'une partie plus périphérique, plus voisine de l'écorce de cellulose. Mais à ce point de vue il faut noter que les farines grises sont précisément plus riches en albumine que les farines blanches; celles-ci, au contraire, renferment une plus grande quantité de fécule. Le grain des farines moulues en Allemagne mesure, au maximum, 1/10 à 1/5 de millim.; celui des farines fines ne mesure même que 1/10 à 1/7 millim. Le grain est généralement plus grossier dans les farines non blutées (farine + son), appelées encore grosses farines ou gruau, dont l'usage tend à disparaître de plus en plus [1]. La teneur en fécule est la plus considérable dans les farines les plus fines, dites fleur de farine; elle est d'environ 70 %. A mesure que la couleur est plus grise et que la

---

[1] *Menicanti* u. *Prausnitz,* Zeitschr. f. Biolog., Bd. 30, p. 328.

farine est moins fine, la teneur en fécule diminue et s'abaisse jusqu'à 61 %. La teneur en albumine est de 13.5 % dans les farines blanches les plus fines, elle s'élève jusqu'à 17 % dans les farines grises employées pour faire le pain, tandis que la farine foncée de seigle (avec son) ne renferme que 16 % d'albumine environ. La teneur en substances minérales est également la plus faible dans les farines les plus fines où elle n'est que de 0.3 % ; elle augmente dans les autres farines et s'élève jusqu'à 1.5 % dans la farine de seigle.

100 parties	Eau	Albumine	Graisse	Hydrates de carbone [1]	Cellulose	Cendres
Farine de froment fine. . .	13.3	10.2	0.9	74.8	0.3	0.5
» » » grossière .	12.7	11.8	1.4	72.2	1.0	1.0
» » seigle.	13.7	11.5	2.1	69.7	1.6	1.4
Gruau d'orge.	14.8	10.9	1.5	71.7	0.5	0.6
» d'avoine	10.1	14.7	5.9	64.7	2.4	2.2
Farine de maïs	10.6	14.0	3.8	70.5	0.6	0.9
Son de froment	14.1	13.5	2.5	30.8	31.6	7.5

Les farines employées généralement pour la confection du pain sont celles du froment et du seigle ; l'orge se consomme le plus souvent sous forme d'orge perlé et de gruau [2] ; l'avoine et le millet sont également transformés en gruau. L'orge perlé ainsi que le froment perlé sont des graines simplement dépouillées de leur enveloppe ; dans le gruau d'avoine et de millet, au contraire, les graines sont, ou simplement décortiquées, ou, en outre, grossièrement moulues.

Les farines, les gruaux et les grains perlés ne sont pas mangés comme tels ; on leur fait toujours subir une préparation préalable : après addition d'autres substances nutritives (par exemple, de graisse), d'autres aliments (lait), de condiments, etc., on les bout ou on les cuit. Les grains de fécule crue se digèrent difficilement et en quantité moindre ; l'action de l'eau bouillante les fait gonfler, de sorte que les membranes cellulaires éclatent ; la fécule transformée en empois devient ainsi plus accessible aux sucs digestifs. Tel est le résultat de la préparation qu'on fait subir à la farine. Les aliments farineux, et parmi eux le pain, constituent la nourriture journalière la plus répandue.

Pain.

D'après les données statistiques, l'homme consomme au moins la moitié des principes nutritifs les plus nécessaires sous forme de pain. La nourriture du peuple en comprend encore davantage : le pain représente chez lui jusqu'aux 3/4 de la totalité des principes nutritifs solides.

Ne peuvent servir à la confection du pain que ces sortes de farines qui contiennent en quantité plus ou moins considérable

---

(1) Parmi eux prédomine de loin la fécule ; viennent ensuite : du sucre, de la dextrine et de la gomme ; les hydrates de carbone solubles dans l'eau ne représentent que 1/20—1/10 de leur totalité.

(2) Nous exposerons plus loin, au chapitre des boissons alcooliques, l'emploi de l'orge dans la fabrication de la bière.

la substance albuminoïde appelée gluten[1]. Comme son nom l'indique, cette substance possède la propriété de former avec l'eau une solution agglutinante, qualité précisément indispensable pour la préparation d'une pâte liée. La farine de froment et celle du seigle sont particulièrement riches en gluten[2]. La première donne le pain blanc, la seconde le pain noir; le mélange de farine de froment et de seigle sert à fabriquer le pain bis.

Pour la confection du pain, on détrempe d'abord la farine avec de l'eau, le plus souvent avec addition de sel de cuisine; on obtient ainsi une pâte lourde; directement exposée à une haute température, elle se transforme en une masse solide et compacte qui se mâche difficilement, qui est peu savoureuse et aussi, peu digestible. Pour obtenir un pain savoureux et agréable, il faut que la pâte soit légère et poreuse; ce qu'on réalise en la faisant « lever » par des gaz, spécialement par de l'acide carbonique. A cet effet, on ajoute à la pâte ou à la farine soit de la levûre pure (« levûre pressée », préparée artificiellement à l'aide de la levûre de bière), soit du levain acide[3]. Sous une température moyenne de 20—35º C, le sucre qui préexiste dans la farine, ainsi que la dextrine et le sucre maltose qui se forment aux dépens de la fécule sous l'influence d'un ferment diastasique (céréaline) renfermé dans la farine, se mettent à fermenter en donnant de l'alcool et de l'acide carbonique; ce dernier est retenu dans la pâte visqueuse qu'il soulève. La levûre alcoolique pure (Saccharomyces) ne provoque que la fermentation carbonique, tandis que le levain aigre détermine en outre la fermentation acide, de sorte que la pâte acquiert ainsi une saveur aigre qui est spécialement recherchée dans le pain noir préparé avec la farine de seigle. Lorsque la fermentation a atteint un certain degré, on cuit la pâte, c'est-à-dire qu'on la soumet à une température de 200—250º C. Sous l'influence de cette température, les bulles d'acide carbonique retenues dans la pâte augmentent encore de volume, l'alcool passe à l'état gazeux. L'acide carbonique et les vapeurs d'alcool ne peuvent s'échapper de la pâte : en effet, sous l'influence de la température élevée, la couche périphérique perd de l'eau et devient solide; l'albumine se coagule en partie et s'unit intimement avec la fécule, tandis que la fécule gonflée se transforme en dextrine et en gomme, se décompose même partiellement en produits d'un brun noir (caramel ou sucre brûlé); en un mot, il se forme la croûte du pain. Le luisant de la croûte serait dû à la gomme qui la recouvre d'une couche uniforme à la suite de l'évaporation de l'eau par la haute température. Dès que la croûte est formée, les gaz renfermés dans la pâte ne peuvent plus s'échapper; de même, il ne s'évapore plus qu'une minime

---

(1) *Hoppe-Seyler* et *Weyl* rangent le gluten parmi les globulines, *Ritthausen* parmi les substances protéiques glutiniques.

(2) Dans quelques contrées très pauvres, on prépare également du pain avec la farine d'avoine, tel par exemple le « placek » de Galicie.

(3) Si l'on mélange de la levûre à la pâte, une partie du sucre préexistant, ou du sucre formé par la fécule, est décomposée par les cellules de la levûre en alcool et en acide carbonique; si à de la pâte fraîche l'on ajoute de la pâte fermentée, on constate qu'à son tour elle entre rapidement en fermentation. Lorsque la pâte est exposée à l'air, des microbes s'y déposent et décomposent la fécule et le sucre en acides acétique et lactique; de là, la réaction acide de la pâte conservée.

quantité d'eau, vu surtout que la température interne du pain ne dépasse presque jamais 100°. Il en résulte que l'intérieur du pain, la « mie », demeure poreux, riche en eau (elle en contient plus de 40 %) et est plus tendre que la croûte (qui ne renferme que 20 % d'eau). En même temps, la haute température tue les cellules de levûre ainsi que les microbes de la fermentation acide; toute décomposition ultérieure des parties constituantes du pain est dès lors arrêtée. Plus la croûte est dure, solide et cassante, plus la mie est tendre et élastique. Sous l'influence de la cuisson, la fécule se gonfle et se dissout en partie à l'état d'empois, en partie elle est transformée en dextrine; elle devient ainsi plus accessible à l'action des sucs digestifs. Le pain est donc toujours plus riche en hydrates de carbone solubles (dextrine, gomme, sucre) que la farine dont il est préparé. Par suite de l'action directe de la chaleur sur la fécule de la couche périphérique ou de la croûte, cette dernière est plus riche en dextrine que la mie; elle doit sa saveur plus piquante aux produits de décomposition de la dextrine, du sucre (caramel) et du gluten.

La fermentation par la levûre ou par le levain transforme une partie de la fécule en alcool et en acide carbonique; elle provoque donc toujours une perte, qui, d'après le procédé de fabrication, varie de 1—2 % de la teneur en fécule. Dans le but d'éviter cette perte, *Liebig* a recommandé de se servir, en place de levûre, de la poudre à cuire; par addition d'eau et sous l'influence de la chaleur, cette poudre dégage de l'acide carbonique rendant ainsi la pâte poreuse. Telle est, par exemple, la poudre à cuire de *Horsford-Liebig*, qui se compose de phosphate acide de calcium et de bicarbonate de soude; sous l'action de la chaleur et de l'eau, de l'acide carbonique est mis en liberté. Telle est encore la levûre dite rapide, qui n'est qu'un mélange d'acide tartrique sec et de carbonate de soude; tel encore enfin le carbonate d'ammoniaque (poudre de corne de cerf), etc. Toutefois, l'usage de ces poudres, bien que rationnel, s'est peu répandu jusqu'ici. Le blanc d'œuf battu en neige constitue également, grâce aux bulles d'air y renfermées, un bon moyen pour rendre la pâte légère.

En général, 100 parties de farine donnent environ 120—130 parties de pain.

Outre le pain blanc, le pain noir et le pain bis, préparés à l'aide de farines blutées, il faut signaler les pains faits à l'aide de ces mêmes farines non blutées ou avec les grains simplement moulus. Le pain préparé avec la farine entière des blés (sans séparation du son) s'appelle pain complet. Entre l'Elbe et le Rhin, on se sert de la farine de seigle pour préparer un pain noir spécial auquel on a donné le nom de « pumpernickel » (pain noir proprement dit). Dans le pain complet, on peut distinguer, déjà à l'œil nu, les enveloppes moulues des grains. On le prépare exactement de la manière indiquée ci-dessus avec cette particularité que la graine entière grossièrement moulue (farine + son) est transformée en une pâte à laquelle on mélange du levain. La graine entière de froment est enfin également employée pour la fabrication du pain de l'armée (prussienne) et qu'on désigne du nom de « pain de munition ou de service ». Le son du froment non additionné de levûre ou de pâte acide sert à préparer le pain de Graham; il est lourd et peu poreux.

Conservé à l'air sec, le pain change peu à peu de consistance, il vieillit : la croûte se ramollit, tandis que la mie devient dûre et cassante, de sorte qu'il n'est pas rare de voir s'y produire des fissures. D'après *Boussingault*, cette modification serait moins due à la perte en eau qu'à une modification de l'état moléculaire de la substance du pain; toutefois, cette manière de voir ne peut encore être considérée comme établie. Le pain vieux acquiert de nouveau la saveur du pain frais si on le chauffe rapidement à 80—90 % dans des récipients bien clos, ce qui détermine une nouvelle perte d'eau.

La farine de froment additionnée d'une faible quantité d'eau et fortement cuite, même cuite à diverses reprises, donne un pain très pauvre en eau, se prêtant ainsi à la conservation et qui porte le nom de biscuit (Zwieback). Souvent, le biscuit est si dur qu'il faut, pour pouvoir le manger, le tremper dans du lait, du café, ou dans d'autres boissons chaudes. Le biscuit est également très apprécié comme conserve de pain pour les navires (biscuit de navires), pour les troupes en campagne, etc. Une préparation analogue qui se conserve tout aussi bien, sont les cakes; ils se préparent par addition de lait et parfois aussi de beurre et de sucre.

Le tableau suivant, emprunté à *König*, nous donne une idée de la composition chimique des différentes sortes de pains.

Dans 100 parties	Eau	Albumine	Graisse	Hydrates de carbone	Cellulose	Cendres
Pain blanc fin	35.6	7.1	0.2	55,5	0.3	1.1
» » moins fin . . .	40.5	6.2	0.4	51.1	0.6	1.2
» noir	42.3	6.1	0.4	49.2	0.5	1.5
Pumpernickel	43.4	7.7	1.5	45.1	0.9	1.4
Pain de service	36.7	7.5	0.5	49.4	1.5	1.5
Petits pains (Semmel) . .	28.6	9.6	1.0	59.5	0.3	1.0
Biscuits de froment. . . .	13.3	8.6	1.0	75.1	0.6	1.4
Cakes	9.6	11.0	4.6	73.3	—	1.5

Le pain de seigle renferme généralement plus d'eau que le pain de froment, et le pain de froment à gros grains est plus riche en eau que le pain de froment à grains fins; ce sont les petits pains faits avec la fine farine de froment qui contiennent le moins d'eau. La richesse en hydrates de carbone est également plus grande dans le pain de froment que dans le pain de seigle, et cela d'autant plus, que le pain est plus fin. La teneur plus grande du pain de froment fin en albumine et en hydrates de carbone est généralement due à ce qu'au lieu de se servir d'eau, la pâte a été délayée avec une certaine quantité de lait. Le pain complet, le pumpernickel, le pain de service, etc., sont plus riches en albumine et en cellulose que les pains fabriqués avec de la farine blutée, ce qui est dû à ce que les enveloppes des graines sont riches en cellulose et en albumine (p. 155).

Les biscuits ne renferment que très peu d'eau; ils se distinguent par leur teneur en albumine qui dépasse celle de toutes les autres variétés de pains, à part les petits pains; ils se caractérisent enfin par leur richesse extraordinaire en hydrates de carbone. En moyenne, les biscuits sont de moitié plus riches en hydrates de carbone que toutes les autres variétés de pains. Les cakes sont encore plus riches en albumine et en graisse que les biscuits.

Pour juger de la valeur nutritive des préparations de boulangerie, il faut savoir jusqu'à quel point les substances nutritives principales (albumine, hydrates de carbone et substances minérales) contenues dans les diverses variétés de pains, sont digérées et absorbées dans le tube digestif de l'homme. Ces points nous sont connus par les expériences de G. *Meyer*[1],

---

[1] Zeitschr. f. Biologie, Bd. 7, p. 19.

de *Rubner* [1], de *Zuntz* et *A. Magnus-Levy* [2], de *Prausnitz* et *Menicanti* [3]. Il faut rappeler d'abord que la quantité de matières fécales évacuées après ingestion de pain est plus grande qu'après consommation de viande. Le pain blanc donne relativement la plus petite quantité de matières fécales sèches. Le pain noir en fournit déjà une quantité beaucoup plus grande et le pain complet en donne une quantité plus considérable encore. Après ingestion d'une ration composée exclusivement de 450 à 780 gr. de pain blanc sec, il apparaît dans les fèces environ 5 %, de la substance sèche, 20 % de l'azote et des substances minérales, et seulement 1 % des substances hydrocarbonées; par contre, après ingestion de pain de seigle, 10—15 % de la substance sèche, 22—32 % de l'azote et jusque 30 % des cendres sont éliminés avec les fèces; enfin, après ingestion de pumpernickel, on retrouve jusque 19 % de la substance sèche et jusque 42 % de l'azote, les hydrates de carbone, au contraire, étant absorbés à 10 % près. La teneur en substances sèches étant la même, c'est donc le pain blanc qui s'absorbe le mieux; vient ensuite le pain noir, puis le pain complet; le pain bis préparé à parties égales de farine de seigle et de froment occupe, en ce qui concerne l'absorption, une place intermédiaire entre le pain noir et le pain blanc. Le pain blanc préparé avec du levain s'absorbe moins bien et donne plus de fèces que le pain préparé avec de la levûre. Le pain léger et poreux s'absorbe plus facilement que le pain compact et lourd. Par conséquent, l'alimentation par le pain blanc est la plus rationnelle, puisque c'est ce pain qui s'absorbe le plus complètement dans le tube digestif; l'usage du pumpernickel et du pain complet est au contraire le moins rationnel. Le faible degré d'absorption de ces deux variétés de pains démontre que l'absorption ne dépend pas seulement de la nature de la graine employée et de la porosité du pain, mais que le degré de mouture exerce également son influence : plus la farine est fine (p. 155), moins la perte par les fèces est grande. Toutefois, le goût du pain blanc est notablement inférieur à celui du pain aigre de seigle, de sorte qu'il est difficile de consommer le premier en quantité aussi considérable que le second. *Uffelmann* [4] recommande un pain de seigle demi-fin préparé avec la levûre; le son qui entre dans sa composition doit être moulu aussi finement que possible; ce pain est absorbé dans le tube digestif à 10 % près.

D'après *E. Bischoff* [5], la cause de la mauvaise digestion du pain noir résulte de ce que ce pain, déjà acide par lui-même, subit facilement dans l'intestin la fermentation acide (lactique et butyrique); de la fécule se transforme en acides lactique, butyrique et acétique. La fermentation butyrique s'accompagne d'un développement de gaz (acide carbonique et hydrogène); ceux-ci, comme les acides eux mêmes, déterminent une excitation chimique sur l'intestin, de sorte que la péristaltique devient plus intense et

(1) Zeitschr. f. Biolog., Bd. 15, p. 150.
(2) *Pflüger's* Arch., Bd. 49, p. 458; *Magnus-Levy*, Ibid., Bd. 53, p. 544.
(3) Zeitschr. f. Biol., Bd. 30, p. 328; *Prausnitz*, Arch. f. Hygiene. Bd. 17, p. 626.
(4) Das Brod und dessen diätetischer Werth. Sammlung gemeinverständlicher Vorträge von *Virchow* und *v. Holtzendorff*, Heft 446.
(5) Zeitschr. f. Biol., Bd. 5, p. 452.

les évacuations alvines plus fréquentes. Après une consommation abondante de pain noir, les matières fécales sont pâteuses, leur réaction est acide, elles sont pénétrées partout de bulles de gaz.

La propriété que possède le pain noir, et surtout le pain complet, de provoquer une évacuation rapide de fèces pâteuses, peut être mise à profit chez les personnes dont les selles sont difficiles; un régime composé surtout de viande donne des scybales sèches et dures dont l'évacuation est parfois douloureuse; l'usage simultané de pain noir ou de pain complet facilite la défécation.

Le pain blanc ne subit pas dans l'intestin la fermentation acide de ses hydrates de carbone, du moins, il la présente à un degré suffisamment faible pour qu'il puisse séjourner assez longtemps dans l'intestin et pour que l'absorption de sa substance sèche, spécialement l'absorption de l'albumine, se fasse d'une manière plus complète que pour le pain noir.

En ce qui concerne la valeur nutritive du pain préparé avec la poudre à cuire, il faut signaler que, d'après *G. Mayer*, le degré d'absorption du pain de seigle de *Horsford-Liebig* est identique à celui du pain de seigle ordinaire préparé avec la levûre.

Le pain fait avec la mouture entière de la graine (le pumpernickel, le pain complet) subit dans l'intestin, ainsi que nous le disions plus haut, une fermentation acide qui diminue le degré d'absorption des substances nutritives; un autre facteur qui restreint encore le degré d'absorption des substances par elles-mêmes digestibles, c'est la présence des débris des enveloppes cellulosiques. Déjà, *Fr. Hofmann* a démontré que la quantité de fèces, évacuée après ingestion de viande mélangée de cellulose finement divisée, est plus considérable qu'après ingestion d'une ration exclusivement composée de viande; en outre, preuve incontestable d'une digestion incomplète, on retrouve dans les matières alvines des fibres musculaires presque intactes. La présence de cellulose explique également pourquoi, lors de l'usage du pain avec son (pumpernickel), près de 20 % de la substance sèche sont évacués avec les fèces, alors qu'après ingestion de pain blanc ou de pain noir renfermant moins de cellulose, respectivement 5 % et 10 % seulement de la substance sèche échappent à l'absorption. A mesure que la teneur en son augmente dans le pain, l'absorption des hydrates de carbone, qui ailleurs est presque complète, diminue à un degré tel, d'après *Rubner*[1], qu'on peut retrouver dans les fèces jusqu'à des grains entiers de fécule. D'autre part, on peut démontrer qu'une partie notable des substances nutritives renfermées dans le son (albumine, hydrates de carbone, substances minérales) est absorbée dans le tube digestif. Si l'on se place uniquement à ce dernier point de vue, on ne peut rien objecter à l'usage du son pour l'alimentation de l'homme. Même au point de vue économique, celui qui consomme le pain fabriqué avec la farine entière dépense le moins[2]; mais le pain avec son est compact, a peu de goût et nécessite une insalivation plus parfaite que le pain fabriqué avec de la farine blutée. De plus, comme l'homme n'est pas à loin pas à même de digérer le son au même degré que les animaux domestiques, l'usage du pain complet pour l'alimentation ne peut être considéré comme indiqué, à part les cas où le son demeurerait sans application, ainsi qu'en cas de disette.

De l'exposé qui précède, il résulte que le pain est un aliment de premier ordre; il est à même d'introduire dans l'organisme des substances azotées (albumine) et surtout des substances non azotées (hydrates de carbone); à quantités égales de substances sèches, le pain blanc possède la valeur nutritive la plus grande, vient ensuite le pain de seigle et enfin le pain complet; ce dernier possède la valeur nutritive la moins élevée. A poids égal, le pain renferme, comparativement à la viande, une quantité au moins double de matières digestibles; c'est le pain complet qui renferme le plus de principes nutritifs. Cette richesse en substances

---

(1) Zeitschr. f. Biol., Bd. 19, p. 45.
(2) De 7 à 10 centimes de moins par kilogr. de substances ingérées.

nutritives jointe à son prix relativement bas fait que le pain occupe, avec raison, la première place dans l'alimentation du peuple. Evidemment, le pain est loin d'être une alimentation, car il est beaucoup trop pauvre en graisse. Il est à remarquer que l'adulte ne peut couvrir son besoin en albumine, même en ingérant la plus grande quantité de pain dont il est capable, soit 800—1300 gr. de pain, ce qui représente 460—780 gr. de matières sèches; sous ce régime exclusif de pain, son corps perd encore journellement de 2—3.5 gr. d'azote (60—100 gr. de chair). L'addition de graisse et d'albumine, par exemple sous forme de lait, de fromage ou de hareng gras, peut transformer le régime incomplet du pain seul en un régime complet.

Succédanés du pain. Vu d'une part l'importance extraordinaire du pain comme aliment, vu d'autre part sa richesse relativement peu élevée en albumine (5—7.4 %), on a cherché à relever sa valeur nutritive, d'abord en augmentant sa teneur en albumine, ensuite — et ceci surtout entre en ligne de compte pour l'alimentation des masses — on a cherché à diminuer son prix en y incorporant d'autres espèces de céréales ou des aliments moins employés; loin de diminuer ainsi la valeur nutritive du pain, celle-ci est même, dans certains cas, augmentée. C'est ainsi qu'on a essayé de remplacer une partie de la farine à pain (1/5 - 1/3) par de la farine de maïs, d'avoine, d'orge, de sarrasin, de millet, de pomme de terre, de pois, de féverole, de pastiche de terre, etc. [1]; le pain de farine de pomme de terre est, d'entre ces diverses sortes, celui dont la saveur est la plus passable; viennent ensuite, les pains d'avoine, d'orge et de maïs; l'addition de farine de légumineuses communique au pain un goût fade relativement marqué. Le degré d'absorption du pain de pomme de terre a seul été étudié jusqu'ici [2]; l'absorption de chacune des substances nutritives de ce pain est relativement parfaite; l'absorption de l'albumine diminue seulement lors de l'addition d'une quantité exagérée de farine de pomme de terre.

Le pain fait à l'aide de lait écrémé (p. 130), au lieu d'eau, est excellent et de bon goût; sa teneur en albumine est de 1 % plus élevée que celle du pain préparé avec de l'eau. Il a été démontré que, lors d'une alimentation exclusivement composée de ce pain, l'absorption des substances nutritives se fait parfaitement; l'azote est, en effet, absorbé jusqu'à concurrence de 80 % et les hydrates de carbone le sont presque complètement.

On peut doubler et tripler la teneur du pain en albumine en y ajoutant du gluten; celui-ci constitue un résidu de la fabrication de l'amidon de froment. Le gluten préparé par *Hundhausen* et nommé « aleuronate », renferme 83 % d'albumine, 7 % de fécule, 0.25 % de graisse, 0.5 % de cellulose et 0.8 % de substances minérales. Du gluten étant donné à un homme à raison de 200 gr. par jour, l'albumine fut absorbée dans le tube digestif à 2 % près; par conséquent, la digestion de l'albumine du gluten se fait tout aussi bien que celle de l'albumine de la viande [3]. Le gluten de froment mérite donc d'être vivement recommandé pour l'alimentation du peuple; car, fait digne à noter, 100 gr. d'aleuronate, renfermant 83 gr. d'albumine et pouvant donc couvrir les 4/5 du besoin journalier en albumine, ne coûtent que 14 centimes environ.

Ebstein [4] a proposé de faire un pain composé à parties égales d'aleuronate et de farine de froment, additionné de levure et d'un peu de sucre; le pain ainsi préparé, le « Kraftbrod », renferme 30 % d'albumine; il y a tout lieu de croire qu'il est bien digéré dans l'intestin; malheureusement, le goût de ce pain déplaît à la longue à la plupart des personnes.

La farine de froment est fréquemment additionnée de lait, d'œufs, de beurre ou de graisse; elle sert ainsi à préparer divers mets d'un goût agréable, tels que les nouilles, le macaroni [5], les boulettes, les gâteaux divers, etc.; dans certaines contrées, l'alimentation se compose en majeure partie, parfois même exclusivement, de l'une ou de l'autre de ces préparations. Elles

(1) *Sell*, Arbeit. d. k. Gesundheitsamtes, Bd. 8, p. 608.

(2) *Zuntz* u. *Magnus-Levy*, *Pflüger's* Archiv, Bd. 49. p. 438.

(3) *Constantinidi*, Zeitschr. f. Biologie, Bd. 23, p. 435. — Voir aussi C. *Voit*, Arch. f. Hyg., Bd. 17, p. 408.

(4) Ueber eiweissreiches Mehl und Brod, Wiesbaden, 1892; Deutsch. med. Wochenschr., 1893, n° 18.

(5) Le macaroni renferme 9 % d'albumine, 0.3 % de graisse et 79 % d'hydrates de carbone.

doivent être considérées comme des aliments de très haute valeur, car leur substance sèche est digérée au même degré que celle de la viande, des œufs, et du pain blanc ; les différents hydrates de carbone sont également absorbés, à part un résidu sans importance ; l'albumine, toutefois, échapperait à l'absorption à raison de 10—17 %. La valeur nutritive de ces farines alimentaires vient immédiatement à la suite du pain blanc et dépasse de loin celle du pain de seigle. La fine farine de froment additionnée d'eau, de sucre, d'œufs et de condiments sert à faire une pâtisserie poreuse et très digestible que l'on donne surtout aux enfants et qui porte également le nom de biscuits ou de cakes ; ceux-ci renferment près de 12 % d'albumine, 7.5 % de graisse, 36.4 % de sucre, 32.3 % d'autres hydrates de carbone et 1 % de sel.

La farine d'orge (gruau d'orge) ainsi que la farine d'avoine (gruau d'avoine) bouillies avec une grande quantité d'eau, additionnées d'extrait de viande, de lait, de beurre, de condiments, donnent des soupes de très bon goût. Celles-ci sont très riches en eau et d'une valeur nutritive relativement faible. Elles renferment[1] en moyenne, 91—92 % d'eau, 1.1 % d'albumine, 1.5 % de graisse et 5.7 % d'hydrates de carbone. Comme on prend, en général, de 200—300 gr. de soupe, il en résulte que la quantité de substances nutritives ainsi ingérée n'est pas considérable. En raison de leur teneur en gluten et par suite du gonflement de la fécule, ces soupes possèdent une consistance mucilagineuse qui fait qu'on les désigne encore du nom de mucilage à l'avoine ou de mucilage à l'orge. Ces soupes mucilagineuses sont fréquemment administrées avec avantage aux malades.

Le maïs (froment d'Espagne ou de Turquie) constitue la céréale la plus importante de la haute Italie, du Tyrol italien, de l'Egypte et de certaines parties de l'Amérique. Il est employé dans ces contrées à l'égal du froment et du seigle chez nous. Dans certaines grandes contrées de l'Asie (Indes orientales, Chine, Japon) ce rôle est rempli par le riz. Le maïs sert à préparer une farine dont on fait toutes sortes de mets farineux. La farine de maïs, bouillie avec du lait, donne la « polenta », nourriture si répandue dans la haute Italie, et qu'on mange généralement en y ajoutant du fromage. Le riz n'est pas employé sous forme de farine. Les graines de riz sont libérées mécaniquement de leurs enveloppes et de la couche foncée immédiatement sous-jacente : elles constituent alors le riz à bouillir. Bouilli avec de l'eau, à laquelle il est avantageux d'ajouter du lait, du beurre, de l'extrait de viande, des raisins secs, des prunes ou des pommes, le riz donne, d'après la quantité d'eau ajoutée, une soupe ou une bouillie de bon goût (soupe au riz, riz au lait, aux pommes, aux prunes, aux raisins). La richesse en eau du riz ainsi préparé est considérable, car la bouillie au riz ne renferme au maximum que 20 % et la soupe au riz seulement 8 % de substances sèches. Aussi, les peuples qui se nourrissent exclusivement de riz, doivent-ils ingérer un volume considérable de cette nourriture.

Nous avons déjà indiqué plus haut la composition du riz

---

(1) *Fr. Renk*, d'après *C. Voit*, Untersuchungen der Kost in einigen öffentlichen Anstalten, München, 1877, p. 88.

(p. 155), il contient en moyenne 7 % d'albumine, 77 % d'hydrates de carbone et seulement 1 % de graisse. Le maïs contient environ 10 % d'albumine, 68 % d'hydrates de carbone et presque 4 % de graisse. D'ailleurs, la farine de maïs est, de toutes les farines, celle dont la teneur en albumine et en graisse est la plus considérable; malheureusement, la graisse communique au maïs un goût particulier, quelque peu rance et oléagineux.

Le riz et le maïs sont absorbés d'une manière analogue et à peu près dans le même rapport que le pain de froment : 4—7 % de leurs substances fixes sont éliminés avec les fèces; 15—20 % des substances azotées échappent à l'absorption intestinale, tandis que les hydrates de carbone sont absorbés presque complètement, une fraction insignifiante exceptée [1]. Les Japonais, peuple qui se nourrit principalement de riz bouilli, absorbent même la substance sèche à 2.8 % près [2]. Le riz et le maïs constituent donc assurément un excellent aliment; toutefois, ils ne représentent pas, à eux-seuls, une nourriture complète. L'individu adulte, étudié par *Rubner,* ne put maintenir sa richesse en albumine, quelles que grandes que furent les quantités de riz ou de maïs qu'il parvint à ingérer; il perdit encore sous ce régime jusque 90 gr. de chair par jour. Pour conférer au maïs et au riz les qualités d'une alimentation complète, on doit y ajouter de la graisse et aussi, mais en moindre quantité, de l'albumine. Il se fait ainsi que la polenta au fromage constitue une alimentation complète lorsque, bien entendu, elle est prise en quantité suffisante; il en est de même pour le riz lorsqu'il est bouilli avec du lait ou qu'il est additionné de beurre, et lorsqu'un autre aliment apportant de l'albumine (fromage, hareng) est pris en même temps. Lorsque la farine de maïs est additionnée de fromage, elle se digère notablement mieux [3], au point que la substance sèche de la farine de maïs est absorbée jusqu'à 4 % près; les fèces contiennent 7 % de l'azote, 9 % de la graisse et des traces seulement des substances hydrocarbonées. Ainsi que nous l'avons déjà vu plus haut (p. 132), le fromage exerce une action analogue sur l'absorption du lait.

2. Graines de légumineuses.

Cette classe d'aliments végétaux se caractérise par sa grande richesse en substances albuminoïdes (22—24 %); la quantité de celles-ci dépasse de loin celle de tous les autres aliments d'origine végétale et est même supérieure à celle de l'aliment animal le plus riche en albumine, à savoir de la viande. La moitié environ du poids des légumineuses est représentée par des hydrates de carbone. Elles sont, en général, plus riches en substances minérales que les céréales; la teneur en potassium et en calcium est plus grande que celle en magnésium et en sodium, tandis que la quantité d'acide phosphorique est moindre. L'albumine qu'elles renferment n'appartient pas au groupe du gluten; c'est ainsi que la farine des légumineuses ne forme pas avec l'eau une pâte liée et ne peut être

---

[1] *Rubner,* Zeitschr. f. Biologie, Bd. 15, p. 150.
[2] *R. Mori.* Deutsche med. Wochenschr., 1891, n° 17.
[3] *Malfatti,* Wiener akad. Sitzungsberichte, 1884, Decemberheft.

employée à la préparation du pain; elle appartient au groupe des globulines, ou, d'après d'autres auteurs, au groupe des caséines végétales; cet albuminoïde est encore désigné, à cause de son origine, du nom de légumine [1].

La composition moyenne des légumineuses est, d'après *König,* la suivante :

| 100 parties | Haricots | Petits pois | | Lentilles |
		en gousse	pelés	
Eau	14.8	15.0	12.7	12.3
Albumine	24.3	22.9	21.1	25.7
Graisse	1.6	1.8	0.8	1.9
Hydrates de carbone . .	49.0	52.4	61.0	53.5
Cellulose	7.1	5.4	2.6	3.8
Cendres	3.2	2.5	1.8	2.8

Pour être livrées à la consommation, les légumineuses sont généralement bouillies lentement, dans l'eau tendre [2]; les grains de fécule se gonflent, exercent une forte pression sur les enveloppes qu'ils font éclater; en même temps, la fécule crue se transforme en empois, et les substances albuminoïdes sont en partie dissoutes. L'ébullition doit être continuée jusqu'à ce que le tout ait pris la consistance de bouillie. La « purée » et la « soupe » aux petits pois ne diffèrent l'une de l'autre que par la teneur en eau; pour enlever les enveloppes, on fait passer la purée ou la soupe à travers un tamis. Pour donner plus de goût à la purée ou à la soupe, on les additionne, pendant l'ébullition, de sel, de condiments, d'extrait de viande, de lard, etc. Les légumineuses ainsi préparées absorbent de très grandes quantités d'eau [3]. La soupe aux petits pois ne renferme que de 10—20 % de substances fixes, et la purée de 22—32 % seulement. Pour ingérer 300 gr. de petits pois sous forme de purée, il faut prendre un volume alimentaire considérable, attendu que plus d'un litre d'eau vient s'y ajouter; pour prendre cette même quantité sous forme de soupe, il faut compter 2 litres d'eau au moins. Le volume considérable qu'acquièrent ainsi les légumineuses fait qu'on en consomme difficilement de grandes quantités; aussi, n'est-ce que par exception, comme par exemple, sous forme de pâte cuite, que les légumineuses fournissent aux besoins de la nutrition les matériaux les plus nécessaires.

La valeur nutritive des légumineuses, considérée en elle-même, est très élevée, pour autant cependant que la préparation se fasse d'une manière convenable. Les haricots non concassés mais bouillis, pris journellement en quantités de 500 gr., sont mal digérés; 82 % de la substance sèche et 70 % seulement de l'azote

---

(1) D'après les recherches de *Hellriegel* (confirmées par celles de *Berthelot* et de *Schloesing)*, certains microbes de la couche arable se fixent sur les racines des légumineuses et y déterminent la formation des « tubérosités »; ces microbes ont la propriété d'assimiler l'azote gazeux de l'air atmosphérique et de l'amener aux racines sous forme d'un composé nutritif; ainsi la présence de ces microbes dispense de « l'engraissement azoté » (salpêtre, ammoniaque).

(2) L'eau dure, renfermant le carbonate de calcium (p. 94), ne convient pas parce que la légumine forme avec la chaux une combinaison insoluble qui empêche le ramollissement ultérieur; si l'on n'a pas à sa disposition de l'eau tendre, on ajoute à l'eau dure un peu de soude ou du bicarbonate de soude.

(3) *Forster,* Zeitschr. f. Biol., Bd. 9, p. 381.

sont absorbés [1]. D'après *Strümpell* [2], l'albumine de lentilles non moulues, mais bouillies après gonflement préalable dans l'eau, est absorbée à raison de 60 °/₀ seulement. Par contre, d'après les recherches qu'*Uffelmann* [3] institua sur lui-même, les farines de haricots et de petits pois, telles qu'on les trouve dans le commerce [4], sont bien mieux digérées ; prises sous forme de soupe et de purée, l'albumine serait absorbée à raison de 85—87 °/₀. Les petits pois pelés et réduits en purée par ébullition, consommés journellement à raison de 5oo gr. en substance sèche, ne sont pas précisément digérés au même degré dans l'intestin de l'homme sain; pris en quantités aussi massives, il s'élimina avec les fèces 9 °/₀ de substances sèches, 17 °/₀ d'azote et 3 °/₀ d'hydrates de carbone. La digestion est donc à peu près aussi complète que pour les meilleures préparations à base de farine (pain blanc, nouilles, macaroni, etc). En outre, comme le prix des légumineuses est peu élevé si on le compare à leur valeur nutritive, on pourrait s'attendre à ce qu'elles constituent, avec raison d'ailleurs, à côté du pain, le principal aliment du peuple. Seulement, lors même qu'elles sont préparées avec tout le soin possible, leur goût est de loin inférieur à celui du pain et il déplaît de plus en plus, lors d'un usage répété ; il s'établit rapidement de la répugnance pour ce mets si aqueux et d'un volume aussi considérable. Malgré la grande valeur nutritive et le prix modique des légumineuses, celles-ci n'occupent donc pas, comme aliment journalier, le même rang que le pain et les pommes de terre par exemple, bien qu'au point de vue de la valeur nutritive et du prix leur usage puisse être recommandé chaudement. Les légumineuses ne sont pas seulement un aliment, elles constituent même une nourriture complète : le sujet d'expériences de *Rubner* [5] maintint sa richesse en albumine à l'aide d'une ration de 52o gr. de petits pois (desséchés). Chez maintes personnes, les mets préparés avec des légumineuses déterminent dans le tube digestif la formation d'une quantité plus ou moins considérable de gaz, et cela, même lorsqu'ils sont pris en quantité modérée.

Dans ces derniers temps, on a préparé à l'aide de légumineuses décortiquées et finement moulues, des conserves, par ébullition et avec addition de poudre de viande (p. 146), de condiments, de graisse et de sels ; ces conserves se caractérisent par leur moindre teneur en eau, ce qui fait qu'elles s'altèrent moins facilement; lorsqu'elles sont bien préparées, elles présentent également un meilleur goût que les légumineuses comme telles ; par suite de la présence de la poudre de viande, du lard, etc., elles possèdent en outre une valeur nutritive plus élevée : elles constituent jusqu'à un certain point une combinaison d'aliments d'origine animale avec les aliments les plus nutritifs d'origine végétale.

Les tablettes de viande-légume (Fleischgemüse) sont composées d'un mélange des farines de petits pois, de haricots et de lentilles avec de la poudre de viande,

---

(1) *Prausnitz*, Zeitschr. f. Biologie, Bd. 26, p. 227.
(2) Deutsch. Arch. f. klin. Med., Bd. 17, p. 108.
(3) Voir la 2e édition allemande, p. 262.
(4) Telles la préparation connue dans le commerce sous le nom de « léguminoses de *Hartenstein* », ainsi que les farines préparées de haricots et de petits pois de *Knorr*.
(5) Zeitschr. f. Biol., Bd. 16, p. 119.

mélange qui après addition de condiments est comprimé en tablettes; celles-ci renferment environ un quart en poids de poudre de viande.

La viande-légumineuse (Fleischleguminose) de *A. Brandt* contient pour une partie de poudre de viande sèche, six parties de farine de légumineuses. La farine de légumineuses additionnée de graisse, d'herbes à soupe et de sel sert également à préparer les soupes dites condensées; il suffit de jeter ce mélange dans de l'eau bouillante pour obtenir aussitôt une soupe nutritive de bon goût. La farine de petits pois, le lard, les oignons, le sel et des condiments sont les éléments constitutifs d'une préparation assez connue en Allemagne et désignée du nom de saucisson aux pois. D'après *König*, la composition de ces conserves est la suivante :

100 parties	Tablettes de viande-légume	Soupe condensée aux pois	Saucisson aux pois
Eau	12.3	8.7	6.0
Albumine	28.7	18.8	16.0
Graisse	2.2	24.5	39.5
Hydrates de carbone. . . .	49.9	35.7	29.4
Cellulose	3.9	1.5	—
Cendres[1]	3.0	10.8	9.1

Ces préparations se conservent bien; de plus, elles ont le grand avantage que par ébullition dans l'eau elles donnent presque instantanément un aliment réconfortant et souvent aussi, savoureux; au point de vue des aliments d'origine animale et ceux d'origine végétale; un volume moyen représente déjà une quantité suffisante de principes nutritifs pour un repas. Ces conserves possèdent donc de ce chef une certaine importance pour l'alimentation des armées de terre et de mer; de fait, la préparation connue sous le nom de saucisson aux pois a rempli, comme aliment, un certain rôle pendant la guerre de 1870-71. Malheureusement, il n'est pas rare que le goût de ces conserves laisse à désirer sous différents rapports; ces préparations riches en graisse deviennent souvent rances et acquièrent alors un goût désagréable. Il est probable que ces altérations sont la conséquence d'une préparation trop peu soignée. Enfin, d'une part en raison des frais de fabrication, d'autre part à cause du débit actuellement encore insuffisant, le prix de ces conserves est incontestablement encore trop élevé pour qu'elles puissent trouver place et se généraliser dans l'alimentation populaire.

En Chine et au Japon, on cultive une légumineuse désignée du nom de fève de soja et dont on fait grand usage comme aliment; elle renferme 34 % d'albumine, 16.5 % de graisse et 29.6 % d'hydrates de carbone; par conséquent, elle est plus riche en albumine et surtout plus riche en graisse que nos légumineuses indigènes. La fève de soja, additionnée de riz, est transformée par ébullition en une bouillie (miso) donnant par fermentation trop peu soignée. Comme la fève de soja bouillie n'est presque jamais absolument tendre, qu'il est assez difficile de se la procurer et enfin qu'elle laisse beaucoup à désirer au point de vue du goût, il est assez probable que son usage ne se généralisera jamais.

La pistache de terre (Arachis hypogaea) appartient également à la famille des légumineuses; on exprime, par compression, l'huile de ses graines qui sont analogues aux noix. Celles-ci sont ensuite faiblement grillées, etc., puis grossièrement moulues; on obtient ainsi une farine grasse. le gruau de pistache de terre, introduit dans le commerce par *Nördlingen*, de Bockenheim. Ce gruau renferme 47 % d'albumine, 19 % d'hydrates de carbone et 19 % de graisse; il ne coûte par kilogr. que 50 centimes environ. D'après *Fürbringer* [2], ce gruau se prête bien à la préparation de soupes, soit 25—45 gr. de gruau par assiette de soupe; il semblerait être assez bien digéré sous cette forme. Vu sa richesse en albumine, en graisse, en hydrates de carbone et vu son prix relativement bas, il est regrettable que cet aliment, généralement facile à se procurer, provoque chez la plupart des personnes, de la répugnance résultant de sa saveur désagréable et mordante, et due probablement à la graisse rancie.

Comme appendice à l'étude des légumineuses, signalons encore le sarrasin (Polygonum fagopyrum), plante de la famille des polygonées, qui se développe très bien dans un sol maigre. Les graines de sarrasin ont la forme de petits pois triangulaires; elles donnent, après concassation, le gruau de sarrasin; celui-ci renferme 9 % d'albumine, 74 % d'hydrates de carbone et 1 % de graisse; il constitue un ingrédient bon marché pour la préparation de soupes, de gâteaux, etc. Son goût fade, mais non désagréable, peut être corrigé par l'addition de condiments, de sel, etc.

(1) La grande richesse de ces conserves en substances minérales provient des sels, surtout du sel de cuisine, ajoutés lors de la préparation.
(2) Berliner klin. Wochenschr., 1893, n° 9.

3. Racines et tubercules.

Les racines et les tubercules se distinguent des légumineuses et des céréales par leur grande richesse en eau (75—90 %). L'azote qu'ils renferment en minime quantité n'est représenté par de l'albumine que pour 3/5 environ ; près de 2/5 de l'azote total s'y trouve sous forme d'asparagine, de solanine, d'acide glutamique, etc.; ces derniers composés sont pour l'homme des substances à peine nutritives. Les racines sont des aliments de valeur, non pas tant en raison de leur teneur toujours faible en albumine que par suite de leur richesse en hydrates de carbone qui varie de 6—21 %. Ces hydrates de carbone sont représentés surtout par de la fécule, comme dans les pommes de terre, et à un moindre degré par de la dextrine et de la gomme; quelques racines, telles que la betterave, renferment du sucre (de canne).

Les racines et les tubercules les plus employés pour l'alimentation de l'homme possèdent, d'après *König*, la composition moyenne suivante :

100 parties	Eau	Albumine	Graisse	Hydrates de carbone	Cellulose	Cendres
Pommes de terre .	75.5	2.0	0.2	20.6	0.7	1.0
Carottes	87.1	1.0	0.2	9.3 [1]	1.4	0.9
Navets	89.4	1.4	0.2	7.4 [2]	1.0	0.7

La pomme de terre a acquis sur le continent l'emploi le plus étendu; elle jouit de cette faveur générale pour diverses raisons. D'abord sa récolte est très abondante, soit 12—16000 kil. par hectare, de sorte que la même surface en champs produit par la culture de la pomme de terre, une quantité presque double d'albumine et une quantité quadruple au moins d'hydrates de carbone de celle produite par la culture de céréales. Ensuite, la pomme de terre est un produit qui se conserve très bien; seulement, par la conservation, une partie de la fécule se transforme peu à peu en sucre. Par contre, les pommes de terre ne supportent ni l'humidité, ni le froid. Si elles sont exposées pendant quelque temps à une température inférieure à 0° C., il se forme du sucre aux dépens de la fécule, et cela jusqu'à raison de 2.5 %; si les pommes de terre sont soumises ensuite à une température plus élevée, les cellules vivantes entrent en activité et décomposent la majeure partie du sucre. Les pommes de terre devenues sucrées par la congélation redeviennent mangeables, lorsqu'elles ont séjourné un certain temps dans une atmosphère chaude. Mais si elles restent d'une manière permanente dans un milieu chaud, elles se mettent à germer, surtout au printemps. Cette germination s'accompagne également de la formation de sucre, en même temps que l'albumine donne naissance à un glycoside azoté, la solanine. La pomme de terre est très riche en hydrates de carbone digestibles; elle

[1] Dont 6.8 % de sucre.
[2] Dont 4.2 % de sucre.

renferme également des substances azotées (albumine, asparagine, solanine). Malgré sa teneur notable en principes nutritifs, elle est d'un prix relativement bas, à raison de l'abondance de sa moisson. Enfin, elle devient mangeable et savoureuse par la préparation la plus élémentaire, la plus rapide et la moins coûteuse. Il suffit de faire bouillir dans de l'eau les pommes de terre crues, pelées ou non, pour faire gonfler la fécule et faire éclater les enveloppes cellulaires; par une ébullition prolongée, la fécule gonflée se transforme en fécule soluble. Comme la fécule en se gonflant absorbe le suc cellulaire, il en résulte que la pomme de terre paraît plus pauvre en eau, plus sèche, « plus farineuse », et cela, d'autant plus, qu'elle est plus riche en fécule. L'aspect de la pomme de terre bouillie permet donc, jusqu'à un certain point, de juger de sa teneur en fécule. La pomme de terre bouillie est d'autant plus riche en eau qu'elle contient moins de fécule, et d'autant plus farineuse qu'elle en renferme davantage. Comme la pomme de terre est très pauvre en sels de sodium, il est utile d'en ajouter lors de la cuisson.

Pour juger de la valeur nutritive de la pomme de terre, il faut savoir jusqu'à quel degré elle est digérée et absorbée dans l'intestin. A ce point de vue, *Rubner* a pu établir que chez l'homme adulte qui a ingéré environ 3 kilogr. de pommes de terre bouillies (renfermant 820 gr. de substances sèches), environ 9 % de la substance sèche, soit près d'un tiers de l'azote et seulement 7 % environ d'hydrates de carbone, échappent à la digestion. En même temps, la quantité de matières fécales, dont l'évacuation a lieu plusieurs fois par jour, est très considérable : 635 gr. à l'état humide et 94 gr. à l'état sec; les fèces contiennent donc une plus grande quantité d'eau que normalement (plus de 85 %) et sont d'une consistance très molle; leur réaction est acide et leur odeur repoussante. Il en résulte qu'une partie des hydrates carbone des pommes de terre subit la fermentation acide dans l'intestin; ce qui explique la fréquence des selles et leur consistance molle; comme les pommes de terre ne séjournent que peu de temps dans l'intestin, leur absorption, spécialement celle des substances azotées, est plutôt défectueuse. En s'appuyant sur les faits signalés plus haut concernant l'influence qu'exerce le mode de préparation sur la digestibilité des légumineuses (p. 165), on pourrait supposer que les pommes de terre réduites en purée et additionnées de lait ou de beurre (graisse), c'est-à-dire sous forme de pommes de terre écrasées ou de purée, seraient absorbées à un plus haut degré; de fait, on observe que la purée de pommes de terre est bien supportée, même par les malades, qu'elle ne provoque ni selles diarrhéiques, ni même des selles molles. La purée de pommes de terre, administrée à raison de 700 gr. en substance sèche, est absorbée au point que seulement 4.6 % de la substance sèche et 19 % de l'azote sont éliminés avec les fèces[1]; la purée de pommes de terre est donc absorbée au même degré que les meilleures préparations faites à l'aide de la farine.

_____

(1) *Prausnitz*, Zeitschr. f. Biol., Bd. 26, p. 231,

Il est incontestable que la pomme de terre est un
aliment de grande valeur; elle est néanmoins bien loin
de constituer un aliment complet. Le rapport des
substances azotées aux substances non azotées est très faible
dans la pomme de terre, il est d'environ 1 : 10, tandis que
dans les céréales il est de 1 : 6, et dans les légumineuses
de 1 : 2—3. Vu la teneur excessive en hydrates de carbone et
la teneur relativement minime en albumine digestible (au
maximum 1.5 %), l'homme adulte devrait ingérer des quantités
énormes de pommes de terre pour couvrir son besoin en
albumine, au moins 4.5 kilogr. De telles quantités seraient à
peine supportées un jour par le tube digestif, encore moins
le seraient-elles une série de jours; en outre, les hydrates de
carbone seraient ingérés en excès, le travail digestif deviendrait
exagéré et des évuacations diarrhéiques surviendraient sans aucun
doute. Le sujet d'expérience de *Rubner* ne put ingérer qu'avec
grand'peine 3 kilogr. de pommes de terre par jour, et malgré
ce régime, il perdit jusque 3o gr. de chair; il en fut de même
dans les expériences de *J. Hartmann*[1]. Par conséquent, outre
la pomme de terre, il faut toujours donner un autre aliment
riche en albumine et renfermant de la graisse. Afin de ne
plus augmenter la quantité déjà considérable des hydrates de
carbone, les pommes de terre seront additionnées d'un aliment
d'origine animale, soit de lait comme tel, de lait écrémé ou
de lait battu, soit de viande, soit de poisson (hareng), soit de
fromage. L'addition de lait, de viande, de hareng ou de fromage,
complète d'une manière heureuse le manque d'albumine et de
graisse, de sorte qu'on peut réduire considérablement la quantité
de pommes de terre à ingérer. De plus, cette addition permet
de présenter les pommes de terre sous une forme variée et
agréable, ou de les servir avec d'autres aliments à saveur
agréable; on évite ainsi la répugnance qui ne survient que
trop facilement lors de l'ingestion prolongée d'une nourriture
à saveur uniforme. Les pommes de terre constituent, avec le pain,
le meilleur complément d'une nourriture animale, par conséquent
riche en albumine et relativement pauvre en hydrates de carbone;
elles couvrent, en effet, le besoin de l'organisme en substances
hydrocarbonées.

Les différentes espèces de racines jouent un rôle bien
moins important dans l'alimentation; parmi elles, il faut citer
la carotte jaune ou rouge, le scorsonère, le panais et
le navet. Les racines sont peu riches en hydrates de carbone
(7—10 %), dont la majeure partie, représentée par du sucre,
se trouve sous une forme facilement soluble; elles renferment
encore moins d'albumine et autres substances azotées que les
pommes de terre. Elles possèdent donc une valeur nutritive
inférieure à ces dernières; aussi, ne peuvent-elles servir que
sous forme de légumes, soit, par exemple, comme complément
à d'autres aliments très nutritifs tels que des plats de viande.

Un homme adulte qui avait ingéré 2560 gr. de carottes bouillies renfermant
351 gr. de substances sèches, élimina la quantité considérable de 1092 gr. de fèces

_____

[1] Dissertation, Zurich, 1885.

humides, représentant 85 gr. de fèces desséchés. Outre leur quantité colossale, les fèces étaient donc extraordinairement riches en eau, encore plus riches en eau (plus de 92 %) que les carottes elles-mêmes (87 %). La substance sèche des carottes était représentée dans les fèces à raison de 21 %, l'azote à raison de 39 % et les hydrates de carbone à raison de 18 % (expérience de *Rubner*). C'est la plus mauvaise absorption des substances azotées et des hydrates de carbone qu'on ait constatée jusqu'ici. Il est probable que le volume excessif de cette nourriture a provoqué rapidement la défécation et qu'ainsi des produits absorbables par eux-mêmes, tels que les hydrates de carbone facilement solubles, ont pu échapper à l'absorption et être évacués comme tels. Seulement, les carottes ne sont aussi mal dirigées dans l'intestin de l'homme que dans le cas, où elles sont prises à l'exclusion de tout autre aliment et en quantité si considérable, que les selles évacuées dans la suite présentent l'aspect de la nourriture ingérée. Aussi, est-il probable que la digestion des carottes se fait à un plus haut degré lorsqu'on les prend en quantité modérée, en addition à d'autres aliments, tel que c'est le cas sous un régime mixte.

Enfin, l'influence exercée par les pommes de terre et par les carottes sur la défécation, mérite certainement d'être relevée. Si le régime est surtout composé de viande, les selles sont peu abondantes, sèches et dures, les évacuations sont rares et très douloureuses; au contraire, après addition à la viande d'une certaine quantité de pommes de terre, et surtout de carottes, les selles sont abondantes et aqueuses, leur évacuation est plus fréquente et plus facile. De ce chef, l'addition de pommes de terre et de carottes se recommande surtout chez les individus qui, à la suite d'un régime composé principalement d'aliments d'origine animale, offrent de la tendance à la constipation ou ont les selles difficiles.

4. Légumes, herbes et salades.

Cette classe d'aliments se compose principalement de parties végétales encore jeunes et en pleine voie de développement, telles que feuilles, tiges, fruits, racines, semences, etc.; ces aliments se caractérisent par leur très grande richesse en eau, dont la quantité dépasse encore celle des racines et des tubercules; cette classe renferme les aliments végétaux les plus riches en eau. Par contre, la teneur en hydrates de carbone est relativement moins grande, si on la compare à la richesse en albumine et autres dérivés azotés tels que les amides et les acides amidés; le rapport des substances azotées aux substances non azotées est donc plus grand, soit de 1 : 3 et jusque 1 : 2. La plupart de ces aliments renferment des substances odorantes et possèdent une saveur piquante et agréable; c'est ainsi que l'oseille renferme de l'oxalate acide de calcium, la laitue pommée du citrate acide de potassium, le raifort sauvage et le raifort cultivé, le radis, l'oignon renferment de l'essence de moutarde (sulfocarbimide éthylique), l'ail contient une autre essence (sulfure d'allyle); on les consomme bien plus comme assaisonnement que pour leur teneur, en somme minime, en principes nutritifs, surtout qu'en général, on ne les prend qu'en petite quantité. Ajoutons encore que la majeure partie de l'azote renfermé dans les légumes, les herbes et les salades se trouve sous une forme qui joue à peine un rôle dans la nutrition, tels les amides, les acides amidés (asparagine, acide glutamique). La composition moyenne des parties de plante les plus usitées sous cette forme d'aliments se trouve consignée dans le tableau suivant :

100 parties	Légumes-racines (2)	Chou-fleur	Chou vert (3)	Chou blanc	Pois verts (4)	Epinards (5)	Asperges	Salades(6)	Concombres
Eau	93—76	90.9	87.1	90.0	78.4	88.5	93.8	92—94	95.6
Substances azotées .	1.2—2.7	2.5	3.3	1.9	6.4	2.5	1.8	1.3—2.1	1.0
Graisse	0—0.8	0.3	0.7	0.2	0.5	0.6	0.3	0.1—0.5	0.1
Extrait non azoté (1).	3.8—15.9	4.6	6.0	4.9	12.0	4.4	2.6	2.6—3 6	2.3
Cellulose	0.8—2.8	0.9	1.2	1.8	1.9	0.9	1.0	0.6—0.7	0.6
Cendres.	0.7—2.5	0.8	1.7	1.2	0.8	2.1	0.5	0.8—1.0	0.4

La plupart des légumes-racines, les choux, les épinards, les haricots verts se mangent à l'état cuit; il n'y a que les salades et les concombres qui sont pris de préférence à l'état cru, après addition d'épices ou de condiments, tels que le sel de cuisine, le poivre, le vinaigre et l'huile (p. 117).

. La préparation des légumes consiste généralement à les faire bouillir dans de l'eau, ce qui fait éclater les membranes cellulaires; les légumes sont ainsi à demi-cuits; on déverse ensuite l'eau d'ébullition (pour les différentes espèces de choux, on jette généralement la première eau d'ébullition, parce qu'elle renferme des substances désagréables au goût et à odeur âcre); enfin, les légumes sont étuvés jusqu'à cuisson parfaite dans une nouvelle quantité d'eau avec addition de sel, de graisse et de farine. Il est assez étonnant que la plupart des légumes ne sont cuits qu'après une ébullition prolongée pendant plusieurs heures. Comme la première eau d'ébullition renferme 1/10—1/5 des principes nutritifs renfermés dans les légumes, et que cette partie est ainsi perdue, il est à recommander de faire bouillir les légumes (exception faite pour les choux) dans un courant de vapeur, sans addition d'eau. Les légumes cuits possèdent, en général, une composition qui diffère à peine de celle des légumes frais. Les légumes occupent un grand volume pour un poids peu considérable; en outre, par suite de leur grande teneur en eau, la quantité de substances solides ingérée, même pour un volume considérable de légumes, est toujours relativement minime.

Nous possédons des expériences sur la digestibilité des légumes en ce qui concerne le chou vert et les haricots verts (7). Après ingestion de 3800 gr. de chou vert, ce qui représente 406 gr. de substances sèches, 15 % de ces dernières furent éliminés par les fèces aqueuses et d'un volume considérable; 18 % de l'azote, 6 % de la graisse et 15 % des hydrates de carbone avaient échappé à la digestion. Après ingestion de 540 gr. de haricots verts (vu le volume énorme que représente ce poids, il fut impossible d'en manger davantage), renfermant 40 gr. de substances sèches, 15 % de ces dernières reparurent dans les fèces, contenant 20 % de l'azote total et 15 % des hydrates de carbone. Dans ces expériences où la ration était exclusivement composée de ces légumes et où ces derniers étaient pris en quantité colossale, la digestion était naturellement très mauvaise; dans l'expérience faite avec le chou vert, les fèces présentèrent même un aspect analogue à celui de la nourriture prise. Il est probable toutefois que ces légumes, mangés en quantité modérée, comme c'est le cas dans le régime ordinaire, sont digérés à un degré bien plus élevé.

Lorsque la cellulose des légumes jeunes, tels que céleri, chou, est ingérée journellement en quantité de 10 gr., elle est absorbée dans le tube digestif de l'homme sain à raison de 50 % environ (p. 110).

Les légumes sont absorbés, tout au plus, à un degré légèrement plus élevé que les racines et les tubercules. De fait, nulle part dans le monde civilisé, on ne vit uniquement de légumes; moins à cause de leur teneur en principes nutritifs, mais surtout à raison de leur teneur en stimulants (substances à odeur et à saveur fortes), les légumes constituent pour les classes aisées des compléments très estimés pour d'autres aliments riches en principes nutritifs, tels que la viande, les œufs (épinards aux œufs), plats aux œufs, etc.

Les légumes possèdent un goût qui plaît à la plupart des

---

(1) Se compose de sucre, de fécule, de dextrine et de gomme.
(2) Raifort sauvage ou cultivé, radis, céleri, etc.
(3) Chou frisé.
(4) Petits pois verts ou en gousse.
(5) Les haricots verts ont presque la même composition.
(6) Endives, salade, laitue.
(7) *Rubner*, Zeitschr. f. Biologie, Bd. 15, p. 150.

personnes; en outre, ils remplissent dans l'alimentation de l'homme deux indications importantes. Premièrement, ajoutés à d'autres aliments très riches en principes nutritifs et par conséquent peu volumineux, ainsi que c'est de règle dans la classe aisée, ils donnent à la nourriture le volume absolument nécessaire pour établir la sensation agréable de satiété; celle-ci, en effet, ne se manifeste que lors d'un certain degré de replétion de l'estomac, constituant ainsi pour chacun le signe subjectif de l'ingestion suffisante d'aliments. Secondement, les légumes volumineux, pris en quantité notable, rendent les fèces pâteuses; comme nous l'avons déjà indiqué pour les carottes et pour les pommes de terres, les légumes ont donc l'importante mission de prévenir, d'une manière appropriée, la constipation.

Les salades et les concombres sont les seules espèces de légumes que l'homme mange à l'état non cuit, à l'état cru. Il n'est pas rare que les salades et les concombres soient additionnés uniquement de poivre et de sel, de vinaigre et d'huile, et qu'on les mange simplement ainsi (p. 117). Évidemment, pris sous cette forme, ils ne sont pas très digestibles, car leur tissu végétal est encore intact, les membranes cellulaires sont encore entières, la fécule est encore crue, non gonflée, etc. Aussi, les salades et les concombres crus ne sont-ils bien tolérés que par les personnes dont les fonctions digestives sont absolument normales. Chez un grand nombre de sujets, ces légumes ingérés en quantité quelque peu notable provoquent une sensation de gêne qui peut persister pendant plusieurs heures et être assez souvent accompagnée d'éructations désagréables. Il semble que les concombres et la salade qui ont été ramollis par une macération prolongée dans des acides dilués (vinaigre), soient mieux digérés; on observe, du moins, que les salades et les concombres ainsi préparés déterminent plus rarement les inconvénients que nous venons de signaler.

Dans ces derniers temps, l'on a préparé sur une grande échelle des conserves de différentes espèces de légumes (haricots, petits pois, concombres, asperges, salades, etc.). La conservation se fait, soit par simple dessication et compression sous une forte pression, soit par ébullition et mise à l'abri de l'air (fermeture hermétique dans des bocaux ou des boîtes), soit enfin en les mettant dans le vinaigre (choucroute et concombres). Si les conserves faites d'après les deux premières méthodes sont ensuite préparées de la même manière que les légumes frais, elles ne se distinguent guère de ces derniers, ni par leur aspect, ni par leur saveur; aussi, peuvent-elles être utilisées dans le même but que les légumes frais.

5. Champignons.

Jadis, le champignon proprement dit (Agaricus campestris) et la truffe (Tuber cibarium) n'étaient employés que comme addition aux mets et aux sauces; la grande richesse de ces champignons et d'autres espèces non vénéneuses en principes nutritifs, a récemment attiré davantage l'attention sur ce groupe de comestibles; aussi, leur emploi dans l'alimentation paraît-il s'étendre. Outre les deux espèces précitées, on consomme les différentes espèces de morilles, le bolet (Boletus edulis), la cantharelle ou chanterelle, etc. [1]. Tous ces champignons sont relativement riches en substances azotées, ainsi qu'en hydrates de carbone (mannite, sucre de raisin; la fécule paraît y faire défaut). Séchés à l'air, ils se conservent très bien; lorsque ces champignons desséchés sont bouillis, en vue de leur préparation, ils absorbent de l'eau, et leur saveur se distingue à peine de celle des champignons frais; les champignons desséchés sont très riches en substances azotées. La composition moyenne des champignons, à l'état frais et à l'état de dessiccation, est la suivante, d'après *König* :

---

(1) Voir *W. Medicus*, Unsere essbaren Schwämme, 1882. — *Acloque*, Les champignons, Paris, 1892.

100 parties	Eau	Substances azotées	Graisse	Mannite -+- Sucre	Extrait non azoté	Cellulose	Cendres
Champignons frais	91—73	3.5—8.7	0.2—0.5	0.7—1.4	2.7—10.7	0.7—5.6	0.6—1.8
» desséchés	19—67	25—36	1.6—1.9	6—11.4	17—37	5.5—18.7	6—8

Les substances minérales des champignons sont représentées, moitié par de la potasse, et pour 1/6—2/5 par de l'acide phosphorique. Comme les champignons, surtout les champignons desséchés, sont riches en substances azotées et renferment une quantité notable d'hydrates de carbone et de sels nutritifs (phosphate de potassium), ils doivent posséder une valeur nutritive considérable, pourvu que leur digestion soit suffisante dans le tube digestif de l'homme. D'une part, les recherches de *Böhmer,* de *Strohmer* [1], d'*Uffelmann* [2] ont démontré qu'environ 1/4 de l'azote total est représenté par de l'azote dit extractif se trouvant sous forme d'acides amidés, d'amides acides et d'ammoniaque (*Mörner* [3] trouva même que 1/3 de l'azote total de l'agaric est de l'azote extractif); d'autre part, d'après *Saltet* [4], lorsque des champignons, cuits avec du sel et du beurre, sont ingérés à raison de 130 gr. en substances sèches, il n'y a que 66—69 % de l'azote qui soient absorbés dans l'intestin de l'homme. *Uffelmann* trouva que l'azote des champignons frais et cuits avec du beurre, est absorbé à raison de 64 %; l'azote des champignons desséchés à l'air et cuits ensuite, serait absorbé à raison de 66 %; l'azote de champignons finement pulvérisés et cuits ensuite, le serait même à raison de 71 %. Par conséquent, l'azote des champignons est absorbé d'une manière à peu près aussi incomplète que celui des pommes de terre et des légumes. On ne peut donc leur attribuer une très grande valeur nutritive; on peut néanmoins les employer, spécialement dans l'alimentation des classes pauvres, comme un succédané bon marché des légumes d'ordinaire plus chers.

Les champignons préparés avec de la graisse, de la farine, etc., ont généralement très bon goût; quelques uns même, tels que l'agaric et la truffe, sont considérés comme des plats fins; ils sont avant tout employés pour assaisonner d'autres mets. Il faut encore relever que le tissu des champignons est feutré et coriace, qu'il provoque donc facilement des troubles digestifs; aussi, l'usage des champignons n'est-il à recommander qu'aux personnes saines qui possèdent un excellent appareil digestif.

Rappelons enfin qu'il peut se former dans l'helvelle comestible (Helvella esculenta), et plus souvent dans l'helvelle crépue (Helvella crispa), une substance douée de propriétés toxiques puissantes à laquelle on a donné le nom d'acide helvellarique [5]. L'expérience et l'observation ont démontré [6] que ce poison est détruit lorsque les champignons sont soumis pendant longtemps à

---

(1) Arch. f. Hygiene, Bd. 4, p. 322.
(2) Ibid., Bd. 6, p. 104.
(3) Zeitschr. f. physiol. Chem., Bd. 10, p. 503.
(4) Archiv f. Hygiene, Bd. 3, p. 443.
(5) *Böhm* u. *Külz*, Arch. f. exp. Path. u. Pharm., Bd. 19, p, 403.
(6) *Ponfick, Virchow's* Arch., Bd. 88, p. 445. — *Boström*, Deutsch. Arch. f. klin. Med., Bd. 32, p. 269.

la dessiccation ou lorsqu'ils sont traités à la manière des légumes, c'est-à-dire bouillis dans de l'eau, qui, ayant extrait la substance toxique, est jetée ensuite. Cette précaution prise, ces champignons sont préparés de la manière habituelle et sont alors inoffensifs.

6. Fruits charnus et fruits secs.

Les fruits charnus sont généralement divisés en fruits à pepins (pommes, poires, oranges, citrons), en fruits à noyaux (prunes, cerises, pêches, abricots) et en fruits à baies (raisins, framboises, fraises, airelles, groseilles rouges, groseilles vertes); ces fruits sont particulièrement riches en eau et renfèrment des quantités assez notables d'hydrates de carbone, un peu d'albumine et une quantité variable de substances sapides, telles que les acides végétaux libres ou leurs sels acides; ils contiennent également des substances odorantes (éthers des fruits). En raison de leur teneur en hydrates de carbone (et en albumine), les fruits charnus doivent être considérés comme des aliments; par suite de leur teneur en acides végétaux et en substances aromatiques, ils jouent également le rôle de condiments. Les hydrates de carbone solubles sont représentés surtout par du sucre de raisin (dextrose) et par du sucre de fruit (lévulose). Un grand nombre de fruits charnus, tels que les pommes, les poires, les ananas, renferment en outre une quantité notable ($1-11.\%$) de sucre de canne. En général, la richesse en sucre de canné augmente parallèlement à la teneur en acide. Les fruits charnus renferment également de la dextrine et une quantité plus ou moins notable de substances pectiques (p. 110). La nature des acides varie suivant les différentes sortes de fruits : les pommes, les poires, les prunes, les abricots, les cerises, renferment de l'acide malique; les raisins contiennent, en outre, de l'acide tartrique; dans les citrons, on rencontre l'acide citrique; dans les groseilles rouges et dans les groseilles vertes, on trouve un mélange d'acide malique et d'acide citrique. Les acides se trouvent en partie à l'état libre, en partie à l'état de combinaison avec des bases, particulièrement la potasse, sous forme de sels acides. L'albumine y existe surtout sous forme d'albumine dite végétale.

Il va de soi que les fruits charnus possèdent une composition chimique qui varie dans des limites relativement étendues, d'après le climat, la température et le sol; ces variations portent surtout sur la teneur en eau, en sucre et en acide. Le tableau suivant, emprunté à *König*, nous indique leur composition moyenne :

100 parties	A l'état frais						
	Pommes	Poires	Prunes	Cerises	Raisins	Airelles	Oranges
Eau	84.8	83.0	84.9	79.8	78.2	89.6	89.0
Albumine	0.4	0.4	0.4	0 7	0.6	0.1	0.7
Acide.	0.8	0.2	1.5	0.9	0.8	2.3	2.4
Sucre	7.2	8.3	3.6	10.2	24.4	1.5	4.6
Hydrates de carbone .	5.8	3.5	4.7	1.7	1.9	} 6.3	1.0
Cellulose + noyaux. .	1.5	4.3	4.3	6.1	3.6		1.8
Cendres	0.5	0.3	0.6	0 6	0.5	0.2	0.5

Différentes espèces de fruits servent, sur une grande échelle, à préparer des conserves. On empêche leur décomposition, soit par la dessication à la température de $40-70°$ C. (fruits séchés au four, à la touraille, etc.), soit par le confisage.

La confiture se prépare en mettant les fruits comme tels, ou après qu'on les a pelés, dans une solution concentrée de sucre qu'on fait bouillir et dans laquelle la décomposition ne se produit plus si l'on a soin d'empêcher l'accès de l'air. La dessication diminue considérablement la teneur en eau et supprime ainsi l'un des principaux facteurs de la décomposition. La teneur en sucre augmente à mesure que la teneur en eau diminue, de sorte que finalement les fruits desséchés renferment une solution moyennement concentrée de sucre et qu'ainsi ils se confisent spontanément. La composition des fruits confits ne diffère pour ainsi dire de celle des fruits frais que par leur teneur en sucre provenant de la solution sucrée dans laquelle ils ont plongé. La composition des fruits desséchés ne diffère que par une teneur moindre en eau et par une augmentation correspondante dans la concentration des autres principes constitutifs. Les baies desséchées des raisins s'appellent, d'après leur volume, raisins secs ou raisins de Corinthe.

100 parties	À l'état sec					
	Pommes	Poires	Prunes	Cerises	Raisins	Figues
Eau	28.0	29.4	29.3	49.4	32.0	31.2
Albumine	1.3	2.1	2.3	2.1	2.4	4.0
Acide	3.6	0.8	2.7	—	—	1.2
Sucre	42.8	29.1	44.4	31.2	54.6	49.8
Hydrates de carbone . . .	16.9	29.7	17.9	14.3	7.5	4.5
Cellulose + noyaux . .	5.0	6.9	1.5	0.6	1.7	5.0
Cendres	1.6	1.7	1.3	1.6	1.2	2.9

On consomme les fruits, soit comme tels, à l'état frais, soit après les avoir cuits. Les fruits desséchés se mangent presque uniquement de cette dernière manière. Les fruits constituent un condiment favori à cause de leur saveur agréable et de leur odeur aromatique; ingérés en quantité considérable, ils introduisent dans l'organisme une quantité notable de sucre facilement soluble; aussi, doivent-ils être considérés comme un aliment. Dans l'alimentation des classes aisées, les fruits figurent, partie à l'état cuit ou confit, et sont servis avec la viande sous forme de compote, partie à l'état cru à la fin d'un repas, sous forme de dessert. Dans l'alimentation du peuple, les fruits sont souvent additionnés à des aliments peu sapides en eux-mêmes tels que le riz bouilli, les nouilles, etc. (riz aux pruneaux, riz aux pommes, nouilles aux prunes). Enfin, les fruits pris en grande quantité combattent la constipation, en ce sens qu'après usage de fruits, les fèces sont plus riches en eau et s'évacuent plus facilement.

En général, les fruits cuits sont mieux supportés que les fruits frais et crus, parce que la charpente compacte du tissu végétal a été détruite par l'ébullition. Par conséquent, si la digestion est lente ou pénible, il est à recommander de ne manger les fruits qu'à l'état cuit, sous forme de compote de pommes ou de prunes. Si les selles sont rares, on peut avantageusement mettre à profit l'action légèrement purgative des fruits cuits ou des confitures. Il y a lieu, enfin, de rappeler avec *Forster*, que l'usage abondant de fruits introduit dans l'organisme une quantité notable d'eau et diminue de la sorte le besoin en boissons aqueuses et aussi, ce qui est plus important, en boissons alcooliques; les données statistiques ont démontré que la consommation des boissons alcooliques est d'autant moindre que celle des fruits est plus grande. Parmi les fruits frais, l'orange mérite une mention spéciale en raison de sa saveur agréable aigre-douce; son action rafraîchissante et calmante sur la soif lui a acquis la place d'un désaltérant de choix.

Les extraits aqueux de quelques fruits et les sucs ou jus de beaucoup d'entre eux, tels que ceux du citron, des framboises, des cerises, des groseilles, des fraises, etc., sont employés en partie comme tels, en partie après concentration et addition de sucre, portant alors le nom de gelée. Par addition d'eau, ces sucs servent à faire les limonades, dont la saveur agréable les fait estimer comme boisson; les sucs renferment :

Suc de citrons   environ 7 % d'acide, 2 % de sucre [1]
Suc de framboises   »   7 »   » 40—60 »   »
Suc de cerises   »   7 »   » 52 »   ».
Suc de fraises . . . . .   » 60 »   »

Les fruits secs sont employés sur une moins grande échelle dans l'alimentation de l'homme ; ils ne jouent qu'un rôle tout à fait secondaire, et ne sont mangés que par occasion, plutôt comme condiment que comme aliment proprement dit. Les fruits secs sont représentés surtout par les amandes douces, les noix, les noisettes et les marrons. Leur composition est à peu près la suivante :

100 parties	Amandes	Noix	Noisettes	Marrons
Eau	5.4	4.7	3.8	51.5
Albumine	24.2	16.4	15.6	5.5
Graisse	53.7	62.9	66.5	1.4
Hydrates de carbone . .	7.2	7.9	9.0	38.3
Cellulose	6.6	6.2	3.4	1.6
Cendres . . . , . . .	3.0	2.0	1.8	1.7

Les amandes, les noix et les noisettes sont très riches en albumine et en graisse ; les marrons, au contraire, renferment une grande quantité d'hydrates de carbone. Les amandes douces contiennent environ 4 % de sucre de raisin, mais pas de fécule ; dans les marrons, l'on trouve du sucre, de la dextrine et de la fécule; cette dernière représente plus de la moitié de la substance sèche des marrons.

Les amandes et les noix, y compris les amandes encore pourvues de leur coque tendre et friable (amandes cassantes), sont mangées à l'état cru, tandis que les marrons (Castanea vesca) sont d'ordinaire grillés ou cuits. Comme les marrons sont riches en hydrates de carbone, que le grillage développe en outre des substances aromatiques, ils constituent une nourriture savoureuse, très appréciée dans différentes contrées comme addition à certains plats. Grâce à leur grande richesse en fécule et à leur teneur moyenne en albumine, le marron, qui est originaire des pays méridionaux, remplace, dans ces contrées, la pomme de terre dans ses diverses applications. Les amandes et les noix provoquent rapidement la sensation de satiété; on ignore si c'est à cause de leur grande richesse en graisse ou pour une autre raison. Il en résulte que ces fruits ne sont presque jamais mangés en grande quantité; la graisse et l'albumine ainsi introduites dans l'organisme ne sont pas bien considérables.

7. Epices.

Bien qu'à la rigueur les épices n'appartiennent pas au groupe des aliments, elles méritent néanmoins ici une courte étude, à cause de l'habitude qu'on a de les ajouter aux principes nutritifs et aux aliments lors de la préparation culinaire de ces derniers : l'addition d'épices à ceux de ces aliments qui par eux-mêmes sont dépourvus de goût, leur confère cette saveur qui les rend mangeables et supportables pendant longtemps, sans provoquer le dégoût. Les épices renferment généralement très peu de principes nutritifs. En outre, elles sont ajoutées aux aliments en quantité si minime, que leur rôle nutritif peut être absolument négligé, ce qui nous dispense d'étudier leur composition chimique.

---

(1) Par sucre, il faut entendre ici le sucre de raisin et le sucre de canne du suc, ainsi que le sucre de canne ajouté lors de la préparation.

Les substances aromatiques renfermées dans les épices stimulent la sécrétion des sucs digestifs (p. 114); elles favorisent ainsi la digestion et en partie aussi l'absorption, c'est-à-dire le passage des substances digérées, de l'intérieur du tube digestif à travers la muqueuse, dans les liquides organiques. La plupart des épices renferment des substances spécifiques qui, en petite quantité, provoquent déjà l'action précitée. C'est ainsi que le poivre renferme une essence éthérée à odeur et à saveur fortes, ainsi qu'une substance à saveur âcre, la pipérine; la moutarde noire contient l'essence éthylique de moutarde, composé à odeur et à saveur très fortes (sulfocyanure d'éthyle), qui prend naissance par l'action de l'émulsine sur le myronate de potassium. Dans la moutarde blanche, se trouve de l'essence acrinylique de moutarde (sulfo-cyanure d'acrinyle); la cannelle, la noix muscade, la girofle, le gingembre, le cumin, la coriandre, l'anis, le fenouil, la cardamome, le safran contiennent une essence éthérée caractéristique pour chacune de ces épices; la vanille renferme, outre l'essence éthérée, une substance aromatique appelée vanilline. L'usage qu'on fait des épices pour la préparation des mets varie suivant les goûts et les habitudes. La viande, les pâtisseries, les graines de légumineuses et les légumes sont presque partout préparés avec addition d'épices. Dans la plupart des provinces de l'Allemagne du Nord, en France, en Belgique, etc., le pain se prépare sans addition d'épices proprement dites; par contre, en Bavière, en Autriche et dans d'autres pays, il est additionné d'épices, soit d'anis, soit de coriandre, soit de cumin, ailleurs encore de cardamome.

En général, on peut émettre, concernant l'usage des épices, les mêmes observations que celles que nous faisions concernant l'emploi des condiments et stimulants en général : l'usage modéré est aussi utile que l'abus est nuisible. Seulement, l'abus des épices est bien moins à redouter, parce que, ajoutées aux mets en quantité quelque peu considérable, elles confèrent à ceux-ci une saveur et une odeur si pénétrantes qu'il devient impossible d'ingérer ces aliments. D'autre part, on a constaté qu'il est utile de varier les épices employées (p. 118); à la longue, on se dégoûte des aliments épicés toujours de la même manière et on les prend avec répugnance; la variation dans les épices ou dans l'assaisonnement stimule, au contraire, l'appétit. Les épices, associées à des amers et à de l'extrait de viande, jouent le rôle de médicament chez les malades et les convalescents dont les fonctions digestives sont languissantes. D'ailleurs, le mode de préparation et d'assaisonnement des mets présente une importance toute spéciale dans le régime alimentaire des malades; les principaux points de cette question seront exposés dans le chapitre de l'alimentation des malades.

C. STIMULANTS.

On entend par stimulants, les mélanges artificiels de substances stimulantes et autres, additionnées parfois d'une minime quantité de principes nutritifs. Ce n'est guère à cause des principes nutritifs qu'ils renferment, que les stimulants trouvent usage dans l'alimentation; ce sont, au contraire, les substances excitantes propres qui déterminent leur emploi. Nous avons déjà étudié plus haut, d'une manière détaillée, les principes stimulants, à savoir : le sel de cuisine, les acides végétaux, les essences aromatiques, l'alcool, la caféine ou théine (p. 115); on peut y ajouter bien d'autres encore, tels que la théobromine, la nicotine, etc. En dehors de l'une ou l'autre des substances stimulantes, les stimulants en renferment souvent d'autres qui sont en partie des principes nutritifs, en partie des substances de nature et d'action indifférentes. Ainsi, les épices étudiées plus haut constituent un mélange complexe où les essences éthérées sont englobées dans du tissu végétal peu nutritif; par contre, les fruits charnus, renfermant des acides végétaux, sont à la fois des stimulants et des aliments. Les stimulants préparés artificiellement sont représentés en première ligne, à raison de l'usage étendu qu'on en fait, par les boissons fermentées, alcooliques ou spiritueuses (bière, vin, eau-de-vie); viennent ensuite les boissons alcaloïdiques (café, thé, cacao, chocolat).

1. Boissons alcooliques.

Bière.

Par bière, on désigne les boissons préparées par fermentation alcoolique (sans distillation) à l'aide du malt d'orge, du houblon, de la levûre et de l'eau[1]. L'orge gonflée par l'eau est mise à germer (à la touraille ou dans des tambours pneumatiques) pendant 6—10 jours, d'après la température: la germination détermine la formation d'une quantité notable de ferment diastasique et d'un ferment peptonisant. L'orge germé, ou « malt vert », est desséché à une température de 40—80° C.; le malt étant suffisamment sec, on enlève les germes et on le moud; puis on le fait digérer dans la cuve-matière avec de l'eau à une température d'environ 60° C. Pendant cette digestion, appelée brassage ou démêlage, la diastase renfermée dans le malt exerce son action fermentative sur la fécule, transformant celle-ci en sucre (dextrine et maltose); en même temps, les albumines solubles se transforment en peptone. Les résidus insolubles du malt, la drague, sont séparés par décantation; le liquide clair ainsi soutiré, le « moût », est bouilli avec 1—3 % de houblon, produit riche en substances amères et aromatiques; il est ainsi plus ou moins concentré. Puis, on le refroidit rapidement et on l'abandonne pendant 4—8 jours à la fermentation de la levûre[2]. La levûre décompose la majeure partie du sucre en alcool et en acide carbonique. Le produit ainsi obtenu, la « bière jeune », doit, pour devenir buvable, subir encore le guillage et la clarification

---

[1] L'emploi de succédanés, pour autant que ceux-ci ne sont pas nuisibles à la santé, tels que le froment, le riz, le maïs, le sucre cristallisé, le sucre de fécule, le maltose, etc., n'est pas formellement interdit dans l'Empire allemand, à part, toutefois, en Bavière.

[2] Pour la bière à fermentation haute, on l'abandonne à la température de 12—20° ; pour la bière à fermentation basse, on le refroidit à 6—8° C.; ces dernières bières possèdent un goût plus agréable et se conservent mieux ; c'est pour ce motif — exception faite pour les bières blanches — qu'on applique généralement en Allemagne la fermentation basse. Les bières belges sont à fermentation haute.

(séparation de la levûre et autres produits insolubles); la bière
mise en tonneaux achève peu à peu sa fermentation (arrière-
fermentation) et devient alors « claire et transparente ». Si l'on
veut préparer une bière riche en principes, on doit, lors du
démêlage, ajouter au malt moulu une quantité d'eau moins grande
que lors de la préparation d'une bière plus faible. Les bières
de garde ou les bières d'été, les bières appelées « bock »
ou bière d'exportation, se distinguent seulement des bières
légères ou bières d'hiver, en ce qu'elles sont préparées à l'aide d'un
moût plus concentré, par conséquent, plus riche en principes.
Le « porter » et l'« ale » sont préparés avec les moûts les plus
concentrés. Les bières foncées doivent leur coloration spéciale,
en partie à la caramélisation du malt séché dans la touraille à la
haute température de 50—80°, en partie à l'addition de sucre
coloré (caramélisé). A l'aide du malt au froment, ou d'un mélange
de malt d'orge et de malt au froment, on fabrique les bières qui
se boivent pendant l'arrière-fermentation et qui, par conséquent,
moussent; elles sont incomplètement clarifiées et possèdent un
goût aigre; telles sont les bières blanches et la plupart des
bières belges. Outre de l'eau, la bière renferme de l'alcool, de
l'acide carbonique, du sucre (maltose), de la dextrine, des traces
d'albuminoïdes[1] (d'ordinaire sous forme de peptone), de la
glycérine, un peu d'acide lactique, d'acide acétique et d'acide
succinique (ces quatre dernières substances sont les produits
accessoires de la fermentation de la levûre); elle renferme, en
outre, les substances résineuses et aromatiques du houblon (résine
de houblon, substances amères de houblon) et des substances
minérales dont les deux-tiers sont constitués par du phosphate de
potassium. Par conséquent, outre les substances stimulantes telles
que l'alcool, les principes amers et aromatiques du houblon, la
bière renferme une quantité notable de substances nutritives
facilement solubles telles que la dextrine et le sucre, au total,
4.5—5.5 %, ainsi que des sels nutritifs. Le résidu sec de la bière
porte le nom d'extrait; il comprend donc l'ensemble des substances
non volatiles dissoutes dans la bière, par conséquent, tout, excepté
l'eau, l'acide carbonique, l'alcool, l'acide acétique et les substances
aromatiques volatiles. Dans les bières normales, la quantité d'extrait
doit dépasser de moitié celle de l'alcool. *König* indique comme
moyenne d'un grand nombre d'analyses, la composition suivante :

100 parties	Eau	Acide carbonique	Alcool[2]	Extrait	Albumine	Sucre	Dextrine	Acides	Glycérine	Cendres
Bière légère . . .	91.1	0.2	3.4	5.3	0.7	1.0	3.1	0.2	0.1	0.2
Bière de garde . .	90.1	0.2	4.0	5.8	0.7	0.9	3.7	0.15	0.2	0.2
Bière d'exportation	89.0	0.2	4.4	6.4	0.7	1.2	3.5	0.2	0.2	0.3
Bock	87.9	0.2	4.7	7.2	0.7	1.8	4.0	0.17	0.2	0.3
Porter.	87.1	0.2	5.0	7 6	0.8	1.3	3.8	0.3	0 2	0.4
Bière blanche . .	91.6	0.3	2.5	5.9	0.5	1.1	3.2	0.4	0.2	0.2

La bière possède un goût agréable, légèrement amer, qui est
dû principalement à l'alcool, à l'acide carbonique, à la substance

---

(1) La partie restante des substances albuminoïdes et une partie de la peptone sont
précipitées, lors de l'ébulliton du moût, par l'acide tannique renfermé dans le houblon.
(2) Pour cent, en volume.

amère du houblon et aux hydrates de carbone (maltose, dextrine);
ce sont ses propriétés gustatives qui ont fait de la bière la boisson
la plus répandue. Au point de vue physiologique, l'usage de la
bière ne peut être que recommandé, car elle est relativement peu
riche en alcool, de sorte que l'alcoolisme ne survient pas aussi
facilement par abus de bière qu'à la suite de l'usage des eaux-de-vie,
qui sont plus riches en alcool et renferment de l'alcool amylique
(p. 186). De plus, à côté de substances stimulantes, la bière renferme
encore des quantités notables de principes nutritifs qui s'absorbent
facilement (hydrates de carbone, sels). Comme *Voit* le signale avec
raison, deux litres d'une bonne bière renferment environ le quart
des hydrates de carbone dont l'homme adulte a besoin dans sa
ration journalière, et ces hydrates de carbone s'y trouvent sous une
forme soluble.

La stimulation générale que provoque la bière est de loin
inférieure à celle déterminée par un vin fort ou par l'eau-de-vie; en
revanche, elle peut être consommée en grande quantité sans
entraîner d'inconvénients sensibles. Enfin, le prix de la bière est
notablement inférieur à celui du vin, même dans les contrées riches
en vignobles et, à fortiori, dans les pays qui ne produisent pas de
vin et où l'on ne consomme que du vin importé.

Dans bon nombre de contrées, les bières blanches aigres
jouissent d'une grande vogue; ce sont les bières les moins riches en
extrait: leur teneur en alcool, en sucre et en dextrine est même
inférieure à celle des bières légères de ménage. En faisant bouillir
la bière blanche, et en y ajoutant des œufs et du sucre, on prépare
des soupes à la bière qui possèdent un goût agréable; par suite
de l'addition d'albumine, de graisse et de sucre, la valeur nutritive
de ces soupes dépasse de loin celle des bières simples et, à plus
forte raison, celle des bouillons.

Il y a lieu de signaler enfin, que les bières jeunes dont la fermentation n'est pas
achevée, déterminent des troubles du côté du tube digestif (catarrhe aigu de l'estomac)
et de la vessie (spasme vésical, dysurie, douleurs avant et après la miction); les
symptômes digestifs peuvent sans doute être imputés à la levûre ingérée en grande
quantité avec la bière jeune; les phénomènes du côté de l'appareil urinaire sont
probablement provoqués par des substances qui deviennent insolubles lors d'une
fermentation plus complète et qui se déposent par le repos, telles les résines du houblon[1].

Vin.

Le jus des raisins murs (p. 175) donne le vin par fermentation.
A cet effet, les baies sont écrasées et exprimées; on obtient ainsi
un suc riche en sucre, débarrassé des enveloppes et des pepins[2],
et qu'on appelle moût. Celui-ci est mis dans des fûts ouverts,
incomplètement remplis; il y subit, sous l'action des germes de
levûre arrivés de l'air, une fermentation lente (2—4 semaines),
sous une température moyenne (12—15° C). Grâce à l'action de

---

(1) En ingérant une décoction de houblon, *Mori* a pu provoquer artificiellement cet
état d'irritation de l'appareil urinaire; l'administration simultanée de la noix muscade
pulvérisée prévint l'apparition de ces symptômes d'irritation (Arch. f. Hygiene, Bd. 7,
p. 354).

(2) Les vins rouges se préparent à l'aide du moût des raisins noirs avec
l'enveloppe de leurs grains et les pepins, qui sont tous deux riches en tannin; l'acide
tartrique préformé forme, avec l'alcool qui prend naissance pendant la fermentation,
une solution alcoolique acide, qui dissout la matière colorante rouge du vin rouge;
l'expression n'est pratiquée qu'après fermentation.

cette fermentation, le sucre de raisin donne naissance à de l'alcool
et à de l'acide carbonique, ainsi qu'à une petite quantité de glycérine, d'acide succinique, d'acide malique, et parfois aussi, par
suite d'une minime fermentation acide parallèle, à un peu d'acide
acétique. Une partie du sucre échappe à la fermentation et demeure
dans le vin [1]. Les tartrades acides, les tannins et les matières
colorantes, renfermés dans le moût, se déposent en majeure partie;
seul le vin rouge reste assez riche en acide tannique (0.1—0.2 %)
et en matières colorantes. Les substances albuminoïdes du moût
sont également précipitées, à part, cependant, une minime quantité
(0.15—0.3 %). Pendant la fermentation, se forment encore les
substances odorantes qui constituent l'arôme ou le bouquet du
vin; elles sont surtout constituées par de l'éther œnanthique (éthers
des acides caprinique et caprylique) et par d'autres éthers; même
les vins à bouquet riche, n'en renferment que des traces. Parmi les
substances minérales contenues dans le moût et qui restent en
solution dans le vin, se trouvent surtout la potasse et l'acide phosphorique, ensuite, la chaux et l'acide sulfurique. Les substances
minérales du vin (0.15—0.25 %) se composent pour 1/2 de potasse,
pour 1/5 d'acide phosphorique et pour 1/10 d'acide sulfurique. Les
dernières traces d'impuretés et de trouble du vin s'enlèvent à l'aide
de la gélatine, de la colle de poisson, etc.; en un mot, on le soumet
à la « clarification ». Les petits vins renferment, en moyenne
pour 100, 6—8 volumes d'alcool, les vins mi-forts 11 %, les bons
vins jusque 14, et les vins forts jusque 16 %. On désigne également
sous le nom d' « extrait » le résidu sec de l'évaporation du vin; il
est composé de sucre, d'acides, de tannin, de matières colorantes,
de glycérine et de sels. On dit d'un vin riche en extrait et en alcool
qu'il a du « corps ».

Le tableau suivant indique la composition moyenne ou normale des vins les plus répandus. Il va de soi que cette composition
présente des oscillations relativement étendues, d'après la qualité
du moût, la marche de la fermentation, etc.

Dans 100 parties	Eau	Alcool Vol. %	Extrait	Sucre	Tartre + acide tartrique	Glycérine	Cendres
Vin moyen . . .	87.0	10.0	2.6	0.2	1.3	0.6	0.25
» du Rhin . . .	86.3	11.5	2.3	0.4	0.8	0.8	0.2
» de Moselle . .	86.1	10.1	2.6	0.5	0.6	—	0.26
» de Hongrie . .	84.8	12.2	3.1	0.6	0.7	0.8	0.22
» rouge [2] . . .	88.3	9.4	2.6	0.3	0.6	0.7	0.25
» de Franconie .	89.9	8.8	1.3	0.6	—	—	0.2
» du Tyrol . . .	83.8	12.6	3.7	0.7	0.6	0.65	0.2

Pour que le vin se conserve, on le soumet, d'après la méthode de *Pasteur*, à une
température de 60—70° C, on le « pasteurise »; on tue ainsi les ferments organisés
capables de décomposer le vin, et cela, sans que le goût, ou bouquet, en soit altéré.
Ce procédé a donné les résultats les plus favorables pour le vin destiné à l'exportation.

Nous développerons, dans la seconde partie de ce livre, les méthodes dites
d'amélioration du vin (méthodes de *Chaptal,* de *Gall,* etc.), et les données relatives
aux vins artificiels.

Les vins du Midi (d'Espagne, de Portugal, d'Italie, de

----

(1) D'après *Brefeld* et *Hayduck*, la fermentation s'arrête dès que le milieu fermen-
tescible renferme environ 15 % d'alcool.

(2) Vins de Bordeaux et de Bourgogne, moyenne des analyses de 20 vins différents.

Hongrie) sont soumis moins longtemps à la fermentation ; aussi, sont-ils par eux-mêmes plus riches en sucre et plus pauvres en alcool que les vins à fermentation complète. Afin de mieux assurer leur conservation et de permettre leur transport, on les additionne d'alcool (vinage) jusqu'à ce qu'ils titrent 15—20 %. Pour préparer le champagne et les vins mousseux, on ajoute au moût en fermentation un mélange de cognac et de sucre, « la liqueur », afin d'augmenter la teneur en alcool et en sucre ; après une fermentation de courte durée, le mélange est rapidement clarifié, et mis dans des bouteilles solidement fermées et ficelées qu'on abandonne ensuite à une fermentation lente ; l'acide carbonique qui prend ainsi naissance demeure évidemment renfermé dans le vin. La composition de ces mélanges artificiels varie dans des limites assez étendues.

Parmi les vins du Midi, citons le Tokay qui se distingue par sa richesse en extrait, le Porto, le Madère, le Sherry, le Marsala, remarquables par leur richesse en alcool. Les vins mousseux se distinguent par leur teneur moyenne en alcool avec une très grande richesse en extrait, ainsi que par la grande quantité d'acide carbonique qui s'y trouve dissous sous pression.

Dans 100 parties	Eau	Alcool Vol. %	Extrait	Sucre	Acides	Glycérine	Cendres	Acide carbonique Vol. %
Tokay. . . .	80.8	12.0	7.2	5.1	0.7	0.9	0.3	—
Porto	77.4	16.4	6.2	4.0	0.4	0.2	0.3	—
Madère . . .	79.1	15.6	5.3	3.3	0.5	0.3	0.3	—
Sherry . . .	79.5	17.0	3.5	1.5	0.5	0.6	0.5	—
Marsala . . .	79.0	16.4	4.6	3.5	0.5	0.4	0.4	—
Champagne. .	77.6	9.0	13.4	11.5	0.6	0.1	0.1	6—7
Rhin mousseux.	80.1	9.4	10.5	8.7	0.6	0.1	0.2	6—7

Comme le vin contient une certaine quantité de sucre, on ne peut nier qu'il ne possède une certaine valeur nutritive ; toutefois, le vin étant généralement pris en petite quantité, cette action nutritive entre à peine en ligne de compte ; en tout cas, ce n'est pas dans ce but qu'on le prend généralement. C'est plutôt l'action vivifiante qu'on y recherche, ce dont il est redevable à sa teneur en alcool, en partie peut-être aussi aux substances du bouquet ; le vin est presque exclusivement pris comme stimulant. Absorbé en quantité modérée, il constitue un excellent réconfortant ; tel est surtout le cas pour les vins du Midi, lesquels sont particulièrement riches en alcool. Outre son action stimulante directe sur le système nerveux central et son action indirecte sur le cœur et les vaisseaux, l'alcool renfermé dans le vin excite encore la sécrétion des sucs digestifs ; c'est ce qui explique l'usage de donner avant ou au début des repas copieux, un verre de vin très riche en alcool, tel que le Sherry, le Madère ou le Porto. Les vins riches du Midi paraissent agir non seulement par leur alcool, mais également par le sucre qu'ils contiennent en grande quantité et qui posséderait une action analogue (p. 114).

Un verre de vin donne donc un coup de fouet à l'activité cardiaque et à la circulation ; l'homme sain se livrant à un travail fatiguant, ainsi que l'homme malade dont les fonctions circulatoires et digestives languissent, en retirent un bienfait immense. Le champagne glacé est utile parfois contre les vomissements incoercibles, alors que rien d'autre n'est plus supporté ; il relève en même temps les forces affaiblies et infuse une vie nouvelle. L'usage du vin sera spécialement étudié à ce point de vue dans la deuxième partie de cet ouvrage (1).

Il y a lieu de rappeler que les vins doivent avoir achevé leur fermentation et s'être suffisamment déposés, avant d'être livrés à la consommation. Les vins jeunes, encore troubles, dont la fermentation n'est pas terminée, déterminent des troubles digestifs (catarrhe aigu de l'estomac et de l'intestin) ; la cause doit en être attribuée, partie à la présence de la levûre, partie à sa teneur en d'autres substances qui pendant la période ultérieure de la fermentation sont, ou décomposées à nouveau, ou précipitées (comme c'est le cas pour les tartrates) sous une forme insoluble lorsque le vin dépose.

Les sucs de pommes, de poires, de groseilles, de fraises, de myrtilles, etc., sont employés également, moyennant addition de sucre et de levûre, pour la préparation de boissons fermentées ; on les appelle vins de fruits. Leur composition est qualitativement identique à celle des vins de raisin, sauf que l'acide tartrique est remplacé par l'acide malique. La richesse de ces vins en extrait, en sucre et en substances minérales est plus élevée que pour le vin de raisin ; ils renferment, en moyenne, 5—6 vol. % d'alcool, 2.5—4.7 % d'extrait, 0.4—3.2 % de sucre, 0.4—0.9 % d'acide, 0.2—0.4 % de cendres. Pour le goût, le vin de fruits est incontestablement inférieur au vin de raisin ; d'ordinaire, il est aigrelet et doit être rangé à la suite des petits vins peu alcooliques. Par contre, le vin de fruits est légèrement purgatif, propriété qu'on attribue à sa grande richesse en sels végétaux acides ; il n'y a pas d'exception que pour le vin de myrtille qui possède plutôt des propriétés constipantes. Comme le prix du vin de fruits n'est que peu inférieur à celui du petit vin de raisin, il semble que le premier ne devrait être recommandé que comme succédané du second. De plus, ce n'est généralement pas le suc exprimé, mais seulement les enveloppes et les pepins, le marc, qui sont soumis à la fermentation ; celle-ci forme souvent, dans ces conditions, des alcools supérieurs (alcool amylique), produits qui doivent être considérés comme des plus nuisibles (p. 186). Disons, en terminant, que les vins de fruits, ainsi que les vins de Moselle, passent pour combattre la formation des calculs vésicaux et rénaux.

Eaux-de-vie et liqueurs.

Nous avons étudié jusqu'à présent les boissons alcooliques qui sont consommées comme telles, après achèvement de leur fermentation et de leur clarification. Les eaux-de-vie et les liqueurs se préparent, au contraire, à l'aide des distillats alcooliques des jus fermentés ou des matières brutes renfermant du sucre ou de la fécule ayant fermenté.

Les vins de raisin (du midi de la France) donnent, par distillation, le cognac (1) ; celui-ci renferme environ 50 vol. % d'alcool ; le suc fermenté de cerises donne de même, par distillation, l'esprit de cerise, le kirsch ; le suc de prunes, le Slibowitz ; la mélasse du sucre de canne donne le rhum (2), qui contient 60—70 % d'alcool ; la mélasse fermentée du sucre de betterave fournit le « sprit » avec 75—80 % d'alcool. Pour les substances riches en fécule, telles que la pomme de terre, le seigle, le riz, le maïs, la saccharification de la fécule précède la fermentation ; elle s'opère par la diastase, de la manière décrite plus haut pour la saccharification du malt (p. 179). Par la distillation répétée ou rectification des liquides fermentés, on obtient des produits de plus en plus concentrés ; finalement, on recueille un distillat dont la teneur en alcool est de 96 %, c'est-à-dire l'alcool absolu. Ce sont

(1) Pour l'étude plus approfondie des vins, surtout des vins français, décrits ici très sommairement, nous renvoyons aux traités spéciaux, par exemple à celui de *A. Gautier*, Sophistication et analyse des vins, Paris, 1891.
(2) *Sell*, Arbeiten des k. Gesundheitsamtes, Bd. 6 u. 7 ; Bd. 8, p. 243.

généralement les distillats rectifiés renfermant 25—3o % d'alcool qui sont livrés à la consommation, on les appelle eaux-de-vie. En même temps que l'alcool éthylique, il se forme pendant la fermentation des produits possédant un point d'ébullition différent, les uns plus bas, les autres plus élevé [1]. Parmi les produits plus volatils, il faut surtout mentionner l'aldéhyde; on le sépare par distillation fractionnée (produit de tête, avant-coulant). Parmi les produits moins volatils, on trouve des alcools à poids moléculaire plus élevé et plus riches en carbone, tels que les alcools propylique, butylique, allylique et amylique. Comme ils entrent plus difficilement en ébullition, la majeure partie demeure dans le résidu de la distillation, une partie cependant est entraînée et détermine la présence des alcools supérieurs (Fusel). Le sucre pur de raisin ou de canne, ainsi que le sucre de malt ou le maltose, ne fournissent que des traces d'alcools supérieurs; aussi, les vins naturels et les bières n'en renferment-ils que de très minimes quantités. Le sucre de grains (seigle, maïs) et le sucre de pomme de terre en fournissent davantage; aussi, l'eau-de-vie préparée avec le seigle (genièvre), l'arrac obtenu avec le riz et le vin de palmier renferment-ils, à côté de 66—70 % d'alcool, des quantités assez notables d'alcools supérieurs, surtout de l'alcool amylique, substance des plus nuisibles à la santé; il en est de même pour le whisky des Ecossais fabriqué avec de l'orge, et enfin pour l'alcool ou genièvre de pommes de terre [2]. Ce sont les alcools à point d'ébullition élevé, surtout les alcools amylique et allylique, qui sont cause de l'odeur et de la saveur répugnantes caractéristiques que possèdent certaines eaux-de-vie comme telles, mais encore plus les résidus qui persistent après évaporation de l'alcool éthylique. Ce sont surtout ces alcools supérieurs qui provoquent les symptômes nerveux pénibles que laisse l'ivresse après elle, tels que resserrements de tête, malaise, nausées, etc. Les eaux-de-vie de seigle sont préférées aux eaux-de-vie de pommes de terre et sont d'un prix plus élevé. Les eaux-de-vie du commerce possèdent (en Allemagne) une teneur en alcools supérieurs de o.3 %, au maximum. On additionne fréquemment les eaux-de-vie, d'essences (éthers œnanthiques) afin de leur communiquer un arôme et une saveur agréables. Les eaux-de-vie étant des distillats, elles ne renferment que des traces d'extrait et de substances minérales; elles se distinguent surtout par leur grande richesse en alcool, qui est rarement inférieure à 25 %, et dépasse assez souvent 3o %; le cognac, le rhum et l'arrac contiennent 45—70 % d'alcool.

Les liqueurs sont constituées par des mélanges d'esprit de vin, de sucre et de certaines substances extractives de végétaux, tels que l'absinthe, le gingembre, la menthe, l'anis, le cumin, etc. Ce sont elles qui donnent aux liqueurs leur goût caractéristique, ainsi que leur nom. Les liqueurs renferment 20—25 % d'alcool, 2—48 % d'extrait (dont le sucre ajouté représente jusque 47 %),

---

(1) D'après *Sell* (Arbeiten aus dem k. deutschen Gesundheitsamt, Bd. 4, p. 109) l'alcool brut renferme de l'aldéhyde, de la paraldéhyde, de l'acétal, de l'alcool propylique, butylique, amylique et allylique.

(2) D'après *Sell*, l'alcool de pommes de terre renferme plutôt moins d'alcools supérieurs que l'alcool de seigle. Voir *Windisch*, Arb. aus d. k. Gesundheitsamt, Bd. 8, p. 140 et 257.

et 1—3 % de substances extractives végétales spécifiques. Les
liqueurs agissent, en partie par leur alcool, en partie par les
substances amères et stimulantes (essences éthérées) contenues dans
les extraits végétaux; elles excitent le système nerveux et peuvent
favoriser la sécrétion des sucs digestifs (p. 114), comme c'est le
cas pour les liqueurs amères qui renferment des essences.

Lorsque les eaux-de-vie sont prises en quantités modérées, elles
déterminent une stimulation générale et poussent l'organisme à une
activité nouvelle; par contre, l'usage habituel de quantités excessives exerce les conséquences les plus fâcheuses tant pour le corps
que pour l'intelligence. Cette action néfaste est due, en partie à la
quantité d'alcool ingérée, en partie à la concentration de la boisson
alcoolique, en partie enfin à la quantité d'alcools supérieurs que
cette boisson contient. L'abus de l'alcool détermine, au lieu
d'un état d'excitation, la dépression et la paralysie du cœur ainsi
que des systèmes nerveux et musculaire; l'appétit et la digestion
faiblissent de plus en plus, car l'alcool concentré provoque le
catarrhe chronique de l'estomac et une altération de l'appareil
glandulaire de la muqueuse stomacale; il détermine encore l'infiltration graisseuse du foie avec hypertrophie du tissu conjonctif et
atrophie du parenchyme glandulaire hépatique (cirrhose). Si cet
état se complique d'une alimentation insuffisante, il survient rapidement de la débilité générale, surtout lorsque l'appareil circulatoire
(cœur, artères), ainsi que les reins, sont entrepris à leur tour. Mais
l'alcool est avant tout un agent de dépravation morale et
psychique; près de 1/6 de la totalité des aliénés est représenté par
des buveurs; la moitié, et même plus, des crimes et des suicides
commis doit être imputée à l'abus de l'alcool (1). L'influence délétère
de l'alcoolisme se manifeste encore dans la descendance (tares
héréditaires), spécialement sous forme d'une dégénérescence progressive. Les accès de folie, les affections mentales, l'épilepsie, le
suicide ou la tendance au crime se montrent encore jusque dans la
troisième génération, jusqu'à l'heure enfin où les derniers survivants
de cette race tarée s'éteignent, en présentant d'ordinaire de la
débilité mentale ou des symptômes d'idiotisme.

La rapidité avec laquelle les effets pernicieux de l'alcoolisme
apparaissent, dépend non seulement de la quantité d'alcool consommé, mais aussi de la concentration à laquelle il est pris, et enfin,
de la qualité des alcools; ainsi, la quantité absolue d'alcool ingéré
étant la même, les boissons très alcoolisées provoqueront des
effets nuisibles plus précoces que les boissons moins riches en
alcool; c'est ainsi que les eaux-de-vie sont plus nuisibles que la
bière et le vin, et que les alcools impurs exercent une action plus
délétère que les bières ou les vins qui ne renferment pas ou peu de
fusel. Les recherches instituées sur la toxicité des alcools ont
démontré que l'action toxique des alcools croît à mesure que la
teneur de la molécule en carbone s'élève; l'alcool amylique, qui

---

(1) Dans un travail récent, basé sur des statistiques officielles se rapportant à plus
de trois mille individus condamnés à de grandes peines, E. Masoin a montré, une fois de
plus, le rôle considérable que joue l'alcool dans la perpétration des crimes, influence qui
prend une importance croissante à mesure qu'on marche vers les hauteurs de la
criminalité (Bull. de l'Acad. de méd. de Belgique, juin, 1896).

est le plus riche en carbone, est également le plus toxique [1]. Par conséquent, si l'on consomme la même quantité d'alcool éthylique sous forme de bière ou de vin que sous forme d'eau-de-vie, le danger d'intoxication est le plus considérable dans ce dernier cas [2], car toutes les eaux-de-vie renferment une quantité plus ou moins notable d'alcools supérieurs, tandis que les bières et les vins préparés avec une bonne matière première, dont la fermentation a été convenablement conduite, n'en contiennent que des traces. Enfin, le danger est encore d'autant plus considérable que la quantité d'aliments ingérés est moindre comparativement à la quantité d'eau-de-vie qui est bue. Pour prévenir et pour combattre l'alcoolisme, il est tout d'abord indiqué de fabriquer des eaux-de-vie aussi pauvres que possible en alcools supérieurs ; mais les mesures les plus importantes sont celles qui ont une base éthique et diététique. Au point de vue de l'hygiène alimentaire, le moyen le plus efficace pour combattre l'abus de l'alcool [3] consiste à faciliter la préparation d'une nourriture sapide, ensuite de rendre plus accessible aux classes laborieuses l'achat de petits vins naturels, de bières légères et autres boissons stimulantes mais presque inoffensives, telles que le café et le thé. De fait, on peut citer comme preuve la statistique dressée en Angleterre il y a quelques années, d'où il résulte que la consommation des spiritueux a diminué proportionnellement à l'augmentation de la consommation de la bière. Le même rapport se retrouve en Allemagne entre la consommation des eaux-de-vie et celle de la bière. D'autre part, il est malheureusement établi aussi que la consommation excessive et continue de la bière altère profondément le cœur et les artères, et diminue considérablement la résistance des buveurs de bière contre les atteintes de la vieillesse et vis-à-vis des maladies [4].

2. Boissons alcaloïdiques et autres stimulants.

Café.

Le café se prépare par infusion d'eau bouillante sur la poudre des fèves torréfiées du caféier (Coffea arabica), arbrisseau qui croit spécialement dans les régions tropicales. La principale substance active de la fève de café est un alcaloïde azoté, la caféine (triméthylxanthine) ; elle y est renfermée à raison de 1.5 % [5] ;

---

(1) *Dujardin-Beaumetz* et *Audigé*, Comptes Rendus, T. 81, p. 191 ; *Rabuteau*, T. 81, p. 631.

(2) D'après *Fr. Strassmann (Eulenberg's* Vierteljahrschr., Bd. 49, p. 250), l'addition de 1 % d'alcool amylique à de l'alcool influence notablement la rapidité et l'intensité avec lesquelles l'alcoolisme apparaît.

(3) Concernant l'alcoolisme et les abus de l'alcool, voir particulièrement *A. Baer*, Der Alkoholismus, seine Verbreitung etc., Berlin, 1878 ; Die Verunreinigung des Trinkbranntweins, insbesondere in hygienischer Beziehung, Vortrag, Berlin, 1885 ; Die Trunksucht und ihre Abwehr, Wien u. Leipzig, 1890 ; Berl. klin. Wochenschr. 1892, n° 4. — *C. Mayet*, Le vin de France, Paris, 1895.

(4) *Sendtner*, Münchener med. Abhandlungen, 1891.

(5) D'après *Hilger* (Vierteljahrschr. f. öffentl. Gesundheitspflege, 1893, p. 559), la caféine du café, comme la théobromine du cacao, n'y sont pas renfermées comme telles, mais bien sous forme d'une combinaison glycosidique azotée qui se décompose sous l'influence d'un ferment diastasique contenu dans les fèves ou sous l'action des acides faibles, mettant en liberté l'alcaloïde, de la dextrose, etc.

vient ensuite le tannin, 6—7 % de sucre, un peu d'albumine et de cellulose, enfin 12 % d'eau environ.

Généralement, avant de moudre les fèves, on les torréfie à une température variant de 200—250°, jusqu'à ce qu'elles aient pris une coloration brun foncé; pendant la torréfaction, les fèves subissent une perte en poids allant jusque 15—20 %, et qui porte à peu près au même degré sur les substances organiques et sur l'eau. La majeure partie du sucre se transforme en caramel et détermine la coloration des fèves; l'albumine et la graisse sont également décomposées; enfin, il se forme en même temps une substance éthérée aromatique, volatile avec les vapeurs d'eau, la caféone, et d'autres produits empyreumatiques. Pour rendre l'extraction aussi complète que possible, on réduit d'abord les fèves torréfiées en une poudre assez fine.

La composition chimique des fèves torréfiées nous intéresse moins que la connaissance de la qualité et de la quantité des substances extractives qui passent dans l'eau chaude. D'après *Payen* et *König,* 1/4 environ du poids des fèves moulues passe dans l'eau. Pour préparer une tasse de café fort, il faut prendre 15 gr. de fèves torréfiées et finement moulues; 10 gr. suffisent même déjà. D'après *König,* une tasse de café préparée avec 15 gr. de fèves, renferme 0.3 gr. de caféine, 0.8 gr. de caféone, 2.2 gr. d'extrait non azoté, 0.6 gr. de substances minérales, dont 0.4 gr. de phosphate potassique.

Les substances sapides et odorantes du café ont fait de ce dernier une boisson d'agrément dont l'usage est général; ses principes aromatiques essentiels, la caféine et la caféone, sont absorbés, pénètrent dans le sang et déterminent ensuite, surtout sur le système nerveux central, une action stimulante; il en résulte que le cœur bat plus énergiquement, que le sang circule plus rapidement, que la fatigue et la dépression se font sentir à un moindre degré après un travail de l'esprit ou du corps. La température élevée à laquelle on boit le café, contribue à cette action stimulante réflexe. *J. Ranke* pense avoir démontré, surtout pour le café, une modification de la répartition du sang dans l'organisme, le sang irriguant les muscles par un courant plus rapide et plus intense. Cette circulation plus active enlève plus rapidement des muscles les substances ponogènes y accumulées et leur amène en même temps une quantité plus considérable de substances nutritives. Ni la caféine, ni le café ne modifient d'une manière sensible la transformation des albuminoïdes (p. 64). En résumé, le café est un excitant; bu chaud, il accélère la circulation; par suite de la circulation plus abondante du côté de la peau, il y provoque une sensation agréable de chaleur, ce qui est d'une certaine importance, spécialement pendant les temps froids et humides.

L'infusé du café n'est donc par lui-même qu'un stimulant, mais il peut, dans certaines circonstances, devenir aussi le véhicule de principes nutritifs, lorsque, par exemple, il est additionné, comme c'est l'habitude, de lait et de sucre. Le café facilite encore l'ingestion des principes nutritifs autres que l'eau; *Forster*[1] relève avec

---

(1) *v. Ziemssen's* u. *v. Pettenkofer's* Handb. der Hygiene, 1881, Bd. 1, Th. I, p. 226.

raison cette qualité précieuse que possède le café dans un grand nombre de circonstances, par exemple dans l'alimentation des vieillards : lorsque le lait seul détermine de la répugnance ou est mal supporté, il suffit fréquemment de l'additionner de café pour qu'il soit très bien accepté et d'une manière permanente ; dans ce cas, on mélange généralement le café et le lait à parties égales.

Mais la dilution du café par le lait possède encore de l'importance à un autre point de vue : l'infusé concentré de café détermine chez les vieillards, chez les personnes affaiblies, nerveuses ou convalescentes, ainsi que chez les cardialgiques, une stimulation telle du cœur, que ses battements se manifestent par des palpitations énergiques pénibles, et que, parfois même, le cœur devient arythmique et intermittent. Ces troubles n'apparaissent généralement pas après usage de café au lait ; le café dilué avec du lait est d'un goût plus agréable ; sous cette forme aussi, on absorbe une quantité de substances nutritives qui est loin d'être négligeable. Aussi, est-il devenu d'un usage général de diluer le café avec du lait. Veut-on augmenter la teneur en graisse et relever le goût du café, en place de lait, on l'additionne de crème.

Enfin, rappelons encore que l'action stimulante du café peut, dans la majorité des cas, remplacer celle de l'alcool ; aussi, doit-on pousser à la consommation plus grande du café combinée à celle de bières légères, car c'est un excellent moyen pour restreindre l'usage des spiritueux nuisibles et opposer ainsi une barrière à l'alcoolisme (p. 187). Toutefois, l'usage excessif et longtemps prolongé de café fort, détermine l'apparition de symptômes nerveux graves, tels que du tremblement, des palpitations cardiaques, de l'oppression, un état neurasthénique, un abaissement de la pression sanguine, de la pléthore veineuse abdominale [1].

Comme pour la plupart des stimulants en vogue, on a cherché à remplacer le café par d'autres boissons à saveur analogue, mais d'un prix moindre ; il existe toute une série de succédanés du café, parmi lesquels la chicorée torréfiée occupe la première place ; viennent ensuite les figues, les graines de seigle et les glands torréfiés (le café dit hygiénique), le malt grillé et bon nombre d'autres préparations. Seulement, les infusés de tous ces succédanés n'ont du café que la couleur, la saveur amère et l'odeur empyreumatique, toutes propriétés qui sont dues aux produits de décomposition qui prennent naissance sous l'influence de la torréfaction ; mais ces infusés diffèrent complètement du café en ce qu'ils sont absolument dépourvus de la substance stimulante proprement dite, de caféine et de caféone. Ce ne sont donc pas de véritables succédanés du café, loin de là.

On ajoute assez souvent au café véritable, une petite quantité de café de glands ou de figues ou de chicorée ; on relève ainsi la saveur de l'infusé.

Thé.

Le thé se prépare à l'aide des feuilles du théier (Thea chinensis), arbrisseau qui est cultivé spécialement en Chine, mais aussi au Japon, aux Indes orientales et dans l'île de Ceylan. Les feuilles ne sont pas employées à l'état frais, mais seulement après dessication et torréfaction. Leur coloration verte ou noire dépendrait du mode de préparation ; le thé noir est plus apprécié et se paie plus cher que le thé vert. Les feuilles fraîches de thé ont une saveur fortement astringente et sont dépourvues de leur arôme caractéristique ; celui-ci apparaît seulement par la torréfaction des feuilles et est dû à la formation de certains produits de décomposition. Les

---

(1) *Mendel*, Berliner klin. Wochenschr., 1889, n° 40.

principes actifs des feuilles du thé sont la théine, alcaloïde identique à la caféine (triméthylxanthine), ensuite une petite quantité de
théophylline [1] (diméthylxanthine), une essence éthérée aromatique et peut-être de l'acide tannique. Les feuilles torréfiées du thé
renferment, d'après *König,* environ 1.4 % de théine, 0.7 % d'essences
éthérées, 7 % de dextrine et de gomme, 12.4 % de tannin et 5 % de
cendres, dont près d'un 1/3 est représenté par de la potasse, plus
de 1/7 par de l'acide phosphorique, et environ 1/17 par de l'oxyde
de fer.

Les feuilles de thé, pas plus que les fèves de café, ne sont
consommées comme telles ; on les prend sous forme d'extrait
aqueux chaud. Il y a avantage à ne pas prolonger l'extraction
au delà de 5 minutes. Les feuilles de thé renferment une plus
grande quantité de substances solubles dans l'eau bouillante que
le café ; elle peut atteindre jusque 2/5 du poids des feuilles de
thé desséchées à l'air. Pour une tasse de thé, on compte 5 grammes
de thé sec. L'infusé de 5 grammes de thé contient, d'après *König,*
0.1 % de théine, 0.5 % d'autres composés azotés, 1 % de substances
extractives non azotées (gomme, dextrine) et 0.2 % de substances
minérales.

Par conséquent, une tasse de thé renferme généralement moins
de théine, d'extrait et de cendres, mais contient, par contre, plus
d'azote qu'une tasse de café. On admet que les feuilles de thé
renferment la théine sous forme d'une combinaison avec l'acide
tannique, d'un tannate qui se dissout dans l'eau chaude, mais qui est
insoluble dans l'eau froide ; ce serait là le motif pour lequel l'infusé
de thé devient trouble par refroidissement. Parmi les substances
minérales principales contenues dans une tasse de thé, il faut
signaler 60 milligrammes environ de potasse et, d'après *Liebig,*
4 milligrammes d'oxyde de fer. Le thé noir donne un extrait aqueux
moins considérable que le thé vert.

Vu sa richesse en substances aromatiques et en essences éthérées
volatiles avec la vapeur d'eau, le thé constitue une boisson d'une
saveur et d'une odeur agréables, dont le principe actif est identique
à la caféine. Aussi le thé n'est-il qu'un stimulant, déterminant, à la
manière du café, une action excitante générale. Seulement, l'infusé
de café renferme presque 4 fois plus de caféine qu'une égale
quantité de thé ; de là, l'action stimulante de celui-ci est notablement plus faible et l'on peut, sans danger, en boire de plus grandes
quantités. Aussi, précisément pour cette raison, fait-on un usage
étendu du thé dans tous les cas où l'on redoute l'action par trop
stimulante du café (p. 188). Le thé peut, comme le café, servir
d'excipient à des substances nutritives qu'on y ajoute, telles, par
exemple, le sucre et le lait. Le thé peut encore remplacer, à divers
points de vue, l'action stimulante de l'alcool ; il serait à souhaiter
que sa consommation s'étendît de plus en plus, car il est appelé à
devenir un moyen puissant dans la lutte prophylactique ou curative
contre l'alcoolisme.

Outre le thé de Chine, on emploie encore le thé de Paraguay (thé de Maté,
feuilles de l'Ilex paraguyensis) originaire de l'Amérique du Sud. Celui-ci est tout aussi

---

[1] *Kossel,* Zeitschr. f. physiol. Chemie, Bd. 13, p. 298.

riche en théine que le thé de Chine, mais il renferme une moindre quantité de substances solubles dans l'eau. Il ne se trouve dans le commerce que sous forme de poudre.

Tous les autres prétendus thés, par exemple, le thé de Bohème, sont complètement dépourvus de théine et possèdent seulement une saveur aromatique analogue au thé véritable ; ils ne peuvent donc être comptés parmi les thés proprement dits.

3. Cacao et Chocolat.

On désigne sous le nom de fèves de cacao les graines du cacaoyer (Theobroma cacao), arbrisseau originaire de l'Amérique centrale, mais cultivé actuellement aussi en Afrique et aux Indes Orientales. Les graines ou amandes de cacao sont renfermées au nombre de 25—40 dans le contenu pultacé des fruits. Elles contiennent un alcaloïde voisin de la caféine, la théobromine (diméthylxanthine), isomère de la théophylline ; la théobromine est peu soluble dans l'eau froide, plus soluble dans l'eau chaude ; ces graines contiennent, en outre, de l'albumine, une très grande quantité d'une graisse analogue au beurre (beurre de cacao), de l'amidon, de la gomme, de la résine, de la cellulose et des substances minérales. D'après *König*, le cacao décortiqué possède, en moyenne, la composition suivante : 12 % de substances azotées, 1.6 % de théobromine, 49 % de graisse, 13 % de fécule et 3.5 % de cendres ; ces dernières sont représentées pour 1/3 par de la potasse et pour 2/5 par de l'acide phosphorique.

L'expérience ayant appris que, par suite de sa teneur élevée en graisse, le cacao est mal supporté, on dégraisse partiellement les fèves par expression à chaud, et on les moud ensuite finement : on obtient, de la sorte, la poudre de cacao. Cette poudre contient 1.3 % de théobromine, 17 % de substances azotées, dont 8 % seulement sont constitués par de l'albumine[1], 25 % de graisse et 10—13 % d'hydrates de carbone. En portant cette poudre dans de l'eau bouillante qu'on tourne d'une façon continue et qu'on peut additionner de sucre, on obtient une boisson dont l'action principale est due à l'alcaloïde, la théobromine, et qui stimule le système nerveux à la manière du café et du thé : le cacao constitue donc aussi un stimulant. Les substances amères renfermées dans le cacao rendent cette infusion moins agréable que celle du café ou du thé. La préparation la plus convenable du cacao consiste à unir une poudre de cacao avec une petite quantité d'eau froide de manière à obtenir une bouillie épaisse et uniforme; on la jette ensuite dans de l'eau bouillante, et on tient le mélange à l'ébullition pendant 2 minutes. En général, pour une partie de poudre de cacao (par exemple, 10 gr.), on prend environ 15 parties d'eau, de sorte qu'une tasse (150 gr.) renferme 1 gr. d'albumine, 2.5 gr. de graisse, 1 gr. d'hydrates de carbone et 0.1 gr. de théobromine. Si l'on veut obtenir un décocté plus riche en substances nutritives, on prend un mélange à parties égales de lait et d'eau (4 parties de lait, 4 parties d'eau, 1 partie de poudre de cacao); dans ce cas, une tasse (150 gr.) contient environ 3 gr. d'albumine, 4.5 gr. de graisse, 4 gr. d'hydrates de carbone, 0.1 gr. de théobromine. Les substances azotées du cacao sont digérées, tout au plus, jusqu'à concurrence de 60 %, mais la graisse du cacao l'est jusqu'à 95 %.

---

[1] *H. Cohn*, Zeitschr. f. physiol. Chemie, Bd. 20, p. 1.

En additionnant la poudre de cacao d'une légère quantité d'alcali (soude, potasse), on obtient une farine de cacao soluble qui se gonfle dans l'eau bouillante; seulement, sa digestibilité n'est pas ainsi augmentée; au contraire, l'arôme agréable du cacao a disparu. L'addition d'alcali ne présente donc aucune utilité, mais plutôt des désavantages [1].

Le chocolat, produit qui se prépare à l'aide du cacao, possède une valeur nutritive plus élevée que ce dernier. Les chocolats se font en mélangeant la poudre de fèves de cacao, décortiquées et grillées, avec du sucre et en ajoutant des épices telles que la cannelle, la vanille; ces additions ont pour but de masquer la saveur amère du cacao. Les chocolats fins se préparent en mélangeant, à parties égales, du cacao et du sucre; les chocolats de moindre valeur contiennent jusque deux tiers de sucre, et encore, une partie notable du sucre est-elle remplacée par de la fécule. Les chocolats du commerce présentent, en moyenne, la composition centésimale suivante :

Eau	Albumine	Théobromine	Graisse	Sucre	Substances non azotées	Cendres
1.6	4.5	0.6.	15.3	63.8	11.0	2.2

Grâce à leur teneur en théobromine et en épices, les chocolats sont des stimulants. Leur teneur moyenne en albumine, leur richesse en graisse et surtout en sucre en font des aliments de haute valeur dont le rôle est d'autant plus important qu'ils sont consommés, ou bien comme tels et en quantité considérable, ou bien sous forme d'une boisson qui renferme, par tasse, 30 gr. environ de chocolat. Une tasse de chocolat renferme près de 0.2 gr. de théobromine, environ 1.5 gr. d'albumine, 5 gr. de graisse et 20 gr. de sucre; c'est là une quantité de substances nutritives qui est loin d'être négligeable et qui devient évidemment plus considérable encore si l'on prépare le chocolat avec du lait au lieu de se servir d'eau.

Les semences du Paulinia sorbilis, qui sont employées dans l'Amérique du Sud à préparer un stimulant très recherché appelé pâte de guarana, renferment côte à côte la caféine et la théobromine.

En appendice, disons quelques mots de la noix de kola, fruit à semences du sterculier, arbre originaire de l'Afrique Orientale; ces noix, d'une saveur amère agréable, renferment comme substance stimulante principale, la caféine jusqu'à raison de 2 %. D'après *Schuchardt* [2], elles renfermeraient, outre la caféine, encore d'autres substances actives solubles seulement dans l'eau, de sorte que les extraits alcooliques ne possèdent qu'en partie l'action de la noix de kola; cette action est avant tout stimulante et vivifiante, elle relève l'activité corporelle et psychique. Les préparations de *Schoch* paraissent être les meilleures; elles comprennent le kola préparé, contenant 2 % de caféine, le biscuit au kola et le biscuit au kola-gingembre avec 5 % de caféine.

4. Tabac.

Les feuilles mûres de la plante du tabac (Nicotiana tabacum), pas plus que les produits précédents, ne sont employées à l'état frais. On ne s'en sert qu'après dessication et après avoir subi un processus de fermentation [3]. Leur teneur en eau tombe ainsi de 15—11 %

---

(1) *Stutzer*, Zeitschr. f. angewandte Chemie, 1891, p. 368; 1892, Heft 17. — *Zipperer*, Untersuch. über Cacao, Hamburg, 1887. — *H. Cohn*, loc. cit.
(2) Die Kolanuss, Rostock, 1891, 2 Aufl.
(3) *Kissling*, Der Tabak, Berlin, 1893. — *Jankau*, Der Tabak, München, 1894.

jusqu'à 13—8 %, en même temps qu'il se produit une décomposition et une oxydation lentes des substances azotées, avec formation d'ammoniaque, d'acide azotique et de salpêtre. La nicotine, alcaloïde azoté, qui constitue, avec une essence éthérée, les principes caractéristiques du tabac, diminue également dans une notable proportion. Le tabac desséché possède, en moyenne, d'après *König,* la composition centésimale suivante :

Azote total	Nicotine	Ammoniaque	Acide azotique	Salpêtre	Graisse	Cendres
4.0	1.3 [1]	0.6	0.5	1.1	4.3	22.8

La teneur en substances minérales est la plus élevée qu'on ait jamais rencontrée jusqu'ici dans une plante ; 1/3 environ est formé par de la potasse, plus de 1/3 par de la chaux, ces deux bases étant combinées avec de l'acide carbonique. La nicotine est une huile lourde, incolore, mais devenant facilement jaune, d'une odeur marquée de tabac, se volatilisant déjà à la température ordinaire. La richesse du tabac en nicotine dépend ordinairement de la marche de la fermentation ; il peut arriver que les feuilles très riches en nicotine n'en renferment plus qu'une quantité minime à la fin de la fermentation. La teneur en nicotine n'est en rapport ni avec la qualité, ni avec la force du tabac ; elle détermine seulement l'âcreté et la toxicité de celui-ci. Les meilleures qualités de tabac se distinguent précisément par une teneur minime en nicotine. Le goût du tabac est dû surtout à des substances aromatiques, dont une partie existe comme telles dans le tabac, et dont une autre partie se forme pendant l'incinération. D'après *Nessler,* le tabac brûle, en général, d'autant plus facilement et possède, en partie, une odeur d'autant plus agréable que la richesse des cendres en carbonate de potassium est plus élevée. Lors de la combustion du tabac, les substances volatiles préexistantes, la nicotine et l'essence éthérée, se volatilisent [2] ; en même temps, prennent naissance un grand nombre de ces substances qui sont le résultat de la combustion incomplète, de la distillation dite sèche : ce sont des composés pour la plupart organiques, tels que l'ammoniaque, le cyanogène, l'acide acétique et les produits dits du goudron. Une autre partie du tabac est brûlée plus ou moins complètement et laisse des cendres d'une teinte variant du gris au blanc. La fumée du tabac est constituée par de la nicotine, ensuite par une huile empyreumatique, par de l'ammoniaque, un peu d'acide acétique, beaucoup d'acide butyrique, par des pyridines, différents hydrocarbures et enfin par un peu d'oxyde de carbone.

On doit admettre que c'est surtout la nicotine qui, avec les substances aromatiques et volatiles, confère au tabac les propriétés d'un stimulant. La nicotine constitue une substance extraordinairement toxique qui détermine, déjà à très petite dose, la mort par paralysie du cœur. Mais la fumée du tabac ne renferme jamais que des traces de nicotine ; de plus, celle-ci est généralement encore expulsée par la bouche et le nez, de sorte que la fumée

(1) *Daryl* (Revue d'hygiène, vol. 9, p. 815) trouva dans le tabac du Levant, de Grèce, de Hongrie, seulement 1 % de nicotine ; dans les tabacs turc et brésilien, 2 % ; dans le tabac de Virginie, par contre, 6.9 %. La teneur en nicotine du tabac français (départ. Lot et Garonne) est plus élevée encore.
(2) *F. Vas,* Arch. f. exp. Path. u. Pharm., 1894, Bd. 33, p. 141.

du tabac amène une action tantôt légèrement excitante, tantôt légèrement calmante. Par contre, l'usage exagéré et prolongé du tabac exerce assez fréquemment des effets funestes sur le système nerveux, détermine l'intermittence et l'arythmie de l'activité cardiaque, provoque la dépression générale, la perte de l'appétit et des troubles digestifs, et conduit parfois, d'après *J. Hirschberg,* à l'amblyopie et à l'amaurose. Toutefois, ici, comme pour la plupart des stimulants, l'accoutumance joue un rôle capital. La consommation d'une quantité de tabac, qui détermine déjà chez l'un un empoisonnement léger, est supportée impunément par un autre qui est habitué à l'usage du tabac. Chez bon nombre de personnes, l'usage du tabac diminue l'appétit ; la sensation de la faim disparaît passagèrement, propriété qui, en cas de besoin, peut être mise avantageusement à profit ; mais cet avantage est bien minime en comparaison de la diminution incontestable de l'appétit qui se manifeste chez un grand nombre de personnes, alors même qu'elles font un usage modéré du tabac (p. 119). Pour ces raisons, l'usage du tabac doit être absolument défendu, d'une part aux personnes dont la digestion et l'appétit sont affaiblis, d'autre part à celles dont l'activité cardiaque n'est pas complètement normale.

§ 3. — ALIMENTATION DE L'HOMME.

Ainsi que nous l'avons montré au chapitre premier, l'intensité de la désassimilation au sein de l'organisme vivant dépend de très nombreux facteurs, tels que l'état nutritif, le poids du corps, l'âge, le climat, la température ambiante, le travail musculaire, etc.; aussi, les expériences instituées chez des personnes isolées, ou la détermination empirique de la ration journalière, ne nous fournissent que des données moyennes qui peuvent ne pas s'appliquer d'une manière rigoureuse et complète à l'alimentation de chaque individu en particulier. Ces recherches ne nous indiquent en quelque sorte que les limites supérieures et inférieures entre lesquelles l'ingestion des substances nutritives doit osciller pour que l'individu conserve ou acquière un état de nutrition en rapport avec son activité. D'autre part, la nutrition dépend à un tel point de l'habitude et de l'individualité, que même deux sujets, dont l'état général et l'âge sont sensiblement identiques et qui se trouvent dans les mêmes conditions sociales, ne retirent pas le même effet nutritif d'une égale quantité de substances nutritives ingérées. Toutes les lois dites de la nutrition ne correspondent pour ainsi dire qu'à la moyenne des hommes ; elles ne sont donc vraies que d'une manière générale, ne s'appliquant pas nécessairement à chaque individu en particulier ; c'est toujours avec cette restriction qu'il faut les comprendre. Mais d'autre part, il n'en résulte pas pour cela que ces lois perdent en importance au point de vue pratique ; elles formulent les données moyennes établies par l'expérience et l'observation ; le médecin intelligent ne les observera pas d'une manière servile, pas plus qu'il n'institue le même traitement contre la même maladie survenant chez des individus différents. L'alimentation rationnelle, la diététique, exige donc dans un grand nombre de cas qu'on individualise rigoureusement ; il en résulte que dans certaines circonstances on s'écartera de la moyenne, soit en plus soit en moins, ou même qu'on s'en éloignera encore davantage. Mais on ne peut, dans ces cas, faire une prescription diététique exacte qu'à condition de connaître le besoin moyen en principes nutritifs pour l'homme aux différents âges de la vie et dans les différentes conditions sociales. Les lois de l'alimentation nous feront connaître les données moyennes de ce besoin nutritif.

Avant d'aborder l'étude du besoin journalier en substances nutritives, en d'autres mots, de la ration, il sera utile d'exposer brièvement les conditions générales auxquelles doit satisfaire l'alimentation.

A. Conditions générales de l'alimentation.

1. Préparation, forme, volume et consistance des aliments.

L'ingestion des principes nutritifs nécessaires n'est pas suffisante par elle-même pour nourrir, c'est-à-dire, pour conserver l'organisme dans son état nutritif ou pour lui donner l'état nutritif désiré. En effet, les principes nutritifs doivent être présentés sous une forme sous laquelle ils soient ingérés sans répugnance et absorbés en quantités proportionnées aux besoins de l'organisme. Nous renvoyons pour ce point aux explications que nous avons données sur le rôle des épices (p. 177), des condiments et des stimulants (p. 113). Pour stimuler l'appétit, il est de la plus haute importance d'assaisonner les aliments par addition de sel de cuisine, de poivre, d'oignons, d'épices proprement dites, d'acides végétaux, etc. ; tel est particulièrement le cas pour les aliments végétaux, parmi lesquels sont surtout à signaler les céréales, les légumineuses et les tubercules, aliments qui par eux-mêmes possèdent une saveur faible ou même fade. Un aliment qui a une saveur ou odeur épicée éveille l'appétit et procure une véritable satisfaction. Malheureusement, dans le régime alimentaire des établissements publics (cuisines populaires, hospices des pauvres, prisons) on ne tient pas encore suffisamment compte de ce point. Le régime de ces établissements serait considérablement amélioré et constituerait une nourriture sapide si on l'épiçait d'une manière intelligente lors de la préparation, et cela, sans élever notablement les dépenses, car il suffit d'une petite quantité d'épices et de condiments pour que leur action se développe. Il va de soi qu'on doit également varier les épices, car le goût s'émousse contre leur saveur et contre leur odeur (p. 178).

La deuxième condition concerne le mode de préparation de la nourriture, c'est-à-dire que les principes nutritifs doivent être présentés sous une forme et une composition telles, qu'ils soient facilement accessibles à l'action des sucs digestifs et que de la sorte le travail de digestion et d'absorption qui incombe au tube digestif soit allégé dans la mesure du possible. La préparation est avant tout affaire de l'art culinaire. La cuisson imprime aux matières alimentaires brutes des modifications mécaniques et chimiques que nous avons déjà relatées lors de l'étude de chaque aliment en particulier. Tel est surtout le cas pour les aliments végétaux, et à un

moindre degré, pour les aliments d'origine animale. Ces derniers ne
doivent pas nécessairement être soumis à des températures élevées
afin de subir des modifications chimiques; même à l'état cru, ils sont
bien supportés par le tube digestif et sont absorbés presque au
même degré, à condition d'être suffisamment divisés, ce qu'une
bonne mastication réalise déjà généralement. Pour faciliter la
mastication de ces aliments, on les coupe, on les hache, on les rape,
on les triture, ou on les moud préalablement. La division mécanique
des aliments d'origine animale est absolument nécessaire, lorsque, en
raison d'une dentition insuffisante, comme chez l'enfant et chez le
vieillard, la mastication est défectueuse. La préparation qu'on fait
subir aux aliments d'origine animale a surtout pour but de leur
donner de la saveur et d'éviter ainsi que leur usage prolongé ne
provoque du dégoût. A cet effet, on leur donne une consistance
appétissante (demi-cuits ou cuits); ensuite, par l'ébullition ou par le
rôtissage, on y développe des substances d'une saveur et d'une odeur
agréables. Enfin, la cuisson remplit encore le rôle important de
stériliser les aliments : les parasites, tels que trichines et cysticerques
de la viande, virus de la fièvre aphteuse et bacille de la tuberculose
dans le lait, sont généralement tués par la chaleur d'ébullition, lors
même que l'action de celle-ci ne dure que 10—15 minutes; les
dangers inhérents à la consommation des aliments crus se trouvent
ainsi écartés.

La préparation des aliments doit toujours être précédée de
l'épluchage et du nettoyage, soit qu'on les lave dans l'eau, soit
qu'on les frotte à l'aide de linges propres. Cette opération est d'autant
plus indiquée, qu'à la surface des vivres viennent adhérer en
abondance des microorganismes provenant de l'air ou du sol,
qui, le plus souvent, sont des agents de la fermentation et de la
putréfaction, parfois des agents infectieux pathogènes pouvant
provoquer ou transmettre des maladies. Comme ces microorganismes sont tués à la température d'ébullition à laquelle on soumet
les aliments lors de leur préparation, le nettoyage n'est pas
nécessaire de ce chef, mais il devient absolument indispensable
pour les aliments pris à l'état cru, tels que les fruits, la salade,
les radis, etc.

La préparation ou la cuisson est une opération d'une
importance capitale pour les aliments d'origine végétale.
Sous l'influence de l'eau et de la température élevée, l'édifice
organisé des plantes est détruit, les capsules cellulosiques si
résistantes éclatent et le contenu cellulaire qui renferme les
substances nutritives proprement dites est mis en liberté et rendu
ainsi accessible à l'action des sucs digestifs. En outre, la fécule,
substance très peu digestible à l'état cru, se gonfle et passe
à l'état d'empois, forme sous laquelle elle est plus facilement
dissoute par les ferments de la salive buccale et du suc pancréatique;
une partie de la fécule passe même à l'état d'amidon soluble.

En ce qui concerne la teneur en eau, la cuisson détermine un
effet opposé sur les aliments d'origine animale et sur ceux d'origine
végétale. Tandis que la viande, par exemple, quelle que soit son
mode de préparation, qu'elle soit salée ou pas, perd environ
20—50 % de sa teneur en eau (p. 139) et devient par conséquent

plus pauvre en eau, les aliments végétaux, au contraire, sont plus riches en eau après la cuisson, surtout à cause de ce fait, que les grains d'amidon en se gonflant absorbent plusieurs fois leur poids d'eau. Il en résulte que le volume des meilleurs d'entre les aliments végétaux, telles les céréales et les légumineuses, dépasse de loin celui d'un aliment d'origine animale renfermant la même quantité de principes nutritifs. La farine de froment et les petits pois crus ne contiennent que 14 % d'eau environ, tandis que le pain blanc en contient de 36—40 %, que la purée de pois en contient 68—78 % et que la soupe aux pois en renferme même 90 %(1). Même les aliments végétaux riches en eau, tels que les pommes de terre, augmentent encore leur teneur en eau par la cuisson : pour les pommes de terre, puisque nous venons de les citer, leur teneur en eau s'élève de 65 % à 78—91 %. Aussi, la plupart des aliments végétaux, s'ils ne sont pas déjà par eux-mêmes d'un volume considérable, le deviennent pendant la cuisson. Si l'on voulait couvrir les besoins de l'organisme en principes nutritifs, uniquement à l'aide d'aliments végétaux, il faudrait en ingérer des volumes très considérables : 1360 gr. de pain noir, 3080 gr. de pommes de terre, 5130 gr. de carottes jaunes, et encore, d'après les expériences de *Rubner,* ces quantités colossales couvrent-elles à peine les besoins nutritifs, lorsqu'elles constituent seules toute l'alimention(p. 162); ces aliments acquièrent par la préparation un volume si considérable, que leur usage prolongé et exclusif doit déterminer la dilatation de l'estomac avec toutes les conséquences fâcheuses qui en résultent. D'autre part, on a démontré que le degré d'absorption des principes nutritifs dans le tube digestif est plus complet, lorsque les aliments sont ingérés sous un volume moyen que lorsqu'ils sont pris sous un volume par trop considérable.

Au point de vue de l'absorption, il est donc avantageux que les aliments se présentent sous un volume modéré; mais il est également important qu'ils occupent un certain volume, qu'ils remplissent l'estomac à un certain degré. Une certaine réplétion de l'estomac détermine, en effet, la sensation agréable du rassasiement; inversement, un volume alimentaire insuffisant ne provoque pas la sensation de satiété, lors même qu'il serait extrêmement riche en principes nutritifs, ainsi qu'il en est pour le rôti, lors même qu'il contiendrait les principes nutritifs, non seule-ment en quantité suffisante pour couvrir le besoin, mais même en excès. Il se produit, dans ces conditions, la sensation d'une réplétion insuffisante de l'estomac; cette sensation altère le moral, modifie la disposition au travail et l'état subjectif tout entier; ce vide d'estomac se présente surtout chez les individus accoutumés à une nourriture volumineuse. Les œufs font exception à cette règle, en ce sens qu'à l'aide d'un volume modéré (5—6 œufs = 220 gr. de substances), ils déterminent la sensation de satiété (p. 152). La sensation de satiété se manifeste pour un volume alimentaire d'autant moindre que les aliments sont plus riches en graisse.

Les considérations qui précèdent établissent la nécessité de

---

(1) *Forster,* Zeitschr. f. Biologie. Bd. 9. p. 383 ; *v. Ziemssen's* u. *Pettenkofer's* Handbuch d. Hygiene, Bd. 1. Th. 1, p. 101.

prendre la nourriture sous un volume moyen. Comme pareil volume n'est presque jamais obtenu à l'aide d'une quantité d'aliments d'origine animale, pour le reste suffisante (par de la viande grasse, par exemple), il en résulte que l'addition d'une quantité d'aliments végétaux (par exemple de pain, de pommes de terre, de légumes) à la viande, dont le volume est trop faible, constitue déjà un avantage au point de vue de la réalisation de la sensation de satiété; en outre, ces aliments végétaux possèdent encore par eux-mêmes une certaine valeur nutritive. On ne doit cependant pas oublier que des volumes alimentaires trop considérables amènent des troubles digestifs et diminuent le degré de l'absorption; il en résulte que les aliments sont alors utilisés à un moindre degré et qu'après un usage prolongé il survient une dilatation permanente de l'estomac et de tout le tractus intestinal : il se développe le ventre dit « de pommes de terre », tel qu'il s'observe après l'alimentation abondante et exclusive à l'aide de pommes de terre, de riz, de maïs, de pain noir. A propos des régimes, nous discuterons quel est le volume alimentaire le plus approprié à l'adulte et nous conclurons à un volume alimentaire journalier moyen variant de 1600—2000 gr.

La forme et la consistance des aliments préparés présentent également de l'importance à divers points de vue. Si nous sommes habitués pour un mets déterminé à une certaine forme et à une certaine consistance, ce mets nous paraîtra de peu de saveur, lorsqu'il nous sera présenté dans un état de cuisson ou plus mou ou plus dur, et il nous sera pénible de le manger à diverses reprises sous cet état inaccoutumé pour nous. Outre cette influence purement subjective, la forme ainsi que la consistance des mets règlent dans une certaine mesure le degré auquel ils sont supportés et absorbés. Nous avons déjà vu, en traitant de la préparation des mets, que les gros morceaux de viande salée ou rôtie, insuffisamment divisés par une mastication défectueuse, de même que les œufs durs, sont mal supportés par l'estomac et imparfaitement absorbés. Cette influence se fait surtout sentir chez les individus dont la digestion est faible et lente, chez les malades et chez les convalescents. Pour ces sujets, la fine division des aliments est de haute importance, car on constate que même la viande crue, à condition d'être bien divisée ou finement hachée, ainsi que les œufs crus, sont bien supportés. Ce qu'on considère habituellement dans la vie courante comme étant « difficile à digérer » se rapporte presque toujours à la forme et à la consistance des aliments; cette expression implique à peine par elle-même l'idée de la digestion proprement dite. On dit généralement d'un aliment qu'il est indigeste lorsqu'après ingestion il détermine du malaise général ou des sensations désagréables du côté du tube digestif. Or, ces effets ne dépendent généralement que de la forme et de la consistance de la masse alimentaire, en ce sens que les aliments liquides ou pâteux sont le plus facilement supportés, tandis que des aliments solides, tels que de gros morceaux de viande et des pommes de terre entières, provoquent par voie réflexe des contractions énergiques et douloureuses de l'estomac, probablement en exerçant une pression sur la muqueuse sensible de cet organe.

Un effet analogue est produit par les aliments qui, dans l'estomac même, se prennent en des masses solides, tel que c'est le cas pour le lait de vache. Cette sensibilité de l'estomac vis-à-vis d'aliments plus consistants ne se manifeste que chez des personnes faibles ou maladives; or, c'est précisément chez elles qu'on doit prendre ces faits diététiques en considération. Les conclusions pratiques qui en résultent pour l'alimentation des malades et des convalescents, se trouvent exposées en détail dans la troisième partie de cet ouvrage. Chez l'homme sain, l'estomac possède généralement, à ce point de vue, une très grande tolérance; non seulement, il supporte des aliments d'une très grande consistance, mais même il les supporte d'une manière pour ainsi dire indéfinie, alors qu'une nourriture liquide ou pâteuse détermine à la longue une diminution de l'appétit et provoque de la répugnance. Chez l'homme adulte, c'est l'alimentation liquide et semi-liquide, alternant avec des aliments consistants, qui est la forme de régime la mieux supportée. A l'appui de cette conclusion, nous apporterons de nouvelles preuves tirées de l'alimentation pratique.

La forme et la consistance des aliments exercent une influence considérable sur le degré d'absorption des principes nutritifs dans le tube digestif. Cette influence est moins marquée cependant pour les aliments d'origine animale que pour ceux d'origine végétale. L'intestin sain absorbe sensiblement au même degré les principes nutritifs qui lui sont présentés sous forme de viande, de fromage ou d'œufs, que ces aliments se présentent sous une forme liquide, semi-liquide ou solide. Ce n'est qu'après ingestion de morceaux de viande trop volumineux ou contenant une trop grande quantité de tendons, surtout lorsque ceux-ci sont insuffisamment mâchés et divisés ou qu'ils ne le sont même pas du tout, comme cela arrive lorsqu'on mange trop vite, que les morceaux passent rapidement à travers le tube digestif, et en tout cas, sont évacués après avoir subi seulement une digestion incomplète. Toutefois, c'est là un cas vraiment rare, car il est de règle que la viande, les œufs et le fromage sont parfaitement digérés par un tube digestif normal, quelles que soient la forme et la consistance sous lesquelles ces aliments sont pris.

Il en est tout autrement des aliments végétaux. Pour ces derniers, la forme et la consistance qui se trouvent étroitement liées à la préparation exercent une influence très considérable. Les aliments végétaux doivent, par des opérations préalables (mouture et décortication), être débarrassés de leurs enveloppes, celles-ci ne se laissant pas attaquer par les sucs digestifs (céréales, légumineuses); la cuisson doit rompre les parois cellulaires et transformer le contenu des cellules en une masse gonflée, gommeuse ou semi-molle. Dans ces conditions, les aliments préparés avec de la farine de céréales ou avec des légumineuses finement moulues et bien bouillies, sont bien supportés et relativement bien digérés; l'inverse a lieu si les conditions sont opposées. C'est ainsi que *Fr. Hoffmann*[1], après l'ingestion de lentilles entières (non écrasées), de pommes de terre et de pain, le tout représentant une masse de

---

[1] Chez *C. Voit*, Münchner akad. Sitz.-Ber., December, 1869, p. 8.

116 gr. en matières sèches, retrouva de ces dernières près de 47 %
dans les matières fécales. Des résultats analogues sont signalés
par *Strümpell* [1] qui évacua 40 % de l'azote, ingéré sous forme de
lentilles bouillies mais non décortiquées (223 gr. en substances
sèches contenant 9 gr. d'azote); puis aussi par *Prausnitz* [2] qui
élimina avec les fèces 18 % de la substance sèche et 30 % de l'azote,
qu'il avait pris sous forme de haricots non écrasés mais bouillis
(500 gr.). Par contre, si la farine des légumineuses est bien cuite,
à peine 9 % de la substance sèche et à peine 17 % de l'azote
reparaissent dans les fèces. Pareille différence au point de vue de la
digestibilité existe aussi entre les pommes de terre entières bouillies
et la purée de pommes de terre (p. 169). C'est donc avec raison
que l'industrie cherche de plus en plus à préparer, à l'aide des
légumineuses, des farines aussi fines que possible afin de généraliser
ainsi, dans l'alimentation de l'homme, l'usage de ces végétaux si
nutritifs par eux-mêmes et en même temps bon marché [3]. On ne
peut nier que les légumineuses présentées sous cette forme, tout
en laissant encore beaucoup à désirer au point de vue de la saveur,
celle-ci pouvant toutefois être corrigée par l'addition d'extrait de
viande, de jus de viande, d'épices, etc., ne constituent pour
l'alimentation de l'homme de tout âge un aliment parfaitement
utilisable (p. 165) au même titre que les farines des céréales,
celles-ci leur étant toutefois inférieures au point de vue de la
richesse en albumine.

2. Digestibilité des aliments.

Ainsi que nous l'indiquerons plus loin, l'homme adulte se
livrant à un travail modéré a besoin, pour compenser ses pertes
en azote (en albumine) et en carbone (surtout en graisse), d'absorber
par jour, en moyenne, 16—17 gr. d'azote et 270 gr. de carbone,
c'est-à-dire 100—110 gr. d'albumine sèche avec 210 gr. de carbone
sous forme de graisse et d'hydrates de carbone. Nous ne parlerons
ici que du besoin en substances nutritives organiques, car, ainsi
que nous l'avons déjà vu plus haut, sous un régime quelque peu
suffisant, la réparation des pertes en substances minérales et en
eau se fait presque toujours d'une manière suffisante à l'aide des
aliments et des boissons (p. 86 et 90); ce n'est que dans des cas
absoluments exceptionnels que les sels minéraux consumés et
éliminés ne sont pas suffisamment remplacés.

Pour couvrir, par l'alimentation, le besoin en substances
nutritives, il ne suffit pas d'ingérer des aliments en quantité telle
qu'ils renferment 100—110 d'albumine et 210 de carbone sous
forme de substances hydrocarbonées; il faut plutôt que ces
aliments renferment cette quantité d'éléments nutritifs sous une
forme digestible, car il n'y a que les substances nutritives
absorbées qui soient utiles à l'organisme. Aussi, dans le choix de la
nourriture doit-on toujours tenir compte du **degré d'absorption**

(1) Deutsch. Archiv f. klin. Med., Bd. 17, p. 108.
(2) Zeitschr. f. Biologie, Bd. 26, p. 227.
(3) Parmi ces préparations que l'industrie fournit, il faut signaler surtout les
farines de légumineuses de *Hartenstein* (Chemnitz) et de *Knorr*.

des aliments par l'homme. Nous avons déjà fait mention de ce facteur lors de l'étude particulière de chacun de ces aliments ; cependant nous croyons utile, pour l'intelligence de ce qui suit, d'en donner ici un exposé synoptique. Nos connaissances sur le degré d'absorption des aliments divers s'appuient surtout sur les recherches très complètes de *Rubner*[1], puis sur les recherches partielles de *J. Ranke*[2], de *G. Mayer*[3], de *Fr. Hofmann*[4], de *Malfatti*[5], de *Prausnitz*[6], de *Zuntz* et *Magnus-Levy*[7], de *Constantinidi*[8] ; en ce qui concerne le degré d'absorption du lait par les nouveau-nés, les enfants et les adultes, nous devons encore mentionner les expériences de *Forster*[9], de *Camerer*[10], de *Uffelmann*[11], de *Fr. Müller*[12], et de *A. Magnus-Levy*[13]. Le degré d'absorption de l'alimentation mixte a été étudié, outre que par *Rubner,* par *Flügge*[14], *Fr. Hofmann*[15], *von Noorden*[16] et ses élèves, par *Prausnitz*[17], *Hultgren* et *Landergren*[18], etc.

Toutes les recherches de ce genre ne peuvent évidemment que déterminer la limite inférieure de l'absorption ; elles nous apprennent seulement quelle est la quantité minimale qui a été absorbée de chacun des principes nutritifs renfermés dans un aliment. En effet, si l'on connaît la quantité et la composition chimique des aliments qui ont été ingérés par un individu endéans un intervalle déterminé de temps, et ce pendant deux jours au moins ; si on analyse ensuite la quantité de matières fécales qui correspond à cet intervalle de temps[19], il est évident que la différence entre la nourriture ingérée et les fèces évacuées indique la quantité et la composition de cette partie de la nourriture qui a disparu de la cavité intestinale, c'est-à-dire qui a été digérée et qui a passé dans la profondeur de l'organisme.

Cependant ce calcul est entaché d'une erreur tantôt plus grande tantôt moins grande, car à la masse alimentaire qui se

(1) Zeitschr. f. Biologie, Bd. 15, p. 115 ; Bd. 16, p. 119.
(2) Arch. f. Anat. und Physiol., 1862, p. 311 ; Die Ernährung des Menschen, München, 1877, p. 31 et suiv.
(3) Zeitschr. f. Biologie, Bd. 7, p. 19.
(4) Chez *C. Voit,* Münchner akad. Sitzungsberichte, 1869, December.
(5) Wiener akad. Sitzungsberichte, 1884, December-Heft.
(6) Zeitschr. f. Biologie, Bd. 25, p. 533 ; Bd. 26, p. 231 ; Bd. 30, p. 354.
(7) *Pflüger's* Archiv, Bd. 49, p. 438.
(8) Zeitschr. f. Biologie, Bd. 23, p. 433.
(9) Münchner ärztl. Intelligenzbl., 1877, März.
(10) Zeitschr. f. Biologie, Bd. 14, p. 394 ; Bd. 16, p. 25 ; Bd. 17, p. 493 ; Bd. 18, p. 488.
(11) Arch. f. Kinderheilk., Bd. 2, p. 1 ; *Pflüger's* Archiv, Bd. 29, p. 339.
(12) Zeitschr. f. klin. Med., Bd. 12, p. 45.
(13) *Pflüger's* Archiv, Bd. 53, p. 544.
(14) Beiträge z. Hygiene, Leipzig, 1879, p. 94.
(15) Fleischnahrung und Fleischconserven, Leipzig, 1880.
(16) Zeitschr. f. klin. Med., Bd. 17, p. 525 ; *Peschel,* Dissert., Berlin, 1890 ; *Miura, Kayser, Dapper, Krug* in v. *Noorden's* Beiträge zur Stoffwechsellehre, Heft 1 und 2, 1892, 1894. — Voir la littérature chez v. *Noorden,* Lehrb. d. Path. des Stoffwechsels, 1893, p. 38.
(17) Arch. f. Hyg., Bd. 17, p. 626.
(18) Skandin. Archiv f. Physiol., Bd. 5, p. 111.
(19) Si, avant d'administrer l'aliment dont on étudie l'absorption, on donne 1.5 litre de lait, et qu'on répète cette même quantité après ingestion de l'aliment en question, on constate que la masse fécale appartenant à l'aliment en expérience est nettement délimitée par les fèces du lait qui possèdent une coloration jaune clair caractéristique *(Rubner,* Zeitschr. f. Biologie, Bd. 15, p. 119). *Cramer* recommande de faire prendre avant et après l'expérience, chaque fois 1 gr. de noir de fumée de pétrole dans des cachets (Zeitschr. f. physiol. Chemie, Bd. 6, p. 346). D'après *Fr. Müller,* une mixture de charbon végétal présente les mêmes avantages (Zeitschr. f. klin. Med., Bd. 12, p. 47).

trouve dans le tube digestif vient s'ajouter, sous forme de sucs digestifs, une quantité notable de substances dérivant de l'organisme lui-même. S'il est vrai que la majeure partie des sucs digestifs est résorbée en cheminant le long du tube digestif, une quantité importante cependant de ces sucs, et spécialement de la bile (renfermant des acides biliaires, le pigment biliaire, de la mucine, de la graisse, des sustances minérales, etc.), ainsi que du suc entérique proprement dit, échappe à cette résorption et est éliminée avec les fèces, le mucus intestinal et des cellules épithéliales; aussi, un animal en inanition élimine-t-il encore de temps à temps des matières fécales, fait remarquable sur lequel *Bidder* et *Schmidt* d'abord, *C. Voit* et *L. Hermann* ensuite, ont appelé l'attention. D'après *Fr. Müller* [1], l'homme en inanition évacue, pour chaque jour de jeûne, 2 et jusque 4 grammes de substances fécales sèches contenant 0.1—0.3 gr. d'azote. Par conséquent, la portion de la nourriture, réellement digérée et absorbée, dépasse la quantité indiquée par l'analyse, de la quantité de substances fournie par l'organisme lui-même et évacuée avec les fèces [2]. Il en résulte cette règle générale que la partie digérée de la nourriture est au moins égale à la différence qui existe entre la nourriture ingérée et les fèces.

Par conséquent, à mesure que la quantité d'albumine (ou d'azote), de graisse ou de substances minérales diminue dans la nourriture ingérée, la quantité d'azote, de graisse ou de substances minérales, déversée par l'organisme dans le tube digestif et éliminée avec les fèces, représente une fraction d'autant plus considérable des substances évacuées; par conséquent, l'absorption absolue d'une substance nutritive paraîtra, en général, d'autant plus défectueuse que la teneur de la nourriture en cette substance est moindre. C'est ce qui explique pourquoi la simple différence entre la nourriture ingérée et les fèces éliminées a donné, en ce qui concerne le degré d'absorption des pommes de terre et des légumes, aliments pauvres en albumine, un résultat en apparence beaucoup plus défavorable que pour d'autres aliments végétaux riches en azote. Si la nourriture en question renferme en outre beaucoup d'hydrates de carbone, de sorte qu'une quantité relativement considérable de sucre est rapidement absorbée, il se produirait d'après les recherches de *Forster* [3], sous l'influence du sucre introduit dans le sang, une sécrétion plus abondante de bile et probablement aussi des autres secreta du tube digestif; ce qui constituerait encore une cause tendant à diminuer le degré apparent de l'absorption de l'albumine, de la graisse ou des sels minéraux. Cette conclusion est d'accord avec les observations de *Rieder* [4], d'après lesquelles, sous un régime exclusivement composé d'hydrates de carbone, la quantité d'azote évacuée avec les fèces, comparée à celle éliminée pendant le jeûne, serait près de 2 1/2 fois plus considérable. En réalité, les principes nutritifs renfermés dans un aliment sont donc toujours

---

(1) *Virchow's* Archiv, Bd. 131, Suppl., p. 106 et 108.
(2) Voir à ce sujet l'étude de *I. Munk*, *Pflüger's* Archiv, Bd. 58, p. 386.
(3) Münchner akad. Sitzungsberichte, 1876, p. 143; Zeitschr. f. Biologie, Bd. 11, p. 515.
(4) Zeitschr. f. Biologie, Bd. 20, p. 378.

digérés et absorbés en quantité légèrement supérieure, parfois notablement supérieure (aliments végétaux pauvres en principes nutritifs), à celle indiquée par l'expérience.

Si l'on veut obtenir dans cette voie des résultats quelque peu précis, il faut donner pendant plusieurs jours une seule et même nourriture, additionnée du minimum des substances nécessaires à la préparation, et cela, en quantité telle que le besoin journalier soit complètement couvert par elle, ou à peu près. Mais cette dernière condition n'est remplie, pour ce qui concerne le lait, et plus encore les aliments végétaux (pain noir, pois, maïs, riz, et surtout pommes de terre, carottes et choux), que si l'on en donne des quantités ou des volumes si considérables que le tube digestif peut à peine les contenir ; il en résulte une condition très défavorable à l'absorption. Aussi, les recherches sur le degré d'absorption fournissent-elles relativement les résultats les plus précis pour les aliments concentrés donnant peu de matières fécales ; par contre, les résultats deviennent de plus en plus incertains, s'éloignent de plus en plus de la réalité, à mesure que le volume des aliments augmente et que la quantité des matières fécales devient plus considérable. Dans les expériences de *Rubner*, une alimentation exclusivement composée de petits pois donna par jour 927 gr. de fèces, et lors d'une alimentation composée de pommes de terre, 635 gr. de fèces ; après une alimentation constituée par des carottes, la quantité de fèces humides s'éleva à 1092 gr. : celles-ci, comme *Rubner* lui-même le dit, présentaient, après l'alimentation par le chou frisé et par les carottes, un aspect analogue à celui de la nourriture prise. De telles expériences ne peuvent évidemment nous apprendre qu'une chose, à savoir, jusqu'à quel point la digestion est défectueuse dans les cas les plus défavorables lorsque, par exemple, quelqu'un aurait la malencontreuse idée de vouloir se nourrir exclusivement de pareils aliments ; mais ces recherches ne nous renseignent aucunement sur le degré d'absorption qui existe normalement, lorsque ces aliments représentent au maximum la majeure partie de la ration.

Quelque intéressantes que soient ces recherches à différents points de vue, on ne doit jamais oublier qu'elles ne nous apportent que des données approximatives qui peuvent, surtout pour les aliments pauvres en principes nutritifs, s'éloigner considérablement de la réalité. En outre, comme ces expériences ne sont instituées d'ordinaire que chez un seul et même individu, il est indispensable, avant de généraliser le résultat, de les répéter chez d'autres sujets sains. Les données réunies dans le tableau suivant ne sont donc à utiliser que sous toutes les réserves formulées ci-dessus ; ce tableau fournit simplement une orientation approximative sur le degré d'absorption des aliments dans le tube digestif de l'homme adulte.

Aliments	Poids des aliments		Degré d'absorption °/₀ en				
	humides	secs	substance sèche	albumine	graisse	hydrates de carbone	cendres
Viande (cuite) . . .	884 gr.	367 gr.	95	97	95	—	82
Œufs	948 »	247 »	95	97	95	—	82
Lait	2470 »	315 »	92	89—99[1]	96—97	100	63
Lait + fromage . .	2490 »	420 »	94	96	97	100	74
Pain blanc	860 »	617 »	95	79	—	99	93
Pain noir	1360 »	765 »	85	68—78	—	89	64
Macaroni	695 »	626 »	96	83	94	99	76
Maïs	750 »	641 »	93	85	83	97	70
Maïs + fromage . .	—	780 »	96	93	91	96	81
Riz	638 »	552 »	96	80	93	99	85
Petits pois (en purée)	600 »	521 »	91	83	[2]	96	68
Pommes de terre . .	3078 »	819 »	91	68	96	92	84
» »(en purée)	—	790 »	95	80	—	96	—
1 litre de lait, viande rapée, beurre, pain blanc, œuf . . .	—	360 »	89	91	95	100	—
1 litre de lait, 300 gr. de viande, 175 gr. de pain blanc, 60 gr. de beurre	1540 »	—	—	94	95	99	
Viande, pois, cakes, fromage, beurre, riz, bière	4500 »	805 »	91	83	85	96	72
Viande, gruau, pommes de terre, pain, beurre, pois, fromage	4330 »	787 »	87	78	77	91	59
Pain complet, pommes de terre, hareng, lard, lait, viande salée . . .	3910 »	898 »	87	78	82	93	70

De tous les principes nutritifs, ce sont les substances minérales qui sont généralement le plus mal absorbées. Si l'on calcule le degré de leur absorption en soustrayant les substances minérales contenues dans les ingesta de celles des egesta, on constate que le degré d'absorption des substances organiques de la nourriture ingerée est, en général, notablement plus élevé.

Le tableau ci-dessus démontre en outre que, sous un régime constitué de viande, d'œufs ou de lait donnés en quantité modérée, l'homme évacue avec les fèces au maximum 1—3 % de l'albumine ingérée; sous un régime végétal, l'albumine éliminée avec les fèces devient beaucoup plus considérable, soit 17 % pour les légumineuses, 12—22 % pour le riz, le pain blanc et la purée de pommes de terre; elle s'élève même jusqu'à 30 % sous un régime

---

(1) Les valeurs inférieures ont été trouvées par *Rubner* et *Prausnitz,* les valeurs supérieures par *Uffelmann* et *Magnus-Levy,* (p. 127).

(2) Dans l'expérience de *Rubner,* 36 % seulement de la graisse des pois étaient apparemment absorbés. Mais ce degré si minime d'absorption pour la graisse provient de ce que la graisse des fèces a été simplement soustraite de la graisse de l'aliment. Les pois, donnés dans cette expérience, ne renfermaient après préparation que 7 gr. de graisse, alors que les fèces éliminées ensuite en renferment environ 5 gr. (extrait éthéré). Cet extrait était sans doute formé en majeure partie par les substances solubles dans l'éther que contiennent les résidus des sucs digestifs. Nous avons ici la preuve la plus éclatante que le degré absolu et relatif d'absorption semble être d'autant moindre que la quantité absolue de la substance nutritive ingérée est plus faible : si l'on ajoute aux pois une certaine quantité de graisse (75 gr. de beurre), la graisse totale est absorbée à 9 % près.

constitué de pain noir ou de pommes de terre entières. Les hydrates de carbone sont encore relativement le mieux digérés par l'homme, soit à 3 % près pour les céréales, les légumineuses et la purée des pommes de terre, à 8 % près pour les pommes de terre entières, jusqu'à 10 % près pour le pain noir. Quant aux graisses, il n'y a généralement que 5 % de la totalité ingérée qui échappent à l'absorption.

Par conséquent, c'est l'albumine contenue dans certains aliments végétaux (pain noir, pommes de terre) qui est la substance la plus mal absorbée. Par contre, si l'on examine le degré d'absorption de la substance sèche totale, on constate que certains aliments végétaux, pain blanc, riz, maïs, macaroni et purée de pommes de terre, présentent à ce point de vue un rapport presque aussi favorable que les aliments d'origine animale; il n'y a que les pommes de terre entières, le pain noir et les légumes, qui se comportent autrement : leur substance sèche est absorbée à un moindre degré.

Sous un régime mixte, le degré d'absorption chez l'homme est plus parfait, lorsque les aliments d'origine animale et les aliments d'origine végétale facilement digestibles (farine, pain blanc, purée de pommes de terre) prédominent dans la nourriture; 9—11 % seulement de la substance sèche sont éliminés alors avec les fèces. Par contre, si les aliments d'origine végétale difficilement digestibles (pain noir, pain complet, pommes de terre entières, légumes) prédominent dans la nourriture mixte, l'absorption est moins complète : 13—17 % de la substance sèche ingérée se retrouvent dans les fèces. La diminution porte surtout sur l'albumine : l'absorption de celle-ci peut s'abaisser à 78 %.

Sous un régime purement végétal et en même temps d'une composition très mal appropriée (pain complet, fruits, huile), l'absorption de l'albumine peut même tomber à 59 %, et celle de la graisse à 70 % seulement[1].

Nous avons à l'occasion signalé à divers endroits les raisons de la digestibilité moindre des aliments végétaux, dont il faut excepter la farine fine de céréales, le pain blanc, les légumineuses bien cuites et la purée de pommes de terre; exposons ici l'ensemble de ces raisons.

Les aliments d'origine animale sont absorbés à un haut degré; il ne se forme après leur ingestion qu'une quantité minime de fèces relativement peu aqueuses (70 %), sèches et compactes. Sous un régime exclusif (mais non excessif) de viande, la défécation ne se produit généralement au plus tôt que tous les deux jours ; il en est de même sous un régime composé d'œufs. Sous le régime lacté exclusif, les fèces sont plus abondantes et plus molles (elles contiennent environ 77 % d'eau). Les aliments végétaux, par contre, fournissent une quantité abondante de matières fécales dont la teneur en eau augmente progressivement avec le volume. Les fèces les moins abondantes et relativement les plus sèches (74 % d'eau) sont celles du pain blanc ; viennent ensuite celles du maïs, du riz, des pois, des pommes de terre, du pain noir (81—87 % d'eau), et enfin les fèces si liquides que donne l'ingestion exclusive de légumes, tels que les carottes et les choux (92—96 % d'eau). Les masses fécales augmentent en raison directe de la teneur en eau des aliments : le maïs, le riz, les pois donnent plus de fèces que le pain blanc ; les fèces deviennent encore plus abondantes après l'usage de pommes de terre, et elles atteignent des quantités colossales après la consommation de légumes. La défécation est d'autant plus fréquente que la quantité de fèces aqueuses est plus grande. Les matières fécales augmentent sous un régime végétal pour des raisons multiples. Les principes nutritifs des plantes sont

---

(1) C. Voit, E. Voit und Constantinidi, Zeitschr. f. Biol., Bd. 25, p. 232.

presque toujours renfermés dans des capsules de cellulose et, de plus, sont parfois entourés encore d'enveloppes solides inpénétrables pour les sucs digestifs. Lors même que les enveloppes et les membranes cellulaires aient été rompues par la cuisson, la cellulose qui y est contenue excite mécaniquement la muqueuse digestive, renforce la péristaltique et détermine une évacuation plus rapide du contenu intestinal (1). Outre l'excitation mécanique, il se produit encore, dans nombre de cas, une excitation chimique. Si la nourriture est tellement riche en fécule que celle-ci n'est pas complètement transformée en sucre et absorbée au moment où le chyme arrive dans les segments inférieurs,de l'intestin grêle et dans le gros intestin, la partie restante de la fécule subit à ce niveau la fermentation lactique et butyrique ; les acides lactique et butyrique qui prennent alors naissance, augmentent à leur tour la péristaltique et déterminent également l'évacuation rapide du contenu intestinal. La fermentation butyrique est accompagnée de la formation d'hydrogène et d'acide carbonique, de sorte que les fèces, d'une odeur acide désagréable, sont pénétrées de bulles de gaz. Si les aliments végétaux traversent trop rapidement le tube digestif, les principes nutritifs, digestibles en eux-mêmes, tels que l'albumine, la graisse, les substances minérales, ne sont extraits du contenu intestinal qu'incomplètement pendant ce séjour insuffisant ; c'est ce qui explique leur absorption relativement moindre, ainsi que la richesse des fèces en ces mêmes substances. Enfin, le volume considérable des aliments végétaux contribue également à l'évacuation rapide des matières fécales ; ce volume est, en effet, plusieurs fois supérieur à celui de la nourriture animale ; les portions alimentaires, ingérées après, chassent devant elles les parties ingérées avant, provoquant ainsi leur évacuation.

Pour que les aliments végétaux puissent être mieux digérés et mieux absorbés, il faut qu'ils puissent séjourner plus longtemps dans le tube digestif. C'est le cas chez les herbivores dont le long et spacieux tube digestif offre aux aliments un séjour prolongé. Au point de vue de la longueur et de la capacité du tube digestif, l'homme occupe une place intermédiaire · entre les herbivores et les carnivores (2), se rapprochant plus de ces derniers que des premiers ; son tube digestif est trop court et d'une capacité trop faible pour lui permettre de digérer complètement le volume considérable d'une alimentation végétale. Les différentes considérations qui précèdent démontrent déja combien il serait irrationnel pour l'homme de vouloir emprunter sa nourriture exclusivement au règne végétal.

Les mouvements du corps et le travail musculaire exercent-ils quelque influence sur le degré de l'absorption? On croirait à priori que l'activité musculaire doit troubler la digestion, et que l'absorption devrait dès lors diminuer ; en effet, dans ces conditions, une grande partie du sang se trouve déviée du système porte et est refoulée dans les muscles dont la circulation sanguine augmente considérablement. De fait, la digestion stomacale du chien est déjà ralentie légèrement par un travail musculaire modéré. En outre, spécialement pendant un travail fatigant, le suc gastrique est sécrété moins abondamment et est plus pauvre en acide, il est donc moins actif (3); *Spirig* (4), expérimentant sur l'homme, est arrivé aux mêmes résultats. Il y a lieu, toutefois, de faire observer que dans les recherches précitées le travail musculaire n'a duré que quelques heures ; même chez l'ouvrier se

---

(1) C'est ce qui explique l'absorption moindre de la viande, lorsqu'elle est additionnée de cellulose (p. 150).

(2) La longueur du tube digestif et celle du corps (mesurée depuis le nez, respectivement depuis le vertex, jusqu'à l'anus) sont dans le rapport de :

chez le chat et le chien comme	1 : 4—5	chez le bœuf	1 : 20
» l'homme	1 : 9	» le mouton et la chèvre .	1 : 26
» le porc	1 : 16		

(3) *J. Cohn*, Deutsch. Arch. f. klin. Med., Bd. 43, p. 239; *Salvioli*, Arch. ital. de Biol., vol. 17, p. 248.

(4) Dissert., Bern, 1892.

livrant à un travail fatigant, l'activité musculaire ne se prolonge que pendant 8—10 heures. Tout en concédant le ralentissement de la digestion pendant le travail, il se pourrait donc que ce ralentissement soit largement compensé pendant les 14—16 heures de repos qui restent; il est en effet démontré pour le chien, que le suc gastrique sécrété pendant le repos, faisant suite à une période de travail, devient plus riche en acide et par conséquent plus actif. Pour ce motif, considérions-nous déjà comme probable que le travail ne diminue pas le degré d'absorption des aliments. De fait, *S. Rosenberg*[1] a récemment démontré chez le chien que, sous l'influence d'un travail de 4 heures de durée et même d'un travail très intense, qu'il soit exécuté au début de la digestion ou seulement 4 heures après l'ingestion des aliments, le degré d'absorption des principes nutritifs contenus dans une nourriture mixte (viande, riz, graisse) n'est pas diminué. On peut également conclure des recherches instituées par *Krummacher*[2] sur lui-même que, le régime demeurant identique, l'azote des fèces n'augmente pas pendant les jours où il se soumettait à un travail considérable, que, par conséquent, l'albumine était tout aussi bien digérée pendant ce temps que pendant les jours de repos. On peut même se figurer que le degré de digestion des différents aliments devienne plus considérable, à mesure que le besoin nutritif augmente chez l'homme qui se livre à un travail musculaire considérable[3]. Il est à souhaiter que des expériences soient spécialement instituées en vue de trancher cette question.

3. Régime animal, végétal ou mixte?

Tenant compte des données exprimées ci-dessus concernant le degré de l'absorption stomacale et intestinale, si l'on calcule en quelle quantité les aliments usuels doivent être pris pour couvrir le besoin nutritif d'un adulte travaillant modérément, de manière à lui fournir 110 gr. d'albumine (17 gr. d'azote) et 270 gr. de carbone, on arrive, en chiffres ronds, aux rations suivantes :

	Pour 110 gr. d'albumine	Pour 270 gr. de carbone
Viande (maigre).	540 gr.	2000 gr.
Lait	2900 »	3810 »
Œufs	500 »[4]	1830 »[5]
Fromage	270 »	950 »
Farine de froment	800 »	670 »
Maïs	990 »	660 »
Riz	1870 »	750 »
Pain noir	1900 »	1100 »
Pois.	520 »	750 »
Pommes de terre	4570 »	2550 »

(1) *Pflüger's* Archiv, Bd. 52, p. 401.
(2) Ibid., Bd. 47, p. 454.
(3) *W. Schröder* (Arch. f. Hyg., Bd. 4, p. 1) a démontré que les pensionnaires, âgés de 8—15 ans, détenus dans une maison de correction du Mecklenbourg se développaient normalement sous un régime presque exclusivement végétal (87 gr. d'albumine, 50 gr. de graisse, 500 gr. [!] d'hydrates de carbone); qu'un pareil volume de nourriture soit supporté, cela s'explique, d'après *Schröder*, par le fait que ces enfants étaient occupés tous les jours, pendant plusieurs heures, au travail des champs et du jardinage.
(4) = 18 œufs.
(5) = 37 œufs.

Il y a lieu de faire ressortir en quelles quantités énormes le pain noir, le riz, les pommes de terre, etc., doivent être ingérés pour couvrir le besoin de l'organisme; ces quantités sont telles que le tube digestif de l'homme serait incapable de les supporter longtemps. D'autre part, le tableau ci-dessus démontre nettement que presque aucun de nos aliments ne renferme dans une proportion exacte de quoi remplacer les substances qui se perdent par les échanges nutritifs. Ce sont les farines fines qui s'en rapprochent encore le plus. La même quantité de farine de froment, qui fournit la quantité d'albumine nécessaire à la nutrition, renferme approximativement la quantité nécessaire d'hydrocarbonés; de fait, les farines fines, cuites avec de la graisse et des épices (nouilles, pâtes diverses, macaroni, boulettes), constituent une nourriture complète[1]. Tous les autres aliments renferment trop ou trop peu, soit d'albumine, soit de substances non azotées. C'est ainsi que 540 gr. de viande suffisent pour couvrir le besoin en albumine, mais pour couvrir le besoin en carbone il faudrait en ingérer 4 fois autant. Il en résulte qu'on prendrait alors 3 fois plus d'albumine que ce n'est nécessaire; que, d'une part, on surchargerait l'intestin, que, d'autre part, les processus de décomposition dans l'organisme s'élèveraient considérablement sans qu'une part notable de l'albumine prise en excès s'emmagasine dans l'organisme. Il en est de même pour le lait, les œufs et le fromage. Le cas inverse se présente pour les aliments végétaux, pauvres en albumine mais riches en hydrates de carbone. Ainsi, 750 gr. de riz suffisent pour couvrir le besoin en carbone, mais le besoin en azote exige 2 1/2 fois cette quantité; les substances non azotées seraient donc ingérées en quantité 1 1/2 fois trop considérable et l'on imposerait ainsi également au tube digestif un travail inutile. Le maïs présente des conditions quelque peu plus avantageuses; pour couvrir le besoin en azote, il suffit d'ingérer 1 1/2 fois la quantité qui couvre le besoin en carbone. 2550 gr. de pommes de terre fourniraient la quantité suffisante de carbone; bien que l'ingestion d'une quantité si considérable déterminerait par son seul volume de nombreux inconvénients pour le système digestif, elle n'introduirait pourtant que les 3/5 de la quantité d'albumine nécessaire. Pour fournir une quantité suffisante d'albumine, il faudrait faire prendre 4 1/2 kgr. de pommes de terre, quantité énorme qui ne serait digérée qu'avec grand'peine pour un jour, et qui ne le serait pas du tout s'il la fallait continuer quelque temps. Il en résulte, comme règle générale, qu'on doit ajouter aux aliments végétaux, pauvres en albumine mais riches en carbone, des aliments d'origine animale, tels que la viande, le lait, ou quelqu'une de leurs préparations, les œufs, etc.; on prend ainsi, sans augmentation notable du volume, une quantité suffisante d'albumine. L'alimentation populaire, telle qu'elle s'est développée empiriquement, procède ici encore, d'une manière plus ou moins consciente, avec exactitude; c'est ainsi que les Chinois et les Japonais prennent avec le riz, l'orge ou les légumineuses, un peu

---

(1) Les domestiques forestiers de la haute Bavière se nourrissent presque exclusivement avec de la pâte de farine cuite dans du saindoux; le dimanche seulement, ils prennent de la viande; ils possèdent néanmoins une force colossale et un pouvoir de travail considérable *(H. Ranke*, Zeitschr. f. Biologie, Bd. 13, p. 130).

de viande ou de poisson; les Italiens ajoutent du fromage à la polenta de maïs; dans les pays où l'on se nourrit principalement de pain et de pommes de terre, on prend, en outre, du fromage et du lait (lait battu, lait caillé), éventuellement des harengs.

Nous arrivons ainsi à la question tant de fois discutée, à savoir, s'il faut donner la préférence à la nourriture animale, à la nourriture végétale ou à une nourriture mixte, composée d'aliments animaux et d'aliments végétaux. Procédant d'une manière purement empirique, les peuples civilisés ont donné la préférence à la nourriture mixte. Il s'agit maintenant de peser le pour et le contre de cette préférence. Cet exposé nous fournira en même temps les données fondamentales nécessaires pour juger scientifiquement l'alimentation purement végétale, en un mot, le végétarianisme[1].

Nous faisons évidemment abstraction ici des considérations prétendûment éthiques que les végétariens, sous le voile d'une humanité mal comprise et mal pratiquée, allèguent contre l'alimentation carnée, sous prétexte que la viande est obtenue par l'abattage des animaux.

Comme on sait, les végétariens se divisent en deux groupes, comprenant d'une part ceux d'une orthodoxie rigoureuse, rejetant sans distinction tous les aliments d'origine animale, et d'autre part ceux à idées plus modérées qui autorisent, outre les aliments végétaux, l'usage de produits tirés du règne animal pour autant que ceux-ci sont obtenus sans abattage d'animaux, tels le lait, le beurre, le fromage, les œufs; ils n'excluent de la consommation que la viande. Cette dernière catégorie de végétariens vit donc d'une nourriture mixte; à la rigueur, ils ne doivent pas être comptés parmi les végétariens. Ni la longueur, ni la capacité du tube digestif humain, qui tient une place intermédiaire entre celui des carnivores et celui des herbivores (p. 206), ni les caractères de la dentition, n'autorisent à conclure que la nourriture végétale est le régime naturel de l'homme. D'autre part, les raisons théoriques qu'on a alléguées contre les dangers de la nourriture animale ne résistent pas à la critique.

Le point de vue économique, qui s'efforce à réaliser la meilleure alimentation avec la moindre dépense, milite, à priori, en faveur des végétaux comme aliments; pour une même quantité de principes nutritifs, le prix de la plupart d'entre les végétaux, tels les céréales, les légumineuses, les tubercules, les racines, etc., est généralement beaucoup plus bas que celui des aliments d'origine animale.

Et d'abord, on doit reconnaître que même une alimentation exclusivement végétale peut entretenir la vie, c'est-à-dire maintenir l'équilibre nutritif de l'organisme. En dehors des exemples fournis par les végétariens radicaux, nous connaissons quelques autres cas observés avec soin. Dans le but de résoudre ce problème, *J. Hartmann*[2] vécut, pendant 224 jours, exclusivement à l'aide d'aliments végétaux (pain, pois, gruau d'avoine, pommes de terre, légumes, etc.); bien que ce régime lui permît de continuer à exercer sa profession médicale, ses forces diminuèrent visiblement. *C. Voit* [3] analysa la nourriture d'un végétarien pesant 57 kgr. qui s'était nourri depuis 3 ans uniquement de pain complet, de fruits et d'huile, qui n'avait pris aucun aliment chaud et qui jouissait néanmoins d'une bonne santé; de plus, il avait pu remplir une profession ne réclamant pas de grandes dépenses de force, celle d'horloger. Cette nourriture, composée d'une manière si irrationnelle, renfermait tant de matières indigestibles que 2/5 de

(1) Voir surtout *Baltzer*, Die Nahrungs-und Genussmittel, 1874. — *G. Bunge*, Der Vegetarianismus, Berlin, 1885.
(2) Berner Dissert., Zürich, 1885.
(3) *C. Voit*, en coll. avec *E. Voit* et *Constantinidi*, Zeitschr. f. Biologie, Bd. 25, p. 232.

14

l'albumine et 1/3 de graisse échappaient à l'absorption et étaient évacués avec les fèces.

Il existe même certains aliments végétaux, tels que le riz, le maïs, les farines cuites avec de la graisse ou de l'huile, à l'aide desquels il y a moyen de composer une nourriture suffisante, que le tube digestif normal supporte indéfiniment (p. 208).

Cependant, diverses raisons militent contre l'alimentation exclusivement végétale chez l'homme se livrant à des travaux corporels; elles sont tirées, d'une part, du volume excessif de la nourriture végétale, de son absorption relativement incomplète, du travail considérable qu'on impose ainsi aux organes digestifs, et enfin, jusqu'à un certain point, de la saveur moins agréable que possèdent les mets préparés avec des végétaux, à part certaines préparations farineuses, de sorte que ces mets fatiguent à la longue le sens du goût si avide de variétés. Une considération importante d'un autre ordre repose sur ce fait qu'une partie des aliments végétaux renferme un excès d'hydrates de carbone, en même temps qu'ils sont pauvres en albumine et en graisse; le volume alimentaire nécessaire pour couvrir le besoin en carbone est déjà considérable; pour fournir assez d'albumine, il devient énorme. De là, le travail imposé au tube digestif par l'excès d'hydrates de carbone devient très considérable.

De fait, *Hartmann* parvint à peine à prendre les quantités nécessaires d'aliments végétaux : au lieu de 4570 gr. de pommes de terre, comme l'exige le besoin nutritif, il ne put en ingérer par jour que 3000 grammes; au lieu de 1430 gr. de pain noir, il ne put en prendre que 1000 gr., et chaque fois se produisait, déjà après quelques jours, un état nauséeux et de la diarrhée. Contre l'alimentation végétale exclusive, plaide encore ce fait d'observation que l'organisme soumis à pareil régime perd généralement de sa puissance de travail; ce fut le cas pour *Hartmann*. Le pouvoir de résistance contre les maladies est également diminué, ainsi que l'observa *Cramer* [1] chez un végétarien à régime tempéré. Il est vrai qu'on peut y opposer des observations authentiques, constatant un pouvoir de travail considérable chez des sujets soumis à un régime exclusivement végétal. D'après *Ohlmüller* [2], les ouvriers agricoles de Siebenbürgen se nourrissent exclusivement de végétaux, même pendant la période très fatigante des récoltes; ils mangent par jour, en moyenne, 1300 gr. de farine de maïs et 120 gr. de fèves de marais. Toutefois, remarquons qu'il s'agit ici d'hommes, habitués dès leur jeunesse à la nourriture végétale exclusive, dont le tube digestif s'est développé par l'exercice et l'habitude à maîtriser des masses aussi colossales de nourriture : pareil pouvoir digestif constituera toujours une exception chez l'homme en général.

Enfin, on peut encore alléguer contre le régime végétal les observations qu'on a fréquemment l'occasion de faire dans les prisons [3]; elles démontrent que, sous un régime végétal exclusif, le chiffre de la morbidité et de la mortalité des pensionnaires est

(1) Zeitschr. f. physiol. Chemie, Bd. 6, p. 346.
(2) Zeitschr. f. Biologie, Bd. 20, p. 393.
(3) *A. Baer*, Blätter für Gefängnisskunde, 1883, p. 1.

notablement supérieur à celui observé pendant les années où l'on donnait en même temps des aliments d'origine animale.

On peut donc considérer comme démontré, que l'alimentation exclusivement végétale est défavorable au point de vue nutritif, et qu'elle est presque irrationnelle pour l'homme dont le tube digestif est court et étroit. Cependant, on doit reconnaître aux végétariens le mérite d'avoir combattu la consommation excessive de viande, l'abus de l'alcool, les excès de nourriture et de boisson, d'avoir insisté sur la valeur alibile de la nourriture végétale et d'avoir fait ainsi un bien considérable.

D'autre part, l'alimentation exclusivement animale est tout aussi peu recommandable que l'alimentation purement végétale. Pour couvrir les besoins en carbone, on devrait prendre 4 fois autant de viande ou de fromage, 2 fois autant d'œufs et 1 1/3 fois autant de lait que ne l'exige la réparation de la perte en albumine (p. 208). Des quantités aussi considérables, telles que 2000 gr. de viande, 3800 gr. de lait, 900 gr. de fromage, 36 œufs, peuvent être prises peut-être pendant un jour ou deux, mais non pendant longtemps; elles provoquent de la répugnance, du dégoût, même des nausées, sans compter qu'on impose de la sorte à l'intestin un travail par trop considérable et que la décomposition de l'albumine s'élève proportionnellement à l'excès de l'albumine ingérée. Ce fut encore *Hartmann* qui supporta le plus longtemps une nourriture exclusivement animale; il put la prendre pendant 64 jours. Cette expérience démontre, en tout cas, que le régime animal peut également entretenir la vie et le fonctionnement. Cette conclusion est encore confirmée par l'exemple des Esquimaux, des Tungouses, des Ostiaques, etc., qui vivent presque exclusivement de viande et de graisse; mais ces peuplades, à régime presque exclusivement carnivore, sont celles aussi qui sont considérées avec raison, d'après l'ensemble de leur vie, comme dépourvues de civilisation et comme se trouvant au bas de l'échelle du développement psychique. En outre, on ne doit pas perdre de vue que la nourriture exclusivement animale est d'un prix beaucoup trop élevé pour pouvoir devenir d'une application générale. Y a-t-il lieu, enfin, de rappeler encore que le régime purement animal ne fournit qu'une petite quantité de fèces sèches et dures, qui adhèrent plus ou moins au gros intestin, qui y stagnent et y déterminent les troubles de la constipation. Il résulte de toutes ces considérations que, ni le régime purement animal, ni le régime purement végétal, ne convient à l'homme.

Pour toutes les questions en discussion, dont le point en litige est défendu à un point de vue seulement, la vérité se trouve généralement entre les deux opinions extrêmes; il en est de même pour la question du choix de la nourriture[1]. Si l'on se place uniquement au point de vue de la digestion, il est déjà indiqué de donner une nourriture composée d'aliments végétaux et d'aliments animaux, de manière à éviter ainsi, d'une part les inconvénients principaux inhérents à la nourriture exclusivement végétale (volume excessif, mauvaise absorption, excès d'hydrates de carbone, fermentation acide et formation de gaz intestinaux, défécation

---

(1) Voir à ce sujet *R. Virchow*, Nahrungs- u. Genussmittel, Berlin, 1868.

abondante et fréquente), d'autre part les inconvénients non moins grands d'une nourriture exclusivement animale (gaspillage d'albumine, en même temps qu'insuffisance de graisse et d'hydrates de carbone, tendance à la constipation).

De fait, tous les observateurs sont-ils arrivés à la conclusion que la nourriture mixte, animale et végétale, est celle qui convient le mieux à l'homme. Si l'on fait abstraction des rares cas authentiques, démontrant une grande puissance de travail chez les individus soumis à un régime exclusivement végétal, on peut considérer comme établi par la pratique, que les individus qui prennent, outre de la nourriture végétale, une certaine quantité de nourriture animale, sont capables de fournir une somme plus grande de travail que ceux qui vivent uniquement de végétaux. Les expériences de *Hartmann,* déjà citées plus haut, parlent en faveur de cette thèse; cet expérimentateur, soumis à un régime purement végétal, perdit en poids et en puissance de travail, parce qu'il n'était pas à même de consommer suffisamment de végétaux pour couvrir ses besoins; soumis au régime purement animal, il augmenta de poids, mais sa santé fut altérée par des troubles digestifs passagers, tandis que sous un régime mixte, ne renfermant pas plus de principes nutritifs que le régime végétal ou que le régime animal, il augmenta en poids, près de 5 kilogr. en 242 jours, et se sentit en même temps extraordinairement bien portant et capable de fournir une grande somme de travail.

Il est donc rationnel de composer la nourriture à l'aide d'un mélange d'aliments animaux et d'aliments végétaux; d'après la situation financière, les aliments animaux d'un prix plus élevé, surtout la viande, la graisse, le fromage et les œufs, prédomineront tantôt plus, tantôt moins.

4. Composition du régime mixte.

Se pose maintenant la question de savoir, quel est le rapport le plus convenable suivant lequel on doit associer les aliments d'origine végétale et d'origine animale : pour y répondre, nous sommes réduits à nous appuyer uniquement sur l'observation et l'expérimentation instituées sur le plus grand nombre possible d'individus, conservant leur équilibre nutritif sous des régimes différents, tout en possédant leur puissance normale de travail. A priori, on peut considérer comme établi que l'azote (albumine) et le carbone (hydrates de carbone, graisse), sous forme d'aliments végétaux, ne peuvent être ingérés qu'en quantité telle qu'il ne survienne aucune surcharge pour le tube digestif, ni aucun malaise pour l'organisme en général; ce qui manque encore d'azote et de carbone pour couvrir les besoins nutritifs devra être suppléé par l'addition d'aliments animaux et, tout d'abord, par de la viande et un peu de graisse. *C. Voit* admet qu'on ne doit pas donner plus de 5oo gr. de fécule; il est même avantageux de demeurer en deçà de cette limite supérieure et de suppléer, par de la graisse, le carbone manquant.

Les opinions concernant le meilleur rapport à garder dans l'administration des aliments animaux et des aliments végétaux sont actuellement encore contradictoires ; des auteurs, pour le reste très compétents, tels que *J. König*[1] et *Fr. Hoffmann*[2], sont d'avis qu'une ration élevée de viande donne de la force, de l'énergie et de l'endurance, comme le démontrerait l'exemple des ouvriers anglais. Par contre, un régime où prédominent les aliments végétaux rendrait mou et lent. Il est établi par l'expérience que les aliments animaux et végétaux, combinés dans des rapports très variables, peuvent entretenir la santé et la puissance de travail. On peut actuellement affirmer avec certitude, contrairement aux opinions qui régnaient jadis, que la quote-part des aliments animaux ne doit pas être considérable pour que la nourriture soit saine et réconfortante, à condition que les individus en question n'aient pas été habitués dès la jeunesse, ou du moins depuis très longtemps, à une nourriture fortement animalisée. Un grand nombre des races humaines les plus robustes[3] ne vivent que d'aliments végétaux additionnés d'une minime quantité d'aliments animaux, tel est le cas pour les ouvriers de la haute Ecosse, pour les habitants de Tatra, pour les paysans russes, les portefaix de Smyrne, les porteurs d'eau véritablement herculéens de Constantinople, les conducteurs de mulets en Espagne, les paysans bretons ; tous ces individus sont d'une puissance de travail extraordinaire et d'une endurance considérable. D'après le récit de *Scheube*[4], la nourriture des Japonais est constituée, de loin pour la majeure partie, de riz additionné d'une minime portion de poisson ou de viande, et pourtant les coolies japonais tirent des chariots à l'allure rapide de 7 kilomètres à l'heure, ce qui ne parle pas davantage en faveur de la nécessité d'une grande quantité d'aliments animaux. *H. Ranke*[5] relate que les bûcherons de la haute Bavière se nourrissent presque exclusivement de farines cuites dans du saindoux ; ils mangent, pendant la semaine, environ 1100 gr. de farine et seulement 85—90 gr. de saindoux, pas de viande, ni de fromage, ni d'œufs ; ils sont néanmoins d'une force herculéenne. L'exercice et l'habitude, autant que l'état individuel, jouent ici un grand rôle ; on peut donc chercher seulement à déterminer, d'une part la quantité maxima, d'autre part la quantité minima de la nourriture animale qu'exige l'hygiène alimentaire.

Nous possédons dans cette voie les expériences de *Forster*[6] et de *C. Voit*[7]. Le premier de ces auteurs a pris comme point de départ un régime mixte, dans lequel la majeure partie de l'albumine animale était ingérée sous forme de viande, celle de l'albumine végétale sous forme de pain. Il observa, chez quatre individus, que l'albumine végétale et l'albumine animale contenue dans ces deux aliments se trouvaient dans le rapport suivant :

	dans la viande	dans le pain	
chez deux personnes dans l'aisance	77 gr.	20 gr. d'albumine.	
chez deux ouvriers	37 »	41 »	»

(1) Die menschlichen Nahrungs- u. Genussmittel, 3. Aufl., Bd. 1, p. 141.
(2) Die Bedeutung der Fleischnahrung, 1880, p. 81.
(3) *Husson*, Journ. d'hygiène, 1885, p. 345.
(4) Arch. f. Hyg., Bd. 1, p. 382.
(5) Zeitschr. f. Biologie, Bd. 13, p. 130.
(6) Ibid., Bd. 9, p. 381.
(7) Untersuchung der Kost in einigen öffentlichen Anstalten, München, 1877, p. 21.

Chez les 2 premiers, l'albumine de viande représente 50 %, chez les 2 autres seulement 28 % de l'albumine totale consommée. D'après cela, 28 % au moins de l'albumine devraient être donnés sous forme de viande. En se basant sur les données statistiques de la consommation de la viande dans les différentes villes et dans les établissements publiques, *C. Voit* estime, d'après la moyenne d'un grand nombre d'observations, que l'homme adulte couvre, à l'aide de viande, 1/3 environ de son besoin en albumine; aussi est-il d'avis que la nourriture de l'homme se livrant à un travail modéré, devrait contenir une ration journalière d'au moins 190 gr. de viande pure, soit 88 gr. d'albumine, ou 35 % du besoin total en albumine. Une série d'observations de *Uffelmann*[1] semble trancher cette question encore plus nettement. Cet auteur détermina exactement la nourriture d'une compagnie du régiment d'infanterie de Rostock, dans laquelle on avait incorporé des recrues, et à laquelle on imposait un travail dépassant la moyenne; elle reçut en moyenne par tête, en dehors des substances non azotées, 110 gr. d'albumine, dont 37 gr., soit environ 1/3, étaient d'origine animale (viande, lait): les soldats avaient l'aspect florissant; leur puissance de travail augmentait, la morbidité était très faible. En outre, *Uffelmann* trouva dans la nourriture de 4 artisans actifs et vigoureux, d'une aisance passable, que l'albumine animale et l'albumine végétale y étaient contenues dans le rapport de 1:1.9—2.2. Les considérations précédentes permettent de conclure qu'il est indiqué pour l'homme adulte — non habitué depuis longtemps à faire un usage abondant d'aliments animaux, — d'emprunter 1/3 de son besoin en albumine au règne animal et 2/3 au règne végétal. Les 35—38 gr. d'albumine animale (190 gr. de viande pure), ainsi nécessaires, peuvent également être pris sous forme d'un litre de lait ou de lait écrémé doux, ou sous forme de 120 gr. de fromage blanc, ou de 250 gr. (une demi-douzaine) d'œufs; ces quantités alimentaires sont équivalentes à la ration de viande. Les 2/3 restants d'albumine, soit environ 70 gr., peuvent être pris sous forme d'aliments végétaux, ce qui se fait habituellement, en partie sous forme de farine, de pain et de légumineuses, en partie sous forme de pommes de terre et de légumes. Il est plus difficile de déterminer exactement quelle est la quantité maximale d'albumine animale qu'on peut introduire dans la ration mixte; il semble résulter des observations de médecins consciencieux que l'ingestion trop abondante d'une nourriture animale, surtout de la viande, est en rapport avec l'apparition de la goutte véritable (arthrite urique); que la diminution subséquente de l'usage de la viande améliore l'état morbide, et peut prévenir l'apparition de nouveaux accès de goutte. D'après *Uffelmann*, la santé est en danger lorsque les 3/4 du besoin en albumine sont couverts d'une manière permanente par de la viande. En tout cas, fera-t-on bien de ne couvrir par de la viande, au maximum, que 2/3 du besoin en albumine, soit 70 gr. Ce point doit être pris en considération dans l'alimentation pratique.

Le besoin en carbone peut être couvert tant par les hydrates de carbone que par la graisse; les deux substances, en se

---

(1) V. la 2e édition allemande de ce Traité, p. 324.

décomposant, préviennent la destruction de l'albumine et de la graisse. Mais les hydrates de carbone possèdent, vis-à-vis de la destruction de l'albumine, une action d'épargne plus considérable que les graisses ; par contre, la combustion de la graisse de l'organisme est diminuée davantage par l'ingestion de graisse, que par celle d'hydrates de carbone ; à ce point de vue, 230 parties de fécule agissent à peu près comme 100 parties de graisse (p. 48). Par conséquent, ces deux substances sont équivalentes dans le rapport de 2.3 parties de fécule pour 1 partie de graisse. Le besoin de 210 gr. de carbone (déduction faite des 54—59 gr. de carbone déjà renfermés dans les 100—110 gr. d'albumine) peut être couvert aussi bien par 270 gr. de graisse que par 620 gr. d'hydrates de carbone. En effet, 270 gr. de graisse pourraient être tout aussi bien absorbés en un jour, que 620 gr. d'hydrates de carbone ; mais il est plus que douteux que cette absorption puisse durer : l'expérience apprend, en effet, que des aliments trop gras déterminent facilement de la répugnance. Au point de vue du bon marché, on devrait donner la préférence aux hydrates de carbone ; au point de vue de la sapidité, aux graisses. Mais le volume d'une nourriture qui renferme 500 gr. d'hydrates de carbone est déjà assez considérable ; 500 gr. d'hydrates de carbone représentent, par exemple, 830 gr. de pain blanc, 1100 gr. de pain noir, 2250 gr. de pommes de terre, 800 gr. de petits pois secs (= 2150 gr. de pois cuits). Pour éviter une nouvelle augmentation du volume de la nourriture, on doit donc recommander, avec C. *Voit,* de donner au maximum 500 gr. de fécule et de suppléer par de la graisse les 120 gr. de carbone qui manquent encore, ce qui représente environ 50 gr. de graisse (p. 48). La nourriture est d'autant meilleure, d'autant plus avantageuse au point de vue nutritif, et non moins au point de vue de la capacité de travail de l'individu, qu'elle est plus riche en graisse. La graisse absorbée en excès n'est pas détruite, mais se dépose directement comme telle dans l'organisme sans perdre de son énergie potentielle ; elle forme ainsi une réserve importante d'énergie qui profite au corps et qui, à l'occasion, est utilisée d'une manière appropriée. Par contre, un excès d'hydrates de carbone, tout en étant également utilisé pour la formation de graisse, perd par cette transformation une partie de son énergie (p. 57) ; en outre, une partie des hydrates de carbone en excès subit la fermentation acide dans le tube digestif. Il est donc rationnel de couvrir une grande partie du besoin en carbone par de la graisse, de prendre, par exemple, 90—100 gr. de graisse par jour. Pour 70 et pour 90 gr. de graisse, il ne faudrait plus que 450 ou 400 gr. d'hydrates de carbone. Cette quantité de graisse est suffisante pour couvrir le besoin nutritif ; en outre, elle suffit également d'une façon complète pour permettre de varier la préparation des mets qui sont ainsi acceptés et supportés d'une manière indéfinie. En réalité, le rapport entre la graisse et les hydrates de carbone dans la nourriture de différentes personnes, oscille dans des limites très étendues. La majeure partie du besoin en carbone est couverte, d'après le degré d'aisance des personnes, ou par la graisse (ou du beurre) qui est d'un prix élevé, ou par les hydrates de carbone qui sont meilleur marché. Dans l'alimentation des masses (cuisines populaires, établissements de bienfaisance, orphelinats, prisons, etc.), le bon marché dicte d'ordinaire la ligne de conduite ; aussi, la part de la graisse dans la nourriture est-elle restreinte au minimum, et cela, au détriment de l'organisme. En effet, l'expérience a démontré qu'il n'est pas avantageux d'abaisser le rapport entre la graisse et les hydrates de carbone au-dessous de 1 : 6, par exemple, en deçà de 70 gr. de graisse et au delà de 420 gr. d'hydrates de carbone. La nourriture journalière d'une personne aisée comprend déjà généralement 1 partie de graisse pour 3—4 parties d'hydrates de carbone ; la nourriture des classes pauvres, par contre, ne contient d'ordinaire, malheureusement, que 1 partie de graisse pour 8—10, souvent même, seulement pour 12 parties d'hydrates de carbone.

Les aliments végétaux ne contiennent que peu de graisse ; ainsi, le pain et les légumineuses introduisent par jour 25 gr. de graisse au maximum ; restent donc au moins 30 gr., mieux encore 65 gr. de graisse, à tirer du règne animal. Par conséquent, on doit ajouter à la nourriture 30—65 gr. de graisse animale, soit directement comme telle, soit en choisissant pour la quantité de viande nécessaire (190 gr. de viande pure), de la viande riche en graisse, soit encore, ce qui revient moins cher, en prenant du lait en nature (1 litre contient environ 30 gr. de graisse) en même temps que la quantité nécessaire d'albumine animale, soit en mangeant des fromages gras (dont 125 gr. contiennent 25—30 gr. de graisse) en même temps que la quantité suffisante d'albumine animale, soit deux harengs, ce qui représente 25—30 gr. de graisse et 35 gr. d'albumine animale, soit enfin les cinq œufs qui contiennent également 30 gr. de graisse. Le lait et les fromages, étant d'un prix relativement bas et étant très riches en albumine et en graisse, sont particulièrement désignés pour améliorer d'une manière suffisante la valeur nutritive de la nourriture des classes ouvrières, nourriture qui se compose d'ordinaire d'aliments végétaux, et qui est, dès lors, pauvre en graisse et en même temps trop peu riche en albumine.

Examinons enfin le rapport entre les substances azotées (albumine + gélatine) et les substances non azotées (graisse et hydrates de carbone). Ce rapport présente des oscillations relativement étendues dans la nourriture des différents individus. Pour faciliter le calcul, on réduit la quantité de graisse en hydrates de carbone, en la multipliant par 2.4, et on calcule ensuite en hydrates de carbone la quantité totale des substances non azotées. Ainsi que nous l'avons vu plus haut, l'observation et l'expérience indiquent comme composition moyenne de la ration, 100—110 gr. d'albumine et (56 gr. de graisse + 500 gr. d'hydrates de carbone =) 630 gr. d'hydrates de carbone ; le rapport entre les substances azotées et les substances non azotées est donc d'environ 1 : 5 — 6 ; une nourriture appropriée ne présentera jamais un rapport plus faible. La nourriture riche en viande et en graisse, telle qu'elle est en usage dans les classes les plus aisées de la société, présente un rapport plus élevé, 1 : 4 — 3.5. D'autre part, il n'est pas rationnel d'approcher le rapport des substances nutritives au-delà de 1 : 3, sinon la quantité des substances non azotées ingérées devient trop peu considérable par rapport à celle de l'albumine.

B. RATION JOURNALIÈRE.

Nous devons déterminer maintenant dans quelles proportions chacun des principes nutritifs doit être représenté dans la nourriture journalière, pour que l'organisme conserve indéfiniment son état nutritif et pour qu'il soit capable d'effectuer le travail corporel et intellectuel qui lui est imposé. Nous faisons, ici encore, abstraction de l'eau et des substances minérales, car, à part des cas exceptionnels, elles sont contenues en quantité suffisante dans les différents aliments qui introduisent dans l'organisme les principes nutritifs organiques (p. 86, 90).

Une alimentation complète comprend l'ensemble des principes nutritifs, des aliments et des stimulants qui conservent à l'organisme son état nutritif et sa puissance de travail. Grâce à son pouvoir d'adaptation si étendu, l'organisme peut se mettre en équilibre pour les quantités les plus diverses de principes nutritifs (p. 29, 97); mais il s'agit ici de préciser quelle combinaison de principes nutritifs permet de réaliser, à l'aide de la quantité minima de substances nutritives, l'équilibre nutritif et l'activité corporelle qu'exige chaque cas en particulier, de manière que la désassimilation et l'assimilation se contrebalancent exactement. Il y a différents moyens pour déterminer la ration, mais aucun, comme nous le verrons, ne peut fournir à lui seul des résultats décisifs. La comparaison des données acquises par deux ou plusieurs méthodes permet seule de tracer la limite supérieure et la limite inférieure entre lesquelles la quantité de chacune des substances nutritives peut osciller; on arrive ainsi à des valeurs moyennes, exactes d'une manière générale, permettant en pratique de composer la ration alimentaire. Faisons ressortir une fois de plus que l'évaluation de la ration ne s'applique qu'à l'homme d'un poids moyen (environ 70 kgr.), se trouvant dans des conditions extérieures moyennes, car le besoin nutritif de chaque individu en particulier dépend d'une série de facteurs des plus variables, en intensité et en nombre, pour les différents individus, tels l'état nutritif (richesse de l'organisme en albumine et en graisse), le poids du corps, l'âge, le climat, la température extérieure, la somme de travail musculaire, etc.

Nous nous sommes prononcés plus haut (p. 122) contre la méthode exclusive, consistant à exprimer le besoin nutritif par la valeur calorique des principes nutritifs; nous nous sommes refusés à remplacer la notion de « besoin nutritif » par la désignation de « besoin calorique », qui est préférée par beaucoup d'auteurs. Nous concédons, toutefois, volontiers qu'il peut y avoir avantage, pour la facilité du calcul et pour se faire plus facilement comprendre, à réduire la ration à l'équivalent calorique ou à la chaleur de combustion des aliments[1]; nous nous faisons ainsi une idée exacte de la quantité d'énergie potientielle renfermée dans la ration ingérée. Seulement, on doit considérer, non pas la quantité brute de chaleur

_____

(1) La décomposition d'un gramme d'albumime ou d'hydrates de carbone au sein de l'organisme met en liberté 4.1 calories; la décomposition d'un gr. de graisse, 9.5 calories (p. 121).

des aliments consommés, mais la quantité nette de chaleur qui profite réellement à l'organisme ; cette dernière valeur, en effet, nous indique seule la partie d'aliments qui a été absorbée et utilisée, et dont l'oxydation fournit donc de la chaleur à l'organisme. On peut sans grande erreur admettre chez l'homme que, sous un régime mixte, la quantité nette de calorique représente en moyenne 0.9 de la quantité brute de chaleur ; donc, en moyenne, 0.1 de la réserve de chaleur ou d'énergie emmagasinée dans la ration est éliminé avec les fèces sans être utilisé par l'organisme.

1. Ration de l'homme adulte au repos, se livrant à un travail léger ou moyen.

Trois méthodes principales ont été employées pour déterminer la ration alimentaire. Tantôt on détermine la quantité de principes nutritifs renfermée dans une ration, permettant à un individu, de force et de poids moyens, de conserver pendant plusieurs jours l'équilibre entre l'azote absorbé et l'azote éliminé. Tantôt on détermine la quantité d'aliments consommée journellement par un nombre relativement considérable d'individus uniformément nourris, se trouvant dans des conditions identiques, par exemple, dans les casernes et autres établissements publics, sur les navires, etc., et cela sans tenir compte de la différence de constitution de chacun des individus ; ce calcul donne la quantité moyenne de principes nutritifs nécessaire par tête. Tantôt, enfin, on détermine pendant une série de jours la ration librement choisie, c'est-à-dire la quantité d'aliments que des individus isolés, vivant dans des conditions extérieures connues, prennent librement chaque jour, ration qui leur procure une santé excellente et qui leur permet de suffire aux efforts corporels exigés d'eux. L'analyse directe de ces aliments, ou le calcul, établit la teneur en principes nutritifs organiques que renferme cette ration.

La première méthode, celle qui consiste à déterminer la quantité de principes nutritifs nécessaire pour atteindre l'équilibre carboné et azoté chez un ou plusieurs individus, peut difficilement fournir des résultats péremptoires. *Pettenkofer* et *Voit,* les premiers, appliquèrent cette méthode expérimentale ; ils purent démontrer que l'intensité de l'usure organique pendant l'état d'inanition ne permet pas de conclure au besoin nutritif réel, fut-ce chez le seul et même individu ; en effet, lors de l'ingestion d'aliments, l'intensité de la désassimilation s'élève bientôt (p. 27). Ainsi, un sujet vigoureux pesant 71 kgr., soumis à l'inanition, perdit journellement 78 gr. d'albumine et 215 gr. de graisse de son organisme (p. 20) ; or, si on lui donne sous une forme digestible la même quantité d'albumine et de graisse que celle consommée pendant l'inanition, non seulement il ne se met pas en équilibre azoté et carboné, mais encore l'introduction d'albumine élève aussitôt l'intensité de la décomposition de cette substance (et de la graisse), de sorte que, tout en perdant moins d'albumine que pendant l'état d'inanition, il ne continue pas moins à décomposer des quantités encore assez notables de l'albumine de son propre corps (et une moindre quantité de graisse). Mais si on lui donne des quantités de plus en plus grandes d'albumine et de graisse ou d'hydrates de carbone, — ces derniers pouvant jusqu'à un certain point remplacer la graisse au point de vue nutritif et exercer une action d'épargne vis-à-vis de l'albumine, — on arrive finalement à constituer une ration capable d'établir l'équilibre azoté et carboné. Cependant, grâce à la puissance considérable avec laquelle l'organisme s'adapte au mode d'alimentation, l'équilibre azoté et carboné peut s'établir sous un régime composé de quantités très différentes de graisse et d'hydrates de carbone. Ainsi, ce même individu, soumis à un régime mixte abondant (p. 50), décomposa 137 gr. d'albumine, 65 gr. de graisse et 352 gr. d'hydrates de carbone, soit 19.5 gr. N et 276 gr. C. Un autre individu de taille plus petite, mal nourri, d'un poids de 52 kgr. seulement, décomposa sous le même régime que l'individu précédent : 137 gr. d'albumine et 352 gr. d'hydrates de carbone, soit 19.5 gr. N et 217 gr. C, de sorte qu'une certaine quantité de graisse alimentaire se déposa dans l'organisme (p. 51).

D'autres sujets, par contre, parvinrent à se mettre en équilibre avec une moindre quantité d'albumine : *J. Ranke* (p. 51), par exemple, conserva pendant toute une semaine son équilibre nutritif, en consommant journellement 100 gr. d'albumine, 100 gr. de graisse et 240 gr. de fécule, soit 15.9 gr. N et 219 gr. C; tel fut encore le cas pour *Beneke*[1] qui ne prit par jour que 90 gr. d'albumine, 79 gr. de graisse et 285 gr. d'hydrates de carbone, soit 13.7 gr. N et 232 gr. C; il observa ce régime pendant quatorze jours sans perdre de son albumine. La moyenne de ces diverses déterminations donnerait pour l'homme en repos, ou se livrant seulement à un travail léger, la ration suivante :

110 gr. d'albumine, 80 gr. de graisse, 290 gr. d'hydrates de carbone
ou 56 gr.   »   345 gr.   »   »

ou 16,7 gr. N et 245 gr. C, soit 2384 calories (chaleur de combustion brute).

Mais les données fournies par cette méthode seule ne peuvent être décisives, elles doivent être contrôlées par les deux autres. L'intensité de la désassimilation présente des oscillations en rapport avec l'individualité, l'état nutritif, la taille du sujet, etc.; en conséquence, la quantité de principes nutritifs, suffisante pour remplacer les substances désassimilées de l'organisme, présente des variations correspondantes. Mais ces variations se compensent de plus en plus, à mesure que le nombre d'individus de constitution différente est plus considérable. D'une manière générale, on s'écarte fréquemment de la ration normale; un individu prend un excès de l'un ou l'autre principe nutritif, un autre en prend trop peu; néanmoins, considérée dans son ensemble, on constate que la voie simplement empirique a permis également à l'homme, ici comme dans la question du régime animal ou végétal, de trouver à peu près le juste milieu. Cette méthode qui consiste à déterminer la consommation de nourriture pour un groupe considérable de personnes (dans les casernes, dans les établissements publics d'alimentation, sur les navires), et à répartir la consommation

---

(1) Schriften der Gesellsch. z. Beförderung der Naturwissenschaften in Marburg, Bd. 11, p. 277.

totale par tête d'individu, peut, nous le reconnaissons volontiers, fournir des moyennes; cette méthode est cependant passible de diverses objections. La détermination de la consommation réelle en principes nutritifs est très difficile à faire : en effet, lors même que la nourriture végétale domine, les mets présentent une composition chimique très variable, suivant la nature des substances brutes qui ont servi à la préparation de ces aliments; la quantité des déchets culinaires variera également d'après le rapport entre les divers aliments employés; pour plusieurs végétaux, les déchets varieront encore dans des limites étendues, du simple au double, d'après la saison[1]. L'analyse chimique des principes nutritifs réellement renfermés dans les aliments consommés, peut seule donner un certain degré d'exactitude à cette méthode, qui ne fournit sinon que des résultats approximatifs. Mais cette analyse chimique des aliments est extrêmement laborieuse et complique ce genre de recherches au point de les rendre presque impraticables[2].

Une troisième méthode consiste, ainsi que *Forster*[3] paraît l'avoir fait le premier, d'une part à déterminer pendant plusieurs jours la quantité de principes nutritifs renfermée dans la nourriture, librement choisie par une personne vivant dans des conditions déterminées et relativement simples, d'autre part à vérifier en même temps si l'individu en question conserve son poids ainsi que sa puissance de travail. Si les données fournies par une méthode concordent entre elles et avec les résultats obtenus par les deux autres méthodes, il y aura d'autant plus de probabilité que la valeur moyenne du besoin journalier en principes nutritifs se trouve être exactement connue.

Les données absolues, [obtenues] par les deux dernières méthodes chez l'homme au repos, ou se livrant seulement à un travail léger, sont les suivantes :

Classe	Albumine	Graisse	Hydrates de carbone	Auteur
Jeune médecin	{ 127 { 134	{ 89 { 102	{ 362 { 292	} *Forster* [3]
Homme de 25 ans	116	68	345	
Médecin de 48 ans	92	61	235	*Beaunis* [4]
» » 25 » . . .	108	77	378	*Hoch* [5]
Moyenne.	115	79	322	

La première méthode (p. 219) avait donné comme ration : 110 gr. d'albumine, 80 gr. de graisse et 290 gr. d'hydrates de carbone. La moyenne des trois méthodes est donc la suivante : 112 gr. d'albumine, 80 gr. de graisse et 306 gr. d'hydrates de carbone, ou, en remplaçant 24 gr. de graisse par (24 × 2,3) 55 gr. d'hydrates de carbone : 112 gr. d'albumine, 56 gr. de graisse, 360 gr. d'hydrates de carbone. Nous verrons tantôt que 100 gr. d'albumine suffisent amplement au besoin azoté, surtout lorsqu'on élève la quantité

[1] Ces différents facteurs sont discutés par *C. Voit*, Untersuchungen der Kost in öffentlichen Anstalten, München, 1877; Zeitschr. f. Biologie, Bd. 12, p. 51.
[2] Voir à ce sujet l'exposé détaillé de *I. Munk*, *Pflüger's* Archiv, Bd. 58, p. 398.
[3] Zeitschr. f. Biologie, Bd. 9, p. 381.
[4] Recherches expérim. sur les conditions de l'activité cérébrale, Paris, 1884, p. 4.
[5] Dissertation, Rostock, 1888.

d'hydrates de carbone à 400—450 gr. et qu'on détermine ainsi une économie plus grande dans la consommation de l'albumine. Par conséquent, nous exigeons pour l'homme adulte d'un poids de 62 à 70 kilogr., se trouvant à l'état de repos ou se livrant à un travail léger, une ration composée de 100 gr. d'albumine, 56 gr. de graisse et 400—450 gr. d'hydrates de carbone, soit 2570—2770 calories brutes, la quantité de 400 gr. d'hydrates de carbone étant destinée à l'homme en repos, celle de 450 gr. à l'homme exécutant un travail léger. Ce qui, pour l'état de repos, revient à 37, et pour un travail léger à 40 calories brutes, ou respectivement à environ 33, et 36 calories nettes par kilogr. de corps.

Comme la femme pèse généralement 8—10 kgr. de moins que l'homme, et qu'elle possède d'ordinaire un pannicule adipeux plus développé qui diminue l'intensité de la désassimilation (p. 74), le besoin nutritif de la femme soumise à un travail léger peut être évalué aux 4/5 environ de celui de l'homme, soit environ : 85—90 gr. d'albumine, 40 gr. de graisse, 320—350 gr. d'hydrates de carbone, ce qui représente 2030—2200 calories.

On a fréquemment émis l'opinion que la ration indiquée ci-dessus pour l'homme au repos ou soumis à un travail léger est trop forte, et que des quantités bien moindres de principes nutritifs pourraient suffire à l'équilibre nutritif et à la production du travail. En faveur de cette opinion, on a allégué une série d'analyses des substances nutritives consommées par les familles ouvrières pauvres : ces quantités sont notablement inférieures aux données moyennes indiquées ci-dessus. *Hildesheim*[1] indique comme composition de la ration, presque exclusivement végétale, consommée par un ouvrier pauvre et peu endurant : 86 gr. d'albumine, 13 gr. de graisse et 610 gr. de fécule. *Böhm*[2] a calculé que la consommation journalière d'une famille ouvrière pauvre de Niederlausitz s'élevait par tête à 64 gr. d'albumine, 17 gr. de graisse et 570 gr. de fécule. *Flügge*[3] ne trouva, dans la nourriture d'un ouvrier chétif et peu endurant de 60 kgr., que 52—65 gr. d'albumine, 37 gr. de graisse et 290 gr. d'hydrates de carbone. L'analyse, faite par *Forster*, de la nourriture d'une ouvrière assez bonne travailleuse, pesant 61 kgr., donna 76 gr. d'albumine, 23 gr. de graisse et 334 gr. d'hydrates de carbone, et cependant, dans les deux derniers cas, ce régime maintint sensiblement l'équilibre azoté. *Meinert*[4] trouva, dans la nourriture d'une famille ouvrière pauvre de la Saxe, 52—80 gr. d'albumine, 13—68 gr. de graisse et 300—500 gr. d'hydrates de carbone ; *v. Rechenberg*[5], dans la nourriture de tisserands pauvres du district de Zittau, ne trouva que 65 gr. d'albumine, 49 gr. de graisse et 485 gr. d'hydrates de carbone ; enfin *Manfredi*[6], dans la nourriture des classes pauvres de Naples, ne trouva, en moyenne, que 70 gr. d'albumine, 32 gr. de graisse et 370 gr. d'hydrates de carbone. On ne peut nier qu'il ne puisse y avoir équilibre nutritif sous un régime même aussi pauvre en albumine, surtout lorsqu'il est très riche en hydrates de carbone et que les individus en question sont habitués dès la jeunesse à une alimentation misérable et pauvre en albumine ; en d'autres mots on ne peut donc nier que ces nourritures ne puissent représenter la ration dite d'entretien. Mais tous les observateurs sont unanimes à signaler que les individus en question possèdent sous ce régime un état nutritif mauvais, qu'ils sont faibles et montrent peu d'endurance au travail. Une ration aussi peu élevée ne suffit certainement pas pour entretenir à la longue l'état nutritif parfait chez un ouvrier du poids de 70 kgr. Pareille nourriture, aussi pauvre en albumine, doit donc être considérée, surtout pour l'ouvrier, comme insuffisante.

Dans ces derniers temps, la ration de l'homme adulte (pesant 62—70 kgr.), travaillant modérément et sans fatigue, a été de nouveau l'objet de nombreuses discussions[7]. Il s'agit ici

(1) Die Normaldiät, 1856, p. 32 et 67.
(2) Deutsch. Vierteljahrschr. f. öffentl. Gesundheitspflege, Bd. 1, p. 376.
(3) Beiträge zur Hygiene, Leipzig, 1879, p. 93.
(4) Armee- und Volksernährung, Berlin, 1880, Bd. 1, p. 112.
(5) Die Ernährung der Handwerker in der Amtshauptmannschaft Zittau, Leipzig, 1890.
(6) Arch. f. Hyg., Bd. 17, p. 552
(7) Voir l'exposé critique de *I. Munk*, *Pflüger's* Arch., Bd. 58, p. 390.

de l' « ouvrier moyen » de *Voit*. D'après la définition de l'auteur
lui-même, est « travail moyen », celui fourni pendant 9—10 heures
par un « bon ouvrier » (maçon, menuisier, soldat en garnison ou
aux manœuvres). Cette question, ainsi posée, a été étudiée
seulement dans des recherches déjà anciennes, instituées d'après
la deuxième méthode (p. 219), par *Playfair* [1] et *Hildesheim* [2];
elles datent d'une époque (1856 et 1865) où l'analyse des aliments
n'était pas encore suffisamment connue pour pouvoir en déduire
des valeurs moyennes, où l'on ignorait absolument les précautions
à observer dans ce genre de recherches et de calculs. Aussi, les
rations normales indiquées par ces auteurs (117—120 gr. d'albumine, 35—40 gr. de graisse et 530 gr. d'hydrates de carbone) ne
peuvent-elles prétendre à une exactitude absolue. Plus tard,
C. Voit [3] a calculé que la ration pour un « ouvrier moyen » s'élevait
à 118 gr. d'albumine, 56 gr. de graisse, 500 gr. d'hydrates
de carbone ; pendant plusieurs années, cette ration moyenne fut
considérée comme un dogme, bien qu'elle fut loin de s'appuyer sur
une base scientifique certaine. La quantité de substances non
azotées est certainement plus que suffisante pour un travail moyen ;
mais précisement, en raison de la quantité considérable d'hydrates
de carbone et du rôle de l'action d'épargne de ceux-ci vis-à-vis de
l'albumine, on devait déjà, à priori, s'attendre à pouvoir abaisser la
quantité d'azote dans cette ration.

De fait, on a contesté la nécessité d'une ration aussi élevée en
albumine, évaluée par *Voit* à 118 gr. pour l'ouvrier moyen (p. 50) :
Pflüger, Bohland et *Bleibtreu* ont trouvé que des individus forts ne
consommaient journellement que 90 gr. d'albumine et que la
consommation s'élevait seulement à 96—107 gr. lors d'un travail
considérable ; *Nakahama*, chez un ferblantier du poids de 78 kgr.,
trouva une transformation de 83 gr. d'albumine seulement, chez un
perforeur (68 kgr.), ouvrier vigoureux, une transformation de 70 gr.
d'albumine seulement. *Hoch* [4] ne trouva, dans la ration journalière
d'un tailleur de pierres (de 68 kgr.) très-actif, qu'une moyenne
de 93 gr. d'albumine, et chez un cordonnier de 98 gr. d'albumine
seulement (outre 64 gr. de graisse et de 460 gr. d'hydrates de
carbone). Enfin, *Hirschfeld, Kumagawa* et d'autres ont montré
que 50 gr. d'albumine peuvent suffire, lorsque les hydrates de
carbone et la graisse sont donnés en quantités suffisamment
abondantes. De tout ce qui précède, il résulte qu'il n'est plus
permis de considérer la moyenne de 118 gr. d'albumine, indiquée
par *Voit*, comme exacte. *Voit* lui-même a récemment reconnu
que sa normale de 118 gr. d'albumine « ne doit s'appliquer qu'à
des individus vigoureux et soumis à un travail fatigant [5] », que
les sujets moins forts, surtout ceux d'un poids moins élevé,
pouvaient se suffire avec une quantité d'albumine moindre. Par
conséquent, il semble absolument fondé, surtout lorsque les
hydrates de carbone, agents d'épargne pour l'albumine, prédominent

---

(1) Medical Times and Gazette, 1865, Vol. I. p. 460 ; Vol. II, p. 325.
(2) Die Normaldiät, 1856.
(3) Untersuchung der Kost, p. 15 et suiv. ; Zeitschr. f. Biologie, Bd. 12, p. 1.
(4) Zeitschr. f. Biologie, Bd. 25, p. 232.
(5) Par conséquent, pour un ouvrier exécutant un travail plus que moyen.

dans la nourriture (5oo gr.), d'abaisser jusqu'à 100 gr. la ration d'albumine de l'adulte d'un poids de 62—70 kgr. et soumis à un travail moyen[1]; l'expérience a établi que cette ration est indéfiniment suffisante. D'autre part, il n'est pas encore démontré qu'un adulte puisse continuer à se suffire en prenant 5o—8o gr. d'albumine par jour. Les expériences instituécs jusqu'ici démontrent seulement que l'organisme peut également conserver son équilibre nutritif pendant un certain temps pour une ration aussi pauvre en albumine, mais il n'en résulte nullement qu'un tel régime (lors même qu'il comprend un excès de substances non azotées) n'altère pas, à la longue, la santé, le pouvoir de résistance, ainsi que la puissance de travail.

I. Munk[2] a institué sur le chien des expériences dans lesquelles il donna une ration composée d'une grande quantité d'hydrates de carbone, d'une quantité modérée de graisse et d'une petite quantité d'albumine : l'équilibre nutritif se maintint pendant les 5—6 premières semaines ; puis, au cours de la 7e—9e semaine, survinrent des troubles de la digestion et de l'absorption des principes nutritifs, surtout de la graisse, et aussi, quoique à un moindre degré, de l'albumine. L'équilibre nutritif était dès lors rompu : il survint de l'anorexie et bientôt après un état de faiblesse. Ces troubles graves ne peuvent être combattus que par une alimentation riche en albumine. Les troubles digestifs sont dus surtout à une sécrétion insuffisante des sucs digestifs. Des observations analogues ont été faites par *Rosenheim* [3].

En résumé, la ration d'un ouvrier moyen sera de 100 gr. d'albumine, 56 gr. de graisse et 5oo gr. d'hydrates de carbone. Comme l'alimentation, spécialement lorsqu'il s'agit de l'alimentation des masses, se pratique surtout à l'aide d'aliments végétaux, on peut tenir compte du fait de la digestibilité moindre de cette catégorie d'aliments et admettre une certaine latitude pour l'addition d'albumine : chez l'ouvrier moyen et les soldats en garnison, on recommandera donc une ration de 100—110 gr. d'albumine. La chaleur de combustion de cette alimentation représente 3o2o cal., soit 40—42 cal. par kilogr. Cependant cette normale ne représente nullement la quantité minima d'albumine qui puisse être donnée; l'ingestion d'albumine peut, durant une courte période, descendre parfaitement au-dessous de 100 gr. sans qu'il y ait un danger quelconque pour l'état nutritif et le pouvoir fonctionnel.

Tout considéré, on doit exiger pour l'adulte vigoureux (de 62—70 kilogr.), au repos ou se livrant à un travail léger, 100 gr. d'albumine, 56 gr. de graisse et 400 ou 450 gr. d'hydrates de carbone; pendant un travail moyen pas trop fatigant, 100—110 gr. d'albumine, 56 gr. de graisse et 5oo gr. d'hydrates de carbone (fournissant 3o2o cal.). De ces 100—110 gr. d'albumine, 90—95 gr. doivent être digestibles, ce qui se réalise le plus facilement en donnant 1/3 de l'albumine nécessaire sous forme de nourriture animale (viande, lait, fromage) (p. 214). Dans la première ration, le rapport des substances azotées aux substances non azotées est de 1:5; dans la deuxième ration, il est de 1:5.3.

Pour la femme ouvrière adulte, la ration de 85—90 gr. d'albumine, de 4o gr. de graisse et 400 gr. d'hydrates de carbone

(1) Voir aussi *Zuntz*, Art. « Ernährungstherapie » dans Bibliothek d. ges. med. Wiss., 1893, Abth. 1, Heft 13.
(2) *Du Bois-Reymond's* Archiv, 1891, p. 338 ; *Virchow's* Archiv, Bd. 132, p. 91.
(3) *Du Bois-Reymond's* Archiv, 1891, p. 341 ; *Pflüger's* Archiv, Bd. 53, p. 61.

(2380 cal.) peut être considérée comme suffisante ; une femme se livrant à un travail léger pourrait déjà se suffire avec 350 gr. d'hydrates de carbone.

2. Ration de l'homme adulte se livrant à un travail fatigant.

Le travail se fait d'ordinaire aux dépens de la substance non azotée mais carbonée de l'organisme, à savoir de la graisse. Un travail d'une heure provoque, d'après son intensité, une augmentation de 12—35 gr. dans la combustion de la graisse, comparativement à celle de l'état de repos absolu, soit 8—15 gr. en plus par heure comparativement à celle d'un travail moyen. Evidemment, cette décomposition plus grande doit être compensée par une absorption plus considérable de matériaux carbonés, graisse ou hydrates de carbone. Comme la ration de carbone pour un travail moyen est déjà très largement calculée, cette oxydation plus grande du carbone, par rapport à celle du travail moyen, paraît correspondre à une augmentation d'environ 50 gr. de graisse ou 120 gr. d'hydrates de carbone. Comme la ration du travail moyen devait déjà contenir 500 gr. d'hydrates de carbone, il est plus avantageux d'élever seulement la ration de graisse ; on donnera donc à l'homme, qui se livre à un travail pénible et fatigant, 100 gr. de graisse outre les 500 gr. d'hydrates de carbone. Le rapport de la graisse aux hydrates de carbone dans cette ration devient donc 1 : 5 ; ce rapport est beaucoup plus favorable, car il prévient en même temps l'augmentation du volume alimentaire qui résulterait de l'addition de 120 gr. d'hydrates de carbone à la ration, et évite ainsi d'une manière convenable la surcharge du tube digestif.

Il n'existe aucun rapport direct entre le travail et la désassimilation de l'albumine ; toutefois, la propriété de l'organisme de produire du travail est intimement liée à la substance musculaire ; celle-ci augmente et se développe par le travail ; un individu qui doit beaucoup travailler doit posséder une musculature plus développée qu'un individu travaillant peu. Mais plus un sujet est musculeux, plus aussi son organisme est riche en albumine, car les substances combustibles du tissu musculaire sont constituées au-delà de 4/5 par de l'albumine. Or, une plus grande richesse de l'organisme en albumine ne peut évidemment être réalisée et entretenue que par l'ingestion d'une plus grande quantité de cette substance (p. 30). Si l'activité musculaire ne détermine donc par elle-même aucune modification dans la transformation que subit l'albumine, elle n'en exige pas moins une ration plus élevée d'albumine, afin de maintenir l'état nutritif de la musculature et, par suite, la faculté de travail et de fonctionnement, éventuellement aussi pour permettre aux fibres musculaires de se développer en nombre et en volume.

Nous possédons, concernant la quantité de principes nutritifs renfermée dans la ration de l'individu se livrant à un travail fatigant, les recherches et les calculs suivants :

Classe	Albumine	Graisse.	Hydrates de carbone	Auteurs
Soldat en campagne	145	100	500	*C. Voit*
Garçon de brasserie de Munich	165	70	600	*J. Liebig* [1]
Ouvrier vigoureux	137	173	352	*Pettenkofer* et *Voit* [2]
Mécanicien »	151	54	480	*Voit*
Commissionnaire »	133	95	422	} *Forster*
Menuisier »	131	68	494	
Moyenne.	144	93	490	

S'appuyant sur ces données, *Voit* indique comme ration pour le travail fatigant : 145 gr. d'albumine, 100 gr. de graisse et 500 gr. d'hydrates de carbone; toutefois, en présence de cette ration si élevée de graisse et d'hydrates de carbone, 120—130 gr. d'albumine sont déjà suffisants (3500 cal. ou 50—52 cal. brutes par kilogr.). Le rapport des substances azotées aux substances non azotées est ici de 1 : 5.8. Pour que l'organisme soit en état de fournir un travail considérable, le tube digestif ne peut pas être surchargé; ici encore le besoin en albumine doit être couvert à raison de 1/3 (42 gr.) par de la viande (220 gr.), ou par du lait et du fromage (1/2 litre de lait et 100 gr. de fromage). La graisse s'administre avantageusement sous forme de saindoux, de lard, de beurre ou de fromage.

La ration de 120—130 gr. d'albumine, 90—100 gr. de graisse et 500 gr. d'hydrates de carbone suffit pour couvrir les besoins nutritifs de l'organisme, quelque fatigant que soit le travail. Toutefois, surtout dans les régions où la nourriture se compose principalement d'aliments végétaux et ne comprend comme aliment animal que de la graisse et du saindoux, on consomme des quantités d'aliments bien plus considérables, surtout des quantités énormes d'hydrates de carbone, comme le démontrent les déterminations de *Liebig* [3], *H. Ranke* [4], *Steinheil* [5], *Ohlmüller* [6] chez les bûcherons de la Bavière, chez les ouvriers briquetiers italiens, chez les ouvriers mineurs de Nassau et chez les ouvriers agricoles de Siebengürgen, qui tous sont astreints à un travail des plus fatigants. Les bûcherons prennent, sous forme de pain, de farine et de saindoux, jusque 143 gr. d'albumine, 180—300 gr. de graisse et 690—870 gr. d'hydrates de carbone; les ouvriers briquetiers italiens prennent sous forme de maïs et de fromage, 167 gr. d'albumine, 117 gr. de graisse et 675 gr. d'hydrates de carbone; les ouvriers mineurs, 133 gr. d'albumine, 113 gr. de graisse et 634 gr. d'hydrates de carbone; les ouvriers agricoles, sous forme de maïs et fèves, 150 gr. d'albumine, 75 gr. de graisse et 940 gr. d'hydrates de carbone. Il serait évidemment plus avantageux de restreindre la quantité d'hydrates de carbone et de donner en échange des substances riches en albumine et en graisse, telles que la viande, le lait, le fromage, le lard, pour décharger ainsi le tube digestif de ce volume alimentaire énorme. A ce point de vue, la ration par trop abondante des bûcherons bavarois satisfait encore le mieux à ces conditions. La ration que trouvèrent *Hultgren* et *Landergren* [7] chez 9 ouvriers suédois (159 gr. d'albumine, 93 gr. de graisse et 570 gr. d'hydrates de carbone), renferme également de l'albumine et des hydrates de carbone en excès.

3. Ration du soldat.

En temps de paix et en garnison, le soldat vit dans les mêmes conditions qu'un individu jeune (19—24 ans), d'une force moyenne, se livrant à un travail léger ou moyen (9 heures de travail, dont une

(1) Münch. akad. Sitz.-Ber., 1869, p. 463.
(2) Zeitschr. f. Biologie, Bd. 2, p. 488.
(3) Münch. akad. Sitz.-Ber., 1869, p. 463.
(4) Zeitschr. f. Biologie, Bd. 13, p. 130.
(5) Ibid., Bd. 13, p. 415.
(6) Ibid., Bd. 20, p. 393.
(7) Untersuchung über die Ernährung schwedischer Arbeiter bei frei gewählter Kost, Stockholm, 1891.

partie avec une charge de 20 kilogr. de bagages); en temps de guerre, au contraire, le soldat se trouve dans les conditions d'un travail fatigant.

D'après les normes établies pour la ration du travail moyen et du travail fatigant (p. 223, 225), 100 gr. d'albumine avec 56 gr. de graisse et 500 gr. d'hydrates de carbone (3000 cal.) suffisent pour la vie de garnison; 120—130 gr. d'albumine avec 90—100 gr. de graisse et 500 gr. d'hydrates de carbone (3480 cal.) suffisent en temps de guerre. Pendant les manœuvres (10 heures de travail avec une charge de plus de 20 kil. de bagages), il faut une ration intermédiaire, soit 110 gr. d'albumine, 80 gr. de graisse et 500 gr. d'hydrates de carbone (3240 cal.). *Buchholz*[1] n'indique, pour la ration en temps de paix, que 100 gr. d'albumine, 56 gr. de graisse et 500 gr. d'hydrates de carbone; cette ration est complètement suffisante. Pendant les premiers temps de service, le travail étant pour le moins moyen, et de plus, étant fourni par les recrues non encore habituées aux exercices, il faut accorder la ration de la période de manœuvres; en effet, il s'agit de jeunes gens, à peine adultes, possédant généralement une musculature moyennement développée que l'exercice doit rendre plus forte et plus puissante.

D'après *Meinert*[2], la ration de l'armée de l'Empire allemand renferme en réalité :

	Albumine	Graisse	Hydrates de carbone	Viande	Pain
Ration ordinaire en temps de paix.	107 gr.	35 gr.	420 gr., dont 150 gr.	750 gr.	
Grande ration » » » » .	135 »	30 »	530 », »	250 »	750 »
Ration de campagne (moyenne) .	115 »	90 »	470 », »	375 »	750 »[3]

Ces rations, — il en est de même dans d'autres pays, tels que l'Autriche, la France[4], l'Angleterre et l'Italie — ont le défaut qu'en temps de guerre, comme en temps de paix, elles renferment surtout trop peu de graisse et, à un moindre degré, trop peu d'albumine; de plus, leur teneur en principes nutritifs est trop variable d'un jour à l'autre. Si l'on veut conserver aux soldats leur état nutritif et leur puissance de travail, il faut observer strictement les moyennes diététiques indiquées ci-dessus, spécialement en ce qui concerne la quantité de graisse. D'autre part, la ration sur pied de guerre qui a été demandée par la commission spéciale de la Bavière[5] (145 gr. d'albumine et 190 gr. de graisse avec 500 gr. d'hydrates de carbone, dont 250 gr. de viande pure et 750 gr. de pain), est excessive en ce qui concerne la quantité d'albumine mais surtout, en ce qui concerne la dose de graisse, d'autant plus que peu de personnes peuvent supporter 190 gr. de graisse par jour sans éprouver des troubles digestifs.

Déjà en temps de paix, il est irrationnel de donner une nourriture insuffisante pour déterminer dans l'organisme la réserve en graisse nécessaire, pour restreindre l'intensité de l'usure organique et pour permettre ainsi l'emmagasinement d'albumine; mais c'est bien plus illogique encore en temps de guerre, lorsqu'il s'agit avant tout de mettre le soldat en état de supporter un travail long et pénible. Pour réaliser ce but, la ration ne doit pas seulement atteindre les valeurs ci-dessus mentionnées (125 gr. d'albumine, 90—100 gr. de graisse et 500 gr. d'hydrates de

---

(1) Rathgeber für den Menagebetrieb der Truppen, Berlin, 1882, p. 129 et 133.
(2) Armee- und Volksernährung, Berlin, 1880, Bd. 1, p. 286.
(3) Ou 150 gr. de lard et 500 gr. de biscuit.
(4) La ration du soldat français est la suivante, en temps de paix : 750 gr. de pain, 750 gr. de pain de soupe, 300 gr. de viande non désossée, 400 gr. de légumes frais, 300 gr. de légumes secs, 16 gr. de sel. En campagne : 735 gr. de biscuit, 300 gr. de viande fraîche, 250 gr. de bœuf salé ou 200 gr. de lard, 30—60 gr. de riz ou légumes secs, 16 gr. de sel, 21 gr. de sucre, 16 gr. de café, 0.25 litre de vin ou 0.06 litre d'eau-de-vie.
(5) Ernährung der Soldaten im Krieg und Frieden. Bericht d. über die Ernährungsfrage der Soldaten niedergesetzten Specialcommission, München, 1881.

carbone), mais elle doit, de plus, être composée de substances d'une digestibilité suffisamment facile sous forme de viande et de graisse, et comprendre, en outre, — chose qui n'est pas à dédaigner — des stimulants sous forme de café, de spiritueux et de tabac. Si la ration en albumine et en hydrates de carbone est complètement suffisante, ou à peu près, il n'en est pas de même pour la graisse : elle ne se trouve, en effet, qu'à la quantité de 30—40 gr. dans la ration journalière habituelle, celle-ci étant composée de pain, de viande, de gruau ou de riz. Tous les trois jours seulement, on donne des pois, du lard et du pain : la ration journalière renferme alors jusque 140 gr. de graisse. *C. Voit* demande, comme nourriture pour les soldats en campagne, 500 gr. de viande de boucherie (360 gr. de viande désossée), 60 gr. de graisse et 150 gr. de légumes, en outre 750 gr. de pain. Evidemment, à tout vœu en faveur de l'amélioration de la ration de campagne, on peut opposer avec raison qu'il n'est pas toujours possible en temps de guerre d'augmenter à volonté les rations, lors même qu'on ne tienne aucun compte de la question financière ; il arrive des moments où les vivres ne peuvent être amenés en quantités suffisantes, même au prix de grands sacrifices d'argent, et où, dès lors, l'alimentation régulière est absolument impossible.

Pour ces cas de nécessité, le soldat devrait porter avec lui, sous un volume aussi faible que possible, une certaine quantité d'une nourriture susceptible de se conserver longtemps ; on la désigne du nom de r é s e r v e   d e   f e r (eisernen Bestand)[1]. Celle-ci comprendrait, d'une part, la ration de principes nutritifs, pour deux jours au moins, sous le volume le plus petit possible, afin que ni le volume ni le poids ne soient un obstacle au transport ; d'autre part, elle doit être sapide et mangeable comme telle, ou du moins, pouvoir être facilement et rapidement transformée en un mets d'une saveur agréable ; elle doit, enfin, pouvoir se conserver longtemps.

Nous examinerons dans la deuxième partie de ce Traité jusqu'à quel point ces conditions sont pratiquement réalisables.

4. Ration du vieillard, se livrant à un travail léger ou nul.

L'étude des échanges nutritifs a démontré que les personnes âgées consument moins d'albumine et de graisse (p. 77) ; par conséquent, le besoin nutritif des vieillards sera moindre que celui des personnes à la fleur de l'âge. Le besoin en graisse sera évidemment proportionné au travail fourni par les vieillards : il sera d'autant moindre que le travail produit est moins considérable, en d'autres mots, que le vieillard se rapproche davantage de l'état de repos. Comme rations minimales, on peut considérer celles que nous avons déjà indiquées plus haut pour les familles ouvrières pauvres, et que nous avons trouvées insuffisantes pour ces dernières (p. 221) ; telles sont les rations trouvées par *Hildesheim* et *Forster* chez une famille ouvrière pauvre, ainsi que chez une ouvrière, soit 76—86 gr. d'albumine, 13—23 gr. de graisse et

---

(1) Voir *C. Voit*, Anhaltspunkte zur Beurtheilung des sogenannten eisernen Bestandes für den Soldaten, München, 1876.

334 gr. d'hydrates de carbone. Les recherches instituées sur la nourriture des hospices de vieillards ont abouti à des résultats analogues. *Forster*[1] trouva, dans la ration journalière des hommes, 92 gr. d'albumine, 45 gr. de graisse et 332 gr. d'hydrates de carbone; dans celle des femmes, 80 gr. d'albumine, 49 gr. de graisse et 266 gr. d'hydrates de carbone. L'état général des vieillards soumis à cette ration était excellent.

D'après ce qui précède, on peut considérer comme limite inférieure de la ration pour les personnes âgées et à l'état de repos[2] : 90 gr. d'albumine, 40 gr. de graisse, 350 gr. d'hydrates de carbone, pour les hommes âgés; 80 gr. d'albumine 35 gr. de graisse et 300 gr. d'hydrates de carbone, pour les femmes âgées. Le rapport des principes nutritifs est ici de 1 : 5.

Dès que les vieillards exécutent un travail moyen, on devra évidemment leur donner une nourriture appropriée, par exemple, celle de l'adulte pour un travail léger, soit 100 gr. d'albumine, 55 gr. de graisse et 450 gr. d'hydrates de carbone, ou bien 85 gr. d'albumine, 40 gr. de graisse et 350 gr. d'hydrates de carbone. Dans les cas exceptionnels où les vieillards fournissent encore un travail fatigant, il semble qu'ils peuvent se suffire avec la ration pour un travail moyen, soit 100 gr. d'albumine, 56 gr. de graisse et 500 gr. d'hydrates de carbone.

Rappelons enfin que la vieillesse demande une nourriture de qualité différente, à cause de la perte des dents, ce qui rend la mastication pénible, parfois même nulle. Les aliments auront donc une consistance aussi molle que possible, afin d'éviter les difficultés de la mastication et de ne pas imposer au tube digestif un travail excessif. Il est donc avantageux de diviser finement ou de hacher la viande avant la cuisson, d'administrer les céréales et les légumineuses sous forme de farine et de transformer les pommes de terre à l'état de purée. Il faut éviter un excès de pain et de pommes de terre; de plus, on doit veiller à ce que, au moins 1/3 de l'albumine (30 gr.) soit donné sous forme de viande (150 gr.), ou de lait, ou de lait et de fromage (1/2 litre de lait + 50 gr. de fromage), ou d'œufs (4—5 œufs).

Nous ne pouvons passer sous silence que même des gens d'un âge moyen peuvent, par exception, à l'état de repos absolu, se mettre en équilibre nutritif à l'aide d'une ration qui est encore inférieure à celle des familles pauvres ou des vieillards. Ainsi *Voit* ne trouva dans la nourriture des trappistes, religieux des plus austères, que 68 gr. d'albumine, 11 gr. de graisse et 470 gr. d'hydrates de carbone. Les trappistes, comme les chartreux, ne mangent jamais de viande.

5. Ration du prisonnier.

L'alimentation des prisonniers doit tendre à conserver le degré minimal de l'état nutritif du corps, sans causer aucun trouble direct ou éloigné; d'autre part, l'alimentation doit être aussi simple et aussi économique que possible. Les difficultés d'une alimentation rationnelle de ce genre[3] sont encore augmentées par le fait qu'on se trouve devant des individus de constitution et d'âge les plus

(1) Zeitschr. f. Biologie, Bd. 9, p. 401 ; comparez aussi C. Voit, Untersuchung der Kost etc., p. 186.
(2) C. Voit, Zeitschr. f. Biologie, Bd. 12, p. 32 ; Untersuchung der Kost etc., p. 17.
(3) Voir particulièrement : A. Baer, Die Gefängnisse, Strafanstalten und Straf-systeme in hygienischer Beziehung, Berlin, 1871 ; ensuite, Vierteljahrsschr. f. öffentl. Gesundheitspflege, Bd. 8, p. 601 ; Vierteljahrsschr. f. gerichtl. Med., 1871, p. 291 ; Blätter f. Gefängnisskunde, Bd. 18, p. 323. — C. Voit, Zeitschr. f. Biol., Bd. 12, p. 32. — Schuster chez C. Voit, Untersuchung der Kost etc., p. 142.

variés et qu'il est pratiquement impossible de tenir compte de l'individualité. Les portions par tête étant distribuées uniformément, il se peut qu'une nourriture donnée conserve peut-être exactement l'état nutritif des prisonniers petits et affaiblis, alors que les prisonniers grands et forts se trouvent déjà en déficit nutritif.

Evidemment, chaque principe nutritif doit être donné en quantité au moins telle, que l'organisme soit amené et qu'il persiste dans un état nutritif minimum, n'entraînant aucune altération durable de la santé. La ration des prisonniers doit donc constituer le minimum de la ration dite d'entretien.

Etant admis que le prisonnier n'exécute aucun travail, ou seulement un travail léger, il est évident qu'il ne doit pas être aussi musclé, aussi riche en albumine qu'un ouvrier. Si sa musculature est très développée, elle se fusionnera par le défaut d'exercice, tant que la quantité de l'albumine de l'organisme ne se sera pas mise en équilibre avec l'albumine ingérée. Mais, si on abaisse encore davantage la ration d'albumine, la ration des substances non azotées (graisse, hydrates de carbone) étant exactement suffisante, l'organisme continuera à perdre de son albumine, s'amaigrira de plus en plus et deviendra finalement sérieusement malade, le plus souvent d'une manière irréparable; il se trouve en quelque sorte dans un état permanent d'inanition partielle en albumine.

Si le prisonnier ne travaille pas, la combustion des substances non azotées est moindre chez lui que chez l'ouvrier moyen; il pourra donc se contenter d'une quantité plus faible de matériaux carbonés (hydrates de carbone, graisse). Toutefois, on ne peut pas non plus descendre ici au-dessous d'une certaine limite; sinon le prisonnier consumera continuellement de sa propre graisse, s'amaigrira encore davantage et présentera une réceptivité plus grande pour les maladies. En outre, comme la réserve en graisse de l'organisme influe sur l'intensité de la désassimilation de l'albumine (p. 30), en ce sens que la décomposition de l'albumine augmente à mesure que la graisse disparaît, il en résulte que la perte en graisse entraine également la perte en albumine. Par conséquent, l'administration par trop modique d'albumine peut être plus facilement supportée que l'administration insuffisante de graisse ou d'hydrates de carbone, la première déterminant seulement la perte de l'albumine du corps, la seconde provoquant la perte de la graisse et, en outre, celle de l'albumine. Par conséquent, on devra donner aux prisonniers exécutant un travail léger, au minimum, la ration qui est considérée comme ration d'entretien des vieillards, soit 90 gr. d'albumine, 35 gr. de graisse et 350 gr. d'hydrates de carbone (2130 cal.). *Voit* indique comme ration minima des prisonniers ne travaillant pas : 85 gr. d'albumine, 30 gr. de graisse et 300 gr. d'hydrates de carbone (1860 cal.).

Par contre, si les prisonniers exécutent un travail pénible, tel que c'est le cas dans les maisons de force, on doit leur accorder au moins la ration d'un ouvrier moyen, soit 100—110 gr. d'albumine, 56 gr. de graisse et 500 gr. d'hydrates de carbone.

Schuster a analysé la nourriture dans une prison de Munich dont les détenus ne travaillaient pas, ainsi que celle d'une maison de force où les condamnés fournissaient un travail plus ou moins fatigant; il a trouvé, pour les rations en question, la composition suivante :

	Albumine	Graisse	Hydrates de carbone
Prison	86 gr.	22 gr.	305 gr.
Maison de force	104 »	38 »	521 »

Si tant est que les substances nutritives, renfermées dans les rations indiquées ci-dessus, furent normalement absorbées, on peut dans les deux cas considérer les rations comme exactement suffisantes. Seulement, dans la maison de force, on ne donnait que des aliments végétaux (pain, légumineuses, pommes de terre, légumes) et, seulement trois fois par semaine, 60 gr. de viande de bœuf chaque fois; aussi, l'albumine n'était-elle absorbée qu'à raison de 72 %, de sorte qu'en réalité 78 gr. seulement d'albumine passaient journellement de l'intestin dans les liquides organiques, quantité assurément trop faible pour un individu qui travaille. Dans la prison, on donnait journellement en moyenne 116 gr. de viande, en même temps que des aliments végétaux farineux, mais en quantité moindre que dans la maison de force; aussi, l'absorption était-elle plus complète, et comportait au moins 76 gr. des 87 gr. d'albumine ingérée. Quoiqu'il existe entre ces deux rations une différence de 17 gr. dans la quantité d'albumine ingérée, il n'y avait donc pas de différence sensible dans la quantité d'albumine absorbée. Les 76 gr. d'albumine absorbable permettent justement aux prisonniers, ne travaillant pas, de conserver leur équilibre nutritif, grâce à la ration considérable en hydrates de carbone, substance d'épargne de l'albumine. Ici encore, la quantité absolue et relative de graisse, c'est-à-dire, relative à la quantité d'hydrates de carbone administrée, est trop faible.

Même, si l'on fait abstraction de l'excès de végétaux et de la ration en albumine et en graisse trop minime d'une manière absolue, il existe encore d'autres facteurs essentiels qui font que la nourriture de prison est encore plus défavorable et d'ordinaire insupportable à la longue, tels sont la monotonie, l'uniformité quotidienne des mets, la préparation défectueuse (les végétaux étant souvent insuffisamment cuits), le défaut de sapidité résultant de l'absence ou de l'insuffisance de l'assaisonnement, la consistance de bouillie toujours égale (p. 118, 198) ainsi que le volume excessif des aliments. Aussi, C. Voit demande-t-il qu'on augmente la quantité de graisse et d'albumine, qu'on assaisonne davantage la nourriture, qu'on varie la forme et la consistance en préparant les mets avec de la farine et de la graisse (p. 162). On pourrait parfois remplacer la viande par des quantités modérées d'autres aliments d'origine animale, possédant de la saveur et en même temps encore meilleur marché, tels que fromages, lait écrémé, harengs, etc.; on obtiendrait de la sorte de la variété dans le goût et dans la forme des aliments.

C'est surtout la monotonie de la nourriture qui conduit aux fâcheux effets déjà signalés, tels que perte d'appétit et nausées, éructations, dyspepsie et refus absolu d'aliments pendant un certain temps; il en résulte que les prisonniers, déjà affaiblis par eux-mêmes, tombent rapidement dans un état de marasme de plus en plus prononcé.

Ce n'est donc pas un sentiment mal compris d'humanité que d'exiger une meilleure nourriture pour le prisonnier, une nourriture qui soit plus riche en albumine et en viande, et qui soit en même temps plus assaisonnée. Une nourriture suffisante peut seule conserver au prisonnier cet état nutritif qui lui permettra, lorsqu'il aura terminé sa peine, de pourvoir à sa vie par le travail.

6. Ration de l'enfant pendant la période de croissance.

Tant au point de vue théorique qu'au point de vue pratique, l'alimentation des individus en voie de croissance présente des difficultés spéciales; il ne s'agit pas ici, comme ailleurs, de conserver simplement l'état nutritif, il faut de plus provoquer la formation de substances organisées à l'aide des principes nutritifs. La formation de la substance organisée se fait avec une intensité variable, mais pendant la première année de la vie, elle se développe avec une rapidité et à un degré qui ne sont jamais atteints dans la suite. L'intensité de la croissance se manifeste déjà, d'une manière grossière, par l'augmentation du poids du corps. En réalité, elle consiste dans le développement ou la prolifération des cellules tissulaires préexistantes; ces cellules néoformées sont constituées, de même que les cellules primitives, par de l'albumine, de la graisse, de l'eau et des substances minérales. Pour que la croissance soit possible, il faut donc que ces substances soient absorbées en quantité plus considérable qu'elles ne sont décomposées par la substance organisée préexistante.

Nos connaissances sur les échanges nutritifs de l'organisme des enfants aux différents âges (p. 76) sont tellement incomplètes, qu'il est à peine possible d'en déduire quelles quantités de chacun des principes nutritifs sont nécessaires, à un enfant d'un âge déterminé, pour maintenir son état nutritif et pour fournir les matériaux nutritifs indispensables à son développement.

Ration pendant la 1e année de la vie.

D'après les observations isolées et incomplètes, que nous possédons sur l'intensité de l'élimination de l'urée et de l'acide carbonique, il paraîtrait que, pendant les dix premiers jours de la vie, l'enfant élimine relativement, c'est-à-dire par unité de poids (1 kilogr.), environ dix fois moins d'urée (seulement 0.05 gr. par kilogr.) que l'adulte; et cela, malgré que, considérée d'une manière absolue et relative, il absorbe une quantité d'albumine beaucoup plus considérable (jusque 4 gr. par kilogr.) que l'adulte (1.8 gr. par kilogr.). La plus grande partie de l'albumine absorbée est donc emmagasinée. Les recherches sur les échanges nutritifs pendant la 1e année de la vie nous font surtout défaut. On en est donc réduit à déterminer les quantités de principes nutritifs qui sont prises par les enfants pendant une série de jours, et à observer l'augmentation de poids qui survient; c'est ce que *Forster*[1] a fait chez des enfants soumis à l'allaitement artificiel, ainsi que *Camerer*, en partie en collaboration avec *Hartmann*[2], chez des nourrissons pendant les sept premiers mois (comme aussi chez des enfants entre 2 et 14 ans), et enfin *Uffelmann*[3] chez des nouveau-nés pendant les cinq premiers mois de la vie.

D'après *Camerer* et *Uffelmann,* la quantité de lait absorbée du 2e—6e jour de la vie s'élève de 92 à 380 gr.; à la fin de la 3e semaine, elle est de 534 gr., à la fin de la 10e semaine de 650 gr.; du 5e—6e mois, elle est de 770 gr. Pour un kilogr. de lait de la mère, le poids du corps augmente journalièrement: d'environ 100 gr. du 4e—6e jour, de 60 gr. à la fin de la 3e semaine, de 50 gr. au milieu de la 5e semaine, de 37 gr. à la fin de la 10e semaine, de 30 gr. pendant la 16e semaine et de 24 gr. seulement pendant la 30e semaine. Par conséquent, l'augmentation du poids par kilogr. de lait ingéré diminue de 3/4 et plus de la 1e à la 16e semaine, puis elle demeure stationnaire pendant assez longtemps. D'après *Ahlfeld*[4], le lait serait ingéré en quantité plus grande, mais l'augmentation en poids présente aussi une chute relativement plus rapide. D'après ces auteurs et d'après *Haehner*[5], l'augmentation absolue en poids, celle qui nous donne une idée du degré de développement, est d'environ 5 kilogr. pour

(1) Zeitschr. f. Biologie, Bd. 9, p. 381.
(2) Ibid., Bd. 13, p. 383. — *Camerer*. Bd. 14, p. 388; Bd. 16, p. 25; Bd. 18, p. 220; Bd. 24, p. 146; Der Stoffwechsel des Kindes, Tübingen, 1894.
(3) Hygiene des Kindes, Leipzig, 1881, p. 190.
(4) Ueber die Ernährung des Säuglings an der Mutterbrust, Leipzig, 1878.
(5) Pädiatrische Arbeiten, 1890. Festschrift, herausgeg. von *A. Baginsky*.

les 8 premiers mois (de 3 kilogr. pendant la 1e semaine, le poids s'élèverait à 8 kilogr. pendant la 34e semaine), soit plus de 2 1/2 fois le poids initial.

D'après *Camerer,* un kilogr. d'enfant reçoit par le lait de la mère :

Age	Albumine	Graisse	Sucre
3e jour	2.4	2.8	2.9
6e »	3.7	4.3	4.4
3e semaine	4.8	5.6	5.7
7e—10e semaine	4.5	5.2	5.4
23e semaine	3.8	4.5	4.6

L'adulte, par contre, n'ingère par jour et par kilogramme, que 1.7 gr. d'albumine, 0.85 gr. de graisse, 7.5 gr. d'hydrates de carbone. Le n o u r r i s s o n, dont le développement demande un excès d'albumine, reçoit par kilogramme de corps 2—2 1/2 fois plus d'albumine et environ 5 fois plus de graisse que l'adulte [1]; l'absorption d'une si forte quantité de graisse restreint la décomposition de l'albumine; la quantité d'albumine qui peut être retenue dans l'organisme est donc encore plus considérable que si la graisse faisait défaut, en tout ou en partie.

Un fait absolument remarquable, c'est que le lait maternel et le lait de vache sont ingérés en quantités très différentes. Vers la fin du 6e mois, l'enfant au sein prend de 770—850 gr. de lait; à cette même époque, l'enfant soumis à l'alimentation artificielle consomme de 1200—1300 gr. de lait de vache. Un enfant de cinq mois, observé par *Camerer,* prit même près de 1400 gr. de lait de vache. Ce fait dépend, en partie, de ce que l'enfant digère à un moindre degré le lait de vache que le lait maternel; l'absorption d'une même quantité de principes nutritifs demande donc que le lait de vache soit ingéré en proportions plus fortes.

D'après *Forster,* les enfants prennent par jour :

Age	Poids	Albumine	Graisse	Hydrates de carbone	
Fillette, 1e semaine . . .	2.5 kgr.	7 gr.	11 gr.	15 gr.	Lait de la mère
» fin de la 2e semaine .	2.7 »	12 »	20 »	27 »	» »
Garçon de 4 mois	4.4 »	19 »	29 »	41 »	» »
» » 5 »	6.0 »	40 »	37 »	50 »	Lait de vache dilué

Dans la seconde partie du livre, nous nous étendrons spécialement sur les précautions à observer, lorsqu'on pratique l'alimentation artificielle par le lait de vache; nous y étudierons également jusqu'à quel point on peut faire usage des conserves de lait et d'aliments plus consistants (farine de céréales et de légumineuses).

Une ration composée de 3 gr. d'albumine, 30 gr. de graisse et 60 gr. d'hydrates de carbone (rapport nutritif = 1 : 3.7), paraît devoir suffire pendant la première année de la vie.

Ration pendant la 2e à la 6e année.

Pendant cette période, le développement relatif ne se fait plus avec la même intensité que pendant la première année de l'existence; aussi, les principes nutritifs ne doivent-ils plus être donnés en aussi grande quantité; surtout la ration d'albumine et de

(1) La quantité du sucre de lait étant réduite en graisse, en la multipliant par 10/24 (p. 48), et additionnée à la graisse du lait.

graisse diminue relativement de plus en plus, tandis que la quantité d'hydrates de carbone ingérée continue à augmenter et dépasse finalement, de près du double, la graisse et l'albumine réunies. Comme le développement se poursuit, la ration relative de l'albumine ingérée est encore presque double de celle de l'adulte ; l'ingestion de la graisse et celle des hydrates de carbone sont respectivement 3 fois et 1 1/2 fois plus considérables, et cela dans le but de permettre le dépôt de la graisse et de favoriser l'organisation de l'albumine.

D'après *Forster* et *Camerer,* la ration par kilogr. est la suivante :

Age	Poids.	Albumine	Graisse	Hydrates de carbone
Fillette de 1 1/2 an . . .	9.0 kgr.	4.4 gr.	4.0 gr.	8.9 gr.
Enfant » 2 1/2 ans . . .	10.0 »	3.6 »	2.7 »	15.0 »
Fillette » 3 ans	12.6 »	3.4 »	3.1 »	7.7 »
Garçon » 4 »	17.4 »	3.5 »	2.5 »	11.0 »
» » 6 »	18.0 »	3.5 »	2.5 »	11.0 »

En moyenne il faut donc par kilogr. pour les enfants âgés de 2—6 ans : 3.7 gr. d'albumine, 3 gr. de graisse, 10 gr. d'hydrates de carbones (rapport nutritif = 1 : 4.6). D'après *Uffelmann,* il faudrait par kilogr. de corps, 4.1 gr. d'albumine pendant la 2e année de la vie et 3.6 gr. depuis la 3e jusqu'à la 6e année. D'après l'analyse de l'urée éliminée (p. 76), la décomposition de l'albumine est par kilogr., de 3.9 gr. dans la 2e année, de 2.6—2.3 gr. pendant la 3e—6e année. Nous étudierons également, dans la deuxième partie de cet ouvrage, jusqu'à quel point la dentition de la 2e et de la 3e année, ainsi que l'irritabilité du tube digestif par des aliments trop consistants, imposent une modification de la qualité de la nourriture.

Ration pendant la 7e à la 15e année.

Par kilogr. de corps, la désassimilation de l'albumine est de 2.15 gr. pendant la 7e année, de 2 gr. pendant la 9e, de 1.6 gr. pendant la 13e et de 1.5 gr. pendant la 15e année. Au point de vue de la croissance, cet âge se divise en deux périodes : de la 7e à la 10e année, le développement se fait avec une telle lenteur que, d'après *Uffelmann*[1], les enfants augmentent par semaine de 30—35 gr. seulement. A partir de la 11e ou de la 12e année, le développement reprend plus rapidement (augmentation en poids de 50 gr. par semaine) et atteint son maximum pendant la 13e et la 14e année (augmentation de 100 gr. par semaine).

L'étude de la ration des enfants de cet âge a donné, au sujet de l'ingestion totale en principes nutritifs, les résultats suivants :

Age	Poids en kilogr.	Albumine	Graisse	Hydrates de carbone	Auteurs
Filette de 9 ans.	22.7	61.3	47.0	207.7	*Camerer*
» . 11 »	23.4	67.5	45.7	268.6	
Orphelins de 6—15 »	—	79	37	250	*C. Voit*[2]
Garçon 8—9 »	—	60	44	150	
» 12—13 »	—	72	47	245	*Uffelmann*
» 14—15 »	—	79	48	270	

(1) Hygiene des Kindes, p. 315—318.
(2) Untersuchung der Kost, p. 135.

Les enfants soumis à ces régimes avaient bonne mine et se développaient normalement. Il serait avantageux, ainsi que *Voit* le souhaite avec raison, de donner, si possible, plus de graisse et de diminuer proportionnellement la quantité des hydrates de carbone, de manière que le rapport de la graisse aux hydrates de carbone ne dépasse pas la proportion de 1 : 8. Le rapport des substances azotées aux substances non azotées ne peut rationnellement dépasser 1 : 4—5. Ici encore, il est grandement à souhaiter qu'au moins 1/3 de la ration d'albumine soit donné sous forme d'une albumine animale digestible, par exemple, de 120 gr. de viande pure ou de 700 c.c. de lait par jour environ. Il est à remarquer que la ration des enfants, jusque dans la 15e année, se rapproche beaucoup de la ration d'entretien pour les vieillards à l'état de repos (p. 227). Or, la masse du corps de ces enfants est cependant beaucoup inférieure à celle des vieillards : un enfant de 15 ans pèse environ 35 kilogr., tandis que le poids moyen des vieillards dépasse encore toujours 50 kilogr. D'après cela, on serait tenté de considérer la ration, ci-dessus indiquée pour les enfants jusqu'à la 15e année, comme trop élevée. Mais il suffit de rappeler que, si la masse organisée à entretenir au point de vue nutritif est 2/3 fois moins forte chez l'enfant que chez le vieillard, cet excès de principes nutritifs est, néanmoins, impérieusement commandé pour permettre la croissance qui se manifeste généralement avec une intensité nouvelle à partir de la 11e année.

Il va de soi que les quantités de 79 gr. d'albumine, de 37—48 gr. de graisse et de 250 gr. d'hydrates de carbone, indiquées ci-dessus comme ration pour les enfants de 7—15 ans, ne constituent que des valeurs absolument moyennes : les enfants de 7 ans recevront, en fait de principes nutritifs, une quantité suffisante pour leur développement, s'ils prennent 55 gr. d'albumine, 40 gr. de graisse et 140 gr. d'hydrates de carbone ; les enfants de 10 ans se nourriront amplement avec environ 65 gr. d'albumine, 40 gr. de graisse et 210 gr. d'hydrates de carbone. Ce n'est qu'à partir de la 12e année que la ration entière (75 gr. d'albumine, 45 gr. de graisse et 250 gr. d'hydrates de carbone) s'impose ; lors d'une croissance très rapide, soit en général pendant la 13e année, cette ration devrait plutôt être légèrement augmentée, surtout en ce qui concerne la proportion d'albumine. Il est également utile, lors d'un développement rapide, de donner ce supplément d'albumine sous forme d'une albumine animale facilement digestible (viande, lait, œufs, fromage), spécialement lorsque la nourriture est en majeure partie composée, comme c'est le cas dans les orphelinats, d'aliments végétaux difficiles à digérer.

7. Ration de la femme pendant la lactation.

Ainsi qu'il a été établi, l'organisme en voie de croissance réclame pour pouvoir se développer ou augmenter sa substance organisée, une quantité de principes nutritifs qui est supérieure à celle que nécessite le simple maintien de l'état nutritif de la masse organisée préexistante. De même, les pertes spéciales que l'organisme de la femme subit par la sécrétion lactée, entraînant une partie de sa propre substance, exigent un supplément de nourriture pour que l'état nutritif de l'organisme demeure invariable, malgré l'augmentation des dépenses, et pour que la sécrétion lactée puisse continuer à se faire abondamment.

On serait tenté de croire qu'il suffit simplement d'augmenter la ration de la femme en lactation, de la quantité de principes nutritifs qui est soustraite à l'organisme par le lait sécrété, et bu par l'enfant ; qu'il suffit, par exemple, lorsqu'un enfant de 4 mois prend 600 gr. de lait, qui renferment 15 gr. d'albumine, 27 gr. de graisse et 33 gr. d'hydrates de carbone (p. 125), qu'il suffit, disons-nous, d'ajouter à la ration les quantités d'albumine, de graisse et d'hydrates de carbone que l'organisme maternel a perdues ainsi. La question est loin d'être aussi simple. Un supplément de 10 gr. d'albumine dans la ration détermine un dépôt, non pas de 10 gr. d'albumine, mais d'une quantité notablement inférieure ; à l'ingestion d'une plus grande quantité d'albumine correspond une augmentation dans la destruction de cette substance, de sorte qu'une fraction seulement de l'albumine, renfermée en plus dans la ration, demeure disponible et augmente la réserve d'albumine. De même, la quantité d'albumine, que prend en plus la femme qui allaite, n'est pas entièrement disponible au profit de la sécrétion lactée, mais pour une fraction seulement. Il est, toutefois, exact que la graisse prise au delà du besoin n'est pas détruite, mais qu'elle se dépose presque en totalité dans l'organisme. En ce qui concerne les hydrates de carbone, nous savons qu'ils sont directement décomposés dans l'organisme jusqu'à une certaine limite supérieure, en sorte qu'ils ne déterminent pas un dépôt sous forme d'hydrates de carbone. Lorsqu'ils sont pris en quantité plus considérable, ils se transforment en partie en graisse qui se dépose comme telle : en aucun cas, les hydrates de carbone donnés en excès dans la ration ne passent directement dans la glande mammaire pour y être transformés en lactose et éliminés avec le lait.

Pour préciser les relations qui existent entre la sécrétion du lait et l'alimentation, il suffira de rappeler les conditions de la sécrétion lactée et l'influence qu'exerce la nourriture sur la quantité et sur la qualité du lait [1]. Le lait n'est pas simplement un filtrat ou un transsudat du sang, ainsi que le démontre déjà sa composition chimique ; il renferme une grande quantité de caséine et de lactose, deux substances qui n'existent pas dans le sang ; il contient, en outre, une quantité considérable de graisse, substance dont le sang ne contient absolument que des traces ; enfin, la teneur du lait en substances minérales diffère également de celle du plasma sanguin. Le lait doit être considéré comme le produit chimique de l'activité cellulaire des glandes mammaires ; celles-ci empruntent évidemment au sang les matériaux bruts nécessaires à leur nutrition et à leur activité, mais elles les transforment d'une manière spéciale en leurs produits propres de sécrétion. La formation des produits de sécrétion est intimement liée au développement et à la disparition, ou à la destruction des

(1) Voir surtout *C. Voit*, Zeitschr. f. Biologie, Bd. 5, p. 128. — *Heidenhain* in *Hermann's* Handbuch d. Physiolog., Bd. 5, Th. 1, p. 394.

cellules glandulaires ; aussi, la quantité de lait sécrétée, ou de la traite, dépend-t-elle en premier lieu de l'état de développement de la glande : pour deux animaux de même poids, de même race, soumis au même régime, la quantité de lait qu'ils donnent varie d'après le degré de développement des glandes mammaires. L'influence de la nourriture sur la lactation ne vient qu'en seconde ligne ; les cellules glandulaires qui, par leur travail sécrétoire, se sont insensiblement détruites, doivent se reconstituer à l'aide de ces matériaux nutritifs.

En tête des principes nutritifs régénérateurs se trouve l'albumine ; grâce à celle-ci, le protoplasme se reforme ; aussi, de toutes les substances nutritives, c'est l'albumine qui exerce la plus grande influence sur la formation du lait.

Toute augmentation dans l'absorption de l'albumine par l'intestin, modifie aussi bien la quantité de lait sécrétée, que la teneur en principes nutritifs et spécialement en graisse (1). L'addition de graisse à la nourriture détermine une augmentation de la teneur de cette substance dans le lait, mais dans le cas seulement où les autres substances nutritives, et spécialement l'albumine, sont données en quantités suffisantes pour entretenir l'état de développement des glandes. Les hydrates de carbone de la nourriture ne modifient pas d'une manière sensible la teneur du lait en lactose. Bien plus, le sucre de lait lui-même dérive, si pas en totalité, du moins en majeure partie, des substances albuminoïdes ; en effet, sous un régime composé exclusivement d'albumine (viande), des chiennes en lactation fournirent un lait riche en sucre.

Si la nourriture est insuffisante, spécialement si l'albumine y manque, le volume et le développement des glandes mammaires diminuent, attendu que les matériaux nécessaires à la régénération de la substance glandulaire qui s'est fondue et qui a passé dans le produit de sécrétion, font défaut. A mesure que la fonte de la glande devient plus considérable, la quantité de lait et sa teneur en substances fixes, spécialement en graisse, diminuent. Si, à ce moment, on donne de nouveau de l'albumine en abondance, ni la quantité ni la qualité du lait ne se relèvent immédiatement ; elles le feront seulement après que la glande se sera de nouveau développée par suite d'une nutrition meilleure.

La sécrétion d'un lait abondant et riche en principes nutritifs exige donc, avant tout, une augmentation notable de la ration d'albumine digestible. Une augmentation de la graisse dans la ration est également avantageuse, en ce sens que le lait devient plus riche en graisse, lorsque celle-ci augmente dans la nourriture en même temps que l'albumine. Une augmentation d'hydrates de carbone dans la ration pourrait être utile, en ce sens qu'alors la consomption d'albumine et de graisse par l'organisme diminue et qu'ainsi, comparativement au régime de la ration normale en matières hydrocarbonées, une quantité plus grande de l'albumine et de la graisse des aliments devient disponible pour la sécrétion lactée. Par conséquent, une augmentation de toutes les substances

---

(1) Constatation faite pour le lait de la femme par *Fr. Simon*, Handb. d. med. Chem., 1846, Bd. 2, p. 286, ainsi que par *Decaisne*, Comptes rendus, 1873, p. 119.

nutritives, et spécialement de l'albumine, stimule et entretient la sécrétion lactée ; en outre, pour les raisons indiquées plus haut, la ration de l'albumine ainsi que de la graisse (et hydrates de carbone) doit dépasser notablement la quantité de ces substances qui est éliminée de l'organisme avec le lait.

Il est impossible de déterminer, soit par analogie, soit par les données expérimentales réunies jusqu'ici, quelle quantité de chacune des substances nutritives il faut donner en plus à une femme qui allaite, pour qu'elle conserve son état nutritif et pour qu'elle fournisse du lait en abondance. L'expérience nous apprend seulement que les femmes qui donnent le sein ont besoin d'une quantité de nourriture d'autant plus considérable, que la perte par la sécrétion lactée est plus abondante ; elles prennent plus de nourriture et elles éliminent aussi plus d'azote et de carbone. Si la femme, qui ne travaille pas et qui n'allaite pas, a besoin, d'après les données exposées au chapitre de la ration pour l'état de repos (p. 221), de 85—90 gr. d'albumine, de 40 gr. de graisse et de 320—350 gr. d'hydrates de carbone, on peut admettre qu'une ration, constituée de 150—160 gr. d'albumine, 100 gr. de graisse et 400 gr. d'hydrates de carbone (rapport nutritif = 1:4), est nécessaire et suffisante pour couvrir les besoins nutritifs d'une femme en lactation, en même temps que pour entretenir chez elle une sécrétion abondante de bon lait (riche en graisse).

Forster [1] a trouvé chez une femme allaitant, âgée de 25 ans, du poids de 55 kgr., et se nourrissant librement, que, sous forme de 5 litres de lait et d'un régime mixte, elle prenait 250 gr. d'albumine, 220 gr. de graisse et 530 gr. d'hydrates de carbone. C'est là, incontestablement, une ration notablement supérieure à celle qui est nécessaire, à une femme d'un poids aussi peu élevé, pour suppléer aux pertes déterminées par son activité propre et par la sécrétion du lait.

Comme la sécrétion lactée exige une alimentation abondante, un volume plus considérable d'aliments doit être ingéré ; il est indiqué, surtout ici, de présenter au tube digestif les substances nutritives sous une forme facile à digérer et à absorber. Si une nourriture composée en majeure partie de végétaux, surchargeant l'intestin par son volume excessif, est toujours contre-indiquée, c'est bien surtout le cas ici. Il paraît rationnel de donner environ la moitié de l'albumine sous forme d'albumine animale, viande, lait, œufs ; pareillement, la majeure partie de la graisse se prendra, soit comme telle (beurre, saindoux), soit sous forme de lait. Il est contre-indiqué de laisser prendre une grande quantité de légumes ou de pommes de terre. Parmi les végétaux, on donnera la préférence aux céréales et aux légumineuses: les premières, partie sous forme de pain, partie sous forme d'aliments farineux ; les secondes, sous forme de soupes. Les soupes ont l'avantage d'introduire dans l'organisme, sous une forme appropriée, le supplément en eau qu'exige la sécrétion du lait. Comme le lait de la femme renferme 89 % d'eau, une sécrétion de 750—1000 gr. de lait constitue une perte en eau d'environ 660—890 gr. L'expérience journalière sur les animaux domestiques apprend que le lait ne continue à être sécrété abondamment que si l'on donne, en même temps qu'une quantité plus grande de substances nutritives, et spécialement d'albumine, une quantité abondante de boissons.

---

(1) *Ziemssen* u. *Pettenkofer's* Handb. d. Hygiene, 1882, Bd. 1, Th. 1, p. 127.

8. Ration pendant l'été et pendant l'hiver; ration sous les divers climats.

Sous l'influence du froid, l'organisme humain, en tant qu'il conserve sa température propre, détruit jusque 33 °/₀ de graisse en plus que sous une température moyenne (15° C); il produit ainsi une quantité plus considérable de chaleur qui lui permet de compenser l'augmentation des pertes de calorique (p. 72). Cette décomposition plus grande de graisse trouve sa cause, chez l'homme, dans une activité plus grande se traduisant par des mouvements volontaires, par des mouvements involontaires — ceux-ci étant représentés par le frisson (tension musculaire, tremblement) —, ainsi que par un travail plus considérable des muscles de la respiration (respiration plus profonde). Si la température ambiante s'élève (jusqu'à 27° C.), il ne survient pas chez l'homme, pour autant que sa température propre reste la même, de modifications sensibles dans la désassimilation. La température du corps restant la même, la décomposition de l'albumine n'est influencée, ni par l'élévation, ni par l'abaissement de la température ambiante (p. 70, 73).

A priori, il paraît donc probable que l'augmentation de la graisse comburée pendant le froid peut être efficacement compensée par une ration plus riche en graisse ou en hydrates de carbone. Abstraction faite des habillements, les muscles constituent, grâce à la chaleur mise en liberté par leur contraction, les régulateurs les plus puissants pour la conservation de la chaleur propre. Comme les mouvements musculaires élèvent également la consomption de la graisse, on comprend que la destruction de cette substance soit plus considérable pendant les grands froids que par une température moyenne. Il est donc absolument hors de doute que le besoin nutritif dans les régions froides, spécialement en ce qui concerne les matériaux riches en carbone, doit être plus grand que dans les climats tempérés. Mais, d'autre part, on peut se demander si la quantité d'aliments prise en hiver est plus considérable que celle prise en été, les conditions de vie et de climat restant les mêmes. Nous possédons sur cette question une observation de *C. Voit* et du duc *C. Théodore de Bavière* sur un chat (p. 70). Cet animal reçut toujours la même nourriture (120 gr. de viande, 15 gr. de graisse) pendant trois mois d'hiver et trois mois d'été: son poids demeura à peu près constant pendant l'hiver, tandis qu'au début de la saison chaude, il augmenta visiblement; il gagna jusque 150 gr., soit plus de 1/5 de son poids initial. Il en résulte manifestement qu'une nourriture suffisante en hiver, pour couvrir exactement le besoin nutritif, augmente le bilan nutritif en été. Par conséquent, la quantité de nourriture nécessaire en été est moindre que celle exigée en hiver.

Il est certain que la désassimilation augmente sous l'influence des basses températures, tandis que les températures élevées, supérieures à 16° C., semblent ne pas déterminer, du moins chez l'homme, une diminution des phénomènes de décomposition. Dans l'expérience instituée par *Voit* chez l'homme, la destruction de la

graisse ne diminua certainement pas sous l'influence d'une température de 23—27° C. (p. 71). Il en résulterait que, même dans
les régions tropicales, la conservation de l'état nutritif exigerait
sensiblement les mêmes quantités de substances nutritives que
dans les régions tempérées. De fait, pour autant qu'on peut en
juger d'après les rares observations faites jusqu'ici, il paraît qu'on
consomme autant d'aliments sous les tropiques (Indes orientales,
anglaises et hollandaises, Egypte, Brésil) que chez nous[1]. Il en
résulte évidemment, comme inconvénient, que l'oxydation de cette
grande quantité d'aliments produit au sein de l'organisme plus de
chaleur, qu'il n'en faut pour couvrir la perte relativement minime
sous la température extérieure élevée. Seulement, les substances
nutritives servent tout d'abord à la conservation de l'état nutritif,
de sorte que l'organisme ne peut se passer de cette quantité
considérable d'aliments. Mais on doit avoir soin de permettre à
l'excès de chaleur, produit par l'oxydation des substances nutritives,
de se perdre aussi rapidement et aussi complètement que possible
dans le milieu ambiant. Le travail dans un climat chaud augmente
évidemment aussi la combustion du carbone ; aussi, les substances
nutritives non azotées doivent-elles être prises en quantités croissant proportionnellement à l'augmentation de la consomption. Par
conséquent, la destruction plus intense de la graisse ou (de la
graisse et) des hydrates de carbone, ingérés en plus grande quantité
pour couvrir les besoins qui résultent du travail, détermine-t-elle la
formation d'une quantité de chaleur plus considérable encore : aussi,
l'organisme ne se défait que difficilement de cet excès de chaleur ;
c'est ce qui explique la faible puissance de travail et de
fonctionnement de l'homme sous les tropiques.

Ce que nous venons de dire pour les climats chauds s'applique également, plus
ou moins, à tous les cas où l'homme doit travailler d'une manière passagère dans des
conditions telles, que la perte de chaleur est ralentie par suite de la température élevée
du milieu ambiant. Ces cas se présentent, par exemple, dans les travaux de sondage
et de percement des tunnels[2], dans les mines et les carrières, dans les chambres
des machines à vapeur, sur les bateaux à vapeur, etc. Dans ces conditions, la
conservation de l'état nutritif et du pouvoir fonctionnel exige également la même
ration que sous une température ambiante plus basse. Arrive-t-il que la chaleur produite
en excès par les aliments et par le travail musculaire ne puisse être éliminée assez
rapidement, la température du corps s'élèverait bientôt à un degré tel que la santé
et même la vie seraient en danger.

De tout ce qui précède, il résulte que sous un climat tempéré
il faut donner pendant la saison froide la même quantité d'albumine
que pendant la saison chaude, et une quantité plus grande de graisse
et d'hydrates de carbone, ceux-ci devant couvrir l'augmentation
de la combustion de la graisse. La quantité de graisse ou
d'hydrates de carbone sera d'autant plus considérable que
la température extérieure est plus basse, condition qui se présente
surtout dans les climats froids ; à fortiori, ce besoin sera-t-il
encore plus grand lorsqu'on travaille, ou lorsqu'on se donne du
mouvement pour conserver la chaleur du corps. Dans les climats

(1) D'après *Eikmann* (*Virchow's* Arch., Bd. 133, p. 105), les indigènes de Batavia
(les Malais), comme les Européens immigrés, prennent sous ce climat tropical, pour un
travail léger, une nourriture qui correspond à 2150—2470 cal., ce qui fait 33—35 cal.
par kgr., par conséquent, autant que lors d'un travail léger sous un climat tempéré.
(2) Voir *Stapf*, *Du Bois-Reymond's* Archiv, 1879, Suppl., p. 74.

chauds, la ration doit être la même que sous les climats tempérés à température moyenne ; nous avons indiqué plus haut les moyennes de cette ration.

Comme on le sait, parmi les substances non azotées, ingérées pour prévenir la perte de graisse de l'organisme, les graisses sont préférées dans les climats froids, les hydrates de carbone, au contraire, dans les climats chauds. On a cru donner de ce fait d'observation une explication physiologique rationnelle en invoquant la différence de la chaleur de combustion des graisses et des hydrates de carbone : les graisses donnent lors de leur oxydation 2.3 fois plus de chaleur qu'une quantité égale d'hydrates de carbone[1]. Si l'on admettait, en s'appuyant sur les déductions de *Pettenkofer* et *Voit*, qu'au point de vue de l'action d'épargne de la graisse dans l'organisme, une partie de graisse équivaut à 1.7 partie d'hydrates de carbone (p. 48), 9.3 cal. produites par la graisse correspondraient seulement — l'action nutritive étant la même — à 7 cal. produites par les hydrates de carbone[2] ; il en résulte qu'il se formerait environ 33 % plus de chaleur lors de l'usage de la graisse, que lors de l'usage des hydrates de carbone. Mais nous savons par les recherches de *Rubner* que les graisses et les hydrates de carbone se suppléent, même au point de vue leur action d'épargne sur la destruction de la graisse, proportionnellement à leur chaleur de combustion ; par conséquent, une partie de graisse équivaut à 2.3 parties d'hydrates de carbone. Il faut donc abandonner l'interprétation donnée ci-dessus, attendu qu'une partie de graisse met en liberté la même quantité de chaleur de combustion que 2.3 parties d'hydrates de carbone. Le fait d'expérience que la graisse est préférée sous les climats froids, que les hydrates de carbone, ou les aliments riches en fécules et en sucre[3], le sont sous les tropiques, ce fait, disons-nous, doit s'expliquer provisoirement par un autre, d'expérience journalière, à savoir que les graisses nous répugnent d'autant plus vite et sont supportées d'autant moins que la température extérieure est plus élevée. Au cœur de l'été, on observe en général, chez nous, comme dans les climats chauds, que l'appareil digestif est plus sensible et qu'il constitue un terrain plus propice au développement des maladies (dyspepsie, diarrhée) ; cette sensibilité augmente par l'usage de la graisse, de sorte qu'il existe un dégoût instinctif pour les aliments gras. Inversement, même sous notre climat tempéré, on est plus friand de graisse pendant les froids d'hiver ; c'est ainsi que *Uffelmann*[4] trouva dans sa propre nourriture, ainsi que dans celle choisie librement par quatre artisans aisés, 73—76 gr. de graisse pendant la période de décembre à février, 50—53 gr. seulement pendant les mois chauds de l'été (juillet et août).

C. *Voit*[5] estime même que la graisse n'est pas avantageuse pour déterminer une augmentation de la production de chaleur,

---

(1) La combustion de 1 gr. de graisse dans l'organisme dégage 9.5 cal., celle de 1 gr. d'hydrates de carbone 4.1 cal. (p. 121).

(2) $1.7 \times 4.1 = 7$ cal.

(3) Riz, maïs, dattes, figues, canne à sucre, etc.

(4) Page 370 de la 2me édition allemande de ce Traité.

(5) *Hermann's* Handb. der Physiologie, Bd. 6, th. 1, p. 556.

parce que l'excès de la graisse alimentaire, au lieu d'être détruit, s'emmagasine ; d'après cet auteur, les hydrates de carbone (et l'albumine) réaliseraient mieux ce but. Evidemment, *Voit* s'avance trop loin sur ce point. En effet, l'augmentation de la destruction de graisse sous les climats froids détermine une augmentation de la destruction, soit de la graisse alimentaire, soit — ce qui revient au même au point de vue de la chaleur mise en liberté, — du glycogène ou de la graisse qui se forme par décomposition de l'albumine. Il est vrai que la graisse alimentaire s'emmagasine dans l'organisme proportionnellement à la quantité prise en excès. Mais ce dépôt de graisse se faisant spécialement dans le tissu conjonctif sous-cutané devient également utile à l'organisme : le pannicule adipeux est un tissu très mauvais conducteur de la chaleur ; il diminue donc la perte de celle-ci par la surface du corps et détermine ainsi un effet analogue à celui de la chaleur de combustion de la graisse. Enfin, les hydrates de carbone, pris en excès, donnent incontestablement aussi naissance à de la graisse. La proposition de *Voit* de donner, contrairement à l'usage général, même dans les climats froids, la préférence aux hydrates de carbone pour faciliter ainsi la formation d'une quantité plus grande de chaleur, n'est donc pas suffisamment justifiée pour déclarer irrationnelle l'alimentation que s'est empiriquement choisie l'homme des régions polaires et grâce à laquelle il suffit à son existence ; les hydrates de carbone sont d'autant moins appelés à remplacer la graisse dans ces régions que, par suite de l'absence de toute végétation, il y serait extrêmement difficile de se les procurer, tandis que la chasse et la pêche fournissent en abondance la graisse nécessaire au besoin nutritif.

9. Répartition de la ration journalière entre les différents repas.

On sait qu'il est d'un usage général de ne pas prendre en une fois toute la nourriture d'un jour, mais de la répartir entre trois repas au moins : le déjeuner, le dîner, le souper. Beaucoup de personnes, surtout les ouvriers, intercalent encore entre chacun de ces repas, l'avant-midi et l'après-midi, une petite collation (deuxième déjeuner, goûter). Nous devons démontrer maintenant l'utilité de ce partage de la ration et résoudre ensuite le point de savoir, combien de repas il est rationnel de prendre par jour.

Et d'abord, la répartition de la ration journalière entre différents repas s'impose, parce que le volume de la nourriture, spécialement chez les travailleurs, s'élevant à 2000 gr. environ, est trop considérable pour pouvoir être ingéré en une fois ; même s'il arrive de temps en temps de prendre toute la ration en un seul repas, il serait certainement impossible de le faire d'une manière suivie. Dès que la sensation de satiété apparaît, non seulement nous ne désirons plus prendre de nourriture, mais celle-ci provoque même du dégoût. La sensation de satiété résulte d'un certain degré de réplétion de l'estomac (p. 197) et, abstraction faite de quelques mangeurs de profession, elle survient chez la plupart des personnes à un moment où l'estomac ne contient encore

16

qu'un volume alimentaire de beaucoup inférieur à celui de la ration journalière, soit environ 700—800 gr. S'il était même possible d'ingérer en une fois la quantité d'aliments nécessaire pour tout un jour, le tube digestif serait tellement surchargé, le travail qui en résulterait pour lui et pour les glandes annexes (foie, pancréas, rate) serait si considérable, que les fonctions des autres parties du corps, du cerveau et des appareils à travail mécanique, en souffriraient; pendant la digestion, le courant sanguin se trouve, en effet, détourné en grande partie des muscles et du cerveau, au profit des viscères abdominaux. L'ingestion d'une quantité excessive d'aliments détermine, comme on sait, un malaise subjectif, une dépression corporelle et psychique [1], de sorte que, incapable de travail, on s'endort facilement.

Il ne faut pas perdre de vue, enfin, que chez l'homme le tube digestif, lorsqu'il est surchargé, ne digère qu'incomplètement les aliments, même les plus digestibles. C'est ainsi que *J. Ranke* [2], expérimentant sur lui-même, observa qu'après ingestion d'une très grande ration de viande (1800 gr. qu'il prit, bien qu'avec répugnance, en un seul repas), 12 % de la substance sèche étaient éliminés avec les fèces, tandis qu'il ne retrouva dans les fèces que 5 % de la substance sèche, lorsque la même quantité de viande était prise en trois repas, avec 4—6 heures d'intervalle entre chacun d'eux.

En outre, l'ingestion en une fois de la ration journalière exercerait encore une influence défavorable sur les phénomènes de désassimilation [3] : peu de temps après l'ingestion de la viande, l'albumine passe en abondance de l'intestin dans le sang, d'où il résulte que la décomposition de l'albumine augmente rapidement chez l'homme; l'élimination de l'urée s'élève déjà après la première heure et atteint, lors d'un repas exclusivement composé de viande, son maximum après 5—7 heures [4]; à partir de la 15e heure seulement, elle redevient égale à ce qu'elle était avant le repas. Après l'ingestion en une fois d'une quantité considérable d'albumine, la décomposition de cette substance s'élève aussitôt et à un degré tel, qu'à partir de la 15e jusqu'à la 24e heure, une minime quantité seulement de l'albumine absorbée circule encore dans l'organisme; il peut donc très facilement se faire que celui-ci n'ait pas à sa disposition l'albumine nécessaire, et qu'il se trouve alors dans un état d'inanition partielle portant sur l'albumine; à partir de ce moment, les organes devront puiser dans leur réserve d'albumine, absolument comme si la ration de cette substance, considérée d'une manière absolue, eut été insuffisante. L'ingestion en une fois de la ration détermine donc pour l'organisme une sorte d'inanition durant une partie de la journée et cela, parce que l'albumine ingérée est décomposée avec une telle rapidité pendant les 6 premières heures, que la quantité circulant encore dans le sang est insuffisante pour couvrir la perte. D'après les expériences faites par *Feder* [5] sur le

---

(1) Plenus venter non studet libenter.
(2) Ernährung des Menschen, 1876, p. 309.
(3) *Forster*, Zeitschr. f. Biolog., Bd. 9, p. 381, 384.
(4) *C. Voit*, Physiol.-chem. Untersuch., Augsburg, 1857 p. 42. — *H. Oppenheim* Pflüger's Archiv, Bd. 23, p. 446 (homme).
(5) Zeitschr. f. Biolog., Bd. 18, p. 531.

chien, l'addition d'une grande quantité de graisse permettrait de prévenir l'augmentation rapide de la désassimilation de l'albumine et d'uniformiser davantage la marche de sa décomposition. Mais cet effet ne s'obtient qu'à l'aide d'une quantité si considérable de graisse, que nous pourrions à peine l'ingérer en une fois et la digérer; en effet, dans les expériences de *Feder*, l'influence de l'addition de la graisse sur la diminution de l'élimination de l'urée était la plus marquée après ingestion de 84gr. d'albumine et de 150gr. de graisse, par conséquent, lorsque la quantité de graisse dans la nourriture dépassait de 2/3 celle de l'albumine. Par contre, si la ration journalière, au lieu d'être ingérée en une fois, est prise par portions, de manière qu'au moment où la courbe de la désassimilation de l'albumine, qui s'était moyennement élevée à la suite d'un repas modéré, commence à descendre, une nouvelle quantité d'albumine est ingérée et absorbée, la chute ultérieure de la décomposition de celle-ci est arrêtée aussitôt; l'absorption et la décomposition de l'albumine dans l'organisme ne se font pas alors par saccades, mais évoluent d'une manière plus uniforme; de cette manière, l'albumine alimentaire en circulation ne fera pas aussi facilement défaut, et l'organisme ne se trouvera pas dans la nécessité de devoir la puiser dans sa propre réserve[1]. Ce qui est vrai pour l'albumine s'applique également aux substances non azotées, comme le démontrent les analyses des échanges gazeux (absorption d'oxygène, élimination d'acide carbonique), pratiquées par *Magnus-Levy*[2] d'heure en heure après l'ingestion d'aliments : la combustion des substances non azotées augmente également après un repas plus abondant, mais à un moindre degré que la décomposition de l'albumine. Les observations et les expériences qu'on a instituées sur le temps nécessaire à l'estomac rempli pour qu'il se vide, peuvent se résumer en disant que, d'après la nature et d'après la quantité des aliments ingérés, l'estomac se vide en moyenne 3—7 heures après le repas. Il est donc à recommander de laisser s'écouler au moins 6 heures entre les deux principaux repas (dîner et souper).

L'usage s'est insensiblement établi de prendre le matin, généralement peu de temps après le réveil, un léger repas, le déjeuner, et plus tard deux repas importants, l'un à midi et l'autre le soir, le travail de la journée étant terminé. Un travail corporel intense augmente la dénutrition et réclame donc une réintégration plus active et plus prompte; aussi, doit-on considérer comme rationnel que le repas principal ait lieu vers le milieu de la période du travail, comme c'est le cas dans la classe ouvrière presque sans aucune exception. Pour autant que le volume des aliments ingérés n'est pas trop considérable, la puissance de travail de l'homme n'est pas sensiblement influencée pendant la digestion; d'autre part, la digestion ne paraît pas davantage être influencée par un travail modéré (p. 206). De plus, il est tout aussi rationnel de placer le second repas principal à la fin de la journée de travail. En effet, l'organisme en repos désassimile à un moindre degré; pendant le

---

[1] Chez les carnivores (chien), habitués à prendre en une fois la ration journalière totale (viande), le repas unique se montra plus avantageux pour la décomposition de l'albumine que les repas fractionnés (voir *I. Munk, Pflüger's* Archiv, Bd. 58, p. 354).

[2] *Pflüger's* Archiv, Bd. 55, p. 1.

sommeil, la destruction des substances non azotées s'abaisse même encore davantage (p. 70). Il en résulte qu'une partie des principes nutritifs ingérés par le souper s'emmagasine comme matériaux de réserve qui profitent le lendemain à l'organisme. Ce fait explique très probablement pourquoi le besoin de nourriture est relativement faible le matin : le déjeuner ne comprend généralement qu'une fraction relativement minime de la ration journalière. Celui qui se livre peu aux travaux corporels, ou qui s'applique surtout à des travaux de l'esprit, n'a pas besoin au milieu de la journée d'une quantité d'aliments aussi considérable que celle offerte par le repas principal; aussi se contente-t-il souvent d'un déjeuner quelque peu substantiel, comprenant de la viande (déjeuner à la fourchette). C'est à la fin de la journée de travail, donc vers 6 heures du soir, que le repas principal (dîner) trouve naturellement sa place; si ce repas est suffisamment copieux, il suffit jusqu'au lendemain matin, on peut sinon prendre encore plus tard un léger souper.

Dans tous les cas où les échanges nutritifs de l'organisme sont très rapides, par exemple, lors d'un travail fatigant, pendant la croissance ou lors d'une dépense nutritive spéciale, comme chez la femme pendant la période de lactation, la quantité d'aliments ingérée pendant un repas est insuffisante pour remplir l'intervalle de plusieurs heures qui sépare le déjeuner du dîner, ou le dîner du souper; durant cet intervalle, le besoin de nourriture, ou la faim, apparaît. Le remède à y apporter consiste à prendre un repas intermédiaire. Les nourrissons présentent un grand besoin en principes nutritifs, en partie pour entretenir la nutrition proprement dite, en partie pour fournir les matériaux nécessaires au développement; aussi doivent-ils, en moyenne, prendre le sein toutes les trois heures. Il est pareillement indiqué de donner aux enfants nourris artificiellement une portion de lait de vache (convenablement dilué) toutes les trois heures.

Il est théoriquement impossible de donner une réponse catégorique à la question de savoir, comment doit être répartie la ration journalière entre les différents repas. D'après les considérations que nous venons d'exposer, on peut seulement dire que le déjeuner doit être suffisant pour permettre qu'on se rende au travail sans éprouver la sensation de faim, et que le dîner devra calmer la sensation de faim, mais sans surcharger l'estomac. D'après cela, le repas du midi comprendra tout au plus la moitié de la ration journalière, l'autre moitié étant répartie entre le déjeuner et le souper de telle manière, que ce dernier représente au moins le double du premier, le besoin en nourriture étant relativement minime le matin et cela pour les raisons indiquées ci-dessus. Il paraît donc rationnel de partager la ration journalière de manière que le déjeuner représente 1/6 de celle-ci, le dîner 1/2 (ou 2/5 pour le dîner et 1/10 pour les repas intermédiaires) et le souper 1/3. Ici encore l'expérience purement empirique, considérée dans son ensemble, a réglé les repas d'une manière qui concorde avec la théorie.

Forster [1] et Voit [2] ont pesé la quantité d'aliments des différentes repas pris à

---

(1) Zeitschr. f. Biologie, Bd. 9, p. 383, 392.
(2) Ibid., Bd. 12, p. 46; Untersuchung der Kost, p. 28.

volonté par des médecins, des ouvriers et des rentiers. D'après les analyses de *Forster*, les principes nutritifs contenus dans chaque repas, exprimés en o/o de la quantité totale, se répartissent comme suit :

	Albumine	Graisse	Hydrates de carbone
Déjeuner	14 o/o	9 o/o	21 o/o
Dîner.	43 »	61 »	32 »
Souper	38 »	26 »	40 »
Deux repas intermédiaires. .	5 »	4 »	7 »

Chez les médecins qui ne firent que trois repas, le rapport centésimal des principes nutritifs était de :

	Albumine	Graisse	Hydrates de carbone
Déjeuner	11 o/o	6 o/o	19 o/o
Dîner.	45 »	57 »	39 »
Souper	44 »	37 »	42 »

Expérimentant sur trois ouvriers bien payés de Munich, prenant par jour (d'après une moyenne de 10 jours), 151 gr. d'albumine, 54 gr. de graisse et 479 gr. d'hydrates de carbone, *Voit* trouva que le repas du midi comprenait 50 o/o de l'albumine, 61 o/o de la graisse et 32 o/o des hydrates de carbone ; par conséquent, le repas du midi renfermait ici également près de la moitié de la totalité des principes nutritifs de la ration journalière. Par contre, *Uffelmann* [1] ne trouva dans le repas du midi des ouvriers de l'Allemagne du Nord que 40 o/o ou 2/5 de la ration journalière, soit 2/5 de l'albumine, 3/5 de la graisse et 1/3 des hydrates de carbone.

Dans certaines conditions, entre autres en temps de guerre, il n'est pas pratique, il est même impossible, d'observer les différents repas ; il est à craindre alors que les individus ne puissent prendre en une seule fois la ration nécessaire pour couvrir leurs besoins nutritifs, qu'ils y suppléent dès lors par leur propre substance et qu'ainsi ils s'affaiblissent. On doit alors prendre les mesures nécessaires pour qu'aux jours où il est possible de prendre plusieurs repas, la ration soit augmentée de manière à créer une réserve suffisante de substances nutritives, spécialement d'albumine, de graisse ou de glycogène, afin que l'organisme puisse y puiser les jours suivants lorsque l'alimentation sera insuffisante ; on évitera ainsi à l'organisme la consomption de sa substance propre. L'augmentation de la ration ne peut porter uniquement sur une seule d'entre les substances nutritives, par exemple sur l'albumine, car la seule augmentation de l'albumine détermine également une augmentation de sa destruction. Par contre, si, en même temps que l'albumine, la graisse et les hydrates de carbone sont donnés en quantité plus considérable, la décomposition de l'albumine et celle de la graisse se restreindront, favorisant ainsi le dépôt d'albumine et de graisse qui sera disponible au cas où une alimentation insuffisante viendrait à se produire ultérieurement.

---

(1) 2e édition allemande de ce traité, p. 381.

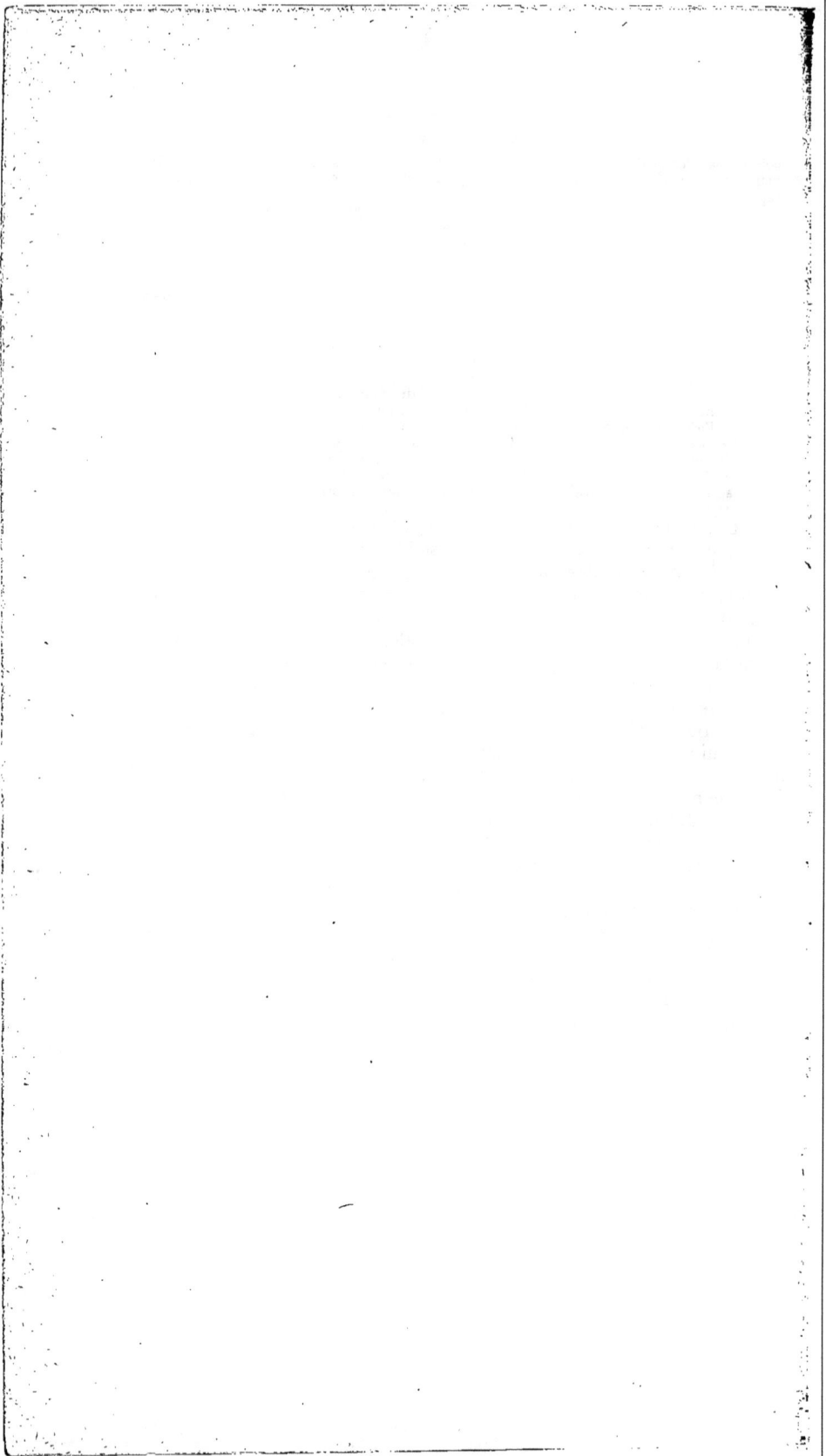

DEUXIÈME PARTIE.

Alimentation
de l'homme normal et alimentation des masses

PAR

I. MUNK.

———

INTRODUCTION.

Dans la première partie de cet ouvrage, nous avons exposé d'abord la physiologie de la nutrition et de l'alimentation; nous avons étudié ensuite les aliments et les stimulants, consommés par l'homme, au point de vue de leur composition chimique, de leur digestibilité et de leur absorption; enfin, nous avons déterminé quelle devait être la ration dans les diverses conditions de la vie. La deuxième partie de ce traité a pour but d'indiquer comment l'alimentation doit se pratiquer dans les diverses conditions de la vie. Il s'agit donc de formuler la pratique de l'alimentation rationnelle de l'homme normal aux différents âges et d'après les différentes habitudes; nous rattacherons à cette étude celle de l'alimentation de certaines classes de la société, et particulièrement de l'alimentation des masses. Pour autant que la chose sera possible, nous nous appuyerons sur les données d'observation et d'expérience.

La physiologie de la digestion et de la nutrition, avec la connaissance exacte de la composition des aliments et des stimulants, constitue la base de l'alimentation pratique. Toutefois, ces connaissances seules ne nous mettraient pas toujours en état de découvrir la vraie voie; on doit également, si l'on veut formuler des prescriptions utiles à une alimentation rationnelle, recourir aux données fournies par l'expérience journalière chez l'homme sain. En tenant ainsi compte des données empiriques, la diététique acquiert incontestablement une valeur plus grande. Les données d'observation pure doivent évidemment être examinées avec le plus grand soin et être passées au crible d'une critique sévère, si l'on veut éviter qu'elles ne nous conduisent à des conclusions erronées. Les grands médecins des siècles passés, *Hippocrate, Galien, Avicenne, Sydenham*, nous fournissent la preuve de la valeur incontestable que possèdent pour la diétique les données recueillies par l'observateur consciencieux : en effet, ces médecins ignoraient presque totalement la physiologie et s'appuyaient uniquement sur leurs observations et sur l'expérience; ils ont, néanmoins, formulé des prescriptions diététiques excellentes qui sont, aujourd'hui encore, considérées en partie comme exactes.

Uu coup d'œil sur l'histoire de la diététique pratique ne semblera donc pas dépourvu d'intérêt.

Historique et bibliographie.

L'histoire de l'art de guérir nous apprend que, dès les temps les plus reculés, il existait déjà une diététique empirique; nous la trouvons déjà formulée chez les Egyptiens et chez les Indiens primitifs. Les Egyptiens examinaient déjà, par exemple, les qualités du lait, spécialement du lait de la femme, et connurent l'effet salutaire qu'exerce, sur la nutrition de l'enfant, le mélange du lait d'animaux avec un décocté de farine de céréales. Pareillement, les Indiens possédaient des connaissances assez étendues sur la diététique, ainsi que le démontrent les écrits sacrés anciens; les soins à donner à l'enfant étaient appliqués avec une attention toute spéciale et selon des règles bien déterminées[1]. L'importance des prescriptions diététiques de *Moïse* est suffisamment connue pour que nous puissions nous dispenser d'y insister ici davantage.

Parmi les médecins de la Grèce, nous rencontrons d'abord l'Ecole philosophique qui formula, même pour l'homme sain, un certain nombre de prescriptions alimentaires. Qu'il nous suffise de mentionner le régime végétarien tant discuté de *Pythagore*[2] (460—370 av. J.-C.). *Hippocrate* consacra également une attention particulière à la diététique. Bien que son principal mérite consiste à avoir formulé d'excellentes règles sur le régime des malades, il n'en est pas moins vrai que nombre de ses écrits, spécialement ceux qui se rapportent au régime dans les maladies fébriles, ceux qui ont trait aux aliments, ainsi que ses aphorismes, sont riches en conseils d'hygiène alimentaire, même pour l'homme sain. *Polybe*[3], dans son étude sur la manière de vivre normalement, et *Asclépiade*[4] (100 ans après J.-C.), dans son traité d'hygiène, exposèrent également le mode d'alimentation. *Soranus*[5] nous a légué une excellente étude sur les soins à donner à l'enfant, spécialement sur son alimentation pendant les premières années de la vie, sur le choix des nourrices et sur leur régime alimentaire, sur l'examen du lait et sur le sevrage. Plus tard, *Galien*[6] (131—210 après J.-C.), dans un livre sur l'hygiène privée qui mérite encore d'être lu, exposa la diététique de l'adulte, de l'enfant et de l'adolescent. Au début du 6e siècle de notre ère, parut l'intéressante étude d'*Anthimus*[7] sur la diète; cette œuvre est à proprement parler une lettre d'instruction au roi Théodoric, dans laquelle il discute la valeur de 94 aliments et stimulants, tels qu'ils étaient employés à cette époque par les Francs; il y examine spécialement la digestibilité de ces aliments et décrit leur action. Cette étude renferme une série d'excellents conseils sur la préparation des mets, ainsi que sur la manière de manger.

Pendant le 12e et le 13e siècle, ce sont les médecins arabes qui sont les maîtres de la science diététique; nous citons parmi leurs écrits la diététique générale de *Mémonide*[8], l'alimentation des nouveau-nés, des enfants et des adolescents par *Avicenne* (980—1036)[9], le régime des femmes en couches et des enfants par *Garib Ben Saïd*, le régime des nourrices et des nouveau-nés par *Ali Ben Abbas*.

L'école de Salerne attacha également une importance considérable à l'alimentation appropriée de l'homme; c'est elle qui nous a légué le « regimen sanitatis Salerni », traité célèbre qui étudie surtout la diététique de l'homme sain, énumérant les principaux aliments et discutant leur action.

A vrai dire, les siècles suivants ne nous apportent que des compilations des écrits d'*Hippocrate*, de *Soranus*, de *Galien* et d'*Avicenne*. Le « Regiment der jungen Kinder » (1473) de *Metlinger*, le premier ouvrage imprimé de diététique et de médecine infantiles, ainsi que l'encyclopédie de *Eucharius Rhodion*, le « Thesaurus sanitatis » (1577), dans laquelle la diététique est également exposée, constituent déjà des travaux d'un caractère plus original; on y discute longuement l'alimentation des enfants, mais nulle part, chose étonnante, il n'est question de l'alimentation artificielle. Bien des lecteurs allemands se rappelleront le « Kinderbüchlein von *Wuertz* » (1563), qui démontre que l'auteur a puisé dans un riche trésor d'expériences personnelles. L'alimentation artificielle des nourrissons doit avoir été rarement pratiquée, si l'on en juge par les publications énumérées ci-dessus.

Au 16e siècle parurent encore la diététique de *Cardano*[10] et celle de *Mercuriale*[11],

---

(1) Voir *Uffelmann*, Die Hygiene des Kindes, Leipzig, 1881, p. 4.
(2) *Pivion*, Etude sur le régime de Pythagore, Thèse, 1885.
(3) *Polybus*, De salubri victu.
(4) *Asclepiades*, De tuenda sanitate.
(5) *Soranus*, Περὶ γυναίκειων παθῶν.
(6) *Galenus*, De sanitate tuenda.
(7) *Anthimus*, De observatione ciborum epist. ad Theudericum. — Pour plus de détails, voir *Valentin Rose*, Anecdota latina et graeca, 1870.
(8) *Maimonides*, De regimine sanitatis.
(9) *Avicenne*, Liber canonis medicinae.
(10) *Cardano*, De usu ciborum liber, 1569.
(11) *Mercuriale*, De potionibus et edulcis antiquorum, 1560.

un mémoire de *Torella*[1] sur les aliments et les stimulants, un écrit de *de Monte*[2] sur le même sujet et une étude de *Masini*[3] traitant de l'action nuisible des boissons froides sur le corps échauffé.

Le 17e siècle nous apporta un grand nombre de nouvelles publications sur la diététique. Nous en citons quelques unes :

Fuhrmann, Med. diaetetica, 1617.
Vogler, Diaeteticorum commentariorum liber unus, 1607.
Theodorus, Diaeta, 1622.
Ren. Moreau, Schola Salernitana, hoc est de valetud. tuenda, 1625.
Nonnius, Diacteticon, 1646.

A cette époque parurent également les premières publications sur les stimulants nouveaux dont l'usage commençait à s'étendre, le tabac, le café, le cacao et le thé :

Gufferi, Il biasimo del tabacco, 1645.
Vitagliano, De abusu tabacci, 1650.
Brancassio, De usu et potu chocolatae, 1664.
de Molinaris, De virtute et usu theae, 1674.
Galeano, Il caffé, 1674.

On peut déjà constater dans ces écrits un essai timide pour édifier la diététique pratique sur une base physiologique. Cette tendance se manifeste encore davantage dans les publications du 18e siècle et dans celles du commencement du 19e siècle. La physiologie avait fait des progrès notables ; il était dès lors naturel de mettre ses données à profit pour la physiologie de la nutrition. Parmi les publications de cette époque, mentionnons ici :

Cheyne, Essai sur le régime, 1739.
Juncker, De diaeta ad longaevitatem, 1744.
Detharding, Elementa diactae, 1734.
Hoffmann, Kurzgefasste Diätetik, 1751.
Schaarschmid, Diätetik, 1785.
Vogel, Diätetisches Lexikon, 1800.
Adair, Essay on diet, 1804
Klose, Diätetik, 1825.

Comme monographies, citons :

Alberti, De diaeta principum, 1728.
Monro, Ueber die Mittel, die Gesundheit der Soldaten zu erhöhen, 1784.
Bacheracht, Ueber die Mittel, die Gesundheit der Seeleute zu erhalten, 1803.
J. P. Frank, Ueber eine gesunde Kindererziehung, 1791.
W. Cadogan, Ueber das Säugen, 1781.

A cette époque aussi parurent bon nombre d'autres publications ayant trait à l'alimentation des enfants.

Cependant la diététique scientifique et pratique prit surtout son essor au milieu de ce siècle. Ce furent les progrès importants de la physiologie de la nutrition et de la digestion, les progrès tout aussi marqués de l'analyse chimique des aliments et des stimulants, qui apportèrent à cette science une base plus solide et plus large ; ils ont permis de formuler pour l'alimentation des prescriptions plus précises qu'autrefois, et de déterminer des moyennes plus exactes.

Parmi le grand nombre de publications nouvelles, nous citerons ici les suivantes :

Pereira, Treatise on food and diet, 1843.
Knapp, Die Nahrungsmittel, 1848.
Donders, Die Nahrungsmittel, traduit en allemand par *Bergrath*, Crefeld, 1853.
Ideler, Handbuch der Diätetik, 1855.
Hildesheim, Die Normaldiät, 1856.
Wittmack, Handbuch der Diätetik, 1859.
Moleschott, Die Physiologie der Nahrungsmittel, ein Handbuch der Diätetik, 1859.
Reich, Die Nahrungs- und Genussmittel, 1860.
Payen, Précis théor. et pratique des substances alimentaires, 1864.
Baltzer, Die Nahrungs- und Genussmittel des Menschen, 1874.
Dobell, On diet and regimen in sickness and health, 1874.
Smith, Die Nahrungsmittel, 1874.
Pavy, A treatise on food and dietetics, 1875.
Hassal, Food etc. 1876.
Ranke, Die Ernährung des Menschen, 1876.
Bennet, Nutrition in health and disease, 1877. (3e édition.)
Roth und *Lex*, Militärgesundheitspflege. II. Cap. Ernährung.
J. König, Die Nahrungs- und Genussmittel, 1880, 1883, 1889—1893.
De Huizinga, Die Ernährung des Menschen, 1878.
Meinert, Armee- und Volksernährung, 1880.

(1) *Torella*. De esculentis et potulentis, 1506.
(2) *de Monte*, De alimentorum differentiis, 1553.
(3) *Masini*, De gelidi potus abusu, 1587.

Cyr Jules, Traité de l'alimentation dans ses rapports avec la physiologie, etc. 1881.

C. v. Voit, Untersuchung der Kost in einigen öffentlichen Anstalten, 1877; Chapitre, Ernährung in *Hermann's* Handbuch der Physiologie, 1881.

J. Forster, Ernährung und Nahrungsmittel im Handbuche der Hygiene von *v. Ziemssen* u. *v. Pettenkofer*, 1882, Bd. 1, p. 1; Massenernährung, Ibid., 1882, Bd. 2, Abth. 1, p. 369.

Favre. Grand dictionnaire d'hygiène alimentaire et de cuisine scientifique, Paris 1885/86.

Germain Sée, Régime alimentaire, 1887.

Woltering, Diätetisches Handbuch, 1888.

I. Munk, Einzelernährung und Massenernährung in *Th. Weyl's* Handbuch der Hygiene, Bd. 3, Theil 1, 1893.

Wiel, Diätetisches Kochbuch für Gesunde und Kranke, 1896. (7 Aufl.).

H. Gillet, Formulaire des régimes alimentaires, 1897.

Les publications concernant l'alimentation des enfants, des ouvriers, des prisonniers, des pauvres, etc. sont indiquées dans les chapitres où nous traitons ces questions en détail.

CHAPITRE I.

Considérations générales.

L'alimentation hygiénique de chaque individu, comme celle de toute une population, exige que les aliments soient convenablement choisis, conservés et préparés. Mais il n'est pas moins important, surtout pour l'alimentation des masses, de connaître le prix relatif des subsistances, c'est-à-dire le rapport entre la valeur marchande et la teneur en principes nutritifs digestibles. Il nous paraît indiqué d'étudier d'abord les points mentionnés, en tant que ce peut être utile à l'alimentation pratique.

1. Choix de denrées saines et non altérées[1].

Les substances nutritives et stimulantes employées pour l'alimentation doivent être pures, non falsifiées et saines; c'est une question d'argent et avant tout d'hygiène. Le court exposé qui suit — car l'étude détaillée en incombe à l'hygiène — a pour but d'indiquer quelles sont les falsifications ou altérations qui se présentent le plus fréquemment, ainsi que les causes qui rendent les aliments et les stimulants ou condiments impropres à la consommation.

1. Viande[2]. La viande qui renferme des cysticerques ou des trichines doit être considérée comme nuisible à la santé. L'usage de la viande qui contient des cysticerques vivants (viande de porc, de bœuf, ainsi que de brochet, de lotte et de saumon[3]), provoque chez l'homme l'apparition du ténia; l'usage de la viande contenant des trichines vivantes cause la trichinose. Est également nuisible, le foie farci de distoma hepaticum, le parenchyme de cet organe étant alors très fortement altéré (putréfaction du foie).

La viande d'animaux atteints de maladies transmissibles à l'homme, est également impropre; parmi ces maladies, citons particulièrement l'actinomycose[4], le charbon, la morve, la tuberculose[5]. La viande des animaux tuberculeux n'est pas

---

(1) Voir *Polin* et *Labit*, Examen des aliments suspects, Paris.
(2) Pour l'examen des viandes, voir *Baranski*, Vieh- und Fleischbeschau, 1887. — *Ostertag*, Handbuch der Fleischbeschau, Stuttgart, 1892.
(3) *Braun* und *Küchenmeister*, Berl. klin. Wochenschr., 1885, Nr. 32 et 49.
(4) *Virchow*, Virchow's Archiv, Bd. 95, p. 544.
(5) *Schmidt-Mülheim*, Handbuch der Fleischkunde, 1884.

nuisible dans tous les cas, mais seulement lorsque la tuberculose est généralisée ou lorsqu'il existe des foyers tuberculeux dans la viande même [1]. Il existe également une entérite infectieuse chez le bœuf (surtout chez le veau), qui est transmissible à l'homme [2]. Il paraît enfin que d'autres maladies microbiennes, encore indéterminées, peuvent être transmises par la viande.

Il se pourrait que la viande des animaux qui de leur vivant ont ingéré des substances toxiques (arsenic, etc.), soit dangereuse; toutefois, *Feser, Harms, Fröhner* et *Knudsen* ont trouvé qu'après l'administration de strychnine, de noix vomique, de tartre stibié, la viande était inoffensive; néanmoins, les espèces animales immunisées naturellement contre certains poisons (faisan, coq de bruyère contre les baies de belladone) peuvent peut-être donner une viande toxique pour d'autres espèces animales ainsi que pour l'homme.

Est encore nuisible, la viande d'animaux atteints de maladies infectieuses graves, tels surtout le typhus, les affections typhoïdes et la peste bovine. Dans ce cas, la coloration de la viande est généralement altérée; la chair se putréfie rapidement; elle est molasse, flasque, humide. L'usage de la viande des animaux atteints de métrite peut également présenter des dangers [3].

Est impropre à la consommation, la viande des animaux morts de maladie et de ceux qui, immédiatement avant d'être abattus, ont été surmenés; on doit en dire autant de la viande des animaux très jeunes, telle que celle des veaux âgés de moins de 4 semaines [4]. Ajoutons qu'en Belgique, comme ailleurs, le veau est déjà abattu après 2 semaines.

La viande qui a été insufflée se décompose rapidement, et peut même avoir été infectée si l'insufflation a été pratiquée par la bouche; aussi, est-il défendu dans plusieurs pays d'insuffler les bêtes (veau).

La viande en putréfaction peut être nuisible à la santé; elle renferme des substances alcaloïdiques (ptomaïnes), telles que de la neurine, de la neuridine, de la muscarine, de la gadinine, de la tétra - et penta-méthylène-diamine, etc., et l'on sait que certaines de ces substances possèdent une action toxique très élevée [5]. Toutefois, le rôle joué par les produits de la putréfaction paraît avoir été exagéré; d'après les données récentes de la bactériologie, les dits empoisonnements seraient plutôt dus à des microorganismes pathogènes spécifiques, coexistant dans les milieux putréfiés avec les espèces saprogènes banales. Dans trois expertises médico-légales sur la viande de veau, des saucissons et de jambon, *E. Van Ermengem* [6] a isolé des bactéries différentes, capables de

---

(1) *Gerlach*, Fleischkost, 1874, p. 38. — *Falck*, Das Fleisch, 1880, p. 543. — *Bouley*, Travaux du comité consultatif d'hyg. de France, vol. 13, p. 93. — *Vallin*, Bericht über den internat. Congress f. Hyg. in Haag.
(2) *Gärtner*, Corresp.- Blätter des allg. ärztl. Vereines von Thüringen, 1888. — *Karlinski*, Centralbl. f. Bacter., Bd. 6, p. 289. — *E. Van Ermengem*, Recherches sur les empoisonnements produits par la viande de veau à Moorseele. Bull. de l'Ac. de méd. de Belg., 1892.
(3) *Flinzer*, *Eulenberg's* Vierteljahrsschr., Bd. 40, Heft 2.
(4) *Schmidt-Mülheim*, Handb. der Fleischkunde, 1884.
(5) *Brieger*, Untersuchungen über Ptomaïne, 1884, 1886. — *Maas*, Die Fäulniss-alkaloide, 1885. — *Buchmann*, Beitrag zur Kenntniss der Fäulnissalkaloide. — *Oeffinger*, Die Ptomaïne, 1885. — *De Thierry*, Alcaloïdes microbiens etc., Paris 1889. — *A. Gautier*, Les toxines microbiennes et animales, 1896; Leçons de chimie biologique, 1897.
(6) Loc. cit.; Rech. sur des cas d'accid. alimentaires produits par des saucissons,

reproduire chez les animaux les symptômes d'empoisonnement observés chez l'homme. L'une d'entre elles (Bacillus botulinus, anaérobe) produit les phénomènes bien connus du botulinisme ou de l'ichthyosisme. La présence dans les moules (Mytilus edulis) d'un alcaloïde toxique, la mytilotoxine, a été démontrée chez les moules pêchées dans les eaux impures et stagnantes [1]. L'alcaloïde se trouvait alors localisé dans le foie ; l'ébullition ne détruit pas son pouvoir toxique. Il est probable que les empoisonnements si fréquemment provoqués par les œufs de poissons, par les huitres et par les crabes, doivent également trouver leur explication dans la présence d'une toxine [2].

On ignore encore la cause de l'urticaire que les écrevisses provoquent presque infailliblement chez certaines personnes.

2. Lait [3]. Le lait du marché est en général extraordinairement riche en germes et en particules étrangères [4], telles que les matières excrémentielles de vache. Il faut donc choisir du lait aussi frais et aussi pur que possible ; on donnera la préférence au lait provenant de bonnes laiteries ou de bonnes fermes ; au besoin, on prendra même le lait stérilisé. Parmi les falsifications c'est l'addition d'eau qui vient en première ligne ; elle diminue la valeur du lait, et peut en outre devenir dangereuse lorsque l'eau était impure ou infectée. L'addition d'une eau impure favorise la décomposition putride [5] ; l'addition d'eau infectée peut communiquer des maladies infectieuses, point sur lequel nous reviendrons plus tard.

Une seconde altération très fréquente du lait consiste dans l'écrémage ; cette sophistication cause au consommateur un dommage considérable, attendu qu'elle enlève au lait une partie variable mais notable de la graisse, son principe nutritif si important.

Mentionnons en outre l'addition d'amidon, de dextrine, de gomme, de cervelle de veau finement divisée ; toutes ces falsifications se constatent facilement, aussi sont-elles devenues rares aujourd'hui. Il faut encore mentionner l'addition de substances favorisant la conservation, telles que l'acide salicylique, le borax, le bicarbonate de soude. L'addition de toutes ces substances est illicite, mais celle du bicarbonate de soude serait encore la plus justifiée ; toutefois, le bicarbonate de soude, tout en se combinant avec l'acide lactique éventuellement formé, favorise plutôt le développement des microbes du lait, car ceux-ci résistent mieux et se multiplient plus rapidement dans un milieu alcalin. *Forster* et *Schlenker* [6], entre autres, ont démontré expérimentalement que l'addition de borax n'est pas

---

Revue d'hyg. et de police sanitaire, sept. 1896 ; Contrib. à l'ét. des intoxic. alim., Recherches sur des accid. à caract. botuliniques provoqués par du jambon. Archives de pharmacodynamie, 1897, vol. III, p. 213.

(1) Voir *Virchow*, Berl. klin, Wochenschr., 1885, Nr 48. — *E. Salkowski*, *Virchow's* Archiv, Bd. 102, p. 587. — *M. Wolf*, Ibid., Bd. 103, p. 187. — *L. Brieger*, Deutsch. med. Wochensch., 1885, Nr 53.

(2) Sanitary Record, 15 Nov., 1884.

(3) *Scholl*, Die Milch und ihre Beziehungen zur Hygiene, Wiesbaden, 1891.

(4) *Soxhlet*, Münch. med. Wochenschr., 1890, Nr 16. — *Renk*, Ber. über den 10, intern. med. Congress, Berlin, 1890.

(5) *Fuchs*, Pester med.-chir. Presse, 1880, 18. Juli.

(6) *Forster*, Arch. f. Hyg., Bd. 2, p. 75 ; *Schlenker*, Verwendbarkeit der Borsäure etc., Dissert., 1884.

inoffensive (p. 62). L'acide salicylique ajouté au lait en petite quantité n'est pas nuisible pour l'homme adulte; toutefois, on ne pourrait dire avec certitude s'il en est de même pour les jeunes enfants. Au point de vue hygiénique, l'addition au lait d'une substance chimique quelconque doit être proscrite. Le lait aigre et le lait amer peuvent exercer une action nuisible sur la santé, non pas précisément chez toutes les personnes indistinctement, mais surtout chez les enfants et chez les personnes dont le pouvoir digestif est affaibli. Est encore nuisible, le lait non bouilli, provenant d'animaux atteints de charbon[1], de fièvre aphteuse, de morve ou de tuberculose, celle-ci étant générale ou localisée au pis[2]. Le lait de la vache atteinte de peste bovine possède une composition absolument anormale; son usage doit évidemment être proscrit, bien qu'il ne détermine pas d'infection chez l'homme [3].

Le lait falsifié avec de l'eau renfermant le virus typhique, ou le lait conservé dans des vases lavés avec cette eau infectée, de même que celui qui a été trait, ou qui a été manipulé par des personnes se trouvant en contact avec des typhisés, peut transmettre la fièvre typhoïde; pareillement le lait additionné d'eau renfermant les bacilles du choléra, peut communiquer le choléra[4]. Le lait constitue, en effet, un milieu de culture très favorable au développement de ces microbes. La diphthérie et la scarlatine paraissent également se transmettre par le lait qui a été trait par des personnes atteintes ou convalescentes de ces maladies, de même que par le lait conservé dans des places où séjournent des diphtériques ou des scarlatineux [5].

Le lait filant[6], dans lequel le bacillus viscosus d'*Adametz* ou le coccus de *Schmidt-Mülheim* a déterminé la transformation visqueuse, présente un aspect répugnant et est impropre à la consommation. Il en est de même pour le lait rouge [7], lorsque la coloration est due au sang (provenant du pis, celui-ci étant malade ou ayant été blessé par une traite faite trop brusquement), et non à une nourriture renfermant de la garance. Doit être pareillement exclu de la consommation, le lait coloré en rouge [8] par le Bacterium erythrogenes; est également nuisible, le lait coloré en

(1) *Chambrelent* et *Moussons*, Comptes rendus, 1883, p. 1142.
(2) *Bollinger*, Aerztl. Intelligenzblatt, 1883, p. 163. — *Ernst*, Voir, Annual Report of the State Board of Health of Maine pro 1889, p. 179. — *Gebhardt*, *Virchow's* Archiv, Bd. 119, p. 127. — *May*, Archiv f. Hygiene, Bd. 1. p. 121. — *Stein*, Die Infectiosität der Milch perlsüchtiger Kühe, Diss., 1884. — *Demme*, Jahresbericht des *Jenner*'schen Kinderhospitales pro 1882, p. 48. — *Bang*, Archiv für Thierheilkunde, 1885. — *Hirschberger*, Deutsches Archiv f. klin. Med., 1889, Bd. 44, p. 500. — *Würzburg*, Therap. Monatshefte, 1891, Januar.
(3) *Morin*, *Biedermann's* Centralblatt, 1877, p. 236.
(4) Sanitary Record, années 1880—1890. — *Uffelmann*, Jahresberichte pro 1883 bis 1889, Art. Milch, Typhus und Cholera. — *Auerbach*. Deutsch. med. Wochenschr., 1884, 30. Oct. — *Almquist*, Deutsche Vierteljahrsschr. f. öff. Gesundheitspflege, Bd. 21, p. 327. — *Murphy*, Report on enteric fever in St. Pancras, 1884. — *Simpson*, Indian med. Gazette, 1887, p. 141.
(5) Pour la bibliographie, voir le chapitre : alimentation de l'enfant.
(6) *Ratz*, Archiv f. w. u. pr. Thierheilkunde, Bd. 16, p. 100. — *Schmidt-Mülheim*, Landwirthsch. Versuchsanstalten, Bd. 28, p. 91. — *Adametz*, Fortschr. auf. d. Geb. d. Molkereiwesens, 1890; *Adametz* u. *Weigmann*, Milchzeitung, 1889, p. 941.
(7) *Hermbstädt*, Ueber blaue und rothe Milch, 1833.
(8) Le lait coloré en rouge par le Bac. lactis erythr. se caille (*Grotenfeldt*, Centralbl. f. Bact., Bd. 5, p. 338).

rouge par un champignon rouge[1]. Le lait bleu[2], dans lequel certaines espèces de bactéries ont décomposé la caséine avec formation d'une substance colorante bleue, est également impropre à la consommation; dans certains cas, il provoque de la gastrite. Comme impropre à la consommation, il y a à citer, enfin, le lait amer, dont la saveur peut être déterminée par l'alimentation du bétail, comme aussi par des décompositions spéciales de la caséine (p. 128); dans ce dernier cas, le lait est même nuisible.

Le lait peut être nuisible lorsque les vaches ou les chèvres ont mangé des plantes toxiques (colchique d'automne), ou lorsqu'on leur a administré des médicaments toxiques[3]; le lait est également nuisible lorsqu'il s'y est formé, pour une raison encore inconnue d'ailleurs, un poison organique (tyrotoxine)[4].

Les inconvénients du lait de vinasses, de drêche, de pulpe, etc., et ceux du lait provenant de vaches recevant une nourriture rance quelconque, seront exposés à un autre endroit (alimentation du nourrisson), en même temps que l'examen du lait.

3. Beurre. Parmi les falsifications du beurre, citons l'addition d'autres graisses, d'oléomargarine, de saindoux, d'axonge, d'huile de coco, d'huile de palme ou d'huile de lin, ensuite l'addition de farine, de purée de pommes de terre, de chaux, de poudre de gypse, d'alun, d'eau (pétrissage incomplet), puis l'addition d'un excès de sel de cuisine, enfin l'addition de certaines substances colorantes; parmi ces dernières, le jaune d'Orléans, le suc de carottes rouges et le safran sont des produits inoffensifs, tandis que les succédanés du safran (dinitrocrésol), le jaune de Martius (dinitronaphtol) et le chromate de plomb sont nuisibles[5]. Une altération spéciale du beurre est la rancidité, processus qui met en liberté de l'acide gras (acide butyrique) et de la glycérine, en même temps que l'acide gras s'oxyde davantage; l'action simultanée de l'air et de la lumière[6] (rayons bleus et violets) accélère l'oxydation; aussi, doit-on conserver le beurre soit à l'obscurité, soit sous une cloche jaune ou verte.

Le beurre artificiel se prépare avec 9 parties d'oléomargarine (p. 130) et une partie de beurre; il doit renfermer 85—87 % de graisse; il n'est pas rare qu'il soit falsifié par l'addition d'huiles végétales et de graisses d'origine suspecte[7]. Si le lait provient d'une vache atteinte de tuberculose générale ou localisée au pis et s'il renferme des bacilles tuberculeux, ceux-ci peuvent passer dans le beurre préparé à l'aide de ce lait[8]. Pour éviter ce

---

(1) *Demme*, Pädiatrische Arbeiten, herausgegeben von *A. Baginsky*, Stuttgart, 1890.
(2) *Fuchs*, Magazin für die gesammte Thierheilkunde, Bd. 7, p. 133. — *Neelsen*, Studien über blaue Milch, 1880. — *Mosler*, *Virchow's* Archiv, Bd. 43. — *Hueppe*, Mittheilungen aus dem k. Gesundheitsamte, Bd. 2. p. 309 (*Hueppe* nie, mais à tort, l'action nuisible du lait bleu). — *Heim*, Ibid., Bd. 5, p. 518.
(3) D'après *Martiny* (Die Milch, 1871, Bd. I.), les médicaments suivants passent dans le lait : arsenic, tartre émétique, iodure de potassium, essence de térébenthine, rhubarbe.
(4) *Vaughan*, Archiv f. Hygiene, Bd. 7, p. 4.
(5) *Hilger*, Verfälschung der Nahrungs- und Genussmittel, Handbuch der Hygiene von *v. Ziemssen* und *v. Pettenkofer*, Bd. 1, Theil 1, p. 255. — *Th. Weyl*, Die Theerfarben, mit besonderer Rücksicht auf Schädlichkeit und Gesetzgebung, 1889, Lief. 1 u. 2.
(6) *Ritsert*, Das Ranzigwerden der Fette, Dissert., Berlin, 1890.
(7) Pour l'examen du beurre, voir *Bischof*, Deutsch. Vierteljahrsschr. f. öff. Gesundheitspflege, 1890, Heft 2.
(8) *Roth*, Corresp.-Blatt für Schweizer Aerzte, 1894, Nr 17.

17

danger, le beurre devrait être préparé à l'aide de lait ou de crème ayant bouilli.

4. Fromage. On falsifie le fromage par l'addition de farine, ainsi que d'oléomargarine (p. 130). Il n'est pas rare que le fromage soit envahi par des mites, ou qu'il se couvre de moisissures. Il peut encore être nuisible par la présence d'alcaloïdes toxiques (tyrotoxines) qui se sont formés pendant la maturation, ou par l'absorption de poisons métalliques (plomb) renfermés dans l'enveloppe (feuilles d'étain). D'après *Vaughan*[1], les empoisonnements par le fromage sont loin d'être rares dans l'Amérique du Nord.

5. Œufs. Les œufs gâtés, c'est-à-dire tombés en putréfaction, sont impropres à la consommation ; sans doute, on ne les mange que rarement, car l'odeur seule suffit à les faire rejeter. Les œufs de poissons possèdent parfois des propriétés toxiques ; tel est surtout le cas pour les œufs de la perche et de la carpe. La cause de cette action toxique est encore inconnue ; peut-être s'agit-il d'une toxine.

6. Farine. La falsification de la farine des céréales[2] consiste dans l'addition de farines de moindre valeur (farines de pommes de terre, de haricots ou de lentilles, d'avoine ou d'orge), ainsi que dans l'addition de substances minérales, telles que le gypse, le sulfate de baryte, la craie, du sable fin ; depuis quelque temps, ces falsifications ne sont plus guère signalées.

Une altération spéciale consiste dans la présence du seigle ergoté, des semences de nielle (Agrostema), de celles de l'ivraie (Lollium temulentum), qui tous trois sont vénéneux ; comme autres impuretés, citons encore les semences non toxiques[3] du liseron, de la traînasse, de la vesce, du brome, de la sarrette, etc., ainsi que les particules de grès et de plomb qui se sont détachées des meules.

La farine peut se gâter lorsqu'elle est trop humide dès le début, ou lorsqu'elle est conservée dans un endroit trop humide ; dans ces conditions, il s'y développe des microbes provoquant la décomposition du gluten avec peptonisation partielle et formation d'alcaloïdes[4]. Pareille farine possède une odeur de moisi, de pourriture, et ne se prête plus guère à la fabrication du pain, parce que la quantité de gluten y a plus ou moins diminué[5]. La farine peut encore se gâter, lorsque les mites s'y développent en grand nombre.

7. Pain. Parmi les falsifications du pain[6], il faut citer

---

(1) Journal d'hygiène, 1885, p. 464.

(2) *Elsner*, Die Praxis des Nahrungsmittel-Chemikers, 1880. — *Hilger*. Loc. cit., — *J. König*. Loc. cit., 2e éd., vol. 2, p. 400. — *Wittmack*. Anleitung zur Erkennung an- und organischer Beimengungen im Roggen- und Weizenmehl. 2. Aufl., 1893.

(3) *K. B. Lehmann*, Arch. f. Hyg., Bd. 6, p. 1 ; Bd. 19, p. 71 ; Methoden der prakt. Hyg., 1890, p. 381.

(4) *Balland*, Arch. d. Pharmacie, 1886, p. 93 et Vierteljahrsschr. für Chemie der Nahrungsmittel, Bd. 1, p. 61. — *Kowalkowsky*, Revue internat. des falsif., 1890, p. 145.

(5) La farine de graines qui ont commencé à germer est également impropre à la préparation du pain. Elle renferme moins de gluten, plus d'albumine soluble, plus de peptone et beaucoup plus d'acides amidés, ainsi que des amides qu'on ne rencontre pas dans la graine non germée. D'autre part, elle contient moins de fécule, dont une partie s'est transformée en dextrine et en sucre pendant la germination (*Hilger u. v. d. Becke*, Arch. f. Hyg., Bd. 10, p. 44.

(6) *J. König*, Loc. cit., 2. Aufl., II. Cap., Mehl und Brod. — *Uffelmann*, Das Brod und dessen diätetischer Werth, 1884. — *Galippe* et *Barré*, Le pain, chap., Altérations, p. 139.

d'abord celles que nous venons d'énumérer au sujet de la farine. Il faut y ajouter la falsification qui consiste en une teneur trop grande en eau, tel est le cas pour le pain blanc lorsqu'il renferme plus de 38 % d'eau, pour le pain noir lorsque la teneur en eau dépasse 40 %, quelle que soit d'ailleurs la cause de cette richesse en eau. Il faut encore signaler que, dans la fabrication du pain, on fait fréquemment usage, surtout en Angleterre et dans le Nord de la France, de sulfate de cuivre, de sulfate de zinc et d'alun; les deux premiers sels sont employés dans le but d'augmenter la teneur du pain en eau, d'augmenter son volume et de faciliter la panification avec de la farine gâtée; l'alun a surtout pour but de rendre le pain plus blanc.

Le pain peut aussi être altéré par les mêmes substances que celles qui altèrent la farine (voir plus haut). D'après *K. B. Lehmann,* le pain fabriqué par les paysans du Nord de l'Allemagne, à l'aide de farines non blutées, provenant de graines incomplètement nettoyées, renferme des substances dont certaines sont dégoûtantes et peu nutritives (vesce, traînasse) et dont d'autres sont même des plus toxiques (seigle ergoté, nielle), et cela, en quantités suffisantes pour provoquer des troubles de la santé. La semence de Rhinanthus donne au pain une coloration bleue.

Le pain offre très fréquemment un aspect anormal lorsque la pâte a été faite à l'aide de farine gâtée; dans ce cas, le pain ne devient pas assez poreux, il reste compact et humide. Le pain laisse également à désirer lorsque la pâte n'a pas été suffisamment et uniformément pétrie, lorsqu'elle n'a pas été soumise à une température assez élevée, ou encore, lorsque la chaleur n'a pas agi uniformément sur toutes les faces, ou enfin, lorsque la température a été trop élevée ou son action de trop longue durée. Si la cuisson a été incomplète, le pain est trop humide et trop compact; de plus, la croûte ne possède ni odeur ni saveur agréables. Si la chaleur a été trop peu élevée, bon nombre de cellules de levûre, ainsi que bon nombre d'autres microbes, restent en vie; c'est ce qui explique que ce pain détermine des troubles digestifs et qu'il devient bientôt totalement impropre à la consommation. Si la chaleur de la cuisson a été trop élevée, la surface du pain est carbonisée et est donc également dépourvue des produits aromatiques de torréfaction qui sinon se forment dans la croûte. Pendant la cuisson du pain, celui-ci peut, ainsi que *Niclès*[1] l'a montré, absorber des substances toxiques dans le cas où celles-ci sont renfermées dans les matériaux de combustion qui ont servi à chauffer le four.

Enfin, le pain conservé dans de mauvaises conditions acquiert fréquemment une composition défectueuse. Si la conservation a lieu dans un endroit humide, obscur et mal aéré, le pain moisit très rapidement par suite du développement du Mucor mucedo, de l'Aspergillus flavus, de l'Aspergillus glaucus, du Penicillium glaucum, du Rhizopus nigricans ou d'une moississure verte. Pareil pain, lorsqu'il est pris en petite quantité, semble être inoffensif; mais, ingéré en plus grande quantité, il détermine assez fréquemment le catarrhe gastro-intestinal. En tout cas, le pain

---

(1) *Niclès,* d'après *Roth* et *Lex,* Militärgesundheitspflege, Bd. 2, p. 658.

moisi est de valeur inférieure, parce que la moisissure y détruit des substances nutritives importantes, et particulièrement les hydrates de carbone solubles dont la quantité peut s'abaisser jusqu'à 2/5 [1]; de plus, le goût en est également altéré. Le pain vieux et dur se digère difficilement et provoque facilement du catarrhe digestif, la « diarrhée du biscuit », comme l'appellent parfois les Français.

8. Nouilles. On les colore parfois en jaune à l'aide du chromate de plomb, et même à l'aide de l'acide picrique [2].

9. Légumineuses. Les légumineuses mûres sont très rarement altérées. Les petits pois et les haricots recueillis avant la maturité et mis en conserves sont fréquemment soumis au reverdissage à l'aide des sels de cuivre, lorsqu'ils deviennent pâles et qu'ils perdent leur bel aspect par la dessiccation ou par la cuisson. D'après *Ogier,* le reverdissage pratiqué dans les conditions habituelles (0.04 gr. de sel de cuivre pour 1 kgr. de légumes) n'est pas nuisible. D'après les nombreuses recherches de *Tschirch* [3], la dose maxima en cuivre devrait également être évaluée à 0.05 gr. de cuivre par kgr. de légumes; au-dessous de cette dose, l'intoxication aigue par le cuivre serait au moins très rare.

10. Pommes de terre. La pomme de terre peut devenir nuisible lorsqu'elle renferme de la solanine, substance extrêmement toxique, ainsi qu'il arrive au printemps lors de la germination. Ce poison, un glycoside azoté, se forme dans le voisinage immédiat des pousses ainsi que dans ces dernières; on peut donc l'enlever en extirpant profondément les « yeux » des pommes de terre.

11. Champignons. Le choix des champignons ne peut être fait que par un connaisseur [4]. Sont certainement non vénéneux : les diverses variétés d'agaric champêtre, les truffes, les clavaires, les pezizes, les hydnes, les chanterelles, certains bolets et amanites. Par contre, les morelles et les helvelles qu'on considère comme non toxiques, sont par eux-mêmes vénéneux; mais la substance toxique peut être enlevée par l'ébullition (en jetant la première eau d'ébullition), ainsi que par une dessiccation prolongée et complète (p. 174). Les champignons peuvent se gâter si l'on attend trop longtemps de les préparer, ou s'ils ne sont pas suffisamment desséchés, ou si, après dessiccation, on les conserve dans un endroit humide (rouille).

12. Fruits charnus. On rencontre fréquemment dans le commerce des fruits non mûrs et des fruits pourris; les uns comme les autres déterminent facilement des troubles digestifs et possèdent en tout cas une moindre valeur nutritive.

13. Pâtisseries. Les pâtisseries doivent être tenues pour suspectes surtout à cause de leur coloration.

Les matières colorantes suivantes sont toxiques ou doivent tout au moins être tenues comme suspectes [5] :

(1) *Hebebrand,* Hygienische Rundschau, Bd. 2, Nr 24.
(2) *Edson,* Revue d'hyg., vol. 8, p. 176.
(3) Das Kupfer vom Standpunkt der gerichtlichen Chemie, Toxikologie und Hygiene, Stuttgart, 1893. — Voir *L. De Moor,* Contribution à l'étude de l'action du cuivre sur les animaux, Archives de pharmacodynamie, 1895, vol. I, p. 81.
(4) Voir *Leuba,* Die essbaren Schwämme und giftigen Arten 1888. — *J. De Brevans,* Les légumes et les fruits, Paris, 1893, p. 118.
(5) *Hilger,* Loc. cit. — *Elsner,* Die Praxis des Nahrungsmittel-Chemikers, 1880, p. 109.

a) Jaune : jaune de chrome, jaune de Cassel, orpiment, gomme-gutte, jaune d'outremer, jaune de Naples, acide picrique, jaune de Martius (dinitronaphtol), jaune victoria (dinitrocrésol).

b) Vert : vert de Schweinfurt, vert de Brême, vert de soie, vert-de-gris, vert de Brunswick.

c) Brun : sépia, bistre (s'il renferme de l'arsenic) ;

d) Rouge : cinabre, minium, rouge de chrome, fuchsine, éosine, fluorescéine, laque de Vienne ;

e) Bleu : azur de cuivre, bleu Thénard ;

f) Blanc : blanc de plomb, blanc de zinc.

D'après la loi allemande du 5 juillet 1887, doivent être considérées comme nuisibles à la santé les matières colorantes suivantes employées dans la préparation des aliments et des condiments : les matières colorantes et les couleurs préparées qui contiennent de l'antimoine, de l'arsenic, du baryum, du plomb, du cadmium, du chrome, du cuivre, du mercure, de l'urane, du zinc, de l'étain, de la gomme-gutte, de la coralline et de l'acide picrique.

On a signalé des falsifications des sucs de fruits à l'aide des couleurs d'aniline, celles-ci renfermant assez fréquemment de l'arsenic.

Relevons enfin que les enveloppes des pâtisseries contiennent parfois des substances toxiques (arsenic, plomb).

14. Miel. La falsification la plus fréquente du miel consiste dans l'addition de sucre de fécule et de sirop de sucre de fécule [1].

15. Vin. Le vin peut être trop acide de sa nature, par suite d'une teneur trop élevée en acides libres ou sels acides, ou trop astringent à raison d'une richesse trop grande en acide tannique ; il peut également être altéré par le développement de la moisissure (Mycoderma vini), de levûres, de microbes de la fermentation acétique ; il peut aussi être falsifié par l'un ou l'autre traitement que lui font subir les producteurs ou les marchands de vin. Les traitements suivants qui tantôt améliorent le vin, tantôt le détériorent [2], ont été réglés pour l'empire allemand par la loi du 20 avril 1892, en ce qui concerne les conditions de leur application.

1. Chaptaliser. Ce procédé, auquel on recourt dans les mauvaises années, a pour but de supprimer l'excès d'acides libres en ajoutant du carbonate de chaux (précipité et pur) ; 100 parties de carbonate neutralisent 120 parties d'acides libres. C'est une amélioration approuvée par l'hygiène.

2. Galliser. La méthode de *Gall* consiste à donner au vin trop acide le degré exact d'acide et de sucre, en additionnant le moût d'une quantité d'eau proportionnelle à l'excès d'acide et à y ajouter ensuite du sucre. Ce procédé ne peut être critiqué au point de vue hygiénique, pourvu que le sucre ajouté possède une pureté suffisante. Toutefois, d'après la loi allemande, l'addition de la solution de sucre ne peut abaisser la teneur totale en extrait au-dessous de 1.5 gr., et celle en substances minérales au-dessous de 0.14 gr. pour 100 c.c. de vin.

3. Pétiotiser. Le procédé de *Pétiot* consiste à traiter à diverses reprises avec de l'eau sucrée les enveloppes et les noyaux des raisins déjà exprimés (le marc), et à laisser fermenter ensuite le liquide obtenu : on augmente ainsi le rendement en vin des raisins. Mais le vin du marc, ou la piquette, ne contient évidemment que des traces minimes des principes constituants du vin naturel. D'après la loi allemande, ce vin est « falsifié » et ne peut être vendu que sous le nom de « vin du marc ». De même, les infusés d'eau sucrée sur la levûre de vin, les infusés de raisins secs, de raisins de

(1) *Sieben*, Ueber die Zusammensetzung des Stärkesyrups, des Honigs u. s. w. Dissertation, Freiburg, 1884. — *Mader*, Arch. f. Hyg., Bd. 10, p. 399.

(2) *Medicus*, Gerichtl.-chemische Prüfung von Nahrungs- und Genussmitteln. — *Neubauer*, Chemie des Weines, 1870. — *Hilger*, loc. cit. — *Elsner*, loc. cit. — *Uffelmann*, Arch. f. Hyg., Bd. 2. — *J. König*, loc. cit., 2 Aufl., Bd. 2, p. 556. — *A. Gautier*, Sophistication et analyse des vins, Paris, 1894.

Corinthe, etc., doivent porter l'étiquette de vin de levûre, vin de raisins secs, vin artificiel.

4. Scheeliser. Cette opération consiste dans l'addition de glycérine au vin, afin de lui donner « plus de goût et plus de corps ». La glycérine à dose élevée étant toxique, on devrait défendre son emploi au delà d'une certaine limite. L'addition d'une petite quantité, soit jusque 1.5 %, n'est pas nuisible à la santé. La scheelisation est interdite par la loi allemande.

5. Vinage. La méthode du « vinage » consiste à ajouter de l'alcool au vin, afin de lui donner plus de feu. La loi allemande autorise cette addition, mais seulement dans le rapport de 1 volume d'alcool pour 100 volumes de vin ; de plus, l'alcool doit être pur et ne peut pas renfermer d'alcool amylique libre.

6. Addition d'alun. Elle se pratique pour donner au vin rouge une belle coloration et afin de hâter la clarification. Cette addition est illicite au point de vue de l'hygiène, car l'alun trouble la digestion ; aussi, la loi allemande l'interdit-elle avec raison.

7. Addition de gypse, plâtrage. Avant de pressurer les raisins, on ajoute du gypse dans le but de préserver le moût de la fermentation acétique, et afin d'accélérer la clarification du vin. La principale modification qui en résulte consiste en une transformation du tartrate acide de potassium, qui, en présence du gypse, donne du tartrate neutre de potassium et du sulfate de potassium ; ce dernier se trouve probablement dans le vin sous forme de sel acide, qui, arrivé dans le sang, lui enlève de l'alcali. D'après la loi allemande, le vin rouge ne peut renfermer plus de 2 gr. de sulfate de potassium par litre.

8. Addition d'acide salicylique ou de saccharine. Elle a pour but de faciliter la conservation et le transport du vin ; toutefois, l'addition d'acide salicylique est absolument interdite par la loi allemande ; l'addition de saccharine, au contraire, est permise, mais à la condition d'apposer sur ce vin l'étiquette de « vin artificiel ».

9. Addition de substances colorantes étrangères, particulièrement de fuchsine, de violet de méthyle, de couleur de mauve, de suc de troène, de jus de myrtilles, de matières colorantes de bois de campêche et de bois rouge, de carmin, d'orseille. Exception faite pour la fuchsine qui renferme souvent de l'arsenic, l'emploi de ces matières colorantes ne peut être interdit au nom de l'hygiène.

10. Addition de bouquets artificiels. Au point de vue de la santé, cette addition est licite car les quantités à ajouter sont des plus minimes.

On prépare le vin artificiel à l'aide de raisins secs qu'on soumet à la fermentation, fréquemment après addition d'autres fruits sucrés, tels que les figues et les dattes, ou après addition soit de glycose (sucre de raisin), soit de mélasse ; il est fréquemment additionné d'alcool. Ce vin n'est nuisible qu'au cas où le glycose n'est pas pur, ou lorsque l'alcool ajouté contient des alcools supérieurs. D'après la loi allemande, ce vin doit figurer dans le commerce sous le nom de « vin de raisins secs, vin artificiel », etc. En outre, on ne peut y ajouter plus de 1 volume d'alcool pour 100 volumes de vin.

16. Bière. Les sophistications de la bière sont plus rares qu'on le croit généralement ; elles consistent surtout dans l'emploi de succédanés du malt (farine de fécule, de riz, de maïs, sucre de fécule) ; de succédanés du houblon (acide picrique, aloès, coques du Levant, quassia, racine de gentiane, absinthe, noix vomique, etc.). C'est parfois aussi l'addition d'alcool, de glycérine, de couleur à bière, d'acide salicylique et de saccharine[1]. Parmi ces succédanés, l'acide picrique, le colchique, les coques du Levant, la noix vomique et l'aloès sont absolument nuisibles : ces succédanés du houblon sont d'ailleurs très rarement employés aujourd'hui. Au contraire, l'addition du sucre de raisin et d'alcool est seulement nuisible pour autant que ces produits sont impurs. Est nuisible, la bière restée trouble par la présence de levûres, celle qui est acide par suite de la fermentation acétique, ou celle qui est malade par suite de la présence de sarcines ; doit également

---

[1] *Medicus*, Loc. cit. — *Hilger*, Loc. cit. — *J. König*, Loc. cit., 2. Aufl., Bd. 2, p. 430.

être exclue de la consommation, la bière dont l'acidité a été diminuée par addition de bicarbonate de soude[1]. Dans la bière troublée par la levûre, la cause nuisible n'est pas tant la levûre en elle-même que les produits anormaux de fermentation auxquels celle-ci donne naissance.

17. Eaux-de-vie et liqueurs. La principale altération des eaux-de-vie[2] consiste dans la présence du « fusel », qui comprend les alcools méthylique, propylique, butylique et amylique, et d'ordinaire aussi le furfurol et de l'aldéhyde. Une teneur en fusel supérieure à 2—3 pour 1000 est déjà suspecte. Une falsification des eaux-de-vie fines consiste à les fabriquer avec de l'alcool impur, avec un mélange d'alcool et d'éthers artificiels divers, tels que l'essence d'amandes amères, le nitrobenzol, les couleurs d'aniline (fuchsine).

18. Café, thé, cacao. Les fèves de café non grillées et non moulues peuvent être difficilement falsifiées ; toutefois, depuis quelque temps on prépare — et le produit se trouve dans le commerce — des fèves artificielles faites à l'aide de farine de céréales et de légumineuses[3]. Il arrive plus souvent qu'on cherche à donner un meilleur aspect aux fèves à l'aide de certaines matières colorantes (bleu de Prusse avec curcuma), ou à les rendre luisantes en les enrobant d'une couche de sucre fondu, en d'autres mots, en les glaçant ; il arrive, enfin, très fréquemment qu'on falsifie le café moulu à l'aide de chicorée, de café de glands et de figues[4].

Une falsification fréquente du thé consiste à sécher de nouveau et à vendre les feuilles de thé qui ont subi une première extraction. Il arrive encore qu'on mélange des thés de moindre valeur à des thés de première qualité, ou qu'on mélange aux feuilles de thé des feuilles desséchées de saule, de peuplier, de platane ; ou encore qu'on colore les feuilles de thé avec du bleu de Prusse et du curcuma, ou à l'aide d'un décocté de bois de campêche et de chaux, ceci lorsqu'il s'agit de thé noir[5].

Jusqu'à présent, on n'a pas encore signalé de falsifications pour les fèves de cacao ; par contre, on constate fréquemment que la farine de cacao, lors de la préparation du chocolat, a été additionnée de farine de glands, de céréales, d'amidon, de poudre préparée avec les enveloppes grillées du fruit de cacao ; le chocolat renferme fréquemment aussi, au lieu d'épices fines (vanille), des substances aromatiques de moindre valeur telles que le baume de Pérou.

19. Vinaigre. Il devrait renfermer 3—4 % d'acide acétique, mais aucune autre substance étrangère. Bon nombre de vinaigres ne contiennent que 1.5—2 % de cet acide ; bon nombre contiennent,

(1) *Simanowsky*, Arch. f. Hyg., Bd. 4, p. 1. — *Lindner*, Wochenschr. f. Brauerei, 1890, p. 41.

(2) *Baer*, Die Verunreinigungen des Branntweines, insbesondere in hygienischer Beziehung, 1885 ; Die Trunksucht, 1890. — *Stutzer*, Centralbl. f. allg. Gesundheitspflege, Bd. 6, p. 88. — *Bodländer* u. *Franke*, Ibid., — *Sell*, Arb. a. d. k. Gesundheitsamte, Bd. 4, p. 109 ; Bd. 8, p. 243.

(3) Veröffentl. des k. Gesundheitsamtes, 1890, p. 217, 599 ; *Stutzer*, Zeitschr. f. angewandte Chemie, 1890, p. 549. — *Kornauth*, Chem. Centralbl., 1890, Bd. 2, p. 165.

(4) *J. König*, Loco citato, 2 Aufl., Bd. 2, p. 606.

(5) *Hilger*, Loco citato.

outre l'acide acétique, de l'acide sulfurique et de l'acide chlorhydique; d'autres, enfin, contiennent des sels métalliques provenant des fûts ou des robinets. Si le vinaigre est devenu trouble par le développement du mycoderma ou d'autres parasites, il prend un aspect repoussant et devient impropre à la consommation.

20. Moutarde. La moutarde peut être falsifiée à l'aide de farine de céréales, de graines oléagineuses, de tourteaux de lin et de colza; on y rencontre parfois aussi des substances minérales, telles que de l'oxyde de fer et de la brique pilée[1].

21. Le poivre en poudre est fréquemment falsifié; les commerçants y ajoutent des farines de toute espèce, de la terre, du sable, du gypse, de la fécule, etc., également du jaune de Martius et un sel de dinitronaphtol [2].

22. Eau de Seltz artificielle ou eau gazeuse. Cette eau peut être nuisible, si elle est fabriquée à l'aide d'eau de source impure ou infectée[3]; elle peut devenir dangereuse si elle ce dissous de l'arsenic pendant la préparation, ou du plomb pendant sa conservation dans le siphon.

2. Valeur réelle des denrées alimentaires.

Le prix des vivres[4] est d'une importance capitale pour l'alimentation de l'homme, spécialement pour l'alimentation des masses; très fréquemment, le prix décide de l'emploi d'une denrée. Aussi doit-on connaître dans quel rapport se trouvent le prix des aliments et leur valeur nutritive. La valeur réelle ne peut être évaluée, d'une manière exacte ou approximative, qu'en comparant le prix en détail, ou le prix en gros, lorsqu'il s'agit de l'alimentation des masses, avec la teneur de l'aliment en albumine digestible, en graisse et en hydrates de carbone. *Flügge*[5] évalue la valeur réelle presque exclusivement d'après la teneur en albumine et en graisse; même, pour comparer la valeur réelle des aliments d'origine animale à celle des aliments d'origine végétale, il se base uniquement sur leur richesse respective en albumine. *J. König*[6], par contre, tient également compte, et avec raison, des hydrates de carbone; ceux-ci ne constituent nullement, comme le dit *Flügge*, dans la majorité des cas une simple addition gratuite inévitable. D'après une estimation quelque peu arbitraire, *König* évalue la valeur nutritive des hydrates de carbone de la graisse et de l'albumine d'après la proportion $1 : 3 : 5$; il en déduit les unités nutritives des divers aliments et détermine ainsi leur valeur réelle,

(1) *J. König*, Loco citato, 2, Aufl., p. 465.
(2) Deutsches Wochenblatt f. Gesundheitspflege, 1885, p. 71. — *Röttger*, Arch. f. Hyg., Bd. 4, p. 183. — *J. König*, Loco citato, p. 461.
(3) Voir spécialement *Hellwig*, Die Thyphusepidemie in Mainz von 1884, Mainz 1885. Il est de la plus haute probabilité que cette épidémie éclata à la suite de l'usage d'eau de Seltz artificielle, préparée avec de l'eau de source infectée par le virus typhique.
(4) *Krämer*, Werth und Preis der menschl. Nahrungsmittel, 1876. — *J. König*, Zeitschr. f. Biologie, Bd. 12, p. 497. — *Almén*, Pharm. Zeitung, 1879, Nr 102. — *Fr. Hofmann*, Die Bedeutung der Fleischnahrung und Fleischconserven, 1880. — *Meinert*, Armee- und Volksernährung, 1880.
(5) *Flügge*, Hygienische Untersuchungsmethoden, 1881, p. 428.
(6) *J. König*, Proc. Zusammensetzung und Nährgeldwerth der Nahrungsmittel, 4. Aufl., 1895; Die menschl. Nahrungs- und Genussmittel, 3. Aufl., 1889, Bd. 1, p. 1057.

par comparaison avec le prix de vente, ainsi que le démontre
l'exemple suivant :

1 kgr. de haricots renferme :

230 gr. d'albumine	ou 230 × 5 = 1150 unités nutritives	
20 » de graisse	» 20 × 3 = 60 »	»
535 » d'hydrates de carbone	» 535 × 1 = 535 »	»

Total 1745 unités nutritives.

Or, 1 kgr. de haricots coûte 36 Pfennige (45 cent.) ; par conséquent, pour 100 Pf.
(ou 1,25 fr.) on achète 4847 unités nutritives.

Ce calcul appliqué aux autres aliments donne les résultats
suivants *(König)* :

	Antérieurement	En 1889	
bœuf (maigre)	626	911	unités
porc (gras)	1201	1401	»
veau.	—	1033	»
gibier	361	—	»
poumon	1700	—	»
foie	1244	—	»
saindoux	1660	—	»
saumon.	249	—	»
hareng	1422	—	»
stockfisch	3100	—	»
jambon	765	—	»
lard	—	1608	»
beurre	—	1223	»
lait de vache	2038	2133	»
fromage maigre	2044	2314	»
riz	1707	2029	»
pain blanc.	2037	—	»
» noir	2875	—	»
haricots	4847	7800	»
pommes de terre	4740	4982	»
navets	2083	—	»
choux-fleurs	90	—	»
petits pois.	1140	—	»
fruits (desséchés)	783	—	»

Cette évaluation a quelque chose d'arbitraire, bien que, d'après
König, ces chiffres correspondent à la réalité ; l'évaluation de
Flügge[1] devrait être complétée en tenant compte des hydrates de
carbone et de la graisse digestibles.

Pour les nécessités courantes de la vie, il semble
incontestablement plus pratique de se servir des tableaux qui
nous indiquent quelle quantité d'albumine, de graisse et d'hydrates
de carbone nous pouvons acheter au prix courant, pour une somme
déterminée. Nous donnons ci-dessous un tableau, dressé par
Uffelmann, d'après le prix moyen des vivres à Rostock au mois de
décembre 1890[2].
Pour 1 mark (1.25 fr.) on achetait à cette époque :

	Albumine	Graisse	Hydrates de carbone
bœuf	125 gr.	16 gr.	0 gr.
veau	100 »	10 »	0 »
mouton	125 »	25 »	0 »
gibier	125 »	10 »	0 »
jambon	90 »	70 »	0 »
lard	15 »	300 »	0 »
tête pressée	135 »	90 »	0 »
brochet	160 »	20 »	0 »
hareng	250 »	125 »	0 »
l'aigrefin	360 »	40 »	0 »
stockfisch	450 »	5 »	0 »

(1) Hyg. Unters.-Meth., 1881, p. 134.
(2) Voir 2e édit. allemande de ce traité. — Dans les grandes villes, les vivres
sont un peu plus chers.

	Albumine	Graisse	Hydrates de carbone
lait.	280 gr.	245 gr.	250 gr.
lait battu.	560 »	140 »	550 »
beurre	2 »	425 »	2 »
saindoux.	1 »	535 »	0 »
fromage hollandais .	160 »	120 »	10 »
» ordinaire.	500 »	250 »	5 »
œufs	110 »	90 »	0 »
farine de seigle. . .	330 »	45 »	2000 »
pain de seigle fin .	240 »	38 »	1900 »
» blanc	200 »	40 »	1600 »
riz	160 »	10 »	1750 »
petits pois	800 »	35 »	1700 »
pommes de terre . .	300 »	10 »	4000 »
carottes	150 »	0 »	50 »
choucroute	60 »	10 »	1200 »
prunes desséchées .	20 »	5 »	500 »

D'après ce tableau, la tête pressée, le fromage, le hareng, l'aigrefin et le stockfisch, le lait, surtout le lait battu, ainsi que les légumineuses, les pommes de terre, le pain noir sont intrinsèquement le meilleur marché ; le jambon, le gibier, le veau, le lard, le beurre sont relativement déjà plus chers ; les fruits sont le plus couteux.

Pour être exact, il faudrait également tenir compte de la sapidité, car les aliments sapides sont d'un prix plus élevé que les aliments qui le sont moins, mais qui sont tout aussi riches en substances nutritives. Nous ne pouvons nous passer des substances sapides, car elles sont d'une haute importance physiologique pour la digestion. Il n'est donc pas permis de les négliger, lorsqu'on veut juger de la valeur réelle des denrées alimentaires. Nous ne possédons malheureusement qu'un nombre si faible de points de repère précis, nous permettant d'évaluer la teneur des vivres en produits savoureux, que nous devons provisoirement nous en rapporter encore aux valeurs indiquées dans le tableau précédent.

Grâce à leur goût agréable, le beurre est plus cher que le saindoux, le fromage de Hollande est plus cher que le fromage ordinaire, les fruits frais sont plus chers que les fruits desséchés, le saumon, les sardines et les huîtres sont plus chers que les poissons ordinaires et les moules.

3. Conservation des aliments.

Presque tous les aliments possèdent une composition telle qu'ils perdent en partie, ou même en totalité, leur valeur après fermentation ou après décomposition ; bon nombre peuvent perdre de leur saveur par absorption de gaz odorants, ou même devenir nuisibles par suite de l'introduction d'agents pathogènes, par la formation de composés organiques toxiques, ou par l'absorption ultérieure de poisons métalliques. C'est à la conservation de prévenir ces différents inconvénients ou dangers.

Pour que les aliments se conservent, il faut tout d'abord qu'aucun organisme de fermentation ou de putréfaction ne se développe dans leur intérieur[1] ; il faut donc les tenir à l'abri de

---

[1] La rancidité de la graisse pure n'est pas provoquée par des microbes, mais constitue un processus d'oxydation déterminé par l'oxygène atmosphérique et favorisé par la lumière ; à l'abri de la lumière, l'oxydation ne se produit pas.

ces contaminations, ou établir des conditions telles que ces organismes ne puissent se développer à l'intérieur des substances alimentaires en question. Nous devons donc veiller à ce que les endroits de conservation ne soient ni humides, ni chauds, ni infectés d'un air impur. Aussi, la cuisine ne convient-elle jamais, parce que sa température est trop élevée et parce que l'atmosphère y est fréquemment saturée de vapeur d'eau; le grenier et la mansarde ne conviennent pas davantage, la température y étant beaucoup trop élevée en été. La place par excellence est une c a v e ou un s o u s - s o l bien aéré et non humide; en Allemagne, on utilise parfois en été l'intérieur des grands poêles où il fait relativement frais et où il est facile d'établir la circulation d'air.

Pour les substances de faible volume qui subissent facilement la décomposition, la g l a c i è r e constitue l'endroit de conservation le plus approprié. Il y règne une température relativement constante de 4—5° C., par conséquent, une température suffisamment basse pour empêcher le développement des organismes de la putréfaction et de la fermentation. Mais il est indéniable que ce mode de conservation peut modifier notablement l'aspect ainsi que la saveur d'un grand nombre d'aliments, surtout de la viande fraîche ou cuite. Là où l'on ne peut se procurer de la glace, une armoire à eau fraîche rend de précieux services; citons, par exemple, celle de *Aur. Polster,* construite de telle façon que les ustensiles renfermant les substances à conserver flottent sur de l'eau froide. Il va sans dire qu'on doit préserver de la c o n g é l a t i o n les denrées qui en sont par le fait même altérées, tels sont les fruits et les pommes de terre.

Pour éviter que les vivres n'absorbent des gaz odorants, il est tout d'abord indiqué d'éviter de les conserver dans des endroits où l'air est contaminé par ces gaz, tels, par conséquent, le voisinage des latrines, les dépôts de linge sale, les endroits de déversement des eaux sales, etc. De plus, les aliments que l'on sait absorber facilement ces gaz, particulièrement le lait [1], doivent être conservés dans des réservoirs munis d'un couvercle, à moins d'avoir à sa disposition des endroits où circule un air absolument pur.

Si l'on veut éviter, dans la mesure du possible, l ' i n f e c t i o n des aliments par des germes pathogènes, il est de toute nécessité d'empêcher leur séjour dans des endroits où se tiennent des personnes atteintes de maladies contagieuses, et même dans des endroits suspects à raison de la possibilité d'une infection antérieure. La prudence est surtout de rigueur lorsqu'il s'agit de la diphthérie, de la scarlatine, du typhus et du choléra [2]. Les aliments peuvent s'infecter dans ces cas par des germes de l'air qui se déposent sur eux, ou encore à la suite de manipulations par les malades, les convalescents et les garde-malades.

Du reste, le mode de conservation des aliments exerce

(1) Il est facile de se convaincre du pouvoir d'absorption du lait pour les gaz; il suffit de placer une terrine de lait dans un milieu où se dégage de l'hydrogène sulfuré ou du sulfure d'ammonium; on peut bientôt déceler dans le lait la présence de ce gaz.

(2) Voir les notices sur la c o n t a g i o n de la d i p h t é r i e par le lait, de la s c a r l a t i n e par le lait, au chapitre « Alimentation de l'enfant »; au sujet du c h o l é r a, voyez le compte rendu de la conférence allemande contre le choléra de 1885.

une influence considérable sur le degré de conservation. Les substances pauvres en eau, qui se gàtent facilement en absorbant l'humidité ou qui perdent de valeur par évaporation de leur arôme, doivent être mises à l'abri de l'air dans des boîtes en fer-blanc, dans des réservoirs en verre ou en porcelaine. Tel est spécialement le cas pour la farine, les pâtisseries, le café, le thé, le poivre, les cloux de girofle, la vanille, la noix muscade et pour d'autres épices. Il vaut mieux envelopper la viande crue dans un linge absolument propre, sec ou trempé dans du vinaigre.

Il paraîtrait que le goût de la bière est notablement modifié par la lumière solaire, même diffuse. On a donc pris l'habitude de conserver la bière dans des bouteilles brun foncé [1], lorsqu'on recourt à ce mode de conservation. Le saindoux et le beurre pur, placés simplement à l'obscurité, même au contact de l'air, se conservent pendant des semaines sans rancir [2].

Les réservoirs destinés à la conservation des aliments doivent être tenus dans un état de propreté aussi parfait que possible; s'il y a moyen, ils seront préalablement bouillis, éventuellement ils seront même stérilisés. Il va de soi qu'ils ne peuvent contenir aucune substance toxique (plomb, étain, zinc, cuivre, arsenic), du moins sous une forme qui permette son passage dans les aliments; ils ne seront pas davantage nettoyés à l'aide de semblables substances (et particulièrement à l'aide de grenaille de plomb).

Une grande prudence s'impose surtout pour le mode de conservation du lait, des fruits cuits, des conserves. *Ungar* et *Bodländer* [3] trouvèrent, par exemple, dans sept échantillons d'asperges conservées en boîtes, 0.02—0.04 º/o, soit en moyenne 0.03 º/o d'étain métallique, dans les abricots en boîtes 0.019—0.25 º/o, dans les fraises en boîtes 0.01 º/o d'étain. *Blyth* [4] découvrit un jour jusque 0.66 gr. d'étain dans une livre d'abricots conservés, et il ajoute que des chimistes anglais ont trouvé ce même métal dans le homard conservé. Même le « Salmon in Tin » renfermerait fréquemment de l'étain, et aurait ainsi occasionné un certain nombre d'empoisonnements [5].

Il est évident que les fruits cuits, ainsi que les fruits acides, ne peuvent être conservés dans des ustensiles en cuivre, pas plus que le lait ne peut être conservé dans des ustensiles en zinc. Disons en passant que les corbeilles vertes à pain sont fréquemment badigeonnées avec du vert de Schweinfurt et doivent, par conséquent, être rejetées [6]. Rappelons enfin que les feuilles d'étain employées pour envelopper certains aliments, surtout le fromage, renferment très fréquemment du plomb, que le papier multicolore, employé pour l'emballage de certains condiments (confitures), contient parfois de l'arsenic.

Les méthodes de conservation des aliments et des condiments ont été brièvement exposées dans la première partie du livre, lors de l'étude de la composition et de la valeur nutritive des conserves alimentaires les plus importantes; on peut les classer dans un certain ordre systématique. Puisqu'il s'agit de tenir éloignés,

(1) *Schultze*, Oesterr. Versuchsstationen, 1888, p. 10.
(2) *E. Ritsert*, Das Ranzigwerden der Fette, Dissert., Berlin, 1890.
(3) *Ungar* u. *Bodländer*, Centralblatt für allgemeine Gesundheitspflege, Ergänzungsheft, 1.
(4) *Blyth*, Sanitary Record, 1884, p. 450.
(5) Voir aussi, Zeitschr. f. Nahrungsmittelhyg., 1890, p. 80, 118.
(6) *J. König*, Die menschlichen Nahrungs- und Genussmittel, 2. Aufl., Bd. 2, p. 729. — *Meyer* u. *Finkelnburg*, Gesetz, betreffend den Verkehr mit Nahrungsmitteln vom 14. Mai 1879, p. 170.

de détruire ou d'arrêter dans leur développement, les agents de la fermentation et de la putréfaction, les méthodes de conservation seront les suivantes :

1º Action du froid, de la glace ou de l'air froid. Le froid empêche le développement de ces agents et favorise donc la conservation. Cette méthode est surtout employée pour la viande fraîche, le lait et le beurre (transport de viandes fraîches dans la glace ou dans des chambres à air frais; refroidissement du lait, d'après le procédé de *Swartz*, à l'aide du réfrigérant de *Lehfeldt* ou autres appareils à réfrigération; conservation de la bière dans des caves à glace).

2º Action de la chaleur. Elle détruit les microbes de la fermentation et de la putréfaction y compris leurs spores, pourvu que la température ait été élevée et que son action ait été suffisamment prolongée; c'est là le secret de l'action conservatrice de la chaleur. Cette méthode est employée pour la conservation du lait (stérilisation du lait par la vapeur dans les appareils à stérilisation de *Soxhlet*, de *Escherich*, de *Stutzer)*, pour la conservation de la viande, des légumes, des fruits; souvent, après la stérilisation par la chaleur, on ferme hermétiquement le récipient. L'action d'une température modérée (60—70º) peut déjà déterminer la conservation en tuant les germes, pourvu que cette température agisse assez longtemps ou qu'elle ait été appliquée à diverses reprises et à certains intervalles. C'est sur ce principe que repose le procédé dit « pasteurisation » de la bière et du vin, produits qui ne supportent pas de température supérieure à 60—70º; cette méthode peut s'appliquer également au lait, car on sait que l'aspect et le goût de celui-ci sont altérés par les températures élevées.

3º Fermeture hermétique. Elle met les aliments à l'abri des germes de l'air ainsi que de l'oxygène nécessaire à leur développement; tel est le procédé d'*Appert*[1]. Comme nous l'indiquions déjà, on ferme hermétiquement les boîtes, après avoir préalablement détruit, en chauffant les substances à conserver, les germes qui se trouvent à leur surface ou dans leur intérieur; cette fermeture se pratique tantôt à l'aide de bouchons brevetés, tantôt à l'aide de membranes animales imperméables, tantôt par soudure, tantôt à l'aide d'une couche d'huile, de graisse, de paraffine (conserves de légumes, de lait, de viande, de saucissons, de tête pressée).

4º Soustraction d'eau. Les organismes de la fermentation et de la putréfaction ont besoin pour se développer d'une certaine quantité d'eau; la dessication des aliments doit donc favoriser la conservation de ceux-ci. On dessèche, soit à l'aide de la chaleur solaire, soit à l'aide d'un courant d'air, soit dans des séchoirs, soit par expression. On sèche au soleil les fruits et les champignons, ainsi que les poissons et les morceaux de viande (tasajo, charque, p. 146); à la chaleur artificielle des séchoirs ou des fours, on sèche les fruits, la viande, le biscuit, le biscuit à la viande; on dessèche dans le vide le lait et les champignons; on presse les légumes, par exemple, les carottes et les herbes à soupe.

5º Addition ou action de substances antifermentescibles et antiseptiques. Parmi elles figurent l'acide borique, l'acide salicylique, l'acide sulfureux, l'acide benzoïque, le vinaigre de bois, l'acide phénique, la créosote, le sel de cuisine, le sucre, l'alcool, le charbon, l'acide carbonique, l'oxyde de carbone, le sulfite de sodium, le bisulfite de calcium[2]; nous avons déjà exposé antérieurement (p. 149) dans quelle mesure l'emploi de ces substances est autorisé.

Comme méthode devenue d'usage général, il faut citer la fumigation ou le boucanage, procédé reposant en partie sur l'action de la créosote et certains autres produits empyreumatiques de la fumée, en partie sur la dessiccation; rappelons encore la salaison, méthode qui repose sur la pénétration du sel de cuisine dans la masse à conserver (viande) ainsi que sur la déshydratation; citons enfin l'addition de sucre aux fruits, aux sucs de fruits, et même au lait.

6º Mise à l'abri de la lumière solaire. Celle-ci favorise l'oxydation et décompose ainsi certaines substances, telles que la graisse (p. 156). D'autre part, la présence de la lumière solaire peut exercer une action conservatrice attendu qu'elle tue certains microbes (préservation du vin contre la fermentation acétique).

La qualité des aliments, conservés d'après l'une des méthodes précitées, demeure tantôt invariable, tantôt est modifiée. C'est ainsi que l'action de l'air froid n'altère pas sensiblement la qualité des aliments, tandis que la salaison, la fumigation, ainsi que

---

(1) *Appert*, L'art de conserver, Paris, 1810. — *Stohmann*, Conserven, dans *Muspratt's* Handbuch d. techn. Chemie, 1875, Bd. 2. — *L. Perl, Eulenberg's* Vierteljahrsschr., 1874, p. 109. — *Füdell, Dingler's* Polytechn. Journ., Bd. 223, p. 78. — *Renk*, Deutsch. Vierteljahrsschrift f. öff. Gesundh., Bd. 13, p. 6.

(2) *Heinzerling*, Conservirung der Nahrungs- und Genussmittel, 1884. — *Forster* dans *v. Ziemssen* und *Pettenkofer's* Handbuch der Hyg., Bd. 1, Th. 1, p. 190. — *Pfeiffer*, Hyg. Tagesfragen, 1890, Bd. 3.

l'ébullition modifient notablement leur saveur, leur consistance, et même fréquemment leur composition chimique. La valeur nutritive des conserves demeure généralement entière; elle augmente relativement par la dessiccation, tandis qu'elle diminue par la salaison. Le principal avantage des conserves réside précisément dans leur conservation, mais pour bon nombre aussi, dans leur forme moins volumineuse qui diminue les difficultés et les frais de transport. Aussi, sont-elles d'une importance considérable dans les expéditions, pour l'alimentation des armées en temps de guerre, et pour l'approvisionnement des navires.

4. Préparation des aliments.

L'homme civilisé fait subir à la plupart de ses aliments, avant de les manger, l'une ou l'autre préparation[1] qui est en général d'autant plus complexe qu'il se trouve à un degré plus élevé de la civilisation. Le but de cette préparation est multiple: les aliments acquièrent ainsi un degré de propreté plus grande, ainsi qu'une forme plus appétissante. De plus, les opérations nécessaires à cet effet ont dans le plus grand nombre des cas comme conséquence de rendre les aliments plus digestibles. Un exposé succinct de ces opérations s'impose donc au point de vue .de l'alimentation pratique.

Comme opération préliminaire, il est généralement indiqué de nettoyer les aliments, de les laver, de les émonder ou de les essuyer. On enlève ainsi en même temps de la surface les micro-organismes de la fermentation, de la putréfaction et autres encore, qui pourraient devenir nuisibles s'ils étaient ingérés avec les aliments en question. C'est surtout vrai pour les fruits frais, tels qu'ils sont mis en vente, très souvent aussi pour les légumes frais, que les marchands manipulent le plus souvent avec des mains malpropres ou qu'ils lavent avec de l'eau sale; il en est de même pour le radis et pour le raifort qu'on mange à l'état frais; enfin, fréquemment aussi pour la surface de la viande, lorsque celle-ci n'est plus absolument fraîche.

Une deuxième opération importante consiste à éloigner les parties gâtées ou d'un mauvais goût, ainsi que les parties indigestibles; on relève ainsi la saveur et la digestibilité des aliments. Il est, par conséquent, d'une importance capitale de couper de la viande les fascies qui l'enveloppent, d'enlever aux pommes de terre, aux fruits et aux céréales leur enveloppe compacte de cellulose: les substances nutritives de tous ces aliments deviennent ainsi plus accessibles aux sucs digestifs.

Cependant, une opération toute aussi importante consiste à diviser, à broyer, à hacher, à raper et à moudre les aliments, car l'accès des sucs digestifs aux principes nutritifs est également facilité de la sorte. Les légumineuses sont peu digestibles comme telles, mais le deviennent davantage lorsqu'elles sont finement moulues; de même, du jambon finement rapé, du fromage en poudre

---

(1) Pour la préparation des aliments, voir *J. König*, Die menschlichen Nahrungs-und Genussmittel, 1883, Bd. 2, p. 789. — *Wiel*, Diätetisches Kochbuch, 1896.— *Naumann*, Systematik der Kochkunst, 1886. — *Cauderlier*, L'économie culinaire, Gand, 1888.

sont également bien plus digestibles que le jambon et le fromage comme tels. Ces faits ont particulièrement de l'importance pour l'alimentation des personnes dont les fonctions digestives sont affaiblies ou dont la dentition est défectueuse. On peut mettre sur le même rang l'opération qui consiste à battre et à pétrir les aliments; cette dernière opération s'applique exclusivement à la pâte du pain et d'autres produits analogues, dont on augmente encore notablement la digestibilité en la faisant lever par la levûre (p. 157).

L'addition de condiments, tels que le sel de cuisine, les oignons, le poivre, la moutarde, etc., rehausse le goût et permet de le varier; elle a par conséquent une grande importance diététique. Ajoutons que les condiments et les épices stimulent la sécrétion des sucs digestifs, favorisent ainsi la digestion des substances solubles et le passage des substances dissoutes de la cavité stomacale et intestinale vers les liquides lymphatiques et sanguins (p. 112). C'est ce qui nous explique le fait d'observation générale, d'après lequel l'addition des épices rend plus supportable les aliments d'une digestion difficile.

Enfin, les opérations les plus importantes au point de vue diététique consistent à soumettre les aliments à des températures élevées, telles qu'à l'ébullition, au rôtissage, au grillage et à la cuisson. Leur consistance, leurs propriétés physiques en général, en partie aussi leurs propriétés chimiques, sont ainsi modifiées : les aliments acquièrent de la saveur, souvent aussi de l'odeur, deviennent généralement plus digestibles, se conservent mieux et enfin sont stérilisés, car les parasites, les agents de la fermentation, les germes pathogènes qui se trouvaient à leur surface ou à leur intérieur, ont été détruits par la chaleur.

L'ébullition des aliments comme tels détermine en même temps, si elle a lieu d'après la méthode habituellement usitée, la dissolution des substances extractives, nutritives et sapides, qui sont solubles dans l'eau; cette extraction est d'autant plus complète que l'ébullition est plus prolongée. L'eau d'ébullition obtenue de la sorte est jetée lorsqu'elle renferme des substances d'un goût désagréable, tel est le cas pour l'eau d'ébullition des légumes (p. 172); plus souvent, elle est également destinée à la consommation. L'extraction constitue même le but principal de l'ébullition dans la préparation du bouillon. Les aliments végétaux étant soumis à l'ébullition, le contenu des cellules se gonfle généralement, les parois cellulaires formées de cellulose crèvent; les aliments deviennent ainsi plus tendres; les principes nutritifs et sapides, antérieurement enfermés à l'intérieur des cellules, deviennent libres et dès lors plus accessibles aux sucs digestifs[1].

Une excellente méthode d'ébullition consiste dans l'emploi de la vapeur d'eau, au lieu de l'eau[2]. Par cette méthode, la cuisson est plus rapide; par conséquent, elle conserve mieux aux aliments

---

[1] Pendant l'ébullition des aliments dans l'eau, il se dégage, outre de l'acide carbonique, de l'hydrogène sulfuré et du mercaptan gazeux; ces deux gaz résultent d'une décomposition des albuminoïdes. La viande de poisson, ainsi que les carottes et les choux, donnent surtout de l'hydrogène sulfuré et peu de mercaptan; les œufs de poule mettent exclusivement de l'hydrogène sulfuré en liberté (voir *Rubner*, Arch. f. Hygiene, Bd. 19, p. 137; *Niemann*, Ibid., p. 126).

[2] Voir *Else Hueppe*, Berliner klin. Wochenschr., 1890, Nr. 36.

leur saveur propre, attendu surtout que la température interne des aliments n'atteint pas 100°. Pour ce mode de cuisson, on utilise avec le plus d'avantages une marmite métallique à double paroi munie d'un couvercle (marmite de *Becker, de Umbach*)[1]; entre les parois se trouve l'eau qu'on chauffe.

Supposons qu'il s'agisse simplement de cuire la viande, il suffit dans ce but d'une température de 70—72°. La température étant moins élevée, la viande reste plus tendre, en même temps qu'elle conserve la totalité de son albumine, la cuisson se fait sans production de flocons et d'écume. Par contre, la cuisson des aliments riches en fécule, tels que les pommes de terre, les pois, les haricots et le riz, exige une température plus élevée, soit jusqu'à 100°, parce que les membranes de cellulose qui entourent les grains de fécule doivent éclater. *C. Voit*[2] et *Bergeat* ont institué, à l'aide de la marmite de *Becker*, de nombreuses expériences contrôlées par l'analyse; ils y ont fait bouillir de la viande, des os, des pois et des pommes de terre, et ils sont arrivés à la conclusion que ce procédé de cuisson des aliments présente effectivement de notables avantages, en ce qu'il diminue la dépense des matériaux de combustion, empêche les mets d'être brûlés et de se répandre lors de l'ébullition; par contre, c'est une erreur, d'après ces auteurs, de prétendre qu'il y a une économie d'ustensiles culinaires, que la gélatine des os est dissoute en plus grande quantité et que les aliments ainsi préparés sont plus digestibles.

Le rôtissage consiste à bouillir, et en partie à griller, de la viande dans son propre jus et dans sa graisse, ou encore dans son jus additionné de graisse; le grillage proprement dit constitue un stade intermédiaire à la carbonisation; il se forme pendant ce temps des produits aromatiques d'une saveur et d'une odeur agréables.

1. Rôtissage de la viande. Lorsqu'on rôtit de la viande, la chaleur agit d'abord sur la périphérie et détermine une évaporation d'eau, ainsi qu'une rétraction du tissu musculaire, d'où résulte la formation de la croûte; celle-ci rend difficile la pénétration de la chaleur dans la profondeur du morceau, ainsi que la sortie du jus de la viande. La chaleur détermine en outre la transformation du tissu conjonctif en gélatine, une coagulation de l'albumine du suc parenchymateux et du sang, et une décoloration de l'hémoglobine. Toutes ces modifications ne se produisent d'abord qu'au voisinage de la périphérie, mais bientôt elles gagnent plus ou moins en profondeur d'après l'intensité de la chaleur et sa durée d'action, ainsi que d'après le volume du morceau de viande. D'après *Liebig*[3], la viande est complètement cuite lorsque la température interne atteint partout 56° C.; mais elle ne perd complètement sa coloration sanguine que lorsque la température s'est élevée à 70° C. au moins, dans toutes les parties du morceau. Cette température élevée ne s'établit qu'avec une extrême lenteur dans la profondeur des morceaux volumineux.

D'après les recherches de *Wolffhügel* et *Hueppe*[4], le thermomètre à maxima,

(1) Gesundheitsingenieur, 1883, Nr. 21.
(2) Münchener med. Wochenschr., 1888, Nr. 9.
(3) Chemische Untersuchungen über das Fleisch, 1847.
(4) Mittheilungen aus dem kaiserl. Gesundheitsamte, Bd. 1, p. 395.

introduit dans un cuissot de veau soumis pendant 3 1/2 heures à la température de 103° C., indiqua les températures suivantes :

au voisinage de la périphérie . . . 99°, 100°, 94° C.
dans la profondeur . . . . . . 71°, 76°, 89° C.

Lors de la cuisson d'un jambon de porc, ils observèrent après 4 heures les températures suivantes :

au voisinage de la périphérie. . . 87° et 88° C.
dans la profondeur . . . . . . 77°, 78° et 75° C.

Par contre, dans un morceau de veau pesant 3 kgr. seulement, le thermomètre à maxima indiqua après 3 heures : 98°, 96° et 93° C.

Uffelmann nota les températures suivantes dans un cuissot de veau qui était demeuré une heure dans le four à une température de 120—130 C. :

1.5 centim. au-dessous de la surface . . . . 96° C.
3 » » » . . . . 81° C.
8 » » » . . . . 52° C.

Pour un autre cuissot, qui avait été soumis à cette température pendant 2 2/3 heures et qui était complètement cuit, les indications étaient :

à 2 centim. au-dessous de la surface . . . . 97° C.
» 3 » » » . . . . 94° C.
» 9 » » » . . . . 78° C.

Cette pénétration lente de la chaleur est importante à noter ; il en résulte que la température de 70°, capable de tuer sûrement les parasites de la viande, n'est atteinte qu'après un temps relativement long.

Toutefois, les modifications de la viande indiquées plus haut ne s'arrêtent pas là, du moins pour ce qui concerne le voisinage de la surface. Aux endroits où la température dépasse 70° C., il se forme des produits de rôtissage aux dépens des substances de la croûte et du suc qui suinte à la surface et dont on arrose le morceau de viande. Il est plus que probable que ces produits empyreumatiques se forment par décomposition de l'albumine, de la gélatine qui vient d'être formée, des substances extractives (créatine, hypoxanthine, etc.) et peut-être aussi de la graisse ; ce sont eux qui donnent au rostbif sa saveur et son odeur agréables. Ils font défaut lorsque la chaleur a été insuffisante ou lorsqu'elle a été assez élevée pour déterminer une carbonisation de la surface.

Le rôti préparé a subi une perte considérable d'eau ; lorsqu'il est complètement cuit, on l'évalue en moyenne[1] :

Pour la volaille. . . . . à 24 %
» le mouton. . . . . » 22 5 %
» le veau. . . . . » 21 %
» le bœuf . . . . » 17 %

Par conséquent, la viande rôtie, même lorsqu'elle est succulente, renferme toujours une quantité d'eau notablement moindre que la viande fraîche et crue. Inversement, la viande rôtie est plus riche en principes nutritifs ; ainsi le bœuf rôti (bifteck) renferme 34.2 % d'albumine, 8.2 % de graisse, 0.7 % de substances extractives et 1.4 % de sels, tandis qu'à l'état cru il contient seulement 22.5 % d'albumine, 4.5 % de graisse et 0.8 % d'extrait ; le rôti de veau (côtelettes) renferme 29 % d'albumine, alors qu'il en contient 20.2 % à l'état cru, 11.4 % de graisse contre 6.3 % à l'état cru, 0.3 % de substances extractives pour 0.7 à l'état cru, et enfin 1.4 % de sels.

Les substances extractives et le sel qui disparaissent de la viande pendant le rôtissage passent dans la sauce ; celle-ci est

---

(1) D'après les analyses de *Uffelman* (voir ce traité, 2e édition allemande, p. 257).

formée par le jus sorti de la viande et par les additions éventuelles, telles que de la graisse, du beurre ou du lard, etc.

La sauce est constituée par de l'eau, par les substances extractives et les sels précités, par des substances gélatineuses qui sont exprimées de la viande, par de la graisse, des acides gras libres [1], enfin par les produits empyreumatiques du rôtissage. Ce sont ces derniers, ainsi que les substances extractives et les sels, qui confèrent à la sauce sa saveur spéciale. Sa teneur parfois élevée en graisse, mais surtout sa richesse en acides gras libres, constituent probablement le motif pour lequel la sauce d'un rôti provoque facilement de la dyspepsie et du catarrhe stomacal chez des personnes dont l'estomac est sensible.

Si l'on examine au microscope la viande d'un rôti cuit, on constate que les faisceaux musculaires ne sont plus réunis par du tissu conjonctif, que les fibres musculaires possèdent une striation transversale des plus manifestes, absolument comme si elles avaient été traitées par de l'acide chlorhydrique dilué. Dans la couche la plus externe de la croûte, il n'est généralement plus possible de reconnaître la striation des fibres, même lorsqu'on les gonfle dans l'eau. La viande cuite à ce degré, observée au spectroscope, n'offre plus trace des bandes d'absorption caractéristiques pour l'hémoglobine; mais, aussi longtemps que la viande possède une teinte gris rouge ou est grise avec une légère teinte seulement dans le rouge, on retrouve cette absorption sous forme d'une bande unique située entre D et E, présentant des contours diffus, par conséquent, sous forme de la bande d'absorption de l'hémoglobine réduite. La viande demi-cuite, telle qu'on la mange fréquemment, présente encore souvent d'une manière nette les deux bandes d'absorption de l'oxyhémoglobine; en ces endroits, la température n'a donc pas dépassé 55º C.

Les modifications subies par la viande pendant le rôtissage présentent une grande importance au point de vue diététique : elles améliorent le goût et la digestibilité; cette dernière amélioration est obtenue par la transformation du tissu conjonctif en gélatine qui passe très rapidement à l'état de gélatine-peptone sous l'influence du suc stomacal. La substance musculaire proprement dite se trouve donc ainsi dissociée. En outre, la chaleur modifie peut-être directement le contenu de la fibre musculaire de manière qu'il se laisse plus rapidement peptoniser. En tout cas, la digestibilité de la viande rôtie est généralement plus grande que celle de la viande crue, ainsi que Uffelmann [2] l'a constaté chez un garçon porteur d'une fistule stomacale, fait confirmé depuis lors par Falck [3].

Le grillage de la viande à la broche ou au gril, à la mode Anglaise, détermine somme toute les mêmes modifications que celles du rôtissage dans le four ou dans la panne, ainsi que c'est l'usage en Allemagne. Toutefois, le grillage conserve mieux à la viande son jus, par conséquent, aussi les substances extractives et les sels, parce que la chaleur saisit directement toute la surface de la viande et forme ainsi plus rapidement une croûte complète.

2. Ebullition de la viande, des os et du cartilage. L'eau en ébullition, agissant sur la viande, la modifie et l'extrait. Les modifications sont la coagulation de l'albumine, la disparition de la couleur sanguine et la transformation du tissu conjonctif en gélatine, par conséquent, les mêmes changements qu'après le

---

(1) Les acides gras libres se forment en majeure partie aux dépens de la graisse neutre sous l'influence de la chaleur du rôtissage (p. 48).
(2) Deutsch. Archiv f. klin. Med., Bd. 20, p. 535.
(3) Das Fleisch, 1880, p. 477. — Les recherches de Popoff (Zeitschr. f. phys. Chem., Bd. 14, p. 6) sur la digestion de la viande crue et de la viande cuite dans un tube à essai avec du suc digestif artificiel ne sont naturellement pas décisives en l'occurrence.

rôtissage. Mais pendant le rôtissage, une quantité relativement minime des principes constituants de la viande abandonne celle-ci, car la couche périphérique rétractée empêche la sortie du jus des parties plus profondes. Par contre, l'eau en ébullition extrait de la viande une quantité notable de substances. Celles-ci sont représentées par les substances gélatineuses solubles dans l'eau, les substances extractives, les sels, et par des albuminates; une petite quantité de graisse, grâce à l'état de fusion, est entraînée mécaniquement ou est exprimée par la rétraction de la viande. L'extraction de la viande se fait d'une façon plus ou moins complète, suivant que la coagulation et la rétraction se produisent avec lenteur ou avec une grande rapidité. Pareillement, lors de l'ébullition, la chaleur ne pénètre non plus que très lentement dans les parties centrales.

Wolffhügel et *Hueppe*[1], ayant placé dans l'eau bouillante un morceau de bœuf pesant 3 kgr. et l'y ayant fait bouillir pendant 2 1/2 heures, observèrent qu'à l'intérieur de la viande la température ne s'élevait qu'à 91°, 92° et 91° C., bien que la température dans la marmite fut de 105° C.; dans un second cas, ils mirent un morceau de bœuf du même poids dans de l'eau froide qu'ils portèrent ensuite à l'ébullition pendant 2 1/2 heures, ils trouvèrent alors à l'intérieur de la viande des températures de 95°, 96° et 96° C. *Uffelmann* constata qu'un morceau de 5.5 kgr., placé directement dans de l'eau bouillante pendant 1 1/2 heure, offrait une température interne de 84° C. seulement, tandis qu'à 2 centimètres au-dessous de la surface elle était de 97.5° C.

D'après *König*, 100 gr. d'os de bœuf, étant bouillis de la manière habituelle, se dissolvent à raison de 7.3 gr., dont 4.1 % de graisse, 2.8 % de substances azotées, 0.3 % d'autres substances organiques et de sels.

Le bouilli est encore moins riche en eau que le rôti : tandis que celui-ci en renferme 60 %, le bouilli n'en contient que 53—56 %, et même moins encore. La perte en principes constituants est démontrée par les chiffres suivants empruntés à *König :*

Bœuf frais: 22.5 % d'albumine, 4.5 % de graisse, 0.8 % de substances extractives, 1.2 % de sels; bœuf bouilli : 34.1 % d'albumine, 7.5 % de graisse, 0.4 % de substances extractives, 1.2 % de sels.

Comme on le voit, l'ébullition fait perdre à la viande principalement les substances sapides, les sels et les substances extractives facilement solubles dans l'eau chaude; l'albumine, au contraire, se coagule simplement.

Le bouillon renferme pour % : substances albuminoïdes 0.3—0.4, gélatine 0.3—0.7, graisse 0.2—0.4, sels (sel de cuisine ajouté à la viande) 1.3—1.8, substances extractives 0.5—0.8.

Les oscillations dans la composition résultent de la différence de viande, ainsi que du mode de préparation. Le morceau de viande est-il porté dans l'eau bouillante, la couche externe se coagule bientôt et s'oppose à l'extraction; par contre, celle-ci est plus considérable lorsque le morceau de viande est mis d'abord dans de l'eau froide, qui est portée ensuite lentement à l'ébullition. Il se forme alors une certaine quantité d'écume qui représente un peu d'albumine coagulée; cette écume est généralement enlevée pour donner meilleur aspect à la soupe; elle ne représente pas une perte sensible en principes nutritifs [2].

La digestibilité du bouilli est incontestablement inférieure à celle du rôti, ce qui est dû surtout à une consistance plus

(1) Mittheil. a. d. k. Gesundheitsamte, Bd. 1, p. 397.
(2) *Forster*, Zeitschr. f. Biologie, Bd. 12, p. 476.

compacte résultant de l'extraction[1]; au point de vue du goût, le bouilli est également de beaucoup inférieur au rôti. Toutefois, le bouilli peut parfaitement être utilisé pour l'alimentation de l'homme; il suffit de le hacher ou de le broyer finement, et de l'additionner de sel ou d'autres épices; il gagne ainsi en saveur et en digestibilité. Comme il contient encore la presque totalité de l'albumine de la viande, ce mode d'utilisation ne devrait pas être négligé surtout par les classes peu aisées (p. 140).

Par ébullition des os et des cartilages concassés, on extrait également une certaine quantité de substances nutritives. La chaleur d'ébullition transforme la substance cartilagineuse et osseuse en gélatines cartilagineuse et osseuse, qui toutes deux passent dans l'eau chaude. De plus, les os cèdent encore une certaine quantité des principes contenus dans la moelle[2] et le sang y renfermé, tels que des sels et des substances extractives.

100 gr. d'os longs (d'un bœuf de 6 ans) donnèrent 5.6 gr. d'extrait avec 4.4 % de graisse, 0.6 % de substances azotées, 0.2 % d'autres substances organiques et 0.1 % de sels.

100 gr. d'os de pattes (veau) donnèrent 2.8 gr. d'extrait avec 1.8 % de graisse, 0.6 % de substances azotées, 0.2 % d'autres substances organiques et 0.2 % de sels.

Les os spongieux, tels que les vertèbres, fournissent un extrait encore plus riche; d'après *Smith*, ils perdraient jusque 16—24 % de leur poids. Aussi peut-on les employer avantageusement, ainsi que les os et les cartilages concassés, pour la préparation de soupes, surtout si on les additionne de viande et de sels.

Les cartilages soumis à l'ébullition donnent presque exclusivement de la gélatine cartilagineuse; aussi, sont-ils employés avec le plus grand profit pour la préparation de gelées ou de soupes gélatiniformes (voir alimentation des malades).

3. Cuisson des œufs. Lorsqu'on fait cuire des œufs dans de l'eau ou sur des cendres chaudes, c'est le blanc qui se coagule d'abord, puis le jaune, et à un degré d'autant plus marqué que la chaleur agit plus longtemps. Les œufs durs sont d'une digestion difficile, sont mal supportés, et provoquent chez beaucoup de personnes un sentiment de lourdeur et de malaise au niveau de l'estomac (p. 152); il est à conseiller de ne jamais pousser la cuisson du blanc d'œuf au delà de la consistance de pruneau[3].

4. Ebullition du lait. Nous étudierons en détail, au chapitre de « l'alimentation artificielle du nourrisson », les modifications que subit le lait pendant l'ébullition.

5. Préparation des soupes farineuses. (Voir alimentation des malades).

6. Cuisson des pommes de terre. Quand on fait bouillir des pommes de terre[4], les grains de fécule sont transformés d'abord en empois, comme c'est également le cas lors de l'ébullition de la farine de céréales et de gruau. Les grains de fécule se gonflent considérablement, et déchirent ainsi les travées délicates du réseau cellulosique qui traverse la pomme de terre. On égoutte ensuite et

(1) D'après *C. Voit*, 100 gr. de viande fraîche donnent 56.7 gr. de bouilli, ce qui représente une perte de 43.3 gr.

(2) La moelle des os contient, d'après *König* (loco citato, 2e édit., Vol. 2, p. 162), 5 % de substances azotées, 87.7 de graisse, 1.4 % de sels et seulement 5.8 % d'eau.

(3) Voir *Uffelmann*, Untersuchungen und Beobachtungen an einem gastrotomirten Knaben. Deutsch. Archiv f. klin. Med., 1877, Bd. 20, p. 535.

(4) Voir *Märcker*, Studien über Spiritusfabrikation, et *J. König*, Die menschl. Nahrungs- und Genussmittel, 1883, Bd. 2, p. 715.

on évapore les pommes de terre bouillies, dont le contenu est alors friable, pulvérulent, farineux, parce que le tissu de soutien n'existe plus qu'à l'état de lambeaux. On reconnaît par là combien l'ébullition doit favoriser la digestibilité; non seulement la masse de la pomme de terre devient plus poreuse et par conséquent plus accessible aux sucs digestifs, mais en outre sa substance principale, la fécule, se transforme sous l'influence de la chaleur en fécule soluble qui est saccharifiée bien plus rapidement par les sucs digestifs. La meilleure méthode pour faire bouillir les pommes de terre est de loin celle qui se fait dans la marmite à vapeur. La cuisson des pommes de terre dans les cendres chaudes ou dans la panne les rend également farineuses et transforme la fécule en une forme soluble. Les pommes de terre bouillies ou cuites avec leur enveloppe conservent un peu plus leur arôme.

   7. Cuisson des légumineuses. Comme les pommes de terre, les légumineuses se digèrent très difficilement à l'état cru, attendu que les grains de fécule, serrés les uns contre les autres, sont enfermés dans des membranes de cellulose. Ces grains se gonflent également par l'ébullition, font éclater l'enveloppe, deviennent ainsi libres et en même temps se transforment en fécule soluble. Nous avons déjà signalé dans la I^e partie de ce livre (p. 165) qu'il est de toute nécessité pour faire bouillir les légumineuses de se servir d'eau tendre, ou d'eau dure rendue tendre par addition d'une pointe de couteau de soude pour précipiter la chaux. Les légumineuses doivent être mises au feu dans de l'eau froide que l'on chauffe très lentement, parce qu'ainsi la légumine se dissout plus complètement. Mais l'ébullition doit être poursuivie jusqu'à ce que l'enveloppe crève, ou du moins jusqu'à ce que les graines soient devenues tendres. Après décantation du liquide, on tourne la masse jusqu'à ce que les enveloppes se détachent; à moins qu'on ne veuille utiliser séparément le contenu des graines, on le remet ensuite dans le liquide décanté. La soupe ainsi obtenue possède un degré de digestibilité notablement supérieur à celui des soupes de haricots, de pois et de lentilles simplement bouillis, car l'enveloppe est composée en partie de cellulose lignifiée, elle est indigestible et contrecarre la digestion et l'absorption du contenu farineux des graines.

   Au lieu des graines entières revêtues de leur enveloppe, il y a grand avantage à employer les graines divisées, par exemple, les pois clivés, ou mieux encore la farine de pois moulus qui depuis quelque temps se trouve dans le commerce. Cette farine donne, bien plus rapidement que les graines entières, une soupe de bon goût; elle est en outre beaucoup plus digestible, parce que le contenu des graines est finement et uniformément divisé, en même temps que la cellulose lignifiée a été enlevée. Les farines préparées à l'aide de haricots et de petits pois[1] qui ont été bouillis d'abord, puis séchés et finement pulvérisés, se prêtent admirablement à la préparation des soupes et de la purée des légumineuses; l'intestin les digère mieux que les légumineuses décortiquées et bouillies (p. 166).

---

[1] Telles, par exemple, les préparations de *Knorr* ou de *Hartenstein*.

8. Cuisson des légumes verts. Si l'on fait bouillir suffisamment les légumes verts, tels que les choux, les haricots en
gousse, etc., on observe d'abord qu'ils deviennent beaucoup plus
tendres; ce qui est dû à ce que les membranes d'un grand nombre
de cellules ont éclaté, et aussi, à ce que la cellulose elle-même
perd de sa consistance. Si l'ébullition a été faite, comme c'est
l'habitude d'ailleurs, dans l'eau, celle-ci dissout une partie des
substances nutritives.

D'après *König*[1], 1 kilogr. de légumes verts frais abandonne à l'eau d'ébullition :
1º épinards, 1.6 gr. d'albumine, 3.5 gr. de substances non azotées et 3.4 gr. de sels,
soit environ 9 º/₀ de substances nutritives. 2º tiges de navets, 3.3 gr. d'albumine,
5.6 gr. de substances non azotées et 6.3 gr. de sels, soit environ 13 º/₀ de substances
nutritives.

Outre les substances nutritives proprement dites, l'eau d'ébullition dissout encore les substances sapides, et particulièrement
les substances astringentes et amères. C'est là le motif pour
lequel le goût de maints légumes s'améliore par l'ébullition. Dans
les cas où il n'est pas nécessaire d'extraire des substances d'un
goût désagréable, il est à recommander de se servir de préférence
de la vapeur pour la cuisson des légumes; ceux-ci deviennent tout
aussi tendres que si on les avait cuits dans l'eau, en même temps
qu'on leur conserve toutes les substances nutritives, ainsi que les
produits sapides et agréables.

9. Fruits charnus. Ils deviennent également plus tendres
par la cuisson. Ici, comme pour les légumes, les travées de cellulose qui unissent le fruit se rompent pendant cette opération; de
plus, la pectose insoluble se transforme par la chaleur en pectine
soluble.

10. Panification[2]. Nous avons déjà exposé plus haut (p. 157)
les modifications que subissent les principes constituants de la
farine pendant la cuisson du pain; il nous suffira donc ici d'appeler
l'attention sur les points qui ont de l'importance au point de vue
diététique.

La pâte se prépare à l'aide de farine additionnée d'eau ou de
lait, d'un peu de sel et d'un agent donnant de la porosité à la pâte,
soit un agent de fermentation, de la levûre ou du levain aigre,
soit une substance chimique qui dégage de l'acide carbonique.
La levée de la pâte est déterminée par les bulles d'acide carbonique
qui prennent naissance dans la masse et s'y distendent. Cela exige
évidemment que la pâte possède une certaine élasticité, et celle-ci
à son tour demande une richesse suffisante en gluten. Aussi, voyons-
nous que la porosité existe au maximum dans les pains faits à l'aide
de la farine de froment laquelle est riche en gluten, et qu'elle est au
minimum dans le pain d'orge et d'avoine, attendu que les farines
d'orge et d'avoine ne renferment pas de trace de gluten. Si les
pâtons sont soumis à la chaleur du four (160—200º C.), une partie
de l'acide carbonique, la majeure partie de l'alcool et une quantité
notable d'eau se volatilisent d'abord. La périphérie surtout se
dessèche : il en résulte la formation de la croûte laquelle renferme

---

(1) *König*, Loco citato, 1883, Bd. 2, p. 717.
(2) Voir *Birnbaum*, Lehrbuch der landwirthsch. Gewerbe. 1878. — *Uffelmann*,
Das Brod und dessen diätetischer Werth, 1884. — *Galippe* et *Barré*, Le pain, Paris. —
J. de Brévans, Le pain et la viande, Paris, 1892.

16—20 % d'eau seulement, tandis que 40 % sont retenus dans la mie. Le gluten qui a subi la chaleur de cuisson a perdu la propriété de se gonfler, il devient transparent; on le trouve sous forme de stries grises ou gris jaunâtre, incrustées entre les masses de fécule. Si le pain a été préparé avec du levain acide, le gluten aura une couleur gris brun foncé par suite de l'action des acides acétique et lactique qui se forment dans la pâte en même temps que l'acide carbonique. D'ailleurs, le pain préparé de cette manière possède une coloration plus foncée en raison de la répartition sensiblement uniforme du gluten.

Dans la couche la plus périphérique de la croûte, les grains de fécule gonflés et transformés en empois passent partiellement à l'état de dextrine et de gomme. L'aspect luisant de la surface résulte de ce que la gomme se dissout facilement dans l'eau qui, au début de la cuisson, humectait encore la surface du pain; après évaporation de l'eau, la gomme s'y dépose sous forme d'une couche mince et uniforme. Si la température est assez élevée et si son action est suffisament prolongée, sans toutefois être trop élevée, il se forme dans la croûte les produits d'une combustion incomplète, caramel ou sucre brûlé, ainsi que les divers autres produits aromatiques qui donnent à la croûte son odeur et sa saveur agréables. Enfin, cette température élévée tue les microorganismes, surtout ceux de la fermentation acétique et lactique, ainsi que les cellules de levûre.

Par suite de ces modifications, le pain est beaucoup plus digestible que la substance première qui sert à le faire. Le pain étant poreux, les sucs digestifs y pénètrent facilement; la fécule insoluble s'est transformée en une forme soluble; les produits aromatiques formés par la chaleur favorisent la digestibilité, car ils stimulent la sécrétion des sucs digestifs au même titre que les condiments en général (p. 113). Le pain bien cuit, suffisamment poreux, possédant une croûte brun jaune et une odeur agréable, mérite donc aussi la préférence au point de vue purement diététique, préférence qu'on lui accorde d'ailleurs, même en dehors de cette connaissance spéciale, en raison de sa saveur plus agréable.

11. Préparation du café, du thé et du cacao. La préparation exacte de ces boissons possède une importance diététique considérable, spécialement pour les classes inférieures de la société. Pour faire abandonner à ces classes leurs habitudes d'alcoolisme, il faut qu'elles disposent d'un autre stimulant qui soit à la fois bon marché et d'un bon goût. Or, la préparation du café telle qu'elle se fait aujourd'hui dans les classes inférieures de la population n'est pas celle qu'il faut pour donner à cette boisson la valeur d'un stimulant.

La première opération importante est la torréfaction des fèves crues du café; elle doit se faire à une température de 200—250° C., et être continuée jusqu'à ce que les fèves aient acquis une coloration brun foncé, mais non encore noire. Si la torréfaction n'a pas été faite à une température suffisamment élevée, si elle n'a pas été continuée assez longtemps, il ne se forme qu'une quantité minime de ces substances aromatiques qui contribuent à un si haut degré à donner au café du goût et du stimulant. Si le café a été trop brûlé, l'arôme formé d'abord est complètement détruit et carbonisé ensuite; il en est de même pour la caféine.

Les fèves brûlées doivent être conservées dans des boîtes en fer-blanc hermétiquement closes ou dans des bocaux avec bouchon à l'émeri, et mises à l'abri de la lumière. En effet, la fève de café non soustraite à l'influence de la lumière solaire perd rapidement de la caféone, lorsqu'elle n'est pas contenue dans des réservoirs hermétiquement clos. Pour prévenir cette perte, on l'enrobe assez souvent d'une mince couche de caramel, ce qui se pratique en jetant, vers la fin de la torréfaction, de la fine poudre de sucre blanc (environ 10 gr. de sucre pour 500 gr. de café) sur les fèves chaudes; le sucre fond immédiatement et les fèves en mouvement s'enveloppent toutes d'une couche très mince, mais suffisante, de sucre caramélisé. Les fèves doivent être ensuite rapidement refroidies et doivent être surtout conservées dans un endroit sec. On emploie parfois aussi le sirop du sucre de fécule pour glacer le café. Le procédé de glaçage présente l'avantage de conserver aux fèves leurs produits aromatiques [1].

Le café se prépare le mieux avec les fèves réduites en poudre fine, à l'aide du moulin à café, au moment de la préparation. La pulvérisation doit être suffisante, car les particules quelque peu grosses ne sont pas extraites complètement par l'eau chaude. Celle-ci doit être tendre et doit posséder la température d'ébullition; toutefois, ce n'est pas un décocté proprement dit, mais bien un infusé avec de l'eau bouillante qu'on doit préparer, sinon la caféone, en tant qu'essence volatile, se perd en majeure partie.

En ce qui concerne la quantité nécessaire de poudre de café, 10 gr. suffisent pour préparer une tasse moyenne de café fort; cette quantité renferme 0.13 gr. de caféine, 0.51 gr. de caféone, 0.24 gr. de potasse. On prendra 15 gr. de café pour une grande tasse. Pour faire une petite tasse de bon café, 6 gr. de poudre suffisent déjà, ce qui fait actuellement une dépense de 2—3 pfenninge (3—4 centimes).

On ajoute au café surtout du sucre et du lait ou de la crème; puisque ce sont des substances nutritives, cet usage ne peut être que recommandé (p. 188).

La racine de chicorée est considérée, mais à tort, comme un succédané du café. L'addition de chicorée abaisse incontestablement le goût du café; d'aucuns prétendent qu'on devrait y renoncer complètement, d'autant plus qu'elle ne renferme qu'une infime quantité de substances nutritives. De même, le café de racine de pissenlit, le café suédois (d'Astragalus baeticus), le café de caroubier (Ceratonia siliqua), et autres succédanés analogues, ne possèdent en aucune façon ni saveur ni action comparables à celles du café véritable. Tout au plus, le café de figues torréfiées peut-il prétendre à un goût passable [2]. Toutes ces préparations doivent être d'autant moins considérées comme des succédanés vrais qu'elles sont dépourvues des substances caractéristiques du café, la caféine et la caféone.

Le thé se prépare aussi, non par ébullition, mais par infusion à l'aide d'eau tendre à la température d'ébullition. Cette opération se pratique le plus convenablement en mettant les feuilles de thé dans un filtre ovoïde qu'on suspend dans la théière où l'on verse

---

[1] D'après *Weymann* (Zeitschr. f. angew. Chem., 1888, p. 631) l'acheteur doit donc payer pour le sucre qui est bon marché, le même prix que pour le café qui est cher.

[2] Voir particulièrement *Trillich*, Die Kaffeesurrogate, München, 1890; *C. Kornauth*, Beiträge zur Untersuchung des Kaffees etc., Dissert, München, 1890,

ensuite de l'eau bouillante. En 4 minutes l'extraction est suffisante ;
on retire alors le filtre. Si on l'y laisse plus longtemps, les feuilles
cèdent une trop grande quantité d'acide tannique qui donne à la
boisson une saveur astringente. Ce temps suffit amplement pour
faire passer dans l'eau la plus grande partie de la théine et des
essences éthérées. 5 gr. de feuilles de thé constituent la quantité la
plus appropriée pour une très grande tasse ou pour 2 petites tasses.
L'infusion préparée avec cette dose et de la manière indiquée
ci-dessus, contient 0.07 gr. de théine et 0.18 gr. de sels, parmi
lesquels 0.06 gr. de potasse [1]. Le thé de Paragay, ou le maté,
sert également à préparer un infusé, non un décocté.

Nous avons déjà indiqué dans la première partie (p. 191) la
façon la plus convenable de préparer la décoction de cacao ;
nous y avons montré également la fausseté des prétendus avantages
de la farine soluble de cacao.

5. Ustensiles de cuisine et de table.

La première condition que les ustensiles de cuisine doivent
remplir au point de vue de la diététique, est d'être d'une propreté
irréprochable. Mais pour pouvoir être conservés dans cet état,
les ustensiles doivent posséder une forme appropriée. Les réservoirs
dont le fond s'arrondit en se relevant et se continue insensiblement
avec les parois verticales, sont ceux dont le nettoyage est le plus
facile. Par contre, les réservoirs avec angles et coins, avec un cou
étroit et des prolongements latéraux, sont d'un nettoyage très
difficile. Le nettoyage se fait avec de l'eau, surtout avec de l'eau
chaude ou tiède, éventuellement avec un peu de sable fin, ou aussi
avec un peu de soude, et avec la brosse ; on ne devrait jamais
se servir de grenaille de plomb car elle cède facilement un peu
de plomb et d'arsenic.

La seconde condition que les ustensiles de cuisine doivent
remplir, est qu'ils soient faits à l'aide de matériaux non nuisibles.
Par conséquent, les pots et les pannes en plomb, en cuivre,
en zinc, et ceux revêtus d'un émail renfermant du plomb doivent
être proscrits de la façon la plus absolue [2]. Les ustensiles en
nickel ou plaqués de nickel paraissent être inoffensifs ; toutefois,
ils communiquent très facilement un goût métallique aux liquides
et aux aliments acides. D'après *Birnbaum* [3] et *Rhode* [4], le nickel
est dissous en légère quantité par les acides ; mais *Geerkens*
constata que ce métal, même à haute dose, ne provoque aucune
action toxique sensible ; d'après *Rhode,* tout le nickel introduit avec
les aliments reparaîtrait dans les fèces, du moins chez le chien.
En tout cas, l'usage des ustensiles en nickel est sans danger, à
condition de ne pas y conserver trop longtemps les aliments acides.

---

(1) *J. König*, Die menschlichen Nahrungs- und Genussmittel, 1. Aufl., Bd. 2, p. 486.
(2) La loi impériale allemande du 25 juin 1887 stipule que les ustensiles servant à
boire, à manger et à mesurer ne peuvent pas être fabriqués à l'aide de plomb ou d'un
alliage renfermant plus de 10 % de ce métal ; de plus, ils ne peuvent pas être recouverts
d'un émail qui cède du plomb par ébullition avec du vinaigre (acide acétique à 4 %)
pendant un quart d'heure.
(3) Voir Gesundheitsingenieur, 1883, Bd. 5, p. 154.
(4) Arch. f. Hyg., Bd. 9, p. 331.

De même, l'usage d'aliments et de boissons qui ont été préparés ou conservés dans des ustensiles en aluminium (laminé), ne présente dans les conditions habituelles aucun danger pour la santé[1].

Les ustensiles les plus nuisibles sont ceux qui ont une glaçure ou émail renfermant du plomb. Ce sont, comme on sait, les ustensiles les moins chers, et par conséquent les plus répandus, qui possèdent précisément un pareil vernis[2]. Le plomb y est d'autant plus soluble que ces ustensiles n'ont été cuits que faiblement; une cuisson plus forte a pour effet de combiner plus intimement le minium employé pour la glaçure avec la silice de l'argile, de manière à former finalement un silicate de plomb insoluble du moins dans le vinaigre.

La méthode la plus simple et la plus certaine pour rechercher le plomb dans la glaçure est la suivante : dans les vases à examiner, on fait bouillir du vinaigre ordinaire auquel on ajoute un peu de sel de cuisine, soit 1 %; après 20—30 minutes d'ébullition, on laisse refroidir, et on déverse le liquide qu'on traite ensuite par l'hydrogène sulfuré; l'apparition d'une coloration brune dans le liquide démontre la présence du plomb.

Les alliages d'étain et d'antimoine (métal anglais), de zinc et de cuivre (laiton) ou d'étain et de cuivre, qui sont fréquemment employés dans la fabrication des assiettes et autres ustensiles, présentent également du danger lorsqu'ils contiennent du plomb. Les ustensiles faits en métal anglais sont loin d'être dépourvus toujours de ce métal toxique; les objets étamés contiennent parfois de l'arsenic[3]. Les ustensiles de cuivre ou de laiton peuvent également devenir dangereux, lorsqu'ils ont été étamés imparfaitement ou lorsque l'étamage est devenu défectueux par l'usure.

Il est particulièrement nécessaire de conserver aux ustensiles en cuivre et en laiton leur luisant parfait; il se forme sinon des sels de cuivre qui peuvent passer dans les aliments. En outre, on ne doit jamais laisser refroidir dans les ustensiles de cuivre des masses qui ont bouilli, surtout lorsqu'elles contiennent de la graisse, du chlorure de sodium, ou des composés ammoniacaux. Pendant le refroidissement, le cuivre s'oxyde facilement au niveau de la couche supérieure des aliments en donnant un composé soluble[4].

Les ustensiles en fer, dès qu'ils sont légèrement rouillés, communiquent facilement aux aliments un goût d'encre et un aspect gris anormal. Pour éviter ces inconvénients, on les étame ou on les émaille. Seulement, dans l'un et l'autre de ces procédés, on emploie parfois des métaux nuisibles, de sorte que même les ustensiles de fer étamés ou émaillés devraient, avant de s'en servir, être soumis à un examen préalable.

Parmi les appareils à la vapeur mentionnés plus haut, signalons ici les plus connus, à savoir : la marmite à vapeur de *Beuerle*[5], qui est une imitation de celle de *Papin*, la marmite de *Groom*, de *Constantine*, de *Dickertmann*, de *Grove*, de *Becker*, de *Umbach*. Sont

---

(1) *Ohlmüller* u. *Heise*, Arb. a. d. k. Gesundheitsamt, Bd. 7, p. 377. — *Rupp*, Polytechn. Journ., 1892, p. 283. — *Plagge* und *Lebbin*, Veröffentlich. a. d. Gebiet des Militär-Sanitätswesens, 1893, Heft 3.
(2) *Sendtner*, Arch. f. Hyg., Bd. 17, p. 434.
(3) Voir *Fleck*, dans le XII. und XIII. Jahresbericht der chemischen Centralstelle für öffentl. Gesundheitspflege in Dresden.
(4) *Fleck*, Die Ernährungsgesetze in ihrer Anwendung auf das häusliche Leben, 1882, p. 65.
(5) Décrite par *Roth* et *Lex*, Militärgesundheitspflege, Bd. 2, p. 555.

également recommandables les marmites à vapeur de *Bechem* et *Post*, celle de *Kruschina* et *Kuschinka*, appareil qui fonctionne ordinairement sous une demi-atmosphère de pression (112°) [1]. *Stutzer* [2] a décrit une marmite de *Papin* à trois étages, très recommandable pour les petits ménages : à l'étage inférieur la viande bout dans de l'eau sous pression de vapeur, dans le compartiment moyen se trouvent les légumes et dans le compartiment supérieur les pommes de terre; le contenu des compartiments moyen et supérieur est cuit par de la vapeur qui monte de l'étage inférieur par une canalisation de tubes.

Enfin, la marmite de *Sörensen*, appelée encore marmite norwégienne, mérite une mention spéciale. Elle se compose d'un cylindre intérieur en fer-blanc, fermé par un couvercle métallique et d'une boîte extérieure en bois, capitonnée de feutre; cette marmite est facile à chauffer et conserve très longtemps sa chaleur. Le refroidissement ne comporte qu'un degré par heure pour une capacité de 8—10 litres. A l'aide de cet appareil on peut chauffer rapidement les aliments à une température de 95°—100°, puis on arrête le feu et on abandonne les aliments à eux-mêmes. Le refroidissement si lent a pour résultat de permettre à la chaleur de continuer son action après qu'on a éteint la flamme. Il paraît même que tous les aliments préparés dans cet appareil, mais surtout la viande, possèdent un goût meilleur qu'après préparation par le procédé habituel [3]. Cette méthode a enfin le grand avantage de réaliser une économie considérable de combustible, ainsi que de travail.

Pour tenir les aliments chauds, on peut recommander, outre la marmite de *Sörensen*, l'appareil d'*Arndt*; mais pour réchauffer les aliments, il est préférable d'avoir un garde-manger dont le fond est recouvert d'une couche d'eau bouillante et qui est muni d'un foyer [4].

----

(1) Décrite par *E. Hüppe*, Berliner klin. Wochenschr., 1890, Nr 36.
(2) Nahrungs- und Genussmittel in *Th. Weyl's* Handbuch der Hyg., Bd. 3, Abth. 1, p. 217 (Fig. 19 u. 20), 1894.
(3) *Jeannel*, Annales d'hygiène publique, 1874, Tome 42, p. 85.
(4) Bericht der Schweizer Fabrikinspectoren, 1883/4, p. 47.

CHAPITRE II.

Alimentation de l'individu.

§ 1. — ALIMENTATION DE L'ENFANT.

Les particularités de l'organisme infantile[1] exigent qu'on étudie séparément, non seulement l'alimentation du nourrisson, mais encore celle de l'enfant en général. L'organisme de l'enfant est plus sensible que celui de l'adulte, et réagit plus vivement contre les actions nocives; relativement au poids du corps, il consume plus d'azote et aussi plus de carbone que l'adulte (p. 76). Les organes digestifs de l'enfant possèdent une muqueuse plus irritable et une musculature moins forte; les sucs digestifs de l'enfant présentent une composition qui s'écarte assez notablement de celle des liquides digestifs de l'adulte, du moins pendant les premiers temps de la vie; ce fait a été établi avec certitude pour la salive, le suc pancréatique et le suc gastrique. La salive buccale ne possède d'abord qu'un très-faible pouvoir de saccharification; le suc pancréatique en est même complètement dépourvu pendant les 4 premières semaines[2], alors que, d'autre part, il peut déjà digérer de l'albumine et de la graisse; le suc gastrique, enfin, est pendant toute la durée de l'allaitement moins acide qu'après cette période. D'une manière générale, la sécrétion glandulaire du tractus digestif, à part peut-être celle de la bile, paraît être relativement faible pendant les premiers mois, tandis que le pouvoir d'absorption est augmenté proportionnellement à la surface relativement plus grande de la muqueuse[3]. Signalons encore que la première dentition de l'enfant n'est achevée qu'au cours de la 3e année.

On peut déduire de ces faits les conclusions suivantes : d'abord, les aliments donnés aux enfants doivent être plus digestibles et surtout moins consistants que les aliments de l'adulte; cette règle s'observera d'autant plus rigoureusement que l'enfant est plus jeune. L'observation la confirme péremptoirement, car elle nous apprend que les aliments d'une digestion difficile, particulièrement ceux qui sont riches en substances compactes et en cellulose, sont

---

[1] Voir *Uffelmann*, Hygiene des Kindes, p. 159.
[2] *Zweifel*, Untersuchungen über den Verdauungsapparat der Neugeborenen Berlin, 1874. — *Korowin*, Jahrbuch für Kinderheilkunde, 1874.
[3] *A. Baginsky*, *Virchow's* Archiv, Bd. 89, p. 64.

mal supportés par le tube digestif de l'enfant ; non seulement ils déterminent des troubles digestifs et des phénomènes inflammatoires du tractus digestif, mais ils peuvent même provoquer des convulsions. La sensibilité de l'appareil digestif de l'enfant interdit aussi l'usage d'épices fortes. D'autre part, l'excitabilité plus grande de son système nerveux interdit l'usage des boissons alcooliques et alcaloïdiques, telles que la bière, le vin, le café, le thé, à part les cas où ces boissons sont données dans un but thérapeutique déterminé.

Comme l'échange nutritif est plus intense chez l'enfant, son besoin nutritif est également plus grand ; comme, d'autre part, les organes digestifs possèdent une sensibilité plus marquée, nous devons, ici plus qu'ailleurs, veiller non seulement sur la quantité des aliments, mais aussi sur leur qualité. Comme on sait, les enfants résistent beaucoup moins longtemps que l'adulte à une insuffisance passagère en principes nutritifs ; il n'est pas rare qu'elle détermine une faiblesse chronique. A ce point de vue, ils ressemblent aux jeunes animaux soumis à l'inanition par *Chossat, Magendie, Falck* et *Heymans ;* il résulte de ces recherches que les animaux succombent par la faim d'autant plus tôt qu'ils sont plus jeunes ; les animaux tout jeunes meurent déjà après quelques jours (p. 26). Les enfants supportent d'ordinaire tout aussi mal un excès d'aliments ; ils sont facilement atteints de catarrhe gastro-intestinal et présentent même des accès d'éclampsie ou des troubles permanents de la nutrition.

1. Alimentation du nourrisson.

a) Allaitement naturel.

L'alimentation du nourrisson qui est conforme à la nature est l'allaitement au sein de la mère[1]. Aucun autre mode d'alimentation n'exerce sur le développement physiologique de l'organisme une influence aussi favorable ; aucun autre ne met aussi sûrement l'enfant à l'abri des graves dangers, qui pendant la première année de la vie menacent son existence à raison des affections digestives auxquelles il est si exposé. Ces raisons suffisent amplement pour qu'on cherche toujours à réaliser en tout premier lieu ce mode d'alimentation. Ce n'est que pour les raisons urgentes que nous exposerons plus loin (p. 295), qu'on est autorisé à abandonner l'allaitement naturel.

Le lait de femme, dont la composition et les propriétés ont déjà été exposées dans la première partie de cet ouvrage (p. 125), est plus doux que le lait de vache ; il possède une réaction manifestement alcaline et, au moment de la sortie, sa température est de 38° C ; sa densité varie de 1.028—1.034. Sa teneur en substances fixes atteint à peine 11 %, elle est donc légèrement inférieure à celle du lait de vache. Outre de l'eau, le lait de femme

---

(1) *Uffelmann*, Hygiene des Kindes, p. 165. — *Biedert*, Kinderernährung, 2 Aufl., 1893. — *Jacobi*, dans *Gerhardt*'s Handbuch der Kinderkrankheiten, 2 Aufl., Bd. 1, 2. — *Vierordt*, Physiologie des Kindes, Ibid. — *Albrecht*, Ernährung des Kindes, 1889. — *L. Unger*, Ueber Kinderernährung und Diätetik, 1893.

renferme des albumines (caséine, albumine proprement dite), de la graisse, du sucre et des sels, en moyenne dans le rapport suivant :

87.7 % d'eau
2.0 % d'albumine
3.1 % de graisse
5.0 % de sucre
0.2 % de sels.

Les albuminates sont représentés pour la plus petite partie par de l'albumine, pour la plus grande partie, soit environ le double, par de la caséine. La caséine du lait de femme se comporte différemment de celle du lait de vache. *Biedert* a démontré, le premier, que la caséine du lait de femme se dissout dans l'eau, dans les acides dilués et dans un excès de suc gastrique artificiel. Pendant la digestion, par exemple, à l'aide du lab, la caséine du lait de femme se coagule d'abord en de petits flocons délicats qui sont ensuite presque complètement digérés ; la caséine du lait de vache, au contraire, est précipitée par le lab, ainsi que par le suc gastrique, sous forme de flocons compacts et plus volumineux ; même après une action prolongée du suc gastrique, une grande partie de la caséine reste encore non dissoute.

La graisse du lait de femme se trouve sous forme de fins globules (0.001—0.002 millim. de diamètre) ; elle est constituée par les triglycérides des acides oléïque, palmitique et stéarique ; l'oléine y est plus abondante que dans la graisse du lait de vache ; aussi le point de fusion de la graisse, ou beurre, du lait de femme est-il légèrement inférieur à celui du beurre du lait de vache ; la triglycéride de l'acide butyrique (butyrine) ne s'y trouve qu'à l'état de traces (p. 126). Ces globules sont entourés, comme dans toute émulsion de graisse, d'une couche (de caséine non coagulée) qui y adhère par la tension de surface (p. 126). A ce point de vue encore, il semble y avoir une différence entre le lait de femme et celui de vache, car la graisse se laisse très facilement extraire du premier à l'aide de l'éther, ce qui est difficile pour le second ; cette extraction est facilitée par l'addition d'un peu de soude ou de potasse.

Le sucre du lait de femme est presque exclusivement représenté par le sucre de lait ou lactose ; les sels sont constitués par des combinaisons de l'acide phosphorique et du chlore avec la potasse, la soude, la chaux, la magnésie et le fer. 1000 parties de lait de femme contiennent[1] :

0.7 parties de potasse,	0.006 parties de fer,
0.3 » de soude,	0.5 » d'acide phosphorique,
0.1 » de magnésie,	0.4 » de chlore.
0.3 » de chaux,	

Exception faite pour le fer, la teneur en chacune des substances minérales est 2—3 fois moindre que celle du lait de vache ; pour la chaux, elle est même 5 fois moindre.

Comme éléments figurés, le lait normal de la femme renferme, outre les globules graisseux habituels (et les globules agglomérés du colostrum), quelques cellules épithéliales et, assez fréquemment, des microorganismes[2].

---

[1] *Bunge*, Zeitschr. f. Biologie, Bd. 10, p. 295.
[2] Jadis on admettait que le lait de femme, à part la première portion provenant

Du reste, la composition du lait de femme présente des variations assez étendues ; elle varie d'après la période de la lactation, le régime, la constitution, l'état général et aussi d'après l'âge de la femme.

D'après *E. Pfeiffer* [1] et *Haehner* [2], l'influence de la période de la lactation se manifesterait par une augmentation progressive dans la teneur en graisse et en lactose; par contre, la richesse en albumine et en sels présenterait des modifications inconstantes. D'après *Pfeiffer*, le lait des femmes d'un certain âge est plus riche en albumine, en sucre et en sels, mais plus pauvre en graisse que le lait de jeunes femmes; cette observation a été confirmée par les recherches de *Uffelmann* [3].

Sous l'influence d'une alimentation riche en albumine, la quantité de lait, ainsi que la richesse en graisse, augmentent; la teneur en albumine, en sucre et en sels ne subit qu'un faible accroissement. Inversement, l'absorption insuffisante d'albumine a pour effet de tarir la sécrétion lactée et surtout de diminuer la richesse du lait en graisse.

L'analyse a démontré que 100 parties de lait de femme renfermaient :

	Eau	Albumine	Graisse	Sucre	Sels	
1. Sous un régime très pauvre. . . .	91.4	3.6	0.8	4.0	—	*Fr. Simon* [4]
2. » » » » riche en viande.	88.1	3.8	3.4	4.5	—	
3. » » » » pauvre	88.3	2.4	3.0	6.1	0.2	*Decaisne* [5]
4. » » » » abondant	85.8	2.7	4.5	6.7	0.2	

Les recherches de *Zaleski* [6], ainsi que les analyses de *Zukowski* instituées à l'orphelinat de Moscou [7], démontrent également que la teneur du lait de femme en graisse augmente lorsque le régime est amélioré : les nourrices mal nourries qui arrivaient directement de la campagne fournissaient en général un lait dont la teneur en graisse variait de 1.8—3 %, tandis que les nourrices bien nourries qui séjournaient depuis quelque temps à l'orphelinat sécrétaient un lait dont la richesse en graisse était de 3.2—4 %. *Uffelmann* trouva que le lait d'une fille vivant dans des conditions des plus misérables, se nourrissant exclusivement de pain, de pommes de terre et de café, ne renfermait pendant plusieurs jours consécutifs que 2—2.3 % de graisse ; 8 jours plus tard, après qu'elle eut été placée dans de meilleures conditions, son lait contenait jusque 3.5 % de graisse.

Les femmes anémiques, cachectiques, fournissent généralement un lait qui non seulement est peu abondant, mais qui aussi est pauvre en principes nutritifs, surtout en graisse et en albumine ; la même observation s'applique aux femmes atteintes d'une maladie chronique. Les affections fébriles aiguës paraissent également diminuer la quantité du lait, sa richesse en graisse et en albumine.

des grands canaux galactophores voisins du mamelon, était stérile; les recherches de *Escherich*, de *Bohm* et *H. Neumann* paraissent démontrer qu'il n'en est pas ainsi. Parmi les 64 laits de femmes saines examinés par *Honigmann* (Zeitschr. f. Hyg., Bd. 14, p. 207), 4 seulement étaient stériles ; tous les autres renfermeraient le Staphylococcus albus, et très souvent aussi le Staphylococcus aureus. Les cultures de ces staphylocoques étaient virulentes.

(1) Jahrb. f. Kinderheilkunde, Bd. 20, p, 4.
(2) Pädiatr. Arbeit., herausgeg. von *A. Bagingsky*, 1890.
(3) Voir la deuxième édition allemande de ce traité, p. 272.
(4) Handbuch d. med. Chem., 1846, Bd. 2, p. 286.
(5) C. R. de l'Acad. des sciences, 1873, p. 119.
(6) D'après *Zaleski* (Berl. klin. Wochenschr., 1888, Nr. 5), une nourriture abondante en albumine et en graisse, additionnée d'un peu de bière, a surtout pour effet de déterminer dans le lait une augmentation notable de la richesse en graisse (6.29 %) et une diminution modérée de la teneur en sucre.
(7) *Zukowski*, Moskauer Findelhausbericht pro 1871 ; voir aussi, *Jacobi*, Ernährung und Pflege des Kindes, p. 65.

Un fait d'observation plus important à signaler consiste en ce qu'au cours de quelques-unes de ces affections les microbes pathogènes peuvent passer dans le lait. D'après *Escherich*[1], ce serait entre autres le cas chez les mères atteintes de septicémie; selon lui, le lait des phtisiques et des syphilitiques ne renferme pas de germes ; en cas d'inflammation d'un mamelon, le lait provenant du sein malade peut renfermer des staphylocoques, tandis que le lait du sein normal ne contient pas de microbes. Dans le lait d'une femme atteinte de pneumonie, *Bozzolo*[2] décela la présence du Diplococcus pneumoniae.

D'après *Pfeiffer,* l'apparition des règles ne détermine pas de variations constantes dans le lait; toutefois, on constaterait assez fréquemment une augmentation de la teneur en sucre. D'autre part, *Archembault*[3] signale que pendant la période menstruelle le lait renferme constamment moins d'eau et plus de caséine. Cependant il est certain que la composition du lait se modifie souvent pendant la menstruation,. ainsi que le démontre l'observation des nourrissons dont un grand nombre deviennent agités pendant la période menstruelle, présentent des coliques et ont des sels verdâtres diarrhéiques. Mais ces altérations ne peuvent être constantes, attendu que bon nombre de nourrissons ne présentent aucune trouble lorsque les règles apparaissent chez la femme qui les nourrit.

La sécrétion du lait diminue généralement d'une manière notable par la grossesse; la richesse en substances fixes diminue en même temps, de sorte que le lait devient simplement plus aqueux[4].

Les influences morales, les émotions fortes, la peur, la colère exercent sur la composition du lait une influence dont la nature n'a pas encore pu être déterminée; on doit toutefois admettre que le lait peut, au cours de ces divers états, présenter des modifications essentielles, attendu que les nourrissons qui ont pris le lait de mères et de nourrices en proie à une vive émotion présentent assez fréquemment de l'agitation et parfois sont même frappés de convulsions.

Analyse du lait de femme.

1o Détermination de la couleur et de la consistance.

2o Détermination de la réaction par le papier de tournesol (le lait normal possède une réaction manifestement alcaline).

3o Détermination de la densité. Elle se pratique à l'aide d'un petit lacto-densimètre, tel par exemple celui de *Quevenne* et *Bouchardat*, ou celui de *Conrad*[5], pour lequel 10 c.c. de liquide suffisent amplement. Si la densité est inférieure à 1.028 ou supérieure à 1.034, on doit, pour le moins, mettre en doute la bonne qualité du lait.

4o Analyse quantitative des principes constituants du lait.

a) Le dosage de la quantité totale des substances fixes se fait en évaporant l'eau et en déterminant la différence de poids, un centimètre cube de lait suffit pour cette analyse. Il est avantageux d'ajouter à la quantité pesée le double de son poids de sable fin; on porte le mélange d'abord au bain-marie, puis on achève la dessication à 100o dans une étuve à air.

b) Dosage des substances albuminoïdes. D'après les recherches de *I. Munk*[6], la précipitation à froid du lait dilué avec de l'eau à l'aide de tannin, d'après la méthode

(1) Fortschritte d. Med., 1885, Nr. 8.
(2) Centralbl. f. allg. Pathol., 1890, Nr. 3.
(3) Progrès médical, 1887, nos 8 et 11.
(4) *Chr. Davis*, Transactions of the amer. med. assoc., 1885, Bd. 8, p. 537.
(5) *Conrad*, Die Untersuchung der Frauenmilch etc., Bern, 1880.
(6) *Virchow's* Arch., Bd. 134, p. 501.

de *Sebelien* [1], entraîne toutes les substances albuminoïdes, aussi bien dans le lait de femme que dans le lait de vache; la méthode de *Ritthausen* [2] légèrement modifiée, où la précipitation se fait à chaud par de l'hydrate de cuivre en suspension, donnerait le même résultat. D'après *Munk* encore, l'azote total du lait de femme appartiendrait pour $^{10}/_{11}$ aux albuminoïdes et pour $^{1}/_{11}$ seulement aux substances extractives (créatinine, hypoxanthine, etc.); les albumines précipitées du lait de femme renferment 15.76 % d'azote, de sorte que la teneur en albumine de 100 parties de lait de femme peut encore être obtenue en multipliant l'azote total, déterminé à l'aide de la méthode de *Kjeldahl*, par

$$(^{10}/_{11} \times \frac{100}{15.76} =) \ 5.77, \text{ ou } 5.8 \text{ en chiffres ronds. Supposons que 10 c.c. de lait, dosé}$$

d'après la méthode de *Kjeldahl*, eussent donné 0.352 % d'azote total, le lait renfermerait (0.352 × 5.8 =) 2.04 % d'albumine.

c) Analyse de la graisse. La méthode la plus exacte consiste à mélanger d'abord intimement le lait avec du sable fin ou avec du gypse sec; ensuite on évapore, on extrait le résidu par de l'éther à l'aide de l'appareil de *Soxhlet;* puis on dessèche et l'on pèse l'extrait éthéré.

d) Analyse du sucre. On précipite l'albumine par l'hydroxyde de cuivre d'après la méthode de *Ritthausen;* on filtre, on ajoute à une quantité déterminée du filtrat la liqueur de *Fehling;* on fait bouillir, puis on filtre sur l'asbeste et on réduit l'oxyde de cuivre à l'aide d'un courant d'hydrogène; 0.3014 parties de cuivre = 0.225 parties de sucre de lait.

Une deuxième méthode consiste à traiter le lait par la moitié de son volume d'une solution d'acétate de plomb, afin de précipiter l'albumine et obtenir un filtrat de incolore et transparent qu'on examine ensuite au polariscope; le chiffre obtenu doit être multiplié par $^3/_2$ à cause de la dilution.

5. Examen microscopique du lait de femme.

Cet examen porte en première ligne sur le nombre et sur le volume des globules graisseux; leur diamètre oscille entre 0.001—0.0025 mm. *Bouchut* [3] pratiqua leur numération en diluant une goutte de lait dans 99 gouttes d'eau distillée ou d'une solution de chlorure de sodium à 1 %; la numération se faisait ensuite à l'aide d'un microscope muni d'un oculaire quadrillé.

Les recherches de *Dogiel* [4] méritent d'être signalées. Cet auteur observa que dans le lait des premiers jours de la lactation, outre les corpuscules habituels de colostrum, se trouvaient d'autres corpuscules d'un aspect particulier, coiffés d'un segment semilunaire, et se présentaient sous forme de masses finement granulées. Au bout de 8 jours, les globules graisseux existent presque seûls; il n'y a plus alors que quelques rares corpuscules coiffés. Par contre, dans le lait de 35 femmes dont les enfants étaient atteints de dyspepsie et de troubles digestifs, il constata l'existence d'un nombre très considérable de corpuscules coiffés, de nombreuses cellules renfermant 1 ou 2 grosses gouttelettes graisseuses, ainsi que de nombreux corpuscules de colostrum. L'existence d'un grand nombre de corpuscules graisseux avec coiffe indiquerait donc un lait de qualité inférieure, peu propre au développement du nourrisson. *Opitz* [5] examina également au microscope le lait de femme et trouva, comme *Dogiel*, que les corpuscules de colostrum peuvent persister pendant toute la durée de la lactation, et qu'ils indiquent alors chaque fois l'existence d'un trouble de la santé.

Outre l'existence des corpuscules du lait, le microscope révèlera éventuellement la présence de globules du sang et du pus, ainsi que de microorganismes.

Quant à la conclusion à tirer de l'analyse, spécialement en ce qui concerne la graisse, il est très important de savoir si le lait analysé provient d'un sein encore plein, d'un sein à demi-vidé ou d'un sein presque totalement vidé. Récemment, *Mendes de Leon* [6] a vivement appelé l'attention sur ce point; il trouva que le lait de femme, de même que le lait des animaux domestiques, pour ceux-ci on le savait depuis longtemps d'ailleurs, est plus riche en graisse à la fin de la succion qu'au début. Les chiffres obtenus dans quatre analyses sont les suivants:

			première prise	deuxième prise	troisième prise
I. Teneur en graisse			1.02 %	2.39 %	3.14 %
II. »	»	»	1.71 »	2.77 »	4.51 »
III. »	»	»	1.36 »	3.07 »	4.58 »
IV. »	»	»	1.36 »	4.74 »	8.19 »

Pareillement, la teneur du lait en eau, en albumine, en sucre et en sels n'est pas la même pour le lait suivant qu'il provient d'un sein plein ou d'un sein presque vide; tel est le motif pour lequel les analyses du lait de femme ont donné des résultats aussi variables. Comme les chiffres de *Mendes de Leon* démontrent à l'évidence qu'il serait absolument

(1) Zeitschr. f. physiol. Chem., Bd. 13, p. 135.
(2) *Ritthausen*, Journ. f. prakt. Chem., Bd. 15, p. 329.
(3) Gazette des hôpitaux, 1878, nos 9 et 10.
(4) Wratsch, 1884, nos 16—19.
(5) Centralblatt f. Gynäkologie, 1884.
(6) Zeitschrift f. Biologie, Bd. 17, p. 501.

inexact de se baser sur l'analyse des premières portions du lait sucré pour conclure à sa composition moyenne, on doit faire préalablement un mélange comprenant du lait pris à trois périodes, au moins, de la tetée

Absorption du lait de femme. L'absorption de la nourriture naturelle du nourrisson se fait par celui-ci à un degré sans égal pour tout autre aliment, soit dans un rapport d'environ 97 %. L'absorption la plus complète existe pour le sucre, ensuite pour l'albumine, tandis que la graisse et surtout les sels sont moins bien utilisés. Le degré d'absorption [1] pour chacune de ces substances nutritives est indiqué par les chiffres suivants :

Degré d'absorption	du sucre	= 100 %
»	»	de l'albumine	= 99—100 %
»	»	de la graisse	= 97— 98 »
»	»	des sels	= 89— 90 »
»	»	de la chaux en particulier	= 78 %

La quantité de fèces [2] du nourrisson soumis à l'allaitement naturel représente en moyenne 3 % de la quantité de nourriture ingérée. Dans les conditions normales, les fèces ne renferment ni sucre (dont une petite partie serait, à ce qu'il paraît, transformée en acide lactique), ni albumine, ou très peu ; elles renferment, par contre, de la graisse et des sels. La graisse des fèces est constituée, en partie par de la graisse neutre qui s'y trouve sous forme de gouttelettes, petites et grandes ; en partie, elle s'y trouve sous forme de savons et d'acides gras libres. Parmi les sels, ce sont ceux de calcium qui prédominent. En dehors de ces substances, les fèces du nourrisson soumis à l'allaitement naturel renferment de la cholestérine, des matières colorantes de la bile sous forme de bilirubine et d'urobiline, des acides biliaires, des cellules épithéliales, de la mucine, des champignons, de nombreux microbes dont deux espèces paraissent être constantes, le Bacterium lactis aërogenes et le Bacterium coli commune, enfin de l'eau.

La substance sèche représente environ 15 % des matières fécales ; elle est constituée pour 0.1—0.2 par de la graisse, des acides gras libres ou combinés, ensuite pour 0.1 par les sels, mais pour la majeure partie par des ferments organisés et des cellules épithéliales.

Première tetée du nouveau-né. A la question de savoir quand le nouveau-né sera mis au sein pour la première fois, il a été répondu différemment aux diverses époques. Le temps n'est pas éloigné où l'on attendait au moins 18—24 heures, donnant entre temps de l'eau sucrée, du thé de fenouil ou de camomille ; cette pratique persiste même de nos jours dans certaines familles. Or, il n'existe pas la moindre raison d'attendre au delà du moment où l'enfant, réveillé de son premier sommeil, manifeste sa faim par des cris. Au moment de la naissance, même avant, l'estomac contient déjà une sécrétion peptonisante [3]. Toutefois, on pourrait objecter que la mère ne sécrète pas encore du lait, du moins en quantité suffisante, pendant la plus grande partie du premier jour. C'est vrai, mais on doit néanmoins préconiser la mise au sein précoce, parce que l'excitation mécanique déterminée par la succion provoque par voie réflexe l'afflux du sang vers les glandes mammaires et favorise ainsi la sécrétion du lait ; de plus, cette succion prépare les mamelons. Il ne peut être question d'objecter le caractère nuisible du colostrum pour l'enfant, car il est démontré que le premier lait ou le colostrum favorise l'évacuation du

---

(1) *Uffelmann*, Deutsch. Arch. f. klin. Med., Bd. 28, p. 437.
(2) *Wegscheider*, Ueber die normale Verdauung bei Säuglingen, Berlin, 1876. — *Uffelmann*, Loco citato. — *Escherich*, Die Darmbacterien, 1886.
(3) Voir *Zweifel*, Untersuchungen über den Verdauungsapparat der Neugeborenen, 1874.

méconium par suite de sa richesse en sels (jusque 0.35 %), en graisse (4.3—5.8 %) et en sucre (jusque 6.5 %). Si l'enfant ne trouve pas dans le sein de la mère une quantité suffisante de lait, il faut, au lieu d'eau sucrée ou de thé de camomille, lui donner l'aliment qui par sa composition se rapproche le plus du lait de la mère, à savoir le lait de vache, et cela, sous une forme préparée avec soin d'après les indications que nous formulerons plus loin.

Combien de fois et à quels intervalles le nouveau-né prendra-t-il le sein? Cette question ne se laisse résoudre que par l'observation de nourrissons sains, se développant régulièrement. D'après *Uffelmann* et *Deneke*[1], le désir de nourriture ne se manifeste chez ceux-ci que 2—3 fois au premier jour, 6—7 fois du 2e—9e jour.

Même plus tard, le nombre des tetées par jour chez les enfants sains n'est que de 6—7—8, en moyenne de 7 par jour. Pendant les 3—4 premières semaines, les nouveau-nés boivent la nuit comme le jour, environ toutes les 3—3 1/2 heures. Plus tard, ils prennent, si l'on insiste, la plupart des repas pendant le jour, mais alors toutes les 2—2 1/2 heures, éventuellement un repas durant la nuit : sous ce régime leur développement progresse normalement. S'ils manifestent de la faim plus souvent que toutes les 2 heures, cela prouve, ou bien que la quantité de lait ingérée n'est pas suffisante, ou bien que le lait est trop pauvre en principes nutritifs, ou encore que l'enfant n'est pas absolument sain.

D'après les analyses de *Pfeiffer*[2], les enfants sains à la mamelle prennent :

la	1e semaine par kgr. et par jour		85 gr. de lait.
»	2e »	»	»	98 »	»
»	10e »	»	»	170 »	»
»	12e »	»	»	154 »	»
»	20e »	»	»	130 »	»

En fait de principes nutritifs, ils ingèrent :

	Albumine	Graisse	Hydrates de carbone
la 1e semaine par kgr. et par jour.	3.6	2.5	3.4
» 2e » » » . .	3.25	3.4	4.8
» 10e » » » . .	2.9	4.6	9.2
» 20e » » » . .	2.0	4.0	7.6

Par conséquent, le total des ingesta comparé au poids du corps augmente pendant les 10 premières semaines, puis diminue lentement; pendant cette même période, la quantité d'hydrates de carbone, et particulièrement de graisse, croît également, tandis que la quantité d'albumine, loin d'augmenter, diminue dès le début.

La quantité de lait que le nourrisson, nourri au sein, ingère à chaque tetée, devient de plus en plus considérable attendu que le nombre des tetées par jour demeure invariable.

Camerer[3] constata, chez un de ses propres enfants, les quantités suivantes pour chaque repas :

Au 1^r jour . . . . 10 gr.	Au 9e— 12e jour . . . . . 71 gr.
» 2e » . . . . 18 »	» 18e— 21e » . . . . . 100 »
» $3e$ » . . . . 35 »	» 31e— 33e » . . . . . 97 »
» 4e » . . . . 37 »	» 46e— 69e » . . . . . 108 »
» $5e$ » . . . . 58 »	» 105e—113e » . . . . . 134 »
» 6e » . . . . 54 »	» 161e—163e » . . . . . 109 »

(1) Arch. f. Gynäk., Bd. 15, p. 281.
(2) Jahrb. f. Kinderheilkunde, Bd. 20, p. 4.
(3) Zeitschr. f. Biologie, Bd. 14, p. 388.

Uffelmann [1] trouva, chez un garçon se développant normalement, les valeurs suivantes pour chaque repas :

Au 1r jour	. . . . 13 gr.	Au 10e jour	69 gr.
» 2e »	. . . . 25 »	» 21e »	97 »
» 3e »	. . . . 28 »	» 40e »	106 »
» 4e »	. . . . 39 »	» 66e »	111 »
» 5e »	. . . . 51 »	» 93e »	127 »
» 6e »	. . . . 50 »	» 150e »	135 »

Un enfant de *Hähner* [2] soumis à l'allaitement artificiel prit, par jour, en fait de nourriture :

1re semaine	. . . .	10.0 % de son poids
2e »	. . . .	17.2 » » » »
3e »	. . . .	18.6 » » » »
4e »	. . . .	14.4 » » » »
7e »	. . . .	14.1 » » » »
10e »	. . . .	13.0 » » » »
20e »	. . . .	14.7 » » » »
23e »	. . . .	15.5 » » » »

En moyenne, la quantité de lait prise par repas représente environ 1/45 à 1/50 du poids du corps du nourrisson; la quantité totale par jour s'élève à environ 1/7 du poids. La quantité par repas, comme la quantité par jour, varient évidemment d'après le besoin nutritif et d'après le pouvoir d'assimilation de chaque enfant; il est néamoins important de connaître par kgr. de poids, par repas et par jour, la quantité moyenne ingérée par un nourrisson soumis à l'allaitement naturel. Dès que des écarts notables sont constatés, les enfants doivent être toujours soumis à un examen minutieux.

Durée des repas. Un nourrisson bien portant, placé à un sein dont les mamelons sont normaux, tette, d'après les nombreuses déterminations de *Uffelmann*, durant 18—20—22, soit en moyenne 20 minutes; il s'arrête parfois un instant au cours de la succion pour recommencer aussitôt, prolongeant ainsi la durée de la tetée jusqu'à 30 minutes. La petite fille de *Hähner* [3] mettait également en moyenne 20 minutes pour un repas. Les enfants faibles s'endorment déjà souvent pendant la tetée; les enfants absolument normaux ne s'endorment qu'après.

Régularité des repas. Donner régulièrement le sein, habitude qui est loin d'être générale, est l'une des conditions fondamentales du développement normal du nouveau-né. Un aliment ingéré venant s'ajouter à un aliment digéré à demi, il se produit par ce fait une altération dans la marche physiologique de la digestion; si on n'accorde pas à l'estomac, après son travail, un repos proportionné à l'activité qu'il a déployée, il se surmène et se trouve prédisposé aux maladies. Or, le lait de la mère séjourne dans l'estomac 1 3/4 heure environ, au maximum 2 heures [4]; par conséquent, tenant compte de cette circonstance, l'enfant ne doit être mis au sein plus d'une fois toutes les 2 1/2 heures, règle que l'expérience est venue pleinement confirmer. Comme le nourrisson prend sept repas par jour, on peut l'habituer, ainsi que nous le disions déjà, à prendre 5 repas pendant le jour, puis 1 repas très

---

(1) Hygiene des Kindes, 1881, p. 190.
(2) *Hähner* dans « Pädiatrische Arbeiten », 1890. Festschrift, herausgeg. von *A. Baginsky.*
(3) Jahrb. f. Kinderheilkunde, Bd. 15, p. 23.
(4) D'après les analyses de *Uffelmann* sur les matières vomies par des enfants normaux.

tard le soir entre 10 et 11 heures, un autre très tôt le matin, vers 5 heures; on peut l'habituer même à ne rien prendre pendant la nuit. Cette répartition des repas n'est pas nuisible pour le nourrisson; elle est par contre très précieuse pour la mère, même indispensable à sa santé, car elle a absolument besoin du repos de la nuit. Seulement, si l'enfant est faible, on se départira de cette règle et on veillera à ce qu'entre les différents repas il n'y ait pas d'intervalle qui dépasse 4 heures.

Choix et soins à apporter aux seins. Jadis, on prétendait souvent qu'il était nuisible pour le nourrisson de lui faire prendre le lait aux deux seins à chaque tetée. Il serait difficile d'appuyer cette manière de voir sur une raison quelque peu plausible. L'expérience montre, d'autre part, qu'un grand nombre d'enfants se développent d'une manière parfaite, bien qu'ils soient nourris régulièrement, ou du moins le plus souvent, aux deux seins à la fois. La petite fille de *Hähner* [1] fut nourrie de la manière indiquée; elle pesa 3100 gr. au moment de la naissance; au moment du sevrage, soit 23 semaines après, le poids s'élevait à 5165 gr. L'enfant de *Ahlfeld* [2] pesait au moment de la naissance 3100 gr., à la fin de la 30ᵉ semaine il pesait 5480 gr. Un enfant observé régulièrement par *Uffelmann* pesait à la naissance 3250 gr.; le poids était de 4125 gr. à la fin de la 8ᵉ semaine; de 5750 gr. à la fin de la 14ᵉ; de 7750 gr. à la fin de la 24ᵉ semaine. Cet enfant fut aussi presque toujours nourri aux deux seins; il ne présenta jamais des troubles digestifs, qui, d'après *v. Ammon*, seraient souvent la suite de ce mode d'allaitement.

Pour que l'allaitement naturel puisse être continué sans inconvénients, il est de la plus haute importance de soigner les seins et surtout les mamelons. Ceux-ci doivent, après chaque succion, être lavés avec de l'eau ou avec une solution faible (2 º/o) d'acide borique, puis nettoyés avec un linge propre et fin. Sinon, des restes de lait adhèrent au sein et deviennent un milieu de culture pour les microorganismes, surtout pour le champignon du muguet; ils se décomposent en produits qui ramollissent l'épiderme et déterminent la formation de plaies. Les seins eux-mêmes doivent être protégés contre toute compression et être déchargés par le tire-lait lorsqu'une distension temporaire trop considérable vient à se produire.

L'alimentation de la femme pendant la période de lactation a été exposée au chapitre de l'« alimentation de la femme »; nous y renvoyons.

Rappelons encore ici que nombre de médicaments de nature et d'action variables passent dans le lait; citons le sel d'Angleterre, le sel de Glauber, le bromure et l'iodure de potassium, l'acide salicylique, les sels de mercure, de plomb, de zinc, beaucoup de narcotiques [3]. On doit tenir compte de ce fait dans la médication des femmes en lactation.

La femme qui nourrit doit, autant que possible, être mise à l'abri d'émotions; elle se tiendra loin de tout ce qui peut exciter son esprit, car toutes les excitations modifient la quantité et encore plus, paraît-il, la qualité du lait (p. 286).

Enfin, on sait que les mères produisent peu de lait et un lait peu riche, lorsqu'elles se livrent à un surmenage corporel; par contre, le mouvement ou un travail modéré favorisent la sécrétion lactée. On devra donc veiller, d'une part, à ce que les femmes qui allaitent ne s'abandonnent pas trop au repos, d'autre part à ce qu'elles ne se livrent pas à des travaux trop fatigants.

Sevrage. Les médecins les plus autorisés ne sont pas encore d'accord sur l'époque la plus appropriée du sevrage. *Jacobi* [4]

---

(1) Jahrb. f. Kinderheilkunde, Bd. 15, p. 23.
(2) Ernährung des Säuglings an der Mutterbrust, 1878.
(3) Voir *Lewald*, Ueber Ausscheidung von Arzneimitteln aus dem Organismus, 1867. — *Stumpf*, Deutsch. Arch. f. klin. Med., Bd. 30, p. 201. — *Pauli*, Uebergang der Salicylsäure in die Milch der Wöchnerinnen, 1879.
(4) *Jacobi*, Pflege und Ernährung des Kindes, dans *Gerhardt's* Handbuch der Kinderkrankheiten, Bd. 1, p. 343.

prétend qu'il faut sevrer dès que le premier groupe d'incisives,
2, 4 ou même 6, a percé; si les incisives tardent à apparaître, on
devrait sevrer au 8ᵉ ou 9ᵉ mois. *Vogel* (1) demande que l'enfant
prenne le sein aussi longtemps qu'il le fait volontiers et que son
développement est régulier; toutefois, il est inutile et même
nuisible pour la mère que l'enfant soit mis au sein pendant plus
d'une année. En fait, il est impossible de tracer une règle générale
qui détermine l'époque du sevrage. Il vaut mieux fixer cette date
dans chaque cas particulier, selon les circonstances individuelles.
L'époque de l'apparition des premières incisives ne peut être décisive, attendu que même, chez les nourrissons sains, elle est sujette
aux plus grandes variations. Comme l'avait déjà dit *Fleischmann* (2),
la balance est le meilleur juge dans cette question. Dès que
l'augmentation journalière en poids demeure au-dessous de la
normale, non pas d'une façon passagère, soit pendant quelques jours,
mais d'une manière continue, soit pendant deux semaines, et cela,
sans qu'il existe d'autre cause capable de l'expliquer, ou bien le poids
reste-t-il même absolument stationnaire, on doit indubitablement
admettre que l'enfant ne se développe pas suffisamment par la ration
qu'il reçoit. Cet arrêt de développement s'observe dans la majorité
des cas au 11ᵉ mois; cette époque peut donc être généralement
considérée comme le terme ultime du sevrage. Mais, si les signes
précités surviennent notablement plus tôt, même au 7ᵉ ou au 8ᵉ mois,
il faut dès lors chercher à améliorer l'alimentation; si, d'autre part,
il est démontré que l'enfant continue au 11ᵉ mois à se développer
normalement en prenant simplement le sein, on peut hardiment
continuer ce mode d'alimentation. Il est exceptionnel, toutefois,
qu'au delà du 13ᵉ mois, le développement normal de l'enfant se
poursuive régulièrement, rien qu'en prenant le lait au sein.

Le sevrage doit généralement se faire lentement, sinon pour
éviter des troubles digestifs, du moins pour empêcher qu'un arrêt
dans l'augmentation normale en poids ne vienne à se produire. Le
sevrage pratiqué d'une façon rapide peut déterminer une perte en
poids, même en dehors de tout symptôme manifeste d'un trouble
digestif; c'est ainsi que, dans les observations de *Demme* (3), la perte
journalière se manifestant après un sevrage brusque variait de
25 à 75 gr. *Uffelmann* (4) constata à diverses reprises des faits
identiques.

Il est donc indiqué de la manière la plus formelle, sauf raison
majeure, de faire durer la période de transition du sevrage
12—14 jours au moins; on arrive à ce résultat en supprimant
une tetée tous les deux jours et en la remplaçant par un autre
repas approprié. L'expérience démontre qu'en agissant ainsi l'augmentation en poids demeure normale ou que, tout au plus, elle se
ralentit légèrement pendant quelques jours. Si pour l'un ou l'autre
motif le sevrage radical devait être pratiqué d'emblée, la nourriture
qui remplace le lait sera choisie et administrée avec un soin tout
spécial.

---

(1) Lehrbuch der Kinderkrankheiten, 1880, p. 37.
(2) Ueber Ernährung und Körperwägung der Neugeborenen und Säuglinge,
1877, p. 21.
(3) Jahresbericht über das *Jenner*'sche Kinderspital in Bern, 1873, 1877.
(4) Hygiene des Kindes, 1881, p. 195.

A moins d'indications urgentes, on ne procèdera pas au sevrage au milieu de l'été, aux mois de juillet et d'août. C'est ce qu'avaient déjà reconnu les anciens médecins, parmi lesquels *Soranus ;* on comprendra aisément le motif de ce conseil. Les enfants sevrés à cette époque de l'année sont en effet facilement atteints de catarrhe stomacal et stomaco-intestinal, la diarrhée de lait, qui revêt chez eux une forme particulièrement grave. Par conséquent, si on le peut éviter, on ne sèvrera pas au cœur de l'été ; si la chose est impossible, on profitera d'une période de fraîcheur venant interrompre les grandes chaleurs, ou on redoublera de précautions en passant d'une nourriture à l'autre.

Alimentation pendant le sevrage. Comme nous le verrons plus loin, le meilleur succédané du lait de la mère est le lait de vache convenablement préparé ; par conséquent, celui-ci constitue également à l'époque du sevrage, l'aliment le plus approprié. *Uffelmann* recommande de donner alors le lait de vache sous la forme qui est relativement la plus digestible, à savoir, 2 parties de lait pour 1 partie de mucilage d'orge, indépendamment d'abord de l'allaitement au sein, puis de le donner seul. A mesure que les repas au lait de vache deviennent plus fréquents, l'enfant s'y habitue ; on peut alors diminuer insensiblement l'addition du mucilage et finalement le supprimer complètement. Plus tard, il faudra habituer l'enfant à une nourriture plus consistante. Cette transition doit également se faire lentement pour prévenir tout trouble de la digestion. Comme nourriture de transition, *Uffelmann* recommande les soupes au lait de plus en plus épaisses, le bouillon au jaune d'œuf, les panades, le lait avec des biscuits concassés, le riz au lait.

Si, au cours du sevrage, il survient un catarrhe stomacal ou gastro-intestinal, il est tout d'abord indiqué d'interrompre pour quelque temps l'alimentation artificielle. Si la chose n'est plus possible on doit donner, au lieu du lait de vache, de l'eau albumineuse, ou le mélange de crème artificielle ; on doit surveiller l'enfant comme un malade jusqu'à ce que tout trouble digestif ait disparu. Si l'administration de ces derniers aliments ne détermine pas une amélioration rapide, s'il survient même une forte diarrhée, il ne reste qu'à reprendre l'allaitement naturel avec le lait de femme.

Contre-indications de l'allaitement maternel. La plus importante des règles d'hygiène pour le nouveau-né est que la mère elle-même nourrisse son enfant, pour que celui-ci se développe d'une manière physiologique. On n'interdira donc l'allaitement maternel qu'en cas de force majeure. Par suite d'un affaiblissement général de la mère, d'une maladie, ou d'une affection des seins, ou d'une cause indéterminée, le lait peut être sécrété en quantité si minime, que c'est peine perdue que de mettre l'enfant au sein, à moins qu'on n'ait des motifs d'espérer bientôt une augmentation de la sécrétion lactée. Mais si la quantité de lait sécrétée représente plus de la moitié de ce qui est nécessaire, on n'interdira plus l'allaitement maternel. On a prétendu de divers côtés que l'allaitement mixte était nuisible à l'enfant ; des médecins expérimentés ne partagent pas cette manière de voir, pourvu que l'allaitement artificiel soit bien conduit. Les préposés de crèches affirment également que l'allaitement artificiel pendant le jour chez des enfants, pour le reste nourris au sein, n'a jamais été un sujet de plaintes[1]. Toutefois, la nourriture devra être adaptée de la manière la plus rigoureuse à l'âge et à l'état des fonctions digestives de l'enfant, car les catarrhes digestifs |se présentent avec une facilité extrême et résultent précisément d'une alimentation irrationnelle.

La qualité du lait sécrété peut devenir défectueuse par suite d'une alimentationir rationnelle de la mère; il n'y a pas lieu dans ce cas d'interdire l'allaitement. Mais cette altération est plus fréquemment le fait d'une maladie intercurrente aiguë ou chronique, qui exige dès lors, dans la majorité des cas, la suspension de l'allaitement.

On connaît quelques cas isolés où des mères continuèrent à allaiter leurs enfants sans aucun inconvénient, alors qu'elles étaient atteintes de typhus exanthématique, de typhus abdominal, ou même de fièvre jaune[2]. Mais on doit considérer au moins comme téméraire de ne pas sevrer l'enfant lorsque la mère souffre d'une maladie infectieuse grave. *Uffelmann* a vu trois fois le typhus abdominal se déclarer chez des enfants qui continuaient à prendre le sein d'une mère typhisée ; il vit également la diphtérie se déclarer chez un garçon de 4 mois qui prenait le sein de sa mère atteinte de diphtérie. Evidemment, il est difficile de prouver que la transmission s'est faite par le lait, mais il est tout aussi difficile d'apporter la preuve du contraire. En général, la continuation de l'allaitement maternel s'interdit de bonne heure d'elle-même, attendu que la sécrétion du lait s'arrête généralement au cours de ces maladies ; il est d'autant plus indiqué d'interdire l'allaitement dès que le diagnostic de l'existence d'une maladie contagieuse est certain.

L'action nuisible du lait d'une mère tuberculeuse peut à peine encore être mise en doute. On connaît tant d'exemples avérés d'enfants absolument sains qui furent infectés par des mères tuberculeuses, ou chez lesquels on doit au moins imputer la transmission de la maladie en premier lieu au lait. Cette manière de voir est d'autant plus justifiée qu'il est établi pour le lait non bouilli, provenant de vaches tuberculeuses, qu'il transmet la maladie ou du moins qu'il peut le faire [3]. Un exemple instructif d'infection de nourrisson par le lait provenant d'une mère tuberculeuse a été cité par *Herterich* [4]. La mère en question, jusqu'alors absolument saine, fut atteinte de tuberculose à la suite de soins donnés à son mari atteint de cette maladie ; elle continua néanmoins à donner le sein à deux enfants qu'elle infecta tous deux ; les enfants nés antérieurement et qui avaient également été allaités par elle, restèrent indemnes.

Divers auteurs prétendent que le lait de mères syphilitiques est inoffensif; mais la plupart des observateurs sérieux et expérimentés sont d'un avis absolument opposé. Des exemples manifestes, tels que ceux signalés par *Cerasi* [5], semblent démontrer que la transmission de la syphilis par le lait est possible. Mais admettons même que le lait ne contienne pas le virus, il n'en est pas moins vrai qu'une mère syphilitique peut très facilement infecter son nourrisson d'une autre manière, par exemple, par le virus des crevasses des seins. Par conséquent, on doit défendre absolument qu'un enfant non syphilitique soit allaité par une femme

---

(1) Voir *Mettenheimer*, Geschichte der Schweriner Säuglingsbewahranstalt in den ersten Jahren ihres Bestehens, 1881.
(2) Voir *Uffelmann*, Hygiene des Kindes, p. 198.
(3) Voir *May*, Arch. f. Hyg., Bd. 1, p. 121.
(4) Bayer. ärztliches Intelligenzblatt, 1883, Nr. 26.
(5) Gaz. med. di Roma, 1877.

syphilitique. Autre chose est qu'un enfant atteint de syphilis héréditaire soit allaité par sa mère syphilitique; nous discuterons plus loin cette question.

On doit également défendre l'allaitement des enfants par les mères affaiblies, chlorotiques et anémiques, même si elles produisent une quantité suffisante de lait; on évite ainsi, d'une part, qu'elles s'affaiblissent encore davantage et, d'autre part, que les enfants nourris par ce lait, généralement aqueux et peu riche en substances nutritives, deviennent à leur tour pâles, malingres et faibles. La même défense sera faite aux femmes neurasthéniques, parce que l'expérience apprend que leur mal s'aggrave par l'allaitement et parce que leur lait ne possède pas généralement une composition normale [1].

La qualité du lait peut être modifiée par un accès d'hystérie, ainsi que l'a observé entre autres *Vogel* [2]; aussi, voit-on souvent que des enfants, mis au sein immédiatement après que la mère a été prise d'un accès d'hystérie, deviennent agités et tombent même dans les convulsions. Nous avons déjà signalé plus haut que les émotions fortes, telles que la peur, les contrariétés, la colère, modifient fréquemment la composition du lait. Nous défendrons donc dans ces circonstances de mettre immédiatement l'enfant au sein; le lait accumulé dans les seins sera au préalable évacué artificiellement.

La question de savoir s'il faut sevrer l'enfant dès que les règles reparaissent doit être résolue différemment suivant les cas. Nous avons vu (p. 286) que le lait peut acquérir une composition anormale pendant la menstruation, mais qu'il n'en est pas toujours ainsi et qu'un grand nombre d'enfants n'en sont aucunement incommodés. Il n'y a, par conséquent, aucune raison d'interdire à une femme qui allaite de continuer à donner le sein lorsque les règles apparaissent. Cette défense n'est indiquée que si l'enfant devient agité, s'il présente une augmentation de poids inférieure à la normale, un teint pâle, ou même un exanthème généralisé et persistant.

Par contre, on doit considérer comme une règle absolue d'interdire l'allaitement dès qu'une nouvelle grossesse apparaît. Nous avons déjà signalé plus haut que la sécrétion du lait se modifie par la gravidité, bien qu'on ne soit pas d'accord sur la nature de la modification ainsi produite. Ajoutons encore que la quantité de lait diminue très rapidement et, par conséquent, qu'elle est insuffisante pour nourrir l'enfant; l'expérience apprend qu'un enfant qui continue à être nourri par sa mère enceinte, ne se développe plus normalement, qu'il devient pâle, s'étiole et maigrit; que bien souvent il demeure pendant des années manifestement en retard au point de vue du développement physique. D'autre part, chacun sait que l'allaitement provoque assez souvent l'avortement. Bien qu'on connaisse des cas où la continuation de l'allaitement n'a été nuisible ni à l'enfant ni à la mère, on devra en principe l'interdire dès que le diagnostic de grossesse présente quelque certitude.

Choix des nourrices. D'après ce qui précède, la question de l'alimentation par le lait d'une nourrice se pose seulement, lorsque la mère elle-même n'est pas à même de

---

[1] *Parmentier* et *Dejeux*, Expériences et observations sur le lait, 1880.
[2] Cité par *Jacobi* dans *Gerhardt's* Handbuch der Kinderkrankheiten, Bd. 1, p. 347.

nourrir ou qu'il lui est défendu de le faire. Il faut alors faire un choix judicieux de nourrice. On se basera sur les considérations suivantes :

1º La nourrice doit être d'une santé absolument irréprochable et appartenir à une famille dans laquelle la tuberculose ne règne pas. Elle ne peut avoir souffert ni de scrofulose ni de rachitisme ; il va de soi qu'elle ne peut être atteinte ni de la syphilis, ni de la gale, ni de la teigne.

2º Elle doit avoir 18 ans au moins et 32 ans au plus. Elle présente entre ces limites d'âge le plus de garantie pour la sécrétion d'une quantité suffisante de bon lait, bien qu'il soit incontestable que des nourrices âgées de moins de 18 ans et de plus de 32 puissent fournir du lait en quantité et en qualité suffisantes.

3º Elle doit avoir accouché à une époque voisine de celle de la naissance de l'enfant qu'elle est appelée à nourrir. Cette condition se déduit du fait signalé plus haut (p. 284), à savoir, que le lait ne possède pas la même composition aux différentes périodes de la lactation. On doit cependant éviter de choisir des nourrices accouchées depuis 2, 3 ou 4 semaines seulement ; car elles doivent encore se ménager elles-mêmes, attendu que le changement de séjour et de conditions familiales les rendent facilement malades ; de plus, leur propre enfant court un vrai danger lorsque la nourriture maternelle leur est enlevée pendant ces premières semaines.

4º La nourrice doit avoir les seins et les mamelons bien développés ; par une légère pression, le lait doit en jaillir en plusieurs jets.

5º Elle doit avoir une quantité suffisante de bon lait pour l'enfant. On en trouve une première preuve dans l'examen du propre enfant de la nourrice. Celui-ci doit posséder un poids normal, ne peut être ni pâle ni maigre, ne peut présenter d'éruption cutanée ou de coryza suspects, il doit avoir des selles normales. S'il est mort, on en recherchera la cause, en même temps qu'on doit déterminer si actuellement la quantité de lait est encore suffisante, car l'expérience apprend que la sécrétion des glandes mammaires se tarit très rapidement lorsque la succion n'est plus pratiquée. En outre, on examinera d'après les règles indiquées plus haut (p. 286) la couleur, la consistance, la réaction, la densité, la teneur en graisse, ainsi que l'aspect microscopique du lait, en tenant compte du fait déjà signalé, à savoir, qu'un mélange de différentes portions de lait fournit seul des données exactes. A cet effet, on prendra 3—5 cc. du lait, le sein étant complètement rempli, puis lorsqu'il n'est plus qu'à demi rempli et enfin lorsqu'il est presque totalement vidé ; après avoir mélangé ces trois portions, on les analysera et si possible, immédiatement. La présence d'un grand nombre de globules graisseux munis d'une coiffe plaide contre la bonne qualité du lait (p. 287).

6º Si l'on a le choix, on donnera généralement la préférence aux nourrices de la campagne, parce qu'elles offrent plus de garantie d'une constitution robuste. Les nourrices de ville seront examinées scrupuleusement au point de vue de la syphilis et de ses stigmates. On ne prendra pas de nourrice qui présente, ne fut-ce que des hypertrophies ganglionnaires, des cicatrices ou des exostoses de nature suspecte.

Manière de vivre et surveillance des nourrices. Il est nécessaire que les nourrices mènent une vie absolument régulière car elles risquent d'abord que, transportées dans d'autres conditions, elles voient leur lait s'altérer. Pour prévenir ce danger, on veillera à ce que la nourrice ne reçoive aucune autre nourriture que celle qu'elle était habituée de prendre avant d'entrer en service ; qu'elle prenne donc, si possible, les mêmes aliments et boissons qu'auparavant, pour autant cependant qu'ils ne sont pas absolument contraires à l'hygiène ; qu'elle continue, dans la mesure du possible, à travailler comme autrefois et qu'elle se livre à quelque exercice corporel. On ne l'habituera qu'insensiblement au régime de la maison à laquelle elle est attachée. Toute nourriture interdite à la mère qui allaite lui sera défendue également, c'est un point qui ne demande pas de plus amples développements [1].

Il est de la plus haute importance de vérifier de temps en temps la quantité de lait fournie par les nourrices ; pour des raisons faciles à comprendre, ces filles sont tentées de dissimuler une diminution dans la quantité de leur lait et à nourrir l'enfant en cachette avec une nourriture qui, généralement, ne lui convient pas. Ce contrôle s'établit de préférence en observant avec soin les manifestations de la faim chez l'enfant, en pesant régulièrement celui-ci, surtout avant et après qu'il a pris le sein, afin de déterminer ainsi la quantité de lait qu'il a bue. On soumettra enfin la nourrice à une surveillance continue au point de vue des soins qu'elle prend de sa personne, de la propreté de la peau, spécialement des mains, des seins, des habillements, comme aussi au point de vue de sa manière de vivre.

b) Alimentation artificielle.

Toute alimentation artificielle du nourrisson doit se rapprocher autant que possible du type de l'allaitement naturel.

---

[1] Voir à ce sujet le chapitre intitulé « Alimentation de la femme adulte ».

Les principales conditions auxquelles cette alimentation doit satisfaire sont les suivantes :

1° L'alimentation artificielle doit renfermer en quantité suffisante, mais non excessive, les principes nutritifs nécessaires à l'entretien et au développement de l'organisme de l'enfant ;

2° Elle doit renfermer tous les principes nutritifs autant que possible dans les mêmes proportions que du bon lait maternel ;

3° Ces principes nutritifs se trouveront sous une forme digestible qui se rapproche autant que possible de celle du lait maternel ;

4° La consistance de la nourriture artificielle doit également se rapprocher de celle du lait maternel ;

5° Elle devra posséder une température d'environ 38° C. ;

6° A côté des principes nutritifs, il ne peut se trouver dans la nourriture d'autres substances pouvant exercer une action nuisible (acides, substances infectieuses, microbes de la putréfaction et de la fermentation, toxines) ;

7° La nourriture artificielle doit être prise aussi lentement et aussi régulièrement que le lait maternel.

La nourriture artificielle du nourrisson doit donc être choisie avec grand discernement. On doit spécialement en proscrire :

Tout aliment non liquide ;

Ensuite, tout aliment qui renferme, outre de l'albumine, de la graisse, du sucre, des sels et de l'eau, une quantité sensible de fécule et de cellulose. Cette dernière substance n'est nullement digérée par le nourrisson et la fécule ne l'est que dans d'étroites limites, du moins pendant les premiers mois de la vie. L'ingestion d'une quantité quelque peu notable de fécule donne, par conséquent, lieu à une fermentation acide, dont les produits irritent la muqueuse du tube digestif et troublent la digestion normale.

Enfin, on doit également défendre tout aliment trop riche en sucre, car, pris en excès, ce dernier n'est que partiellement absorbé ; la partie restante est transformée en acides qui exercent sur les muqueuses stomacale et intestinale une action irritante ; étant absorbés à un certain degré, les acides pourraient aussi devenir nuisibles par action générale (absorption d'acide lactique, et ses prétendues relations avec la production du rachitisme).

Pour qu'une alimentation artificielle puisse entrer dans la pratique courante, elle doit être d'une application facile ; l'aliment doit pouvoir être préparé rapidement et sans perdre de ses qualités ; il faut en même temps que le prix en soit modéré.

α) Alimentation avec le lait des animaux.

Parmi les nombreux aliments qui ont été proposés pour l'alimentation artificielle de l'enfant ou qui sont effectivement employés dans ce but, le lait des animaux occupe incontestablement la première place. Bien qu'aucun animal ne fournisse un lait absolument identique à celui de la femme, de tous les aliments c'est lui cependant qui s'en rapproche le plus.

Si le lait de jument pouvait être obtenu en quantité suffisante, il mériterait incontestablement d'être préféré à n'importe quel autre lait animal. Comme le lait de femme, il possède toujours une réaction alcaline, il se comporte de la même façon vis-à-vis du suc gastrique et est presque aussi digestible [1]. Toutefois, le lait de jument contient moins de graisse, mais par contre plus de lactose et de sels que le lait de femme, à savoir : 2 % d'albumine, 1.21 % de graisse, 5.7 % de sucre et 3.35 % de sels.

La composition du lait d'ânesse est également très voisine de celle du lait de femme ; en effet, il contient pour %, 2.2 d'albumine, 1.64 de graisse, 6 de sucre et 0.54 de sels. Le degré de digestibilité et d'absorption de ce lait chez l'enfant n'a pas encore été l'objet d'expériences directes ; mais nous savons parfaitement que les enfants, même dans des conditions défavorables, se développent bien par l'alimentation avec le lait d'ânesse. Ainsi, depuis qu'on fait usage du lait d'ânesse à l'hospice des enfants assistés à Paris (voir plus loin syphilis héréditaire), la mortalité des enfants nés syphilitiques s'est abaissée de 83 % à 30 %, et cela, malgré que la plupart de ces enfants soient amenés à cet hospice dans un état de grand affaiblissement [2]. A Amsterdam, on a même commencé à pratiquer l'alimentation des nourrissons sains à l'aide du lait d'ânesse ; les résultats obtenus seraient également des plus favorables. Le lait d'ânesse ne peut malheureusement être obtenu qu'en petite quantité dans la plupart des pays de l'Europe et particulièrement en Allemagne, aussi ne peut-il être question de l'employer d'une manière courante pour l'alimentation de l'enfant.

Le lait de vache s'écarte davantage par sa composition du lait de femme que les deux laits précédents ; il possède, par contre, l'immense avantage d'être facilement obtenu partout.

La composition est en moyenne la suivante :

$$87.17 \% \text{ d'eau}$$
$$3.55 \text{ » d'albumine}$$
$$3.69 \text{ » de graisse}$$
$$4.88 \text{ » de sucre}$$
$$0.71 \text{ » de sels.}$$

La teneur en principes nutritifs y présente des oscillations considérables ; ainsi on trouve signalé [3] :

$$2.07—5.87 \% \text{ pour l'albumine,}$$
$$1.37—6.47 \text{ »　　 » la graisse,}$$
$$2.11—6.03 \text{ »　　 » le sucre,}$$
$$0.35—1.21 \text{ »　　 » les sels.}$$

Ces variations s'expliquent en partie par la différence dans les méthodes d'analyse employées ; elles doivent toutefois être attribuées pour la majeure partie à la variabilité considérable de la composition du lait. L'importance toute spéciale de ce point pour l'alimentation de l'enfant nous oblige à rechercher les causes de ces variations de composition.

La période de la lactation exerce sur la composition du lait de vache une influence considérable, au même titre que chez la femme. Le colostrum des vaches contient plus d'albumine et de sels que le lait normal, tandis que la quantité de graisse et de sucre est à peine modifiée. La nature de la nourriture exerce également une grande influence. D'après les recherches de *Kühn* et *Fleischer* [4], la richesse du lait en albumine et en graisse augmente en proportion directe avec la quantité d'albumine ingérée ; la richesse en sucre diminue au contraire par une nourriture riche en albumine, tandis qu'elle augmente assez régulièrement par une nourriture pauvre en albumine. Pareillement, *Wolff* [5] estime que la graisse du lait augmente avec la quantité d'albumine administrée. *Commaille* [6] a établi que le lait possédait une composition moyenne quand l'animal reçoit une nourriture sèche et abondante ; qu'il renfermait, par contre, beaucoup moins de graisse et une quantité bien plus considérable d'eau sous une alimentation par la drèche et autres résidus de brasseries ou de distilleries. Les recherches de *Girard* [7] ont donné un résultat absolument analogue, et *Hennig* [8] prétend même qu'après alimentation par la drèche, le lait de vache contient également moins de sels de potassium et de calcium. Toutefois, les

(1) *Langgaard*, *Virchow's* Archiv, Bd. 62, Heft 1.

(2) Toutefois, les derniers rapports sur les résultats de cette alimentation sont moins favorables.

(3) Voir particulièrement *J. König*, Die menschlichen Nahrungs- und Genussmittel, 1889, p. 295 et suiv., 3. Aufl., 1889, Bd. 1.

(4) *Kühn*, Sächs. landwirtschaftl. Zeitung, 1875, p. 153. — *Fleischer*, Journal f. Landwirthschaft, 1871, 1872.

(5) D'après *Jacobi*, dans *Gerhardt's* Handbuch der Kinderkrankheiten, 1877, Bd. 1, p. 358.

(6) Journal de pharmacie, T. 10, p. 96 et 251.

(7) Ann. d'hyg. publ., Sept., 1884, p. 228.

(8) Jahrbuch f. Kinderheilkunde, 1874, p. 49.

recherches de *Ohlsen* [1] ont démontré que tel n'est pas le cas pour toute alimentation par la drèche. En outre, il y a des substances alimentaires qui augmentent seulement la teneur en graisse dans le lait, telles par exemple le tourteau de graines de palme, les germes de malt, le son de blé [2]; d'autres qui transforment la réaction alcaline du lait en une réaction faiblement acide, telles par exemple les nourritures en voie de fermentation, le tourteau de lin contenant de l'huile rancie, les déchets de cuisine longtemps conservés, etc.; d'autres, enfin, qui confèrent au lait une saveur et une odeur caractéristiques, tels l'absinthe, l'ail, les navets, ou même qui y introduisent un principe toxique, telle l'aconite.

L'âge de l'animal exerce aussi une influence manifeste sur la composition du lait; les recherches de *Vernois et Becquerel* démontrent du moins que le lait d'une vache âgée de 4 ans renferme la quantité maximale de principes nutritifs et que ceux-ci diminuent progressivement dans le lait d'animaux plus âgés.

La race possède pareillement une influence incontestable sur la quantité de lait, et sur sa teneur en substances fixes; en effet, ne voit-on pas que, chez les animaux de même taille et nourris de la même manière, le pis est très différemment développé selon la race du sujet? En général, les races de plaine (Hollande, Oldenburg, etc.) fournissent plus de lait, mais celui-ci est moins riche en substances fixes et en graisse que le lait des races de montagne (Suisse, Agno, Tyrol), qui, d'autre part, fournissent une moindre quantité de lait; le lait des premières contient 3—3.5 % de graisse (pour 11—12 % de substances fixes), le lait des secondes contient 4—5 % de graisse (pour 13—14 % de substances fixes).

Il est certain aussi que la composition du lait dépend considérablement du moment de la traite; c'est ainsi que le lait du matin contient plus d'eau, moins d'albumine et de graisse que le lait du soir.

En été, le lait de vache est plus abondant et plus riche en graisse qu'en hiver.

Enfin, il n'est pas indifférent de prendre le lait à n'importe quelle période de la traite. Chaque nouvelle portion de lait, depuis le début de la traite jusqu'à la fin, offre une richesse en graisse supérieure à la portion précédente. Par conséquent, si l'on pratique la traite en différents temps, « traite interrompue », la richesse en graisse augmente progressivement, ainsi que le démontrent les chiffres suivants [3] :

	Albumine	Graisse	Sucre	Sels
1e traite	3.8 %	3.9 %	3.7 %	0.5 %
2e »	3.7 »	6.4 »	3.3 »	0.6 »
3e »	3.4 »	8.2 »	3.7 »	0.6 »

Outre les substances déjà citées plus haut, le lait de vache contient encore des substances odorantes et des gaz, tels que l'oxygène, l'azote et l'acide carbonique. Il faut ajouter, enfin, que tel qu'il est mis en vente, le lait contient un nombre considérable de microorganismes de toute nature.

Analyse du lait de vache. Cette analyse se fait, en principe, d'après les règles que nous avons formulées plus haut pour l'analyse du lait de femme (p. 288). On trouvera les détails sur l'analyse du lait de vache dans *Pfeiffer*, Analyse der Milch, 1886.

La digestibilité du lait de vache est notablement inférieure à celle du lait de femme [4]. On peut compter à peu près 4 à 5 parties de fèces pour 100 parties de lait de vache. Si l'on analyse ces fèces, on trouve que le lait a été absorbé, en moyenne, à raison de 93 %, représentés par :

Albumine	98.5—99 %
Graisse	93 —95 »
Sucre	100 »
Sels	45 —57 »

(dont seulement 3o % de sels de calcium). Cette infériorité du lait de vache comparé au lait de femme s'explique surtout par son mode de coagulation différent, résultant de la nature différente de sa caséine. La caséine du lait de vache se coagule par le ferment du lab en flocons et en masses plus volumineux et plus denses que la caséine du lait de femme. Il en résulte que le lait de vache, arrivé dans l'estomac, y forme des caillots plus volumineux, ainsi

---

(1) Voir *Uffelmann*, Hyg. Topogr. von Rostock, 1889.
(2) *J. König*, Loco citato, 1883, Bd. 2, p. 708. Pour l'influence de l'alimentation sur le lait, voir encore *J. König*, Loco citato, 1889, p. 298—312, où la bibliographie se trouve également indiquée.
(3) *Commaille*, Journ. de pharm., T. 10. — Voir aussi, Molkereizeitung, 1889, p. 217.
(4) *Uffelman*, *Pflüger's* Arch., Bd. 29, p 339.

qu'on peut d'ailleurs s'en convaincre par l'examen des matières vomies par les enfants soumis à l'allaitement naturel comparativement aux matières vomies par les sujets élevés avec le lait de vache, ces derniers jouissant d'ailleurs d'une parfaite santé. Tandis que dans le premier cas les matières vomies environ 20 minutes après le repas sont formées par des flocons délicats, à peine perceptibles, dans le second cas au contraire elles forment des masses compactes. Les sucs digestifs pénètrent évidemment d'autant plus difficilement dans les coagulums, les dissolvent d'autant plus lentement et incomplètement qu'ils sont plus volumineux et plus denses[1]. Aussi, même après un contact prolongé avec le suc gastrique, une partie notable de la caséine du lait de vache (jusque 1/4) échappe-t-elle à la dissolution (p. 289); cette portion est représentée surtout par de la nucléine phosphorée (paranucléine). De fait, cependant, la partie du lait de vache qui échappe à la digestion stomacale est presque totalement digérée et absorbée ensuite dans le tube intestinal.

Il est remarquable, enfin, que les sels minéraux contenus dans cet aliment soient absorbés à un si faible degré. Ce fait résulte peut-être de ce qu'une certaine quantité de sels est entraînée dans les coagulums, mais il est surtout en rapport avec la richesse en chaux 5—6 fois plus considérable pour le lait de vache que pour le lait de femme et, d'autre part, avec cet autre fait que l'enfant n'en absorbe que la quantité exactement nécessaire à ses besoins.

Si le lait de vache est parfois si mal toléré, c'est dû principalement à sa teneur en microbes, spécialement en agents de la fermentation[2], qui continuent à développer leur action dans le tube digestif. *Soxhlet*[3] admet avec raison que ce sont les particules d'excréments de vache, dont la présence est si fréquente dans le lait, qui constituent le principal véhicule de ces microbes. En tout cas, l'expérience apprend que l'alimentation par du lait bouilli et stérilisé est bien mieux supportée par les enfants, provoque bien moins souvent des troubles digestifs, du catarrhe stomacal ou stomaco-intestinal, que l'alimentation par du lait non bouilli.

Choix du lait de vache. Le lait de vache qui doit servir à l'alimentation des nourrissons doit être choisi avec un soin tout spécial. La règle fondamentale consiste à choisir un lait pur, frais, d'une composition aussi constante que possible; pour cela, il doit provenir de vaches absolument saines, nourries d'une manière rationnelle, de préférence à l'aide d'une nourriture sèche. Afin d'obtenir un lait dont la composition soit aussi constante que possible, on préfère en général de donner un mélange de laits provenant de plusieurs vaches[4]; les oscillations dans la composition de chacune des portions de lait, prises à divers moments et chez divers animaux, sont ainsi le mieux compensées (p. 125).

(1) *Biedert*, Die Kinderernährung, 2. Aufl., 1893. — *Escherich* estime, par contre, que la digestion de la caséine du lait de vache n'est pas difficile. Jahrb. f. Kinderheilk., Bd. 27, p. 100.
(2) *Uffelmann*, *Pflüger's* Arch., Bd. 29, p. 369.
(3) Münchener med. Wochenschr., 1886, Nr. 15 et 16.
(4) *Jacobi* dans *Gerhardt's* Handbuch der Kinderkrankheiten, Bd. 1, 2. — *Biedert*, Kinderernährung, 1880, p. 225.

Il est de la plus haute importance de se servir uniquement de lait provenant de vaches saines. Ces animaux peuvent en effet être atteints de fièvre aphteuse, de tuberculose, de charbon, et fournir alors un lait infectieux. Le lait des vaches atteintes de fièvre aphteuse provoque chez l'homme la stomatite aphteuse lorsqu'on n'a pas pris la précaution de le faire préalablement bouillir. Il n'y a plus de doute aujourd'hui que le lait des vaches tuberculeuses puisse provoquer la tuberculose chez l'homme. *R. Koch* [1] a démontré à l'évidence l'identité de la tuberculose bovine et de la tuberculose humaine; *May* et *Hirschberger* [2], entre autres, ont établi expérimentalement les propriétés infectieuses du lait non bouilli provenant de vaches tuberculeuses. *Demme* [3], *Stang*, *Meyerhoff*, *Brouardel*, etc. ont décrit chez les enfants des cas de tuberculose où la cause de la maladie devait être attribuée indubitablement à l'usage de pareil lait. Il paraît toutefois certain que le lait des vaches tuberculeuses n'est pas toujours infectieux, et qu'il ne possède cette propriété que lorsque les animaux en question sont atteints de tuberculose généralisée ou d'une affection tuberculeuse siégeant au pis, près des canaux lactifères [4]. D'après *May* et *Bang*, on peut même considérer comme démontré que la simple ébullition du lait suffit pour rendre inoffensif le virus de la tuberculose.

Le lait des vaches charbonneuses peut être contagieux, ainsi que *Bollinger* [5] l'a déjà démontré expérimentalement depuis plusieurs années et comme *Feser* [6] l'a confirmé depuis; *Chambrelent* et *Mousson* [7] sont même parvenus à retrouver dans ce lait les bacilles du charbon. Comme le virus rabique se trouve également dans la glande mammaire, on doit admettre que le lait d'animaux atteints de rage est également infectieux.

Le lait des vaches atteintes de phtisie pulmonaire possède-t-il des propriétés infectieuses? *Lécuyer* [8] a prétendu que oui, mais on doit considérer la question comme non résolue. Ce qui, en tout cas, paraît être certain, c'est que ce lait a une odeur désagréable et qu'il provoque des vomissements; il doit donc être exclu de la consommation.

Ainsi que nous l'avons dit à un autre endroit, les vaches malades, soumises à un traitement médicamenteux, peuvent éliminer avec le lait divers médicaments, tels que le tartre stibié, l'arsenic, l'iodure de potassium, l'essence de térébenthine, la rhubarbe [9]. C'est un point dont on doit également tenir compte dans le choix du lait.

Il faut de plus que les vaches soient nourries d'une manière rationnelle, ou du moins qu'elles ne reçoivent pas de substances capables d'altérer les qualités du lait, comme le font en général la drèche, les tourteaux renfermant de l'huile rancie, les déchets culinaires vieillis, les aliments tombés en putréfaction, etc. [10]. Le meilleur mode d'alimentation consiste à nourrir sec, c'est-à-dire à donner une nourriture constituée de céréales concassées, surtout d'avoine concassée, de farine de lin, du foin d'esparcette et de luzerne avec un peu de paille hachée. Alimentée avec de la verdure, la vache fournit un lait qui détermine facilement de la diarrhée chez les jeunes enfants [11].

Le lait doit en outre être frais et pur. Il doit être frais parce qu'il devient bientôt acide et qu'un lait acide, renfermant de l'acide lactique, provoque souvent, chez les enfants de la 1ᵉ année, des catarrhes gastrique et entérique aigus, ou un catarrhe digestif chronique et, après usage habituel, peut-être aussi du rachitisme. Le lait peut avoir été souillé parce qu'il a été trait par des mains

---

(1) Mittheilungen aus dem kaiserl. Gesundheitsamte, Bd. 2, p. 1.

(2) *May*, Arch. f. Hyg., 1883, Bd. 1. p. 121. — *Hirschberger*, Exp. Beiträge zur Infectiosität der Milch u. s. w., Dissert., Leipzig, 1889.

(3) Jahresbericht über das *Jenner*'sche Kinderspital in Bern pro 1882, p. 48. Pour la littérature complète, voir *Würzburg*, Therap. Monatsh., 1891, Januar.

(4) *Kolessnikow*, Virchow's Arch., Bd. 70, p. 531. — *Bang*, Zeitschrift f. Thiermed., 1890, p. 1.

(5) Bericht über die 52. Versammlung d. Naturforscher u. Aerzte.

(6) D'après *Virchow* u. *Hirsch's* Jahresbericht pro 1880, Bd. 1, p. 614.

(7) Comptes rendus, 1883, p. 1142.

(8) Revue d'hygiène, 1885, p. 446.

(9) Voir à ce sujet *Martiny*, Loco citato.

(10) *Soxhlet* (Loco citato) se refuse, toutefois, à admettre que la facilité avec laquelle le lait se décompose soit influencée par le mode de nourriture.

(11) Voir *Gontard*, Deutsches Wochenblatt f. Gesundheitspflege, 1885, Nr. 12.

sales ou parce que les tétons étaient sales, ou parce que les réservoirs dans lesquels il a été recueilli sont sales, ou enfin parce que les endroits où il a séjourné sont remplis de poussière et infectés par une atmosphère viciée. Pareil lait se gâte facilement et peut, d'après la nature de l'altération, être par lui-même nuisible.

Nous avons déjà signalé que le lait peut devenir infectieux lorsqu'il a été mélangé à de l'eau renfermant des produits infectieux, peut-être même lorsqu'il est conservé dans une place dont l'air contient des germes pathogènes. On connaît déjà plus de 100 épidémies de fièvre typhoïde qui ont été déterminées par du lait contaminé.

Les plus connues d'entre ces épidémies sont celles de Islington, de Marylebone, de Parkhead et de Bristol[1]. Le rapport de *Shirley Murphy*[2] sur l'épidémie de fièvre typhoïde qui a sévi à St. Pancras (Londres) en 1883, est des plus instructifs. Au cours de cette épidémie, 431 personnes furent atteintes de typhus abdominal; 220 d'entre elles avaient régulièrement fait usage d'un lait provenant d'une laiterie située au milieu de ce quartier; 30 autres en avaient pris souvent. Cette laiterie fournissait régulièrement à 928 familles, dont 131 furent atteintes. Dans nombre de familles, les personnes qui burent le lait en question tombèrent seules malades; dans une famille, sur 10 personnes qui avaient bu de ce lait, 7 furent atteintes; tandis que, dans 7 autres familles, personne d'entre celles qui burent de la bière ne tomba malade. Dans le personnel même de la laiterie, 8 sujets sur 21 furent frappés de fièvre typhoïde. Une enquête minutieuse fit découvrir que des cas de fièvre typhoïde s'étaient présentés dans la ferme qui pourvoyait la laiterie de St. Pancras. Un autre rapport du même auteur décrit l'épidémie de typhus de St. Alban à Londres en l'année 1884, et qu'il attribue également à du lait infecté. Dans les deux cas, il est difficile d'incriminer autre chose que l'eau, infectée par des bacilles typhiques, qui a été mise en contact avec les ustensiles de la laiterie. D'ailleurs, je renvoie à la bibliographie indiquée plus haut (p. 255) et surtout au résumé général fait par *Würzburg*[3].

Dans un grand nombre de publications faites par des médecins anglais, il est admis comme démontré que la consommation du lait de vache peut également transmettre la diphtérie et la scarlatine.

On suppose que les virus de ces maladies arrivent dans le lait, soit lors de la traite pratiquée par des personnes malades ou convalescentes mais encore porteurs de virus, soit pendant la conservation du lait dans des places où se sont trouvés des diphthériques ou des scarlatineux. On doit cependant reconnaître que l'existence d'une relation de ces maladies avec la consommation de lait n'a pas été jusqu'ici rigoureusement démontrée; toutefois, plusieurs considérations rendent cette relation probable. En tout cas, une grande prudence s'impose.

Rappelons enfin, conformément à ce que nous avons déjà dit (p. 255), que le lait devient bleu par décomposition de la caséine; qu'il devient rouge par addition de sang provenant du pis, ou après pullulation de microbes spéciaux; qu'il devient visqueux et filant par une décomposition microbienne spéciale. Il va de soi qu'un pareil lait ne peut entrer dans l'alimentation infantile. Tout lait qui présente déjà quelque signe d'une composition anormale doit être banni de l'alimentation des enfants, car le tube digestif de ceux-ci est particulièrement sensible.

Traitement et préparation du lait de vache. Un bon lait de vache étant choisi, il faut encore le traiter et le préparer d'une manière convenable pour l'alimentation des enfants; ces manipulations ont pour but, d'une part, de tuer les germes de la fermentation et les virus pathogènes contenus dans le lait, d'autre part, de le rendre aussi semblable que possible au

---

(1) Voir *Uffelmann*, Hygiene des Kindes, p. 222.
(2) Report on an outbreak of enteric fever in St. Pancras, 1883.
(3) Therap. Monatsh., 1890, Januar.

lait de femme. Pour empêcher le lait de devenir aigre, on peut le refroidir à l'aide de l'un ou de l'autre appareil spécial pour la réfrigération du lait (*Donné, Knapp, Haase, Lefeldt, Jellinck, Lawrence, Mitzinger* et *Zwingenberger*). On recommande vivement le procédé de *Swartz,* qui consiste à refroidir rapidement à + 2—3º C. le lait tamisé dans des vases d'étain ovalaires entourés de glace. Le lait ainsi traité se conserve pendant 18—24 heures au moins. L'action du froid de + 2º ne tue ni les agents pathogènes ni ceux de la fermentation, elle entrave seulement leur développement. Pour empêcher le lait de devenir aigre, et pour y tuer les germes en même temps, on doit le soumettre à l'influence de la chaleur. Si on le fait bouillir pendant 5—10 minutes immédiatement après la traite, il se conserve pendant 24 heures environ; en même temps la plupart des germes et en tout cas tous les agents pathogènes sont rendus inoffensifs. Pour tuer les microbes dans le lait, on doit soumettre celui-ci, dans des appareils spéciaux à stérilisation, pendant une demi-heure à trois quart d'heure à l'action d'un courant de vapeur d'eau; à cet effet, on peut employer l'appareil de *Soxhlet* ou tout autre du même genre (par exemple, celui de *Stutzer*).

Déjà, dans la première partie de ce traité (p. 128), nous avons relevé que la stérilisation à 102º C. par un courant de vapeur, tout en détruisant la plupart des microorganismes pathogènes et la plupart des bactéries (spécialement ceux de la fermentation acide), ne tue pas certaines spores, ni les bactéries aérobes peptonisantes qui sont très répandues dans la bouse de vache et dans la poussière des rues, bactéries qui décomposent la caséine à une température d'environ 25º en peptone et toxines, donnant au lait un goût amer, et pouvant provoquer chez les enfants des affections graves du tube digestif. Aussi le lait chauffé doit-il être conservé, jusqu'au moment de la consommation, à une basse température (10—12º C.)[1]. La stérilisation absolue du lait et sa conservation indéfinie, en d'autres mots, la préparation de lait indéfiniment stérile réclame en outre des précautions spéciales sur lesquelles nous reviendrons encore (p. 314). Mais si le lait est consommé endéans les 24 heures, il n'est pas nécessaire qu'il soit absolument stérile; dans ce cas, le lait préparé d'après le système *Soxhlet* est parfait sans aucune restriction.

L'appareil de *Soxhlet* jouit d'une vogue considérable pour les usages domestiques. La quantité journalière de lait, diluée proportionnellement à l'âge de l'enfant, est additionnée de sucre (p. 3oo) et partagée en 8—10 portions, puis bouillie par un courant de vapeur. Le lait doit être aussi frais que possible; la dilution se fait dans un réservoir approprié faisant partie de l'appareil; les 8—10 portions sont mises dans des bouteilles d'une contenance de 100—150—200 c.c. d'après le volume de chaque repas. Dans le dernier modèle, construit par *Soxhlet,* la fermeture de la bouteille se fait à l'aide d'un capuchon de caoutchouc, portant en son milieu un disque épais de caoutchouc incisé en son milieu; les bouteilles sont groupées sur un support en fer-blanc et placées dans la marmite remplie d'eau jusqu'à mi-hauteur qui est ensuite portée à l'ébullition. Le lait venant à bouillir, l'air soulève légèrement le capuchon de caoutchouc et s'échappe par l'incisure béante du disque central. Après une ébullition d'une demi-heure, on enlève le support avec les bouteilles, on le place à un endroit frais (le mieux dans une glacière); par le refroidissement, il se produit à l'intérieur des bouteilles une condensation de l'air et de la vapeur; le vide produit aspire le capuchon de caoutchouc et applique intimement l'une sur l'autre les lèvres de l'incisure.

La conservation du lait pour un jour peut également être obtenue en le pasteurisant

---

[1] *Flügge,* Zeitschr. f. Hyg., 1894, Bd. 17, p. 272.

convenablement. Dans l'appareil à pasteurisation de *Seidensticker*, on chauffe d'abord pendant 15 minutes, puis on porte à 75º pendant 15 minutes et on laisse refroidir pendant une demi-heure; la pasteurisation habituelle ne suffit pas [1].

On emploie fréquemment pour la conservation, du bicarbonate de soude, soit 0.5 gr. pour 1000 c.c. de lait, ou 1 gr. de borax pour un litre de lait. Toutefois, ces additions sont loin d'être indifférentes, du moins pour les nourrissons; tel est particulière-ment le cas pour le borax. Il résulte des recherches de *Forster* et de *Schlenker* [2] que l'acide borique ajouté aux aliments diminue le degré d'absorption de l'albumine, augmente la desquamation des éléments cellulaires de la muqueuse digestive, élève ainsi la production du mucus, et provoque enfin une élimination plus grande d'acide phosphorique (p. 62).

On emploie parfois l'acide salicylique pour la conservation du lait de vache. L'addition de 0.5 gr. par litre de lait suffit pour empêcher l'acidification pendant une semaine; l'addition de 0.1 gr. à la même quantité de lait a pour effet de le conserver pendant 24 heures à la température de 15º C.

Il faudrait naturellement démontrer d'abord que cette addition n'est pas nuisible à l'enfant, même après un usage prolongé de lait ainsi traité; en outre, il est démontré que l'addition de carbonate de soude, de borax et d'acide borique, même celle d'acide salicylique ne tue pas les germes pathogènes [3]. Faire bouillir le lait ou mieux encore le stériliser par la vapeur d'eau demeure donc le procédé le plus sûr et le plus inoffensif.

Le lait bouilli ou stérilisé doit être conservé de telle manière que les germes pathogènes ne puissent plus y arriver après coup. Ce qu'on réalise en le laissant dans les réservoirs où il a été stérilisé, en bouchant ceux-ci à l'aide d'une fermeture automatique ou avec de l'ouate stérilisée. On doit aussi prendre la précaution de le conserver dans un endroit où l'atmosphère est pure, jamais dans des chambres de malades ou dans des places telles que les chambres d'accouchées, les chambres d'enfants, car l'atmosphère y est viciée par des gaz odorants et par de nombreux germes. Le lait constitue un excellent milieu de culture pour les ferments organisés, ainsi que l'avait déjà établi *Dougall* [4], et comme l'ont confirmé depuis *Wolffhügel, Hesse, Kitasato* et *Heim* [5].

L'alimentation rationnelle du nourrisson exige que le lait de vache possède une composition analogue à celle du lait de femme. En outre, on doit tenir compte du fait que le lait de vache n'est pas digéré au même degré que le lait de femme, surtout par l'enfant qui n'y est pas encore habitué. Or, comme le lait de femme contient beaucoup moins d'albumine et de sels que le lait de vache, on devra en toute circonstance diluer ce dernier. Il s'agit seulement de savoir quel doit être le degré de la dilution. Pour trancher cette importante question, il faut se rappeler que chaque addition d'eau ou de mucilage (par exemple, mucilage d'orge) diminue la teneur en graisse en même temps que celle de l'albumine et des sels. C'est un point dont, pendant longtemps, on n'a pas suffisamment apprécié l'importance, et pourtant la graisse joue un rôle nutritif capital, spécialement chez l'enfant.

On avait jadis l'habitude d'ajouter seulement 1/5 d'eau, on éleva plus tard ce chiffre à 1/3; *Rau* [6] recommanda déjà un mélange de 2 parties d'eau pour 1 partie de lait; *Biedert* [7] prescrivit même,

---

(1) *Bitter*, Zeitschr. f. Hyg., Bd. 8, p. 2. — *Lazarus*, Ibid., p. 233.

(2) *Schenker*, Ueber die Verwendbarkeit der Borsäure, Dissert. — *Forster*, Arch. f. Hyg., Bd. 2, p. 75.

(3) *Lazarus*, Zeitschr. f. Hyg., Bd. 8, p. 207.

(4) *Dougall*, Rep. of the brit. ass. f. the advancement of science, 1871.

(5) *Wolffhügel*, Arbeiten aus dem k. Gesundheitsamte, Bd. 1, p. 470. — *Heim*, Ibid., Bd. 5, p. 294. — *Kitasato*, Zeitschr. f. Hyg., Bd. 5, p. 391. — *Hesse*, Zeitsch. f. Hyg., Bd. 3, p. 494.

(6) *Rau*, Worin ist die natürliche Sterblichkeit der Kinder etc. begründet? Preisschrift, Bern, 1836.

(7) *Biedert*, Die Kinderernährung, 1880.

du moins pendant les premières semaines, une dilution beaucoup plus considérable encore, un enfant de cet âge ne pouvant pas, d'après lui, digérer plus de 1 % de caséine de lait de vache. Mais c'est là une erreur. *Uffelmann* examina régulièrement pendant 4 semaines les fèces d'un nouveau-né nourri de lait de vache (325 c.c. de lait + 325 c.c. d'eau par jour); il put se convaincre que les 14.5 gr. d'albumine renfermés dans la ration journalière de lait étaient complètement digérés, à part 0.12 gr., quoique la caséine représentât 2 % du mélange. Sous ce régime, l'enfant se développa d'une manière excellente; son poids avait augmenté de 635 gr. le vingt-neuvième jour après la naissance.

Nous devons donc résolument mettre le public en garde contre la dilution excessive du lait de vache, car l'apport insuffisant d'albumine et de graisse se fera tôt ou tard sentir. D'autre part, nous ne pouvons non plus donner ces principes nutritifs en quantité excessive, car une consommation exagérée continue d'albumine et de graisse surcharge le tube digestif et peut ainsi devenir nuisible.

D'après *Uffelmann,* la dilution la plus convenable, le lait étant de bonne qualité (4 % d'albumine, 3—3.5 % de graisse), serait la suivante :

au 1ʳ et au 2ᵉ jour, 1 partie de lait avec 3 parties d'eau.
du 3ᵉ — 30ᵉ » 1 » » 2 » »
au 2ᵉ mois 1 » » 1 » »
du 3ᵉ — 6ᵉ mois, 1 » » 3/4 » »
7ᵉ — 9ᵉ » 1 » » 1/2 » »

à partir du 10ᵉ mois, on donne le lait comme tel.

Si l'on observe cette règle, le tube digestif du nourrisson s'habitue progressivement à une solution de plus en plus concentrée en principes nutritifs. Les résultats sont excellents, ainsi que le démontre une expérience de plusieurs années.

Il ne faut pas seulement diluer le lait de vache, on doit aussi l'additionner de sucre, car cette substance s'y trouve en quantité moindre que dans le lait de femme. Comme celui-ci en contient 5 %, le lait de vache n'en contenant que 3.7—4.2 % seulement, on devra ajouter à 1000 c.c. de lait de vache naturel 12 gr. de sucre, soit environ 3 cuillerées à café; à 500 c.c. d'un mélange de lait et d'eau à parties égales, 6 gr. de sucre, soit environ 1 1/2 cuillerée à café. Le calcul se fait avec la plus grande facilité.

Quelle sorte de sucre prendra-t-on? Le sucre de lait est le sucre physiologique; on lui donnera donc la préférence, surtout que la lactose chimiquement pure constitue un produit commercial et est d'un prix modéré (environ fr. 2.50 le kgr.). Toutefois, l'addition de sucre de canne paraît suffire; de plus, ce sucre est meilleur marché (environ fr. 1.00 le kgr.) et est plus facile à se procurer.

Comme le lait de vache contient tous les sels inorganiques — le fer seul excepté — à une concentration 2 à 3 fois plus forte que le lait de femme, la dilution avec de l'eau le rapproche également ainsi de ce dernier.

Escherich part d'un tout autre principe : s'appuyant sur les données fournies par les recherches de *Pfeiffer,* de *Camerer,* etc., sur la quantité de lait maternel bue par jour pendant chacun des

septénaires (p. 291), il calcule la quantité de substances nutritives y
renfermée; il donne la quantité de lait de vache correspondant à
l'équivalent nutritif du lait maternel, et le dilue au volume de
celui-ci; par exemple, un nourrisson de 4 semaines boit journellement en 7 repas 550 c.c. de lait maternel; la même quantité
de principes nutritifs est contenue dans 350 c.c. de lait de vache,
quantité qui doit être portée à 550 c.c. par addition d'eau. *Escherich*
en est ainsi arrivé à recommander de donner au début 150 c.c.
de lait de vache + 250 c.c. d'eau, au 2e mois 400 c.c. de
lait + 400 c.c. d'eau, au 4e mois 600 c.c. de lait + 400 c.c. d'eau,
au 8e mois 1000 c.c. de lait non dilué. On doit reconnaître que
cette méthode apporte à l'enfant, en quantité et en concentration à
peu près exactes, les principes nutritifs qui sont nécessaires à ses
besoins. Mais elle exige de la part de la mère ou des gardes un degré
d'intelligence qui ne se rencontre habituellement pas, aussi n'a-t-elle
pas encore acquis grande vogue jusqu'ici.

Il va de soi que l'eau sucrée qu'on ajoute au lait doit être
bouillie ou stérilisée.

Il est encore plus simple pour obtenir la dilution voulue du lait
de vache de se servir du procédé de *Heubner* et de *Fr. Hofmann*[1] :
on ajoute à une partie de bon lait de vache une partie d'une
solution aqueuse de lactose à 6 % et on stérilise ensuite, ce
qui se fait facilement. La graisse contenue dans le lait de vache en
quantité trop faible comparativement au lait de femme (1.32 %) est
remplacée ainsi par la quantité équivalente (1 partie de graisse =
2.4 parties de lactose) de lactose (3.19 %); ce mélange renferme
pour %, environ 1.7 d'albumine, 1.8 de graisse, 5.4 de sucre,
0.4 de sels. *Heubner* et *Hofmann* rompent aussi avec la tradition
des nombreuses dilutions variant avec l'âge; pour les enfants de
1—9 mois, ils recommandent indistinctement ce mélange, exception
faite cependant pour les enfants très-faibles et convalescents
pour lesquels ils proposent 1 partie de lait de vache pour 2 parties
d'une solution de lactose à 4.5 %. Dans la grande majorité des cas,
ils ne recommandent donc que ce seul mélange. C'est évidemment la
prescription la plus simple, la plus facile à comprendre et la plus
simple à exécuter. A partir du 9e mois, les enfants sains et forts
peuvent déjà recevoir du lait pur.

Au point de vue de sa composition chimique, le lait de vache
s'est rapproché du lait de femme par l'addition de l'eau et de sucre,
mais il n'en demeure pas moins du lait de vache et, par conséquent,
est moins digestible que le lait de femme. Il s'agit de rechercher s'il
n'est pas possible de parer également à ce dernier inconvénient.

L'ébullition ou la stérilisation du lait a déjà pour effet,
ainsi qu'il est dit plus haut, qu'il est mieux supporté par l'enfant,
qu'il provoque plus rarement des troubles digestifs, les agents de
la fermentation ayant été tués par la chaleur. Cette raison suffit
déjà pour que l'ébullition, ou mieux encore la stérilisation, ne soit

---

[1] *Heubner*, Artikel « Säuglingsmilch » in der Festschrift « Die Stadt Leipzig in
hygienischer Beziehung », 1891. — *Soxhlet* (Münchener med. Wochenschr., 1893, Nr. 4)
recommande un mélange composé de 1 partie de bon lait de vache avec une demi-
partie d'une solution de lactose à 12.3 %; ce mélange contient : albumine 2.37,
graisse 2.46, lactose 9.4, cendres 0.47 pour %. Le mélange de *Heubner* mérite la
préférence, ne fut-ce qu'à raison de sa faible teneur en sucre (5.4 contre 9.4 pour %).

jamais négligée. Toutefois, la caséine n'est pas rendue ainsi plus digestible, pas même lorsque l'ébullition est longtemps prolongée ou qu'elle se fait sous pression. *Uffelmann*[1] a réfuté les conclusions contraires par de nombreuses recherches personnelles d'où il résulte que la caséine du lait de vache, chauffée même à 120°. et soumise à une ébullition prolongée, donne sous l'influence du suc gastrique artificiel les mêmes masses compactes qui se forment dans les conditions ordinaires. Pareillement, il ne put confirmer pour l'enfant la donnée de *Reichmann*, d'après laquelle le lait bouilli disparaîtrait plus rapidement de l'estomac. Inversement, il est démontré [2] que le lait de vache stérilisé, chauffé à 102° pendant une 1/2—3/4 d'heure, est digéré et absorbé dans le tube digestif aussi bien que le lait simplement bouilli.

L'addition au lait de liquides mucilagineux, tels que le décocté d'orge et les soupes au gruau, exerce une action favorable. Il est vrai que ces mucilages contiennent une petite quantité de fécule, mais c'est de la fécule gonflée (empois d'amidon), par conséquent plus digestible, et surtout la quantité de fécule est très minime (seulement 1 °/₀ de fécule dans la solution mucilagineuse); aussi, peut-on sans crainte donner des mucilages au nourrisson à tout stade du développement, car ces faibles quantités de fécule sont déjà digérées dès les premières semaines. L'addition de mucilage d'orge élève la digestibilité du lait; les recherches de *Uffelmann* nous apprennent que, pour le lait de vache additionné de mucilage,

l'absorption de l'albumine s'élève à 99.7 °/₀
» de la graisse » 96.6 °/₀
» du sucre » 100.0 °/₀
» des sels » 57.0 °/₀.

Au lieu du mucilage d'orge, *Kormann*[3] et *v. Dusch*[4] ont recommandé le mucilage d'avoine; toutefois, des quantités quelque peu élevées de ce dernier mucilage provoquent chez bon nombre d'enfants des gargouillements et des selles liquides.

Rieth, de Berlin, est parvenu récemment à fabriquer à l'aide du lait de vache une préparation dont les propriétés physiques et chimiques se rapprochent du lait de femme à un plus haut degré que toutes les préparations connues auparavant. Si l'on dilue le lait de vache avec de l'eau jusqu'à ce que sa teneur en caséine soit égale à celle du lait de femme, la teneur en albumine proprement dite de ce lait dilué est trop faible. Pour faire disparaître cette différence, il faut y ajouter une albuminoïde qui ne se coagule pas par la chaleur; celle qui convient le mieux à cet effet est l'albumose obtenue en chauffant le blanc d'œuf à 130°. La teneur trop minime en sucre et en graisse de ce mélange est augmentée par l'addition de crème et de lactose jusqu'à ce qu'elle corresponde à celle du lait de femme. Le lait albumosé de *Rieth* se coagule, après addition de lab, en flocons aussi fins que ceux du lait de femme; de même, le lait rendu par vomissement par les enfants présente la même

---

(1) *Pflüger's* Arch., Bd. 29. p. 370, 374.
(2) *Bendix,* Jahrb. f. Kinderheilk., Bd. 38. p. 393.
(3) Jahrb. f. Kinderheilk., Bd. 14, p. 238.
(4) dans *Virchow* und *Hirsch's* Jahresbericht pro 1880, Bd. 2, p. 618.

coagulation en fins flocons. D'après les nombreuses recherches de *Hauser* [1], ce lait peut être donné comme tel sans dilution, aussi bien au nouveau-né qu'à des nourrissons plus âgés, et il suffit à lui seul à l'alimentation complète des enfants jusqu'à l'âge de 7 à 12 mois environ. Des enfants qui s'étaient mal développés par l'usage du lait de vache et qui souffraient de dyspepsie, soumis au régime du lait albumosé, offrirent les mêmes changements favorables que ceux qu'on obtiendrait en remettant l'enfant au sein d'une nourrice : la dyspepsie disparaît et même les nourrissons faibles augmentent en poids. Il est cependant à remarquer que les selles et les vents sentent généralement très mauvais après usage de lait albumosé. Actuellement, le prix de ce lait est encore très élevé, 90 centimes par litre de lait stérilisé et prêt à être bu à domicile.

J. Lehmann [2] propose de diluer le lait de vache avec 1 1/2 volume d'eau et d'y ajouter de la crème (moyennement riche en graisse), de la lactose et du blanc d'œuf jusqu'à ce que le mélange ait acquis une composition correspondant à celle du lait de femme. Un blanc d'œuf de poule additionné de 4 cuillerées à soupe d'eau, battu et passé par un linge, suffit pour 3 portions de lait. Les enfants nourris par du lait ainsi préparé se développeraient d'une manière excellente.

A l'addition de liquides mucilagineux, on doit surtout objecter qu'ils confèrent généralement au lait un goût peu agréable, et de plus, qu'ils augmentent à peine la digestibilité du lait.

On peut en dire autant de l'extrait de malt [3]. D'après *Escherich*, l'addition d'extrait de malt, soit environ une cuillerée à café pour 100 c.c. de lait dilué, est avantageuse en cas de tendance à la constipation.

Comme agents chimiques, on a recommandé la lactine et le sel lacté de *Paulcke ;* mais tous deux sont absolument inactifs [3], car leur addition n'empêche pas la coagulation du lait de vache en flocons compacts et n'accélère pas la peptonisation.

Le mieux serait encore de digérer le lait par la pancréatine ou le suc pancréatique ; on obtient ainsi un lait dont 82—85—90 % de protéine sont, après une digestion appropriée, transformés en peptone. Mais l'usage de lait digéré n'est guère pratique à cause de son amertume. L'addition de sucre peut, il est vrai, mitiger ce goût désagréable, mais il faut pour cela employer une quantité de sucre bien trop considérable pour l'enfant. On peut assez bien prévenir ce goût amer en arrêtant à temps la digestion [4], mais il demeure alors une grande partie d'albumine non peptonisée.

Le lait maternel artificiel de *Lahrmann* est un lait peptonisé à moitié. On le prépare en ajoutant à un bon lait de vache bouilli, de l'eau, du beurre, du sucre et des sels, de manière à lui donner une composition chimique aussi égale que possible à celle du lait maternel, et en le soumettant ensuite à la digestion pancréatique jusqu'à ce que la majeure partie des substances azotées ne se précipitent plus par les acides et que l'autre partie se coagule en fins flocons. *Wallichs* [5] a signalé des résultats favorables par l'emploi de ce lait dans l'alimentation des enfants. Mais le prix de ce produit est trop élevé pour qu'il puisse entrer dans la consommation générale, quelques cas spéciaux exceptés, par exemple, d'atonie digestive. Peut-être doit-il à ce point de vue être mis sur le même pied que le mélange de crème artificiel (p. 314).

Le lait peptonisé de *Vollmer* contient : albumine 1.7, graisse 1.2, sucre 6.1, sels 0.4 %. Il serait stérile et d'un goût agréable.

Pour le lait peptonisé de *Löflund*, voir « Conserves de lait » (p. 314).

Le lait de vache étant pris comme aliment unique doit posséder une température de 38° C. environ; il faut que cette température persiste pendant l'administration du lait, ce qu'on réalise en entourant la bouteille d'une enveloppe de feutre ou de flanelle.

---

(1) Berl. klin. Wochenschr., 1893, Nr. 33.
(2) *Pflüger's* Archiv, Bd. 56, p. 558.
(3) *Uffelmann*, Ibid., Bd. 29, p. 377, 378, 380.
(4) *Pfeiffer*, Bericht über die pädiatr. Section der 54. Vers. der Naturf. u. Aerzte.
(5) Deutsche med. Wochenschr., 1884, Nr. 41.

Vases à boire pour nourrissons. Comme vase à boire le meilleur est le biberon. L'enfant doit sucer ; la sécrétion des sucs digestifs est par là stimulée ; on réalise ainsi en même temps la condition que l'ingestion de l'aliment se fait lentement.

La bouteille doit être disposée de telle manière que le contenu ne s'écoule pas de lui-même, mais qu'il soit aspiré. A cet effet, il suffit de lui donner une petite ouverture d'écoulement, mais cette ouverture ne peut non plus pas être trop petite de crainte que l'enfant n'éprouve trop de difficulté à sucer. On a également à se rappeler que l'enfant à la mamelle met environ 20 minutes pour une tetée. La meilleure forme d'embouchure est la forme ovalaire allongée du mamelon ; les embouchures en caoutchouc, sans métal, doivent être préférées à celles en os ou en ivoire, qui sont trop dures pour la muqueuse délicate de la bouche des enfants.

Une bonne bouteille, facile à nettoyer, est celle qui a été brevetée en Allemagne sous le no 27652. Elle possède une fermeture en métal anglais sans plomb, pas de bouchon de liége, pas de tube en caoutchouc, mais par contre, un tube à niveau et une soupape en boule.

Le biberon de *Day* est très répandu, il a une forme aplatie ovalaire, un goulot légèrement incurvé et tout près une petite ouverture pour l'air ; l'embouchure est reliée par un tube court au bouchon de caoutchouc avec lequel il fait pièce.

Le biberon-pompe de *Soltmann* [1] consiste en une simple pompe aspirante ; la surface antérieure convexe présente une petite ouverture destinée à l'entrée de l'air, la surface postérieure concave repose, comme pour la bouteille de *Day*, sur la poitrine de l'enfant. L'embouchure présente à son sommet plusieurs trous ; elle est reliée à un ballon de caoutchouc qui se continue par un tube et se termine par un capuchon de caoutchouc. Ce capuchon, mis sur le col de la bouteille, remplace le bouchon et donne passage au tube en verre d'aspiration qui plonge dans la bouteille. L'extrémité inférieure de ce tube porte un entonnoir de caoutchouc qui se termine coniquement en haut et est transformé en soupape à valves par une incision oblique. La simple pression par le doigt détermine l'entrée du lait dans la bouche du nourrisson ; aussi, ce biberon-pompe convient-il surtout pour les enfants très faibles.

Les tasses à bec présentent le grave inconvénient que par suite de leur forme le contenu en est rapidement avalé ; elles possèdent, par contre, l'avantage indéniable de se laisser nettoyer plus facilement et plus complètement que les biberons.

La malpropreté des biberons, et des vases à boire en général, favorise le développement des microorganismes qui arrivent ainsi dans le lait, par celui-ci dans la bouche, et ultérieurement dans l'estomac de l'enfant ; il en résulte diverses maladies, telles que le muguet et les catarrhes du tube digestif.

Pour rincer les bouteilles, le mieux est de se servir de sable blanc, de fin gravier ou de cendres de bois et d'eau propre. Il va de soi qu'on ne se servira pas, ainsi que cela se fait souvent, de la grenaille de plomb. Les bouteilles nettoyées à l'aide de grenaille de plomb présentent bientôt un aspect mat, opalin, déterminé par le dépôt de métal ; de petites quantités de ce métal, ou même d'arsenic qui se trouve renfermé à côté de lui dans les grains de plomb, sont donc toujours ingérées avec le lait. *Uffelmann* signale une observation personnelle d'un cas de ce genre d'où il résulte quels dangers peuvent en résulter [2].

Enfin, la bouteille rincée doit être stérilisée ; ce qu'on obtient le mieux en mettant dans la bouteille la nourriture préparée d'après les règles indiquées ci-dessus, et en stérilisant ensuite le tout.

[1] Voir, Jahrb. für Kinderheilkunde, 1878, p. 408.
[2] Hygiene des Kindes, 1881, p. 233.

A défaut de stérilisation, la bouteille rincée doit être d'abord remplie d'eau tiède, puis d'eau chaude qu'on y laissera refroidir.

Le nombre des repas pour l'alimentation avec le lait de vache ne devra pas dépasser celui de l'alimentation naturelle; en aucun cas, les repas ne seront plus rapprochés, attendu que le lait de vache se digère plus lentement que le lait de femme.

La quantité de nourriture prise à chaque repas doit être plus grande que chez les enfants à la mamelle. Ce besoin plus grand résulte de la moindre digestibilité du lait de vache et aussi, du moins au début, de sa dilution plus grande. On peut admettre que la quantité doit être environ 1/3 plus considérable pour l'alimentation au lait de vache. Mais ce volume dépend aussi en grande partie de l'individualité, du poids du corps, de la qualité du lait, de sorte qu'il est difficile d'indiquer une moyenne. En principe, l'enfant nourri artificiellement prendra la nourriture chaque fois jusqu'à satiété et non une quantité donnée d'après un schéma quelconque. Si l'enfant est habitué à prendre ses repas d'une façon régulière, son besoin en nourriture est si naturel qu'on peut être certain qu'il ne prendra pas beaucoup plus qu'il ne lui faut.

On sait que pendant la saison chaude l'alimentation des enfants par le lait de vache détermine assez souvent des maladies du tube digestif, surtout la gastrite et la gastro-entérite aiguës. Ces effets fâcheux résultent indubitablement de ce que le lait de vache constitue un excellent milieu de culture pour les microbes, qu'il se modifie si facilement, qu'il subit si aisément la fermentation acide. Si donc on veut prévenir ces maladies, on devra veiller avec un soin extrême à ce que le nourrisson reçoive toujours du lait stérilisé, jamais du lait aigre[1].

Si le lait de vache est déjà aigre lorsqu'il entre dans la maison, on peut encore le neutraliser à l'aide d'un peu d'eau de chaux, mais ce n'est là qu'un pis aller. Le premier devoir est de se procurer aussitôt du bon lait non acide.

Si on demande quelle est la valeur de l'alimentation des enfants à l'aide du lait de vache[2], on doit reconnaître que cette méthode est inférieure à l'alimentation naturelle. L'enfant ne se développe généralement qu'avec lenteur au début de l'alimentation par le lait de vache; pareillement, la diminution initiale en poids est plus grande que chez les enfants à la mamelle. Ce fait dépend de la moindre digestibilité du lait de vache et surtout de la dilution plus grande à laquelle il doit être donné, de sorte qu'il offre à l'enfant moins de principes nutritifs que le lait de la mère. Mais l'enfant une fois habitué au lait de vache le digère mieux qu'au début et présente bientôt l'augmentation journalière en poids au degré normal; il n'est même pas rare qu'un enfant élevé avec du lait de vache dépasse en poids les enfants nourris au sein. C'est un fait bien connu du public et qui s'explique naturellement par une consommation plus grande de nourriture par l'enfant nourri avec le

---

(1) Voir *Uhlig*, Jahrbuch f. Kinderheilkunde, Bd. 3o, p. 83. — *Heubner*, d'après, Milchzeitung, 1889, p. 777. — *F. A. Schmidt*, Künstl. Ernährung des Säuglings, 1888. — *Gräbner*, Petersb. med. Wochenschr., 1888, Nr. 33.

(2) *Fleischmann*, Ueber Ernährung und Körperwägungen der Neugeborenen, etc., 1877. — *Russow*, Beobachtungen über den Einfluss der natürlichen und künstlichen Ernährung auf Gewicht und Länge der Kinder, 1879.

lait de vache. Et cependant, l'alimentation naturelle mérite de loin la préférence, car la valeur de l'alimentation avec le lait de vache est considérablement amoindrie par la fréquence des troubles digestifs qu'elle provoque[1].

Lait de chèvre. Le lait de chèvre ne se distingue du lait de vache que par une teneur légèrement plus grande en graisse (4.8 %) ainsi que par une odeur spéciale (acide caprinique); sa digestibilité ne diffère pas non plus de celle du lait de vache; aussi, le lait de chèvre convient-il parfaitement pour l'alimentation des enfants, bien que, en général, il ne soit guère pris volontiers. Il mérite la préférence à un seul point de vue, à savoir qu'il provient d'animaux qui ne sont phtisiques que dans des conditions tout à fait exceptionnelles. Ce peut être d'une certaine importance pour l'alimentation artificielle d'enfants issus de parents phtisiques, bien que les germes de la phtisie contenus dans le lait de vache puissent être sûrement rendus inoffensifs par l'ébullition.

Conserves de lait.

Toutes les conserves de lait, le lait condensé avec ou sans addition de sucre, et le lait simplement conservé par la chaleur, ont été recommandées pour l'alimentation des enfants. Il faut d'abord en exclure le lait condensé additionné de sucre de canne comme absolument impropre (p. 135); il renferme environ 12 % d'albumine, 11 % de graisse et pas moins de 30—40—45 % de sucre. Or, si nous le diluons avec la quantité d'eau nécessaire, de manière à rendre sa teneur en albumine à peu près égale à celle du lait de femme, sa teneur en sucre demeure beaucoup trop élevée; si nous le diluons suffisamment pour que sa teneur en sucre équivale à celle du lait de femme, la quantité d'albumine et de graisse devient beaucoup trop faible. On ne peut sortir de ce dilemme condamnatoire[2]. *Demme*[3] a proposé d'ajouter de l'eau albumineuse au lieu de l'eau ordinaire (1 blanc d'œuf pour un litre d'eau bouillie); mais dans ce cas encore la teneur en graisse est toujours trop faible. *Binz* recommanda d'ajouter au lait condensé un décocté de légumineuses (15 : 500) de manière à élever ainsi la richesse en substances protéiques, mais alors la graisse fait également défaut. Comme on voit, il est impossible d'utiliser le lait condensé sucré pour l'alimentation des enfants sans enfreindre absolument les principes fondamentaux de l'alimentation artificielle. De plus, l'expérience a appris que cette préparation exerce une action nuisible sur la santé des enfants. L'usage prolongé provoque assez souvent du catarrhe digestif et du rachitisme, probablement parce qu'une partie notable du sucre se transforme en acide lactique.

Par contre, le lait condensé sans addition de sucre, ainsi que le lait non condensé mais stérilisé par la chaleur et conservé dans des vases en verre bien clos, peuvent sans hésitation être tous deux employés pour nourrir le nouveau-né. Il faut évidemment toujours diluer le lait condensé, et cela proportionnellement à son degré de

---

(1) *Büller*, Ursachen und Folgen des Nichtstillens. Dissert., München, 1888.
(2) Voir *Fleischmann*, Ueber Ernährung und Körperwägungen der Neugeborenen,
(3) *Demme*, Jahresbericht des *Jenner*'schen Kinderspitales von 1873.

condensation; le lait conservé doit être dilué, au moins jusqu'au neuvième mois, suivant les proportions indiquées ci-dessus.

Nous avons déjà relevé plus haut (p. 133) que la simple ébullition à 100° C. pendant une demi-heure à une heure fournit un lait qui se conserve sans s'altérer pendant un jour et davantage; mais nous ajoutions qu'une seule ébullition, même par un courant de vapeur à 102°, ne suffit pas pour stériliser absolument le lait, c'est-à-dire pour donner un lait indéfiniment stérile, privé de germes, qui « se conserve d'une manière illimitée et qui puisse impunément passer sous les tropiques ». Pour préparer un pareil lait, il faut le soumettre à la stérilisation fractionnée, c'est-à-dire le soumettre pendant un temps variant de 1/2—1 heure au courant de vapeur, pendant au moins 3 jours consécutifs. Comme l'ébullition prolongée et répétée altère l'aspect et le goût du lait[1], il vaut mieux prendre les précautions pour éviter dans la mesure du possible que les aérobes (peptonisants) provenant de la poussière et des fèces et dont les spores résistent d'une manière opiniâtre à la chaleur, arrivent dans le lait. Nous avons indiqué à ce même endroit comment on y parvenait.

Le lait stérilisé et le lait condensé sont malheureusement d'un prix élevé; le litre du lait stérile permanent revient à 50—60 ct. et plus. Ces préparations possèdent le grand avantage de pouvoir être conservées et par conséquent transportées; elles conviennent surtout pour nourrir les enfants pendant les voyages, et d'une manière passagère aux époques et aux endroits où il n'est pas possible de se procurer du bon lait frais.

Une préparation de ce genre qui mérite encore d'être recommandée est le lait condensé non sucré et absolument stérile de *Löflund;* il est condensé à raison de 37 % de substances sèches et contient environ 10 % d'albumine, 10.5 % de graisse et 12 % de sucre.

Le lait peptonisé pour enfants, de *Löflund,* est une conserve qui contient 33.8 de maltose, 12.6 de lactose, 8.6 de dextrine, 9.8 d'albumine, 12.2 de graisse, 2.2 % de sels. Il est d'une digestion facile mais contient beaucoup trop d'hydrates de carbone comparativement à l'albumine et à la graisse. Enfin, parmi les conserves de lait, on doit citer aussi le mélange artificiel de crème de *Biedert*[2].

On le prépare en délayant 60 gr. de blanc d'œuf dans 300—350 c.c. d'eau, en ajoutant ensuite 4 gr. de potasse caustique dissous dans 60 c.c. d'eau; la gelée ainsi obtenue est divisée, lavée et additionnée à chaud de 120 gr. de sucre, de 150 gr. de beurre et d'une quantité d'eau suffisante pour constituer une émulsion laiteuse; on ajoute ensuite les sels du lait et on réduit le tout à un volume de 500 c.c. Le mélange ainsi préparé contient pour 1 partie d'albumine, 2.5 parties de graisse, 4 parties de sucre et 0.2 parties de sels. Les sels sont les suivants : phosphate de soude, phosphate de fer, chlorure de sodium, chlorure de potassium, hypophosphite de chaux, carbonate de magnésie.

Cette préparation présente également l'avantage de se conserver, celui de posséder une composition constante et d'être d'une digestion facile. Elle ne contient pas de caséine de lait de vache, mais bien de l'albuminate de potassium qui est directement peptonisé sans se transformer préalablement en coagulums compacts. *Biedert* prétend même que cet albuminate se digère tout aussi

(1) *Bendix*, Jahrb. f. Kinderheilk., Bd. 38, p. 393.
(2) Ibid., Bd. 12, p. 366.

facilement que la caséine du lait de femme et que la graisse de cette crème artificielle est absorbée presque en totalité. D'après lui, cette crème devrait être donnée, aux enfants de quelques semaines, mélangée à 15 parties d'eau; à mesure que l'enfant avance en âge, on y ajoute du lait de vache en quantités croissantes, et l'on passe au lait de vache pur lorsque celui-ci, ajouté à parties égales avec de l'eau à la crème, a été bien supporté. On peut surtout objecter à cette alimentation que le nourrisson sain reçoit certainement, pendant la première époque de la vie, trop peu d'albumine et de graisse. Par contre, pour les enfants dont la digestion est troublée, ce régime peut parfaitement convenir. De fait, la plupart des données sur l'action favorable de cette crème artificielle ont trait à des enfants qui ne sont pas absolument sains[1]. Enfin, nous ne pouvons passer sous silence que cette conserve est chère. Une boîte donnant 3 litres de nourriture, ce qui représente la ration de 2 jours, coûte près de 2 francs, alors que 3 litres de bon lait de vache ne reviennent qu'à 1 franc environ.

β) Alimentation à l'aide d'autres substances animales et végétales.

Œufs. Comme succédanés du lait maternel, on a recommandé des mélanges renfermant du jaune d'œuf, seul ou associé au blanc d'œuf; on n'a malheureusement pas encore réussi à préparer un mélange dont la composition s'approche même de celle du lait de femme.

C'est ainsi que *Martini*[2] recommanda comme nourriture pour les enfants :

un jaune d'œuf	15 gr.
sucre de lait	5 »
eau	100 »

D'après lui, cette préparation renferme 2 % d'albumine, 3.7 % de graisse et 5 % de sucre; mais en fait de sels, elle contient trop peu de potasse, on devrait donc y ajouter un peu de chlorure de potassium. Malgré cette précaution, ce mélange n'est pas recommandable, car il ne contient pas les substances minérales en proportion exacte; en outre, il détermine chez la plupart des enfants un forte flatulence qui oblige bien vite à l'abandonner.

Bouchut[3] proposa l'alimentation suivante :

1 jaune d'œuf,	
15 gr. de beurre de cacao,	
500 c.c. d'eau sucrée tiède.	

La recette de *Dubronfaut*[4] porte :

albumine (sèche) .	. . . . .	20—30 gr.
sucre	. . . . .	40—50 »
carbonate de soude .	. . . . .	1— 2 »
huile d'olive . . .	. . . . .	50—60 »
eau	. . . . .	500 »

On ne peut davantage recommander ces deux mélanges comme étant des aliments convenables pour les nourrissons, car leur composition s'éloigne beaucoup trop de celle du lait de femme.

Le bouillon, comme tel, renferme trop peu d'albumine et de graisse pour qu'il puisse constituer un succédané du lait de femme; il est complètement dépourvu de sucre. Il ne peut donc en être question qu'à condition de l'additionner de substances convenables, telles, par exemple, de jaune d'œuf et de gruau de froment. Mais, même ainsi, le bouillon ne devient pas encore un aliment complet pour les enfants, attendu que les hydrates de carbone y sont

---

(1) Voir 3e partie, Alimentation des malades.
(2) Pharm. Centralhalle, 1875, Nr. 41.
(3) Comptes rendus, 1871, T. 82, p. 7, 53.
(4) Ibid., p. 108.

inexactement représentés, attendu que les matières minérales sont différentes de celles contenues dans le lait de femme, attendu enfin qu'il s'y trouve des substances extractives qu'on ne peut pas considérer comme indifférentes. Malgré ces inconvénients, lorsqu'il s'agit de nourrir les enfants dans certains états morbides, on fera très souvent œuvre utile en employant le bouillon de viande, comme tel, auquel on ajoute un jaune d'œuf ou une certaine quantité de lait de vache (lait de poule). On peut particulièrement employer dans ce but le bouillon préparé en bouteille, ainsi que nous l'exposerons au chapitre de l'alimentation des malades. Mais pour les nourrissons sains le bouillon ne convient que vers la fin de la première année, pendant et après le sevrage, alors qu'il s'agit d'établir la transition à une autre nourriture.

Bouillies, farines pour enfants, soupes à la farine pour enfants. Dans les temps anciens, on employait déjà pour nourrir les enfants les farines de céréales ainsi que leurs préparations. Il était réservé à notre époque de montrer que la composition et les propriétés de ces aliments ne s'approchent, pas même de loin, de celles du lait de femme, qu'il est donc antiphysiologique et irrationnel d'en faire la nourriture des enfants pendant la période d'allaitement proprement dite, à part quelques cas tout à fait exceptionnels.

Le principal inconvénient que présente l'alimentation des nourrissons par les farines consiste en ce que ces farines ne sont digérées qu'incomplètement et qu'elles donnent facilement naissance aux produits de la fermentation acide. Le pouvoir saccharifiant de la salive buccale est minime pendant les 10 premières semaines de la vie; il augmente dans la suite, mais il ne devient quelque peu marqué qu'à partir du 10e mois. Le suc pancréatique ne possède pas pendant les 4 premières semaines la propriété de saccharifier la fécule; c'est ce qui explique pourquoi les nourrissons supportent les féculents à un degré d'autant moindre qu'ils sont plus jeunes. De plus, la fécule non digérée subit très facilement une fermentation acide; celle-ci s'accompagne de la formation d'acides organiques (acides acétique, lactique, butyrique), produits nuisibles à l'organisme de l'enfant et qui provoquent du catarrhe stomacal et intestinal. Pour cette raison déjà, on ne peut être trop prudent dans l'administration des amylacés aux nourrissons. Ajoutons-y que les principes nutritifs sont contenus dans les farines dans un rapport tout différent de celui qui existe dans le lait de la femme.

Ces farines possèdent cependant deux avantages, à savoir, qu'elles se conservent indéfiniment et qu'elles possèdent une composition relativement constante. Ces avantages ne doivent pas être dépréciés, mais il sont loin de compenser les inconvénients signalés ci-dessus. Les farines, qu'elles soient de céréales ou de légumineuses, même sous forme de poudre impalpable, sont et demeurent un aliment antiphysiologique pour l'enfant pendant les 9 premiers mois, et surtout pendant les 2—3 premiers mois de la vie.

Une bouillie à la farine de froment, préparée par ébullition de la farine de froment et de sucre avec parties égales de lait et d'eau, contient pour o/o, environ 3 parties d'albumine, 2 de graisse, 15—16 d'hydrates de carbone, 0.4 de sels, par conséquent, 3 parties d'azote environ pour 60 parties de carbone; elle est donc relativement beaucoup trop riche en hydrates de carbone, trop pauvre en graisse et trop pauvre en chaux; en outre, elle renferme des quantités notables de fécule; on ne peut donc la considérer comme un aliment approprié pour l'enfant [1]. Aussi, l'expérience apprend-elle que les enfants nourris à la bouillie de farine présentent une mortalité extraordinaire, résultant des troubles digestifs aigus et chroniques.

La panade au biscuit, préparée avec du biscuit, de l'eau et du lait, ou du biscuit, de l'eau et un peu de sucre, n'a pas plus de valeur. Il faut en dire autant de la panade au pain. Ces deux sortes de panades ont une action d'autant plus nuisible que leur consistance, plus encore que celle de la bouillie de farine, s'écarte de la consistance du lait de femme.

Les décoctions de la plupart des farines préparées sont un peu meilleures. Parmi ces farines, citons les farines très finement moulues, comme les farines d'avoine préparées de *Weibezahn* et de *Knorr,* le maïzena, l'arrow-root; citons encore les farines qui, par suite de l'une ou de l'autre manipulation, renferment une quantité variable de fécule transformée en dextrine ou en sucre, telles que la farine de froment dextrinée de *Kufeke,* la farine de dextrine, la farine d'orge préparée[2]. Presque toutes ces préparations renferment pour $^o/_o$, environ 11—12 parties d'albumine, 1.5 de graisse, 70—78 d'hydrates de carbone et 1 partie de sels; le maïzena, la mondamine (toutes deux de la farine de maïs préparée) et l'arrow-root (farine de la moelle du rhizome de Maranta) ne renferment, outre 85 % de fécule, que 0.9—1.5 % d'albumine; leur valeur nutritive est, par conséquent, considérablement inférieure à celle des autres préparations. Si ces farines sont bouillies avec de l'eau, elles sont seulement un peu plus digestibles que les farines ordinaires de céréales. Si elles sont bouillies avec du lait, ou avec du lait et de l'eau, elles se rapprochent davantage du lait de femme, par suite de la teneur plus grande en graisse, mais elles n'en demeurent pas moins antiphysiologiques à cause de leur teneur trop grande en hydrates de carbone et surtout parce qu'elles contiennent de la fécule.

Il ne faut cependant pas mettre absolument sur la même ligne ces décoctions de farine et la soupe pour enfants, imaginée par *Liebig*[3].

Cette soupe se prépare en mélangeant 15 gr. de farine de froment à 15 gr. de farine de malt; on y ajoute 30 gouttes d'une solution de carbonate de potassium à 10 %; après avoir uniformément mélangé, on ajoute, en agitant, 150 gr. de lait de vache et 30 gr. d'eau; puis on chauffe à feu lent, en agitant toujours, jusqu'à ce que le mélange commence à s'épaissir; on l'enlève du feu, on agite pendant 5 minutes, on remet chauffer et on enlève de nouveau dès que le mélange s'épaissit; finalement, on le fait bouillir. On continue ainsi jusqu'à ce que la soupe ait un goût sucré; puis on la filtre et on la dilue avec son volume d'eau. D'après *Liebig*, elle renferme pour $^o/_o$, 3.1 de protéine, 3.1 de graisse et 4.3 de sucre; il n'y a plus de fécule lorsque la préparation a réussi, ce qui n'est pas toujours le cas.

La valeur nutritive de cette soupe, appelée encore bouillie *Liebig,* comme aliment pour les nourrissons est très diversement appréciée. *Hecker*[4], *J. v. Liebig*[5], *Ferber*[6], *v. Pfeufer*[7] et *Lorch*[8] l'ont vantée et recommandée sans restriction; les deux

---

(1) Une bouillie analysée par *Forster* renfermait : 29.3 gr. d'albumine, 19.5 gr. de graisse, 120 gr. d'hydrates de carbone sur 639 gr., soit 4.5 N : 81 C.

(2) La farine d'orge préparée contient encore 50—56 % de fécule; la farine de dextrine en contient 32—34 %; la farine de *Kufeke* contient encore (d'après *J. König,* Loco citato, 3e édition, vol. 1) 52 % de fécule, outre 22 % de dextrine et de sucre.

(3) *J. v. Liebig,* Suppe für Säuglinge. 1866, 2. Auflage.

(4) N. Repert. f. Pharmacie, Bd. 15, p. 202.

(5) Ibid., Bd. 14, 15.

(6) Archiv f. Heilkunde, Bd. 8, p. 267.

(7) Bayer. ärztl. Intelligenzblatt, 1867, Nr. 31.

(8) Kinderwägungen etc., 1878.

derniers de ces auteurs estimaient même qu'on pouvait la donner à partir du 3e jour de la vie. Mais on peut opposer à ces rapports si favorables d'autres qui le sont moins, surtout celui de *Bouly* et *Guibourt,* d'où résulte que cette soupe détermine assez souvent du catarrhe stomacal et que le développement normal des enfants est loin d'être constant.

Attendu que la soupe de *Liebig* est difficile à préparer[1] et qu'elle ne se conserve qu'un jour, on a été conduit naturellement à préparer sous une forme concentrée les farines proprement dites pour enfants, les biscuits nutritifs pour enfants et la nourriture pour enfants. Parmi ces préparations, nous signalons les farines de *Nestle,* de *Gerber,* de *Faust-Schuster,* la farine lactée de l'Anglo-Swiss condensed milk company in Cham, les farines de *Frerichs,* de *Schneebeli,* de *Giffey,* de *Schiele & Cie,* de *Timpe,* de *Paul,* de *Neave,* de *Rademann,* de *Löflund,* l'extrait de *Liebig,* de *Renaut* (Duffel, Belgique), et nous ne prétendons pas les avoir citées toutes. Ajoutons y les farines pour enfants préparées à l'aide de légumineuses, la farine de légumineuses de *Hartenstein* et la malto-léguminose, puis la farine de haricots, la farine d'avoine et de froment appelée zealenta, enfin les biscuits nutritifs d'*Opel* et *Löflund.*

Ces diverses préparations renferment les principes nutritifs dans des rapports assez différents. Par exemple[2] :

	Albumine	Graisse	Hydrates de carbone	Sels
Farine de *Nestle*	9.9 %	4.5 %	77.0 %	1.8 %
» lactée de Cham	10.3 »	5.0 »	77.0 »	1.7 »
» de *Gerber*	13.1 »	4.6 »	76.2 »	1.4 »
» de *Frerichs.*	12.0 »	6.0 »	73.2 »	2.4 »
Maltoléguminose.	20.5 »	1.3 »	65.1 »	3.0 »
Farine de *Neave*	12.3 »	1.8 »	79.4 »	1.0 »
» de *Rademann*	14.3 »	5.4 »	71.9 »	4.4 »

Les biscuits nutritifs possèdent une composition analogue à celle des farines. Le biscuit d'*Opel* contient pour %, 8.5 d'albumine, 2.6 de graisse, 75 d'hydrates de carbone, 4.1 de sels. Le biscuit pour enfants de *Rademann* contient pour %, 11.3 d'albumine, 3.6 de graisse, 74 d'hydrates de carbone, 2.9 de sels.

La nourriture composée de farine se prépare en faisant bouillir une quantité déterminée de l'une ou l'autre de ces farines dans de l'eau, ou dans du lait et de l'eau. Pour la farine de *Nestle,* la prescription porte de mélanger 1 partie de farine à 6 parties d'eau et de faire bouillir pendant quelques minutes. On obtient ainsi une nourriture qui peut être donnée sans aucune autre addition et qui contient environ 1.8 de protéine, 0.8 de graisse, 10.5 d'hydrates de carbone pour %.

20 gr. de maltoléguminose seront dissous dans 550 c.c. d'eau et additionnés de 24—30 gr. de lait condensé, ou de 250 c.c. d'eau et 250 c.c. de lait avec 6 gr. de sucre; ce mélange est soumis à l'ébullition pendant quelques minutes. Le premier mélange contient environ 1.6 de protéine, 0.6 de graisse, 3.0 d'hydrates de carbone %, tandis que le second mélange contient pour %, 3 de protéine, 2 de graisse et 5 d'hydrates de carbone.

Le biscuit nutritif de *Löflund* est fait à l'aide de biscuit de farine de froment et de lait peptonisé (p. 314); on mélange 10 gr. (1 cuillerée à soupe) à 100 c.c. d'eau, on agite et on fait bouillir.

---

(1) *H. Müller,* Pharmac. Centralhalle, Bd. 16, Nr. 34.
(2) D'après *J. König,* Loco citato, 3. Aufl., Bd. 1, p. 421. On y trouve les tableaux indiquant la composition d'un grand nombre de farines pour enfants.

Théoriquement, on doit faire, contre l'emploi des farines proprement dites pour enfants pendant la période de lactation, les mêmes objections que celles formulées et détaillées plus haut contre l'emploi des amylacés en général. L'expérience est venue confirmer que ces objections étaient absolument fondées. Presque tous les médecins spécialistes signalent que l'alimentation avec décoction de farines pour enfants donnent de mauvais résultats lorsqu'elle est continuée pendant longtemps, et que les troubles se produisent d'autant plus souvent qu'on a commencé plus tôt ce genre d'alimentation.

Ainsi, *Reimer* [1] a observé 310 enfants qui furent nourris à l'aide de la farine lactée de *Nestle* ; au point de vue de l'âge, ils se partagent en :

> 108 âgés de 0— 3 mois
> 112 » » 3— 6 »
> 90 » » 6—12 »

L'augmentation en poids des enfants âgés de 0-3 mois n'était que de 8—15 gr. par jour (au lieu de 31 gr.); pour ceux de 3—6 mois, de 12—20 gr. par jour (normalement 17 gr.). Pendant les premiers mois, l'augmentation en poids était donc incontestablement insuffisante, elle était presque normale dans la suite; mais presque tous ces enfants, même ceux des 2e et 3e groupes, devinrent rachitiques. *Demme* [2] signale des résultats analogues. Il trouva que les farines pour enfants sont très mal digérées pendant les 8 premiers mois et provoquent des diarrhées; que même ultérieurement elles donnent un résultat moins favorable que le lait de vache et qu'un grand nombre d'enfants deviennent anémiques, faibles et rachitiques. *Albrecht* [3] et *Fleischmann* [4] ont encore réuni des statistiques analogues. D'après les observations faites sur des nourrissons, *Fürst* [5] se prononce plus favorablement sur la farine de *Neave*, mais il insiste aussi sur le fait que la teneur en graisse est trop minime. *Bernheim* [6] recommande la farine de *Kufeke*, mais *Thomas* [7] signale que les enfants ne la prennent à la longue qu'à contre-cœur.

Malgré quelques jugements favorables sur la valeur des farines pour enfants, notre conclusion est qu'elles ne peuvent être considérées comme des succédanés du lait maternel; elles doivent être absolument proscrites pendant les 3 premiers mois de la vie et ne peuvent être tolérées pendant le reste de la période de lactation que dans les cas de nécessité, lorsque l'alimentation avec du lait animal est impossible ou qu'elle doit être interrompue pour l'une ou l'autre raison. Seulement, à l'époque du sevrage, et pendant la 2e année, elles sont mieux supportées parce qu'alors la digestion des amylacés est plus complète.

Il est difficile de dire quelle est, parmi les différentes farines pour enfants, celle qui est relativement la meilleure ; on peut seulement dire que le maïzena, la mondamine et l'arrow-root conviennent le moins à l'alimentation infantile, attendu qu'elles sont presque exclusivement constituées de fécule et que la farine d'avoine détermine facilement des flatuosités. Au point de vue du prix, elles diffèrent peu entre elles; une boîte de farine de *Nestle* de 500 gr. coûte fr. 1.50 ; pareille boîte de maltoléguminose coûte autant. Les farines d'orge et d'avoine préparées sont un peu meilleur marché.

c) Frais de nourriture pour nourrissons.

Il est d'une grande importance d'avoir une idée nette sur le montant des dépenses qu'exige l'alimentation des nourrissons d'après les diverses méthodes, car cette question joue un rôle

(1) Petersburger med. Wochenschr., 1879, Nr 50.
(2) Jahresbericht des *Jenner*'schen Kinderspitales pro 1877 und 1879.
(3) Wie ernährt man ein neugeborenes Kind ? 1879.
(4) Ueber Ernährung und Körperwägung der Neugeborenen, 1877.
(5) Krit. Beobachtungen über den Nährwerth der Kindermehle, 1889.
(6) Tageblatt der 59. Naturforscherversammlung, p. 281.
(7) Ibidem.

considérable dans la plupart des familles, lorsqu'il s'agit de décider comment un enfant sera nourri. *Uffelmann* [1] a établi les calculs suivants :

	Pour 11-12 mois	Par mois
Une nourrice reçoit en salaire	400— 5oo fr.	35—45 fr.
En nourriture	5oo »	40 »
Total . . .	9oo—1ooo fr.	75—85 fr.
	Pour 12 mois	Par mois
L'alimentation d'un enfant par le lait de vache. . .	15o fr.	15 fr.
La bonne d'enfant pour salaire, nourriture, etc. . . .	6oo—7oo »	5o—6o »
Total . . .	75o—85o fr.	65—75 fr.
	Pour 9 mois	Par mois
L'alimentation d'un enfant par la farine de *Nestlé*. . .	25o fr.	25 fr.
La bonne d'enfant pour salaire, nourriture, etc. .	47o »	52 »
Total . . .	72o fr.	77 fr.

Pfeiffer [2] a fait les calculs suivants :

	Pendant les 20 premières semaines	Par mois
L'alimentation d'un nouveau-né par une nourrice . .	5oo fr.	1oo fr.
	Pendant les 20 premières semaines	Par mois
L'alimentation par le lait de vache	1oo fr.	2o fr.
La bonne d'enfant	22o »	45 »
Total . . .	32o fr.	65 fr.
	Pendant les 20 premières semaines	Par mois
L'alimentation par la farine de *Nestlé*.	13o fr.	26 fr.
La bonne d'enfant.	22o »	45 »
Total . . .	35o fr.	71 fr.

Les différences entre les chiffres de *Pfeiffer* et de *Uffelmann* sont dues surtout à l'évaluation différente du salaire de la nourrice et du prix du lait de vache. Pour le reste, il suffit de relever que *Pfeiffer* a calculé le prix de revient de l'alimentation par la farine de *Nestlé* pour les 20 premières semaines, tandis que *Uffelmann* laissa hors de son calcul les 3 premiers mois. Ce dernier auteur a compris dans ces calculs toutes les dépenses afférentes à l'alimentation en question, telles que tetines, biberons, etc.

En toute circonstance, le lait de vache est de tous les aliments infantiles le moins cher. C'est ce que *Fr. Hofmann* [3] avait déjà relevé et montré qu'au prix de 5o à 6o ct. par litre il est encore toujours meilleur marché que la farine pour enfants. Il est bon de connaître également cet avantage du lait de vache et d'en convaincre le public. Ainsi la consommation de farines pour enfants, dont la période de vogue est passée d'ailleurs, diminuera encore de plus en plus.

Appendice.

Alimentation des enfants faibles et qui sucent mal. Il y a des enfants qui ne peuvent sucer suffisamment, soit à cause d'une faiblesse générale, soit à cause d'un rhume intense, soit à cause d'une défectuosité de la voûte du palais. Ces enfants doivent être nourris à l'aide d'une petite cuiller en porcelaine, ou mieux encore à l'aide d'un biberon-pompe. Comme nourriture, on prendra, suivant les circonstances, soit le lait réchauffé qui a été soutiré par un tire-lait du sein de la mère ou d'une nourrice, soit du lait de vache convenablement préparé, soit le mélange de crème artificiel. L'attention doit surtout être fixée sur le point que l'enfant en question reçoive la quantité exacte de principes

---

(1) 2ᵉ édition allemande, p. 314.
(2) Taschenbuch für Krankenpflegerinnen pro 1890, p. 202.
(3) Jahrb. f. Kinderheilkunde, Bd. 16, p. 144.

nutritifs et que la nourriture — vu la difficulté d'avaler et de sucer convenablement — ne pénètre pas dans les voies respiratoires.

Soins à apporter à la bouche pendant la période de lactation. Après les repas du nourrisson, il reste toujours de petites quantités d'aliments dans la cavité buccale, sur la langue, le palais, les gencives, mais surtout dans le cul-de-sac entre les joues et la mâchoire. Ces résidus, provenant du lait ou de la farine, subissent très rapidement, sous l'influence des agents de fermentation toujours présents dans le liquide buccal, une fermentation acide, et déterminent ainsi une irritation de la muqueuse, même une véritable inflammation; ils constituent, en outre, un milieu de culture où les microorganismes pathogènes se développent rapidement à la faveur de la chaleur buccale. Aussi, voyons-nous les affections de la muqueuse buccale, et surtout le muguet, être particulièrement fréquentes chez les enfants dont la bouche n'est pas suffisamment nettoyée. Il est, par conséquent, absolument indispensable pour le bon développement de l'enfant de veiller à la propreté de la bouche; ce qui se pratique le mieux en prenant un morceau de linge souple et bien propre qu'on humecte d'eau absolument pure et à l'aide duquel on nettoie prudemment la langue, le palais, les gencives et pour autant que possible, la surface interne de la joue.

L'usage de sucettes doit être énergiquement combattu. Ces objets sont en effet le siége d'une pullulation abondante de microbes parasites — surtout de l'oïdium —, donnant lieu à des produits de fermentation de nature variable, particulièrement d'acides organiques; ceux-ci arrivent avec les microbes parasites, et avec les saletés réunies à la surface de la sucette, d'abord dans la bouche, puis dans les voies digestives où ils provoquent des troubles divers.

2. Alimentation de l'enfant pendant la 2ᵉ année.

La grande sensibilité qui caractérise les organes digestifs du nourrisson diminue notablement pendant la deuxième année de la vie; l'appareil digestif reste, toutefois, encore toujours plus sensible et beaucoup plus excitable qu'à un âge plus avancé ou que chez l'adulte. La denture se complète également de plus en plus; toutefois, à la fin de la deuxième année, quelques dents de lait doivent généralement percer encore. Les enfants de cet âge supportent très mal une nourriture riche en cellulose, compacte et acide; il en est de même des amylacés et des aliments riches en sucre, lorsqu'ils sont donnés en quantité trop considérable. Ces enfants sont encore très sensibles à tout stimulant. Aussi seront-ils soumis, en général, à un régime liquide, semi-liquide ou d'une consistance molle, comprenant plus de substances animales que de substances végétales.

Doivent être proscrits d'une manière absolue : les aliments préparés avec du vinaigre, les douceurs de tout genre, les légumes verts, tels que les choux et les salades, les champignons, les fruits non pelés, les fruits acides et incomplètement mûrs, le pain grossier, en outre le café, le thé, la bière et le vin[1], enfin toutes les épices fortes.

La nourriture de l'enfant d'un an comprendra : les soupes au lait, car le lait reste encore l'aliment le plus approprié; les œufs mollets, le jambon râpé, les rôtis tendres de volaille, de gibier, de veau, de bœuf ou de mouton, râpés ou très finement divisés; la décoction de cacao, du pain blanc, des petits pains, des biscuits, des biscottes, du riz, etc., avec du lait, la décoction de très fines farines de légumineuses, de maltoléguminose, de quantités modérées de purée de pommes de terre, en outre du bouillon de pigeon, de veau ou de bœuf.

Même pour les enfants des familles pauvres, il faudra

---

[1] Dans certains états morbides, ces stimulants peuvent évidemment être indiqués.

toujours insister pour qu'on leur donne autant que possible des aliments d'origine animale; on recommandera donc un régime comprenant beaucoup de lait et de soupes au lait comme aliment le moins coûteux de ce genre, de temps en temps des œufs à la coque, puis du pain blanc et du biscuit, pas trop de pommes de terre et, le cas échéant, toujours sous forme de purée.

Le nombre des repas pendant la deuxième année sera de 5, tout ou plus de 6 par jour; l'expérience apprend que c'est par ce nombre de repas que les enfants se développent le mieux. L'intervalle entre chaque repas ne dépassera pas 3—4 heures; l'enfant prend sinon le nouveau repas trop rapidement et avec trop d'avidité. De même que pendant la 1e année, il est de toute nécessité que les repas soient régulièrement pris. Le mieux est de fixer le premier repas à 7 1/2 h., le 2e à 10 1/2 h., le 3e à 1 1/2 h., le 4e à 4 1/2 h. et le 5e à 7 heures. Après 7 heures du soir, l'enfant ne doit plus rien recevoir et cela pour prévenir l'agitation pendant le sommeil. La température des aliments et des boissons variera depuis la température tiède jusqu'à la température chaude, c'est-à-dire de 30—40° C.

3. Alimentation de l'enfant pendant la 3e—6e année.

Après la deuxième année, les organes digestifs deviennent de plus en plus résistants et sont moins souvent le siège de maladies; mais les enfants de cet âge là même ne supportent pas encore bien une nourriture trop compacte; la chose est surtout vraie pour une nourriture riche en cellulose. L'usage habituel d'une nourriture composée surtout de végétaux favorise le développement de la scrofulose, surtout quand d'autres conditions antihygiéniques agissent en même temps. Le café, le thé, le vin et la bière sont également nuisibles à cette période de la vie, car ils excitent trop le système nerveux encore si sensible; pour les raisons exposées précédemment, on évitera de donner des friandises aux enfants. La nourriture des enfants âgés de 3—6 ans sera donc liquide, semi-liquide ou d'une consistance molle; elle se composera des aliments suivants : lait, soupes au lait, œufs à la coque, rôti, beurre, cacao, pain fin de seigle ou de froment, nouilles, riz, légumineuses passées, pommes de terre en quantité modérée, carottes, choux-fleurs, asperges, fruits mûrs, fruits séchés; ensuite, bouillon, café de seigle ou de froment avec du lait et un peu de sucre.

La nourriture des enfants pauvres de 3—6 ans comprendra le lait, les soupes au lait, du fromage mou, du poisson (hareng, perches), pain bis avec saindoux, du riz, des légumineuses passées, des pommes de terre, des carottes, du café de seigle.

Le nombre des repas sera également de 5 par jour pendant cette période. Pour le besoin en principes nutritifs voir p. 232.

4. Alimentation de l'enfant pendant la 7e—14e année.

A partir de la 7e année, les fonctions et la résistance des organes digestifs se rapprochent de plus en plus de celles de l'état normal adulte; même, elles leur sont fréquemment supérieures pendant la seconde moitié de la période à étudier ici, c'est-à-dire depuis la 11e—12e année. Fait important à noter, pendant ce dernier temps il survient, chez les fillettes d'ordinaire un peu plus tôt que chez les garçons, une augmentation plus notable en poids portant surtout sur la masse musculaire, et qui se continue encore au delà de la 14e année. L'accroissement journalier, qui n'était plus que de 4—5 gr. pendant la 9e et 10e année, s'élève à 7—8 gr. à la 11e et la 12e année, à 13 gr. pendant la 13e et la 14e année[1]. Aussi, le besoin en matériaux nutritifs, surtout en albumine, devient-il beaucoup plus considérable. On doit appeler l'attention sur ce point d'autant plus qu'il est établi que le manque de principes nutritifs, surtout à cette période qui précède immédiatement le développement de la puberté, détermine dans l'organisme des ravages considérables et souvent même permanents.

Quant au choix de la nourriture, on peut donner les mêmes aliments que ceux qui conviennent à l'adulte ; toutefois, une certaine prudence s'impose encore en ce qui concerne les aliments riches en cellulose. On veillera ensuite à ce que les substances animales, riches en albumine facilement digestible, soient suffisamment représentées, et fournissent, si possible, la moitié de l'albumine nécessaire. On veillera aussi à ce que l'enfant de cet âge ne s'habitue pas aux stimulants proprements dits et ne les prenne jamais qu'en minime quantité, car le système nerveux central est encore facilement excitable pendant cet âge, même chez beaucoup d'enfants, plus excitable que dans la période précédente ; la raison en est que les enfants de cet âge fréquentent l'école, souvent dans des conditions antihygiéniques, et se surmènent fréquemment l'esprit.

La nourriture se composera des aliments suivants : lait, soupes au lait, œufs, viandes de toutes espèces, fromage, beurre et saindoux, riz, pain fin et pain moyen, légumineuses, pommes de terre, légumes verts, fruits. Comme condiments, on donnera : du bouillon, du café au lait, du cacao ; on évitera toutes les épices fortes et les confitures épicées, ainsi que tous les spiritueux, à part la bière légère.

Pour les enfants pauvres, on peut choisir le lait, la soupe au lait, les harengs, le fromage, le saindoux, le pain moyen, les légumineuses, les pommes de terre, les racines, les légumes verts, les fruits, le café au lait, la bière légère. Les enfants doivent prendre d'autant plus d'exercice à l'air libre qu'ils sont obligés de vivre davantage de denrées végétales. C'est un fait que ces aliments sont alors mieux digérés et déterminent moins souvent des troubles digestifs.

Les recherches instituées par W. Schröder [2] chez les pensionnaires de la maison de refuge de Gehlsdorf près de Rostock, et signalées déjà brièvement dans la première partie (p. 207), confirment ce fait d'une manière éclatante. Les garçons en question ne sont âgés que de 9—15 ans ; ils reçoivent une nourriture presque exclusivement végétale ; la ration journalière comprend la quantité considérable de 500 gr. d'hydrates de carbone, seulement un peu de lait et deux fois par semaine un peu de viande. Nonobstant, ils jouissent d'une excellente santé, ils ont bonne mine et possèdent une grande force musculaire. On doit expliquer ce résultat par cette circonstance que les enfants étaient occupés pendant une partie relativement grande de la journée à des travaux dans les champs et au jardin.

(1) *Uffelmann*, Hygiene des Kindes, p. 263.
(2) Arch. f. Hygiene, Bd. 4, p. 1.

C. Voit[1] a évalué la ration journalière des enfants de cet âge à 79 gr. d'albumine, 37 gr. de graisse et 247 gr. d'hydrates de carbone.

Camerer[2] estime le besoin en albumine

d'un enfant de 7—10 ans à 2.7 gr. par kgr. du poids
| » | 12 1/2 | » | 2.0 » | » |
| » | 14 1/2 | » | 1.8 » | » |

Uffelmann[3] trouva dans la ration de ses enfants :

	Albumine	Graisse	Hydrates de carbone
Garçon de 8— 9 ans, par jour =	6o gr.	44 gr.	15o gr.
» 12—13 » » =	72 »	47 »	245 »
» 14—15 » » =	79 »	48 »	270 »

Sophie Hasse [4] est arrivée à des valeurs notablement plus élevées, par exemple, pour un enfant de 8—9 ans à 82 gr. d'albumine, 86 gr. de graisse et 219 gr. d'hydrates de carbone. Cette différence d'évaluation résulte surtout de la différence du poids du corps et de l'état de nutrition (rapport entre l'albumine et la graisse dans l'organisme), et des différences d'habitude. Les enfants qui ont été habitués de bonne heure à prendre de l'albumine et de la graisse en abondance, éprouvent un besoin plus considérable de ces principes nutritifs et présenteront des troubles digestifs lorsque ce besoin plus élevé n'est pas satisfait. Mais on doit se garder de considérer la ration des personnes nourries en abondance comme ration normale. Les valeurs obtenues par *Uffelmann* pour le besoin en albumine et en graisse concordent assez exactement avec les résultats d'analyses instituées par d'autres auteurs sur la nourriture d'enfants bien nourris dans les établissements publics.

Les enfants de 7—15 ans, comme ceux de la période précédente, s'accomodent le mieux de 5 repas par jour. Mais on devra sévèrement veiller à ce qu'ils ne les prennent pas trop rapidement. Précisément à l'âge où les enfants fréquentent l'école, il n'arrive que trop souvent qu'un zèle excessif, la crainte d'arriver trop tard, ou la précipitation et l'agitation (fièvre d'école), provenant de l'excitabilité de leur système nerveux, amènent les enfants à ne pas prendre le temps suffisant pour manger, de sorte qu'ils mâchent incomplètement les aliments, qu'ils avalent des bouchées trop chaudes et trop volumineuses, ou qu'ils ne mangent pas leur appétit. Il va de soi que l'un comme l'autre de ces défauts est nuisible et peut déterminer des catarrhes de l'estomac, de la cardialgie et de la dyspepsie, ainsi que de la chlorose et de l'anémie.

Nous devons également faire remarquer que la position assise pendant des heures entières en classe et lors de la confection des devoirs à domicile est loin d'être favorable à la digestion et à l'utilisation physiologique des produits digérés. Dans l'intérêt de la nutrition, on devra donc chercher à donner aux enfants fréquentant l'école un nombre suffisant d'occasions pour se mouvoir à l'air libre et pour exercer leurs muscles. Nous avons déjà signalé combien le mouvement était favorable à la digestion des aliments. Toutefois,

---

(1) Untersuchung der Kost in öffentlichen Anstalten, p. 125.
(2) Zeitschr. f. Biolog., Bd. 20, p. 566.
(3) Hygiene des Kindes, p. 264.
(4) Zeitschr. f. Biolog., Bd. 18, p. 583.

la leçon de gymnastique ne suivra pas de trop près le repas du midi.

Nous devons, enfin, signaler ici que le développement de la puberté coïncide avec la fin de la période que nous venons d'étudier ; il survient alors chez l'enfant du sexe masculin une excitabilité plus grande qui est plus marquée encore chez le sexe féminin. On doit tenir compte de ce fait dans l'alimentation. Ces enfants éviteront toutes les substances qui excitent le système nerveux, surtout les soupes chaudes, les spiritueux, le café fort, le thé et les épices fortes.

5. Alimentation des adolescents pendant la 15e—20e année.

A cet âge qui succède immédiatement au développement de la puberté, le besoin notable en substances nutritives persiste tout entier. Les adolescents présentent un développement rapide de la taille, de la poitrine et de la musculature[1]. Nous évaluons la ration de l'adolescent de 15—18 ans, en moyenne aux 4/5 de celle de l'adulte ; la ration d'albumine doit être même presque aussi élevée que celle de l'adulte à cause de l'augmentation considérable de la musculature. Les aliments peuvent être les mêmes que pour l'adulte, puisque à cet âge on jouit déjà de la plénitude de son pouvoir digestif. Sont spécialement à recommander : les aliments riches en albumine, surtout ceux d'origine animale, tels que la viande, le lait et les œufs. Quant aux stimulants, on restreindra autant que possible l'usage des spiritueux, particulièrement ceux qui sont riches en alcool, car ce sont des excitants du système nerveux ainsi que du système génital ; on défendra jusqu'à la 18e année accomplie l'usage du tabac et des cigares, car l'expérience apprend qu'ils sont fréquemment à cet âge le point de départ de troubles variés.

La ration des individus âgés de 18—20 ans doit représenter, d'après les recherches de *Panara*[2] instituées sur 23 pensionnaires d'un établissement, au moins la ration entière de l'adulte.

Les recherches et les observations instituées par *Uffelmann*[3] sur des individus âgés de 18—20 ans confirment, d'une manière générale, les données de *Panara*. Si les individus sont sains et forts, ils ingèrent par jour une quantité un peu plus considérable que l'adulte.

§ 2. — ALIMENTATION DE L'ADULTE.

Pour l'homme sain adulte et bien nourri, l'alimentation a surtout pour but de conserver l'équilibre nutritif ainsi que le pouvoir de fonctionnement. Il faut éviter une perte en poids, sans cependant provoquer une augmentation de celui-ci. Toutefois, dans certaines circonstances, on peut se demander s'il ne serait pas utile de chercher à développer la substance musculaire, même chez l'individu sain, pour relever ainsi sa puissance de travail et sa

---

(1) *Kotelmann*, Die Körperverhältnisse der Gelehrtenschüler des Hamburger Johanneums, 1879, p. 45.
(2) *Panara*, Giornale di medecina militare, 1884, p. 385.
(3) Voir ce traité, 2e édit. allemande, p. 321.

résistance. On ne le fera que si des conditions toutes spéciales rendent ce résultat désirable. En tout cas, on peut admettre comme règle fondamentale qu'il suffit de conserver à l'adulte son état nutritif. Dans la I^e partie de ce traité, nous avons exposé cette question en détail, ainsi que celle de la ration de l'adulte. *C. Voit* a professé jadis que l'homme adulte, d'un poids moyen et soumis à un travail moyen, a journellement besoin de 118 gr. d'albumine, de 56 gr. de graisse et de 500 gr. d'hydrates de carbone et qu'au moins 105 gr. des 118 gr. d'albumine doivent être digestibles. Nous avons démontré que cette ration constitue une moyenne d'albumine légèrement trop élevée (p. 222). L'adulte d'un poids moyen se suffit, pour un travail moyen, avec 100—110 gr. d'albumine par jour lorsqu'il prend en même temps 500 gr. d'hydrates de carbone et au moins 56 gr. de graisse. Du reste, il est presque inutile de répéter que la détermination d'une ration donnée n'a jamais qu'une valeur relative lorsqu'il s'agit de l'alimentation d'un individu en particulier; elle constitue seulement un point de repère. L'individualité joue, surtout dans la diététique, un rôle de la plus haute importance, ainsi que le démontre d'ailleurs le fait que le degré de digestion et d'absorption d'un même aliment chez des personnes saines de même âge et se trouvant dans les mêmes conditions sociales, loin d'être toujours le même, varie parfois considérablement. Pour l'alimentation des masses, les différences individuelles se compensent réciproquement; la détermination d'une ration moyenne devient absolument nécessaire.

1. Généralités.

a) Combinaison des aliments et des condiments dans la nourriture.

Les aliments et les condiments dont l'homme adulte dispose ont été étudiés au second chapitre de la première partie. Il faut actuellement préciser comment on doit les choisir et les combiner de la manière la plus appropriée, afin de constituer une nourriture qui suffise à tous les besoins. Et d'abord se pose la question de savoir quel genre de nourriture il est préférable de prendre, une nourriture animale, végétale ou mixte?

Cette question a déjà été longuement discutée (p. 207) et résolue en ce sens que l'usage d'une ration purement animale est tout aussi peu recommandable que celui d'une ration purement végétale, bien qu'il ne soit pas impossible de maintenir l'équilibre nutritif avec l'un ou avec l'autre de ces régimes; une ration mixte, composée d'aliments végétaux et animaux, mérite incontestablement la préférence.

On doit ensuite se demander quelle est la meilleure combinaison des aliments végétaux et animaux? Seront-ce les premiers ou les derniers qui prédomineront dans la ration, ou seront-ils représentés en parties à peu près égales? On ne peut résoudre cette question avec une précision absolue. Il est très probable qu'il n'existe pas d'optimum absolu dans les proportions à observer dans cette combinaison. L'individualité et l'habitude jouent ici un rôle considérable. De la discussion de cette question (p. 212) résulte avec certitude que la ration des habitants des zones tempérées peut comprendre sous forme d'albumine animale 35—75°/₀ de l'albumine totale, bien qu'une ration ne contenant que 35 °/₀ d'albumine animale (35—38 gr. par jour) suffise amplement à l'adulte, pourvu qu'il ne soit pas habitué depuis longtemps à faire un usage plus abondant d'aliments animaux.

En général, la ration sera composée de préférence des aliments qu'on sait allier une richesse suffisante en principes nutritifs à une bonne digestibilité. Par ce choix, on évite à l'organisme une certaine dépense de force, maints troubles de la santé et même des maladies graves. De même, on notera quels aliments sont bien tolérés et quels sont ceux qui provoquent du malaise, car il en existe qui, tout en étant bien digérés, ne provoquent pas moins chez beaucoup de personnes de la pesanteur à la région stomacale, une sensation de plénitude, du ballonnement, etc. Ces aliments doivent être évités, ou du moins on cherchera à écarter ces inconvénients par le mode de préparation et par un assaisonnement approprié. On ne doit cependant pas s'attendre à ce que l'homme donne la préférence aux aliments riches en principes nutritifs et d'une digestion facile, s'ils ne possèdent pas en même temps un goût agréable, ou s'ils ne peuvent être rendus tels par la préparation. N'y a-t-il pas de substances d'une haute valeur nutritive et d'une grande digestibilité dont, malgré ces avantages, la consommation est des plus restreintes? Bornons-nous à rappeler seulement la farine de viande qui possède incontestablement pareils avantages et qui n'a pu s'implanter, sa saveur étant trouvée désagréable par la plupart des personnes. D'autre part, on préfère des produits sapides, bien que relativement pauvres en principes nutritifs et d'une digestion difficile, tels que les légumes verts, la salade et les choux.

Les condiments et les stimulants sont absolument indispensables, ainsi que nous l'avons démontré à diverses reprises (p. 112); seulement, on ne prendra que ceux dont l'usage modéré, même à la longue, ne détermine pas d'effets nuisibles pour la santé. Parmi eux, nous comptons en toute première ligne le sel de cuisine, qui constitue en même temps un principe nutritif, ensuite les substances extractives de la viande, les produits empyreumatiques du rôti et du pain, les herbes aromatiques, les épices douces, telles que le poivre de Cayenne, l'anis et le cumin, en outre, le cacao, le café, le thé et, enfin, la bière et le vin. Mais, pour que ces assaisonnements de première qualité soient utiles, et non nuisibles, ils doivent être consommés en quantité modérée. L'excès seul est nuisible, surtout s'il est habituel.

Le rapport entre les aliments et les condiments dans la nourriture doit évidemment être tel que celle-ci renferme tous les principes nutritifs nécessaires à l'homme en quantité et en proportion exactes. Seulement, on ne doit pas conclure de cette proposition qu'on doive veiller anxieusement à ce que la nourriture de chaque jour remplisse exactement les conditions de quantité et de proportion relatives que la physiologie de la nutrition a formulées pour les principes nutritifs. En pratique, il suffit que la nourriture de plusieurs jours possède en moyenne la composition exacte, pourvu qu'elle ne présente pas d'un jour à l'autre d'oscillations trop considérables; si, par exemple, la nourriture était très pauvre en graisse pendant la première moitié d'une semaine, et très riche au contraire pendant la seconde moitié, la moyenne de la semaine pourrait répondre parfaitement aux exigences de la diététique et cependant on devrait considérer un pareil régime comme irrationnel,

Sous nos zones tempérées, les deux denrées principales, la viande et le pain, constituent encore toujours la base proprement dite de toute combinaison des aliments et des condiments. Le pain ne manque sur aucune table et il est à souhaiter que la viande soit chaque jour accessible à tous. Comme pain, l'Allemand préfère le pain de seigle, le campagnard comme l'ouvrier, le pain complet, le citadin le pain moyen et le pain fin. Le pain de froment est consommé en Allemagne presque exclusivement dans la bonne société, tandis que dans d'autres pays, tels que l'Italie, la France, la Belgique, il est l'aliment préféré dans toute l'échelle sociale. Au point de vue hygiénique, c'est le meilleur pain parce qu'il est parfaitement supporté et qu'il est le mieux digéré (p. 160); mais il est plus cher que le pain de seigle; il ne sature pas autant; enfin, chez beaucoup de personnes, le goût du pain blanc déplait à la longue. Le pain de seigle complet, aigre et sapide, procure une sensation durable de satiété; il est meilleur marché que le pain de froment, mais il se digère moins complètement et n'est pas bien supporté par les personnes dont le tube digestif est sensible. Le pain moyen et fin, fait avec de la farine blutée soit de seigle soit d'un mélange de seigle et de froment, est bien mieux supporté et surtout est mieux digéré lorsqu'il est préparé à l'aide de lait battu et de la levûre. Il est à souhaiter que ce pain supplante peu à peu le pain complet aigre préparé avec la farine de la graine entière. Le pain de froment léger convient certainement le mieux pour le premier déjeuner, parce que le matin, l'estomac réagit en général mal vis-à-vis d'une nourriture compacte. Il est pareillement indiqué pour toutes les personnes dont le tube digestif est sensible, ainsi pour les vieillards et les enfants du premier âge. Le maximum de la ration journalière de pain pour l'homme adulte a été évalué par *C. Voit*[1] à 750 gr. par tête. En aucune circonstance on ne devrait dépasser ce maximum qui constitue déjà pour l'organisme un lest notable.

Quant à la viande, cet aliment si important, nous devons tenir compte de la qualité des différentes espèces et des différents morceaux. La viande de gibier, ainsi que de volaille sauvage, est la plus riche en albumine (22—23 %); viennent ensuite la viande de bœuf, de volaille de basse-cour, la viande de mouton et de porc; la viande la moins riche en albumine (16 %) est celle de veau. La viande de poisson contient 12 à 20 % d'albumine. La viande la plus grasse est celle de quelques poissons (anguille, saumon, carpe) et du porc, la plus maigre est celle du gibier; le tissu conjonctif se trouve au maximum dans la viande de veau, au minimum dans la viande de gibier et de volaille jeune; les substances extractives et les sels existent au maximum dans la viande de bœuf, puis dans le gibier et la viande de mouton, au minimum dans le poisson, la jeune volaille de basse-cour et le veau. La viande possède également une valeur différente d'après la région de l'animal dont elle provient. Au marché aux viandes de Londres, on coupe le bœuf gras en 18 numéros qu'on groupe en 4 classes[2] :

---

[1] *Hermann's* Handbuch der Physiol., Bd. 6, I. Th., p. 503.
[2] *Wiel* und *Gnehm*, Handbuch der Hygiene, 1878, 1.

1e classe : culotte, aloyau, entrecôtes, globe (tende de tranche, tranche grasse), gîte à la noix ; 2e classe : bavette d'aloyau, côtes, paleron, train de côtes, crosse du gîte ; 3e classe : tendrons, flanchet, épaules, milieu de poitrine ; 4e classe : gros bout de poitrine, collier, jambes et tête.

Pour le petit bétail (veau), existent à Paris les 3 classes suivantes : 1e classe : cuissots, longes et rognons, carrés couverts ; 2e classe : épaules, poitrine ; 3e classe : tête et langue, collet. Le mouton est classé à Paris de la manière suivante : 1e classe : gigots, carrés ; 2e classe : épaules, tête ; 3e classe : poitrine, collet.

Dans la première partie de ce livre (p. 136), nous avons établi la différence qui existe entre la viande d'animaux maigres et celle d'animaux engraissés ; nous avons insisté sur la haute valeur nutritive des abats, surtout du foie, des reins, du cœur et de la rate, ainsi que du sang ; nous avons également étudié les conserves de viande. La valeur nutritive du bouilli ainsi que l'usage à en faire sont également déjà exposés ailleurs.

D'après C. Voit, l'homme adulte ne pourrait pas prendre moins de 230 gr. de viande de boucherie ou 190 gr. de viande pure par jour. Comme quantité moyenne, c'est beaucoup et c'est difficile à atteindre partout. Nous devons déjà être content si nous pouvons donner comme ration journalière 180 gr. (poids brut) de viande de boucherie, ou 200 gr. de viscères (cœur, foie, reins), ou 200 gr. de poisson, ou 180 gr. de bouilli ; mais nous saluerons avec joie le jour où cette ration viendrait à augmenter de 50 gr. Si l'adulte exige pour la conservation de ses forces une quantité minimale (180 gr.) de viande par jour, on peut affirmer également qu'il doit prendre une certaine quantité de lait, car celui-ci constitue une addition presque indispensable à certains aliments et boissons. Le lait, spécialement le lait écrémé, se procure du reste facilement ; il est en outre relativement bon marché. La ration minimale de lait peut être estimée à 200 c.c. de lait naturel ou à 250 c.c. de lait écrémé.

Enfin, il est indispensable que l'adulte couvre son besoin en graisse par l'usage de beurre, de saindoux, de lard ou même de bon beurre artificiel. Par tête et par jour, nous considérons comme minimum 25 gr. de beurre, de margarine, de saindoux, ou 30 gr. de lard.

Nous avons ainsi indiqué dans ses grandes lignes comment les aliments d'origine végétale et animale doivent être combinés dans la nourriture de l'homme adulte. Cette combinaison représente environ 95 gr. d'albumine (dont 84 gr. sont digestibles), 45—48 gr. de graisse et 383 gr. d'hydrates de carbone. Mais chacun pourra sans difficulté compléter au besoin ces notions en recourant aux données sur la teneur en principes nutritifs des aliments (voir première partie de ce livre). Le chapitre « Alimentation de l'ouvrier » contient également des données détaillées sur cette question.

Comme aliments d'origine animale, pouvant remplacer la viande, ne fut-ce que pour varier, on peut citer les œufs et le fromage ; celui-ci mérite la préférence parce que, plus que les œufs, il vaut son prix, se conserve, est digestible et favorise apparemment la digestion des autres substances (p. 132).

De tous les aliments d'origine végétale, le principal rôle est dévolu dans l'Europe centrale à la pomme de terre, aliment bon marché, de bon goût, déterminant la sensation de satiété. Toutefois, vu sa teneur minime en albumine ainsi que son volume, il est à recommander de ne pas consommer journellement plus de 5oo gr., ou tout au plus 6oo gr. de cet aliment. Il serait, de plus, rationnel de la remplacer en partie par des légumineuses et par du riz. Les légumineuses sont absolument bon marché par rapport à leur valeur nutritive; de plus, elles se laissent préparer (p. 165) de manière à être bien digérées. Seulement, on ne peut pas les servir tous les jours, ainsi qu'il en est pour les pommes de terre, parce qu'elles provoquent plus facilement des troubles digestifs. Le riz est relativement plus cher que les légumineuses et les pommes de terre; par contre, il est très bien supporté et est bien digéré. Aussi, est-il à souhaiter que la consommation du riz augmente d'une façon générale, mais surtout à l'époque de l'année où les pommes de terre de bonne qualité sont difficiles à se procurer, tel qu'aux mois d'avril, mai et juin.

Les légumes verts ainsi que les fruits charnus ne sont pas tant consommés à cause de leur valeur nutritive qui, de fait, n'est pas considérable, mais surtout en raison de leur goût agréable et comme variation de l'assaisonnement de la nourriture. La même observation peut s'appliquer aux champignons; leur teneur en principes nutritifs, surtout en albumine, est très élevée après dessication; mais dans les champignons frais, elle ne dépasse pas celle des légumes verts : de plus, l'albumine des champignons n'est digérée qu'imparfaitement. Aussi, doit-on les considérer moins comme des aliments que comme un assaisonnement pour d'autres mets; ils déterminent facilement des troubles digestifs.

Ainsi que nous le disions plus haut, le sel de cuisine doit être considéré comme le premier des condiments. Il ne peut manquer dans la nourriture, attendu qu'il constitue un principe nutritif et dès lors une substance indispensable. La quantité à ajouter journellement à la nourriture mixte varie de 15 à 20 gr. Ainsi, non seulement le besoin en sel nutritif (quantité qui ne dépasse probablement pas 2 gr., p. 91) est couvert, mais les aliments sont suffisamment salés. Le sel de cuisine doit être ajouté à la nourriture en quantité d'autant plus considérable que les végétaux y prédominent davantage. Quand au choix et à la quantité des autres condiments, il est difficile de formuler des généralités à ce sujet; on s'en rapportera à notre exposé de plus haut (p. 112, 177).

Enfin, dans l'association des aliments et des condiments ou stimulants, on doit veiller à leur compatibilité au point de vue du goût et de leur action sur le tube digestif; ainsi le lait et la bière, le lait et des mets acides sont incompatibles, car, ingérés ensemble, ils déterminent facilement du malaise et des coliques. Par contre, l'usage de spiritueux dilués, après ingestion d'aliments gras, la combinaison du pain avec du beurre, du saindoux ou du fromage plaisent au goût et se digèrent parfaitement.

La variation indispensable dans la nourriture s'obtient en variant les combinaisons des aliments d'origine animale et végétale, en variant leur forme et leur consistance, ainsi que l'assaisonnement. Ce que l'assaisonnement peut atteindre sous ce rapport nous est démontré par l'exemple des peuples de l'Asie

Orientale; pour eux, le riz constitue l'aliment principal, mais ils savent à l'aide des condiments et de la préparation (p. 166) lui donner les formes les plus variées et former des plats de goût des plus différents; ainsi seulement s'explique pour ces peuples la possibilité de prendre cet aliment plusieurs fois par jour.

b) Température des mets et des boissons.

Il n'est pas indifférent pour le fonctionnement de l'appareil digestif, comme pour l'état général de l'organisme, de prendre les aliments et les boissons chauds, tièdes ou froids. Même le goût et la digestibilité dépendent à un degré marqué de la température à laquelle ils sont ingérés[1].

Nous reconnaissons le mieux le rôle important de la température des aliments, par des observations instituées chez des enfants soumis à l'alimentation artificielle. Une nourriture trop chaude les agite, trouble leur sommeil, provoque de la transpiration. Une nourriture trop froide est tout aussi nuisible. Elle détermine presque infailliblement des coliques stomacales et intestinales, des vomissements et même de la diarrhée, surtout chez le nourrisson de quelques mois et chez ceux de constitution faible.

Plus tard, l'homme s'habitue insensiblement à des variations même notables dans la température de la nourriture; cependant, ces oscillations ne sont pas indifférentes même pour l'adulte. Il est établi que l'eau et la bière glacées, surtout ingérées précipitamment et au moment où le corps échauffé est à l'état de repos, déterminent souvent de la cardialgie et de la dyspepsie, même un catarrhe aigu gastro-intestinal *(Leube*[2], *Wiel*[3]*)*. Les fruits charnus froids déterminent facilement des troubles analogues; ainsi, d'après *Hausmann*[4], les raisins mangés froids provoquent chez beaucoup de personnes des douleurs d'estomac; *Bauer*[5] relève également que l'action purgative de ce fruit est d'autant plus marquée qu'il est plus froid au moment où on le mange.

L'usage prolongé d'une nourriture exclusivement ou presque exclusivement froide influe à un haut degré sur l'état général. C'est ce qu'on remarque de la manière la plus manifeste chez les ouvriers qui, travaillant continuellement en dehors de leur domicile, ne reçoivent à midi qu'une nourriture froide; tous les inspecteurs de fabriques attirent l'attention sur ce point. Ce dîner froid ne procure pas une sensation de bien-être, et pour se la donner l'ouvrier recourt facilement à l'usage de l'alcool.

L'ingestion d'aliments trop chauds peut également être nuisible à la santé. *Leube* cite l'usage d'aliments chauds parmi les causes des gastralgies et des grastrites aiguës; ils peuvent déterminer, après un usage habituel, du catarrhe chronique de l'estomac. D'autres auteurs inclinent même à établir une relation

---

(1) Voir *Uffelmann*, Die Temperatur unserer Speisen und Getränke, Wiener Klinik, 1887, 9. Heft.
(2) *v. Ziemssen's* Handb. d. spec. Path. u. Ther., Bd. 7, Th. 2, p. 26.
(3) Tisch für Magenkranke, 5. Aufl.
(4) *Hausmann*, Die Weintraubencur, 2. Aufl.
(5) *v. Ziemssen's* Handb. der allg. Therapie, Bd. 1, Th. 1, p. 331.

entre l'apparition de l'ulcère rond de l'estomac et l'usage d'aliments trop chauds.

La température des aliments exerce aussi une influence sur la denture. *Moleschott*[1] signale qu'une transition brusque d'aliments ou boissons chauds à des aliments ou boissons froids détermine de petites fissures dans l'ivoire des dents et accélère ainsi leur carie. *Späth* [2] et *Uffelmann* sont également du même avis.

Mais quelle est la température qui convient le mieux et quelle est celle qui est directement nuisible? Le chaud et le froid sont des excitants pour l'organisme en général, pour les vaisseaux, les nerfs et les muscles en particulier. L'excitation produite par la chaleur sur les vaisseaux détermine d'abord une contraction très passagère, puis une dilatation plus ou moins permanente avec hyperémie. Une température plus élevée détermine des brûlures aux divers degrés. Le froid détermine également, d'abord une contraction des vaisseaux ainsi que des fibres musculaires lisses de la peau, d'où résulte la pâleur; ensuite, mais plus lentement que la chaleur, il peut provoquer le relâchement des éléments contractés. Les aliments chauds apportent de la chaleur à l'organisme, tandis que les aliments froids lui en soustraient. Cette influence ne reste pas limitée au point d'application, mais elle s'étend au voisinage dans un rapport sensiblement proportionnel à la distance. Le froid et le chaud agissent en outre par voie réflexe. Le chaud détermine par excitation réflexe un relâchement des moyennes et des petites artères, le froid provoque par la même voie le rétrécissement de ces vaisseaux ainsi qu'une accélération et plus tard un ralentissement du cœur. Il est indiscutable que les excitants thermiques agissant sur les nerfs, les vaisseaux et les muscles, modifient la circulation sanguine de ces organes, et exercent ainsi une influence sur leur fonctionnement. Enfin, le chaud et le froid peuvent affaiblir l'activité des ferments physiologiques de l'organisme, tels que la ptyaline et la pepsine.

Les aliments et boissons chauds procurent une sensation agréable de chaleur dans la bouche et à la région stomacale. Par contre, s'ils sont trop chauds, ils déterminent une sensation de brûlure dans la bouche, le pharynx et l'œsophage. Pris en quantités quelque peu considérables, ils peuvent élever d'une manière sensible la température de l'organisme. Chacun peut se convaincre sur lui-même de ce fait qui a été démontré jadis par *Wunderlich*. Mais les ingesta trop chauds peuvent aussi altérer la muqueuse buccale et même stomacale. Les expériences de *Kostjurin*[3], de *Späth*[4] et de *Decker*[5] sur les animaux démontrent que l'administration d'eau à 45° C. détermine déjà une hyperémie de la muqueuse stomacale; que l'administration d'eau à 55—56° C. provoque des extravasations sanguines et des ulcérations de cette même muqueuse, que l'administration d'eau à 75° C. détruit complètement la paroi de l'estomac. *Späth* démontra en outre que l'administration d'eau froide,

---

(1) Handbuch der Diätetik, 1859, p. 578.
(2) Arch. f. Hyg., Bd. 4, p. 72.
(3) Petersburger med. Wochenschr., 1879, Bd. 5, p. 10.
(4) Loco citato.
(5) Berl. klin. Wochenschr., 1887, Nr. 21.

faite immédiatement après celle d'eau chaude, diminue quelque peu l'action nuisible de la chaleur mais ne la supprime nullement. Il n'est évidemment pas exact de conclure directement de ces données expérimentales obtenues sur les animaux que l'homme réagit de même vis-à-vis des boissons chaudes, et cela parce qu'il s'est insensiblement habitué aux mets chauds. On peut néanmoins en déduire que l'ingestion de substances très chaudes peut également avoir des suites fâcheuses pour la muqueuse de l'estomac de l'homme.

L'action de la pepsine s'arrête probablement déjà à 60°; il en est de même de la ptyaline. Les boissons, les soupes et les aliments solides très chauds doivent donc excercer une influence sur la digestion, même en dehors de toute altération de la muqueuse; en outre, ils suppriment, du moins temporairement, le goût.

Enfin, ainsi que nous le signalions plus haut en parlant de la chaleur en général, les mets chauds provoquent une excitation réflexe. D'après *Stricker* et *Friedrich* [1], le cœur s'accélère déjà d'une manière sensible après ingestion d'eau tiède. Ce qu'ils expliquent en admettant que l'eau tiède détermine une excitation sur les fibres stomacales du nerf pneumogastrique et que cette excitation stimule par voie réflexe les fibres nerveuses accélératrices du cœur. *Lichtenfels* et *Fröhlich* [2] observèrent également que l'administration d'eau très chaude déterminait une augmentation rapide et assez notable de la fréquence des contractions cardiaques. On sait d'ailleurs que les soupes chaudes, mêmes les soupes à la farine de céréales, accélèrent plus ou moins le cœur, que le café et le thé chauds, le vin chaud, déterminent une stimulation beaucoup plus énergique des systèmes vasculaire et nerveux que le café, le thé et le vin froids.

Les aliments et boissons froids provoquent une sensation de froid dans la bouche, le long de l'œsophage et dans la région stomacale; les mets et boissons très froids provoquent une sensation de douleur dans les dents et la sensation de frisson à la région de l'estomac. Ils peuvent, en outre, provoquer un abaissement suffisant de la température du sang pour pouvoir être constaté par le thermomètre. C'est ainsi que *Winternitz* [3] observa une diminution de 0.8° de la température axillaire après avoir bu 1 litre d'eau à 7°; après avoir bu 500 c.c. de cette eau, il nota que la température rectale descendit pendant près d'une demi-heure et cela jusqu'à 1°. Les recherches de *Lichtenfels* et *Frölich*, de *Schlikoff* [4] et *Uffelmann* ont donné des résultats analogues.

Les ingesta froids exercent, en outre, une irritation sur la muqueuse stomacale d'où peut résulter, ainsi que nous le disions déjà plus haut, un catarrhe aigu. De plus, ils troublent l'action normale de la ptyaline et de la pepsine, dont l'activité se montre au maximum entre 35 et 45°. Les boissons froides, spécialement l'eau glacée, diminuent l'acidité de la sécrétion des glandes du lab et aussi, à ce qu'il semble, le pouvoir d'absorption de la muqueuse

---

(1) Wiener med. Presse, 1890, p. 1738.
(2) Cité par *Winternitz* dans *v. Ziemssen*'s Handb. der allg. Therapie, Bd. 2, Th. 2, p. 3.
(3) Loco citato.
(4) *Schlikoff*, Deutsch. Archiv f. klin. Med., Bd. 18, p. 589.

stomacale; mais, d'autre part, elles peuvent aussi diminuer l'hyperexcitabilité morbide et faire disparaître l'état nauséeux.

Les phénomènes réflexes sont des plus intéressants à noter. Nous rencontrons d'abord le frisson (étudié récemment par *Richet),* ce tressaillement particulier s'accompagnant de l'apparition de la chair de poule, symptôme qui se montre d'ordinaire après l'ingestion de boissons froides et aussi d'aliments froids, surtout si ceux-ci sont ingurgités précipitamment, le corps étant en chaleur. Un autre phénomène réflexe qui se produit est le renforcement de la péristaltique intestinale par l'ingestion de substances froides, telles que l'eau glacée, la bière froide, les fruits froids, ensuite le ralentissement du cœur et la dureté du pouls(1).

Enfin, les aliments et boissons trop froids altèrent également le goût. Lorsqu'on plonge la langue dans de l'eau d'une température de $+1^o$—2° C. et cela pendant 40 secondes seulement, le sens du goût est complètement aboli pendant quelque temps, absolument comme sous l'influence d'une température trop élevée.

La sensation de froid, de tiède et de chaud dépend jusqu'à un certain degré de l'individualité et des habitudes. Mais, en général, on peut dire que chez la plupart des personnes les boissons et les mets dont la température est inférieure à $+6$—7° exercent une sensation douloureuse sur les dents; que les boissons et les mets d'une température supérieure à $+55^o$ provoquent une sensation de brûlure dans la bouche, et aussi dans l'œsophage s'ils sont avalés rapidement. Du reste, la quantité et la consistance des aliments jouent un rôle considérable. Ainsi, les petites quantités d'aliments solides, de même que les aliments liquides, cèdent facilement leur excès de chaleur; lorsqu'elles possèdent une température inférieure à celle du corps, elles prennent la chaleur plus facilement que des grandes quantités d'aliments solides.

De l'exposé qui précède, nous pouvons tirer les conclusions suivantes :

1° En général, on doit considérer que la température la plus favorable pour la nourriture de l'homme est la température du sang, par conséquent environ 38° C.

2° Tout aliment et boisson qui possède une température ou trop élevée ou trop inférieure peut être nuisible et cela, d'autant plus qu'on l'avale plus rapidement. La température est trop élevée lorsqu'elle dépasse 55°; elle provoque dans ce cas de la douleur dans la bouche et dans l'œsophage. Elle est trop basse si elle est inférieure à $+6$—7°; il survient dans ce cas de la douleur dentaire et une sensation de froid glacial à l'épigastre.

3° Pour apporter de la chaleur à l'organisme à l'aide d'aliments ou de boissons, il suffit de les prendre à une température de 10—12° plus élevée que la température du sang, donc à 47—50°. Veut-on, au contraire, rafraîchir l'organisme, il faudra choisir les aliments et les boissons sapides, qui sont bien tolérés, même à une température inférieure à celle du sang. Citons comme tels le lait, le lait battu, les soupes aux fruits, les rôtis froids, le jambon, les mets aux œufs, les

---

(1) *Stricker* et *Friedrich,* qui ont constaté que l'eau froide ralentit notablement l'activité du cœur et élève la pression sanguine, estiment que l'irritation qu'elle provoque agit par voie réflexe sur les fibres inhibitives du cœur.

gelées, la viande fumée, le fromage, le pain, puis le vin, la bière, le birambrot, les limonades.

4° On doit éviter de passer brusquement des substances chaudes aux substances froides ne fut-ce que par égard pour les dents. D'ailleurs, l'usage de substances froides peut tempérer l'action nuisible de substances trop chaudes sur l'estomac, lorsqu'elles sont prises immédiatement l'une après l'autre.

Eau potable. L'eau de source et de puits possède une température variant de 8—16° C. Lorsqu'elle est de 8° C. seulement, elle donne l'impression d'une eau très froide ; la température de 12—13° C. est généralement la plus agréable et est en même temps la plus appropriée, ainsi que l'avait déjà dit *Wiel* [1]. Une eau de 20—21° C. est déjà moins agréable, elle ne rafraîchit plus et n'assouvit plus la soif ; lorsqu'elle atteint 25°, elle provoque souvent l'état nauséeux si elle est bue en quantité quelque peu notable.

Eau de Seltz et eau gazeuse. L'eau de Seltz comme l'eau gazeuse refroidie pendant 1 heure dans la glace possède une température de + 2.5—3° C. ; elle est si froide qu'on ne peut la boire qu'en très petites portions ; même à une température de + 7—9° C., elle provoque encore la sensation de froid glacial. En tout cas, la mise en liberté de l'acide carbonique augmente encore la sensation de froid.

Vin. Le vin rouge (Bordeaux) est généralement bu par les gourmets à une température de + 17—18° C., le vin blanc à une température de + 10° C., le champagne à une température de + 8—10° C. En laissant le champagne pendant longtemps dans la glace, on peut le refroidir jusqu'à 2° C. ; lorsqu'on le boit à cette température, il ne provoque pas la sensation de froid au même degré que l'eau ou l'eau gazeuse refroidies à 2°, malgré que cette dernière mette également de l'acide carbonique en liberté. Cette différence d'action est sans doute en rapport avec la teneur en alcool, celui-ci déterminant l'impression d'une température plus élevée.

Bière. La bière possède encore une saveur rafraîchissante à la température de 12° C. ; aussi, ne devrait-elle pas être bue plus froide ; *Wiel* [2] recommande même de ne pas la refroidir au-dessous de 15° C.

Café. Le café fraîchement préparé, versé dans une tasse chauffée, présente encore généralement, après addition de sucre et d'un peu de crème, une température de 60—63° C., température qui est encore brûlante. Une température chaude agréable est celle de 40—43° C. ; le café ne devrait pas être bu plus chaud, à moins qu'on ne poursuive un but spécial par l'administration d'infusés très chauds, comme ce peut être le cas dans certaines maladies. Le café de 15—20° C. désaltère parfaitement, et doit de ce chef être préféré à toute autre boisson.

Thé. Ce que nous venons de dire de la température du café s'applique également au thé. Le thé refroidi assouvit également très bien la soif, mais pas cependant au même degré que le café.

Potage. Un potage agréablement chaud possède une température d'environ 37—45° C. ; un potage bien chaud 46—54° C. ; un potage très chaud 55—56° C. ; un potage brûlant 58—63° C. L'expérience apprend qu'il plaît le plus lorsqu'il possède une température de 37—45° C. C'est le cas pour le bouillon, les soupes au lait, à la farine, etc.

Lait. Le lait refroidi à + 6—5° C. provoque une sensation si glacée, qu'on ne peut le boire que par petites portions ; à la température de 10° C., il est encore très froid ; à une température de 12—13° C. il est froid ; à une température de 16—18° C. il est frais et rafraîchissant. Fraîchement trait de la vache et recueilli directement sous le pis dans un verre, il possède une température de 33—34° C. ; d'après l'expérience, c'est la température la plus favorable à sa digestion. En tout cas, l'on devrait boire le lait à une température qui ne descend pas au-dessous de 16—18° C. ; s'il est notablement plus froid, il détermine très facilement, surtout lorsqu'il est pris rapidement, des douleurs gastriques, de la dyspepsie et même de la diarrhée. Bu très chaud, soit à une température d'environ 55—56° C., en quantité quelque peu élevée, il provoque généralement la transpiration et cela sans provoquer en même temps des nausées.

Les bouillies, surtout celles au riz et à la purée de pommes de terre, se refroidissent dans la bouche et dans l'estomac beaucoup plus lentement que les soupes ; elles seront, par conséquent, prises moins chaudes que les soupes. Du bouillon qui possède dans la cuiller une température de 60° et qui détermine la sensation de brûlure sur la langue, peut encore être avalé lentement sans déterminer le long de l'oesophage cette même sensation ; par contre, du riz au lait, qui possède une température de 60° dans la cuiller, provoque une brûlure très douloureuse lorsqu'il est rapidement avalé. La température la plus convenable pour les aliments sous forme de bouillie est celle de 37—42° C. S'ils sont refroidis, soit à 15—16° C., ils sont généralement désagréables à prendre et ne sont qu'imparfaitement tolérés.

(1) Diätetisches Kochbuch, 1876, p. 257.
(2) Tisch für Magenkranke, p. 197.

Rôti. La température la plus convenable pour la viande rôtie est également voisine de 40° C. Si elle est moins élevée, la graisse se fige et la viande elle-même est un peu plus de coriace; une température notablement plus élevée est nuisible, cela pour les raisons déjà fréquemment indiquées. L'expérience apprend qu'au cours de certaines affections les rôtis froids sont mieux supportés que les rôtis chauds (voir 3e partie).

Pain. Le pain chaud, même celui qui n'est simplement que bien chaud (38° C.), incommode la plupart des personnes; c'est un fait connu depuis longtemps déjà, et cette considération s'applique au pain frais sortant du four ainsi qu'au pain vieilli, seulement rafraîchi et réchauffé. La raison la plus probable semble être que le pain chaud est plus visqueux et plus pâteux que le pain refroidi; ensuite que le pain chaud est moins bien mâché, qu'il est donc avalé en fragments plus gros qui sont naturellement moins digestibles que des morceaux plus petits; ajoutons-y que la viscosité de la masse empêche davantage les sucs digestifs d'imbiber le bol. C'est ce qui explique le fait que le pain frais provoque si souvent de la gastralgie, même lorsqu'il est pris à peine chaud.

c) Consistance de la nourriture.

Nous avons exposé en détail dans la 1e partie (p. 198) l'importance de la consistance des aliments au point de vue de leur digestibilité et de l'absorption des principes nutritifs y renfermés. Il s'agit uniquement ici de discuter quelle est la consistance la plus convenable pour la nourriture de l'homme adulte. Nous savons déjà que la forme liquide convient seule au nourrisson, car seule elle est physiologique et en rapport avec l'état de l'appareil digestif, avec sa musculature plus faible, et la sensibilité plus grande de sa muqueuse. Mais il n'en résulte pas que la forme liquide de la nourriture soit également pour l'adulte la plus avantageuse.

L'estomac de l'adulte possède une musculature plus développée et il supporte, il réclame même, des excitations plus énergiques que l'estomac de l'enfant. Une nourriture exclusivement liquide ne plaît pas à l'adulte; elle lui répugne facilement et lui coupe l'appétit. C'est ce qu'on constate nettement lorsque, pour l'une ou l'autre raison, on veut faire suivre le régime strictement lacté à des personnes dont le pouvoir digestif est absolument normal. Ce régime exclusif est observé pour quelque temps à force de persuasion, d'admonestation et de suggestion, mais on doit généralement y renoncer bientôt. Les essais tentés avec d'autres aliments liquides n'ont pas donné de meilleurs résultats.

Pareillement, la nourriture sous forme de bouillie, telle que le ragoût, prise habituellement, répugne bientôt ainsi que l'ont si fréquemment signalé les médecins de prison[1]. La bouillie des prisonniers renferme souvent 75—80 % d'eau, parfois même davantage. On a surtout attribué à la grande teneur en eau, l'appétit minime, l'état anémique, le peu de résistance, la grande morbidité des prisonniers; on a déclaré comme indispensable de leur donner de la nourriture sous une forme plus concentrée, et, si possible, sous la forme solide. De fait, la nourriture de prison renferme trop d'eau, et les prisonniers par suite du défaut de mouvement peuvent moins facilement et moins complètement éliminer de leur organisme cet excès de liquide.

Il est facile de prouver cependant que toute nourriture sous forme de bouillie, même après un usage prolongé, ne provoque pas les effets nuisibles observés chez les prisonniers. Les soldats, dont il a été question plus haut (voir page 214) recevaient à midi exclusivement de la bouillie, contenant environ 75 % d'eau; ils ne jouissaient pas moins d'une santé florissante, avaient une apparence des plus fraîches, possédaient

---

(1) Voir *Baer*, Blätter f. Gefängnissk., Bd. 18, p. 309. — *Hürbin*, Ibid., p. 350.

une grande force musculaire et une grande résistance à la fatigue. Outre cette ration, ils ne recevaient que leur pain, le matin du café au lait, et le soir ou du café ou les restes de la bouillie du midi. Il est vrai que celle-ci renfermait également des morceaux de viande, des légumes solides, tels que carottes, pommes de terre ; ce régime n'en était cependant pas moins très aqueux. Pareillement, les pensionnaires de la maison de correction de Gehlsdorf (p. 207) jouissaient d'une bonne santé, bien que soumis au régime de la bouillie. Il serait donc exagéré de déclarer d'une manière générale que l'usage prolongé de la nourriture en bouillie est nuisible par lui-même. Il est possible que son action nuisible apparaisse seulement lorsque la teneur en eau est trop élevée en même temps que l'organisme ne peut se débarrasser assez facilement, par insuffisance d'exercice, de l'excès de liquide ingéré. De fait, l'usage de la bouillie n'a été critiqué jusqu'ici que chez les prisonniers.

La nourriture solide alternant avec de la nourriture liquide et semi-solide paraît être la forme la plus avantageuse pour l'adulte. C'est cette forme qui plaît le plus aussi longtemps que le sujet est bien portant et qu'il jouit d'une digestion normale ; grâce à son appareil digestif puissant, il la digère suffisamment et ne se sent nullement incommodé, à condition toutefois qu'elle soit convenablement divisée et mastiquée. Les aliments compacts seuls doivent être considérés comme impropres à la consommation ; lors même que la division soit parfaite, ils incommodent encore souvent l'estomac de l'homme normal, provoquent facilement de la pesanteur et de la plénitude à l'épigastre ainsi que d'autres inconvénients ; en un mot, ils ne sont pas aussi bien supportés que les aliments d'une consistance molle. De plus, ils ne sont pas aussi bien digérés ; les raisons en ont été exposées précédemment (p. 198). En tout cas, l'ingestion d'une nourriture compacte impose à l'appareil digestif une surcharge de travail. Il est donc rationnel de considérer cette forme d'aliments comme peu propre, même pour l'homme adulte sain ; nous lui devons préférer les aliments d'une consistance molle, ou les aliments solides et compacts que nous faisons ramollir par la cuisson. Cette manière de voir n'est nullement en contradiction avec le fait d'observation, à savoir que nombre de personnes, celles surtout qui appartiennent aux classes inférieures, donnent fréquemment la préférence à une nourriture compacte et déclarent que cette forme de nourriture leur procure une sensation durable de satiété sans déterminer le moindre malaise. C'est précisément l'habitude qui leur permet de supporter cette nourriture sans inconvénients ; ce n'est cependant pas une raison pour en recommander l'usage.

d) Volume de la nourriture.

Les bons observateurs ont acquis la conviction que le volume de la nourriture mérite aussi d'être pris en sérieuse considération. En effet, l'homme désire, du moins après ses principaux repas, éprouver la sensation de satiété, même de satiété persistante. Cette sensation donne de la satisfaction et relève le moral, en même temps qu'elle procure cet entraînement indispensable pour fournir un travail énergique ; telle est la raison de sa grande importance. Or, la sensation de satiété ne dépend pas uniquement de la présence dans la nourriture ingérée d'une quantité suffisante de principes nutritifs, mais en très grande partie aussi, du volume que cette nourriture occupe[1].

---

[1] Au sujet de la sensation de satiété, voir l'introduction de *Ewald* dans Klinik der Verdauungskrankheiten, 1889, Bd. 1, p. 390.

Or quel est le volume alimentaire le plus approprié? Cela dépend de la capacité de l'estomac, et ce facteur à son tour dépend en majeure partie des habitudes de chaque individu. Quiconque absorbe dès sa première jeunesse de grandes masses d'aliments végétaux, présentera insensiblement une dilatation stomacale plus considérable que celui qui ingère peu d'aliments végétaux et surtout des aliments d'origine animale; il se fera ainsi que le premier ne se sentira pas rassasié après avoir ingéré une nourriture animale suffisamment riche en principes nutritifs, mais sous un volume minime. Sans doute, on devrait tendre, depuis l'enfance, à ce qu'il ne survienne jamais de réplétion stomacale excessive. Mais de fait, on ne peut l'éviter et dans les classes pauvres c'est très fréquent. D'après les déterminations de *Meinert*[1], la nourriture dans la prison de *Plötzensee* s'élève, par tête et par jour, à environ 3700 gr.; elle serait, d'après les données de *Hofmann*[2], de 3159 gr. à Waldheim et de 3906 gr. à Munich. Mais nous ne pouvons faire usage de ces chiffres, la nourriture de prison possédant un volume beaucoup trop considérable ainsi que les médecins de prison sont les premiers à le proclamer.

Les soldats sains, forts et bien nourris, observés par *Uffelmann* (p. 214), recevaient par tête et par jour, en dehors de la boisson du matin (café au lait), en moyenne, un volume alimentaire représentant 1600—2100 gr., le repas du midi seul comprenant de 1000 à 1300 gr. Les rations de *Voit* pour les soldats varient de 1700 à 1840 gr. par jour.

Forster [3] trouva que la ration journalière de deux jeunes médecins pesait 1698 gr. pour l'un, 2142 gr. pour l'autre; le poids plus élevé de la ration du second résultait de ce qu'il était très friand de légumes. *Uffelmann* constata, chez 4 ouvriers artisans bien salariés, que leur ration journalière, en dehors du café, de la bière et de l'alcool, pesait de 1575—2080 gr.; le repas du midi seul pesait de 710—915 gr. et cette quantité suffisait amplement pour les rassasier. La ration journalière de *Uffelmann* pesait en moyenne (sans le café) 1570 gr., le repas du midi en moyenne 815 gr.

Nous basant sur ces données, nous sommes autorisés à conclure qu'un a d u l t e, d'un poids de 65 kgr. environ et se livrant à un travail modéré, a besoin pour se donner la sensation de satiété, en moyenne, de 1600—1850 gr. d'aliments par jour, en dehors des boissons proprement dites. Le repas du midi réprésentera de 800—1000 gr. pour l'homme, de 600—800 gr. pour la femme. Mais ces chiffres ne peuvent constituer qu'un point de repère, car l'individualité et surtout l'habitude jouent un rôle des plus considérables. Toutefois, un écart trop marqué en plus ou en moins mérite toujours de fixer l'attention, à moins que le poids du corps ne soit augmenté ou abaissé dans la même proportion. En tout cas, une quantité journalière supérieure à 2500 gr. doit être considérée comme excessive. Un changement notable et brusque dans le volume alimentaire est incontestablement nuisible, surtout lorsque la diminution est marquée.

---

[1] Die Armee- und Massenernährung, 1885.
[2] Die Fleischnahrung, 1880.
[3] Zeitschr. f. Biologie, Bd. 9, p. 381.

De plus, la sensation de satiété est hautement influencée par la teneur de la nourriture en graisse (p. 197). Pratiquement on peut diminuer le volume sans modifier la sensation de satiété, en introduisant dans la préparation des aliments une plus grande quantité de graisse. Ce point surtout mérite d'attirer l'attention lorsqu'il s'agit d'éviter un volume alimentaire trop considérable.

e) Répartition des repas.

A la fin de la première partie (p. 241), nous avons exposé les motifs pour lesquels la quantité de nourriture nécessaire pour un jour ne peut être prise en une fois, mais doit être répartie en plusieurs (3—5) repas. Bornons-nous donc à rappeler brièvement que l'homme pourrait à peine ingérer en une fois la quantité de principes nutritifs nécessaire pour un jour, qu'en tout cas il ne pourrait la digérer sans difficulté, ni l'absorber suffisamment; cette masse volumineuse l'incommoderait dans son travail, l'estomac en serait trop distendu, la désassimilation de l'albumine serait passagèrement excessive; mais, d'autre part, si les repas étaient trop fréquents, l'estomac n'aurait pas le temps de repos et de réparation indispensables à tout organe. On ne peut formuler, au sujet du nombre des repas de l'adulte, des règles aussi générales que pour le nourrisson. Il faut d'abord tenir compte de la nature des occupations. Celui qui exécute un travail corporel fatigant, ou qui se trouve sans cesse en mouvement, doit prendre plus souvent de la nourriture que celui qui mène une vie sédentaire. Il serait difficile au portefaix, au briquetier, au mineur, de se contenter des 2 ou 3 repas par jour qui suffisent amplement à la plupart des employés de bureau. D'une manière générale, on peut dire que le nombre de repas journaliers chez un adulte normal et actif ne doit pas être inférieur à trois, ni supérieur à cinq. Un premier déjeuner, un dîner et un souper, éventuellement encore un second déjeuner dans l'avant-midi et un goûter dans l'après-midi, constituent la règle pour notre climat.

Celui qui commence sa besogne journalière de bonne heure, et qui la termine seulement dans l'après-midi ou le soir, comme c'est le cas pour les ouvriers et les artisans, prendra son premier déjeuner le matin avant d'aller au travail, il dînera vers midi, soupera vers 7 à 8 heures du soir; il prendra, de plus, un second déjeuner l'avant-midi vers 8—8 1/4 heures, et l'après-midi à 4 heures le goûter. Celui, au contraire, qui va moins tôt à son travail prendra son premier déjeuner vers 7—8 heures, dînera vers 1—1 1/2 et soupera vers 7—8 heures. D'autres modes de vivre exigent naturellement une autre disposition des repas. C'est ainsi que le parisien, se levant plus tard et allant au lit plus tard que l'allemand, prend le café vers 9 heures ou même plus tard, déjeune « à la fourchette » vers midi, dîne vers 6—7 heures, et prend parfois encore un petit souper vers minuit.

Quant à l'intervalle de temps à mettre entre les deux repas principaux, on doit se rappeler que l'estomac rempli ne se vide qu'après 5—7 heures; par conséquent, lorsque le repas principal est pris à 1 heure, il ne faudrait pas souper avant 7 à 8 heures du soir. Rappelons, enfin, qu'après le repas du soir, il faut attendre 2 heures au moins avant de se mettre au lit, de crainte sinon d'avoir fréquemment le sommeil agité.

Pour nos ouvriers qui se mettent au travail à 6 ou à 7 heures du matin, il semble, de fait, que le mieux est de fixer le repas principal de midi à 1 heure; ils doivent, en tout cas, prendre alors un repas substantiel attendu qu'ils travaillent depuis un certain temps et qu'ils doivent encore travailler tout aussi longtemps. Il est déjà douteux qu'ils puissent digérer au même degré le repas principal s'ils le prenaient le soir entre 6 et 7 heures au lieu de le prendre entre midi et une heure. D'autre part, il est hors de doute que, si le repas du midi n'est pas abondant, il s'établisse bientôt dans l'estomac une nouvelle sensation de vide qui exercerait une influence défavorable sur la disposition au travail.

Par contre, pour d'autres classes de la société, surtout pour les employés de bureau, pour les médecins, pour un grand nombre de commerçants, pour les savants, etc., on peut recommander la coutume française, anglaise, qui consiste à prendre vers midi un bon déjeuner à la viande (lunch), de dîner entre 5—6 heures, le travail du jour étant terminé, puis de prendre entre 8 et 9 heures une tasse de thé ou un peu de bière avec une collation. Ces personnes se mettent au travail plus tard que les classes ouvrières; il leur est souvent de toute impossibilité, du moins dans les grandes villes, de rentrer à leur domicile à l'heure de midi. Mais quelle que soit l'ordonnance des repas du jour, il faut s'y tenir rigoureusement. Les décompositions de l'organisme se font alors d'une manière uniforme et les organes digestifs s'en trouvent mieux.

Le premier déjeuner ne doit pas, en général, être très substantiel, puisque pendant le sommeil la décomposition des matières hydrocarbonées (graisse, hydrates de carbone) est notablement diminuée, le besoin en nourriture au lever n'est pas considérable. Même les ouvriers mangent généralement peu le matin avant de se rendre au travail. Par contre, après quelques heures déjà, se fait sentir chez eux un vif désir d'aliments résultant de l'augmentation de la consomption déterminée par le travail; aussi, les ouvriers attachent-ils plus d'importance au second déjeuner qu'au premier. Le travail du jour étant terminé, il s'agit de fournir de nouveau à l'organisme la sensation de satiété et d'y emmagasiner les matériaux de réserve pour le jour suivant; le repas du soir sera donc, après celui du midi, le principal. Le goûter peut en général, vu le court intervalle qui le sépare du dîner, être tout aussi modeste que le premier déjeuner.

Les détails concernant la répartition des principes nutritifs entre les divers repas se trouvent déjà exposés plus haut (p. 244). Rappelons seulement que, d'après l'expérience faite jusqu'ici, il semble le plus utile sous notre climat, pour l'adulte se livrant à un travail corporel modéré, de couvrir par le dîner 40—50 % de son besoin en albumine, graisse et hydrates de carbone, et par le repas du soir 30 %.

f) Règles à observer pendant et après les repas.

La rapidité avec laquelle on mange exerce une grande influence sur la digestion et sur l'état général. Si l'on mange avec précipitation, les aliments ne sont en général qu'imparfaitement divisés et insuffisamment imprégnés de salive ou encore ils sont avalés trop chauds. La mastication incomplète a pour conséquence que les sucs digestifs pénètrent à un moindre degré dans les aliments, les digèrent donc moins complètement, qu'il survient facilement après le repas de la pesanteur à l'estomac ou d'autres inconvénients. Celui qui est souvent obligé de manger très vite pourra dire qu'il a ressenti fréquemment, sinon toujours, de la pesanteur, de la plénitude et de la douleur à la région stomacale. Par contre, manger lentement est en général synonyme de bien mâcher, bien insaliver, d'où résulte une digestibilité plus grande des aliments en même temps qu'on se trouve à l'abri de l'ingestion de substances trop chaudes : manger lentement constitue donc un précepte important de diététique. Cette règle s'applique à chacun, mais surtout à celui qui possède un appareil digestif sensible, qui est prédisposé aux catarrhes de l'estomac ou de l'intestin, comme à celui qui possède une denture défectueuse. En découpant soigneusement sur l'assiette, on suppléera autant que possible au défaut de mastication. Pour ne pas manger trop précipitamment il faut, d'après *Tuczek*[1], employer 15 minutes pour manger 200 gr. de pain; au moins 30 minutes sont nécessaires pour la simple mastication de la nourriture mixte des trois repas. Si le nourrisson emploie déjà 20 minutes pour chaque repas, l'adulte, qui doit d'abord mastiquer la majeure partie de sa nourriture, ne devra jamais la consommer en moins de temps, lors même qu'il se contente d'un seul plat.

La question de savoir s'il convient de prendre des boissons pendant les repas réclame peut-être comme réponse qu'il est désavantageux de boire beaucoup[1]. Il est des personnes qui boivent de grandes quantités d'eau pendant le repas ou immédiatement après et qui, néanmoins, sont en parfaite santé. Mais cette habitude prédispose généralement au catarrhe stomacal, à la dyspepsie et à la cardialgie. Ce fait résulte probablement de ce que la quantité considérable d'eau dilue trop le suc gastrique et prolonge ainsi la durée de la digestion stomacale. En tout cas, la diététique exige qu'on prenne seulement de petites quantités de liquide pendant le repas.

Mais il n'est pas indifférent de boire n'importe quoi. L'acide carbonique stimule la sécrétion du suc stomacal; on peut donc permettre l'usage d'eau gazeuse[2].

Que la bière exerce une action défavorable sur la digestion stomacale, le fait a été unanimement constaté par différents auteurs[3]. Il en résulterait qu'on devrait déconseiller de boire de la bière

(1) Zeitschr. f. Biologie, Bd. 12, p. 534.
(2) L. *Wolff*, Zeitschr. f. klin. Med., Bd. 14, p. 3.
(3) *Buchner*, Deutsch. Archiv f. klin. Med., Bd. 29, p. 537. — *Ogata*, Arch. f. Hyg., Bd. 3, p. 204. — *Bikfalvi*, Orv. mész domanyi, 1884. — *Henczinsky* (Einfluss der Genussmittel auf die Magenverdauung, 1886, Dissert.) ne put constater une influence défavorable de la bière.

pendant ou après le repas. Le vin diminue seulement la digestion stomacale lorsque la richesse en alcool du contenu stomacal atteint au moins 10 %; même alors, la diminution de la digestion n'est que minime; elle ne devient marquée que lorsque la richesse en alcool du contenu stomacal s'est élevée à 15—20 %[1]. Par conséquent, des quantités modérées de vin prises au cours du repas sont loin d'être nuisibles, elles sont peut-être même utiles en stimulant la sécrétion gastrique ainsi que la péristaltique[2]. C'est un fait que les spiritueux exercent une action favorable sur la digestion après ingestion d'aliments gras; pris immédiatement avant le repas, ils agissent au moins en ce sens que ces aliments sont beaucoup mieux acceptés et supportés. Cela s'applique aux aliments gras, tels que les choux au gras, ainsi qu'aux spiritueux forts, tels que le cognac, le rhum et l'arrac. L'appétit est stimulé et les aliments sont mieux digérés lorsque avant le repas proprement dit on prend un potage, ce qui s'explique sans doute par la stimulation qu'il exerce sur la sécrétion gastrique (p. 112).

Une autre condition de grande importance est la suivante : celui qui mange ne peut se livrer à un travail intellectuel, car l'activité intellectuelle appelle le sang au cerveau au détriment de l'appareil digestif.

Pour que la digestion évolue normalement, il est nécessaire encore d'éviter pendant le repas les émotions psychiques. Le chagrin, la colère et la crainte exercent une action très nuisible sur la digestion; il en est de même d'un grand bonheur inattendu. On ne doit donc pas se mettre à table avant que ces impressions profondes et ce bouleversement ne soient calmés; il faut, au cours du repas, éviter autant que possible toute excitation psychique. Il est prouvé, en effet, que l'humeur joyeuse est des plus favorables à la digestion et que, d'autre part, mainte maladie de l'estomac (dyspepsie) peut être attribuée avec assurance à ce que la personne a subi pendant les repas quelque excitation violente de l'âme.

Sur le point important de savoir, ce qu'il faut faire après le repas, les opinions sont loin d'être concordantes. Les uns estiment qu'il faut en toute circonstance se reposer après le principal repas du jour; ils invoquent le fait que l'homme normal éprouve bientôt après le repas une sensation de fatigue; pareillement, le nourrisson s'endort après chaque repas lorsqu'il est complètement rassasié. Par contre, d'autres estiment que le sommeil, même le simple repos au sortir de table, l'estomac étant plein, est nuisible; ils recommandent plutôt de se livrer à un exercice modéré : « post cœnam stabis aut mille passus meabis ». Ces considérants ne prouvent nullement que l'une ou l'autre de ces deux opinions soit seule exacte. Il est démontré sans doute, d'une part, que le nourrisson s'endort immédiatement après le repas et que le sommeil constitue pour lui un besoin physiologique; d'autre part, il est tout aussi bien établi que la sieste après le repas principal n'est pas nécessaire au jeune homme et à l'adulte en pleine vigueur, ces

---

(1) Voir *Klikowicz, Virchow's* Archiv, Bd. 102, p. 360. — *Schütz,* Prager med. Wochenschr , 1885, Nr. 20.

(2) *L. Wolff* (Zeitschr. f. klin. Med., Bd. 16, p. 3) trouva que les boissons alcooliques très diluées paraissent stimuler la sécrétion du suc gastrique.

personnes ne ressentant aucune fatigue à condition d'être saines et de n'avoir pas mangé d'une manière excessive. Par contre, un grand nombre de personnes âgées éprouvent, même après un repas modéré, une fatigue marquée, absolument irrésistible; elles restent de mauvaise humeur et demeurent faibles de corps, si elles ne peuvent se livrer au sommeil ou même à un demi-sommeil, ne fut-ce que pendant un temps très court. Il en est de même des personnes jeunes, faibles, surtout des chlorotiques et d'un grand nombre de gastralgiques. Pour toutes ces personnes, le repos après le repas constitue un besoin; la promenade ou un mouvement actif quelconque après le repas leur est pénible et même nuisible.

Tout travail intellectuel intense doit être évité non seulement pendant le repas, mais aussi au moins une heure après celui-ci. Plenus venter non studet libenter est un proverbe absolument véridique. Malheureusement, à notre époque d'activité intellectuelle fiévreuse on pèche souvent contre cette règle. C'est ce qui se produit en particulier dans nos écoles : s'il y a des heures de classe l'après-midi, elles devraient porter uniquement sur des matières qui n'exigent pas d'efforts intellectuels spéciaux, par conséquent, sur l'histoire, la géographie, la religion, l'histoire de la littérature. Mais les savants eux-mêmes enfreignent souvent ces préceptes de l'expérience et s'attirent ainsi fréquemment l'une ou l'autre affection nerveuse chronique, et même la neurasthénie.

Il est de grande nécessité pour l'estomac de ne subir aucune pression extérieure pendant et après le repas, de ne pas être comprimé par un habillement trop serré par exemple. Sa fonction en serait fortement compromise, la compression étant autant nuisible à la circulation sanguine qu'à la péristaltique.

On ne peut de même, après le repas, se placer dans une atti-tude qui comprime les viscères abdominaux ou qui gêne la circulation; il en résulterait pour le moins une modification de la digestion; par conséquent, la position assise entre autres, surtout le corps étant incliné en avant, telle qu'on la prend par exemple pour écrire, doit être absolument défendue immédiatement après le repas.

On ne peut assurément se livrer, l'estomac étant plein, à des exercices corporels fatigants. Ceux-ci peuvent également comprimer les organes remplis, et, en tout cas, ils détournent vers les muscles contractés le sang nécessaire aux organes digestifs et nuisent ainsi à la digestion. On doit de même défendre absolument, ainsi qu'une longue expérience le démontre, de prendre un bain l'estomac étant encore rempli.

2. Alimentation de l'ouvrier.

La diététique stipule les conditions suivantes pour la nourriture de l'ouvrier[1] :

Elle doit contenir : 1° tous les principes nutritifs en quantités absolue et relative exactes;

---

[1] C. Voit. Loco citato. — Meinert, Wie nährt man sich gut und billig? 1882. — Fleck, Die Ernährungsgesetze, 1882. — Forster dans v. Pettenkofer's Handb. der Hygiene, Bd. 1, Th. 1. — Wolff, Die Ernährung der arbeitenden Classen, 1885. — Playfair, On food of man, 1865.

2° être aussi bon marché que possible ;

3° être d'un volume approprié ;

4° être préparée simplement mais en même temps offrir une certaine saveur ;

5° présenter une variation suffisante.

Se livrant à un travail moyen, l'ouvrier se suffit généralement avec les quantités suivantes : en moyenne, 100—110 gr. d'albumine, 56 gr. de graisse et 500 gr. d'hydrates de carbone (p. 223). Comme la nourriture doit être aussi bon marché que possible, elle ne peut pas comprendre des substances animales d'un prix élevé et en quantité telle qu'on voudrait la souhaiter ; aussi, les aliments d'origine végétale prédomineront-ils toujours dans la nourriture de l'ouvrier. Mais il est possible, en se basant sur le prix des différentes denrées alimentaires, d'augmenter la proportion des aliments d'origine animale.

Et d'abord, il faut choisir les sortes de viande et les morceaux de viande qui sont bon marché, tels sont la viande de porc, la poitrine et le collet du bœuf et du veau, puis le foie, le cœur, les reins, la rate, même les poumons, toutes viandes à l'aide desquelles on peut préparer des plats sapides. Même le sang des animaux abattus peut parfaitement être utilisé ; il est bon marché et contient, outre des quantités notables d'albumine, tous les sels nutritifs nécessaires à l'homme ; associé à de la farine, de la graisse (lard) et des épices, ou à un peu de viande grasse et des épices, il constitue un aliment d'un goût excellent (boudins, poudings, hachis au sang). On devrait de même recommander d'utiliser les os et les cartilages. Les os, surtout par leur moelle, fournissent de l'albumine, de la substance gélatineuse, de la graisse ; les cartilages donnent de la substance gélatineuse (p. 100). De même, les tissus tendineux peuvent être employés pour préparer des gelées à la viande et du hachis. Les préparations de ce genre devraient être instamment recommandées pour l'alimentation de l'ouvrier ; elles ne sont pas chères et contiennent, outre les principes nutritifs, la gélatine qui, comme substance d'épargne, est précisément à sa place lorsque la consommation d'albumine est modique.

Viennent en seconde ligne les espèces de poissons qui sont bon marché, surtout le hareng frais ou salé, la perche et le stockfisch, même la plie, l'aigrefin et le cabillaud.

Comme graisse, on choisira de préférence le saindoux et le lard, ainsi que de la bonne margarine. Le lard plaît particulièrement aux ouvriers, mais sa digestibilité n'est pas aussi parfaite que celle du saindoux et du beurre (p. 107).

Un aliment d'origine animale dont la valeur nutritive égale sa valeur marchande, c'est le lait écrémé[1]. Il contient encore toujours 0.5—0.75 % de graisse, et renferme de plus 3—4 % d'albuminoïde et 3.8 % de sucre. Depuis plusieurs années, le lait écrémé coûte à Berlin, seulement 6—8 pf. (8—10 ct.) le litre ; pour 1 mark (1.25 fr.) on obtient donc 14.5 litres, quantité qui ne renferme pas moins de 560 gr. d'albumine, 80 gr. de graisse et 550 gr. de sucre, tandis qu'en achetant pour 1 mark de viande, on n'obtient,

---

(1) Voir p. 128 et *J. König.* Loco citato, 3 Aufl., Bd. 1, p. 1057.

en moyenne, que 125 gr. d'albumine et 20—35 gr. de graisse tout au plus. On devrait donc recommander instamment l'emploi de ce lait pour l'alimentation ouvrière. Le lait battu possède également une grande valeur nutritive. Pour 1 mark (1.25 fr.) de lait battu, on obtient en moyenne 560 gr. d'albumine, 160 gr. de graisse et 320 gr. de sucre. Pendant la saison chaude, il peut remplacer le potage du midi et être pris pour le reste comme boisson rafraîchissante ou comme soupe du soir; mais il a lieu de rappeler qu'il renferme un grand nombre de bactéries (surtout celles de la fermentation acide) de sorte que de grandes quantités de lait battu ne seront supportées que par un tube digestif absolument normal.

Le fromage constitue un aliment dont la valeur nutritive est égale à la valeur marchande; il devrait être bien mieux représenté dans la nourriture de l'ouvrier que ce n'est le cas jusqu'ici. C'est surtout vrai pour les fromages simples, par exemple pour le fromage de la campagne; pour une égale somme, on achète encore plus de graisse (avec autant d'albumine) sous forme de fromage que sous forme de lait écrémé. Le fromage blanc, dont la teneur est de 17—25 % d'albumine et 5—7 % de graisse, peut aussi être avantageusement consommé.

Parmi les aliments d'origine végétale, les légumineuses méritent d'être particulièrement recommandées à l'ouvrier. Elles sont bon marché; sous une forme bien préparée, elles sont bien supportées par l'ouvrier par suite de son activité corporelle continue; en outre, elles déterminent une sensation persistante de satiété. Mais il est de toute nécessité que les légumineuses soient totalement ramollies par l'ébullition et qu'on les prenne dépourvues de leurs enveloppes.

Des diverses sortes de pain, l'ouvrier de l'Allemagne du Nord préfère le pain grossier, renfermant beaucoup de son, et préparé avec la farine du seigle. Il lui goûte mieux, surtout ne fatigue pas à la longue, le rassasie pour un temps plus long, et il est meilleur marché que le pain fin. Le pain grossier renferme une quantité relativement plus considérable de principes nutritifs que le pain préparé avec de la farine blutée. Pour le même argent, on achète la moitié en plus d'albumine et un tiers en plus d'hydrates de carbone sous forme de pain de seigle; mais la valeur réelle du pain noir de seigle subit un décompte sensible parce qu'il est beaucoup moins digéré que le pain fin (p. 160). On devrait donc recommander à l'ouvrier un pain analogue à celui en usage dans l'armée (pain de munition, voir à ce sujet le chapitre de l'alimentation en masse des soldats). Ce pain est mieux digéré, au total jusqu'à raison de 87 % environ, possède un goût excellent et procure aussi la sensation persistante de satiété. Peut-être serait-il recommandable encore de préparer le pain de l'ouvrier d'après la méthode de la Société anglaise pour l'amélioration du pain; d'après cette méthode, on emploie encore la graine toute entière, mais le gruau est très finement moulu. Le pain fait à l'aide de cette farine (pain complet) est mieux supporté, mieux digéré que le pain noir habituel et contient la même quantité de principes nutritifs.

Comme aliment végétal d'un bon marché relatif, citons encore certains gruaux, surtout ceux de sarrasin et d'avoine, la farine de sarrasin et les pommes de terre, puis le riz. Celui-ci est moins bon marché, mais d'une digestibilité excellente; il doit être particulièrement recommandé pour remplacer au printemps les pommes de terre devenues mauvaises. Pour 1 mark (1.25 fr.) on obtient actuellement, en chiffres ronds:

	Albumine	Graisse	Hydrates de carbone
Gruau de sarrasin, environ	340 gr.	30 gr.	2000 gr.
» d'avoine	420 »	130 »	2000 »
Pommes de terre. . . .	300 »	10 »	4000 »
Riz	160 »	10 »	1750 »

Les carottes, les tubercules et les légumes verts sont très estimés par l'ouvrier; leur prix n'est pas très élevé, mais ils sont pauvres en principes nutritifs, ne sont que modérément digérés et ne peuvent donc être considérés comme valant réellement ce qu'ils coûtent. Ces aliments ont surtout l'avantage d'introduire de la variation dans la nourriture.

Se basant sur le fait que les champignons[1] contiennent une grande quantité d'azote, on les a également préconisés pour l'alimentation de l'ouvrier; mais cet aliment n'est pas bien digéré (p. 174) et ne doit être recommandé à l'ouvrier que dans les régions où il est très bon marché.

Ainsi que nous l'avons déjà dit, le prix des fruits charnus est presque toujours disproportionné à leur valeur nutritive. Pour cette raison, ils n'entreront dans la nourriture de l'ouvrier presque exclusivement qu'à titre de variété (riz aux pruneaux et aux pommes). En fait de condiments, le sel, le poivre, la moutarde, les oignons, les herbes à soupe et le vinaigre suffisent amplement; comme autres stimulants, on recommandera seulement du bon café, du bon thé et de la bière légère. On entend fréquemment émettre l'opinion qu'une quantité modérée d'eau-de-vie, loin d'être nuisible, est plutôt utile à l'ouvrier à cause de la stimulation qu'elle apporte au milieu de son activité laborieuse. Mais il est préférable de réaliser cette stimulation à l'aide du café et du thé, car ces boissons ne provoquent pas, comme l'alcool, une période de dépression.

Les aliments et les condiments ou stimulants précités conviennent parfaitement pour combiner une nourriture qui satisfait à toutes les exigences de la diététique. Nous avons déjà indiqué plus haut (p. 330) comment il est possible de parvenir à ce but. Supposons que l'ouvrier mange par jour, au maximum 750 gr. de bon pain (une quantité plus grande est désavantageuse pour les raisons exposées précédemment); qu'il consomme ensuite par jour 200 gr. de lait, 150 gr. de viande et 30 gr. de lard (ou 25 gr. de saindoux); cette ration journalière comprenant ces aliments principaux lui apporte, ainsi que nous l'avons calculé au même endroit, environ 95 gr. d'albumine, 45 gr. de graisse et 382 gr. d'hydrates de carbone, avec 84 gr. d'albumine digestible dont 39 gr. sont de l'albumine animale. La partie de principes nutritifs qui manque encore dans la ration journalière pourrait être prise, par exemple, sous forme de 420 gr. de pommes de terre, 50 gr. de légumineuses et 10 gr. de saindoux, ou bien sous forme de 120 gr. de riz, 280 gr. de pommes de terre et 20 gr. de fromage. De cette

---

(1) Voir *Fleck*, Die Ernährungsgesetze, 1882.

façon, sa nourriture comprendrait 39—44 gr. d'albumine animale et 70—84 gr. d'albumine végétale; au point de vue du volume, elle satisferait également à toutes les exigences, car le poids total des substances énumérées n'est que de 1650, ou 1550 gr. La viande doit être remplacée parfois, en totalité ou en partie, par d'autres aliments d'origine animale, tels, par exemple, par du poisson, par un peu de fromage en plus, par du lait en nature ou du lait battu, ainsi que le démontrent les exemples ci-dessous.

Quant au nombre des repas de l'ouvrier et leur répartition dans la journée, nous renvoyons à l'exposé de la p. 339.

1° Déjeuner. Le meilleur déjeuner, celui qui plaît le plus à l'ouvrier et qui lui coûte le moins, consiste en du bon café au lait, du bon pain et du saindoux, ou en une soupe au lait avec de la farine, du pain et du saindoux. L'expérience montre qu'une boisson chaude, prise le matin, fait plus de bien que de la bière froide; de plus, le matin surtout, le pain noir compact est moins bien supporté que le pain mi-fin ou que le pain blanc. Si l'on compte pour le déjeuner 7.5 gr. de fèves de café torréfiées, ensuite 100 c.c. de lait, 150 gr. de pain et 10 gr. de saindoux, cela représenterait une dépense totale d'environ 15 ct. Quant à ce repas, il ne paraît pas nécessaire de le varier.

Le second déjeuner se compose de préférence de pain et de saindoux, ou de pain et de fromage gras, de pain et de boudins, de pain et de saucisson au foie, de pain et de lard; en outre, si le besoin de boisson se fait sentir, on y ajoutera du café au lait ou une bière légère. Il est à recommander de donner à chacun des deux déjeuners une certaine quantité de graisse avec le pain, car la graisse est surtout indiquée pour l'ouvrier et le pain n'en contient qu'une minime portion. Admettons qu'au second déjeuner on consomme 150 gr. de pain et 12 gr. de saindoux, ce qui représenterait une dépense d'environ 12 ct.

La dépense serait un peu plus élevée, mais le goût ainsi que la valeur nutritive y gagneraient, si les 12 gr. de saindoux étaient remplacés par 25 gr. de fromage ou par 50 gr. de boudins ou par 50 gr. de saucissons au foie, ou par 30 gr. de lard.

Le repas du midi doit, d'après l'exposé ci-dessus, couvrir environ 50 % du besoin en albumine; il renfermera donc 50—55 gr. d'albumine; il pourrait, par exemple, être composé de la manière suivante :

Sept menus de dîners pour des ouvriers dans une aisance relative.

1° Viande de porc, haricots et racines (carottes) bouillis ensemble avec des pommes de terre.

150 gr. de viande,	350 gr. de pommes de terre,
75 » de haricots,	20 » de sel,
50 » de carottes,	75 » de pain.

2° Viande de bœuf bouillie avec des pommes et du riz.

180 gr. de viande,	15 gr. de sel,
150 » de pommes,	75 » de pain.
200 » de riz,	

3° Lard, purée de petits pois avec pommes de terre.

150 gr. de lard,	15 gr. de sel,
175 » de petits pois,	75 » de pain.
500 » de pommes de terre,	

4º Viande de mouton avec chou blanc et pommes de terre.

200 gr. de viande,	15 gr. de sel,
200 » de chou,	75 » de pain.
400 » de pommes de terre,	

5º Poumon de bœuf avec nouilles.

250 gr. de poumon,	20 gr. de graisse,
150 » de nouilles,	15 » de sel,
100 » de riz,	75 » de pain.

6º Harengs salés avec pommes de terre et sauce au lard.

2 harengs,	50 gr. de lard,
500 gr. de pommes de terre,	80 » de pain.

7º Lait battu avec pain grillé, fricandeau avec pommes de terre.

250 c.c. de lait battu,	15 gr. de sel,
50 gr. de pain grillé,	5 » d'oignons,
150 » de viande bouillie,	300 » de pommes de terre,
50 » de saucisson,	75 » de pain.

Sept menus de dîners pour des ouvriers dans une aisance moins parfaite.

1º Viande de porc, haricots et pommes de terre.

150 gr. de porc,	15 gr. de sel,
125 » de haricots,	80—100 » de pain.
450 » de pommes de terre,	

2º Lard, petits pois et pommes de terre.

100 gr. de lard,	15 gr. de sel,
160 » de petits pois,	80—100 » de pain.
500 » de pommes de terre,	

3º Soupe au gruau de sarrasin, hachis et pommes de terre sautées.

250 gr. de soupe au gruau,	15 gr. de sel,
150 » de hachis,	100 » de pain.
400 » de pommes de terre sautées,	

4º Boudin avec petits pois et pommes de terre.

150 gr. de boudin,	15 gr. de sel,
150 » de petits pois,	80 » de pain.
500 » de pommes de terre,	

5º Poumon de bœuf avec pommes de terre bouillies.

200 gr. de poumon,	20 gr. de sel,
400 » de pommes de terre,	100 » de pain.
15 » de graisse,	

6º Viande de bœuf, carottes, pommes de terre en ragoût.

150 gr. de bœuf,	15 gr. de graisse,
250 » de carottes,	20 » de sel,
300 » de pommes de terre,	80 » de pain.

7º Purée de petits pois, choucroûte et pommes de terre.

175 gr. de petits pois,	20 gr. de graisse,
300 » de choucroûte,	20 » de sel,
300 » de pommes de terre,	75 » de pain.

Le goûter, de même que le premier déjeuner, se composera de préférence de pain, de café au lait, de beurre ou de saindoux, qu'il faut compter en proportions à peu près analogues.

Le souper, devant couvrir à peu près 30 % du besoin en albumine, doit renfermer 33—36 gr. de cette substance.

Cinq menus de soupers.

1º Soupe aux pommes de terre, pain et boudin.

100 gr. de pommes de terre	200 gr. de pain,
5 » de graisse,	80 » de boudin.

2º Soupe au gruau de sarrasin avec lait, pain et saindoux.

400 c.c. de lait,	150 gr. de pain,
75 gr. de gruau,	10 » de saindoux.

3º Pommes de terre en chemise avec hareng.

200 gr. de pommes de terres,	200 gr. de pain,
1 hareng (salé),	10 » de beurre.

4° Soupe au gruau d'avoine, pain et saucisson au foie.

500 c.c. de soupe,	200 gr. de pain,
75 gr. de gruau,	50 » de saucisson au foie.

5° Omelette aux pommes de terre et pain.

250 gr. de pommes de terre,	20 gr. de graisse,
2 œufs,	120 » de pain.

Meinert[1] a décrit d'une manière magistrale l'alimentation de l'ouvrier et des familles ouvrières. Il suppose trois de ces familles se composant chacune du mari, de la femme et de 2 enfants âgés de 10—12 ans, gagnant respectivement 1000 fr., 1300 fr., 1600 fr. par an, et pouvant dépenser pour la nourriture, par tête et par jour, 50 ct., 65 ct. ou 80 ct. Il admet que le besoin nutritif de ces quatre personnes équivaut à celui de trois adultes; puis il expose comment, à l'aide des sommes indiquées, on peut acheter les denrées animales et végétales, ainsi que les condiments, en quantités suffisantes et appropriées, de manière à satisfaire aux exigences diététiques.

Nous donnons ici, suivant *Meinert*, deux séries de rations journalières, renfermant pour mari, femme et deux enfants, au total 300 gr. d'albumine, 150 gr. de graisse et 1500 gr. d'hydrates de carbone.

Première famille avec revenu annuel de 1000 fr., dont fr. 1.50 par jour sont disponibles pour l'achat de nourriture.	Seconde famille avec revenu annuel de 1300 fr. dont fr. 2.15 sont consacrés journalièrement à la nourriture.

Déjeuner, goûter et éventuellement souper.

fr. 0.90	1800 gr. de pain, 65 gr. de graisse, 75 gr. de sel, 1500 gr. de lait écrémé, 30 gr. de seigle torréfié, 20 gr. de café.	fr. 1.15	290 gr. de pain blanc, 1500 gr. de pain de seigle, 90 gr. de saindoux, 75 gr. de sel, 1000 gr. de lait écrémé, 1000 gr. de bière, 50 gr. de café.

Dîner.

fr. 0.96	a) 360 gr. de bœuf, 100 gr. de riz, 200 gr. de pommes de terre, 30 gr. de graisse, 200 gr. de fromage maigre.	fr. 1.45	a) 500 gr. de bœuf, 100 gr. de graisse. 300 gr. de pommes de terre; 1500 gr. de lait écrémé pour soupe du soir.
fr. 0.65	b) 3000 gr. de pommes de terre, 2000 gr. de lait battu, 100 gr. de lard.	fr. 0.87	b) 200 gr. de tablettes de viande-légume, 200 gr. de haricots, 1000 gr. de pommes de terre, 300 gr. de fromage blanc.
fr. 0.72	c) 125 gr. de tablettes de viande-légume, 250 gr. de petits pois, 1500 gr. de pommes de terre, 60 gr. de graisse.	fr. 0.92	c) 1000 gr. de choucroûte, 300 gr. de petits pois, 200 gr. de boudin; 1500 gr. de lait battu au soir.
fr. 0.76	d) 260 gr. (= 3) de harengs, 3000 gr. de pommes de terre, 500 gr. de lait écrémé, 30 gr. de farine, 50 gr. d'oignons. Au soir, 1500 gr. de lait en soupe.	fr. 0.88	d) 140 gr. de stockfisch, 60 gr. de moutarde, 50 gr. de farine, 50 gr. de graisse, 30 gr. de sucre, 30 gr. de vinaigre, 2500 gr. de pommes de terre.
fr. 0.74	e) 500 gr. de petits pois, 80 gr. de lard, 1500 gr. de pommes de terre, 300 gr. de fromage blanc.	fr. 0.90	e) 500 gr. de foie et de poumon, 50 gr. de saindoux, 40 gr. de farine, 20 gr. d'oignons, 60 gr. de verdure, 2000 gr. de pommes de terre, 156 gr. de pain blanc.
fr. 0.80	f) 3000 gr. de pommes de terre, 100 gr. de saindoux, 400 gr. de farine; 1500 gr. de lait écrémé en soupe, le soir.	fr. 1.00	f) 70 gr. poudre de viande brevetée, 1500 gr. de chou, 1500 gr. de pommes de terre, 100 gr. de graisse; 400 gr. de pain, 30 gr. de sucre et 40 gr. de graisse pour soupe du soir.
fr. 0.75	g) 190 gr. de tablettes de viande-légume, 1500 gr. de chou vert, 1000 gr. de pommes de terre.	fr. 0.94	g) 300 gr. de viande hachée, 30 gr. saindoux, 250 gr. de lait, 50 gr. de farine, 2500 gr. de pommes de terre.

[1] *Meinert,* Wie nährt man sich gut und billig? 1882.

Fleck[1] a pareillement décrit en détail des menus pour l'alimentation de l'ouvrier, mais il nous mènerait trop loin d'y insister davantage. Nous verrons à un autre endroit (chap. « Cuisines populaires ») quelles sont les réformes que *Wolff*[2] propose d'introduire dans l'alimentation de l'ouvrier.

3. Alimentation de l'ouvrier se livrant à un travail fatigant[3].

Si l'ouvrier doit fournir une quantité de travail supérieure à la moyenne, il doit aussi recevoir une ration proportionnellement plus grande. Pour que celle-ci puisse être exactement indiquée, il faut savoir si l'augmentation de travail est passagère ou si elle se répète tous les jours pendant un certain temps. Dans le premier cas, par exemple, si le travail habituel était prolongé un seul jour de quelques heures, il suffirait de relever l'activité corporelle qui faiblit à l'aide d'un bon stimulant, du bouillon, du café ou du thé. Toutefois, comme un travail plus grand détermine aussi une combustion plus considérable de carbone, il est rationnel d'associer aux stimulants un repas riche en hydrates de carbone. Dans ce but, c'est le pain au beurre, au saindoux ou au fromage gras qui se recommande particulièrement.

Mais, si l'ouvrier doit régulièrement fournir tous les jours une plus grande quantité de travail, soit que le travail devient plus fatigant, soit qu'il se prolonge davantage, d'après les lois fondamentales de nutrition exposées plus haut, cet ouvrier ne restera capable de travailler qu'à condition de recevoir plus d'albumine et de graisse. Nous avons exigé (p. 225) pour un travail fatigant : 120—130 gr. d'albumine, 100 gr. de graisse, 500 gr. d'hydrates de carbone; puis, des 130 gr. d'albumine ingérés, 115 gr. au moins doivent être digestibles et absorbés. La question qui se pose en ce moment est de savoir sous quelle forme de nourriture cette ration en principes nutritifs sera le plus avantageusement administrée à l'ouvrier?

Il paraît contre-indiqué d'élever davantage la teneur en hydrates de carbone de la ration; il en résulte que nous ne pouvons plus augmenter la teneur de cette ration en substances végétales, exception faite pour les légumineuses et autres aliments très riches en albumine. Une augmentation de la quantité de substances végétales entraînerait une augmentation du volume alimentaire, ce qui pourrait nuire à la puissance de travail. Nous devons donc, autant que possible, chercher à donner le supplément en albumine et en graisse sous forme de substances animales. Ainsi que nous l'avons vu, le fromage, le fromage gras surtout, puis le lard strié, la viande de porc, le saindoux, le lait, et, parmi les aliments végétaux, les légumineuses, sont tous aliments qui conviennent excellemment à ce but; ils sont d'un prix relativement faible et sont parfaitement supportés par l'ouvrier se livrant à un travail fatigant. Admettons que la ration journalière de pain,

(1) Die Ernährungsgesetze, 1882, p. 44.
(2) Die Ernährung der arbeitenden Classen, 1885.
(3) Voir le chapitre intitulé « Ration de l'homme adulte se livrant à un travail fatigant », p. 224.

que nous ne pouvons pas augmenter, soit de 750 gr.; elle renferme donc environ 55 gr. d'albumine, 10 gr. de graisse et 375 gr. d'hydrates de carbone. Posons ensuite qu'il prenne par jour, seulement environ 250 gr. de viande grasse et 250 gr. de lait, ce qui avec le pain représente environ 100 gr. d'albumine, 35 gr. de graisse et 384 gr. d'hydrates de carbone. Le déficit à combler n'est donc plus que de 30 gr. d'albumine, 65 gr. de graisse et 116 gr. d'hydrates de carbone. On y parvient le mieux en donnant du lard, du saindoux et des légumineuses, ou du saindoux et des nouilles, du saindoux et du riz, ou du lard bouilli et des pommes de terre. Ajoutons aux 750 gr. de pain, 250 gr. de viande grasse et 250 gr. de lait, par exemple, encore 100 gr. de petits pois avec 70 gr. de lard, ce qui constitue un mélange très apprécié par les ouvriers, contenant environ 125 gr. d'albumine, 100 gr. de graisse et 445 gr. d'hydrates de carbone. En ajoutant encore 300 gr. de pommes de terre, la teneur en albumine serait portée à 130 gr., celle en hydrates de carbone à 505 gr., tandis que la teneur en graisse demeurerait pour ainsi dire invariable. Pareille ration renfermerait 45 gr. d'albumine animale, au total 115 gr. d'albumine digestible; au point de vue du volume alimentaire, elle satisfait également aux conditions diététiques. On arriveraient presque au même résultat en ajoutant aux 750 gr. de pain, aux 250 gr. de viande et aux 250 gr. de lait, 160 gr. de riz (ou 120 gr. de nouilles), 500 gr. de pommes de terre, 50 gr. de saindoux et 50 gr. de fromage.

Les stimulants à donner à l'ouvrier qui se livre à un travail fatigant, comme du reste à l'ouvrier en général, comprendront uniquement ceux qui excitent sans déterminer ensuite de la dépression. Par conséquent, les stimulants qui conviennent le mieux sont le café et le thé, et, parmi les spiritueux, uniquement la bière en quantité modérée.

Les individus qui produisent la quantité maximale de travail, les athlètes, etc., imposent aux systèmes nerveux et musculaire, au cœur, à la respiration, un travail excessif qui augmente considérablement, non seulement la combustion du carbone, mais aussi, ce qu'il ne faut pas oublier, l'élimination de l'azote [1]; la nourriture la plus appropriée sera donc celle qui est riche en albumine et en graisse, facilement digestible et peu volumineuse. Par conséquent, elle comprendra surtout du jambon gras, la viande grasse en général, le fromage gras, du lard avec des légumineuses, du riz avec du lait gras, des œufs à la coque, du pain blanc et une grande quantité de beurre. Il est démontré que, pendant la période de travail maximal, les stimulants alcooliques et alcaloïdiques ne sont d'aucune utilité, c'est-à-dire n'augmentent pas la puissance de travail. S'ils élèvent momentanément la pression sanguine, le cœur et les poumons se fatiguent d'autant plus rapidement et la dyspnée s'accroît. Par contre, les boissons alcaloïdiques du moins exercent une certaine action favorable sur les équipes déjà surmenées et obligées de fournir encore une certaine quantité de travail; elles constituent également un rafraîchissant et un réconfortant qui font disparaître plus rapidement la sensation de fatigue [2].

4. Alimentation des classes aisées.

Nous avons dit que l'alimentation de l'ouvrier doit surtout être composée de telle manière à fournir au minimum autant de principes nutritifs que l'organisme en dépense et à déterminer aussi, par un volume suffisant, la sensation de satiété; dans l'alimentation des

---

(1) Comme conséquence de la dyspnée, de l'insuffisance respiratoire et circulatoire (p. 66).
(2) Voir G. Kolb, Physiologie maximaler Muskelarbeit, 1889.

classes aisées, au contraire, on doit plutôt veiller à ce que les principes nutritifs ne soient pas ingérés en excès et ne soient pas additionnés d'une trop grande quantité de stimulants. Très souvent les personnes dans l'aisance absolue prennent une nourriture trop épicée et comprenant en excès un, ou deux, ou tous les principes nutritifs; à ces écarts de régime, on doit attribuer certains troubles nutritifs, aigus ou chroniques, qui ne se présentent pas chez l'ouvrier. Parmi eux, nous citons l'obésité, la goutte et les symptômes morbides connus sous le nom de pléthore abdominale. Toutes ces maladies doivent être attribuées à la manière irrationelle de vivre; leur principale cause réside dans l'alimentation antiphysiologique. Le régime et surtout l'ingestion précoce et trop abondante des stimulants exercent également une grande influence sur l'apparition de la nervosité si fréquente dans la classe aisée, et de la dyspepsie nerveuse, maladie qui ne s'observe que rarement dans les classes inférieures. La fréquence plus grande des affections hépatiques et des hémorrhoïdes dans la classe aisée doit être pareillement attribuée, en majeure partie, à certains vices de régime. Par conséquent, il est aussi d'un véritable intérêt pratique de formuler des règles diététiques pour la classe aisée.

D'abord, en ce qui concerne la quantité d'albumine, on doit fixer les moyennes en tenant compte du fait que la plupart des personnes aisées sont habituées dès leur jeunesse à ingérer des quantités d'albumine plus grandes que ne l'exige rigoureusement l'organisme, et qu'elles supportent difficilement une diminution de cette quantité habituelle. Il faut, d'autre part, se rappeler aussi que l'usage excessif et permanent d'aliments azotés constitue un danger pour la santé et est cause surtout de la goutte. Il faut donc choisir un juste milieu. Ex nocentibus, on peut déduire que chez un individu adulte de taille et de poids moyens, se livrant à un travail corporel modéré, la ration journalière d'albumine ne dépassera pas habituellement 140—150 gr.; que, chez une femme adulte se trouvant dans les mêmes conditions, elle ne dépassera pas habituellement 120—125 gr. Rappelons d'ailleurs que dans la classe aisée, surtout parmi le sexe féminin, il arrive que l'albumine est ingérée en quantité trop minime; cette alimentation insuffisante, jointe à des habitudes antihygiéniques, provoque chez un grand nombre de femmes de l'anémie et de la faiblesse musculaire, comme aussi de la nervosité.

Il est plus important encore de surveiller la teneur de la nourriture en graisse. Dans la nourriture du riche, la quantité de graisse dépasse la limite supérieure aussi souvent que, chez l'ouvrier, elle demeure au-dessous de la limite inférieure. Il est évident que la limite physiologique est franchie lorsque la nourriture est si grasse qu'elle provoque des troubles digestifs, ou qu'elle n'est digérée qu'après addition de substances qui stimulent artificiellement la digestion ou qui permettent de supporter cet excès de graisse. Il ressort de nombreuses observations que, pour un adulte normal se livrant à un travail modéré, la quantité journalière de 90—100 gr. de graisse, répartie entre 3 et jusqu'à 4 repas, ne peut être habituellement dépassée sans qu'on doive redouter des troubles digestifs. Bon nombre de personnes, néanmoins, supportent sans éprouver de troubles digestifs jusque 150 gr. de graisse. La ration de 90—100 gr. de graisse ne sera surtout pas dépassée par les personnes qui ne sont pas en état de se donner régulièrement du mouvement, ou qui présentent de la prédisposition à l'obésité. Il est même absolument indiqué de conseiller à ces personnes de réduire la quantité de graisse à 50 gr. par jour. (Voir 3e partie : Régime alimentaire dans l'obésité.)

Les hydrates de carbone sont généralement consommés en quantité notablement moindre par les personnes dans l'aisance que par l'ouvrier ; néanmoins, vu la grande quantité de graisse ingérée, la nourriture du riche les contient encore souvent en excès. Evaluons la quantité de graisse à 90 gr. seulement, ce qui représente 216 gr. d'hydrates de carbone ; la consommation d'hydrates de carbone comme tels ne devrait donc pas dépasser 400 gr., ce qui n'est pas assez fréquemment observé. Chez les femmes adultes, la consommation de 70 gr. de graisse devrait aller de pair avec celle de 300 gr. d'hydrates de carbone ; or, on peut démontrer que la consommation des hydrates de carbone, surtout sous forme de douceurs, atteint souvent dans la classe aisée, malgré la ration abondante de graisse, le chiffre de 380—400 gr. par jour et même davantage. Cet écart de régime s'aggrave encore par le fait que ces personnes font le plus souvent peu d'exercices musculaires et particulièrement qu'elles se promènent beaucoup trop peu au grand air. Il en résulte qu'elles digèrent insuffisamment la nourriture et sont ensuite atteintes de troubles digestifs, ou encore qu'elles déposent de la graisse en excès, parce que la consommation continue de grandes quantités d'hydrates de carbone engraisse lorsque le mouvement musculaire est insuffisant. Les ressources nombreuses de l'alimentation se trouvent généralement toutes à la disposition des personnes aisées ; il est d'autant plus indiqué de faire un choix rationnel. Et d'abord, il faut que les aliments d'origine animale et ceux d'origine végétale soient associés en proportions appropriées. Tandis qu'à l'ouvrier il fallait assurer un minimum des premiers, il s'agit plutôt ici de fixer quelle est la quantité maximale d'aliments d'origine animale qui ne peut être dépassée ; car il y a ici danger que l'usage excessif de nourriture animale n'importe dans l'organisme une trop grande quantité de substances azotées. Les inconvénients qui en résultent ont déjà été exposés à un autre endroit et seront encore discutés plus loin lorsque nous traiterons de la diététique des malades. Comme nous le disions déjà plus haut (p. 211), on peut conclure des ex nocentibus qu'il peut devenir nuisible pour l'organisme de l'adulte de couvrir régulièrement plus de 75 % de la ration d'albumine à l'aide de nourriture animale. D'autre part, il ne paraît pas indifférent de consommer n'importe quelles substances animales. On admet généralement que les manifestations goutteuses surviennent beaucoup plus tôt après un usage prolongé de viande et d'œufs en excès, qu'après celui de lait et de fromage.

Il arrive cependant, dans la classe aisée, que les aliments d'origine animale sont consommés en quantité trop faible. C'est ce que l'on observe fréquemment chez les femmes ; elles consomment souvent si peu de viande, de lait et d'œufs, qu'elles prennent une ration insuffisante de substances azotées. Nous croyons que la diététique doit appeler spécialement l'attention sur ce point, car l'alimentation irrégulière et insuffisante des femmes exerce une influence considérable sur la constitution et sur la résistance des enfants qui naissent d'elles. L'aversion des femmes pour la nourriture animale, datant déjà souvent de leur jeunesse, est due en majeure partie à l'éducation féminine moderne qui attache trop peu d'importance au développement du système musculaire ; elle constitue aussi en partie une suite naturelle de l'usage précoce de toutes sortes de friandises. Cette aversion pour la nourriture animale est combattue avec le plus de succès, ainsi que l'expérience l'apprend, en ordonnant beaucoup d'exercice à l'air libre (promenades à pied ou à cheval, natation, bicyclette), en même temps que l'on fait prendre certaines sortes de viande, surtout de la viande modérément fumée, par exemple, du jambon de porc tendre, certains saucissons, puis du gibier, de la volaille et des poissons peu gras, parmi lesquels le brochet est le moins désagréable.

La manière de vivre et le pouvoir digestif des personnes aisées excluent évidemment les aliments solides trop compacts, les aliments trop gras ou trop flatueux. Parmi eux, citons le lard, le foie (foie d'oie), les saucissons gras, le pain de gruau acide, les légumineuses non décortiquées, les carottes et les choux'. Pour que la consommation de ces aliments n'entraîne aucun trouble, il est de toute nécessité qu'on se donne du mouvement régulièrement et pendant quelque temps.

Nous signalions déjà plus haut que les stimulants et les épices sont généralement consommés en quantités excessives par les classes aisées. Une atonie précoce de l'estomac en est fréquemment la conséquence. L'abus du poivre et de la moutarde est particulièrement nuisible ; cette dernière provoque facilement une irritation de l'appareil urinaire. On ne doit pas moins blâmer l'usage si fréquent dans les classes aisées de café et de thé forts, même excessivement forts. Ces boissons alcaloïdiques possèdent sur les boissons alcooliques des avantages incontestables, à condition qu'on les prenne en concentration modérée, car à l'état trop concentré leurs inconvénients sont tout aussi marqués. Elles déterminent des palpitations cardiaques, de l'agitation nerveuse ; elles troublent le sommeil, même le suppriment complètement ; leur usage habituel provoque de la nervosité[1]. L'abus du tabac a des conséquences analogues[2] ; il est établi que ce dernier peut même provoquer de l'amblyopie, de la surdité, du tremblement musculaire et de la gastrite chronique. Enfin, en ce qui concerne les spiritueux, leur consommation excessive détermine également dans les classes aisées de grands ravages, bien que ceux-ci ne soient pas aussi apparents que chez les ouvriers qui consomment les boissons alcooliques les moins hygiéniques. On a attiré l'attention sur la consommation toujours croissante de bières fortes dont

---

(1) Voir *Aubert* et *Dehn*, *Pflüger's* Archiv, Bd. 5, p. 589. — *Peretti*, Beitrag zur Toxikologie des Kaffein, 1875. — *Guimaraes*, Arch. de physiol., 1884, fasc. 7.

(2) *Chr. Bierbaum*, Centralbl. für allgem. Gesundheitspflege, 1884, p. 332. — *Galezowski*, Annales d'hyg. publ., janvier, 1884. — *Fieuzal*, Ibid., 1884, février.

l'usage prolongé peut incontestablement déterminer l'obésité, la dégénérescence graisseuse du cœur et des vaisseaux, et par suite l'apoplexie cérébrale.

La répartition des repas pendant le jour mérite encore d'être brièvement discutée. Dans les classes aisées d'Allemagne, trois repas sont de règle, un déjeuner le matin, un dîner passée l'heure de midi, d'ordinaire entre 1 1/2 h. et 4 heures, et un souper. Une première objection se présente contre ce mode de répartition, c'est qu'il n'est pas physiologique. L'intervalle qui sépare le souper du dîner du jour suivant est d'environ 18—19 heures; pendant cet intervalle, on ne prend d'ordinaire qu'un modeste déjeuner se composant de café et d'un peu de pain blanc. Il en résulte nécessairement que le dîner est très copieux. Il serait bien plus rationnel de rendre le déjeuner un peu plus substantiel et le dîner un peu moins, ou suivant la coutume anglaise et française, de prendre vers midi un déjeuner se composant de viande et de graisse et de placer le dîner vers 6 heures du soir. Il est certain que l'habitude de servir au dîner et au souper une série de plats est nuisible à la santé: d'une part, le grand nombre de plats pousse davantage à une réplétion excessive; d'autre part, la variété considérable d'aliments détermine facilement une surexcitation des muqueuses stomacale et intestinale. Une certaine variété est utile, mais on veillera à ne pas dépasser une certaine limite. Il est toujours le plus rationel de choisir pour le dîner 3 plats, un potage, de la viande avec des légumes, et un dessert. Nous savons que les bouillons stimulent légèrement la digestion en raison de leur teneur en sels et en substances extractives; ils conviennent donc excellemment comme entrée d'un repas. Mais il serait nuisible de commencer le dîner par des mets très épicés dans le but de stimuler ainsi l'appétit. Comme dessert, on peut particulièrement recommander le fromage, aliment dont nous connaissons l'action favorable sur la digestion d'autres aliments (p. 132). On ne peut davantage rien objecter à l'usage de fruits mûrs comme dessert. Par contre, on doit éviter les confitures et les liqueurs à cause de leur richesse en sucre qui fermente facilement et forme des produits acides; il en est de même de la crème à la glace car elle abaisse la température du contenu stomacal, ralentit la digestion stomacale et peut, en outre, être nuisible par sa richesse en sucre. Beaucoup de personnes prétendent qu'une tasse de café, prise immédiatement après le repas, favorise leur digestion. Il en est de même du tabac dont l'usage après le repas paraît pouvoir être recommandé, parce que, pris en quantité modérée, il paraît favoriser la sécrétion du suc gastrique.

Quiconque s'est trouvé dans l'occasion d'assister à un dîner ou à un souper de société, sera convaincu que ces genres de réunion présentent maints dangers pour la santé. Le premier inconvénient de ces banquets consiste en ce qu'ils sont fixés à une heure qui n'est pas habituelle pour la plupart des convives; or, il paraît indéniable que la sécrétion des sucs digestifs est très manifestement influencée par les habitudes individuelles. Un inconvénient plus sérieux consiste à consommer une grande quantité d'aliments d'ordinaire riches en graisse et en épices, des vins forts et variés, à rester assis à table pendant des heures, souvent dans des places chaudes et insuffisamment aérées, et à ne pouvoir se donner suffisamment de mouvement après ces banquets beaucoup trop prolongés. Pour un grand nombre de personnes, ces banquets deviennent le point de départ de symptômes morbides légers ou graves, mais ils sont cause surtout d'indigestion, d'insomnie, de céphalalgie et de nervosité. La diététique exige donc que les banquets de ce genre soient fixés à une heure qui concorde mieux avec les habitudes de la classe de personnes qui y prennent part, qu'ils ne durent pas outre mesure, qu'ils soient limités à quelques plats et qu'ils aient lieu dans des salons bien aérés, chauds, mais non surchauffés.

Appendice. — Alimentation des personnes à vie sédentaire.

Il est évident que les personnes qui mènent une vie sédentaire ont besoin d'une autre nourriture que les personnes qui se livrent régulièrement à un exercice musculaire énergique. Se donnant moins de mouvements, ces personnes éliminent moins de carbone et doivent donc ingérer moins de graisse et d'hydrates de carbone. Si elles ne tiennent pas compte de ce fait, il se forme un dépôt excessif de graisse, phénomène très fréquent comme on sait chez les individus qui mènent une vie sédentaire. Une autre conséquence encore de la vie sédentaire, c'est une tendance à la constipation qui provoque plus tard des troubles de la circulation abdominale d'où résultent les hémorroïdes, la pléthore abdominale, ainsi que les dyspepsies chroniques. Ils est donc nécessaire de prescrire à ces personnes un régime moins riche en carbone que pour l'adulte qui se livre à un travail intense: sa nourriture ne renfermera donc pas trop de graisse ni d'hydrates de carbone; elle doit être très digestible; elle ne provoquera pas de vents et en même temps elle devra exercer une action légèrement stimulante et laxative. L'alimentation de ces personnes comprendra les produits suivants : de la viande, surtout du gibier, de la volaille, de la viande de veau, en outre du pain, une quantité modérée de riz et de pommes de terre, ensuite des asperges, des carottes, des choux-fleurs, des fruits mûrs; comme stimulants : du potage, du café, du thé, du vin de Rhin ou de Moselle, de la bière blanche. Sont à éviter : une quantité abondante de féculents, en outre les légumineuses préparées de la manière ordinaire, les choux feuillus, les navets, les oignons et les champignons, de même que les vins astringents et les bières fortes. Ces personnes devront particulièrement se mettre en garde contre une nourriture trop volumineuse et contre des repas trop copieux; elles devront prendre leurs repas d'une manière régulière, sinon elles seront atteintes bientôt de troubles morbides divers. Mais elles doivent par dessus tout chercher à se donner autant de mouvement que les circonstances le permettent.

Il est impossible actuellement de formuler, pour le régime alimentaire des hommes d'étude, des règles autres que celles que nous venons d'indiquer. Assurément, on a bien des fois essayé de déterminer l'influence qu'exerce l'activité psychique sur la désassimilation; on n'a pu jusqu'ici découvrir aucune modification constante (p. 69). On peut seulement recommander à cette classe de personnes d'observer dans leur alimentation les mêmes règles que celles formulées plus haut pour l'alimentation des personnes dont la vie est sédentaire. *Moleschott*[1] se prononçait déjà dans le même sens : « En général, dit-il, les hommes d'étude et les artistes qui travaillent de l'esprit ont besoin d'une moindre quantité de principes nutritifs que les artisans et les campagnards, dont toutes les fonctions de l'échange nutritif sont en état de suractivité. En raison de leur vie sédentaire, on doit recommander aux hommes d'étude et aux artistes l'usage d'aliments facilement digestibles et modérément assaisonnés, ainsi que les boissons stimulantes. Parmi ces dernières, le café et le thé sont particulièrement estimés des hommes d'étude ainsi que des artistes ; ces boissons prises en quantité modérée, non seulement favorisent la digestion, mais en même temps tonifient le cerveau qui par suite de son activité unilatérale réclame toujours des stimulations nouvelles. »

5. Alimentation de la femme adulte en général et en particulier pendant la grossesse, les couches et l'allaitement.

Nous avons signalé dans la première partie (p. 74) de ce livre que le besoin nutritif de la femme, par suite de son poids moindre et de sa richesse relative en graisse, est de 1/5—1/4 moindre que celui de l'homme. Nous avons, d'après cela, évalué la ration journalière pour la femme ouvrière à 85—90 gr. d'albumine, 40 gr. de graisse et 400 gr. d'hydrates de carbone (p. 223). Mais la détermination du régime exige en outre qu'on tienne compte de ce fait que la femme possède en général un tube digestif plus excitable et moins résistant que l'homme. Aussi faut-il veiller davantage à ce qu'elle évite les aliments trop compacts ainsi que les épices fortes. Celles-ci, de même que les stimulants riches en alcool ou en alcaloïdes, ne conviennent pas à l'époque des règles, période pendant laquelle l'organisme est déjà par lui-même plus excitable. Comme la femme se livre en général à moins d'exercice que l'homme, elle sera beaucoup plus réservée dans l'usage des aliments riches en graisse et en hydrates de carbone, et cela d'autant plus, qu'elle présente incontestablement une plus grande prédisposition à l'obésité. Cette observance paraît surtout indiquée lorsque les femmes approchent de l'âge critique ou qu'elles l'ont déjà dépassé. La cessation des fonctions sexuelles favorise incontestablement l'obésité.

Il faut signaler enfin, dans l'intérêt de la santé des femmes, que le mode d'habillement influe souvent à un haut degré sur la digestion. La pression exercée par un corsage serré sur les organes abdominaux, surtout sur le foie et sur l'estomac, doit altérer plus ou moins les fonctions de ces organes. L'expérience journalière démontre qu'il en est ainsi. Les indigestions, les catarrhes chroniques de l'estomac, les cardialgies et les calculs bilaires sont remarquablement fréquents chez les femmes qui s'habillent de cette manière défectueuse. Combattre cet abus constitue donc également l'un des premiers devoirs de la diététique.

---

(1) Handbuch der Diätetik, 1859, p. 565.

La grossesse exige des précautions spéciales dans l'alimentation. Pendant les premiers mois, il existe souvent un désir anormal pour divers aliments inaccoutumés et d'ailleurs peu estimés, ou encore une boulimie, en même temps que de la dyspepsie, un état nauséeux et des vomissements; plus tard l'appétit reprend et redevient physiologique, c'est-à-dire, qu'il porte sur les aliments habituels; la dyspepsie disparaît, mais il survient parfois de la constipation qui assez souvent est rebelle aux traitements.

La nourriture doit donc être, surtout au début de la grossesse, peu volumineuse et très digestible; elle ne comprendra pas de graisse, ni d'aliments aigres, ni des condiments forts. Les graisses et les acides organiques troubleraient encore davantage la digestion stomacale et les épices fortes irriteraient la muqueuse stomacale déjà si excitable. Si la dyspepsie n'existe pas ou si elle a disparu, si l'appétit est normal, on choisira les aliments d'une digestion facile mais riches en principes nutritifs et on les donnera en quantité légèrement supérieure par rapport à la femme non enceinte. Au début de la grossesse, on recommandera utilement les décoctions de cacao (dégraissé), les infusions de thé, le bouillon, le gibier, la volaille, du bœuf maigre, du jambon maigre, du veau et du mouton, le lait pour autant qu'il est supporté, le pain blanc, le pain noir fin, le riz, la purée de pommes de terre, les choux-fleurs, les asperges, les fruits mûrs. A une époque plus avancée, la femme enceinte peut prendre les aliments et stimulants ordinaires, excepté les légumineuses, les choux ordinaires et les carottes, qui peuvent provoquer du gargouillement et incommoder ainsi la femme. Les champignons, les vins et les bières très alcooliques, le café et le thé forts sont toujours à déconseiller. S'il y a tendance à la constipation, on pourra donner des fruits mûrs, des fruits desséchés, du pain de Graham et du pain d'épices.

La ration journalière de la femme qui allaite a été évaluée (p. 137) à 150—160 gr. d'albumine, 100 gr. de graisse et 400 gr. d'hydrates de carbone. On ne devra presque jamais dépasser ces chiffres; une ration notablement inférieure pourrait, par contre, exercer une fâcheuse influence sur la quantité et sur la qualité du lait, peut-être aussi sur la santé de la femme qui allaite. Ce qui est surtout nuisible, c'est une diminution de l'albumine, comme aussi une diminution de la graisse dans la ration alimentaire. Les femmes qui prennent une nourriture pauvre en albumine et en graisse sécrètent peu de lait; celui-ci est séreux en même temps qu'il est maigre (p. 287). Mais il ne faut non plus perdre de vue, d'une part, que les femmes qui allaitent doivent prendre une plus grande quantité de liquide, et d'autre part, que l'ingestion de quantités appropriées de liquide augmente la sécrétion lactée. On ne doit pas oublier, enfin, que l'usage de certains aliments et stimulants modifie la composition du lait qui peut ainsi altérer la santé des nourrissons. Tel est d'abord le cas pour les aliments aigres, pour les fruits non encore mûrs, puis pour les aliments flatueux, parmi lesquels nous citerons les choux, les épinards, les légumineuses, les bières à fermentation incomplète, le cidre et les eaux-de-vie. On n'a pas encore déterminé jusqu'ici en quoi consistent les modifications survenant ainsi dans le lait ; mais elles n'en existent pas moins, attendu que le nourrisson présente assez souvent, après avoir pris un pareil lait, de la diarrhée, des ventosités et des coliques. Il est démontré, enfin, que les enfants, après avoir bu le lait de mères qui ont consommé une grande quantité de boissons alcooliques, peuvent tomber dans la somnolence.

En tenant compte de ces divers points de vue, on peut recommander aux femmes qui allaitent les aliments suivants : le lait, les soupes au lait, le beurre, la viande, même la viande grasse, le jambon, les œufs, ensuite la décoction de cacao, les soupes farineuses, le pain blanc, les biscuits, le pain mi-fin, le riz, les pommes de terre, les carottes, les asperges, les choux-fleurs, les fruits complètement mûrs, le thé et le café faibles, une bière légère et du bon vin en quantité modérée.

Aux femmes des classes pauvres, on peut surtout recommander les soupes au lait, le café au lait, le pain noir, le saindoux, les viandes bon marché, le hachis, les gruaux, le riz et les pommes de terre.

En somme, on donnera la préférence aux substances riches en albumine, donc au lait, à la viande et aux œufs, de même au riz et au pain blanc ; on ne sera pas trop avare de beurre ni de saindoux, mais on évitera les trop grandes quantités d'aliments végétaux pauvres en principes nutritifs, tels que les pommes de terre et les légumes verts. Il est pareillement indiqué de donner plusieurs fois par jour des soupes (soupes au lait et à la farine), du café au lait, un lait de poule, de la bière aux œufs, pour couvrir ainsi le besoin de l'organisme en liquide ; il paraît nécessaire, enfin, de couvrir le besoin nutritif, non pas en prenant quelques rares repas (p. 244), mais à l'aide de 6 ou 7 repas répartis sur la journée, suivant un certain ordre toujours le même. La sécrétion du lait est ainsi rendue plus régulière, la composition du lait est plus constante ; de plus, la femme qui allaite se trouve elle-même le plus sûrement à l'abri des indigestions qui altèrent si fréquemment la qualité du lait sécrété.

Il va de soi qu'une pareille alimentation ne convient pas les premières semaines après les couches[1]. Pendant cette période, il existe une tendance plus grande aux manifestations fébriles. En outre, même lorsque les couches évoluent sans fièvre, le fonctionnement des organes digestifs n'est pas absolument physiologique. Le tube digestif est très sensible, surtout vis-à-vis d'une nourriture consistante et d'une digestion difficile. La diminution de l'appétit des femmes récemment accouchées indique déjà une diminution dans le fonctionnement des organes digestifs. Ceux-ci se trouvent, sans doute, dans un état analogue à celui qui existe dans la dyspepsie fébrile légère. Cette analogie est confirmée encore par la constipation qui existe presque constamment dans la première période des couches. La perte en poids de l'accouchée dépasse même celle de malades atteints d'une fièvre de moyenne intensité, car elle atteint chez l'accouchée endéans les 8 premiers jours une moyenne qui, en général, représente la 12e partie du poids du corps.

---

[1] Voir *Uffelmann*, Tisch für Fieberkranke, p. 158.

Il est à remarquer cependant que cette perte en poids est due, non pas à une augmentation des échanges nutritifs, mais à la perte des lochies, à la sécrétion lactée, à la transpiration, en même temps qu'à la faible quantité de nourriture prise.

La femme en couches doit donc être nourrie avec de grandes précautions. Il n'y a pas longtemps encore qu'on croyait ne pouvoir lui donner pendant les 8—9 premiers jours que des soupes à l'eau tiède, qu'on croyait devoir la faire jeûner et transpirer pendant cette période. Bien entendu, aucun argument péremptoire n'appuyait cette manière de faire. L'état puerpéral comme tel n'exige nullement qu'on réduise l'état nutritif. La femme accouchée, comme tout homme dont le pouvoir digestif est temporairement affaibli, doit être nourrie autant que le tube digestif le permet[1]. L'expérience enseigne que la femme en couches supporte cette alimentation, qu'elle compense ainsi plus rapidement sa perte en poids, qu'elle sécrète du lait en plus grande quantité et de meilleure qualité que lors d'un régime sévère ne comprenant que des soupes pauvres en principes nutritifs. Mais il est indispensable que le choix des aliments ainsi que leur préparation se fassent avec le plus grand soin, précisément parce que les organes digestifs ne fonctionnent pas d'une manière absolument normale.

La nourriture sera liquide pendant les 3—4 premiers jours et se composera de lait tiède (stérilisé), de soupes au lait, de soupes au pain, de café au lait, de décoctions aqueuses de cacao, de mucilages concentrés d'orge, sans addition d'aucune substance solide. Si l'état général reste bon, si l'appétit se relève, si la langue reste propre, on passera le 4e jour à du bouillon additionné d'un jaune d'œuf et à des soupes au lait plus épaisses; on permettra 3—4 fois par jour un peu de biscuit ou de pain grillé dans le lait, du café au lait ou du cacao. Si ces aliments sont également bien supportés, c'est-à-dire s'il ne survient ni pesanteur d'estomac, ni nausées, si la langue n'est pas chargée, si l'appétit reste bon, on donnera le 7e jour, outre les aliments susdits, du jambon râpé ou du rôti de gibier finement haché ou une poitrine de pigeon rôti finement rapée, ou un œuf à la coque, avec un peu de pain léger et du beurre; les jours suivants, on donnera également du riz au lait et de la purée de pommes de terre. On passera ainsi progressivement de la nourriture liquide à une nourriture plus consistante, d'une nourriture peu nutritive à une nourriture fortement nutritive; en un mot, on traitera l'accouchée comme si elle avait une fièvre légère disparaissant vers le 7e jour. En agissant ainsi, on évitera la plupart des accidents qui peuvent compliquer des couches normales. La constipation est la plus avantageusement combattue par des lavements; en tout cas, à partir de la fin de la 1re semaine, ou même plus tôt, on donnera de la compote de pruneaux ou de la pulpe de tamarin. La meilleure boisson est l'eau pure bue à la température de la chambre. Les accouchées faibles, anémiques, affaiblies par la perte de sang, etc., doivent être nourries immédiatement avec des œufs, du jus de viande, des peptones ou albumoses, du lait, des soupes au lait, du café au lait, de la bière forte et du vin.

---

(1) Voir à ce sujet la 3e partie de ce livre.

6. Alimentation des vieillards.

C'est un fait bien connu, dont la cause réside dans l'échange nutritif minime (p. 77), que le besoin en nourriture chez le vieillard est notablement inférieur à celui de l'homme adulte (p. 227). Mais il est établi avec la même certitude que, si l'on veut éviter les troubles de la santé, la nourriture des personnes âgées doit être d'une composition différente de celle des adultes. En règle générale, la denture de ces personnes est, sinon nulle, du moins des plus défectueuses, de sorte qu'elles ne peuvent mâcher qu'imparfaitement les aliments solides. En outre, la musculature de l'estomac et de l'intestin est moins puissante; le pouvoir d'absorption de la muqueuse est diminué en raison de l'intensité moindre de la circulation sanguine, par suite de l'abaissement de l'énergie cardiaque et du tonus vasculaire; d'autre part, le fonctionnement des cellules épithéliales des villosités préposées à l'absorption est également affaibli. La diététique doit, enfin, considérer encore que le vieillard ne peut se livrer à autant d'exercices corporels que l'adulte.

Pour toutes ces raisons, il faut donner aux vieillards une nourriture d'une digestion facile, et surtout peu consistante; on doit insister pour que, avant de manger, ils divisent convenablement sur l'assiette les aliments quelque peu solides. La nourriture du vieillard ne peut pas renfermer de la graisse en excès parce que l'absorption de cette substance incombe presque exclusivement à l'épithélium des villosités, et que la graisse non digérée forme facilement des acides gras libres. On défendra également les aliments flatueux, tels que les choux, la salade verte, le pain grossier, les légumineuses, ces aliments provoquant facilement un tympanisme incommode par suite du tonus défectueux de la musculature intestinale. Il est, par contre, indiqué de donner d'une façon régulière des substances stimulantes aux personnes âgées, le système nerveux du vieillard se trouvant déjà dans un état de dépression. Ce n'est donc pas sans raison que le vin a été appelé le lait des vieillards; on ne peut cependant perdre de vue que certains états pathologiques du vieillard, surtout l'artériosclérose, interdisent absolument l'usage de différents stimulants, et tout spécialement de boissons riches en alcool.

En résumé, on prescrira aux personnes âgées surtout le lait, les soupes au lait, la viande maigre tendre, telle que la volaille, le gibier, des œufs à la coque, le pain blanc, les petits pains, les soupes farineuses, les nouilles, la décoction de cacao, la purée de pommes de terre, la bouillie de riz, les carottes bien bouillies, les choux-fleurs, les asperges, les fruits mûrs; comme stimulants, on ordonnera les potages, la bière, le vin, le café et le thé; mais on défendra rigoureusement les spiritueux ainsi que le café et le thé forts, dès que l'usage même de quantités modérées provoque des congestions cérébrales, ou qu'on soupçonne l'existence d'une dégénérescence des parois vasculaires.

La ration journalière (p. 228) pour les hommes de 65—80 ans sera de 90 gr. d'albumine, 40 gr. de graisse, 350 gr. d'hydrates de carbone; pour les femmes du même âge, la ration sera de 80 gr.

d'albumine, 35 gr. de graisse, 3oo gr. d'hydrates de carbone. Le nombre des repas sera de 4 ou 5 par jour.

Comme base de la ration, on prendra environ 45o gr. de lait, 12o gr. de viande, 35o gr. de pain, 20 gr. de beurre ou de saindoux et 100 gr. de riz ou 3oo gr. de pommes de terre ; cette combinaison renferme environ 70 gr. d'albumine, 37 gr. de graisse et 270 gr. d'hydrates de carbone.

Uffelmann [1] trouva dans la ration d'une dame de 80 ans, en moyenne, par jour :

250 gr. de viande (poids brut),
250 » » potage au gruau ou sagou,
110 » » pain blanc,
20 » » beurre,
95 » » biscuit,
125 » » légumes (alternativement : riz, pommes de terre, choux-fleurs, asperges),
1 » » jaune d'œuf,
50 » » lait,
25 » » sucre. Y ajouter journellement environ 100 c.c. de vin sucré et 400 c.c. d'infusé de café. En tout, 70 gr. d'albumine, 32 gr. de graisse et 170 gr. d'hydrates de carbone.

Le régime d'un homme bien portant, âgé de 76 ans, comprenait, en moyenne, par jour :

240 gr. de viande,
250 » » lait,
3oo » » pain blanc,
60 » » biscuit,
32 » » beurre,
250 » » pommes de terre, ou 125 gr. de riz, ou 125 gr. de carottes, etc., et 21 gr. de sucre par jour. De plus, il buvait par jour 200 c.c. de vin et 420 c.c. d'infusé de café. Il prenait donc 84 gr. d'albumine, 45 gr. de graisse et 265 gr. d'hydrates de carbone.

D'après les analyses de *Forster* [2], la nourriture d'un propriétaire aisé, âgé de 60 ans, choisissant librement ses aliments, se composait à midi de soupe, de viande, de légumes ; le soir de viande et de bière ; l'avant-midi et l'après-midi de café, de sucre et de pain.

		Albumine	Graisse	Hydrates de carbone
Le repas du matin	contenait . . .	18.7 gr.	8.6 gr.	85.5 gr.
» du midi	» . . .	46.2 »	32.0 »	101.3 »
» de l'après-midi	» . . .	6.5 »	3.8 »	32.1 »
» du soir	» . . .	45.1 »	23.2 »	126.2 »
	Au total	116.5 gr.	67.6 gr.	345.1 gr.

Comme l'observe très justement *Forster*, cette ration constitue le maximum de nourriture qu'on puisse permettre à des vieillards ne travaillant pas.

7. Alimentation selon les saisons et les climats.

Ainsi que nous l'avons exposé dans la première partie (p. 238), les expériences sur les animaux et sur l'homme ont démontré que le besoin en nourriture est moindre par une température élevée que par une température basse. Assurément, l'albumine est consommée pendant l'été au même degré que pendant l'hiver ; mais, par contre, la consommation de la graisse est notablement plus grande pendant la période des grands froids. Sous une température extérieure élevée, la graisse semble être consommée au même degré que sous une température moyenne. Aussi, comme nous l'avons également déjà dit dans la première partie (p. 239), pendant la saison chaude comme dans les climats chauds, la ration consommée est la même qu'au printemps et dans les zones tempérées, pourvu qu'on se place dans les mêmes conditions (poids, travail) ; en hiver et dans les climats froids, au con-

---

(1) Voir la 2ᵉ édition allemande, p. 368.
(2) D'après *C. Voit*, Untersuchung der Kost, p. 209.

traire, on absorbe incontestablement plus de nourriture[1].

Pendant la saison chaude, les aliments seront choisis de manière à contenir les substances nutritives en quantité suffisante pour conserver l'organisme en équilibre, mais aussi de manière à importer dans l'organisme le minimum de chaleur. La quantité d'albumine ne peut être sensiblement diminuée, à moins qu'on ne donne en plus grande abondance les substances non azotées. Les hydrates de carbone ne méritent pas davantage la préférence sur les graisses, si, bien entendu, l'on tient uniquement compte de la production de chaleur, ainsi que l'a démontré *Rubner* et comme nous l'avons exposé plus haut (p. 240). On s'abstiendra, par contre, de toutes les boissons et mets chauds, parce qu'ils introduisent de la chaleur dans l'organisme. En outre, le régime doit être plus sévère, car, pendant l'été et sous les climats chauds, le tube digestif, même chez l'adulte, présente une sensibilité spéciale, de sorte que les moindres écarts de régime entraînent assez souvent un état pathologique plus ou moins grave, et particulièrement la diarrhée. De plus, il existe vis-à-vis de la graisse et de la viande grasse une répugnance instinctive qui mérite d'être respectée. Il existe de même une tendance instinctive à prendre de préférence des mets et boissons rafraîchissants ainsi que des fruits charnus.

Tenant compte de ces faits d'observation, ainsi que des faits d'expérimentation que nous venons de citer, nous défendrons pendant la saison chaude les aliments d'une digestion difficile et particulièrement les graisses. Nous recommanderons comme nourriture animale les viandes maigres, telles que la volaille, le veau, le mouton, le jambon maigre, ainsi que le lait écrémé et le lait battu; parmi les aliments végétaux le riz, substance pauvre en graisse mais riche en hydrates de carbone et d'une digestion facile, les farines de légumineuses, les fruits complètement mûrs. Nous conseillerons de ne jamais prendre les aliments encore très chauds mais plutôt à l'état froid, pour autant qu'ils sont ainsi bien supportés. Les boissons froides, surtout l'eau froide, l'eau glacée, l'eau de Seltz et l'eau gazeuse froide, les limonades froides, la bière froide, ne seront bues pendant la saison chaude qu'avec la plus grande prudence; si elles sont àvalées rapidement et en quantité quelque peu élevée, elles provoquent, comme on sait, des coliques d'estomac, des nausées, de la diarrhée, surtout lorsque le corps est échauffé et l'estomac vide. C'est à tort qu'on a voulu nier l'influence néfaste des boissons froides. La même observation s'applique également à l'usage des glaces, quelle que soit leur nature; elles doivent être prises avec prudence, surtout très lentement. Comme stimulants on peut particulièrement recommander le café et le thé froids, parce qu'ils apaisent la soif de la manière la plus durable, et sans augmenter la sensation de chaleur.

D'après les renseignements des voyageurs dans les climats chauds, les aliments et les stimulants principaux sont la viande maigre, surtout le poisson, la volaille, la viande de chèvre, la

---

[1] *v. Scherzer,* Bericht der österr. Expedition, Anhang. — *Playfair,* Proceed. of the royal society, 1853.

viande de mouton, puis le riz, le maïs, les fruits sucrés (dattes, figues), les pommes de terre, le suc de la canne à sucre, le café, le thé (également le thé de Paraguay). Bien que choisie instinctivement, cette alimentation satisfait aux règles de la diététique ; elle est pauvre en graisse, riche en hydrates de carbone, et enfin elle est d'une digestion facile. Il semble que le riz est le meilleur des aliments pour ces climats. *Scheube*[1] insiste sur ce point, signalé également par des médecins anglais, hollandais et français ayant vécu aux Indes ou dans l'Afrique tropicale. On recommande[2], outre du riz, le pain blanc, les fruits, le thé ; on défend les spiritueux, les aliments gras, les repas copieux et on conseille de boire seulement, autant que possible, de l'eau bouillie ou distillée[3].

Pendant la saison froide de l'année, on devra donner la préférence aux aliments qui stimulent les échanges nutritifs et par conséquent la production de chaleur. D'après *C. Voit,* l'albumine et les hydrates de carbone conviennent à cette fin ; la graisse ne conviendrait pas parce que, donnée en excès, elle n'est pas oxydée, mais déposée dans l'organisme. Déjà, dans la première partie du livre (p. 241), nous avons fait valoir des considérations théoriques contre l'opinion de *Voit;* ajoutons que la conclusion de *Voit* ne concorde pas avec l'expérience journalière. Pendant l'hiver, il existe pour l'homme non seulement un besoin plus grand des aliments en général, mais aussi une tendance spéciale à prendre une nourriture grasse. C'est ainsi que *Uffelmann* [4] a trouvé dans sa propre nourriture et dans la nourriture librement prise par 4 artisans que, à partir de décembre jusqu'à fin février, elle contenait 73—76 gr. de graisse, tandis que pendant les mois chauds de l'été (juillet, août) elle n'en contenait que 50—53 gr. Les explorateurs des zones polaires rapportent qu'on y consomme des quantités de graisse de loin supérieures à celles prises chez nous, cela non seulement accidentellement, mais d'une manière continue ; de plus, il s'établirait peu de temps après l'arrivée aux zones polaires, une véritable faim de graisse. Le désir de la graisse pendant les temps froids doit donc être considéré comme l'expression d'un besoin physiologique. Comme on sait d'ailleurs, les poissons gras, l'huile de poisson et de phoque constituent le principal aliment des Esquimaux.

Ces faits nous autorisent à conclure qu'il est bien plus important d'augmenter pendant l'hiver la ration de graisse que la ration d'albumine et d'hydrates de carbone. Il va de soi qu'il est avantageux de donner pendant l'hiver, des boissons et des mets qui possèdent une température supérieure à celle du sang ; on introduit ainsi de la chaleur dans l'organisme.

Il faut donc recommander d'augmenter pendant l'hiver la consommation des viandes grasses, telles que la viande de porc, de bœuf et de mouton gras, celle du poisson gras, du lard, du lait

---

(1) Arch. f. Hyg., Bd. 1, p. 352..

(2) Voir *Dutrieux*, Souvenirs d'une exploration médicale dans l'Afrique intertropicale, Paris, 1884.

(3) Voir aussi, Guide **hygiénique** du voyageur dans l'Afrique intertropicale, Paris, 1885.

(4) Voir 2e édition allemande, p. 370.

naturel, des fromages gras ; parmi les végétaux, on conseillera les légumineuses, aliment riche en albumine et en hydrates de carbone ; autant que possible, tous les mets seront pris chauds. Les boissons stimulantes seront pareillement prises aussi chaudes que le permettent les conditions physiologiques. Pendant les grands froids, on ne fera des spiritueux qu'un usage prudent, car à une stimulation initiale fait suite une dépression et de la somnolence pouvant facilement aller jusqu'au sommeil complet, d'où résulte le danger de congélation si la température extérieure est très basse.

CHAPITRE III.

Alimentation des masses[1].

L'alimentation des masses comprend celle de groupes déterminés de la population vivant dans les mêmes conditions, mais ne choisissant pas en général librement leur nourriture, se nourrissant de ses propres ressources ou aux dépens de l'assistance publique; cette alimentation doit se faire d'après les mêmes règles diététiques que celles qui régissent l'alimentation des individus en particulier. Son exécution pratique ne revêt une autre forme que pour autant que, dans l'alimentation des masses, il s'agit de fournir en grand de la nourriture au prix le plus bas, tout en satisfaisant aux règles de la diététique et aux conditions spéciales de la vie du groupe d'individus en question. Ce dernier point mérite particulièrement de fixer l'attention, car les conditions spéciales de la vie permettent souvent de modifier sensiblement la composition de la ration, ainsi que la combinaison des aliments et des stimulants. Pour les militaires, par exemple, l'alimentation doit tendre, nous le disions déjà, à renforcer la puissance de travail, la souplesse corporelle et l'endurance. De même, le régime des hospices des pauvres doit tenir compte du fait que la plupart des pensionnaires sont des personnes âgées et maladives. Enfin, les prisonniers expient une peine, mais leur ration doit néanmoins être telle que l'organisme ne subit aucune lésion irréparable.

Abstraction faite des crèches, la quantité totale des denrées nécessaires se calcule en multipliant le besoin journalier d'un seul individu du groupe par le nombre des individus à nourrir. S'il se trouve parmi eux quelques sujets dont le poids du corps et l'état nutritif exigent une ration plus grande que la ration moyenne, il y en a, par contre, d'autres qui sont petits et légers, et dont le besoin en substances nutritives est inférieur à la ration moyenne. L'expérience apprend que, de fait, cette supposition se réalise approximativement.

L'achat des denrées alimentaires et leur préparation se

(1) Voir *Meinert*, Armee-und Volksernährung, 1885. — *Panum*, Nordiskt med. Arkiv, Bd. 16, Nr. 24. — *C. Voit*, Untersuchung der Kost in einigen öffentlichen Anstalten, 1877. — *Forster*, dans *v. Pettenkofer's* Handb. der Hygiene, 1882, Bd. 2, Abth. 1, 1. Hälfte, p. 369; Münchner med. Wochenschr., 1890, Nr. 37, 38; Verhandlg. d. 10. internationalen med. Congresses in Berlin, 1890, Bd. 5, p. 91. — *I. Munk*, Einzel-u. Massenernährung, *Weyl's* Handbuch d. Hygiene, Bd. 3, Th. 1, p. 105, 1893.

font presque toujours en grand. Le prix de chaque portion est donc ainsi, ceteris paribus, notablement inférieur à celui de la ration d'un individu en particulier ou d'une famille. L'alimentation en grand, comparée à l'alimentation par tête isolée, permet donc de donner pour la même somme une meilleure nourriture, ou de nourrir un plus grand nombre d'individus. Quant au mode de distribution de la nourriture, il se fait le mieux par poids et mesures, plutôt que par évaluation approximative.

Uffelmann[1] relève avec raison qu'il est d'une importance capitale de veiller rigoureusement à ce que l'alimentation des masses ne serve pas de voie de transmission aux maladies contagieuses. On ne peut éviter ce danger que par une grande prudence dans les achats, en rendant préalablement inoffensifs, par l'ébullition, par la cuisson, etc., les aliments que l'on sait contenir souvent des agents pathogènes, et nous citerons parmi eux le lait et la viande de porc, etc. Pour la préparation, comme pour la distribution des subsistances, les personnes malades ou suspectes de l'être doivent être absolument écartées.

1. Alimentation en masse des enfants et des adolescents.

a) Dans les crèches.

L'alimentation des enfants dans les crèches[2] doit se faire d'après les mêmes règles que celles qui ont été formulées pour les nourrissons en général. Une partie des enfants en question reçoivent exclusivement une nourriture artificielle; une autre partie reçoit cette même nourriture pendant la journée, mais à partir du soir jusqu'au matin, les enfants de cette catégorie sont nourris au sein par leurs mères qui viennent les reprendre pour la nuit. En tout cas, dans ces établissements, on ne fait que combiner, préparer et administrer l'alimentation artificielle. Pour les raisons déjà indiquées, cette alimentation ne se fera qu'avec du bon lait de vache; on ne pourra employer les farines pour enfants que dans les cas exceptionnels. Abstraction faite de la stérilisation du lait, qui est absolument indispensable et qui peut se faire en grand, la préparation de la nourriture de chaque enfant doit se faire séparément. Cela peut paraître peu pratique, mais c'est indispensable pour que les crèches remplissent utilement leur rôle. En effet, la nourriture doit être proportionnée à l'âge des enfants et à leur pouvoir digestif. C'est le devoir du médecin de l'asile de prescrire la préparation du lait dans chaque cas en particulier, de préciser surtout l'addition d'eau bouillie et de sucre, ou l'addition de mucilage de la farine de céréales et de sucre, d'indiquer la quantité de nourriture et le nombre des repas[3]. La température de la nourriture et la propreté des biberons méritent la plus grande attention. Ces deux points

---

(1) Voir 2ᵉ édition allemande, p. 373.
(2) *Mettenheimer*, Geschichte der Schweriner Säuglingstansalt, 1881. — *Sollmann*, Jahresber. über das Kinderheim in Gräbschen, 1884 u. folg. — *Uffelmann*, Deutsch. Vierteljahrsschr. f. öffentl. Gesundheitspflege, 1879.
(3) Voir à ce sujet, Alimentation du nourrisson (p. 285), et particulièrement le chapitre, Alimentation artificielle (p. 298 et suiv.).

surtout laissent souvent à désirer dans les crèches, précisément à cause de l'alimentation en masse, mais ils doivent être absolument observés dans l'intérêt du développement physiologique des enfants.

b) Dans les écoles gardiennes.

Dans les écoles gardiennes, on reçoit les enfants depuis l'âge de trois ans jusqu'à la fin de la sixième année. Pour une rétribution fixe, les petits sont gardés le long du jour, surveillés et occupés d'une manière appropriée; en outre, dans un certain nombre d'écoles, ils reçoivent la nourriture. C'est ainsi que les pensionnaires des écoles gardiennes de *Passau* reçoivent sur le désir des parents, contre rétribution de 7—8 ct. par tête et par jour, un repas à midi, composé de soupe et d'un petit pain, ou de soupe au lait; pour 2—3 ct. en plus, ils reçoivent un goûter de pain blanc avec des fruits; l'école gardienne de St Josse-ten-Noode (faubourg de Bruxelles) fournit à midi aux enfants une grande assiette de soupe réconfortante et exige pour le reste que les enfants apportent un petit pain, de préférence beurré. Si une école gardienne se charge de l'alimentation, il faut qu'elle organise ce service d'une manière rationnelle, c'est-à-dire, qu'elle achète à des prix modérés une nourriture adaptée aux besoins nutritifs et au pouvoir digestif de ses pensionnaires. Pour le repas du midi conviendraient les combinaisons suivantes :

Riz au lait avec un peu de viande rôtie, hachée ou finement découpée;

Purée de pommes de terre, également avec un peu de viande rôtie;

Soupe au lait avec du pain;

Soupe au pain avec fricandeau;

Soupe au gruau avec riz au lait;

Bouillon avec boulettes et pain blanc.

Comptant par tête et par portion 16—20 gr. d'albumine, soit 32—40 % du besoin journalier, les rations devraient être les suivantes :

1° Riz au lait.	150 gr.		4° Soupe au pain	300 c.c.
Rôti.	35 »		Fricandeau	45 gr.
2° Purée de pommes de terre.	150 »		5° Soupe au gruau.	300 c.c.
Rôti.	50 »		Riz au lait.	120 gr.
3° Soupe au lait.	400 c.c.		6° Bouillon avec riz	250 c.c.
Petit pain.	50 gr.		Boulettes	45 gr.
			Pain blanc	40 »

On devrait donner ces mets sous une forme bien préparée, parce que la plupart de ces enfants sont mal nourris chez eux. Le déjeuner et le goûter pourraient seulement comprendre du pain blanc avec saindoux; comme boisson, on donnera de la bonne eau fraîche, à moins que les ressources permettent de donner une certaine quantité de lait.

c) Dans les orphelinats.

Dans ces établissements, on reçoit généralement les enfants âgés de 6—15 ans. Leur alimentation doit se faire d'après les règles formulées plus haut pour les enfants de cet âge (p. 233, 322). Il s'agit ici d'indiquer des rations renfermant les quantités nécessaires de principes nutritifs sous une forme appropriée et d'un prix aussi avantageux que possible. Ici encore, il faut tenir compte de ce que les enfants entrent dans les orphelinats dans un mauvais état de nutrition, souvent avec une prédisposition à la scrofulose; la nourriture devra donc être d'une digestion facile. D'autre part, il est d'importance toute aussi grande que la nourriture soit suffisamment variée.

Le régime le plus approprié pour les orphelinats se compose de lait, de fromage, de viande, de poisson, de pain mi-blanc, de riz, de soupes ou de bouillies à la farine, de gruau, de légumineuses, de pommes de terre, de carottes, de fruits, de saindoux, de café au seigle ou au froment. Ces denrées permettent de composer à très bas prix des rations journalières convenables, tels les exemples suivants :

1° 250 c.c. de lait . . . .
   150 gr. » viande . . . .
   275 » » pain . . . .
   125 » » riz . . . .
   250 c.c. » soupe à la farine de petits pois (65 gr. de farine et 5 gr. de graisse) . . . . . .
    25 gr. » saindoux . . . .

Au total :

Albumine	Graisse	Hydrates de carbone
77 gr.	42 gr.	269 gr.

2° 300 c.c. de lait . . . .
   120 gr.. » viande . . . .
   250 » » pommes de terre . . . .
   275 » » pain . . . .
   100 » » farine à soupe . . . . .
    30 » » fromage . . . . . .
    20 » » saindoux . . . .

Au total :

Albumine	Graisse	Hydrates de carbone
80 gr.	40 gr.	266 gr.

3° 450 c.c. de lait. . . . .
   1 hareng (salé) . . . .
   250 gr. de pommes de terre . . . .
   275 » » pain. . . . .
   100 » » gruau . . . .
    25 » » saindoux . . . .

Au total :

Albumine	Graisse	Hydrates de carbone
74 gr.	41 gr.	265 gr.

4° 450 c.c. de lait
    50 gr. » farine . . . .
   250 » » pommes de terre . . . .
   275 » » pain . . . .
   150 » » légumes . . . .
   100 » » haricots . . . .
    27 » » saindoux . . . . . .

Au total :

Albumine	Graisse	Hydrates de carbone
79 gr.	46 gr.	280 gr.

D'après *C. Voit,* la ration journalière en usage dans l'orphelinat de Munich présente en moyenne la composition suivante :

275 c.c. de lait . . . .
   97 gr. » viande . . . .
  243 » » pain . . . .
  162 » » pommes de terre . . . . .
   97 » » légumes . . . .

Au total :

Albumine	Graisse	Hydrates de carbone
79 gr.	37 gr.	247 gr.

Dans cet orphelinat les enfants reçoivent, par exemple :

Dimanche: déjeuner 275 gr. de lait + 42 gr. de petits pains;
         dîner   soupe avec 52.6 gr. de fines herbes, 17.5 gr. de farine, 11.0 gr. de saindoux, 4.4 gr. d'oignons, 17.0 gr. de bœuf (os compris), 201.7 gr. de pommes de terre, 13.1 gr. de farine, 8.7 gr. de saindoux et 4.3 d'oignons, 81 gr. de pain;
         goûter   81 gr. de pain;
         souper   81 gr. de pain, 250 c.c. de bière, 282.9 gr. de pommes de terre + 13.1 gr. de saindoux.
Vendredi : déjeuner 275 gr. de lait + 52 gr. de pain;
         dîner   soupe aux pois avec 39.4 gr. de pois, 24.1 gr. de farine, 8.7 gr. de saindoux, nouilles (87.6 gr. de farine, 146.6 c.c. de lait, 26.3 gr. de saindoux, 43.8 gr. de pruneaux), 81 gr. de pain, un peu de compote;

goûter   81 gr. de pain ;
souper   81 gr. de pain, soupe aux pommes de terre (141.4 gr. de pommes
           de terre, 8.7 gr. de saindoux, 22.1 gr. de petits pains), 250 c.c.
           de bière.

Dans les orphelinats de Vienne, on donne la nourriture suivante :

Soupe. . . . . 300 c.c.
Café . . . . 300 »
Lait bouilli . . . . 300 »
Bœuf . . . . 70 gr. (140 gr. de viande crue),
Rôti de veau . . . . . 100 » (200 »   »   ),
Légumes. . . . . 300 »
Sauce. . . . . 200 c.c.

Avec le café on donne un petit pain ; avec le lait on donne 80 gr. de pain. Lorsque le souper se compose de pain au beurre, les enfants reçoivent 100 gr. de pain avec 2.5 gr. de beurre. Mais au total ils reçoivent par jour 440 gr. de pain, soit 80 gr. au matin, 100 gr. à 10 heures, 80 gr. à midi, 100 gr. l'après-midi et 80 gr. le soir.

La ration journalière comprend :

Viande . . . . . 140 gr.
Pain . . . . . . 440 »   77 gr. d'albumine,
Soupe . . . . . 300 »   50 » de graisse,
Lait . . . . . . 300 »   238 » d'hydrates de carbone.
Légumes . . . . 300 »

Dans un des orphelinats de Berlin, la ration par jour et par tête comprend, d'après *Meinert*[1] :

34 gr. de viande,   285 gr. de pain,
320 » de pommes de terre,   244 » de légumes.

Albumine	Graisse	Hydrates de carbone
38 gr.	6.5 gr.	245 gr.

En outre, sous forme de légumineuses, de riz et de beurre :

Albumine	Graisse	Hydrates de carbone
38 gr.	11.5 gr.	200 gr.
Total : 76 »	18 »	445 »

Dans les orphelinats de Belgique, on donne par tête et par jour :

400 gr. de pain,   25 gr. de beurre,
600 » de pommes de terre,   400 c.c. de bière.

En outre, chaque enfant reçoit chaque matin 1/4 litre de lait, chaque soir une soupe au lait ou du bouillon au riz et 4 fois par semaine à midi 150 gr. de viande, de sorte qu'il reçoit en moyenne par jour : 77 gr. d'albumine, 49 gr. de graisse et 330 gr. d'hydrates de carbone. Remarquons que 400 gr. de pain constituent une quantité très élevée, et 600 gr. de pommes de terre une quantité trop élevée pour les enfants de cet âge.

Il est assurément rationnel d'exiger que les pensionnaires de ces établissements reçoivent régulièrement une quantité modérée d'aliments d'origine animale ; malheureusement, pour des raisons pécuniaires, ce desideratum n'est souvent pas rempli. Il faudrait dans ces cas, du moins veiller à ce que l'on fournisse du lait tous les jours, et que l'on donne plus souvent du fromage et du poisson (hareng). D'ailleurs, rappelons ici le fait qu'une nourriture surtout végétale n'est pas nuisible pour les enfants d'un certain âge, pourvu qu'elle soit convenablement choisie, qu'elle soit servie sous une forme facilement digestible et qu'en même temps on ordonne de l'exercice ou une occupation au grand air (p. 207, 323).

Un défaut qui se rencontre fréquemment dans la nourriture des orphelinats consiste en une pénurie de graisse. Sans doute, on s'est souvent efforcé de la remplacer par un excès d'hydrates de carbone ; tel est le cas pour l'un des orphelinats de Berlin, dont le régime

_____

(1) *Meinert*, Armee- und Volksernährung, 1880, Bd. 2, p. 165.

alimentaire mentionné plus haut ne comprend que 18 gr. de graisse, la quantité d'hydrates de carbone s'élevant par contre à 445 gr. Une pareille mesure est loin d'être rationnelle. Nous devons plutôt admettre que la quantité de graisse ne peut descendre au dessous d'un certain minimum, soit 37—45 gr. par tête et par jour, ainsi que nous l'indiquions plus haut.

L'usage des stimulants s'interdit déjà de lui-même, attendu que les orphelins se trouvent encore à l'âge d'enfant. De plus, les conditions pécuniaires en imposent rigoureusement une consommation restreinte. Les pensionnaires d'un grand nombre d'orphelinats ne reçoivent en fait de stimulants que du sirop, du sel de cuisine et des oignons, et diverses herbes à soupes, telles que le persil, etc.; dans d'autres orphelinats, on donne encore en plus du café à la chicorée ou du café très faible à la fève de café. Il nous semble que c'est suffisant; toutefois, au lieu de café à la chicorée, dont la valeur nutritive est nulle, on pourrait donner avec avantage le café de seigle ou de froment (graines torréfiées et moulues). Les enfants ne recevront de la bière et du vin que dans un but thérapeutique. On exigera plutôt que de temps en temps, du moins les dimanches et jours de fête, on leur donne un bon bouillon.

d) Dans les maisons de correction et les prisons.

En général, les maisons de correction hébergent des jeunes individus, âgés de 8—15 ans, présentant de bonne heure déjà une tendance à la paresse, au vagabondage, aux délits ou même au crime, instincts pernicieux dont ils n'ont pu être corrigés ni par l'école, ni par l'éducation en famille. Les règles que nous venons d'indiquer pour le régime des orphelins s'appliquent également à ces jeunes gens. Si on leur donnait une nourriture de moindre valeur, sous prétexte de ne pas les gâter ou même de les punir, on ne déterminerait que trop souvent une altération de la santé, survenant d'autant plus rapidement que la plupart de ces enfants arrivent à la maison de correction dans un état de nutrition misérable. On ne peut leur donner moins de nourriture qu'aux orphelins; les aliments sont déjà choisis aussi bon marché que possible; il n'est par conséquent presque plus possible de faire des économies de ce chef.

Dans les maisons de correction de Belgique, on donne 4 fois par semaine 130 gr. de viande (poids de la viande crue) qu'on fait bouillir dans une soupe aux légumes. Celle-ci se compose de pommes de terre, de riz, de navets, de carottes ou de choux, de sel avec un peu de poivre. On calcule pour 100 enfants : 35 kgr. de pommes de terre, 5 kgr. de riz, 5 kgr. de carottes, 1.5 kgr. de sel. Cette bouillie est servie 3 fois par semaine sans addition de viande. Les enfants reçoivent, le matin du café à la chicorée et du pain bis, le soir une soupe à la farine ou au lait avec le même pain.

Dans la maison de correction pour garçons à Mecklembourg et pour les filles à Gehlsdorf, on donnait par jour, à l'époque des analyses de W. Schröder[1], environ 70 gr. de lait, et seulement 2 fois par semaine de la viande, soit par tête 100 gr. = 160 gr. poids brut de viande. Celle-ci était également bouillie dans une soupe aux légumes. Cette bouillie, la nourriture régulière du midi, était préparée avec des pommes de terre, des carottes et des petits pois, des haricots, ou avec des pommes de terre et des choux, ou avec du riz et des pommes de terre additionnées de sel ; suivant les saisons, on y ajoutait des herbes ou du poivre. Le matin et le soir, on donnait une soupe à la farine, au pain

---

(1) Arch. f. Hyg., Bd. 4, p. 1.

ou au lait; comme pain (pain de seigle grossier), on en donnait 500 gr. par tête et par jour avec du saindoux et du sirop. *Schröder* évalue la ration journalière moyenne à 87 gr. d'albumine, 50 gr. de graisse et 500 gr. d'hydrates de carbone; le rapport de l'albumine animale à l'albumine végétale serait de 3 gr. : 69—91 gr. et de 13, ou 31 gr. : 69—73 gr. pour les jours où l'on servait de la viande. Les enfants s'accomodaient parfaitement de ce régime, avaient l'aspect des plus frais, leurs muscles étaient bien développés, leur poids était au moins normal; ils présentaient, de plus, une morbidité très basse, bien que d'ordinaire ils entraient à la maison de correction dans un état vraiment misérable; mais on les occupait beaucoup au jardin et dans les champs, ce qui explique en grande partie pourquoi ils se développaient si bien, malgré un régime qui, d'une manière générale, ne peut certes pas être recommandé.

Les adolescents de 12—18 ans, mis en prison, demandent une nourriture soignée. Ils sont en effet à l'âge où l'organisme se développe rapidement, où il réagit donc plus intensément contre tout vice de l'alimentation; ils sont en outre exposés aux dangers sérieux inhérents à la vie de prison. La ration moyenne de ces individus doit évidemment être plus élevée que celle des enfants âgés de 6—15 ans. La plupart d'entre eux, en effet, sont âgés de 15—18 ans. On aura à peu près la mesure exacte en prenant pour eux les 3/4 de la ration prescrite pour l'adulte. Par conséquent, aux individus de 12—18 ans appartenant au sexe masculin, on donnera en moyenne par jour, 85 gr. d'albumine, 42 gr. de graisse et 375 gr. d'hydrates de carbone; aux individus féminins du même âge, 75 gr. d'albumine, 40 gr. de graisse et 330 gr. d'hydrates de carbone.

Pour cette catégorie de personnes la nature des aliments doit être la même que pour les orphelins; elle se composera donc de lait, de soupe au lait, de fromage, de viande, de poisson, surtout de hareng, ensuite de pain, de soupe à la farine de céréales et de légumineuses, de gruau, de riz, de carottes, de choux, de pommes de terre. Comme substances animales, il est à recommander de donner régulièrement du lait, 4 fois par semaine de la viande ou du foie, du poumon ou du poisson. Comme pain, on donnera le pain peu acide préparé avec de la farine mi-grossière; les légumineuses seront passées au tamis ou seront servies sous forme de soupe préparée à l'aide de la farine de légumineuses. Comme condiments, on ne peut songer, en dehors du sel de cuisine, qu'aux oignons, aux herbes à soupe, au sirop et au café de seigle.

Nous donnons ci-dessous 5 rations journalières pour des jeunes détenus de 12—18 ans.

1° 250 c.c. de lait,
  125 gr. » viande,
  450 » » pain,
  350 » » pommes de terre,
  125 » » farine à soupe,
  150 » » légumes,
  30 » » saindoux.

2° 250 c.c. de lait,
  450 gr. » pain,
  350 » » pommes de terre,
  150 » » petits pois,
  150 » » légumes,
  40 » » fromage,
  30 » » saindoux.

3° 250 c.c. de lait,
  450 » » pain,
  350 » » pommes de terre,
  1 hareng salé,

  125 gr. de farine à soupe,
  150 » » légumes,
  20 » » saindoux,
  20 » » sirop.

4° 250 c.c. de lait.
  125 gr. » viande,
  450 » » pain,
  350 » » pommes de terre,
  125 » » haricots,
  200 » » légumes,
  30 » » saindoux.

5° 250 c.c. de lait,
  150 gr. » viande,
  450 » » pain,
  200 » » pommes de terre,
  100 » » riz,
  100 » » légumes,
  30 » » saindoux.

e) Dans les pensionnats et les maisons d'éducation.

L'alimentation des élèves des pensionnats et établissements analogues doit se faire d'après les règles qui ont été formulées antérieurement pour l'alimentation des enfants de 6—15 ans et pour les adolescents de plus de 15 ans; toutefois, dans leur application aux élèves des pensionnats, on doit tenir compte de ce fait que la plupart d'entre eux appartiennent à des familles aisées, qu'ils sont donc habitués depuis leur tendre jeunesse à une bonne nourriture et surtout à une nourriture riche en substances animales. Par conséquent, nous exigerons : pour les élèves de 9—15 ans, 75—85 gr. d'albumine, 40—45 gr. de graisse et 250 gr. d'hydrates de carbone; pour les élèves de 15—18 ans, 100 gr. d'albumine, 50 gr. de graisse et 400 gr. d'hydrates de carbone. Le choix et la combinaison des aliments et des condiments ou stimulants se fera utilement de la manière prescrite par l'Administration des écoles de cadets en Allemagne. Les élèves de ces écoles présentent un développement corporel excellent et peuvent donc bien servir de modèle. Ils reçoivent les aliments et condiments suivants : viande, saucisson, lait, soupes au lait, œufs, fromage, beurre, pain blanc et mi-blanc, farine en nouilles et en soupes farineuses, gruau sous forme de soupes, plats au riz, légumineuses, pommes de terre, légumes verts et racines, fruits desséchés, sel, herbes à soupe, oignons; comme boissons, uniquement de la bière, du vin les jours de fête. Par contre, jamais de café ni de thé.

Le matin, de bonne heure, ils reçoivent : du lait et du pain au cumin avec du beurre;

Au second déjeuner : du pain beurré avec fromage, viande ou saucisson;

A midi : potage, viande, légumes et pommes de terre, pain; ou bien riz au lait et viande avec pain; ou viande et légumineuses avec pain. Le potage est du bouillon, de la soupe au pain ou à la farine;

Au goûter : pain beurré;

Au souper : soupes diverses, en outre du pain beurré avec addition comme au second déjeuner.

Le mieux est de faire 5 repas par jour, de donner à tous les élèves au moins 250 c.c. de lait par jour, à ceux de 9—15 ans au minimum 150 gr. de viande et au maximum 375 gr. de pain, à ceux de 15—18 ans au minimum 200 gr. de viande et au maximum 450 gr. de pain.

Nous insistons également ici sur le point si important, à savoir, que l'administration de nourriture en quantité et en qualité suffisantes ne contribue au développement corporel au degré voulu que dans le cas où les enfants ont suffisamment d'occasions pour exercer leur système musculaire (promenades, gymnastique, natation, etc.); c'est vrai pour les enfants en général, et pour les élèves des pensionnats en particulier.

Dans l'école ménagère des usines de *Krupp* à Essen, les jeunes filles de 14—18 ans reçoivent, d'après les calculs seulement approximatifs de *Prausnitz* [1], 101 gr. d'albumine, 75 gr. de graisse et 405 gr. d'hydrates de carbone par jour, donc une ration très abondante; aussi, le poids du corps augmente-t-il en moyenne de 2 kgr. en trois mois. Cette nourriture revenait à 54 pf. (68 centimes) seulement par tête et par jour.

---

[1] Arch. f. Hyg., Bd. 15, p. 387.

2. Alimentation en masse des adultes.

a) Dans les cuisines populaires.

Comme on le sait, la fondation des cuisines populaires[1] a pour but d'acheter et de préparer en grand les denrées alimentaires, de manière à pouvoir donner ainsi une nourriture bonne et bon marché aux classes pauvres, surtout aux ouvriers qui ne sont pas en ménage ou qui travaillent à trop grande distance de leur habitation. Pour satisfaire aux prescriptions de la diététique, il faut :

1º que la nourriture renferme en rapport exact les principes nutritifs ;

2º qu'elle soit bien préparée, surtout au point de vue de l'assaisonnement et de la cuisson ;

3º qu'elle possède la température voulue ;

4º que son volume satisfasse au besoin de saturation des consommateurs ;

5º qu'elle présente une variation suffisante.

Mais la cuisine populaire, tout en préparant la nourriture d'après ces principes, n'aura le succès désiré que dans le cas où

6º la nourriture est appropriée autant que possible au goût particulier des consommateurs.

D'abord, en ce qui concerne la combinaison des principes nutritifs, rappelons que les cuisines populaires ne fournissent presque exclusivement que le repas du midi. Or, d'après les déterminations de *Voit* et de *Forster,* l'ouvrier prend à ce repas environ 50 % d'albumine, 60 % de graisse et 33 % d'hydrates de carbone de son besoin journalier total. D'après les calculs de *Uffelmann,* ces quantités équivalent, dans l'Allemagne du Nord, seulement à 42 % de l'albumine, 45 % de la graisse et 33 % des hydrates de carbone ; par conséquent, d'après les habitudes et les coutumes locales, le dîner des cuisines populaires doit renfermer environ 50 gr. d'albumine, 30 gr. de graisse et 160 gr. d'hydrates de carbone. Mais, en général, ainsi que de nombreux observateurs l'ont démontré, il est de loin trop pauvre en albumine et en graisse, et beaucoup trop riche en hydrates de carbone. Il est donc indiqué de rémédier à ce vice de régime en combinant plus convenablement les substances nutritives.

Les aliments des cuisines populaires sont en majeure partie d'origine végétale. Il s'agit avant tout de fournir une nourriture à un faible prix et de faire en sorte qu'elle calme la faim. On croit pouvoir réaliser ce double but en faisant prédominer fortement les aliments végétaux dont le prix est moindre et qui possèdent un plus grand volume que les aliments d'origine animale. Mais, tout en admettant que la plupart des ouvriers sont habitués dès leur jeunesse à une nourriture plutôt végétale, qu'ils la digèrent plus rapidement et l'absorbent peut-être un peu mieux que les personnes des classes plus aisées, on doit cependant prendre garde de ne

---

(1) Voir *C. Voit,* Untersuchung der Kost in einigen öffentlichen Anstalten. — *J. König,* Die menschlichen Nahrungs- und Genussmittel, 3 Aufl., 1889, Bd. 1, p. 177. — *Meinert,* Armee- und Volksernährung. — Amtliche Mittheilungen aus den Berichten der deutschen Fabrikinspectoren pro 1887, 1888 und 1889.

pas réduire outre mesure la quantité des substances animales dans
la nourriture. C'est avec raison qu'on exige de la nourriture des
cuisines populaires qu'elle sature. L'ouvrier ne se consacre tout
entier à son travail qu'au cas où il éprouve la sensation de satiété.
Une réplétion trop forte de l'estomac nuirait évidemment aussi au
pouvoir de travail; mais ce n'est pas un argument à opposer contre
l'exactitude de la règle disant qu'un travail énergique ne peut être
fourni qu'après apaisement complet de la faim. On peut estimer à
800—1000 c.c. le volume alimentaire qu'un bon ouvrier en état de
santé parfaite ingère à midi. La cuisine populaire doit tenir compte
de ce chiffre, mais nous rappelons encore une fois qu'il n'y a pas de
meilleur moyen de satisfaire complètement et facilement
l'appétit que de rendre la nourriture riche en graisse. On
évitera de la sorte le principal défaut de la nourriture des cuisines
populaires, à savoir la pauvreté en graisse, et on constatera aussitôt
que les consommateurs sont rassasiés pendant plus longtemps.

Tout en s'abstenant volontiers de tous les plats fins, l'ouvrier
exige, ce qui n'est que justice, que sa nourriture soit bien cuite
et qu'elle présente du goût. Le cuisinier de ces établissements
populaires devra veiller soigneusement sur ce point, et il parviendra
à ce but en additionnant les mets de condiments simples et bon
marché, surtout de sel de cuisine, d'herbes à soupe, d'oignons;
puis, par une ébullition ou une cuisson appropriée, les aliments
acquerront une saveur agréable pour les ouvriers. Ces mêmes
moyens permettent également, jusqu'à un certain point, d'introduire
dans les différents mets cette variété que chacun désire.

Il est de grande importance aussi que les aliments, au moment
d'être consommés, possèdent encore une température suffisante.
L'ouvrier lui-même y prend spécialement attention, surtout s'il
travaille dans des places froides ou dans un air froid, ce qui est
fréquemment le cas. Il arrive très souvent, enfin, qu'on pèche
contre la dernière condition indiquée plus haut, l'association des
aliments et leur préparation n'étant pas appropriées aux
habitudes locales et aux goûts spéciaux des consommateurs. L'ouvrier désire les mets de son pays qu'il connaît
depuis sa jeunesse et ne recherche la cuisine populaire qu'au cas
où celle-ci tient compte de ce désir.

Après cet exposé sommaire, donnons quelques recettes pour les
repas du midi aux cuisines populaires, tels qu'ils conviennent
au goût des Allemands du Nord :

1º Choux blancs avec pommes de terre et viande pour 200 personnes :

30	têtes de choux [1],	
120	kgr. de pommes de terre [1],	dont coût par tête 38 ct. (sans les frais de
3.5	» » saindoux,	préparation); renfermant 54 gr. d'albumine, 34 gr.
2.5	» » sel,	de graisse et 160 gr. d'hydrates de carbone.
36	» » viande de porc,	
15	» » pain.	

2º Haricots et pommes de terre avec viande pour 200 personnes :

20	kgr. de haricots,	
100	» » pommes de terre,	35 ct. par portion
4.5	» » saindoux,	renfermant 62 gr. d'albumine, 31 gr. de graisse
3	» » sel,	et 155 gr. d'hydrates de carbone.
30	» » bœuf mi-gras.	

(1) Epluchées. Les déchets d'épluchage sont évalués à 20 % pour les pommes de
terre, à 60 % pour les carottes, à 16—25 % pour les choux.

3° Carottes et pommes de terre avec viande de bœuf pour 200 personnes :

50	kgr. de carottes,	
120	» » pommes de terre,	36 ct. par portion
4.5	» » saindoux,	renfermant 50 gr. d'albumine, 32 gr. de graisse
3	» » sel,	et 161 gr. d'hydrates de carbone.
34	» » bœuf gras.	

4° Purée de petits pois avec pommes de terre et viande salée pour 200 personnes :

20	kgr. de petits pois,	
120	» » pommes de terre,	35 ct. par portion
3.5	.» » saindoux,	renfermant 56 gr. d'albumine, 29 gr. de graisse
3	» » sel,	et 175 gr. d'hydrates de carbone.
32	» » porc salé.	

5° Choux verts et pommes de terre avec viande de mouton pour 200 personnes :

8	têtes de choux verts (à 50 ct.),	
5	kgr. de saindoux,	
120	» » pommes de terre,	35 cent. par portion
1	litre d'oignons,	renfermant 54 gr. d'albumine, 33 gr. de graisse
40	kgr. de viande de mouton,	et 162 gr. d'hydrates de carbone.
12	» » pain.	

6° Pommes de terre avec sauce au lard et harengs salés pour 200 personnes :

160	kgr. de pommes de terre,	
5	» » lard,	31 cent. par portion
1.5	» » sel,	renfermant 38 gr. d'albumine, 35 gr. de graisse
200	harengs.	et 160 gr. d'hydrates de carbone.

7° Riz aux pommes avec viande de porc pour 200 persones :

8	litres de pommes,	
30	kgr. » riz,	
20	» » pain,	
0.5	» » cannelle,	35 cent. par portion
1	» » sucre,	renfermant 54 gr. d'albumine, 34 gr. de graisse
1	» » sel,	et 180 gr. d'hydrates de carbone.
3.5	» » saindoux,	
40	» » viande de porc.	

C. *Voit*[1] a réuni pour les cuisines populaires une série de rations adaptées au goût des Allemands du Sud; nous en relatons 3 exemples :

1° Soupe aux petits pains, viande de bœuf, haricots blancs et pommes de terre :

petit pain	50 gr.	farine	10 gr.
graisse	5 »	pommes de terre	146 »
viande de bœuf	163 »	graisse	14 »
haricots blancs	80 »	pain	81 »

2° Soupe aux pois, rôti de veau, salade aux pommes de terre :

petits pois	50 gr.	viande	140 gr.
graisse	19 »	pommes de terre	380 »
huile	12 »	pain	81 »

3° Soupe aux pommes de terre, viande de porc, choucroûte :

pommes de terre	180 gr.	viande	150 gr.
graisse	19 »	choucroûte	350 »
farine	75 »	pain	81 »

Ces rations renferment en moyenne 65 gr. d'albumine, 34 gr. de graisse et 160 gr. d'hydrates de carbone, donc plus qu'il ne faut pour le repas du midi d'un ouvrier moyen; mais il est sans doute exceptionnel de pouvoir les fournir au prix de 38 ct.

Il est intéressant, enfin, d'examiner quelle quantité de principes nutritifs se trouve de fait dans les portions délivrées par une cuisine populaire, car en calculant, d'après la deuxième méthode indiquée plus haut (p. 219), la teneur moyenne en principes nutritifs d'après le poids brut des substances employées, on n'arrive qu'à des valeurs tout au plus approximatives[2]. Pour la cuisine populaire de Berlin, l'analyse chimique des principes nutritifs dans les portions délivrées indique, d'après les recherches de *Proskauer* et *Buchholz*[3], 14—62 gr. d'albumine, 8—55 gr. de graisse et 82—132 gr. d'hydrates de

(1) Untersuchung der Kost in einigen öffentlichen Anstalten, 1877, p. 60.
(2) Voir *I. Munk, Pflüger's* Archiv, Bd. 58, p. 398.
(3) *H. Blaschko,* Ueber den Nährwerth der Kost in der Berliner Völksküche, Festschrift zum 25 jährigen Jubiläum der Volksküchen, Berlin, 1891.

carbone ; pour ces mêmes portions, le simple calcul avait donné des valeurs de 20—50 %
plus élevées. De plus, une telle portion, renfermant en moyenne 37 gr. d'albumine, 32 gr.
de graisse et 100 gr. d'hydrates de carbone et qui s'achète au prix de 32 centimes, est déjà
en elle-même trop volumineuse (1080—1400 gr.), d'autant plus qu'on doit y ajouter encore
100—150 gr. de pain pour atteindre la quantité de principes nutritifs nécessaire pour le
repas du midi.

Si la cuisine populaire fournit également le repas du soir,
il faut qu'elle se conforme aussi aux prescriptions de la diététique
et aux goûts particuliers de l'ouvrier. Dans l'Allemagne du Nord,
celui-ci prend le soir en moyenne 25—30 % de son besoin journalier,
par conséquent environ 30 gr. d'albumine, 20 gr. de graisse et
140 gr. d'hydrates de carbone.

Comme mets à recommander, on peut citer les suivants (pour
50 personnes) :

1º Pommes de terre sautées avec hachis et pain :

Pommes de terre.	12500 gr.	à portion, 20 ct.
Graisse	500 »	32 gr. d'albumine,
Hachis	4000 »	25 » de graisse,
Pain	9000 »	140 » d'hydrates de carbone.

2º Soupe au lait avec farine, pain et saindoux :

Lait (écrémé)	15 litres	à portion, 25 ct.
Farine	2500 gr.	31 gr. d'albumine,
Pain	9000 »	22 » de graisse,
Saindoux	1000 »	45 » d'hydrates de carbone.

3º Soupe au gruau de sarrasin et pain avec saucisson :

Lait	15 litres	à portion, 25 ct.
Gruau de sarrasin	3000 gr.	40 gr. d'albumine,
Pain	8000 »	18 » de graisse,
Boudin	5000 »	155 » d'hydrates de carbone.

4º Pommes de terre en chemise avec beurre et harengs salés :

Pommes de terre.	15000 gr.	à portion, 21 ct.
Sel	350 »	32 gr. d'albumine,
50 harengs salés		24 » de graisse,
Beurre	900 »	120 » d'hydrates de carbone.
Pain	6000 »	

Wolff [1] a proposé de pourvoir, dans les grandes villes et les
contrées industrielles, à l'alimentation des ouvriers et de leur
famille en fondant des cuisines analogues aux cuisines populaires,
d'acheter les vivres en grand, de préparer les mets en
grand, afin de pouvoir les fournir à meilleur marché et sous une
meilleure forme. Suivant cette proposition, divers propriétaires
de grandes industries ont institué récemment un généreux essai et
réussirent à donner à l'ouvrier, au prix de revient, une bonne
nourriture et aussi bon marché que possible. Un exemple de ce
genre, bon à imiter, nous est fourni pour la cuisine ouvrière ou
ménagère annexée aux usines de *Krupp* à Essen, dont *Prausnitz* [2]
a récemment décrit l'organisation, qui est parfaite à part quelques
légers détails, et dont il a calculé la teneur approximative en
principes nutritifs contenue dans les rations. Il existe d'ailleurs déjà,
dans bon nombre de villes, des cuisines populaires où chacun peut
prendre à volonté et à très bas prix des aliments à son choix ;
on est libre alors de les combiner comme on l'entend.

---

(1) Die Ernährung der arbeitenden Classen, 1885.
(2) Arch. f. Hyg., Bd. 15, p. 387. — Toutefois, *Prausnitz* n'a pas remarqué que les
menus présentaient encore le défaut que deux jours de la semaine il revenait par tête
2.25 kilogr. de pommes de terre et 240 gr. de pois : qui pourrait bien, outre le pain et
autres aliments indispensables, ingérer une telle quantité de pommes de terre et de
pois ? Une telle ration doit être considérée comme antihygiénique.

A la cuisine populaire de Grenoble, on achète au prix de 10 ct.: 1 litre de soupe, ou 130 gr. de viande, ou une portion de légume, ou une portion de dessert; pour 5 ct., 130 gr. de pain.

A la cuisine populaire de Bruxelles, on achète:

soupe	1 litre pour 10 ct.	
pain	100 gr. » 5 »	
viande	120 » » 20 »	
légumes	200 » » 20 »	
pommes de terre	200 » » 20 »	
bière	1/2 litre » 7 »	
café	1/4 » » 5 »	

Le restaurant populaire du quartier ouvrier de Mühlhouse, en Alsace, donne un dîner complet se composant de soupe pour 10 ct., de bœuf pour 20 ct., de légumes pour 15 ct., de pain pour 5 ct., donc en tout pour 50 ct., avec vin pour 53 ct. En outre, elle livre le pain de sa boulangerie à 10 % meilleur marché que les boulangers de la ville [1].

Une excellente institution, enfin, est celle des c a f é s p o p u-
l a i r e s; elle existe depuis longtemps dans des villes anglaises et
a été récemment créée en Allemagne (Hambourg, Berlin, etc.),
en Belgique; le but en est de mettre un frein à l'abus de l'alcool
chez l'ouvrier. On fournit une tasse de café ou de thé avec lait
pour 6 ct., une tasse de bouillon pour 12 ct.

b) Dans les hospices des pauvres et maisons des incurables.

On doit, dans le régime alimentaire des hospices des pauvres,
tenir compte du fait qu'une partie des pensionnaires est composée
de sujets âgés et maladifs qui par conséquent ne travaillent pas,
tandis que l'autre partie doit travailler et cela, à peu près autant
qu'un « ouvrier moyen ». La ration devra donc être différente,
les sujets de la première catégorie ayant naturellement un besoin
moindre en substances nutritives et digérant divers aliments moins
bien que les individus de la seconde catégorie.

Une ration journalière, composée de 80—90 gr. d'albumine,
de 35—40 gr. de graisse et de 300—350 gr. d'hydrates de carbone
(p. 228, 361), est suffisante pour les v i e i l l a r d s et pour les
i n c u r a b l e s; les chiffres supérieurs s'appliquent aux hommes, les
chiffres inférieurs aux femmes. Pour les personnes qui gardent
continuellement le lit, 250 gr. d'hydrates de carbone suffisent déjà.
Cette catégorie de personnes supporte en général très mal les
aliments trop consistants ou flatueux; c'est pourquoi ces sujets
seront nourris avec des aliments liquides, en bouillie ou du moins
d'une consistance assez molle, qui ne sont pas trop riches en
cellulose. Devront être traités comme des malades, les sujets
atteints de l'une ou l'autre infirmité (tels sont les idiots, les aveugles,
les sourds-muets), incapables de travailler et de gagner leur vie,
et qui sont placés dans des établissements spéciaux (maisons
d'idiots, d'aveugles, de sourds-muets).

Par contre, dans les hospices des pauvres, les p e n s i o n n a i r e s
q u i t r a v a i l l e n t ont besoin de la même quantité de nourriture que
l'ouvrier adulte en général qui se livre à un travail moyen. Cette

---

(1) Amtliche Mittheilungen a. d. Berichten deutsch. Fabrikinspectoren pro
1889, p. 339. — Les boulangeries ouvrières de Gand vendent le pain, même 30—40 %
meilleur marché.

quantité s'élève donc à 100—110 gr. d'albumine, 56 gr. de graisse et 500 gr. d'hydrates de carbone. On ne peut pas leur donner moins, sinon ils perdraient de leur puissance de travail, qui, dans la plupart des cas, est déjà amoindrie lors de leur entrée et qui devrait être plutôt relevée. Les individus de cette catégorie sont presque tous habitués à une nourriture offrant un volume considérable; pour être saturés, ils réclament de grandes quantités qu'ils supportent généralement bien, même si elle est très consistante.

Il semble donc le plus rationnel, dans les hospices, de préparer deux formes de nourriture, l'une étant destinée aux personnes âgées et infirmes, l'autre aux personnes saines qui travaillent. On s'efforcera évidemment de prendre des formes telles que l'une constitue en quelque sorte l'intermédiaire à l'autre. L'ensemble de la nourriture doit être d'un prix aussi peu élevé que possible. Quelque justifiée que soit cette considération, elle ne peut cependant pas venir en première ligne; il faut avant tout que la nourriture n'abaisse pas l'état de santé des pensionnaires, ce qui n'est possible que pour autant qu'elle renferme également quelques aliments d'origine animale, ainsi que certains stimulants; il faut de plus veiller à introduire une variété suffisante dans les aliments. On ne donnera, toutefois, que ce qui est strictement nécessaire à la conservation de l'état nutritif et à l'assaisonnement.

En résumé, nous conseillons donc de donner, aux vieillards et aux incurables qui ne travaillent pas, une nourriture végétale, pauvre en cellulose et facile à digérer, composée de pommes de terre, de riz, de pain blanc, de plus et surtout, de lait et de soupes au lait, de viande tendre, enfin, comme stimulants, du café proprement dit ou du café de seigle ou de froment, ainsi que de la bière légère. Aux pensionnaires qui travaillent, les pommes de terre, les carottes et surtout les légumineuses seront également utiles; viennent ensuite le pain de seigle avec gruau finement moulu, en outre, comme aliment animal, du lait écrémé, du lait battu, du fromage, du hareng salé, du hachis, du boudin, du foie, du poumon; le dimanche, de la viande de porc; comme stimulants, du café et de la bière légère. On proscrira absolument l'usage des boissons alcooliques, qu'on remplacera par du café de bon goût[1]. L'on ne supprimera pas complètement l'usage de tabac à ceux qui ont l'habitude de fumer.

On pourrait composer la nourriture journalière d'après les formules ci-dessous; pour les pensionnaires âgés et malades, on compte un plat de viande trois fois par semaine, pour les pensionnaires qui travaillent, quatre fois par semaine.

1. Régime pour malades et personnes ne travaillant pas :

matin :	café au lait avec pain blanc.
midi :	1° riz au lait, précédé de soupe au gruau d'avoine,
	2° purée de pommes de terre avec fricandeau,
	3° soupe au lait avec nouilles,
	4° ragoût de pommes de terre, carottes et viande de porc,
	5° soupe au gruau de sarrasin et riz au lait,
	6° purée de pommes de terre et viande étuvée,
	7° soupe de gruau aux pruneaux, avec petit pain.

(1) Toutefois, les buveurs de profession ne seront pas d'emblée privés d'alcool et mis exclusivement au régime du café. On supprimera l'alcool d'une manière progressive mais systématique.

après-midi :   café au lait avec pain blanc et saindoux.
soir :   1º soupe à la farine de froment avec pain blanc,
                       2º bouillie à la farine de seigle avec pain blanc,
                       3º soupe au gruau de sarrasin, pommes de terre sautées,
                       4º soupe au lait avec pain blanc,
                       5º soupe au gruau d'avoine avec pain blanc grillé,
                       6º soupe avec petit pain,
                       7º soupe au lait avec pain blanc.

              2. Régime pour les pensionnaires qui travaillent.

matin :   café avec pain.
second déjeuner :   pain avec saindoux, fromage ou saucisson.
midi :   1º riz au lait avec hachis,
                       2º soupe aux pois avec pommes de terre et lard bouilli,
                       3º soupe au lait avec boulettes de farine,
                       4º ragoût de pommes de terre, carottes et du porc,
                       5º soupe au gruau de sarrasin et riz au lait,
                       6º pommes de terre et foie,
                       7º purée de pois, pommes de terre, hareng.
après-midi :   Café avec pain et saindoux.
souper :   1º soupe à la farine de froment avec pain et fromage,
                       2º   »   »   seigle   »   » boudin,
                       3º   »   au gruau de sarrasin, pommes de terre sautées,
                       4º   »   au lait, pain, saindoux,
                       5º   »   au gruau d'avoine avec pain grillé,
                       6º pommes de terre en chemise avec hareng,
                       7º soupe au lait, pain, saucisson de foie.

Pour les personnes âgées et maladives, on comptera par tête
et par jour 300—350 c.c. de lait, 20 gr. de saindoux, 300—400 gr.
de pain, et 125 gr. de viande au jour où l'on en donne; par contre,
pour les personnes qui travaillent, on comptera par tête et par jour
200 c.c. de lait, 30 gr. de saindoux, 650—750 gr. de pain et
lorsqu'on donne de la viande, 150 gr. de viande de boucherie ou
130 gr. de bouilli ou 175 gr. de hachis ou 2 harengs. Partant de ces
chiffres, on peut facilement déduire la quantité nécessaire des autres
aliments. Donnons, par exemple, les recettes suivantes :

Pour les personnes âgées et maladives :

300—400 gr. de pain,		125 » » viande,
300—350 » » lait,		250 » » pommes de terre,
125 » » riz,		20 » » saindoux.
100 » » farine,		

Pour les personnes qui travaillent :

750 gr. de pain,		100 » » pois,
200 » » lait,		500 » » pommes de terre,
130 » » gruau ou		30 » » saindoux,

150 » » viande qu'on pourra remplacer, soit par 175 gr. de hachis, soit par
175 gr. de boudin, soit par 175 gr. de foie.

Ces rations journalières suffisent pour couvrir les besoins
nutritifs et pour procurer en même temps par son volume la
sensation de satiété.

Au Pio Albergo di Trivulzio à Milan[1], un des hospices de vieillards les
mieux organisés, le régime a été réglé de la manière suivante :
déjeuner :   bouillon avec pain blanc et fromage râpé à volonté.
dîner :   minestra, c'est-à-dire bouillie au riz, légumes à volonté, en outre 90 gr. de
             viande, 125 gr. de pain blanc, 200 c.c. de vin.
après-midi : 60 gr. de pain blanc.
souper :   700 c.c. de soupe au vermicelle ou au riz, 125 gr. de pain blanc, 200 c.c. de
             vin, un peu de fromage.

A l'Albergo dei poveri à Gênes, dont l'organisation est tout aussi parfaite, les
pensionnaires en bonne santé et qui travaillent reçoivent par jour :
        318 gr. de pain,
        40 » » viande, 110 gr. le dimanche et les jours fériés.

_____

(1) *Uffelmann*, Deutsche Vierteljahrsschr. f. öffentl. Gesundheitspflege, 1879, p. 391.

300 gr. de macaroni,
110　»　» riz,
30　»　» haricots,
13　»　» fromage, 13 gr. de sel, 94 c.c. d'huile, pour 10 ct. de vin, les dimanches
pour 20 ct.

Dans la maison ouvrière de Dresde[1], on donne :

le matin : soupe farineuse ou soupe au pain ou café.

le midi : les plats les plus variés avec ou sans viande, très souvent des haricots ou
des petits pois, ensuite du gruau de blé perlé, des pommes de terre,
des carottes, du chou blanc.

le soir : soupe à la bière, ou au pain, ou au gruau, ou à la farine, ou aux fruits, ou
aux concombres, ou la soupe de *Rumford*, ou le birambrot, ou la salade
aux concombres.

On donne, en outre, pour tout le jour, 750 gr. de pain, 40 gr. de sel et
pour 2 ct. d'épices.

A l'hospice des invalides de Berlin[2], les personnes maladives, non
gravement malades, reçoivent la nourriture suivante :

500 gr. de pain et 30 gr. de beurre.

le matin : 150 c.c. de lait et 8 gr. de café.

le midi : l'un des 16 plats différents, par exemple, riz dans du bouillon avec 125 gr.
de viande et 80 gr. de riz ; ou riz avec pommes de terre et bouillon, soit
125 gr. de viande, 40 gr. de riz, 500 gr. de pommes de terre ; ou vermicelle
et bouillon avec 125 gr. de viande et 60 gr. de vermicelle.
Pour chaque personne on compte encore 6 gr. de sel et 8 gr. de farine.

le soir : soupe au gruau, à la semoule, ou à la farine avec 50 gr. de gruau, de semoule
ou de farine, 5 gr. de sel et 6 gr. de beurre.

Cette nourriture contient en moyenne par jour : 76 gr. d'albumine, 38 gr. de graisse
et 335 gr. d'hydrates de carbone ; elle est dans son ensemble très bien choisie, car elle
renferme des aliments et des condiments très appropriés et est d'une digestion facile.
La ration de l'albumine pourrait toutefois être un peu plus élevée.

c) Dans les prisons.

Jusqu'il y a quelques dizaines d'années, la nourriture des
prisonniers de tous les pays était absolument insuffisante[3]. Elle
présentait surtout le grand défaut d'être trop volumineuse, de
renfermer trop peu d'albumine digestible, trop peu de graisse et
pour ainsi dire pas de condiments ; en outre, elle n'offrait pas assez
de variété. Il est intéressant de relire à ce sujet le menu du régime
qui fut introduit, il y a une centaine d'années, dans la prison de
Bruchsal, alors nouvellement construite et considérée comme
excellente. D'après ce menu, les prisonniers recevaient par jour
1 1/4 livre de pain, le dimanche à midi du bouillon et 1/4 livre de
viande, 1/4 de chopine de vin et de la choucroûte ; les 6 jours de
semaine, une bouillie composée soit d'orge et de haricots, soit de
lentilles, soit de petits pois, soit de carottes, soit de pommes de
terre bouillies dans de l'eau ; et le soir, en tout et pour tout, une
soupe à l'eau. Même pendant la première moitié de notre siècle, la
nourriture de la plupart des prisons n'était guère meilleure. C'est
ainsi qu'en 1837, dans la prison du district de Strassbourg, la ration
par jour et par tête ne renfermait que 83 gr. d'albumine, 14 gr. de
graisse, et par contre 533 gr. d'hydrates de carbone : il n'y avait
pas trace d'albumine animale[4]. Insensiblement, une amélioration
se produisit mais aujourd'hui encore le régime est loin d'être
passable partout.

(1) Festschr. zur 6.Versammlung d. deutsch. Gesellsch. f. öffentl. Gesundheitspflege.
(2) *Lothar Meyer* dans *Virchow's* Archiv, Bd. 84, p. 155.
(3) *Baer*, Die Gefängnisse, 1871 ; Blätter f. Gefängnisskunde, Bd. 18, p. 323. —
Meinert, Armee- und Massenernährung, 1885. — *C. Voit*, Münchner med. Wochenschr.,
1886, Nr. 1 et suiv. — *Andræ*, Blätter für Gefängnisskunde, Bd. 21, p. 253.
(4) *v. Mering*, Topographie der Stadt Strassburg, 1885, p. 394.

Les vices de l'alimentation doivent exercer, surtout sur les prisonniers, une influence des plus défavorables, ces sujets se trouvant déjà sous le coup de nombreux facteurs nuisibles. Le séjour presque continu dans des places fermées, peu et accessibles à la lumière solaire, le défaut de mouvements à l'air libre, la manipulation de matériaux poussiéreux, la dépression morale, telles sont autant de causes déjà par elles-mêmes nuisibles à la santé. Si, en outre, il existe encore un vice d'alimentation, son influence sera d'autant plus néfaste. Veut-on par conséquent diminuer la morbidité et la mortalité encore toujours si élevées, veut-on empêcher que les prisonniers ne tombent dans le marasme à la prison même, qu'ils ne deviennent malades ou qu'ils en sortent malades, on doit avant tout régler l'alimentation. Il faut évidemment que la nourriture de prison ne renferme pas plus de principes nutritifs qu'il n'est strictement nécessaire pour la conservation de l'équilibre nutritif; qu'avant tout elle demeure simple, qu'elle ne soit pas plus stimulante qu'il ne le faut au point de vue de la diététique. Il s'agit donc de composer avec économie une nourriture quantitativement et qualitativement suffisante, appropriée à la vie de prison, en rapport avec le but pénal, et qui en même temps permet à l'organisme de conserver exactement son état nutritif.

Le besoin nutritif varie évidemment selon que le prisonnier travaille ou non. Dans le premier cas, il possède au moins le même besoin qu'un ouvrier moyen, peut-être un peu plus, l'ouvrier digérant peut-être mieux les mêmes aliments que le prisonnier. Nous évaluons donc le besoin journalier du prisonnier travaillant modérément à 100—110 gr. d'albumine, 56 gr. de graisse et 500 gr. d'hydrates de carbone; pour le prisonnier travaillant peu, à 100 gr. d'albumine, 45 gr. de graisse et 450 gr. d'hydrates de carbone. La ration des prisonniers du sexe féminin peut être évaluée aux 4/5 de ces valeurs. *Meynert* est d'avis que les prisonniers se livrant habituellement au travail ont besoin de 100 gr. d'albumine, 45 gr. de graisse et 450 gr. d'hydrates de carbone; *Voit* exige pour le prisonnier ne travaillant pas, un minimum de 85 gr. d'albumine, 40 gr. de graisse et 300 gr. d'hydrates de carbone. Mais la moyenne indiquée par *Voit* ne semble suffisante que pour les femmes âgées. Pour le prisonnier du sexe masculin ne travaillant pas, on doit considérer comme moyenne normale 90 gr. d'albumine, 35 gr. de graisse et 350 gr. d'hydrates de carbone (p. 229).

On ne peut augmenter la ration d'hydrates de carbone et diminuer proportionnellement la quantité de graisse; on doit même élever la ration de graisse dès que la quantité de travail fournie dépasse la moyenne.

Il va de soi que les chiffres indiqués ci-dessus ne constituent que des moyennes. Pour des personnes habituées dès leur jeunesse à prendre de plus grandes quantités d'albumine et de graisse, les quantités indiquées ci-dessus seront insuffisantes; par contre, d'autres sujets qui se sont de tout temps nourris parcimonieusement, ont un moindre besoin. Le médecin de prison doit autant que possible tenir compte de cette différence.

Il faut en outre que les principes nutritifs soient suffisamment absorbés. Les prisonniers ne reçoivent que les quantités de nourriture absolument nécessaires; de plus, ils ne peuvent, à quelques rares exceptions près, s'en procurer davantage, si donc ils absorbent mal la nourriture, ils subiront des pertes. Or, on sait qu'une nourriture végétale s'absorbe manifestement plus mal qu'une nourriture animale; par conséquent, la nourriture des prisonniers ne peut être exclusivement composée d'aliments végétaux. Sans doute, on pourrait élever la quantité de nourriture végétale de manière que l'organisme absorbe une quantité suffisante de principes nutritifs; mais nous savons que pareille absorption présente de grandes difficultés, même pour l'homme vivant en liberté; à plus forte raison en sera-t-il de même pour le prisonnier chez qui les fonctions digestives sont moins puissantes. Aussi, les médecins de prison déclarent-ils unanimement qu'il est presque impossible de conserver aux prisonniers leur état nutritif à l'aide d'une nourriture exclusivement végétale et considèrent-ils comme indispensable d'y ajouter des substances animales, telles que la viande, le lait, le fromage. De fait, depuis qu'on a satisfait à cette exigence, l'amélioration marquée dans l'état sanitaire des prisonniers s'est produite et cela, bien que l'addition de nourriture animale ait été peu considérable. Combien doit-on et combien peut-on en ajouter?

A ce point de vue, les intérêts de l'hygiène et ceux de la pénalité sont particulièrement en conflit, mais il serait injuste de tenir compte uniquement de ce dernier élément. En Belgique, où le régime pénitentiaire est admirablement organisé, les prisonniers reçoivent 4 fois par semaine 100 gr. de viande; il n'y a qu'à la maison pénitentiaire de Louvain qu'ils reçoivent par semaine un total de 600 gr. de viande et 90 gr. de lard. A Bruchsal, dont la prison est également considérée comme un modèle, on donne 437 gr. de viande par semaine; dans les prisons anglaises, où, comme on sait, l'entretien du prisonnier est l'objet d'une attention toute spéciale, on donne par jour 120 gr. de viande aux prisonniers isolés, 180 gr. de viande et 60 gr. de lait aux prisonniers qui se livrent à un travail fatigant. Dans les prisons suédoises, les détenus sont soignés d'une manière vraiment minutieuse; ils reçoivent par jour 126 gr. de viande et 26 gr. de lait.

Les rapports des médecins de prison[1], concernant l'influence de la ration qui comprend des substances animales, concluent à ce que l'addition de 100 gr. de viande 4 fois par semaine et celle de 50 c.c. de lait par jour suffit pour relever d'une manière notable la nutrition des prisonniers jusque là nourris exclusivement d'aliments végétaux; mais ils reconnaissent aussi que ce chiffre est insuffisant pour un certain nombre d'individus. Comme nous l'avons déjà dit, ce sont ceux qui avant l'incarcération étaient habitués à prendre de grandes quantités de viande, ou ceux qui sont atteints de quelques troubles digestifs; il en résulte que les légumineuses, aliment particulièrement difficile à digérer et donnant facilement naissance à des gaz, sont mal supportées. Citons enfin les sujets qui sont restés affaiblis à la suite d'une maladie intercurrente. On doit donner à ces individus une plus grande quantité de substances animales si l'on veut empêcher leur dépérissement. Aussi, est-ce un bel exemple que celui donné à *Plötzensee* (près Berlin) où l'on accorde aux prisonniers de cette catégorie, aux jours sans viande, une délivrance hors ration de 125 gr., même de 150 gr. de viande, ou de 500 c.c. de lait, même dans certaines circonstances, simultanément les deux délivrances.

---

(1) Voir particulièrement *Baer*, loc. cit., et *Wald* dans *Casper's* Vierteljahrsschr., 1887, Bd. 11, p. 45 et suiv.

On devrait, plus qu'on ne l'a fait jusqu'ici, donner du poisson (hareng), du hachis et des gelées, du lait battu et du fromage, car on peut acheter ou préparer ces aliments à des prix relativement bas. *Krohne* et *Leppmann*[1], à la prison de Moabit près Berlin, ayant introduit dans la nourriture des harengs, du lait écrémé et du fromage, et cela sans augmentation des dépenses, virent bientôt l'état nutritif des prisonniers se relever d'une manière notable. Le lait battu doit être particulièrement recommandé, car il est bon marché, riche en albumine et en sucre, et d'une digestion facile; toutefois, comme il renferme un grand nombre de ferments (bactéries), on ne le donnera qu'aux prisonniers dont l'appareil digestif est intact[2]. Aux prisonniers qui travaillent plus que la moyenne, on donnera avec avantage le supplément nécessaire de carbone sous forme de fromages gras ou de saindoux.

Le principal aliment des prisonniers reste toujours le pain. On le donne, tantôt sous forme de pain grossier, tantôt sous forme de pain mi-fin, en quantités variant de 490—850 gr., en moyenne de 650 gr. par jour. Dans les prisons allemandes, on ne donne que du pain de seigle aux détenus en bonne santé; en Belgique et en Italie, ils reçoivent également du pain de froment. Il serait inutile de démontrer encore d'une façon détaillée que le pain de froment est supérieur au pain de seigle au point de vue nutritif; mais il est plus cher et on devra donc en rester au pain de seigle. Seulement, il nous paraît plus rationnel de le donner aux prisonniers, non pas sous forme de pain préparé avec la farine entière comme telle, mais préparé à la manière du pain militaire (p. 390), c'est-à-dire sous forme de pain mi-fin, le pain préparé avec la totalité du gruau comme tel n'étant assez bien toléré que par un estomac absolument normal. Il est en tout cas digéré à un bien moindre degré que le pain préparé avec de la farine blutée et du gruau remoulu (p. 160, 345). Le pain offrant une grande importance pour la nutrition du prisonnier, attendu que celui-ci en retire près des 5/12 de son besoin en albumine, il faut également consacrer une attention particulière à la qualité de cet aliment.

Comme autres aliments d'origine végétale, employés sur une grande échelle dans les prisons, il faut citer les légumineuses, substances riches en albumine et d'un faible prix par rapport à leur pouvoir nutritif. Leur seul inconvénient consiste en ce qu'elles sont mal tolérées par un nombre assez considérable de détenus. Pour bien digérer les légumineuses, il faut posséder un appareil digestif puissant et pouvoir se livrer à plus d'exercices qu'on ne peut le permettre aux prisonniers. Par conséquent, on ne donnera pas les légumineuses tous les jours; on les servira seulement sous la forme la plus parfaite au point de vue diététique. Un aliment presque constant des prisonniers est la pomme de terre. On dit qu'elle contribue manifestement à diminuer le scorbut dans les prisons[3]. Mais elle ne peut être donnée en trop grande quantité, car elle est pauvre en albumine, riche en fécule et parce que, prise

---

(1) Berliner klin. Wochenschr., 1890, Nr. 30.
(2) *C. Voit*, Münch. med. Wochenschr., 1886, Nr. 1 et suiv.
(3) Voir *Lancereaux*, Annales d'hyg. publique, 1885, Avril, et dans la 3e partie de ce traité, Régime dans le scorbut.

en trop grande quantité, elle provoque des troubles digestifs. Il serait rationnel de la remplacer souvent par du riz.

Comme autres denrées alimentaires, citons encore les farines de céréales dont on fait des soupes et des boulettes, les gruaux dont on prépare des soupes et des bouillies, les légumes verts et les racines (choux, carottes, navets), qui entrent dans la préparation du ragoût. Les navets paraissent également exercer une action antiscorbutique.

Les condiments ne peuvent non plus faire défaut dans la nourriture, car ils constituent un besoin naturel pour tout homme et contribuent largement, surtout chez les prisonniers, à conserver l'appétit. On ne leur donnera évidemment que les condiments les plus simples et les moins chers. Citons parmi eux, le sel d'abord, puis les oignons, les herbes à soupes, le sirop et, pour quelques aliments, le vinaigre. Comme boissons, on donnera le café préparé avec du froment torréfié, seul ou associé à des fèves de café, mais on évitera le café de chicorée, qui est inutile, de même que l'eau-de-vie. Dans quelques pays, les prisonniers sont autorisés à acheter à l'aide de leur salaire, du sucre, des harengs, du saucisson, de la bière et du tabac; au point de vue de l'hygiène, on ne peut que louer cette mesure.

La préparation de la nourriture se fait presque partout de la même manière : les aliments destinés au repas principal sont bouillis ensemble et transformés en soupe ou en bouillie. Cette forme a été pendant longtemps l'objet de critiques de la part des médecins de prison, parmi lesquels *Lee*[1], *Baly*[2], *Baer*[3], *Hürbin*[4]. Tous, sans exception, réclament une plus grande consistance pour la nourriture du midi; ils estiment unanimement que les troubles digestifs si fréquents, ainsi que l'aspect boursouflé, pâteux des prisonniers, leur peu de résistance, le marasme dans lequel ils tombent souvent, doivent être attribués à la grande richesse de la nourriture en eau. Nous avons indiqué à un autre endroit (p. 215, 336) que la forme de bouillie n'est pas nuisible en toutes circonstances. Néanmoins, les médecins de prison peuvent avoir raison quand ils déclarent que ce mode de préparation ne convient pas aux prisonniers. C'est dû probablement au défaut de mouvement, d'où il résulte qu'ils supportent les aliments en bouillie moins bien que les soldats par exemple, précisément parce qu'ils ne peuvent éliminer complètement l'excès d'eau. Peut-être cela dépend-il aussi en partie du ralentissement des fonctions organiques, conséquence de la vie toute entière du prisonnier. Il serait donc bon de remplacer la bouillie par une nourriture plus consistante, tous les deux jours, par exemple. L'addition de substances animales, ainsi qu'une diminution correspondante d'aliments végétaux et d'eau auront sûrement pour résultat de diminuer le volume alimentaire jusqu'au degré absolument nécessaire. Dans bon nombre de prisons, les rations journalières, y compris le pain, atteignent encore le volume

---

(1) Blätter für Gefängnisskunde, Bd. 8, p. 192.
(2) Ibid., N. Folge, Bd. 3, p. 16.
(3) Ibid., Bd. 18, p. 336.
(4) *Hürbin*, Bericht über die Verh. des Schweiz. Vereins f. Straf- und Gefängnisswesen pro 1883.

de 2750—3000 gr. et davantage; c'est évidemment trop, et il doit nécessairement en résulter une dilatation de l'estomac et un trouble de ses fonctions.

On veille actuellement partout à introduire une variété suffisante dans la nourriture. L'uniformité de la nourriture du midi et du soir est une des principales causes de ce phénomène morbide qui survient si souvent chez les prisonniers, à savoir, l'état de répugnance pour la nourriture malgré la sensation de faim; après la première bouchée survient du dégoût accompagné de nausées. Ce phénomène était beaucoup plus fréquent jadis, précisément parce qu'il n'y avait alors que très peu de variation dans les mets. On peut atteindre cependant si facilement ce but, même sans augmentation notable des frais, à condition de modifier le mode de préparation et de ne pas employer toujours les mêmes épices. On doit considérer comme règle de ne pas donner plus d'une fois par semaine le même mets, et de ne pas le donner constamment le même jour de la semaine au courant du même mois.

Il est très important, enfin, ainsi que le relève instamment *Baer*[1], d'individualiser la nourriture des prisonniers. On doit tenir compte du régime alimentaire passé des détenus, c'est-à-dire du genre de nourriture qu'ils prenaient avant leur entrée en prison, puis de leur constitution et surtout de l'état des fonctions digestives. Si le médecin possède cette liberté d'action et s'il comprend l'obligation qu'il a de traiter chaque sujet suivant un mode diététique approprié à son état, il pourra prévenir les influences nuisibles à la santé. Ce système est introduit depuis quelques années à Plötzensee (Berlin). Il y a là un régime spécial pour les prisonniers sains et les prisonniers malades. La première catégorie de prisonniers peut, sur la prescription du médecin, recevoir 4 fois par semaine, aux jours où l'on ne donne pas de viande, une délivrance hors ration de viande ou de lait ou tous deux à la fois; si les prisonniers ne supportent pas la nourriture habituelle qui est indigeste, par exemple les légumineuses, le médecin est autorisé à leur prescrire le « régime moyen », composé de bouillon (avec gruau, riz, nouilles), de légumes (carottes, choux-navets, petits pois) et de viande (rôti, bifteck), et éventuellement aussi de lait.

Rations. — D'après *Baer*, on donne dans les prisons allemandes, en fait de principes nutritifs, par jour et par tête, les quantités suivantes :

	Albumine	Graisse	Hydrates de carbone
prison cellulaire de Nuremberg . . .	112 gr.	34 gr.	525 gr.
maison de force de Munich	104 »	38 »	521 »
maison de correction de Munich (où on ne travaille pas)	87 »	22 »	305 »
prison de Waldstein	106 »	15 »	676 »
» » Bruchsal	121 »	27 »	599 »
» » Plötzensee	117 »	32 »	597 »
maisons de force de la Prusse (travail fatigant)	140 »	35 »	736 »
prison du district de Brandenbourg . .	109 »	34 »	574 »

Il est certain que les évaluations ci-dessus sont notablement trop élevées, car elles ont été calculées d'après le tarif, sans tenir compte des déchets culinaires inévitables survenant lors de la préparation. De fait, les analyses exécutées par *Meinert* sur la ration distribuée ont donné comme résultat que la ration de Plötzensee, par

(1) Blätter für Gefängnisskunde, Bd. 18, p. 326, 328, 340.

exemple, ne renferme en réalité que 72 gr. d'albumine, 28 gr. de graisse et 550 gr. d'hydrates de carbone, par conséquent, surtout en fait d'albumine, pas même les 2/3 de ce qui est prévu par le règlement. De 25 prisonniers soumis à ce régime, 16 devinrent notablement plus maigres et 5 seulement augmentèrent en poids. Chose remarquable, le degré d'absorption de cette nourriture en bouillie si volumineuse, composée surtout de substances végétales, s'éleva jusque 80 %, donc en proportion bien plus élevée qu'on aurait pu s'y attendre d'après les données de *Rübner*.

Le régime des prisons du Grand-Duché de Bade est le suivant[1] :

Viande 4 fois par semaine, chaque fois . . .	107 gr. (bouillie = 60 gr.)
Pain, par jour	760 »
Légumes »	500 »
Soupe »	1000 c.c.

Le dimanche, on donne le matin du café au lait au lieu de soupe. Les prisonniers occupés à des travaux fatigants peuvent recevoir en surplus jusque 3/4 de litre de légumes. Le médecin est autorisé à prendre des mesures spéciales pour les prisonniers affaiblis et âgés.

Dans les prisons de Prusse du ressort du ministère de l'intérieur, on donne par tête :

par semaine : 210 gr. de viande, 171 gr. de graisse,
par jour : 625 » de pain.

Dans les prisons du ressort du ministère de la justice, par contre, on donne :

par semaine : 300 gr. de viande, 187 gr. de graisse,
par jour : 650 » de pain.

D'après *Andreä*[2], on donne aux sujets masculins et en bonne santé détenus à la prison de Wehleiden près Cassel :

matin :	café au lait.
midi :	légumineuses avec pommes de terre, ou
	soupe Rumford, ou
	riz avec pommes de terre, ou
	choucroûte avec pois et pommes de terre, ou
	pommes de terre avec farine de seigle, ou
	pommes de terre avec légumes frais, ou
	carottes, haricots et pommes de terre.
soir :	soupe à la farine, ou
	gruau d'avoine, ou
	soupe au riz, ou
	» au pain, ou
	» aux pommes de terre.

Au lieu de la graisse réglementaire, on donne 2 fois par semaine 100 gr. de viande, 104 jours par année 50 gr. de fromage et journellement 550—1000 gr. de pain ; aux jours de grande fête, 250 gr. de viande et un demi-litre de bière.

Dans les prisons de Belgique[3], on donne par tête :

par jour 625 gr. de pain de seigle ou 600 gr. de pain de froment,
» » 12 » » graisse,
4 fois par semaine 100 » » viande.

Les prisonniers reçoivent le matin, du café à la chicorée avec lait ; à midi, de la bouillie composée de pommes de terre, de légumes, de légumineuses (éventuellement additionnée de viande) ; le soir une bouillie analogue à celle du midi.

Dans les prisons de France, le régime réglementaire est le suivant[4] : par semaine 5750 gr. de pain, 480 gr. de légumes frais, 1000 gr. de pommes de terre, 270 gr. de viande, 60 gr. de riz, 410 gr. de légumes desséchés, 70 gr. d'oignons, 104 gr. de graisse. Cette nourriture est donc très pauvre en viande ; elle ne renferme, en dehors de celle-ci, aucune substance animale et comprend une quantité énorme de pain. Toutefois, les prisonniers qui se font un bénéfice par leur travail peuvent l'employer à s'acheter une meilleure nourriture.

En Angleterre, les prisonniers militaires qui subissent une peine inférieure à 56 jours, reçoivent par jour et par tête : 226 gr. de farine d'avoine, 255 gr. de farine de riz, 226 gr. de pain, 678 gr. de lait ; s'ils subissent une peine de plus de 56 jours,

---

(1) Blätter f. Gefängnisskunde, 1883, Bd. 17, p. 1.
(2) Ibid., Bd. 21, p. 233.
(3) D'après *Stark*, Das belgische Gefängnisswesen, 1877.
(4) *Desportes*, Blätter f. Gefängnisskunde, Bd. 16, p. 193 et suiv.

ils reçoivent, 283 gr. de farine d'avoine, 340 gr. de farine de riz, 226 gr. de pain, 678 gr. de lait. Toutefois, lorsqu'ils exécutent un travail fatigant, ils reçoivent 3 jours par semaine la nourriture suivante : 266 gr. de farine d'avoine, 900 gr. de pommes de terre, 226 gr. de viande, 450 gr. de lait, 220 gr. de bière.

Les prisonniers des « convict prisons », lorsqu'ils sont soumis à un travail fatigant, reçoivent par jour et par tête : à midi, 180 gr. de viande bouillie, 60 gr. de lait, 630 gr. de pain ; en outre, des pommes de terre, du riz ou du gruau, 600 c.c. de thé ou de cacao pour le déjeuner et une soupe pour le souper. Les prisonniers qui ne travaillent pas beaucoup reçoivent un quart de ration en moins et seulement 120 gr. de viande.

En ce qui concerne l'alimentation des jeunes prisonniers, âgés de 15—18 ans, nous avons déjà exposé plus haut ce qu'il était nécessaire de signaler à ce sujet (p. 371).

La punition consistant en la privation de nourriture ne peut être appliquée aux prisonniers, quelle que soit la classe à laquelle ils appartiennent, que dans les cas d'absolue nécessité, lorsque les autres peines disciplinaires ne suffisent pas ; encore ne le fera-t-on que chez les individus dont la constitution n'est pas encore affaiblie, et pour un temps très court, car les prisonniers ne parviennent déjà qu'avec grande peine à conserver leur équilibre nutritif. De même, la mise « au pain et à l'eau », substances qui sont loin de représenter une nourriture complète, doit être limitée à un jour ou tout au plus à quelques jours. Enfin, en ce qui concerne les prisonniers mis en prévention, on doit leur permettre de s'acheter leur nourriture soit de leur propre argent soit à l'aide de l'argent gagné en prison par le travail. Aussi longtemps que quelqu'un n'est pas condamné, on ne peut lui enlever le pouvoir de choisir librement sa nourriture d'après ses moyens, ou du moins de se procurer à la direction de la prison les suppléments qu'il désire. C'est ce qui d'ailleurs est autorisé dans un grand nombre de pays, et c'est légitime.

3. Alimentation en masse des soldats.

L'alimentation rationnelle du soldat doit tenir compte du fait qu'il s'agit d'ordinaire d'individus de 19—25 ans, auxquels on impose de grands efforts corporels et auxquels on doit non seulement conserver la somme de puissance corporelle, mais encore l'augmenter. Le soldat ne peut fournir un travail long et fatigant, supporter les marches, qu'à condition de recevoir d'une manière continue l'alimentation la plus appropriée. Il ne pourrait pas davantage acquérir une résistance suffisante contre les maladies infectieuses.

Ainsi qu'il est dit plus haut (p. 226), les soldats doivent en temps de paix recevoir au moins autant de nourriture qu'un ouvrier qui se livre à un travail moyen. Or, la ration habituelle de paix (la petite ration) de l'armée allemande comprend, par tête et par jour, en moyenne, 111 gr. d'albumine, 28 gr. de graisse et 489 gr. d'hydrates de carbone ; d'après *Meinert*[1], elle ne serait même que de 107 gr. d'albumine, 35 gr. de graisse et 420 gr. d'hydrates de carbone ; elle ne satisfait donc pas à cette condition. Les rations réglementaires ne contiennent, d'après *Buchholtz*[2], que 72—122 gr. d'albumine, 21—24 gr. de graisse, 420—625 gr. d'hydrates de carbone ; en général, elles ne renferment pas assez d'albumine et

---

[1] Armee- und Volksernährung, 1881, p. 576.
[2] Rathgeber für den Menagebetrieb, 1882, p. 129.

surtout pas assez de graisse, de sorte que le soldat est obligé de s'acheter du beurre, du saindoux et du lard, afin de couvrir ce défaut de graisse. Toutefois, les chiffres de *Buchholtz,* en ce qui concerne l'albumine et la graisse, sont pris relativement bas. Il est néanmoins exact que la nourriture contient trop peu de graisse.

La ration que *Roth* et *Lex*[1] ont proposée pour les soldats en temps de paix contient : 150 gr. d'albumine, 60 gr. de graisse et 577 gr. d'hydrates de carbone ; elle est donc beaucoup plus riche en principes nutritifs que la ration fixée par *Voit* pour l'ouvrier ; on peut même la considérer comme excessive.

La grande ration de paix pour l'armée allemande contient : 135 gr. d'albumine, 39 gr. de graisse et 538 gr. d'hydrates de carbone. Si donc l'on ne considère que la teneur en principes nutritifs, non les aliments qui les contiennent, on constatera qu'elle est encore notablement inférieure à la ration que nous venons d'indiquer.

Dès que les soldats doivent exécuter un travail plus intense et plus long que d'habitude, comme c'est le cas à la période des manœuvres et en temps de guerre, il faut élever la quantité des principes nutritifs d'après les règles formulées plus haut (p. 226). Comme pour l'homme qui fournit un travail fatigant, il est indiqué de donner 130 gr. d'albumine, 100 gr. de graisse et 500 gr. d'hydrates de carbone ; les soldats en campagne doivent, pour demeurer valides, recevoir au moins cette ration. On leur donnera plutôt davantage, surtout plus d'albumine et plus de graisse.

Pour la courte période des manœuvres, une ration intermédiaire à la ration de paix et à la ration de campagne (p. 226) pourrait suffire, soit par exemple 110 gr. d'albumine, 75—80 gr. de graisse, 500 gr. d'hydrates de carbone ; cette ration devrait aussi être donnée pendant le temps d'apprentissage des exercices, à la période de recrues, pendant laquelle on impose aux jeunes gens non encore habitués à ce genre de fatigue, un travail dépassant la moyenne. D'après les déterminations de *Studemund*[2], 113 gr. d'albumine, 54 gr. de graisse et 551 gr. d'hydrates de carbone (ou l'équivalent de 75 gr. de graisse et 500 gr. d'hydrates de carbone) suffisaient à la plupart des recrues qu'il observa dans une compagnie ; sous ce régime, plus des trois-quarts des recrues augmentaient par jour, en moyenne, de 38 gr. en poids.

La petite ration habituelle de guerre de l'armée allemande contient en moyenne 142 gr. d'albumine, 51 gr. de graisse et 458 gr. d'hydrates de carbone ; par contre, la grande ration de guerre contient 181 gr. d'albumine, 64 gr. de graisse et 558 gr. d'hydrates de carbone ; dans l'une et l'autre de ces rations, la quantité nécessaire de graisse n'est pas atteinte, alors qu'elles contiennent plutôt trop d'albumine et d'hydrates de carbone.

Par considération pécuniaire, les aliments seront en majeure partie d'origine végétale ; mais les substances animales ne devront faire défaut aucun jour, en même temps qu'elles seront données en quantités suffisantes. Le minimum de viande qu'on devrait journellement donner au soldat est évalué par *Roth* et *Lex* à 150 gr. pour le midi et à 100 gr. pour le soir, au total donc 250 gr.; ces auteurs estiment que, en fait d'autres substances animales, on donnera par semaine, au moins 200 c.c. de lait et une fois 15 gr. de fromage. La petite ration de paix en Allemagne ne renferme par

---

[1] Militärgesundheitspflege, Bd. 2, p. 574.
[2] *Pflüger's* Archiv, Bd. 48, p. 578.

jour que 150 gr. de viande, la grande ration 250 gr., la petite ration
de guerre 375 gr., la grande ration 500 gr. Cette augmentation de
la ration de viande à mesuré que le travail devient plus fatigant
est incontestablement rationnelle, car le corps reçoit ainsi une plus
grande quantité d'albumine facile à digérer. Mais ce qu'on comprend
moins, c'est que le fromage et le lait, ne fut-ce que le lait écrémé,
aliments si bon marché et d'une si haute valeur nutritive, soient si
peu représentés dans la nourriture du soldat. Il n'y a que le soldat
anglais et le soldat suisse qui reçoivent par jour respectivement
92 c.c. de lait (avec 340 gr. de viande) et trois-quarts de litre de
café au lait.

De tous les aliments végétaux du soldat, le pain occupe la
première place. On considère avec raison que 750 gr. constituent
le maximum de pain à donner en un jour, quantité qui en Allemagne
est de fait indiquée pour les rations de paix et de guerre. Le soldat
anglais reçoit par jour 680 gr. de pain, le soldat français reçoit
en temps de paix comme en temps de guerre 750 gr., le soldat
autrichien 875 gr., le soldat italien 918 gr., le soldat russe reçoit
même jusque 1228 gr.! Mais la qualité du pain varie beaucoup.
En Allemagne, il est fait avec de la farine de seigle blutée;
la formule réglementaire prescrit que, de 50 kgr. de seigle moulu,
on doit séparer 7 1/2 kgr. (donc 15 %) de gruau en faisant passer
la farine par un blutoir qui compte 17—18 fils par centimètre carré.
Le pain préparé avec la farine ainsi obtenue doit être uniformément
monté, suffisamment cuit et poreux, et devra posséder un goût et
une odeur agréables; sa teneur en eau ne peut dépasser 40 %; la
perte en poids d'un pain suffisamment cuit, pesant 3 kgr., ne
dépassera pas 34 gr. les premier et deuxième jours, 56 gr. au
3e jour et 72 gr. après un plus long laps de temps. Un pareil
pain est évidemment supérieur au pain noir ordinaire; sa couleur
est plus claire; il est plus poreux, par conséquent plus digestible.
Mais il pourrait encore devenir meilleur si on faisait moudre très
finement le gruau qui reste dans la farine. En Autriche, on
prépare depuis peu de temps un pain militaire moins aigre, à l'aide
d'une pâte mi-acide; cette pâte fermente moins rapidement, le pain
devient notablement plus poreux, présente une saveur plus grande
et est plus digestible.

Le pain préparé avec de la fine farine de seigle, c'est-à-dire
finement blutée, ainsi que le pain blanc, déplaisent après quelque
temps aux soldats allemands et ne procurent pas à la plupart d'entre
eux la sensation persistante de satiété qui est indispensable à la
puissance de travail. On donne le pain de froment dans d'autres pays,
tels qu'en Italie, en France, en Belgique; il satisfait parfaitement aux
exigences du soldat parce que dès la jeunesse chacun y est habitué.
En France, les 750 gr. de pain de la ration peuvent être remplacés
par 550 gr. de biscuit, quantité qui renferme à peu près la même
somme de principes nutritifs que les 750 gr. de pain. Si le biscuit
possède l'avantage de se conserver mieux que le pain, il a par
contre l'inconvénient qu'à la longue il plaît moins que ce dernier et
qu'étant plus compact, il est moins bien supporté par les voies
digestives.

Comme aliments végétaux, sont encore employés pour soupes

et nouilles, la farine de céréales, pour soupes les grains perlés et le gruau, pour soupes et bouillies le riz; en outre, les légumineuses pour soupes, les pommes de terre, les carottes, les choux et les fruits à cuire, soit seuls, soit associés dans des ragoûts. De tous ces aliments, les légumineuses et les pommes de terre méritent seules ici une mention spéciale. Les premières se trouvent dans les rations de l'armée allemande à raison de 230 ou 250 gr.; une plus grande quantité paraît devoir être évitée, car elle surchargerait le tube digestif. En fait de pommes de terre, les rations de cette même armée contiennent 1500—2000 gr.; ce chiffre représente une quantité excessive qui doit manifestement être abaissée. En effet, *Roth* et *Lex*[1] ont déjà recommandé de n'en donner que 400—800 gr.; d'après *Parkes*[2], le soldat anglais ne reçoit pas plus de 453 gr. de pommes de terre. On devrait également fixer à 600 gr. par jour le maximum de pommes de terre à donner aux soldats.

Base de la nourriture. — En temps de paix, par jour : 150 gr. de viande + 750 gr. de pain + 45 gr. de saindoux (ou autre graisse) + 500 gr. de pommes de terre ou 100 gr. de riz; en temps de manœuvres la même chose, mais en plus 250 gr. de viande et 65 gr. de saindoux; en campagne, par jour : 400 gr. de viande + 750 gr. de pain + 90 gr. de beurre ou saindoux + 150 gr. de légumineuses[3].

Les divers stimulants sont également de grande importance pour les soldats, car ils donnent un coup de fouet lorsqu'il s'agit d'exécuter un travail extraordinaire, comme c'est si souvent le cas. S'agit-il d'exécuter des marches longues et fatigantes, ou de monter la garde après une marche de plusieurs heures, ou de soutenir la force corporelle et intellectuelle après un pénible service de garde, les stimulants agissent rapidement et sont de ce chef presque indispensables. Comme stimulants employés dans ce but, le café, le thé et le tabac ont donné les meilleurs résultats, mais particulièrement le café. Sa propriété de relever la sensation de force, de dissiper la fatigue, d'apaiser la soif, fait de cette boisson surtout un stimulant des plus précieux pour le soldat. Le thé agit d'une manière analogue au café, mais il ne rafraîchit pas d'une manière aussi persistante. La noix de kola (p. 192) conviendrait très bien, d'après *Heckel,* pour soutenir les forces du soldat pendant les grandes marches; il n'est pas encore prouvé qu'elle possède quelque avantage sur le bon café. Le tabac exerce incontestablement sur les personnes qui en usent habituellement une action stimulante agréable, mais celle-ci est de loin inférieure à celle du café ou du thé. On ne peut davantage nier que la sensation de soif ne diminue ou même ne disparaisse complètement en fumant. Aussi, loin de défendre au soldat de fumer, veillera-t-on plutôt à ce que le tabac ne fasse pas défaut en campagne. Le règlement sur la grande ration de guerre en Allemagne prescrit que 50 gr. de tabac par tête et par jour peuvent être requis dans des cas spéciaux (pays ennemis); la ration de guerre en Autriche stipule 35 gr. par jour.

---

(1) Militärgesundheitspflege, Bd. 2, p. 575.
(2) A manual of practical hygiene, 1873.
(3) *Buchholtz*, (loc. cit. p. 133) indique une combinaison rationelle des rations pour 30 jours.

Le bouillon et l'extrait de viande peuvent également être employés avec avantage pour stimuler le système nerveux. Par contre, l'eau-de-vie et autres boissons alcooliques analogues, telles que le rhum, le cognac, le kummel, ne seront distribuées qu'avec grande circonspection, car si elles déterminent au moment même une période de stimulation, celle-ci fait bientôt place à la dépression. Les expériences de tous les hommes perspicaces, chefs d'armées ou d'expéditions aux tropiques, aux régions polaires comme aux régions tempérées, n'importe, sont unanimes pour conclure que les spiritueux sont comme stimulants de loin inférieurs à tous les autres. Au lieu d'eau-de-vie, l'on permettra plutôt au soldat l'usage de la bière, boisson renfermant beaucoup moins d'alcool.

La préparation des aliments se fera pour le soldat d'après les règles indiquées pour la préparation de la nourriture dans les cuisines populaires; la marmite à vapeur de *Beuerle,* l'appareil de *Becker* et de *Grove* reçoivent ici une large application (p. 282).

Le four à étages, composé de 2 fours superposés, conviendrait parfaitement pour la boulangerie de campagne[1]. Chacun des deux fours peut contenir 80 pains de 750 gr. et peut être chargé 15 fois en 24 heures, de sorte qu'un seul four à étages peut fournir par jour jusque 2400 pains. Ce four possède entre autres avantages, celui d'être transportable; on ne doit donc pas d'abord le construire. Un inconvénient réside dans son poids : il pèse 2650 kgr. et ne peut donc rouler que dans les rues pavées. Outre ce four, il y a encore le chariot à pétrin dans lequel on prépare la pâte pendant le bivouac.

La forme sous laquelle le soldat reçoit généralement son repas du midi est, du moins en Allemagne, le ragoût en bouillie, dont le volume est relativement considérable par suite de sa richesse en eau. Il semble qu'on s'en plaint moins que dans les prisons; la raison de l'action plus favorable de cette nourriture en bouillie semble due à ce que l'excès de l'eau s'élimine plus facilement de l'organisme qu'à l'état de repos ou en prison, par suite des mouvements corporels fréquents imposés par le service militaire.

La nourriture des soldats doit aussi être suffisamment variée; ce que nous avons dit précédemment nous dispense d'y insister davantage.

Roth et *Lex* parlent de 3 repas pour les soldats: un le matin, un à midi et un le soir; en réalité, on y ajoute presque toujours un second déjeuner dans la matinée et souvent aussi un goûter l'après-midi. Ces auteurs établissent le calcul suivant :

	Albumine	Graisse	Hydrates de carbone				
Pour le déjeuner . . .	20 %	25 %	29 %, représentant 1/4 de la ration journalière.				
» diner . . .	50 %	50 %	42 %	»	1/2	»	»
» souper . . .	30 %	25 %	29 %	»	1/4	»	»

Les soldats étant nourris par compagnie, il arrive souvent que la répartition de la ration est toute différente. En effet, le matin et le soir on ne donne souvent que du café avec lequel les soldats mangent une certaine quantité de pain, dont ils reçoivent par jour 750 gr. L'addition de graisse, de saucisson ou de fromage n'est pas prévue, mais la plupart des soldats s'en procurent un peu, du moins du saindoux. En tout cas, leur souper contraste singulièrement avec le souper proposé par *Roth* et *Lex,* celui-ci comprenant 100 gr. de

(1) *Worel,* Ueber Feldbäckereien in Oesterreich. Militärärztl. Zeitschr., 1881.

viande, avec une soupe à la farine, au gruau, à l'avoine, à la semoule, au sarrasin ou à l'orge.

Rations : 1° Petite ration ordinaire de l'armée allemande :

750 gr. de pain,
150 » » viande,
90 » » riz, ou

120 gr. de gruau, ou
230 » » légumineuses, ou
1500 » » pommes de terre (!).

2° Grande ration de paix.

750 gr. de pain,
250 » » viande,
120 » » riz, ou
150 » » gruau, ou

300 gr. de légumineuses, ou
2000 » » pommes de terre (!). En outre,
25 » » sel, et
15 » » café grillé.

3° Petite ration de guerre.

750 gr. de pain, ou
500 » » biscuit,
375 » » viande, ou
250 » » » fumée, ou
170 » » lard,
125 » » riz, ou
125 » » gruau, ou
250 » » légumineuses, ou

250 gr. de farine, ou
1500 » » pommes de terre (!), ou
1170 » » carottes, ou
125 » » fruits à cuire, ou
340 » » choucroûte. En outre,
25 » » sel et
25 » » café grillé.

4° Grande ration de guerre.

750 gr. de pain,
500 » » viande,
170 » » riz, ou
170 » » gruau, ou
340 » » légumineuses, ou

2000 gr. de pommes de terre (!). En outre,
25 » » sel,
25 » » café grillé et
0.1 litre d'eau-de-vie.

5° Ration de paix en Autriche.

840 gr. de pain,
190 » » viande,
20 » » graisse,
190 » » farine de froment, ou
140 » » légumineuses, ou

140 gr. de gruau, ou
560 » » pommes de terre, ou
280 » » choucroûte,
15 » » sel,
10 » » d'oignons.

6° Ration de guerre en Autriche.

840 gr. de pain, ou
500 » » biscuit
300 » » viande de bœuf, ou
450 » » » » porc, ou
250 » » » fumée, ou
250 » » » en conserves, ou
150 » » lard,
140 » » riz, ou

280 gr. de choucroûte, ou
1000 » » pommes de terre
0.36 litre de vin, ou
0.72 » » bière, ou
0.06 » » rhum, ou
0.09 » d'eau-de-vie,
35 gr. tabac.

7° Ration en Angleterre.

680 gr. de pain,
340 » » viande,
453 » » pommes de terre,
226 » » légumes,
92 » » lait,

37.7 gr. de sucre. En outre,
9.4 » » café,
4.6 » » thé et
7 » » sel.

8° Ration de paix en France.

750 gr. de pain,
750 » » soupe,
300 » » viande,

400 gr. de légumes (frais),
300 » » » secs,
16 » » sel.

9° Ration de guerre en France.

1000 gr. de pain, ou
735 » » biscuit,
300 » » viande,
60 » » légumes (secs),
16 » » sel,

16 gr. de café,
21 » » sucre,
0.25 litre de vin, ou
0.06 » » d'eau-de-vie.

10° Ration en Russie.

1228 gr. de pain (!), ou
819 » » biscuit,
205 » » viande,

136 gr. de gruau, pour
1/2 kopeck de légumes, pour
1/2 kopeck de sel, poivre, graisse.

11° Ration en Hollande.

400 gr. de viande de bœuf, ou
250 » » » » porc, ou
300 » » » » mouton, ou
200 » » » lard, ou
250 » » stockfisch desséché,

2250 gr. de pommes de terre (!), ou
400 » » petits pois,
50 » » riz,
750 » » pain.

Roth et *Lex* recommandent les menus suivants pour le déjeuner, le dîner et le souper :

Déjeuner : 7 menus.

1° Café au lait : 500 c.c., préparé à l'aide de 200 c.c. de lait, 300 c.c. d'eau et 10 gr. de café.

2° Soupe à la farine : 1000 c.c., renfermant 80 gr. de farine, 10 gr. de graisse et 6 gr. de sel.

3° Soupe à la semoule : 1000 c.c., renfermant 80 gr. de semoule, 10 gr. de graisse et 5 gr. de sel.

4° Soupe à l'avoine : 1000 c.c., renfermant 80 gr. de gruau d'avoine, 10 gr. de graisse et 5 gr. de sel.

5° Soupe au mil : 1000 c.c., renfermant 80 gr. de mil, 10 gr. de graisse et 5 gr. de sel.

6° Soupe au sarrasin : 1000 c.c., renfermant 100 gr. de gruau de sarrasin, 10 gr. de graisse et 5 gr. de sel.

7° Soupe à l'orge : 1000 c.c., renfermant 100 gr. de gruau d'orge, 10 gr. de graisse et 5 gr. de sel.

Souper : 6 menus.

100 gr. de viande ; y ajouter soupe à la farine, à la semoule, au mil, etc.

Dîner : 17 menus.

1. Viande 150 gr., avec addition de graisse (250 gr. de viande grasse).
Pommes de terre . 800 gr.
Farine . . . . 35 »
En outre, sel, condiments ou vinaigre.

2—8. Viande. . . . . 150 gr.
Pommes de terre . 900 »
Farine . . . . 35 »
2 avec carottes, ou 3 avec choux-raves, ou 4 avec navets, ou 5 avec choux verts, ou 6 avec haricots, ou 7 avec pois, ou 8 avec choucroûte.

9—11. Viande . . . . 150 gr.
Légumineuses . 200 »
12—14. Viande . . . . 150 »
Légumineuses . 150 »
Pommes de terre. 200 »
15. Viande . . . . 150 »
Pois . . . . 150 »
Choucroûte . . 500 »
16. Viande . . . . 150 »
Gruau . . . . 200 »
17. Viande . . . . 150 »
Mil . . . . . 200 »

Annexe : Conserves. Ration de réserve.

Les aliments et les stimulants en conserves peuvent devenir d'une importance capitale pour l'alimentation du soldat en temps de guerre, dans les expéditions, etc., car ces conserves ne se gâtent pas comme les aliments frais ; occupant d'ordinaire un petit volume, elles peuvent donc être facilement transportées.

Les conserves suivantes méritent d'être mentionnées :

La viande en boîtes, la viande fumée, le jambon, le lard, la viande salée, les saucissons, l'extrait de viande, le poisson desséché[1], les saucissons aux pois[2], le lait condensé, le biscuit, la soupe condensée au riz, la soupe condensée aux légumineuses[3], les tablettes pour soupes[4], les conserves de pommes de terre et de choux, les fruits secs,

---

[1] Le cabillaud séché, le stokfisch, contient 82 % d'albumine (p. 146).
[2] Le saucisson aux pois (p. 167) contient 16 % d'albumine, 19 % de graisse, 29 % d'hydrates de carbone, 10 % de sel et d'épices ; 500 gr. coûtent environ 1.60 fr.
[3] La soupe condensée aux pois avec extrait de viande de *Lejeune* à Berlin contient 18.8 % d'albumine, 24.5 % de graisse et 36 % d'hydrates de carbone (p. 167).
[4] Les tablettes pour soupes, fabriquées par la Berliner Conservenfabrik, contiennent environ 16 % d'albumine, 17 % de graisse, 44 % d'extrait non azoté.

le café moulu, le thé comprimé, le sel de cuisine. Il va de soi que la qualité de ces aliments conservés doit être irréprochable. On doit, en outre, veiller à ce que la quantité de principes nutritifs donnés sous forme de conserves soit égale à celle donnée sous forme d'aliments frais.

Parmi les conserves mentionnées plus haut, il en est quelques unes qui, au point de vue du goût, sont inférieures aux aliments frais ou fraîchement préparés. Tel est surtout le cas pour la viande en boîtes, pour le poisson sec ainsi que pour les saucissons aux pois. Cet inconvénient n'est pas facile à éviter. C'est la raison pour laquelle ces conserves, prises longtemps, sont difficilement supportées, et bien moins encore si on les prend d'une manière suivie[1].

En ce qui concerne la réserve de fer ou la ration de réserve[1] que le soldat doit prendre avec lui pour quelques jours dans des cas déterminés (p. 227), on doit exiger qu'elle remplisse les conditions suivantes :

1° Qu'elle renferme en quantité suffisante et en rapport exact tous les principes nutritifs et les condiments nécessaires au soldat, qu'en un mot, elle constitue une alimentation complète.

2° Qu'elle renferme les principes nutritifs sous une forme sapide ou du moins sous une forme facile à la rendre rapidement telle, et qu'en même temps elle occupe le moins de place possible.

3° Que chaque substance faisant partie de cette provision se conserve suffisamment bien.

Par conséquent, pour cette provision conviennent surtout : les conserves de viande, telles que la viande en boîtes, le jambon, la viande entrelardée, le fromage, en outre le saucisson aux pois, la farine de légumineuses, le biscuit, le biscuit à la viande, les pommes de terre, le thé et le café comprimés, ainsi que le sel.

Si la provision doit suffire pour deux jours, elle devrait comprendre, outre les condiments, 260 gr. d'albumine, 200 gr. de graisse et 1000 gr. d'hydrates de carbone, et au plus bas mot 240 gr. d'albumine, 120 gr. de graisse et 1000 gr. d'hydrates de carbone; si elle doit suffire pour 3 jours, elle comprendra, au minimum, 360 gr. d'albumine, 180 gr. de graisse et 1500 gr. d'hydrates de carbone. Rations de réserve pour 2 jours :

1° Viande en boîtes	600 gr.		3° Saucisson aux pois.	750 gr.	
Biscuits	1000 »		Biscuits	1000 »	
Pommes de terre conservées	150 »		Pommes de terre conservées	150 »	
Lard	160 »		Café	40 »	
Café en poudre	40 »		Sel	25 »	
Sel	20 »				
2° Jambon avec lard	700 gr.		4° Farine de haricots.	400 gr.	
Biscuits	1000 »		Jambon avec lard	300 »	
Pommes de terre conservées	150 »		Biscuits	1000 »	
Thé comprimé	20 »		Café en poudre	50 »	
Sel	20 »		Sel	20 »	

Le poids net de ces portions est de 1770—1970 gr.

En Allemagne, le règlement pour la ration de réserve porte qu'elle doit éventuellement suffire pour 3 jours, se composer de pain ou de biscuit, de riz ou de gruau ou de semoule, de sel et

---

(1) *C. Voit*, Anhaltspunkte zur Beurtheilung des sogenannten eisernen Bestandes, 1876.

de café; que, d'après les circonstances, elle doit être complétée
par du lard ou de la viande salée. D'après *Gauser* (1), ces provisions
représentent, par jour *a)* 500 gr. de biscuit avec 375 gr. de viande
salée et 125 gr. riz; ou *b)* 500 gr. de biscuit avec 125 de gruau et
170 gr. de lard; elle ne peut donc dans aucun des deux cas être
considérée comme convenable. Dans la ration *a),* la graisse fait
presque complètement défaut, alors que la quantité d'albumine est
très considérable; dans *b),* c'est l'albumine qui est en quantité
beaucoup trop faible; *a)* comme *b)* ne possèdent pas de saveur
convenable et ne peuvent d'ailleurs l'acquérir que difficilement.
Or, comme nous le disions plus haut, la ration de réserve doit déjà
présenter de la saveur par elle-même, ou doit du moins pouvoir
l'acquérir facilement.

Le biscuit à la viande, si fréquemment recommandé, est préparé avec de
la farine de viande, de la graisse et de la farine; 750 gr. de ce biscuit contiennent
130 gr. d'albumine, 67 gr. de graisse et 447 gr. d'hydrates de carbone; il offre donc une
composition rationnelle, mais son goût n'est pas suffisamment agréable pour qu'on
puisse en recommander l'usage.

En Italie, la ration de réserve se compose de 660 gr. de biscuit, 75 gr. de
fromage et 75 gr. de lard par jour; cette ration est insuffisante parce qu'elle est trop
pauvre en albumine.

En Hollande, elle ne se compose que de 250 gr. de saucisson ou 200 gr. de
fromage avec 500 gr. de biscuit ou 750 gr. de pain; elle est donc également insuffisante.

Pour l'armée suédoise (2), on a accepté, par tête et par jour, la ration de réserve
suivante:

    500 gr. de pain sec
    200 »   » viande salée ou fumée ⎫
    200 »   » fromage au cumin   ⎬ 933 gr., au prix de 72 pf. (90 ct. env.).
     33 »   » chocolat   ⎭

Chaque soldat doit porter avec lui trois fois cette provision.

La ration de réserve de l'armée autrichienne (3) se compose d'une portion
(234 gr.) de conserve de viande, d'une portion de biscuit (500 gr.), d'une portion de
farine roussie pour soupe (25 gr.), de 2 portions de sel et 2 portions de tabac; le poids
total est de 870 gr. et renferme au total 120 gr. d'albumine, 50 gr. de graisse, 420 gr.
d'hydrates de carbone; cette provision ne suffit que pour un seul jour.

4. Alimentation en masse sur les navires.

Il est extrêmement difficile sur mer de nourrir convenablement
le personnel et les passagers des vaisseaux (4); ne pouvant
emporter à l'état frais tous les vivres que l'on voudrait, une partie
sera prise sous forme de conserves ou à l'état sec. De plus, le
défaut d'exercice, chose si importante pour la digestion, se manifeste
désagréablement chez un grand nombre de passagers; ajoutons
enfin que pendant les voyages en mer il se produit de l'irrégularité
dans les heures de repas, car on sait que, suivant qu'on voyage vers
l'Est ou vers l'Ouest, les heures du jour se modifient en moins ou en
plus. Pour juger de l'importance de ce dernier facteur, qu'il suffise
de rappeler qu'il existe une différence de 5 1/2 heures entre l'heure
de Hambourg et celle de New-York. Toutes ces raisons expliquent
pourquoi, abstraction faite du mal de mer, les indigestions, les consti-
pations, les diarrhées se présentent si souvent à bord des navires.

(1) Arch. f. Hyg., Bd. 3, p. 500.
(2) *Virchow* und *Hirsch's* Jahresbericht pro 1884, Bd. 1, p. 529.
(3) *Schöfer*, Menagen- und Kriegsverpflegung, Wien, 1889.
(4) Voir *Reincke*, Deutsche Vierteljahrsschr. f. öffentl. Gesundheitspflege, 1881;
Anleitung über die Verpflegung auf Seeschiffen, herausgegeben von der K. deutschen
Admiralität, Berlin, 1885; *Gaertner*, Anleitung zur Gesundheitspflege an Bord von Kauf-
fahrteischiffen, herausgegeben von K. Gesundheitsamt, Berlin, 1888.

Il est vrai que la nourriture sur les navires a été considérablement améliorée dans ces derniers temps; on a trouvé le moyen d'emporter un plus grand choix d'aliments, surtout en ce qui concerne les aliments frais; on évite de la sorte l'uniformité, jadis insupportable, de la nourriture. On observe néanmoins encore, même sur les transatlantiques les mieux aménagés, un nombre considérable de cas de troubles digestifs; le scorbut, qui menace le matelot, n'est même nullement écarté d'une façon complète.

En ce qui concerne le régime, on doit distinguer entre le personnel et les passagers. Le personnel se livre constamment à un travail très fatigant, tandis que les passagers mènent une vie tranquille. Le personnel recevra donc la quantité de principes nutritifs que réclame en général l'ouvrier adulte se livrant à un rude labeur, c'est-à-dire qu'il recevra 130 gr. d'albumine, 100 gr. de graisse et 500 gr. d'hydrates de carbone. Ce chiffre paraît actuellement admis partout. Ainsi le règlement de Hambourg (du 12 mars 1884, sur le régime alimentaire du personnel des navires) stipule, par tête et par jour, un minimum d'environ 140 gr. d'albumine et 85 gr. de graisse; le règlement de Mecklembourg (1883) prescrit même 170 gr. d'albumine environ et 85 gr. de graisse; le règlement de la marine de guerre allemande indique environ 150 gr. d'albumine et 80 gr. de graisse; on le voit, partout l'on donne des quantités considérables de ces principes nutritifs si importants. En outre, on doit veiller à procurer des stimulants convenables, surtout du bon café; on ne distribuera les spiritueux forts que dans des cas exceptionnels; on donnera fréquemment des légumes frais ou desséchés ainsi que des fruits; on diminuera la ration de viande salée, la remplaçant autant que possible par des conserves de viande et de la viande fraîche, afin de prévenir ainsi le scorbut.

Il faut, dans l'alimentation des passagers, tenir compte non seulement de la différence des classes (passagers de l'entre-pont et des cabines), mais aussi de l'âge. Les passagers adultes de l'entre-pont, dont l'hygiène publique poursuit si attentivement et si justement le bien-être, doivent recevoir comme minimum la ration de l'ouvrier en repos, c'est-à-dire par jour et par tête, 100 gr. d'albumine, 50 gr. de graisse et 400 gr. d'hydrates de carbone; les passagers féminins de l'entre-pont ont suffisamment avec les 4/5 de cette ration. La nourriture doit, en outre, présenter une saveur convenable, doit être facilement digestible et doit offrir une variation suffisante; il n'est pas rare, en effet, d'entendre des plaintes quant à ce dernier point.

Les passagers des cabines doivent évidemment être nourris d'après d'autres principes. Ils comptent non seulement sur une quantité suffisante de nourriture et de stimulants, mais aussi et surtout sur une qualité en rapport avec leurs habitudes. D'une manière générale, ils doivent être nourris suivant le régime adopté dans les classes aisées (p. 351). Par conséquent, même attendu qu'ils ne travaillent pas, on pourra difficilement leur donner moins de 125—140 gr. d'albumine, 75—100 gr. de graisse, 350—400 gr. d'hydrates de carbone par jour. Les femmes et les enfants recevront une ration proportionnellement moindre.

Les aliments et stimulants principaux que les navires doivent emporter dans leurs voyages en mer sont les suivants :

Viande fraîche (bétail vivant, bêtes fraîchement abattues conservées en quartiers dans des chambres à glace ou dans des chambres à air froid); de la viande fumée, salée ou en boîtes; du poisson salé et desséché (saumon en boîtes), du lard et du jambon;

Lait(1), lait conservé, beurre, saindoux, fromage; œufs enduits d'une couche imperméable de paraffine, etc.;

Pain, sous forme de biscuit (dans la boulangerie des grands transatlantiques, on cuit tous les jours du pain blanc);

Farine de froment, de seigle, de riz et de maïs, cacao, gruau et semoule;

Légumineuses (pois, haricots, lentilles) comme telles ou en farine;

Pommes de terre comme telles et en conserves;

Légumes (choux, carottes, etc.) comme tels et en conserves;

Fruits (comme tels, desséchés ou en conserves), jus de citron;

Condiments (sel, poivre, cannelle, oignons, herbes à soupes), vinaigre, café et thé;

Extrait de viande;

Eau-de-vie, vin, bière;

Eau et glace. L'eau potable sera conservée, de préférence dans des réservoirs en fer émaillé; il va de soi qu'on doit choisir de la bonne eau qui satisfasse complètement aux diverses conditions. Devient-elle mauvaise en route, on doit la faire bouillir avant de s'en servir, on fera même bien d'y ajouter un peu de thé au moment de la boire. Sur un grand nombre de navires, on prépare de l'eau distillée.

L' « Introduction à l'hygiène de la marine marchande » exige que le personnel reçoive, par tête et par jour, la ration suivante:

500 gr. de bœuf (ou 375 gr. de porc, ou 250 gr. de lard, ou 375 gr. de poisson, ou 375 gr. de conserve de viande), 70 gr. de beurre ou de saindoux, 20 gr. de café, 4 gr. de thé, 35 gr. de légumes, 20 gr. de fruits desséchés, 610 gr. de pain sec et de farine, 35 gr. de sucre, 35 c.c. de vinaigre; en outre, des légumineuses et du gruau jusqu'à satiété; enfin, 50 litres de bière (ou un supplément de café) par voyage.

Dans chaque port, on chargera des aliments frais en aussi grande quantité que possible.

Rations pour le personnel de la marine allemande, par tête et par jour :

450 gr. de bœuf frais ou salé, ou 250 gr. de porc frais ou salé, ou 450 gr. de veau frais ou salé, soit de mouton frais ou salé, ou 340 gr. de conserve de viande;

500 gr. de biscuit, ou 750 gr. de pain frais, ou 500 gr. de riz, farine ou sagou;

65 gr. de beurre, ou 165 gr. de compote de pruneaux, ou 85 gr. de sucre, ou 65 gr. de saindoux;

---

(1) Les vaches deviennent facilement malades pendant les voyages en mer; les chèvres supportent mieux les voyages en mer, lorsqu'elles peuvent se promener librement sur le pont.

300 gr. de pois ou de haricots, ou 200 gr. de riz + 15 gr. de sucre, ou 1500 gr. de pommes de terre(!), ou 200 gr. de conserves de pommes de terre, etc.;

15 gr. de sel, 15 gr. de café, 3 gr. de thé; de l'eau en quantité variable d'après les prescriptions du capitaine; exceptionnellement 70—140 c.c. d'eau-de-vie.

Ration de la marine de Hambourg, par tête :

par jour   500 gr. de bœuf, ou 375 gr. de porc, ou 375 gr. de conserve de viande, ou 375 gr. de poisson,
»   4500 c.c. d'eau ;
par semaine 250 gr. de légumes,
»   150 » de fruits desséchés,
»   4250 » de pain et farine,
»   500 » de beurre,
»   30 » de thé, 150 gr. de café, 250 gr. de sucre et 1/4 litre de vinaigre.

Ration de la marine anglaise, par tête :

par jour   454 gr. de pain ;
par semaine 4 fois 680 »   » bœuf,
»   3 »   567 »   » porc,
»   2 »   30 »   » saindoux,
»   2 »   227 »   » farine,
»   2 »   227 »   » riz,
»   3 »   143 c.c. » pois,
»   454 gr.   » sucre, 7 gr. de moutarde, 224 c.c. de vinaigre, 42 gr. de mélasse, 49 gr. de café, 21 gr. de thé.

De plus, après 10 jours de voyage en mer, on donne chaque jour 28 gr. de jus de citron.

De ces rations réglementaires, celles de la marine allemande et surtout celles de la marine de Hambourg sont les plus recommandables. Dans la ration du personnel des navires marchands, les pommes de terre sont en quantité insuffisante; or, cet aliment constitue l'un des principaux de la classe ouvrière. La ration de la marine allemande permet une grande variation; on peut lui reprocher seulement de stipuler 1500 gr. de pommes de terre par tête et par jour; la moitié serait amplement suffisante. C'est aussi la seule marine qui prévoit pour certaines circonstances l'usage de l'eau-de-vie.

Rations pour les passagers de l'entre-pont :

1. D'après le règlement de Hambourg, on doit donner par tête et par semaine :

1000 gr. de viande salée de bœuf, ou 500 gr. de bœuf salé + 375 gr. de porc salé ou 250 gr. de porc fumé ;
500 » de viande salée de porc;
2 harengs ou 250 gr. de stockfisch ;
210 gr. de beurre;
2500 » de pain blanc (biscuit);
500 » de farine + 125 gr. de gruau + 250 gr. de riz + 560 gr. de légumineuses + 3.44 litres de pommes de terre ;
58 » de sirop + 67 gr. de café + 10 gr. de thé + 0.14 litre de vinaigre + 19.5 à 23.3 litres d'eau.

Pour les voyages d'une durée supérieure à 80 jours, 1/5 du bœuf salé peut être remplacé par de la conserve de bœuf ou de mouton; en outre, on doit emporter pour chaque voyageur 600 gr. de jus de citron ou 30 gr. d'acide citrique + 600 gr. de sucre; pour les nourrissons, on prend, soit du lait condensé, soit du lait stérilisé d'après l'une ou l'autre méthode.

2. D'après le règlement de Brême, on donne, par tête et par semaine :

750 gr. de bœuf salé ;
500 » de porc salé ;
100 » de porc fumé ;
1 hareng ;

210 gr. de beurre ;
1250 » de biscuit ;
1000 » de pain noir ;
210 » de farine de froment + 192 gr. de gruau + 154 gr. de riz ;
500 » de légumineuses ;
2.1 litres de pommes de terre ;
308 gr. de choucroûte ;
173 » de fruits à cuire ;
77 » de sirop + 58 gr. de café + 20 gr. de chicorée + 8 gr. de thé + 0.24 litre de vinaigre;
150 » de sel ;
19.5 à 22.5 litres d'eau.

Sur les grands steamers transatlantiques de Hambourg, on donne aux passagers de l'entre-pont, par tête et par jour :

375 gr. de bœuf frais (alternant avec de la viande salée et du lard) ;
50 » de beurre ;
25 » de café ;
50 » de sucre en poudre ;
25 » de thé.

On donne, en outre, des légumineuses, du gruau, de la choucroûte, des fruits cuits et des pommes de terre à volonté. Tous les jeudis et dimanches, on donne du boudin avec des fruits cuits, le dimanche, du café au lait et du pain de corinthes. On ne distribue pas de boissons alcooliques.

Le menu hebdomadaire est formulé comme suit :

Dimanche : Soupe au riz, viande fraîche, pommes de terre, pouding, fruits cuits
Lundi :   Soupe aux pois, lard salé, pommes de terre ;
Mardi :   Soupe au gruau, viande fraîche et pommes de terre :
Mercredi : Soupe au vin, lard fumé, pommes de terre et choucroûte ;
Jeudi :   Soupe aux lentilles, viande fraîche, pommes de terre, pouding et fruits cuits ;
Vendredi : Soupe aux haricots, viande salée, pommes de terre ;
Samedi :   Soupe au gruau, viande fraîche, pommes de terre.

On ne peut rien reprocher à ce menu qui est suffisamment varié, qui ne comporte pas trop souvent de la viande salée et qui fournit régulièrement des pommes de terre, aliment auquel les classes moyennes et inférieures sont habituées et auquel on attribue des propriétés antiscorbutiques.

Comme le bétail fournissant du lait, à part les chèvres, devient bientôt malade à bord, on doit emporter, pour assurer l'alimentation des petits enfants, des aliments spéciaux pour enfants. Le meilleur parmi eux est le lait de vache stérilisé, non additionné de sucre (p. 133, 305, 313); viennent ensuite le lait condensé sans addition de sucre, tels par exemple, celui de *Oettli,* celui de la fabrique allemande de conserves de lait à Brême-Lockstedt, ainsi que le lait peptonisé de *Voltmer* (p. 314). Toutes ces préparations se conservent et ne renferment pas de substances étrangères; leur prix élevé ne peut pas entrer ici en ligne de compte.

Comme autres aliments à emporter, on pourrait citer le mélange artificiel de crème (p. 314); il convient particulièrement aux nouveaux-nés faibles et aux nourrissons non allaités par la mère ou une nourrice et qui souffrent de troubles digestifs. Il faut, en outre, avoir à bord pour les enfants qu'on vient de sevrer, ainsi que pour ceux âgés de 1—2 ans, de bonnes farines pour enfants, telles que celle de *Nestle,* de *Gerber,* etc., la farine de Cham ou aussi la malto-léguminose. On pourrait enfin encore emporter pour les enfants et pour les sujets plus âgés, de la semoule, du riz, du cacao, des biscuits de farine de froment.

L'alimentation des petits enfants se fera à l'aide de ces

aliments spéciaux auxquels on pourra ajouter des aliments qui font partie de la ration de l'adulte à condition cependant de se conformer aux principes généraux formulés pour l'alimentation infantile.

Appendice. — 1. Alimentation dans les trains.

Si l'alimentation en mer se heurte à maintes difficultés et à maints inconvénients, il en est bien plus encore pour les voyages en chemin de fer[1]. Le voyageur, dans ce cas, ne peut manger ni quand il veut, ni ce qu'il veut, ni selon ses habitudes. Ajoutons comme autre inconvénient l'influence nuisible de l'agitation et de la précipitation « la fièvre de voyage », que les voyages en chemin de fer, surtout dans les express, déterminent comme on sait chez la plupart des personnes. Il en résulte nécessairement que le voyage en chemin de fer provoque chez un grand nombre de sujets des troubles digestifs, de la diarrhée, de la constipation, des troubles gastriques, etc.

Il n'y a qu'un moyen pour prévenir efficacement cette fâcheuse influence. Chaque express doit comprendre une voiture-restaurant où le voyageur peut prendre tranquillement son déjeuner, son dîner et son souper au moment habituel, et se procurer des boissons, le tout à des prix raisonnables. Des trains organisés de cette manière circulent depuis longtemps dans l'Amérique du Nord; dans ces derniers temps, tous les express des grandes voies ferrées de l'Europe comportent également un wagon-restaurant. La perfection en ce genre est constituée incontestablement par les « D-Züge » allemands, trains à couloirs, avec sonnerie électrique dans chaque compartiment où l'on se fait servir d'après un menu suffisamment varié.

On pourrait également appliquer le procédé en usage çà et là, consistant à porter à une station déterminée où l'on passe vers l'heure de midi, aux voyageurs dans leurs compartiments, sur une tablette à plats fixes, un bon dîner chaud composé de soupe, de rôti, de légumes, de pain et éventuellement de vin. Le voyageur peut ainsi manger tout à son aise. Lorsque pareil service n'est pas organisé, ou lorsqu'il n'y a pas de voiture-restaurant, le voyageur qui doit demeurer longtemps dans le train fera bien de prendre avec lui dans un panier une certaine quantité d'aliments et de boissons, surtout du pain frais, du beurre, du rôti froid, du bon saucisson, des œufs à la coque et du vin. Il pourra de la sorte prendre un repas à heure convenable, composé, il est vrai, d'aliments froids, mais il mangera du moins en toute tranquillité et il se sentira bien mieux que lorsqu'il avale précipitamment et au milieu de l'agitation son repas dans le restaurant de la gare.

Il est de toute nécessité que l'autorité compétente fasse fréquemment et à l'improviste un contrôle des aliments et des boissons servis dans les gares et les trains; le voyageur, en effet, ne pouvant faire un choix, doit prendre ce qui est précisément prêt et n'a ordinairement pas le temps de goûter.

On doit considérer comme un devoir de l'administration des

---

[1] Voir *Delaunay*, Revue des sciences méd. de Bordeaux, 1884. — *Mahaut*, Journal d'hygiène, 1884, p. 310.

chemins de fer de soigner pour que chaque gare soit pourvue de bonne eau potable mise à la disposition des voyageurs à un endroit facile à trouver.

L'alimentation artificielle des nourrissons présente des difficultés spéciales pendant les voyages en chemin de fer. Ils réagissent très défavorablement lorsqu'ils prennent du lait d'une composition différente de celui auquel ils sont habitués; c'est ce qui arrive le plus souvent cependant puisqu'il est impossible de prendre avec soi de grandes provisions. Un autre inconvénient consiste en ce qu'on ne peut pas toujours donner le lait à la température voulue et observer la régularité dans les repas; aussi les nourrissons arrivent-ils fréquemment malades au terme du voyage. Afin de prévenir cet inconvénient, il est utile de prendre pour chaque jour d'un court voyage 1—1 1/2 litre de lait stérilisé, prêt à être bu, de faire chauffer le flacon à la cuisine du wagon-restaurant ou des stations où un arrêt suffisant le permet, en le mettant dans de l'eau chaude, puis de l'entourer d'une couverture doublée de feutre. Il est tout aussi pratique d'emporter une lampe à alcool, ce qui permet à tout moment de chauffer le lait conservé dans des flacons à parois minces.

2. Alimentation dans les hôtels, restaurants, gargotes.

L'alimentation dans les hôtels, les auberges, les restaurants et les gargotes impose un contrôle portant aussi bien sur le choix des aliments et des stimulants que sur leur préparation et leur administration. On doit exiger que toutes les denrées alimentaires, surtout le lait, la viande, le pain, le vin, la bière et autres spiritueux servis soient de qualité irréprochable. C'est à l'autorité compétente de pratiquer une surveillance en faisant des visites fréquentes et à l'improviste. La préparation des aliments ne sera confiée qu'à des personnes indemnes de toute maladie contagieuse; elle ne se fera que dans des ustensiles absolument propres et d'une composition conforme aux prescriptions de l'hygiène. On doit particulièrement éviter les forts assaisonnements dont les hôtels et restaurants sont coutumiers pour engager le client à boire davantage. Il faut veiller à table à ce que les plats dans lesquels on sert, à ce que les assiettes, les couteaux, les fourchettes, les cuillers, soient suffisamment propres; il en est de même pour les serviettes. Le public doit être mis en garde contre le danger qui peut résulter pour la santé, de l'usage d'ustensiles insuffisamment nettoyés.

Dans les restaurants et les cafés, la pompe à pression pour la bière[1] sera entretenue conformément aux prescriptions spéciales; les verres et les tasses de tout genre seront nettoyés avec le plus grand soin. On devrait défendre, sous peine d'amende, de servir la lie de vin ou de bière, ainsi que la « bière de déchet ».

---

(1) Pour les appareils à soutirer la bière, voir Bericht über die Hygiene-Ausstellung in Berlin, 1883, Theil I, p. 191. — Une prescription concernant les appareils à soutirer la bière par pression se trouve dans les Veröffentl. d. K. Gesundheitsamtes, 1889, p. 143.

3. Alimentation des masses en temps d'épidémies.

En temps de grandes épidémies[1], surtout de choléra asiatique, de dyssenterie, de typhus, il incombe à l'hygiène publique de surveiller et de régler d'une manière particulièrement attentive l'alimentation du peuple. Il faut dans ces circonstances :

1° Veiller à ce que la propagation de la maladie contagieuse ne soit pas favorisée par la composition impropre ou le choix défectueux des aliments ;

2° Empêcher que les malades ou les convalescents ou un objet quelconque d'une maison contaminée n'infecte les comestibles et ne détermine ainsi la propagation du mal ;

3° Prendre les mesures pour que les personnes bien portantes, malades ou convalescentes, dont les ressources ne permettent pas de pourvoir convenablement à leur entretien, reçoivent une nourriture suffisante.

Dans ce but, on devra tout d'abord informer le public que certains aliments, surtout le lait, la viande, les légumes, les salades, les fruits, l'eau potable et l'eau ménagère, même l'eau de Seltz ou l'eau gazeuse artificielle, peuvent porter à leur surface ou en eux les germes de la maladie infectieuse ; qu'on ne peut les rendre sûrement inoffensifs qu'en les faisant bouillir, cuire ou rôtir. On doit également aviser le public que certains aliments tels que les fruits non mûrs, la farine ou le pain gâté, les légumes d'une digestion difficile (concombres), enfin l'eau impure (eau de source après inondation) peuvent favoriser l'apparition de maladies épidémiques, lors même que ces aliments ne renferment pas les germes infectieux ; aussi, doit-on en défendre l'usage en temps d'épidémies.

Les malades et les convalescents ne manipuleront pas les aliments ; ceux-ci ne seront pas conservés dans des places où séjournent des malades. L'autorité doit défendre très sévèrement la vente de denrées alimentaires par des maisons dans lesquelles a éclaté une maladie transmissible par les denrées ; elle doit en outre surveiller de la manière la plus rigoureuse la vente des boissons et des denrées alimentaires et proscrire absolument les substances impropres ou suspectes. Le service de la bienfaisance publique doit organiser des débits de bons aliments qu'elle vendra bon marché aux personnes qui ne peuvent être convenablement nourries par leur famille ; on devra même faire, suivant les circonstances, des distributions gratuites d'aliments. La nourriture destinée aux personnes bien portantes doit en général posséder la composition indiquée plus haut (voir cuisines populaires) ; toutefois, eu égard au fait que pour prévenir les maladies infectieuses il est de la plus haute importance d'augmenter le pouvoir de résistance et d'éviter les troubles digestifs, on veillera spécialement à donner une nourriture riche en viande et d'une digestion facile. L'alimentation des personnes malades et des convalescents se fera d'après les règles de la diététique spéciale ; la préparation

---

[1] Voir *Forster*, Münchener med. Wochenschrift, 1890, Nr. 37.

des aliments sera exclusivement confiée à des personnes possédant une expérience suffisante à ce sujet. On n'y emploiera que du personnel absolument sain.

Il faut enfin recommander instamment à ce qu'en temps d'épidémies l'on organise des établissements publics de stérilisation, où l'on stérilise avant tout le lait, mais aussi l'eau lorsqu'on ne dispose pas d'une source absolument sûre. Pendant l'épidémie de choléra de 1892, on a essayé pour la première fois de rendre inoffensive la consommation des aliments les plus dangereux mais en même temps les plus indispensables, tels que le lait et l'eau potable, en les stérilisant dans des établissements publics.

4. Alimentation des masses en temps de disette.

Grâce à l'amélioration des moyens de communication, la disette et la famine ne se font de loin plus sentir en Europe au même degré que jadis. Dans ces circonstances, l'Etat et la Commune ont le devoir de prendre des mesures spéciales en faveur des sujets miséreux, d'assurer si possible la nourriture à ceux qui disposent de moyens de subsistance insuffisants et à ceux qui en sont absolument dépourvus. Il est désirable que les associations privées de bienfaisance, d'accord avec les autorités communales et gouvernementales, marchent en parfaite intelligence.

On veillera tout d'abord à ce que les personnes sans ressources reçoivent les aliments et les condiments indispensables, en bonne qualité et à un prix accessible, ou même, suivant les circonstances, tout à fait gratuitement. Il faut citer particulièrement le pain, le lait, les pommes de terre, les légumineuses, la graisse (saindoux, beurre artificiel ou lard), le sel et le café. La distribution de ces vivres ou leur vente sera évidemment réglée avec soin.

On veillera ensuite à ce que les personnes qui ne font pas ménage ou qui ne peuvent être nourries dans leur famille, trouvent une nourriture appropriée dans les cuisines populaires et les ménages ouvriers. On apprendra enfin au public la manière de préparer une nourriture saine à un prix aussi avantageux que possible, et surtout la manière d'utiliser pour l'alimentation certaines substances peu estimées en d'autres temps. Pour rendre ces aliments mangeables et digestibles, il suffit de les soumettre à une préparation spéciale. Citons parmi ces substances, les déchets de boucherie (os, cartilages, tendons et fascia, intestins, sang); puis la chair du lapin (qu'on mange déjà couramment en Belgique), la viande de cheval; les farines qui d'ordinaire ne sont pas employées pour faire du pain mais qui peuvent l'être cependant (telles que la farine de pommes de terre, le tapioca); puis encore la gélatine, que l'on peut utiliser pour préparer des gelées et des hachis, etc.; citons enfin les différentes espèces de suifs, qui par des procédés appropriés peuvent être transformés en une graisse analogue au beurre. Par contre, la mousse d'Islande et les glands ne conviennent pas pour l'alimentation de l'homme, leur teneur en principes nutritifs, comme l'absorption de ces mêmes principes, étant des plus minimes.

Les os concassés fournissent de la graisse et de la gélatine; cette dernière est également obtenue du cartilage, des tendons et des aponévroses (p. 100, 276); les pieds de veau contiennent 23 % d'albumine et 11 % de graisse; la peau de porc renferme 15 % d'albumine et 4 % de graisse, la chair de lapin presque 22 % d'albumine et 10 % de graisse, la viande de cheval presque 22 % d'albumine et 2.5 % de graisse, le sang environ 20 % d'albumine. La farine de pommes de terre peut être utilisée pour préparer du pain en mélangeant 2 kgr. de cette farine avec 6 kgr. de farine de seigle auxquels on ajoute un peu de lait écrémé ou du lait battu, du sel et de la levûre pour en former une pâte[1]; on peut aussi prendre 80 parties de farine de seigle, 15 parties de farine de pommes de terre et 5 parties de farine de haricots. Le suif est transformé en beurre artificiel ou margarine (p. 130) d'après le procédé de *Mège-Mouriès*. Pour éviter la perte de fécule déterminée par la fermentation de la pâte, on peut employer les poudres à panification afin de rendre ainsi la pâte poreuse (p. 158).

Pour faire accepter plus facilement ces aliments par le public, le mieux est de charger les cuisines populaires de la préparation et de la vente des mets faits à l'aide de ces substances de valeur secondaire et peu considérées.

Pendant le siège de Paris en 1870—1871, tous les vivres se trouvant dans la ville furent soigneusement enregistrés. Entre la ville et les remparts, on cultiva des jeunes légumes, des choux, des choux-fleurs, du céleri, des carottes de diverses espèces, surtout de la betterave à sucre; cette dernière, coupée en tranches, était ajoutée aux mets pour leur donner une saveur douce. Les farines de pommes de terre, de tapioca et de légumineuses servirent à fabriquer du pain; on prépara des soupes nutritives à l'aide de farine de cacao, dont on possédait de grandes quantités en réserve, ainsi qu'à l'aide de farine de riz et de haricots. On consomma de grandes quantités de viande de cheval, ainsi que la viande des animaux du jardin zoologique; on utilisa l'albumine des teintureries de coton pour préparer des aliments; avec le sang, on fit des boudins; les tendons, les déchets de peau, la provision de gélatine servirent à la préparation de la tête de veau; enfin, la graisse de bœuf servit à faire du beurre artificiel. Le lait des quelques vaches était réservé pour les nouveau-nés et pour les malades[2].

Pour nourrir la classe pauvre, on avait organisé des débits spéciaux d'aliments, où, moyennant 5 ct., l'on pouvait se procurer soit 200 gr. de pain ou 60 gr. de bœuf ou de cheval, ou 0.25 litre de bouillon, ou 0.45 litre de légumes, ou 70 gr. de lard cuit, ou 400 gr. de pommes de terre.

(1) D'après les expériences de *Zuntz* et *Ad. Magnus-Levy,* instituées sur eux-mêmes, ce pain, d'une saveur passable, est aussi bien absorbé que du pain fait à l'aide de farine de céréales pure (*Pflüger's* Archiv, Bd. 49, p. 438).

(2) Pour plus de détails, voir G. *Sée,* Régime alimentaire pendant le siège de Paris, 1872.

TROISIÈME PARTIE.

Alimentation de l'homme malade

PAR

C. A. EWALD.

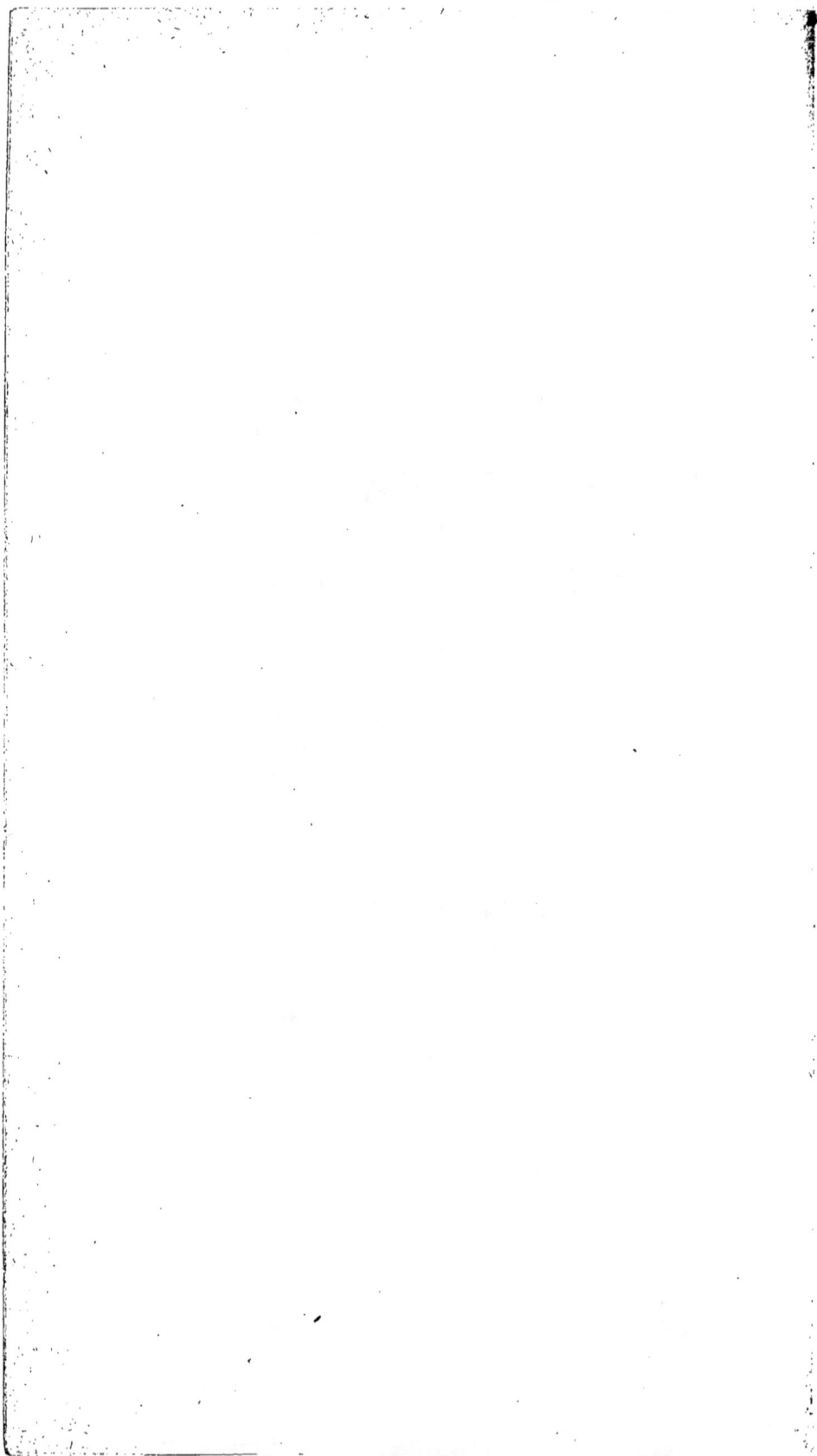

Historique et Bibliographie.

Dès les temps les plus reculés, la diététique occupait une place importante dans le traitement des malades. La médecine indienne et égyptienne le proclamaient ; nous savons, en outre, que les médications des Asclépiades, des prêtres-médecins grecs, étaient avant tout de nature diététique ; les médecins pythagoriciens et ceux de l'école de Cos estimaient pareillement que la thérapeutique consistait avant tout en une bonne réglementation de la manière de vivre et principalement en un régime alimentaire approprié. C'est, toutefois, à *Hippocrate* que revient l'immense mérite d'avoir formulé méthodiquement la diététique des malades, de l'avoir fondée comme science spéciale et enseignée comme partie intégrale de l'art médical. Dans son traité classique « Sur la manière de vivre au cours des maladies aiguës »[1], dans ses « Aphorismes » et dans un grand nombre d'autres mémoires, il insiste de la manière la plus pressante sur la grande importance d'une réglementation soigneuse de l'alimentation des malades ; il y expose avec une clarté parfaite cette partie de la thérapeutique et ses principes appuyés sur l'expérience. La diététique d'*Hippocrate* est indépendante de toute théorie et surtout de tout schéma ; elle tient compte de la nature et du stade de la maladie ; elle est adaptée au malade lui-même, à sa constitution, à son âge, à ses habitudes. C'est précisément parce que le principe de l'individualisation y est si bien observé que la diététique d'*Hippocrate* constitua une base aussi solide pour l'édification de cette science. Cette œuvre fut continuée par les médecins les plus célèbres de tous les siècles. Citons d'abord parmi eux *Aulus Cornelius Celsus*[2], qui s'appliqua à suivre les préceptes d'*Hippocrate* et qui avait lui-même comme premier principe de ne jamais donner aux malades que ce qu'ils peuvent digérer. Mentionnons ensuite *Aretäus de Cappadoce*[3], qui introduisit dans la diététique des malades l'usage du lait de vache. Mais le principal d'entre eux est *Cl. Galien*[4], qui suivit dans cette science la voie tracée par l'illustre maître, qui la développa dans diverses directions et qui, dans deux mémoires consacrés spécialement à la diététique, « Sur les actions des aliments » et « Sur les ptisanes », formula d'excellents conseils au sujet de l'alimentation des malades. *Alexandre de Tralles,* qui, comme on sait, élucida en divers points la nature de la fièvre, était également un adepte du principe hippocratique, à savoir, d'individualiser

---

(1) *Hippokrates,* De victus ratione in morbis acutis.
(2) *A. C. Celsus,* De medicina, Libri 8.
(3) *Aretäus,* De causis et signis et curatione morborum, Ed. *Boerhave,* 1735.
(4) *Galenus,* Editio *Kühn,* περι πτισανης βιβλιον.

rigoureusement le régime. Pareillement, les médecins arabes restèrent en général fidèles à ce principe; ils mirent le plus grand soin à appliquer la diététique, à laquelle ils firent faire d'incontestables progrès. Tel est surtout le cas pour *Mémonide* dans son « Tractatus de regimine sanitatis » et pour *Avicenne*[1] qui écrivit un mémoire sur l'alimentation des convalescents, ainsi que sur l'alimentation des phtisiques; c'est lui qui introduisit dans le régime des malades l'eau sucrée, le petit-lait et le jaune d'œuf; c'est lui encore qui, le premier, appela l'attention sur les résultats favorables que donnent les cures méthodiques au lait dans la fièvre hectique.

L'école de Salerne[2] tint de même toujours en haute estime la diététique en général et celle des malades en particulier; elle s'efforça de la faire progresser, mais elle n'y réussit que très imparfaitement. Arrive le 14e siècle où la médecine s'engage dans le courant de la philosophie scolastique; cette branche importante de l'art de guérir dont Hippocrate avait si bien jeté les fondements déclina dès lors rapidement. Avant que la diététique se relève, il faut arriver à *Judocus Lommius*[3]; par son excellente monographie classique sur le traitement des fièvres continues, il parvint à replacer la diététique des malades à la place d'honneur qu'elle avait occupée jadis et put même l'élever à un niveau qu'elle n'avait encore jamais atteint. Dans un langage des plus clairs et des plus précis, il développe ses principes sur l'administration des aliments et des boissons aux fébricitants; il engage à ne pas donner trop peu de nourriture aux malades affaiblis, mais il met en garde aussi de ne pas donner une nourriture trop abondante ni surtout trop peu digestible, car elle n'aurait d'autre résultat que d'aggraver la maladie; en somme, il conseilla de faire dépendre de l'état général du fébricitant le régime qu'on lui prescrit. Comme adepte sans restrictions de la diététique, vint, après *Lommius,* le plus illustre médecin du 17e siècle, à savoir, *Thomas Sydenham*[4]. Il exigeait également qu'on tienne compte de la nature de la maladie, de l'état général des forces, de la constitution du patient et même de ses goûts particuliers, auxquels il engageait à donner satisfaction, à moins qu'ils ne soient absolument antihygiéniques; il formula des règles diététiques, qui, par leur simplicité et leur douceur, se rapprochent des règles hippocratiques; il montra principalement — mérite qui n'est pas des moindres — qu'un grand nombre de maladies se terminent favorablement, uniquement par une bonne manière de vivre et par un régime rationnel. Malgré leur caractère si juste, ses préceptes ne trouvèrent malheureusement aucun écho durable.

Déjà son élève *Boerhave*[5], à qui nous sommes redevables d'une excellente monographie sur la diététique des malades (Diaeta aegroti), tout en suivant la doctrine de son maître en un grand nombre de points, se laissa conduire par les spéculations

---

(1) *Avicennae,* Liber canonis medicinae a. M. Gerardo ex arabico in latinum translatus, Venet., 1544.
(2) Regimen sanitatis Salerni, par *Ackermann,* Stendal.
(3) *J. Lommius,* De curandis febribus continuis liber, Rotterodami, 1722.
(4) *Thomas Sydenham,* Opuscula omnia, Genevae, 1684.
(5) *Boerhave,* Institutiones medicae 1709, et Aphorismi de cognosc. et curandis morbis, 1727.

théoriques dans des voies erronées : la base de sa méthode
d'alimentation est constituée par des principes iatro-chimiques non
démontrés. La doctrine de *J. Brown*[1] était plus dangereuse encore :
niant toute puissance curative naturelle et étreignant toutes les
maladies dans un seul système, basant toute la thérapeutique, non
sur des observations, mais sur des théories, il prescrivit à la plupart
des fébricitants le régime si affaiblissant de la soupe à l'eau, parce
que, d'après lui, la fièvre étant une maladie sthénique, la diminution
de toutes les excitations chez le fébricitant devait être la base de
tout traitement. Cette diététique qui poursuivait l'affaiblissement
des patients dans les maladies sthéniques, comme du reste tout
ce système, acquit malheureusement une vogue extraordinaire et
s'implanta profondément. Il faut en attribuer une large part à
l'apparition de la théorie antiphlogistique représentée surtout dans
la personne de *Broussais* et de ses élèves. D'après cette théorie,
on le sait, l'inflammation était considérée comme constituant la
nature même de toutes les modifications pathologiques avec la
gastro-entérite comme compagne ou même comme cause en cas
de fièvre dite essentielle ; se basant sur ces prémisses, on soustrayait
du sang indistinctement à tous les malades et on prescrivait un
régime sévère d'abstinence allant presque jusqu'à l'inanition, et
cela, dans le but de ne pas augmenter l'inflammation présumée
de la muqueuse gastro-intestinale. Comme on le voit, la théorie
antiphlogistique, bien que partant de considérations différentes,
poursuivait ainsi le même but que celle de *J. Brown.*

Une réaction devait nécessairement se produire contre cette
méthode défectueuse et nuisible dans le mode d'alimentation des
malades. Elle se produisit lentement mais avec une force irrésistible. Ce fut le médecin irlandais *Graves*[2] qui donna surtout le
signal, en déclarant ouvertement pour la première fois que la
méthode des soustractions sanguines présentait de graves dangers
et déterminait très souvent la mort, en affirmant qu'on devait donc
l'abandonner et s'efforcer plutôt de nourrir le fébricitant autant que
le permet l'état de ses fonctions digestives. Cette théorie nouvelle
trouvait un réel appui surtout dans les expériences classiques de
Chossat[3] sur l'inanition, ces expériences démontrant, en effet,
clairement que divers symptômes observés dans les maladies fébriles
se présentent également pendant l'inanition ; on apprit de cette
manière à fixer plus exactement la nature de la consomption fébrile
et on arriva forcément à conclure qu'un régime sévère peut facilement
augmenter les dangers de la fièvre. Vinrent les recherches de
Th. Walther, ensuite et surtout celles de *Bärensprung,* de *Virchow,*
de *Niemeyer,* de *Schneider* et de bien d'autres, qui démontrèrent une
augmentation des échanges nutritifs pendant les maladies
fébriles ; l'étendue de la perte, surtout en matériaux azotés, fut
fixée en chiffres ; aussi, à partir de ce jour, l'ancienne méthode du
régime de la soupe à l'eau perdit-elle totalement son crédit. Il fallut
néanmoins 20 à 30 années avant que le mouvement se fut généralisé.
Malheureusement, on dépassa souvent la limite exacte, tracée par

(1) *Brown,* System der Heilkunde, trad. en allem. par *Pfaff,* 1796.
(2) *Graves,* Clinical lectures on the practice of med., Dublin, 1843.
(3) *Chossat,* Recherches expérimentales sur l'inanition, 1843.

Graves lorsqu'il disait de nourrir autant que l'état des fonctions digestives le permet; car, sans tenir compte du pouvoir de digestion et d'absorption, on administra souvent, même de force, des aliments très nutritifs, en quantité excessive et sous une forme trop concentrée. Aetuellement, la plupart des médecins bien pensants tiennent le juste milieu et s'efforcent de nourrir les malades en état fébrile aigu ou chronique, non pas d'une manière excessive, mais modérée, à l'aide des substances les plus digestibles et pour autant que la nature de la maladie et l'état des voies digestives le permettent.

Peu de temps après les débuts de la réaction contre le système d'alimentation de *Brown* et le traitement antiphlogistique, se produisit encore une autre évolution importante dans les esprits. Jusqu'à ce moment, les spiritueux n'avaient été administrés, uniquement en qualité de stimulants, que dans les cas où il existait un état de faiblesse grave. On craignait toujours que les spiritueux ne vinssent augmenter la fièvre. Or, une observation exacte démontra que, loin d'élever la température du malade, les spiritueux l'abaissent plutôt légèrement; étant brûlés dans l'organisme, comme le sucre de raisins, en acide carbonique et en eau, ils diminuent ainsi, lorsqu'ils sont donnés en quantité modérée, la consomption de l'albumine; ils agissent donc à la fois comme aliment et comme substance d'épargne. On fut conduit ainsi à les administrer souvent très tôt, même au début des maladies fébriles, espérant de la sorte de diminuer les échanges nutritifs et d'augmenter la force de résistance du patient. Cette manière de voir se généralisa insensiblement, et aujourd'hui on considère l'alcool comme exerçant une action favorable dans les maladies fébriles; toutes les écoles allemandes de médecine et plus encore, semble-t-il, les écoles étrangères, professent cette théorie.

Parmi les ouvrages récents traitant de la diététique des malades, on peut citer les suivants :

Fonssagrives, Hygiène alimentaire des malades et des convalescents. 1867, 1881.

Gobillot, De l'alimentation dans les maladies. 1869.

Atkinson, Dietetic treatment of diseases. Edinb. med. Journ. 1871.

Dobell, On diet and regimen in sickness and health. 1874.

Parkes, On some points in the dietetic treatment of diseases. 1874.

Bennen, Nutrition in health and disease. 1877.

Hildesheim, Die Normaldiät. Abschnitt: Verpflegung der Kranken. 1856.

Bauer, Ueber die Ernährung von Kranken und diätetische Heilmethoden, in *v. Ziemssen's* Handb. d. allg. Therapie. Bd. 1.

Cyr Jules, Traité de l'alimentation dans ses rapports avec la physiol., la pathol. et la thérapeutique. 1881.

Yeo, Food in health and disease. London, 1890.

Pfeiffer, Taschenbuch für Krankenpflege. 1883, 1890.

G. Sée, Régime alimentaire et traitement hyg. des malades. 1887.

F. Scohy, L'hygiène alimentaire dans la thérapeutique. 1890.

Woltering, Diätetisches Handbuch. 1889.

Wiel, Diätetisches Kochbuch für Gesunde und Kranke. 1896.

H. Gillet, Formulaire des régimes alimentaires. 1897.

Penzoldt u. *Stintzig,* Handb. d. spec. Therapie. 1896, Bd. 4, p. 215.

Les ouvrages suivants sont à consulter quant au régime alimentaire dans les hôpitaux :

Rauchfuss, Die Krankenkost in Kinderspitälern. *Gerhardt's*
Handbuch der Kinderkrankheiten. Bd. 1, 2, p. 631 et suiv.

Husson, Etude sur les hôpitaux. 1862.

Fr. Renk, Die Kost im allgemeinen Krankenhause zu München,
dans *C. v. Voit,* Untersuchung der Kost in einigen öffentl.
Anstalten. 1877, p. 66.

Spinola, Die Kost in der Charité zu Berlin. Charité-Annalen.
1877.

Montagne, Contribution à l'étude de l'alimentation. 1885.

Nencki, dans Gazeta Lekarska. 1884, 10. Projets de régimes
alimentaires dans les hôpitaux de Varsovie.

Prausnitz, Ueber die Kost in Krankenhäusern mit besonderer
Berücksichtigung der Münchener Verhältnisse. Deutsche Vierteljahrsschrift f. öffentl. Gesundheitspfl., Bd. 25, Heft 3, p. 563.

Dans ces derniers temps, l'étude de la diététique des
malades s'est également spécialisée. C'est ainsi que *Liebermeister, Buss, v. Hösslin, Uffelmann* publièrent une série de travaux
sur la diététique dans les maladies fébriles ; la diététique
des maladies de l'estomac fut traitée par *Leube, Ewald, Boas*
(Zeitschr. f. Verdauungskrankheiten etc.), *v. Noorden, Rosenheim* et
par *Wiel;* celle des maladies pulmonaires par *Biermann;* celle
des maladies nerveuses et des maladies de la nutrition par
Hirschfeld et par *Eyselein;* celle de l'obésité par *Vogel, Banting,
Oertel, Kisch* et *Ebstein;* celle de la goutte également par *Ebstein;*
celle du diabète par *Pavy, Seegen, Cantani, v. Düring, Külz,
Ebstein;* celle du carcinome par *Beneke;* celle de la neurasthénie
par *Weir-Mitchell.* En outre, on a étudié d'une manière spéciale
les cures au lait et au petit-lait, au koumis et au kéfir,
les cures de raisins, ainsi que les cures sèches. Le lecteur
trouvera des indications bibliographiques précises dans les divers
chapitres traitant de la diététique de ces maladies.

Principes généraux de l'alimentation des malades.

L'alimentation des malades n'a qu'un seul but, à savoir :
conserver autant que possible les forces du malade et modifier
ainsi d'une manière favorable la marche de la maladie. Pour
atteindre ce but, l'alimentation doit être appropriée à la maladie
ainsi qu'au malade lui-même. Ce serait une grosse erreur que de
tenir compte seulement de l'une ou de l'autre de ces conditions ;
Hippocrate avait déjà parfaitement reconnu cette vérité et *Lommius*
l'a formulée dans des termes des plus précis. Ce n'est qu'en tenant
compte à la fois et de la maladie et du malade que nous pouvons
espérer un résultat. D'abord, en ce qui concerne la nature de la
maladie, cet élément entre en ligne de compte pour autant que
les prescriptions diététiques doivent toujours rester conformes au
traitement général et aux diverses indications thérapeutiques. La
diététique des malades constitue une partie du traitement et même

une partie très importante; par conséquent, les prescriptions diététiques doivent être telles qu'elles ne soient pas contraire au but thérapeutique poursuivi; elles doivent plutôt le favoriser et le seconder. Les ingesta peuvent de ce chef exercer une action purement nutritive ou une action médicamenteuse; la limite entre ces deux actions n'est pas toujours facile à tracer; de plus, elles sont fréquemment associées. C'est ainsi que l'alcool, sous forme de boissons alcooliques, peut être administré comme stimulant et comme aliment; il en est de même du bouillon, qui possède à la fois une action excitante et nutritive. En tout cas, le régime des malades doit être exactement approprié à la nature de la maladie et ne rien comprendre qui soit contraire à l'indication thérapeutique.

Il est tout aussi important d'adapter le régime au malade lui-même. A cet effet, il s'agit avant tout de déterminer de quelle manière et jusqu'à quel degré les fonctions de l'organisme, surtout celles du tube digestif, ont été modifiées. Le proverbe si vrai qui dit « On ne vit pas de ce qu'on mange, mais de ce qu'on digère », ne s'applique pas seulement à l'homme sain, mais aussi à l'homme malade. En outre, les aliments non digérés sont bien plus nuisibles à l'homme malade qu'à l'homme sain, celui-là étant plus sensible et moins résistant que celui-ci. Aussi, le diagnostic de l'état pathologique du pouvoir de la digestion et de l'assimilation est-il d'une importance considérable, pour ainsi dire indispensable. Il est impossible, en effet, de formuler des indications diététiques exactes lorsqu'on ignore l'état de la digestion du malade. Un autre facteur dont on doit tenir compte est l'âge du malade. Celui qui voudrait nourrir d'après un mode absolument identique les enfants, les adultes et les vieillards atteints des mêmes maladies, commettrait une erreur identique à celui qui voudrait leur prescrire un traitement médicamenteux absolument semblable. En effet, les échanges nutritifs chez les enfants sont bien plus intenses qu'à un âge plus avancé; ce qui explique qu'ils supportent bien moins longtemps un régime d'abstinence. Aussi, leur pouvoir d'assimilation est d'ordinaire moins atteint pendant les maladies; en outre, on a bien moins à redouter chez eux l'apparition de la syncope cardiaque : ce sont là deux facteurs qui sont d'une importance considérable pour la diététique. Chez les vieillards malades, il survient, avec une facilité extraordinaire et de très bonne heure, un affaiblissement du pouvoir digestif, une dépression du système nerveux ainsi qu'une insuffisance du muscle cardiaque. Ce sont là autant de facteurs dont on doit tenir suffisamment compte dans les prescriptions alimentaires; d'autre part, on ne doit jamais oublier que les personnes âgées n'ont pas besoin d'un apport aussi considérable de substances nutritives que les personnes adultes parce que chez elles les échanges nutritifs sont ralentis.

En outre, le régime doit également être réglé d'après l'état général du malade. Il va de soi qu'on ne peut pas nourrir indifféremment de la même manière le sujet en pleine vigueur que la maladie vient de frapper et le patient affaibli par des maladies antérieures, par des pertes sanguines, etc. On doit également tenir compte de la constitution du sujet. Les malades dont le système nerveux est très excitable réclament toujours une attention particulière en ce qui concerne le régime, car ils sont très sensibles à un grand nombre de stimulants et même à un certain nombre d'aliments. De même, les personnes chlorotiques, atteintes de maladies intercurrentes, exigent un traitement en rapport avec leur constitution, car elles supporteraient difficilement pour un temps quelque peu prolongé un régime quelque peu sévère. La même observation s'applique aux phtisiques ainsi qu'à toutes les personnes d'une constitution faible et dont le système musculaire est peu développé. — Enfin, les habitudes du malade méritent une attention spéciale. Si le malade est habitué depuis des années à prendre régulièrement un stimulant déterminé, par exemple des spiritueux, si cette habitude est devenue un besoin au point que la privation provoquerait un trouble et une dépression du corps ou de l'esprit, il est contre-indiqué de supprimer complètement ce stimulant pendant les maladies, à moins que des raisons impérieuses ne l'exigent. On commet donc toujours une faute en supprimant complètement les spiritueux chez un buveur atteint d'une inflammation pulmonaire, de typhus ou de dyssenterie ; par le temps qui court, les spiritueux sont souvent entrés tellement dans les habitudes, dans les besoins de l'organisme, que même certains médicaments, tels que la digitale, ne parviennent à développer toute leur action que si l'on administre en même temps de l'alcool. Il en est de même pour d'autres excitants énergiques pris d'une manière habituelle, par exemple pour le café fort. Dans le plus grand nombre des cas, il n'est pas non plus à conseiller de modifier complètement les heures de repas et de les fixer à des heures toutes différentes. On sait, en effet, que les fonctions des organes digestifs sont influencées à un haut degré par les habitudes du sujet.

Par conséquent, dans toutes les circonstances, la détermination du régime du malade exige une individualisation aussi parfaite que possible. Il n'y a pas de régime général pour les malades, puisqu'il n'y a pas même un régime général pour tous les cas de pneumonie, de typhus, de catarrhe stomacal, de tuberculose, etc. Chaque cas doit être considéré en lui-même attendu que la gravité de la maladie, le stade de son évolution ainsi que l'individualité du patient lui impriment son cachet propre. Il peut arriver ainsi que deux malades, fébricitants au même degré, doivent être soumis, l'un à un régime nutritif doux et l'autre à un régime excitant énergique. Celui-là seul qui a toujours à l'esprit la nécessité d'individualiser, évitera de graves erreurs dans la diététique des malades.

But et résultats de l'alimentation des malades.

Comme nous venons de le voir, chaque cas de maladie doit être considéré en lui-même, et nos efforts doivent tendre à formuler un régime parfaitement approprié à ce cas spécial et aux particularités qui le caractérisent. Néanmoins, le but du traitement diététique des mêmes maladies, de groupes de maladies et des divers stades de maladies possède plusieurs points communs. Tantôt il s'agit, comme par exemple dans un grand nombre d'affections stomacales et intestinales, de combattre la maladie en régularisant simplement l'ingestion des aliments, c'est-à-dire, en fixant la composition, la répartition et l'importance des repas, et en spécifiant le mode de préparation et la température des mets. Tantôt, il s'agit d'améliorer l'état nutritif général par un apport plus considérable de substances nutritives; tel est le but à réaliser pendant la convalescence chez les personnes amaigries et affaiblies, ainsi que chez celles qui ont subi des pertes considérables de sang ou de liquides organiques. Tantôt, nous devons améliorer l'état nutritif en modifiant la composition de la nourriture, en modifiant le rapport des aliments végétaux aux aliments animaux et le rapport des différents principes nutritifs entre eux; tel est le but à poursuivre dans les maladies constitutionnelles, surtout dans la scrofulose et le rachitisme, ensuite dans l'obésité, la goutte, le diabète, etc. Dans un grand nombre d'autres cas, tous nos efforts doivent tendre à maintenir l'équilibre nutritif, c'est-à-dire à compenser autant que possible la destruction plus grande des matériaux nutritifs; tel est surtout le cas dans les maladies fébriles chroniques accompagnées d'une consomption exagérée et où l'activité digestive se conserve souvent très bien : de fait, le relèvement de l'état nutritif diminue très souvent dans ces cas l'état fébrile, c'est-à-dire le facteur qui détermine la consomption. Ce résultat s'obtiendra en choisissant avec grand soin des aliments facilement digestibles quoique riches en principes nutritifs, en les apprêtant de la meilleure façon possible, en les combinant convenablement avec des stimulants, en observant la plus stricte régularité dans leur administration et en choisissant pour les repas les intervalles où la fièvre tombe. De même, dans les affections fébriles aiguës, notre but doit être, du moins d'une manière idéale, de conserver l'équilibre nutritif. C'est, toutefois, l'exception que l'intensité de la consomption et la diminution des fonctions digestives nous permettent d'atteindre ce but. Nous devons nous efforcer néanmoins de restreindre autant que possible les pertes des substances organiques en administrant des agents d'épargne et une nourriture facile à digérer. Des indications particulières peuvent faire dévier de cette règle : c'est le cas pour la péritonite, la dyssenterie, les hémorragies intestinales, maladies où le repos temporaire de l'intestin est rigoureusement indiqué. Il est exceptionnel qu'on prescrive des cures ayant pour but de réduire d'une manière prolongée toute la masse organisée du corps. Par contre, il est plus fréquent de prescrire des cures dans le but de faire disparaître l'excès d'une des substances de l'organisme, surtout de la graisse et de l'eau(1). Enfin, il peut être également indiqué de relever, outre l'état nutritif, le pouvoir fonctionnel du système nerveux, du myocarde et des muscles respiratoires. Ce sont là des indications dont on doit tenir compte surtout dans les états asthéniques qui apparaissent tantôt lentement tantôt brusquement, au cours des maladies fébriles; mais, en outre, elles peuvent encore se poser lorsqu'il s'agit de prévenir l'apparition de ces états de faiblesse ou de relever les forces de malades non fébriles.

Il va de soi que les prescriptions diététiques ne seront suivies

---

(1) Voir les chapitres « Obésité » et « Troubles circulatoires ».

d'un résultat que si elles sont rationnelles. Elles peuvent dans ce cas influencer de la manière la plus heureuse la marche de la maladie, comme tout médecin pourrait l'attester. Inversement, chacun sait que les prescriptions diététiques non appropriées peuvent, dans certaines circonstances, causer les effets les plus désastreux. A preuve de cette affirmation, nous rappellerons seulement qu'en cas de péritonite aiguë, d'inflammation de l'appendice vermiculaire, ainsi qu'en cas de dyssenterie, il suffit de permettre au malade de prendre même de minimes quantités d'une nourriture solide pour voir survenir presque inévitablement une aggravation violente dans son état; pareillement, l'administration du lait de vache en cas de gastro-entérite aiguë chez de petits enfants entraîne presque toujours une notable aggravation de leur mal, très fréquemment même la mort. Une autre condition qui influe à un très haut degré l'effet des prescriptions diététiques, est le mode d'application; cela se comprend également de soi, car il ne suffit pas de dicter de bonnes prescriptions, il faut en outre que ce qui est ordonné soit exécuté, et le soit en entier. Les parents, les garde-malades, les malades eux-mêmes ont malheureusement une grande tendance à attacher moins d'importance aux prescriptions diététiques qu'aux prescriptions médicamenteuses, de ne pas se tenir aux prescriptions en ce qui concerne la quantité, la composition et la préparation de la nourriture, et de ne pas observer les heures de repas qui ont été fixées. Mais ces fautes tiennent en partie à ce que les prescriptions ne sont pas formulées d'une manière suffisamment sévère et précise. Une prescription sera exécutée avec d'autant plus d'inexactitude et de négligence qu'elle a été formulée avec moins de clarté et de précision. Il est donc impérieusement indiqué que le médecin ne commette pas de faute sous ce rapport. Il est même à recommander que, dans tous les cas importants, il donne par écrit, sous une forme courte et précise, les prescriptions diététiques jugées utiles. L'expérience apprend qu'elles sont dans ce cas bien mieux exécutées. Il est indispensable, enfin, que le médecin contrôle consciencieusement leur exécution; il doit surtout examiner soigneusement et aussi fréquemment que possible les aliments et les boissons destinés aux malades. En agissant ainsi, il préviendra des complications nombreuses au cours des maladies, et il contribuera toujours à assurer le résultat des prescriptions. De plus, on n'oubliera pas qu'on peut s'attendre à ce que les prescriptions soient d'autant mieux exécutées qu'elles sont plus conformes aux habitudes et aux goûts du malade[1]. Il va de soi que cette considération ne doit jamais faire perdre de vue le but proprement dit et n'être jamais contraire à l'indication fondamentale; mais dans tous les cas où la prescription diététique peut être agréable, elle doit l'être[2].

Un moyen précieux pour contrôler les résultats de l'alimentation des malades consiste, dans un grand nombre de cas, à pratiquer des pesées répétées. Elles nous permettent de juger presque sûrement si une méthode d'alimentation appliquée chez le

[1] *Hippocrate* formulait déjà ce principe dans ces termes : « Dandum aliquid tempori, regioni, aetati et consuetudini. »
[2] Pour ce qui concerne les appétits anormaux des malades, voir plus loin.

27

nourrisson dans un cas donné est bonne ou mauvaise ; de même, en cas de maladie, elles nous fournissent des indications précieuses pour savoir si le mode d'alimentation prescrit par nous a eu quelque effet général. Les pesées sont surtout recommandables dans les maladies chroniques accompagnées ou non de fièvre, ainsi que lorsqu'il s'agit de contrôler le résultat des cures dites nutritives. Néanmoins, même dans les maladies fébriles aiguës, on devrait se servir de la balance plus souvent qu'on ne le fait à présent ; on réunirait ainsi des documents importants permettant de juger de la valeur de certains régimes alimentaires. Avec un peu de bonne volonté, les pesées peuvent se faire très fréquemment, aussi bien dans la pratique privée que dans la pratique hospitalière, surtout si le médecin a l'art d'y intéresser les parents du malade ou le malade lui-même. Toutefois, le poids seul ne suffit pas à trancher absolument la question : il peut arriver que l'organisme perde de l'albumine et de la graisse et s'enrichit en eau de manière que la perte en poids soit compensée en partie ou en totalité. D'autre part, il peut arriver que l'organisme perde en poids par élimination d'eau, tout en conservant sa teneur en albumine et en graisse. Mais les autres données recueillies chez le malade permettent généralement de saisir la signification des données fournies par les pesées ; en tout cas, la détermination du poids demeure de la plus haute importance chez la plupart des malades.

Besoin nutritif du malade et échanges nutritifs.

Quelle que soit la nature de la maladie, elle ne détermine qu'une modification quantitative, jamais qualitative des échanges nutritifs ; l'organisme malade a donc besoin des mêmes principes nutritifs que l'organisme sain. Ce principe si simple, dont l'exactitude n'a pas besoin d'être prouvée, devrait servir de base à toute prescription diététique. Le malade élimine également de l'eau, de l'acide carbonique, des composés azotés et des sels ; il faut donc que ces substances soient remplacées pour que les pertes subies ainsi ne deviennent pas nuisibles. Mais il s'agit d'abord de savoir quelle est l'intensité de cette perte, jusqu'à quel point elle doit être compensée ou même surcompensée, jusqu'à quel point, enfin, nous pouvons le faire sans causer du préjudice au malade.

Les lois de l'économie nutritive de l'homme normal se trouvent exposées en détail dans la 1re partie de cet ouvrage. D'après *Rübner,* un homme vigoureux en repos, du poids d'environ 70 kgr., a besoin de 23o3 cal., ou de 32.9 cal. par kgr.[1]. Tenant compte du poids du corps, et calculant la valeur calorique[2] des aliments ingérés, on peut facilement en déduire le déficit en calories pour la ration prise par chaque malade. En général, il est indiqué de donner une alimentation qui représente 1200—15oo cal., au maximum 2000 par jour ; notre tâche consiste à prescrire un régime qui correspond autant que possible à cette valeur calorique et qui en même temps n'est pas nuisible, cela va de soi, au malade. Nous discuterons jusqu'à quel point cela est possible pour les

---

[1] *Rübner,* Zeitschr. f. Biologie, Bd. 21, p. 382, 1885.
[2] La valeur calorique de quelques aliments est indiquée à la fin de cet ouvrage.

différentes maladies, dont chacune représente à ce point de vue une sorte d'entité indépendante, de manière qu'il est impossible de les ramener à un schéma général. On doit, en outre, varier la nourriture dans la mesure du possible. Il se peut que théoriquement les diverses substances nutritives puissent se remplacer indistinctement d'après leur valeur calorique; de fait, ce n'est certainement pas le cas, tout particulièrement pour l'homme malade. Ainsi que le démontrent l'observation journalière et l'expérience, il n'est de loin pas indifférent que les 2000 cal. qui sont nécessaires à l'organisme lui soient apportées uniquement sous forme d'albumine pure ou de graisse pure ou d'hydrates de carbone; au contraire, tout dépend ici du choix et de l'association convenable des aliments ou des principes nutritifs. Il ne s'agit pas, en effet, uniquement de couvrir le besoin de calorique en général, mais aussi de compenser la désassimilation en particulier, qui est augmentée ou diminuée, tantôt dans un sens, tantôt dans un autre. Il peut même arriver que la désassimilation soit au-dessous de la normale et qu'il existe néanmoins un besoin plus marqué de principes nutritifs. C'est ce qui se présente, par exemple, chez les convalescents et chez les individus affaiblis, mal nourris. D'autre part, certaines pertes de l'organisme, surtout celles en eau et en graisse, peuvent être considérablement accrues sans qu'il soit indiqué d'augmenter l'ingestion de ces substances. Il existe également des maladies dans lesquelles certains principes nutritifs ne sont plus utilisés normalement (diabète). De ce qui précède, il résulte qu'il est de la plus haute importance de déterminer l'état des échanges nutritifs du malade; leur intensité dépendra naturellement tant de la nature particulière de la maladie que de l'état des organes digestifs.

Aussi, dans l'étude que nous consacrons plus loin à l'alimentation dans chacune des maladies, commencerons-nous chaque fois par un exposé critique de la nutrition générale ou des échanges nutritifs, ainsi que de l'état de nos connaissances sur la manière d'être des fonctions digestives dans cette maladie.

Il est à peine besoin de rappeler que l'intensité des échanges nutritifs peut varier considérablement chez les individus atteints de la même maladie, cela d'après la gravité et le stade de celle-ci, d'après l'âge, l'état de la nutrition, etc., du patient.

Pour déterminer quelle est la ration indiquée chez un malade donné, il faut considérer le degré de la désassimilation, mais bien plus encore l'indication thérapeutique. On doit examiner s'il est indiqué de conserver simplement à l'organisme son état nutritif, s'il faut l'améliorer, ou s'il faut le réduire. Il s'agit, en outre, de décider s'il est indiqué ou s'il est possible, et le cas échéant dans quelle mesure, de donner les substances nutritives considérées comme utiles dans les conditions pathologiques existantes. Certains états inflammatoires de l'abdomen, surtout les troubles digestifs et une diminution dans l'utilisation physiologique de la substance digérée peuvent contre-indiquer en tout ou en partie l'administration des aliments.

L'altération pathologique de la digestion[1] ne peut

[1] Voir *Ewald*, Klinik der Verdauungskrankheiten, 3 August 1893. — *v. Noorden*, Pathologie des Stoffwechsels, 1893; les traités de *Boas, Pick, Rosenheim*, etc. — *Riegel*,

consister qu'en une modification quantitative ou qualitative des sucs digestifs. Ainsi, nous observons souvent que la sécrétion salivaire diminue ou s'arrête totalement, que la salive sécrétée possède une réaction fortement acide et qu'elle perd même parfois son pouvoir saccharifiant; nous voyons le suc gastrique devenir neutre ou plus acide ou moins acide que normalement, la pepsine diminuer ou disparaître, des acides étrangers apparaître dans le suc gastrique, la sécrétion biliaire diminuer à un très haut degré, etc. L'absorption diminue dans un grand nombre de cas, comme cela s'observe incontestablement dans certaines affections locales du tube digestif; ou bien il existe une augmentation de l'excitabilité de la muqueuse stomacale et intestinale, comme c'est le cas par exemple dans la gastrite aiguë, la gastro-entérite, la péritonite, diverses névroses, plus ou moins même dans la plupart des maladies fébriles. On observe enfin une diminution du tonus de la musculature stomacale et intestinale, une faiblesse motrice, dans les cas d'adynamie profonde, dans la plupart des affections nerveuses, surtout chez les neurasthéniques, dans un grand nombre de cas de dyspepsie chez les phtisiques, ainsi que dans la plupart des affections chroniques du tube digestif; cette atonie de la musculature détermine à son tour des troubles dans le chimisme digestif et dans l'absorption.

Dans ces conditions, on comprend qu'en général l'absorption des principes nutritifs soit plus ou moins diminuée, parfois même supprimée presque complètement lorsque la digestion est troublée. Toutefois, au cours d'un grand nombre d'affections chroniques du tube digestif, l'arrêt de la fonction dans un organe de l'appareil digestif est suppléé en partie ou en totalité par la fonction d'un autre organe; ainsi, en cas d'arrêt absolu de la digestion stomacale ou de l'excrétion biliaire, l'intestin peut y pourvoir et digérer en quantité notable l'albumine et la graisse. Mais cette suppléance ne s'établit qu'à une certaine période de la maladie et pendant un temps tantôt plus long, tantôt plus court; insensiblement elle devient absolument insuffisante.

Enfin, le trouble du pouvoir d'assimilation consiste en ce que l'organisme malade n'utilise plus normalement dans son économie, pour former ses organes, pour remplacer les substances désassimilées, pour produire de la chaleur, les substances nutritives que contiennent les liquides organiques. Il est incontestable que ce trouble d'assimilation peut exister alors même que les fonctions du tube digestif sont absolument normales. Toutefois, le trouble d'assimilation coïncide généralement avec un trouble de digestion.

Or, si l'on voulait quand même nourrir le malade sans tenir compte de ces troubles, on poserait un acte aussi contraire que possible aux intérêts du patient. Par conséquent, on doit dans chaque cas en particulier examiner avec le plus grand soin si, et éventuellement jusqu'à quel point, l'état des organes digestifs et du

Zeitschr. f. klin. Medicin, 1886. — Bauer, loc. cit. — Hoppe-Seyler, Allg. Biologie, 1877, p. 242. — Voir aussi plus loin la bibliographie spéciale au chapitre de l'alimentation dans les états fébriles.

pouvoir d'assimilation permet de remplir l'indication thérapeutique. Il peut être très difficile dans un cas donné de décider cette question. Une première indication sur l'état actuel des organes digestifs est fournie par la sensation de faim. Lorsque l'appétit fait totalement défaut, ou même lorsqu'il existe de la répugnance pour la nourriture, on ne peut en général compter sur l'absorption des aliments ingérés. Toutefois, on doit toujours bien distinguer entre la faim véritable et les appétits particuliers, surtout chez les enfants; d'autre part, on doit songer également que si le malade ne manifeste pas la faim ou la soif, cela ne prouve pas encore qu'il n'a pas besoin d'aliment ou de boisson. Il existe des états morbides d'apathie, de faiblesse extrême, de pertes de connaissance, pendant lesquels ces sensations ne s'expriment plus ou n'existent plus, bien que l'organisme doive absolument être nourri et doive surtout recevoir de l'eau. C'est ce qui a fait recommander et essayer assez fréquemment l'alimentation forcée, éventuellement en s'aidant de la sonde (gavage), dans les cas où l'examen direct démontrait que le chimisme stomacal était normal. Au contraire, chez les malades dont l'appétit se laisse quelque peu stimuler, on peut admettre que la digestion des substances ingérées n'est pas complètement arrêtée; s'il se manifeste un vif désir pour les aliments, on peut supposer que la digestion se fait normalement ou à peu près. Le moyen le plus sûr pour s'orienter sur l'état des organes digestifs consiste à pratiquer l'examen du chimisme stomacal ou stomaco-intestinal.

Le médecin devra donc être très prudent s'il veut se mettre à l'abri de dangereuses erreurs. En ce qui concerne les appétits particuliers dont nous parlions plus haut et qui se manifestent souvent chez les malades, nous devons en tenir compte, mais nous ne pouvons pas sans plus ample contrôle les considérer comme des manifestations physiologiques de l'instinct; c'est l'erreur que commit de son temps *Thomas Sydenham* [1] et dans laquelle tombent encore un grand nombre de médecins actuels. L'instinct peut se tromper et se trompe très souvent, aussi chez les malades : rappelons seulement ici le désir ardent qu'éprouvent les diabétiques pour le pain et le sucre, le désir encore plus ardent des enfants atteints de tabes mesaraica pour les amylacés, etc. [2]. Qu'on examine donc chaque appétit, mais qu'on n'y satisfasse que dans les cas où on peut le faire sans inconvénient.

Ainsi que nous le disions déjà, le médecin peut se faire un jugement sur le pouvoir digestif par l'examen ad hoc du chimisme stomacal (et dans les cas où cela n'est pas possible, par l'examen des substances éventuellement vomies) et des selles; cet examen apporte fréquemment de précieux renseignements permettant de dire ce qui se digère et ce qui ne se digère pas. Le dépôt lingual constitue également un signe important. S'il s'étend sur la langue toute entière, ou si celle-ci est sèche, fendillée, recouverte d'une masse fuligineuse, on peut admettre que le pouvoir digestif est très affaibli si pas complètement arrêté. Dès

---

(1) *Th. Sydenham*, Dissert. epist. ad G. Cole, 1684, p. 23.
(2) *Uffelmann*, Tisch für Fieberkranke, 1882, p. 20.

que la langue se nettoie, qu'elle devient humide, c'est généralement un signe, mais non toujours, que l'activité digestive se relève. Enfin, ainsi que nous le verrons plus loin en détail, l'intensité et la durée de la fièvre constituent également des données importantes pour juger du degré du trouble digestif.

Il est excessivement difficile de déterminer l'état du pouvoir d'assimilation. Le seul moyen consiste à instituer des recherches exactes sur les échanges nutritifs, voie dans laquelle on s'est seulement engagé avec succès dans ces derniers temps. Le trouble de l'assimilation est d'ordinaire en rapport direct avec la diminution de la sensation de faim, souvent aussi avec le degré de dépression du système nerveux.

Il est donc très difficile de déterminer exactement dans chaque cas en particulier l'état des fonctions digestives et du pouvoir d'assimilation; d'autre part, c'est un fait d'observation que la nourriture non digérée devient rapidement nuisible pour le malade, et cela à un haut degré. Il est donc absolument indiqué, la conclusion est évidente, de ne nourrir les malades qu'avec les aliments les plus digestibles. Certains cas de constipation opiniâtre peuvent seuls constituer une exception, car quelques substances difficiles à digérer agissent plus favorablement par suite de l'augmentation de la péristaltique intestinale. Il n'est même pas rare de devoir se poser la question : n'est-il pas indiqué de prescrire au malade les substances nutritives nécessaires sous une forme telle qu'il n'a plus besoin de les digérer? Par exemple, au cours d'une maladie qu'on sait être de longue durée, qui s'accompagne d'une fièvre intense avec augmentation considérable de la désassimilation, avec perte totale de l'appétit et du pouvoir digestif, cette question se pose absolument d'elle-même puisque les aliments ingérés qui doivent encore être digérés ne peuvent plus profiter au malade. Tel est encore le cas lorsque pour des raisons particulières nous voulons éviter de charger les voies digestives du travail de la digestion. Dans l'un et dans l'autre cas, nous pouvons espérer obtenir un résultat favorable par l'administration de substances nutritives qui s'absorbent directement. On doit toutefois examiner aussi la question de savoir si l'organisme du malade en question possède, au moment de l'administration de ces substances, la propriété de les absorber réellement et de les consommer d'une manière physiologique après leur pénétration dans les liquides organiques. Dans certaines maladies qui s'accompagnent d'une hyperthermie considérable et d'une dépression profonde du système nerveux, cette propriété a totalement disparu ou à peu près. Administrer à ces malades des substances nutritives qui ne peuvent plus être utilisées est tout aussi irrationnel que donner des hydrates de carbone au diabétique qui ne sait plus les brûler.

Le malade doit prendre non seulement des substances nutritives mais encore des condiments et des stimulants. Pour s'en convaincre, il suffit de rappeler qu'ils ne font défaut dans la nourriture de personne, pas même du nourrisson; ils constituent donc un besoin naturel. D'abord, les condiments donneront une certaine saveur à la nourriture du malade; il va de soi que c'est là un point important. Ensuite, ils permettent d'introduire de la variété dans la nourriture, ce qui est plus nécessaire chez le malade que chez l'homme sain[1]. En outre, divers condiments se prêtent excellemment à stimuler l'activité digestive en souffrance, surtout pendant la convalescence, ainsi que en cas d'atonie stomacale, d'affaiblissement général, etc. Enfin, les stimulants digestifs trouvent une indication particulière dans les cas où le cœur et le système nerveux faiblissent ou tendent à faiblir au cours d'une maladie soit aiguë soit chronique. Ils sont alors absolument indispensables, même ils constituent souvent la seule planche de salut, car leur action dépasse incontestablement celle des médicaments stimulants.

L'administration de substances nutritives et de condiments ou stimulants peut se combiner, souvent avec grand avantage, avec l'administration d'agents d'épargne[2]. Ceux-ci sont indiqués dans les nombreuses maladies qui augmentent les pertes de l'organisme tout en restreignant le pouvoir de reconstitution à l'aide des substances nutritives; tel est surtout le cas pour les maladies fébriles aiguës et chroniques. De fait, nous donnons déjà ces agents d'épargne sous forme de spiritueux, ceux-ci étant associés aux stimulants, comme aussi sous forme du sucre contenu dans les aliments ou les stimulants. Ainsi que nous l'avons vu plus haut, les substances collagènes possèdent également une action d'épargne marquée vis-à-vis de l'albumine et peuvent donc être souvent avantageusement employées.

Aliments, condiments ou stimulants et agents d'épargne pour les malades.

Les aliments pour les malades sont les mêmes que ceux réclamés par l'homme normal; ils appartiennent également à deux grands groupes : les aliments d'origine animale et les aliments d'origine végétale. L'indication thérapeutique et souvent aussi l'habitude du malade décident du choix et éventuellement de la proportion à établir entre ces deux groupes d'aliments. Toutefois, on ne devra jamais oublier la différence fondamentale qui existe entre les aliments d'origine animale et ceux d'origine végétale. Ainsi que nous l'avons exposé ailleurs (1re partie, p. 207 et suiv.), les aliments d'origine animale renferment plus d'albumine que d'hydrates de carbone, ils sont plus digestibles, mieux absorbés et surchargent moins les organes digestifs; les aliments végétaux, par contre, renferment relativement plus d'hydrates de carbone et surtout plus de fécule que les aliments d'origine animale; en outre, ils sont moins digestibles que ces derniers. Il faut donc peser les avantages et les inconvénients respectifs de chacun d'eux. D'autre part, on ne doit pas perdre de vue que dans un grand nombre de maladies il existe une répugnance invincible pour toutes ou presque toutes les substances animales, surtout pour la viande et ses diverses préparations. Ce serait une grosse faute que de chercher à surmonter de force une répugnance aussi marquée, lors même que pour un motif quelconque la nourriture animale parût particulièrement

---

[1] *Bauer.* Loc. cit., p. 160. — *v. Hösslin, Virchow's* Archiv, 1882, Bd. 89.
[2] *Senator,* Der fieberhafte Process, 1873.

indiquée. L'administration d'un régime exclusivement animal ou
végétal dans certaines maladies sera exposée et discutée plus loin.

Les divers groupes de condiments ou stimulants, les
liquides alcooliques, les boissons alcaloïdiques et les épices peuvent
être employés; toutefois, on exclura avec raison les épices fortes.

Enfin, la préparation de la nourriture pour les malades doit
être faite avec un soin tout particulier : on visera surtout à la
rendre aussi digestible que possible ; on devra lui donner une saveur
agréable et y introduire fréquemment de la variation ; ce sont là
divers points dont nous avons antérieurement déjà fait ressortir
l'importance. Malheureusement, ces prescriptions de la diététique
sont en général exécutées d'une manière insuffisante. Cela dépend en
assez grande partie de ce que bon nombre de maîtresses de maison,
de cuisinières et même de garde-malades n'ont pas suffisamment
d'expérience de la préparation de la nourriture pour malades. Une
autre raison est que le médecin lui-même n'attache pas encore
l'importance voulue à la préparation de la nourriture pour le
malade et qu'il ne la contrôle pas suffisamment[1].

En outre, la plupart des médecins connaissent beaucoup trop
peu la cuisine et surtout la cuisine fine pour malades. Il y a
incontestablement un grain de vérité dans le proverbe quelque
peu méchant qui dit que tout bon médecin doit être aussi un
bon gourmet.

Les préparations dites nutritives sont indispensables dans
l'alimentation des malades. Elles ne sont généralement pas faites
par l'entourage, mais plutôt en grand dans les fabriques et les
pharmacies ; elles doivent renfermer une ou deux ou toutes les
substances nutritives sous une forme aisément digestible ou même
sous une forme déjà digérée[2].

Nous pouvons passer ici sous silence la description détaillée
de chaque espèce d'aliments et de stimulants, cette étude ayant été
faite dans la première partie de cet ouvrage ; nous nous contenterons
donc de relever les points importants qui se rattachent spécialement
à la diététique des malades.

Quoique cela n'appartienne pas rigoureusement à notre sujet,
signalons ici que toute nourriture doit être servie sous une forme
propre, appétissante, agréable et conforme aux goûts du malade.
Des nappes malpropres, un service brisé ou ébréché, des mets mal
arrangés, etc. sont toutes conditions qui chez les malades sensibles
suffisent pour provoquer d'emblée du dégoût pour la nourriture et
pour dissiper l'appétit. Le médecin doit veiller à ce que le malade
ait sous ce rapport tout le confort voulu.

Le lait et ses préparations.

Parmi tous les aliments donnés aux malades, le lait
occupe la première place. Il renferme sous une forme liquide,
en solution ou finement divisés, les principes nutritifs nécessaires

---

[1] Pour la préparation des aliments, voir *M. Ernst*, Das Buch der richtigen
Ernährung Gesunder u. Kranker, 1886. — *L. Pfeiffer*, Taschenb. d. Krankenpflege,
1890, p. 237. — *Hedwig Heyl*, Die Krankenkost, 1889. — *Wiel*, Diätetisches Kochbuch,
1896. — *Wegele*, Die diätetische Küche, etc.

[2] *Leyden*, Deutsche med. Wochenschr., 1890, Nr. 48.

à l'homme; de plus, on peut se le procurer facilement partout. Aussi, est-ce avec raison qu'on considère le lait comme un agent diététique très important. Rappelons toutefois qu'il n'est absorbé par l'adulte sain qu'à raison de 89—90 % et par le nourrisson sain qu'à raison de 93 %; les malades dont la digestion est troublée l'absorbent à un degré moindre encore, de sorte qu'il n'est pas rare qu'il provoque de la pesanteur d'estomac, de la plénitude à l'épigastre, des nausées, même des vomissements et de la diarrhée. La raison en est que le lait se coagule facilement en une masse compacte ou qu'il subit rapidement une fermentation acide, par suite de l'altération des fonctions digestives ou peut-être à raison d'une modification qualitative du suc gastrique; les coagulums compacts surchargent l'estomac dans lequel ils séjournent trop longtemps, les produits de la fermentation acide irritent la muqueuse intestinale et provoquent ainsi facilement la diarrhée. On a très souvent l'occasion de faire cette observation chez les nourrissons malades : alors qu'antérieurement ils supportaient bien le lait de vache, ils le digèrent au contraire très mal au sortir d'une maladie; l'analyse des fèces le démontre d'une manière péremptoire. Tandis que les fèces des enfants nourris avec du lait de vache contiennent en moyenne 14—20 % de graisse, celles des enfants fébricitants en contiennent 24—40, même 60 % (ces chiffres se rapportent évidemment à la substance sèche)[1]. On devra donc toujours examiner avec soin, le plus souvent en faisant des essais prudents, si un malade donné peut être nourri ou non avec du lait de vache. Comme on sait, c'est surtout vis-à-vis de cet aliment que les variations individuelles et souvent aussi une idiosyncrasie invincible jouent un rôle très important. Beaucoup de personnes disent ne supporter que le lait cru, non bouilli; or, si l'usage d'un pareil lait devrait déjà être proscrit pour l'homme sain à cause du danger d'infection qu'il présente, c'est bien plus vrai encore pour l'homme malade, attendu que l'action désinfectante des sécrétions normales du tube digestif y fait défaut à un degré plus ou moins marqué.

La digestibilité du lait de vache peut d'ailleurs être augmentée. Et d'abord, déjà par la stérilisation (p. 133), en tant que celle-ci détruit tous les agents de la fermentation et de la putréfaction qui se trouvent si souvent dans le lait et qui troublent la digestion normale par les produits de décomposition qu'ils forment dans le tube digestif.

Elle est encore augmentée directement par l'addition d'une décoction de farine de céréales, par exemple d'un mucilage d'orge ou de gruau. Les proportions de ce mélange doivent varier suivant l'état des organes digestifs. En général, on prend une à deux parties de lait pour deux à une parties de mucilage; en cas d'altération grave des fonctions digestives, on ne prendra qu'une partie de lait pour deux parties de mucilage[2].

Au point de vue de l'action favorable exercée sur la digestibilité du lait, il n'existe aucune différence marquée selon qu'on l'additionne de mucilage d'orge, de soupe à la semoule,

---

(1) *Uffelmann*, Archiv f. Kinderheilkunde, Bd. 2, 1 et 2 et *Pflüger's* Archiv, Bd. 29, p. 339 et suiv.
(2) *Uffelmann*, *Pflüger's* Archiv, Bd. 29, p. 376.

de mucilage d'avoine, de décoction de farine, d'arrowroot ou de maïzena, de mondamine ou d'avenacea, etc.; on peut donc varier ces mucilages. De plus, il est indifférent d'ajouter le mucilage directement au lait ou d'ajouter la farine au lait dilué avec une quantité convenable d'eau de manière à faire une soupe au lait.

Il existe encore d'autres moyens pour rendre le lait de vache plus digestible, du moins chez les malades. Citons d'abord l'addition de petites quantités d'alcool, surtout de cognac et d'arrac. Le meilleur rapport semble être de 7.5—10 c.c. d'une de ces deux liqueurs pour 200—250 c.c. de lait.

Si on soumet un tel mélange à la digestion artificielle, on ne remarque absolument aucune différence avec le lait simple. La caséine ne se précipite point en flocons plus fins; la peptonisation n'est aucunement ni plus rapide ni plus complète. Il n'en est pas moins vrai, l'expérience est là pour l'attester, que le lait additionné de cognac et d'arrac dans la proportion indiquée ci-dessus, est beaucoup mieux supporté par l'homme. Beaucoup de personnes chez qui le lait comme tel provoque des troubles, entre autres de la pesanteur à l'estomac et des coliques, ne ressentent aucun malaise après l'usage de lait additionné de cognac. Ce fait s'explique peut-être en ce que l'alcool stimule la sécrétion du lab ou bien excite la motilité stomacale, de sorte que le lait est plus rapidement évacué de l'estomac. De même, la tolérance vis-à-vis du lait est encore augmentée en l'additionnant d'une petite quantité d'un alcali, d'une pointe de couteau de bicarbonate de soude ou d'une cuillerée à soupe d'eau de chaux par tasse (200—250 gr. environ); la raison en est probablement que l'acide produit en excès dans l'estomac est aussitôt neutralisé.

Comme dernier moyen permettant d'augmenter la digestibilité du lait de vache, citons la digestion artificielle préalable. Au chapitre « Alimentation du nourrisson », nous avons énuméré et décrit des préparations du lait de vache traité de cette manière. Ces préparations, spécialement le lait peptonisé de *Voltmer* et de *Lahrmann,* conviennent parfaitement pour l'alimentation, non seulement des nourrissons malades, mais de tous les malades; elles renferment en effet sous une forme très digestible tous les principes nutritifs; en outre, leur goût n'est pas désagréable.

Le lait est contre-indiqué presque toujours en cas de diarrhée aiguë et de nausées, souvent en cas de gastrite et de gastrectesie; il est, par contre, indiqué dans la plupart des maladies fébriles aiguës et chroniques, des maladies apyrétiques chroniques, surtout dans celles qui s'accompagnent de consomption[1]. Dans bon nombre de ces maladies, le lait doit être considéré comme le plus important des moyens diététiques. Le lait occupe également le premier rang parmi les divers aliments au cours de la convalescence. Pour plus de détails sur les cures au lait, nous renvoyons aux chapitres traitant de l'alimentation dans les maladies fébriles chroniques, les affections rénales et la neurasthésie.

Un moyen diététique bien précieux dans certaines maladies est représenté par le lait battu frais. Celui-ci contient, comme on

---

(1) Voir *Hoffmann,* Zeitschr. f. klin. Med., Bd. 7, Suppl., p. 8.

sait, tous les principes nutritifs du lait (p. 130), mais la graisse et le sucre en proportion moindre, en outre de l'acide lactique. Celui-ci confère au lait battu son goût agréable, rafraîchissant, ainsi que l'action laxative qu'il exerce chez beaucoup de personnes[1]. Par suite de cette double propriété rafraîchissante et laxative, le lait battu constitue une boisson très appropriée dans les maladies fébriles aiguës et chroniques, lorsqu'il y a tendance à la constipation et que la nature de la maladie, comme la péritonite et la dyssenterie, ne le contre-indique pas. Il est assez étonnant qu'on l'ait si peu employé jusqu'ici comme moyen diététique dans la fièvre, surtout qu'on peut se le procurer si facilement et qu'il plaît à la plupart des patients. D'après *Hildesheim*[2], le lait battu ne serait pas seulement un aliment, mais aussi un fébrifuge grâce à sa richesse en composés potassiques. Seulement cet auteur ne cite pas de preuves démontrant que le lait battu peut abaisser la température. Enfin, on sait que le lait battu a été recommandé par beaucoup de cliniciens, en premier lieu par *Krukenberg,* comme un moyen diététique curatif dans certaines affections stomacales, surtout dans l'ulcère rond. L'usage du lait battu doit être défendu en cas de tendance à la diarrhée, au vomissement, en cas de pyrosis, ainsi que dans les maladies abdominales énumérées ci-dessus.

Le koumis, ou tschigan[3], est du lait de jument ayant subi la fermentation alcoolique et acide. L'usage de cette boisson, connue depuis les temps les plus reculés, s'est considérablement répandu dans ces derniers temps. A cause de son action, arrêtons-nous y quelques instants. Primitivement le koumis se préparait en déversant dans des sacs en cuir (saba) le lait de jument qui venait d'être trait et en y ajoutant les restes desséchés de vieux koumis ; les sacs étaient ensuite placés dans une place chaude et agités de temps en temps. Actuellement on a remplacé presque partout les sacs en cuir par des cuves en bois allongées où l'agitation se pratique à l'aide d'une planchette trouée, fixée transversalement sur un manche. Sous l'influence de la chaleur, les ferments organisés contenus dans le vieux koumis déterminent dans le lait une double fermentation, à savoir, alcoolique et acide (acide lactique). De la sorte, la majeure partie de la lactose du lait de jument disparaît et se transforme en acide lactique, acide carbonique et alcool. La composition chimique du koumis véritable est, en moyenne, la suivante :

2.20 % d'albumine,	1.72 % d'alcool,
2.12 » de graisse,	0.85 » d'acide carbonique,
1.53 » de sucre,	0.29 » de sels.
0.90 » d'acide lactique,	

Elle varie d'après le lait employé et la durée de la fermentation. Un koumis mis à fermenter depuis trois jours renferme moins de sucre mais plus d'acide carbonique et d'alcool qu'un koumis âgé de 36 heures.

Il y a ensuite à signaler que la caséine subit également une modification pendant la fermentation. En effet, de même que dans le lait battu et dans le kéfir, comme nous le verrons tout à l'heure,

---

(1) Les agents de fermentation qui se trouvent abondamment dans le lait battu contribuent peut-être à l'action purgative.

(2) Berlin. klin. Wochenschr., 1879, Nr. 38.

(3) Bibliographie à la fin de l'article koumis, p. 429.

une partie plus ou moins notable se transforme en une substance peptonoïde. D'après les recherches de *Hueppe*[1], les bacilles de la fermentation lactique ne possèdent pas la propriété peptonisante; il faut donc que la transformation précitée de la caséine soit déterminée par d'autres microorganismes qui dès lors ne peuvent faire défaut dans le koumis.

Du reste, on peut également préparer le koumis avec le lait de vache. A cet effet, la fabrique de Stahlberg procède de la manière suivante : le lait de vache frais et encore tiède est versé dans des fûts étroits et élevés renfermant encore une certaine quantité (environ 1/10) de vieux koumis; en été on laisse la fermentation se faire à la température ambiante, en hiver on chauffe. Toutes les cinq minutes, on remue le tout avec l'agitateur. Dès que des bulles de gaz se dégagent du fond du liquide mis dans un cylindre en verre, on peut mettre en bouteilles, ce qui se fait dans des bouteilles à champagne bien bouchées. *Poloubensky* a proposé un procédé un peu plus compliqué, qui prend également comme point de départ du vieux koumis (de 5 jours) du lait de vache. La simple fermentation par la levûre permet de préparer un produit analogue au koumis, et dont l'action est identique, dit-on, à celle de ce dernier. A cet effet, on remplit une bouteille à champagne absolument propre jusqu'à 5/6 de lait écrémé frais, on ajoute une demi-cuillerée à café de levûre et une cuillerée à café entière de sucre bien pur, on bouche, on ficelle solidement le bouchon et on met à fermenter à une température de 18—20°.

Le koumis du lait de vache est plus riche en substances azotées et en sels que le koumis véritable et contient à peu près autant d'acide lactique, d'acide carbonique et d'alcool. Les analyses suivantes de *Uffelmann* le démontrent :

1. Koumis du lait de vache, âgé de 36 h.:
- 3.35 % de protéine,
- 2.07 » de graisse,
- 1.81 » de sucre,
- 0.70 » d'acide lactique,
- 1.90 » d'alcool,
- 0.80 » d'ac. carbonique libre,
- 0.52 » de sels.

2. Koumis du lait de vache, âgé de 48 h.:
- 3.12 % de protéine,
- 1.95 » de graisse,
- 1.62 » de sucre,
- 0.83 » d'acide lactique,
- 2.10 » d'alcool,
- 0.92 » d'acide carbonique,
- 0.53 » de sels.

Fleischmann[2] a publié l'analyse suivante :

- 2.03 % de caséine,
- 0.85 » de graisse,
- 3.11 » de sucre,
- 0.79 » d'acide lactique,

- 2.65 % d'alcool,
- 1.03 » d'acide carbonique,
- 0.44 » de sels.

Les données de ces analyses démontrent que le koumis véritable, comme le koumis du lait de vache, est à la fois un aliment et un stimulant. Il possède, comme le lait battu, un goût aigrelet agréable; il mousse comme le champagne; il stimule, et à doses élevées, il enivre même; enfin il favorise presque toujours la sécrétion urinaire. Toutes les personnes ne le supportent pas au même degré. Du reste, cela varie assez bien d'après l'âge : ainsi le koumis jeune, de 24—36 heures, détermine généralement, bientôt après l'ingestion, un léger malaise, du gargouillement et souvent des selles liquides; le koumis mi-vieux, de 48 heures, est le mieux supporté et ne

---

(1) Mittheil. a. d. k. Gesundheitsamte, Bd. 2, p. 309.
(2) Das Molkereiwesen, 1879, p. 1063.

présente généralement aucun inconvénient ; le koumis vieux, par contre, provoque souvent une sensation spéciale de brûlure à la région stomacale, une légère constipation au lieu de diarrhée. Les enfants et les personnes à fonctions digestives délicates, prédisposées à [la diarrhée, ne supportent pas en général le koumis, du moins pas pendant longtemps. Toutefois, pour le koumis, comme pour tous les moyens diététiques, l'individualité joue un rôle important.

Le koumis exerce une action nutritive indéniable lorsqu'il est bien supporté pendant des semaines ou des mois. Il relève les forces, le poids du corps et l'appétit antérieurement languissant ; il fait diminuer diverses sécrétions morbides. Ces effets nous expliquent l'efficacité des cures au koumis dans l'anémie, la faiblesse générale, l'épuisement survenant après des efforts corporels ou intellectuels prolongés, surtout dans la bronchite chronique, la pleurésie chronique et la tuberculose chronique. L'utilité du koumis dans ces trois dernières maladies ressort manifestement des observations nombreuses et soignées instituées par les médecins russes.

Sambrschitzky observa une action salutaire du koumis dans le typhus abdominal. *Ponomaroff* l'essaya chez les enfants atteints de syphilis héréditaire ; il trouva que les selles s'améliorèrent très rapidement, que le poids augmenta et que l'état général tout entier devint meilleur. Néanmoins il ne recommande pas ce mode d'alimentation, parce que à l'augmentation initiale du poids succéda régulièrement une diminution.

Le koumis est contre-indiqué en cas de tendance à l'hémoptysie, d'hémorragies existantes, de pléthore, de tendance à l'apoplexie, d'ulcère rond (?), d'affections rénales et vésicales, ainsi que pendant la grossesse ; toutefois, *Herzenstein* ne considère pas cette dernière comme une contre-indication.

D'après *Bogojawlensky*, la cure au koumis doit être instituée de la manière suivante : le patient prendra d'abord une bouteille, puis deux bouteilles de koumis faible ; il passera ensuite au koumis fort et augmentera la quantité. Déjà après quinze jours il devrait prendre journellement 6—10 bouteilles (! ?). Il est très utile de chauffer le koumis à 27—35°, de prendre la majeure partie le matin à jeun avant le déjeuner, puis de faire une pause de 2 heures avant d'en boire à nouveau ; à midi, on fera également une pause de deux heures. Au début de la cure, on observe souvent une action laxative, mais qui persiste très peu de temps, surtout quand on passe bientôt au koumis fort. Toutefois, des doses excessives de ce dernier peuvent souvent faire reparaître la diarrhée(1).

Bibliographie : *Stange*, Ueber Kumyscuren in v. *Ziemssen's* Handbuch der allgemeinen Therapie, Bd. 1, 1, p. 343 et de nombreux mémoires russes traitant cette question, par exemple : *Sambrschitzky*, Ueber die heilsame Wirkung des Kumys bei

(1) Nous avons reproduit presque en totalité la description détaillée qui a été faite du koumis dans les éditions allemandes précédentes ; nous croyons néanmoins que cette boisson doit sa vogue locale et nationale plutôt aux conditions locales et non à des propriétés spécifiques particulières qui feraient du koumis une boisson fermentée de lait supérieure à des préparations analogues mais plus accessibles. Cette réserve s'impose même lorsque par dessus le compte, le koumis, au lieu d'être préparé avec du lait de jument, l'est avec du lait de vache. Aussi, en dehors de la Russie, la consommation du koumis n'est jamais faite que sur une petite échelle ; l'emploi du kéfir s'est beaucoup plus généralisé.

typhösen Fiebern, 1861. — *Bogojawlensky*, Vollständiges praktisches Handbuch der Bereitung und des Gebrauchs des Kumys u. s. w. Scamara, 1863. — *Stahlberg*. Der Kumys und seine physiologische und therapeutische Wirkung, 1869. — *Biel*, Untersuchungen über den Kumys, 1872. — *Boïkoff*, Materialien zu der Frage von der physiologischen Wirkung des Kumys, Moskau, 1876. — *Poloubensky*, Ueber den Kumys, 1865. — *Ponomaroff*, Archiv für Kinderheilkunde, Bd. 5, etc.

Le kéfir est une boisson dont la composition et l'action sont très analogues à celles du koumis; il se prépare également à l'aide du lait de vache frais par fermentation. *Sinowitsch*[1] mentionne le premier, déjà en 1867, le kéfir à la Société de médecine de Tiflis. La monographie de *Schablowski*[1], parue en 1877, nous renseigne sur sa préparation, sa composition et son mode d'action. Quatre années plus tard, *E. Kern* étudia soigneusement les grains de kéfir au point de vue botanique. Depuis lors, les publications des médecins sur les résultats thérapeutiques obtenus à l'aide du kéfir se succèdent très rapidement; citons celles de *Sorokin, Podwyssotzki, Dmitriew, Sobolew, Koslowski* et *Goreleitschenka,* ainsi que celles de *Brainin* et *Mandowski.*

Les grains de kéfir constituent de petites particules irrégulières du volume d'une lentille jusqu'à celui d'un haricot; ils sont secs et d'une teinte légèrement jaune pâle. Ils sont composés pour environ 33 % par un aggloméra de cellules de levûre et de bacilles filiformes décrits par *Kern* sous le nom de Dispora caucasica. Rarement on y rencontre des chaînettes isolées de Leptothrix et d'Oïdium lactis. Le reste est formé, d'après *Struve,* par environ 11 % d'eau, 50 % d'albuminates solubles dans l'eau ou les alcalis et 4 % de corps gras. Les grains mis dans l'eau à la température ordinaire se gonflent assez notablement. Il en est de même dans le lait. Celui-ci entre en fermentation acide et alcoolique sous l'influence de ces grains de kéfir; de même que pour le koumis, une partie plus ou moins notable de la caséine se transforme en peptone.

La préparation du kéfir se fait au Caucase, où il est connu sous le nom de « burdjuk-kéfir », de la manière suivante : on met les grains pendant 5—6 heures dans de l'eau tiède, on les porte ensuite dans un verre de lait ou dans du lait renfermé dans un sac de peau de chèvre appelé « burdjuk » (de là son nom); 3 heures après, on change le lait et cela jusqu'à 2—3 fois. Les grains se gonflent et montent alors à la surface; à ce moment ils sont prêts pour la préparation du kéfir. Pour 2 verres de lait, on prend une cuillerée à soupe de grains ainsi gonflés; on verse le tout dans une bouteille propre qu'on ferme à la mousseline, qu'on place ensuite à la température de 18—20° C. et qu'on agite fréquemment; 7—8 heures après, on verse le lait à travers la mousseline dans une autre bouteille préalablement nettoyée; on la bouche, on ficelle le bouchon et on met la bouteille en un endroit dont la température est moins élevée; on agite encore toutes les 2—3 heures. Les grains qui sont restés sur le filtre de mousseline sont lavés à diverses reprises pour les débarasser de la caséine; après les avoir desséchés, on peut de nouveau s'en servir. Le kéfir dit en bouteille se prépare de la manière suivante: on se procure une bouteille de lait de kéfir, on la vide jusqu'au cinquième, puis

---

(1) D'après *Ucke,* dont le mémoire est cité plus loin, p. 432.

on la remplit avec du lait, on la ferme, on la place à une température
de 18—20° C., et on l'agite de temps en temps. Quarante huit heures
après, la boisson est préparée; on peut ainsi prendre indéfiniment
une partie de la boisson préparée pour en faire de la nouvelle.

Le kéfir qui a 24 heures de fermentation ne renferme encore que
peu d'acide carbonique et d'alcool; après 48 heures de fermentation,
il possède un goût franchement aigre, une odeur acide et il mousse
fortement. Selon *Ucke,* auquel ces lignes sont empruntées, on peut
juger de la qualité du kéfir d'après la mousse. Si après avoir
agité le flacon, la mousse tombe rapidement, le kéfir est encore
trop faible; il est à point et apte à être bû lorsqu'il se forme de
grosses bulles qui persistent pendant plusieurs minutes. D'après
une analyse de *Tuschinsky,* le kéfir préparé avec du lait de vache
possède la composition suivante :

3.8 % d'albuminoïde,	0.9 % d'acide lactique,
2.0 » de graisse,	0.8 » d'alcool.
2.0 » de sucre,	

Sadoweni trouva pour le kéfir de 24 heures :

2.5 % de caséine,	3.8 % de sucre,
0.7 » d'albumine,	0.4 » d'alcool,
0.02 » de peptone,	1.3 » d'acide lactique.

Le kéfir de 3 jours possède la composition suivante :

0.5 % de caséine,	1.5 % de sucre,
0.7 » d'albumine,	1.5 » d'alcool,
0.02 » de peptone,	1.3 » d'acide lactique.

Les avis concernant la digestibilité du kéfir sont encore
partagés. D'après *Ucke,* il s'absorbe moins facilement que le koumis
dilué du lait de cheval; *Dmitrijew* estime qu'habituellement on ne
doit boire que 2—3 bouteilles de kéfir. D'après *Olschanetzky,* les
albuminoïdes du kéfir se comportent vis-à-vis de divers acides,
du sucre de plomb et du sublimé, d'une manière différente que les
albuminoïdes du lait de vache; ils se rapprochent des albuminoïdes
du lait de femme et occupent également le milieu entre ces deux
laits au point de vue de l'action digestive du suc gastrique. Par
conséquent, le kéfir conviendrait parfaitement pour l'alimentation
infantile. Ce même auteur constata que chez un garçon de 11 ans
atteint de rhumatisme polyarticulaire, l'alcalinité de l'urine s'éleva
par l'usage du kéfir en même temps que l'élimination de l'acide
urique s'abaissait; pendant ce temps, l'élimination du chlorure de
sodium resta invariable. La quantité d'urée et d'acide sulfurique
s'éleva au début et diminua ensuite. D'après *Georgiewski,* le kéfir
augmente la sécrétion urinaire (ce qui évidemment ne résulte que
de l'augmentation de la masse de liquide ingéré), active les échanges
azotés et élève le poids du corps. La haute valeur nutritive du kéfir
résulte encore des observations de *J. Theodoroff :* l'usage de cette
boisson chez les tuberculeux élève considérablement le nombre
des globules rouges.

May a récemment institué avec 6.4 litres de kéfir une
expérience de 2 jours sur le degré d'absorption de cette boisson;
il en résulte que l'adulte absorbe notablement mieux le kéfir que le
lait ordinaire; en effet la perte de substance sèche par les fèces
n'était que de 4 % d'azote, 3.9 % de graisse et 34.9 % de cendres.
Cette absorption plus complète est peut-être dûe en partie à ce

que les petites quantités d'acide lactique et d'alcool renfermées dans
le kéfir activent la digestion, en partie à ce que les albuminoïdes
sont partiellement transformées en albumose et en peptone.

L'action du kéfir est donc celle d'un aliment légèrement
stimulant; aussi l'emploie-t-on dans les mêmes maladies que le
koumis du lait de jument et du lait de vache. Il présente sur celui-ci
l'avantage d'être plus facile à se procurer. D'après *Georgiewski*, le
kéfir est surtout indiqué dans les catarrhes de l'intestin, dans la
dyssenterie et dans les affections pulmonaires. Les cardiaques, par
contre, le supportent mal, même en quantité modérée, parce qu'il
provoque de la dyspnée et des palpitations du cœur.

Bibliographie : *Ucke*, Der Kefyr, dans Deutsche Vierteljahrsschrift für öffentl.
Gesundheitspflege, Bd. 16, p. 342. — *Sadoweni*, Wratsch. 1883, p. 418. — *Brainin*,
Ueber den Kefyr, dans Zeitschrift für Therapie, 1884, Nr. 6. — *Dmitrijew*, Kefir oder
Kapir. Kumys aus Kuhmilch. Traduit par *Bothmann*, 1884. — *Mandowski*, Ueber den
Kefyr dans Deutsch. med. Wochenschr., 1884, Nr. 21. — *Podwyssotzki*, Kefyr, Kauka-
sisches Gährungsferment und Getränk aus Kuhmilch, Geschichte, Literatur, Bereitung,
Zusammensetzung, physiologische und therapeutische Bedeutung. Traduit du russe
par *Moriz Schulz*, St. Petersbourg, 1884. — *J. Theodoroff*, Züricher Blätter für Gesund-
heitspflege, 1885. — *Monti*, Wiener allg. med. Ztg., 1887, Nr. 22. — *Lépine*, La semaine
médicale, 1887, No 4. — *Krannhals* dans Deutsch. Archiv f. klin. Med., Bd. 35, Nr. 5. —
Weiss, Kefir. Klinische Zeit- und Streitfragen, Bd. 4, no 4. — *Olschanetzky*, Untersuchungen
über den Stoffwechsel während der Kefyrcur. Deutsche med. Wochenschr., 1890,
Nr. 27. — *Id.*, Beiträge zur Chemie der Verdauungsfähigkeit des Kefyr. Inaug.-Diss.
Würzburg, 1891. — *May*, Annal. d. Münchener Krankenhauses, Bd. VII, 1894.

Petit-lait. Après précipitation de la caséine, qui entraîne la
majeure partie de la graisse, on obtient un liquide aqueux désigné
du nom de petit-lait; il représente une solution très diluée de sucre
de lait avec albumine, peptone et sels. Le petit-lait est doux ou
aigre suivant le mode de préparation. Celle-ci se fait à l'aide du
lab : on ajoute une partie de lab à 200 parties de lait frais, on
chauffe à 34—40° C., on passe au tamis et on obtient ainsi le
petit-lait doux, serum lactis dulce. On peut aussi faire bouillir du
lait de vache, on y ajoute une partie de tartre épuré pour 200 parties
de lait; on passe au tamis et on obtient ainsi le petit-lait aigre
serum lactis acidum; ou bien encore on fait bouillir du lait de
vache, on ajoute une partie d'alun pour 200 parties de lait, on passe
et on obtient le petit-lait à l'alun, serum lactis aluminatum.
Enfin, on peut encore préparer le petit-lait au tamarin, serum
lactis tamarindinatum; à cet effet on ajoute à du lait de vache en
ébullition 4 parties de pulpe de tamarin pour 200 parties de lait, et
on filtre.

Le petit-lait possède en moyenne la composition suivante :

0.5 % d'albumine et de peptone,	3.9 % de sucre,
0.1 » de graisse,	0.6 » de sels.

J. König[1] a trouvé en moyenne les valeurs suivantes :

0.8 % d'albumine,	0.3 % d'acide lactique,
0.2 » de graisse,	0.6 » de sels.
4.7 » de sucre,	

Le petit-lait qu'il a analysé doit avoir été différent de celui
préparé d'après la prescription de la pharmacopée allemande. La
présence de l'acide lactique indique qu'il a été préparé avec du lait
aigre ou par coagulation de lait doux à l'aide de lait aigre; de
même la teneur relativement considérable en albumine et en

---

(1) *J. König*, **Die menschlichen Nahrungs- und Genussmittel**, 2 Aufl. Bd. 2, p. 298.

graisse doit s'expliquer par le mode de préparation différent.

Pour le petit-lait de chèvre, *Lehmann* indique la composition suivante :

0.58 º/o d'albuminoïdes,	4.97 º/o de sucre,
0.02 » de graisse,	0.66 » de sels.

Les sels contenus dans le petit-lait sont des combinaisons du potassium, du sodium, du calcium, du magnésium et du fer avec le chlore, le phosphore et l'acide sulfurique.

D'après *Lehmann*[1], la composition des sels du petit-lait de chèvre serait la suivante :

44.58 º/o de potasse,	13.78 º/o d'acide phosphorique,
7.18 » de soude,	2.42 » » sulfurique,
5.99 » de chaux,	30.41 » de chlore.
2.48 » magnésie,	

La composition chimique du petit-lait nous permet de prévoir son action. Vu la teneur en albumine, en peptone, en sucre et en sels, tous les petits-laits possèdent une action légèrement nutritive. Le petit-lait doux, pris en grande quantité, détermine des selles molles, probablement grâce à sa teneur en sels et en sucre de lait. Divers auteurs ont signalé, et *H. May*[2] le confirme, que le petit-lait renforce la contraction cardiaque; c'est là probablement une erreur due à ce que leurs observations ont porté sur des personnes délicates, très excitables, chez lesquelles le fait seul de l'examen médical est capable d'accélérer le pouls. *Uffelmann* n'a rien pu observer de pareil sur lui-même.

Les indications principales du petit-lait étaient jadis les suivantes : tuberculose des poumons au début, catarrhe des sommets, hémoptysie légère, catarrhe pulmonaire chronique, pleurésie chronique. On espérait intervenir favorablement par dérivation sur l'intestin; on attribuait d'ailleurs au petit-lait, et cela sans raison, une propriété curative antiphlogistique spéciale. La médecine moderne ne veut pas reconnaître ces opinions anciennes comme fondées; aussi, fait-elle peu usage de petit-lait. Et d'abord, elle déconseille d'en boire de grandes quantités. La consommation ne doit s'élever qu'à 5oo—75o c.c. par jour, des quantités supérieures pouvant déterminer de la diarrhée, une diminution de l'appétit et un état dyspeptique, alors que dans les maladies ci-dessus désignées il faut veiller avant tout au relèvement des forces du malade et de sa nutrition. Pour le reste, le petit-lait doux se prescrit seul ou associé à de l'eau minérale, telle, par exemple, l'eau d'Obersalzbrunn.

Le petit-lait au tamarin est plus laxatif; aussi, le prescrit-on en cas de pléthore abdominale et contre la constipation habituelle.

Le petit-lait acide facilite également les selles ainsi que la diurèse, mais il provoque plus facilement que les deux précédents des troubles de la digestion. Le petit-lait à l'alun possède des propriétés précisément opposées; à raison de ses propriétés astringentes, on le prescrit comme remède contre l'entérite chronique et la dyssenterie subaiguë.

Bibliographie. La plupart des publications qui ont trait au petit-lait datent du siècle précédent et de la première moitié de notre siècle, où ce moyen diététique était tenu en haute estime.

(1) *Lehmann*, d'après *König*, Die menslichen Nahrungs- und Genusmittel, 1 Aufl., Bd. 2, p. 234.
(2) *H. May*, Bayer. ärztl. Intelligenzblatt, 1879, Nr. 12.

Comme publications récentes, il y a à citer : *Beneke*, Die Rationalität der Molken-
curen, 1853. — *Lebert*, Ueber Milch- und Molkencuren, 1869. — *Grünberg*, Die
Saisoncuren mit Milch und deren Präparaten, 1869. — *Lersch*, Die Cur mit Milch,
Molken, Kumys, 1869. — *Richter*, Ueber Milch- und Molkencuren, 1853. — *Drescher*,
Milch und Molken dans *Kisch's* Jahrbuch der Balneologie, 1879. — *H. May*, Zur
Existenzfrage der Molke. Bayer. ärztl. Intelligenzblatt, 1879, Nr. 12.

Mélange de crème de *Biedert*[1]. Nous signalons expressément ici le mélange artificiel de crème, car chez l'homme sain il
ne sera probablement jamais beaucoup employé, tandis que dans
les conditions pathologiques il peut parfaitement trouver sa place.
La préparation et la composition de ce produit et d'autres analogues
ont été données plus haut à la page 314. Ce mélange de crème
renferme tous les principes nutritifs nécessaires à l'homme et se digère
très facilement ; dilué en quantité voulue dans de l'eau, il possède un
goût agréable ; il convient donc parfaitement pour des nourrissons
malades, même mieux pour ceux-ci que pour les nourrissons en
bonne santé. Il est particulièrement indiqué dans les premiers
mois de la vie chez le nouveau-né faible dont la digestion est
troublée, ensuite en cas de diarrhée infantile comme la diarrhée
estivale, etc., de toute dyspepsie fébrile des nourrissons. On peut
également le prescrire au cours de maladies fébriles chez les
enfants plus âgés et chez les adultes.

Viande.

La plupart des viandes consommées par l'homme sain servent
également à l'alimentation de l'homme malade. Tel est le cas pour
la viande de veau et la viande de bœuf, certains plats de viande
de porc, le gibier, la volaille de basse-cour et la volaille sauvage,
quelques poissons et enfin les huîtres. Pour la composition chimique
et la digestibilité de ces aliments, nous renvoyons le lecteur à
la Ire et IIe partie de cet ouvrage. Il y est démontré que ces
différentes viandes diffèrent par leur valeur nutritive, chimique
et physiologique ; le gros gibier et le gibier à plumes sont les plus
riches en principes nutritifs et les plus faciles à digérer ; la volaille
de basse-cour et la bonne viande de bœuf se rapprochent beaucoup
du gibier sous ce rapport ; la viande de veau se digère facilement
mais est moins nourrissante, la viande de porc est la plus difficile
à digérer.

Anciennement déjà, on faisait dans le régime alimentaire du
malade une différence considérable entre la viande blanche et la
viande rouge[2]. La viande blanche, telle que la viande de veau,
le ris de veau, la viande de jeunes poulets et de chapons, était
considérée comme plus douce, moins stimulante, et, jusqu'à un
certain point, comme du lait de vache concentré ; aussi, la pres-
crivit-on fréquemment en même temps que les cures de lait, surtout
dans la tuberculose au début. La viande rouge était considérée
comme plus excitante, de sorte qu'on la prohibait dans toutes les
maladies où une action plus énergique du cœur pouvait être nuisible,
comme par exemple en cas de tendance à l'hémoptysie. On s'est

(1) *Biedert*, Jahrb. f. Kinderheilkunde, Bd. 11, 12. — *Bunge*, Ibid., Bd. 9, 1. —
Kormann, Ibid., Bd. 14, p. 238. — *Monti*, Archiv f. Kinderheilk., Bd. 2, p. 21. — *Raudnitz*,
Prager med. Wochenschr., 1882, Nr. 27.
　(2) Cette distinction est dûe surtout aux médecins arabes, *Avicenne, Averroes* et
Rhazes qui les premiers insistèrent sur la différence entre les deux sortes de viande.

même avancé si loin dans cette voie qu'on a attribué aux diverses
sortes de viande une influence directe sur le caractère; c'est ainsi
qu'on raconte de l'acteur anglais *Garrick* que lorsqu'il devait remplir
le rôle de héros il mangeait du rosbif, et qu'au contraire il prenait
une bonne portion de mouton avant de paraître en scène dans le
rôle de nigaud! De fait, la viande blanche se caractérise par une
richesse moins grande en substances extractives, par conséquent,
en substances sapides et stimulantes; de plus, elle renferme moins
d'hémoglobine et de composés de fer que la viande rouge; par
contre, elle est plus riche en substances collagènes[1]. Néanmoins,
il n'est pas encore prouvé que, dans les maladies signalées plus
haut, ces différences de composition se manifestent réellement au
degré admis par les anciens, par exemple, au point que la viande
rouge stimulerait davantage l'action du cœur que la viande blanche.
Mais il est incontestable que la viande blanche, grâce à sa teneur
moins grande en graisse, ou grâce à la délicatesse plus grande
du sarcolemme, est d'une digestion plus facile et doit donc être
surtout recommandée aux personnes dont la digestion est affaiblie,
ainsi qu'aux personnes atteintes de gonorrhée ou d'une irritation
quelconque du système urinaire, la viande blanche étant plus pauvre
en substances irritantes que la viande rouge.

Le ris de veau, c'est-à-dire le thymus, jouit d'une excellente
réputation dans l'alimentation des malades. Il renferme[2] :

22 % de substances albuminoïdes,	1.6 % de sels,
6 » de tissu collagène,	70.0 » d'eau.
0.4 » de graisse,	

Par conséquent, il est riche en albumine, pauvre en graisse,
riche en substances d'épargne représentées par le tissu conjonctif; il
est facile à digérer car le tissu glandulaire possède une consistance
molle. La préparation se fait le mieux de la manière suivante :
on coupe la glande en menus morceaux et on l'étuve dans un peu
de beurre. On peut encore la préparer sous forme de soupe, ce
qui se fait de la manière suivante : le ris de veau, découpé en
petits morceaux et roussi dans du beurre et de la farine, est mis
bouillir un certain temps dans du bouillon de viande de veau
auquel on ajoute ensuite des jaunes d'œuf. On rehausse le goût
de ce mets en l'additionnant d'un peu de madère et de quelques
gouttes de jus de citron.

Viande crue râpée. La viande de bœuf crue, surtout le filet,
finement râpée et, par conséquent, dépourvue de tissu tendineux,
est très facile à digérer en raison de son état de division et de sa
faible consistance; elle est d'une importance considérable pour
l'alimentation des malades et se recommande surtout en cas de
catarrhe chronique chez les enfants âgés de plus de 10 mois, que ce
catarrhe soit dû à une entérite simple ou à une entérite ulcéreuse.
La viande finement râpée rend également d'excellents services en
cas d'entérite chronique chez l'adulte. De plus, elle est utile pendant
la convalescence de maladies fébriles graves, surtout de la fièvre

---

[1] D'après la « Médecine moderne », 1891, n° 10, la viande de bœuf contient
0.005 % de fer, la viande de veau 0.003 %, la viande de poisson 0.002 %.
[2] *Morin*, d'après *J. König*, Die menschlichen Nahrungs- und Genussmittel,
3 Aufl., p. 198.

typhoïde, car elle constitue un aliment éminemment réconfortant qui ne charge pas le tube digestif de substances inutiles ; en outre, mieux que tout autre aliment, elle établit la transition de la nourriture liquide à la nourriture solide. Malheureusement, le bœuf crû présente comme inconvénient, et ce n'est pas rare, de renfermer des hydatides qui, pour la moindre inattention, passent facilement inaperçues. Aussi, est-il préférable d'employer du mouton crû, pauvre en graisse, le mouton étant naturellement dépourvu d'hydatides. La viande prise dans la partie centrale du jambon et finement râpée, plaît également beaucoup, peut-être même plaît-elle généralement le plus ; on peut la recommander, à condition qu'elle ne renferme pas de trichines. Beaucoup de personnes rejettent systématiquement le jambon crû à cause de la possibilité de la trichinose. La viande de bœuf ou de mouton peut être additionnée d'un peu de sel, d'anchois hâché, ou d'un peu de poivre finement pulvérisé ; parfois aussi peut-on y incorporer un œuf crû.

Nous devons également citer ici la gelée de viande qui se trouve dans le commerce sous forme de conserve et qui peut aussi être préparée à l'état frais. Entre autres conserves à recommander, et dont le goût est excellent, citons la gelée de poulet ou de bœuf de *Baker*. Nous donnons à la page 442, où nous traitons des gelées, le mode de préparation de cet aliment à domicile.

Le rôti et le bouilli ont été étudiés précédemment ; nous y renvoyons le lecteur.

Le bouillon a été également étudié précédemment au point de vue de sa préparation, de sa composition et de son action ; toutefois, nous désirons ajouter quelques considérations qui ont spécialement trait à l'alimentation des malades. Le bouillon préparé de la manière ordinaire possède une faible valeur nutritive, soit environ la même que celle du petit-lait, mais en même temps il stimule l'organisme grâce à sa teneur en substances extractives et en sels potassiques, grâce aussi à sa température, car il est pris chaud et parfois même très chaud. L'importance de cette action stimulante incontestable a été justement appréciée de tout temps dans l'alimentation des malades. On recommandait donc le bouillon surtout lors de la convalescence, ainsi que dans les états de faiblesse ; mais on le proscrivait dans les maladies dites sthéniques, c'est-à-dire dans les maladies fébriles aiguës, parce que la sensation de faiblesse existante n'était pas considérée comme de la faiblesse véritable. L'école de *Brown*, les disciples de *Broussais* et de *Bouillaud* étaient d'une sévérité extrême sur ce point, ainsi que nous l'avons déjà dit dans l'introduction de la IIIe partie. Bien que le brousséisme n'ait jamais poussé de profondes racines en Allemagne, il n'en est pas moins vrai que pendant les premières dizaines d'années de ce siècle on considérait comme une faute de donner du bouillon aux malades atteints d'un état fébrile aigu, à moins cependant qu'ils ne présentassent les signes manifestes d'adynamie. On redoutait par ce stimulant d'aggraver la fièvre. Les opinions sur cette question se sont peu à peu modifiées : on considère aujourd'hui comme démontré que le bouillon n'élève pas la température, qu'il peut donc très bien être donné pendant l'état fébrile, et, dans certaines circonstances, même dès le début.

Il est, en effet, hors de doute que le bouillon ordinaire pris en petite quantité, même modérément chaud, n'élève pas la température fébrile et n'accélère pas le pouls. Par contre, des quantités plus grandes prises à l'état chaud et concentré provoquent une sensation plus vive de chaleur, des palpitations cardiaques et l'accélération du pouls; chez les fébricitants aigus dont les organes digestifs sont très irritables ainsi que chez les individus nerveux, elles peuvent, dans ce cas, produire une élévation réelle, bien que minime, de la température. Ces divers effets doivent être attribués aux substances extractives et aux sels potassiques renfermés dans le bouillon. On ne doit donc pas perdre de vue que le bouillon peut exercer une action stimulante défavorable; souvent cependant la température élevée du bouillon donné au malade en est en grande partie la cause.

L'administration de bouillon est absolument indiquée dans tous les cas où il s'agit de donner un coup de fouet au système nerveux et au cœur, ceux-ci ayant une tendance à faiblir pour une raison quelconque; il est donc indiqué dans tous les états de faiblesse, qu'ils se développent d'une manière aiguë ou chronique, dans toutes les affections des vieillards et des individus faibles par nature, dans les maladies fébriles qui succèdent à des pertes de sang considérables ou qui les accompagnent, ainsi que dans les maladies fébriles qu'on prévoit être longues, et au cours desquelles on peut donc redouter l'épuisement du système nerveux. Le bouillon est encore excellent au début comme au cours de la convalescence, pour autant qu'il s'agit de stimuler l'activité des tissus rentrant en fonctionnement, de favoriser l'hématopoïèse et la régénération des organes lésés par la fièvre et cela, en stimulant la digestion et en introduisant ainsi les principes et sels nutritifs perdus.

Le bouillon est seulement contre-indiqué dans les cas d'hyperesthésie considérable de la muqueuse stomacale, par conséquent, au premier stade de la gastro-entérite aiguë comme au premier stade de la dyssenterie et de la péritonite. La fièvre aiguë ne constitue pas en elle-même une contre-indication. Mais il est inutile de donner cette substance dès le début de toute maladie fébrile aiguë. Au premier stade surtout, il existe, en général, une répugnance marquée pour le bouillon, répugnance qu'il faut respecter pour les raisons indiquées plus haut. L'indication du bouillon dans les maladies fébriles aiguës se pose seulement du moment qu'apparaît la nécessité de stimuler le système nerveux d'une manière rapide et passagère ou d'une manière continue.

Bouillon riche en substances azotées. Le mode de préparation de ce bouillon a déjà été exposé à la page 139 et suivantes. Nous relevons seulement ici que la meilleure manière d'augmenter la richesse du bouillon pour malades est d'y ajouter du jaune d'œuf ou de la peptone.

L'addition d'un jaune d'œuf à 100 c.c. de bouillon ordinaire lui procure une teneur de plus de 3 gr. d'albumine et de 4 gr. de graisse; l'addition d'une cuillerée à café (5 gr.) de peptone de *Kemmerich* à cette même quantité de bouillon y introduit environ 2 gr. d'albumine.

Ces bouillons conviennent pour les personnes dont l'organisme doit avant tout être stimulé et réconforté ; il sera donc surtout utile aux convalescents ainsi qu'à presque tous les sujets anémiques, affaiblis ou âgés.

Bouillon en bouteille[1]. Le bouillon en bouteille est relativement concentré et riche en azote ; on le prépare avec du bœuf ou du veau de la manière suivante : on découpe en petits carrés la viande fraîche et dépourvue de graisse ; sans addition aucune, on la met dans une bouteille propre à large goulot, de préférence dans une bouteille à fermeture brevetée. On place la bouteille dans un bassin d'eau tiède, on chauffe lentement et on laisse bouillir pendant 20 minutes environ. La bouteille renferme alors un liquide brunâtre ou jaunâtre, soit 90—100 c.c. pour 300 gr. de viande. C'est ce qui constitue le bouillon en bouteille, qu'on déverse simplement sans même le passer au tamis ; il a une très forte odeur de bouillon et possède une réaction faiblement acide ; sa saveur est celle d'un bouillon ordinaire très concentré. Préparé avec du bœuf, il renferme environ 7.3 % de substances fixes, dont 5.5 % de substances organiques et 1.7 % de sels. Les substances organiques se composent de 1.8 parties d'albumine, de peptone et de gélatine, et de 3.7 parties de substances extractives.

Le bouillon en bouteille, préparé avec du veau, contient 7.4 % de substances fixes, dont 5.8 % de substances organiques et 1.6 % de sels. La partie organique est constituée par 2.8 parties d'albumine, de peptone et de gélatine, et par 3 parties de substances extractives.

Ce bouillon est très digestible ; ainsi que l'indique sa composition chimique, il est plus nutritif et plus stimulant que le bouillon ordinaire. On l'administre avec grand succès dans les cas où l'activité digestive est arrêtée et où la nécessité d'un analeptique énergique se fait sentir. Tel est surtout le cas dans le catarrhe gastro-intestinal aigu des petits enfants, non pas au 1ʳ ou au 2ᵉ jour, car alors l'excitabilité de l'estomac est trop considérable, mais bien dans la suite lorsqu'apparaissent les premiers symptômes d'anémie cérébrale. A ce moment, le bouillon en bouteille, fait à l'aide de viande de bœuf, administré tiède à la dose de 2 cuillerées à thé toutes les 10—15 minutes, constitue un remède inappréciable qui arrête les vomissements et fait disparaître par stimulation du cœur et du système nerveux les symptômes de faiblesse. Son effet paraît dû à sa richesse si considérable en substances extractives et en substances azotées dont l'assimilation est facile. C'est du moins un fait que le bouillon simple n'exerce pas une action aussi favorable. Le bouillon en bouteille, fait à l'aide de viande de bœuf, agit favorablement dans les maladies fébriles des vieillards et des buveurs accompagnées d'une forte dépression, ainsi qu'à la période d'acmé de la fièvre typhoïde, dans la fièvre puerpérale. On peut même le donner avec succès aux malades faibles atteints de péritonite, à partir du moment où l'hyperesthésie exagérée de l'estomac commence à se calmer.

Le bouillon en bouteille, fait à l'aide de viande de veau, est moins stimulant et l'expérience a appris qu'il convient surtout à l'organisme en voie de développement, en cas de faiblesse

---

(1) *Uffelmann*, Die Flaschenbouillon, Archiv für Kinderheilkunde, Bd. 1, 3.

générale, spécialement en cas de rachitisme. On le donne alors associé au lait. Un enfant de 10—12 mois recevra, par exemple, par jour, 125 c.c. de ce bouillon, en 6—7 fois, par conséquent, environ 20 c.c. ou 4 cuillerées à thé chaque fois. Il va de soi qu'une amélioration ne peut se produire qu'après usage prolongé de cet aliment.

Le jus de viande, succus carnis recente expressus, renferme environ 6—7 % d'albumine; il possède une réaction faiblement acide, une saveur peu agréable; de plus, il se gâte rapidement. L'extractum carnis acido paratum a plus de goût, mais il ne renferme que 2 % d'albumine. Le jus de viande stérilisé de *Brunnengräber* est également de meilleur goût; il renferme environ 2 % d'albumose et un peu de sherry. En Amérique, il existe dans le commerce un certain nombre de ces jus de viande connus sous le nom de fluid-meat ou meat juice; nous les décrivons d'après une communication du professeur *Chittenden*.

D'après lui, le *Valentine's* meat juice, préparation bien connue, expédiée dans des fioles brunes, qui se distingue par sa réclame tapageuse et son importunité vis-à-vis du corps médical, est constituée, de même que le *Wyeter's* beef juice, par un extrait dilué de viande additionné d'albumine soluble mais en quantité trop faible pour présenter une importance pratique, car elle atteint au maximum 0.5—1 % de substances protéiques. A part cette teneur minime en albumine soluble, la composition chimique de ces préparations ne diffère en aucun point de celle des extraits de viande habituels, sauf cependant le degré de concentration qui est moins grand. Par contre, elles sont d'autant plus chères et se paient 50—100 fois leur valeur nutritive proprement dite.

Le *Murdock's* liquid food et la bovinine ou *Bush's* fluid food renferment déjà plus d'albumine soluble, environ 14.3 %. Il en est de même du *Johnston's* fluid beef (et probablement aussi du *Brand & Cy's* meat juice et préparations analogues). Toutefois, la valeur nutritive de n'importe laquelle de ces préparations n'égale celle de la viande de bœuf maigre à l'état frais.

Extrait de viande. Les extraits de viande de *Liebig* et de *Kemmerich* peuvent éventuellement être employés dans l'alimentation des malades pour préparer un bouillon instantané ou pour améliorer le bouillon de viande (voir p. 143).

Peptone. La peptone du commerce se prépare à l'aide de la fibrine du sang ou de la viande de bœuf, le plus souvent sous pression de vapeur d'eau, plus rarement par digestion par la pepsine ou par la papayotine. La plupart des prétendues peptones de viande sont si pauvres en peptone vraie qu'elles ne méritent pas leur nom. Elles se composent d'albumose (propeptone et syntonine) et d'une quantité variable d'albumine soluble et de gélatine. Comme les peptones véritables possèdent une saveur excessivement amère et répugnante, il en résulte que leur consommation est en raison inverse de leur qualité, celle-ci étant jugée d'après leur richesse en peptone. Les correctifs les plus divers ne masquent qu'imparfaitement le goût des peptones. Nous croyons avoir démontré[1]

---

[1] *Ewald* und *Gumlich*, Ueber die Bildung von Pepton im menschlichen Magen und Stoffwechselversuche mit Kraftbier, Berl. klin. Wochenschr., 1890, Nr. 44.

qu'il se forme et qu'il s'absorbe principalement de l'albumose dans l'estomac; d'autre part, *Pollitzer* et *J. Munk* ont démontré que les albumoses jouent normalement le rôle d'aliment; on peut donc se contenter de préparations qui sont aussi riches que possible en albumose; il n'est donc pas nécessaire de présenter au public comme peptone une préparation qui en réalité ne contient cette substance qu'en minime quantité.

Au cours de ces dernières années, l'industrie a jeté sur le marché de nombreuses préparations dites de peptone; quelques unes seulement ont joui et jouissent encore d'un usage continu et général. D'abord, ces préparations ne peuvent pas être d'un prix trop élevé; ensuite, et surtout, elles doivent présenter un goût tel que le malade les accepte volontiers, du moins pendant quelques jours, et ne les refuse pas absolument à la deuxième ou à la troisième fois déjà. Bien peu de préparations peuvent se vanter de posséder ces qualités; parmi elles, se trouvent les peptones de *Kochs,* de *Kemmerich*, de *Denayer*. La peptone de *Kochs* a la consistance de la gélatine molle, elle renferme en moyenne[1] 18.8 % de peptone, 16.0 % de propeptone, 1.4 % d'albumine insoluble, 16.0 % d'autres substances azotées, 0.8 % de graisse, 6.9 % de sels et 40.1 % d'eau.

La peptone de *Kemmerich* renferme, en moyenne, d'après les récentes indications de l'auteur[2], 30 % d'albumose, 18 % de peptone au sens de *Kühne* et 9—12 % d'autres substances albuminoïdes solubles; il faut ajouter 8—10 % de phosphate potassique, de chlorure de potassium, de phosphates terreux et 0.3 % de graisse. Sa conservation est parfaite, son pouvoir nutritif considérable, sa digestion facile, enfin le malade la prend volontiers, généralement mieux que la peptone de *Kochs;* d'après les récentes recherches de *Kemmerich,* sa peptone pourrait également être recommandée comme tonique du cœur grâce à son pouvoir de relever la force du pouls.

Les données sur la richesse en peptone des trois préparations suivantes sont loin d'inspirer confiance; rien ne garantit que le pour cent indiqué se rapporte à des peptones vraies.

La nourriture-peptone de *Maggi* renfermerait 28.9 % de peptone, 5.7 % de propeptone et 0.3 % d'albumine insoluble.

La papaya-peptone de *Cibils* contiendrait 28.3 % de peptone + 13.7 % d'albumose.

La peptone sèche de *Merck* renfermerait 32.5 % de peptone + 23 % de propeptone.

La seule préparation de ce genre dont la dénomination correspond à sa vraie composition et à sa teneur en albumose, est peut-être l'albumose-peptone de *Antweiler*[3]. Elle contient 84.5 % de substances organiques avec 13.8 % d'azote, dont 64 % sont de l'albumose + peptone ($^9/_{10}$ d'albumose, $^1/_{10}$ de peptone), 18 % d'albumine soluble et insoluble, 1.4 % d'azote extractif, 0.75 % de graisse, 9.6 % de sels. Sa saveur n'est pas mauvaise; elle rappelle

---

(1) D'après *J. König.* Loc. cit., 3 Auflage, p. 238.
(2) Berl. klin. Wochenschr., 1894, Nr. 10.
(3) *I. Munk,* Deutsch. med. Wochenschr., 1889, Nr. 2. — Citons encore la peptone *Cornélis.*

celle du bouillon; sa valeur nutritive est la même que celle de l'albumine de viande; elle est digérée et absorbée par l'intestin presque au même degré que l'albumine de viande; elle est généralement très bien supportée.

La peptone *Denayer* appartient à la même catégorie de mélanges d'albumose-peptone : elle est composée d'albumose, contient beaucoup de gélatine et très peu de peptone vraie. Elle plaît généralement aux malades.

C'est également l'albumose qui constitue la substance nutritive principale de la bière dite « forte » (voir ci-dessous « bière »).

Une préparation nouvelle est la somatose; elle se présente sous forme d'une poudre granulée, jaunâtre, inodore, facilement soluble dans les liquides aqueux. C'est un mélange d'albumose préparé avec de la viande, par la fabrique de couleurs d'*Elberfeld;* disons en passant que divers médecins ont délivré à la somatose, comme c'est le cas pour tout médicament nouveau, des certificats les plus élogieux; il n'en est pas moins vrai que ce produit n'a encore nullement justifié sa raison d'être aux yeux du monde scientifique. Ainsi, la recommandation de *Hildebrandt,* directeur du laboratoire de pharmacologie de la fabrique d'Elberfeld, basée sur des expériences d'alimentation est formellement combattue par des juges aussi compétents que *Neumeister, J. Munk, A. Auerbach;* ces deux derniers auteurs surtout ont démontré que la somatose est mal digérée et peut provoquer des symptômes gastro-intestinaux[1]. Une expérience suffisante faisant encore défaut, il vaut mieux s'abstenir de tout jugement. La même remarque s'applique à l'eucasine, qui ne paraît non plus tenir ses promesses[2].

Nous n'avons pas la prétention d'avoir donné dans les lignes précédentes une énumération complète de toutes les préparations de ce genre; surtout que, presque chaque jour, les fabricants à l'affût de spéculations jettent de nouvelles spécialités sur le marché. Nous nous sommes contenté de signaler les plus connues d'entre elles et de reproduire les critiques qu'on a formulées sur leur valeur respective; quant aux autres préparations, on peut les apprécier d'une manière analogue. C'est d'autant plus exact que la valeur même de ces préparations n'est pas toujours restée incontestée par tout le monde. Selon nous, c'est à tort. En effet, lorsque *Neumeister,* qui a émis peut-être le jugement le plus défavorable, affirme que ces préparations « ne peuvent en aucune circonstance réaliser une alimentation supérieure à celle par la viande de bœuf finement râpée», et qu'il qualifie l'alimentation des malades par les préparations à l'albumose ou à la peptone « d'attentat grossier », cet auteur semble oublier complètement que ces préparatifs sont indiquées précisément dans les cas où l'appareil digestif ne peut plus digérer la viande de bœuf finement râpée ou d'autres aliments renfermant de l'albumine native, et que les préparations à l'albumose, etc. ont pour but de compenser autant que possible cette insuffisance

---

(1) H. *Hildebrandt,* Verhandl. XII. Congress f. innere Med., 1893; Ztschr. f. physiolog. Chemie, Bd. XVIII, p. 180. — *Neumeister,* Deutsche med. Wochenschr., 1893, Nr. 36 et 46. — *I. Munk,* Centralbl. f. die med. Wissensch., 1894, Nr. 2. — *A. Auerbach,* Deutsch. med. Ztg., 1894, Nr. 83; 1895, Nr. 3.

(2) *Salkowski,* Deutsch. med. Wochenschr., 1896, p. 225.

des fonctions digestives. En formulant ce jugement, *Neumeister* se place complètement en dehors de la pratique médicale et de ses exigences.

Alors même que ces préparations ne seraient pas supérieures à la viande râpée au point de vue de la nutrition, elles offrent du moins l'immense avantage de constituer, ne fût-ce que d'une manière temporaire et défectueuse, je le veux bien, un succédané de la viande pour les malades qui éprouvent de la répugnance pour celle-ci et dont l'état nutritif est tombé au minimum. C'est ce qui explique l'usage considérable qu'on en fait [1].

Enfin, les peptones peuvent être employées pour la préparation des lavements nutritifs; elles sont certainement d'un usage plus commode et d'un effet plus certain que les lavements à la viande pancréatisée, recommandés jadis par *Leube,* et tombés actuellement en désuétude.

Citons encore en terminant la farine de viande, c'est-à-dire de la viande desséchée, finement râpée, appelée « carne pura »; très vantée, il y a quelques années, elle a aujourd'hui presque complètement disparu du marché. Un produit analogue est la farine de viande de *Mosquera*; une partie de cette viande a été préalablement soumise à la digestion par le jus d'ananas, lequel possède une action protéolytique. Cette préparation renferme environ 90 % de substances nutritives, dont 77 % d'albuminoïdes, dont environ 29.5 % d'albumine soluble (albumose), et 13 % de graisse.

Solutions de viande. La solution de viande de *Leube-Rosenthal* ressemble beaucoup aux préparations de peptone que nous venons d'étudier [2]. Toutefois, depuis que nous possédons la peptone de viande de *Kemmerich* et l'albumose-peptone d'*Antweiler,* qui toutes deux ont un goût agréable, la peptone *Denayer* ainsi que les préparations analogues, l'usage de la solution de viande est des plus restreints. Prise longtemps, son goût ne plaît plus. On peut considérablement l'améliorer en ajoutant de l'extrait de viande ou du bouillon. Le mieux est d'administrer la solution de viande bien mélangée à du bouillon, soit 2—3 ou 4 cuillerées à thé de la solution pour une tasse de bouillon.

Aliments d'épargne. Aliments gélatineux. Gelées.

La gélatine possède une grande importance comme aliment d'épargne; nous l'avons rappelé à diverses reprises déjà. On peut la donner aux malades sous forme de soupe et de gelée. On sait qu'il s'en trouve dans tout bouillon, mais surtout dans le bouillon

---

(1) D'autres cliniciens distingués, parmi lesquels nous citerons *Penzoldt,* ne sont pas tout à fait de l'avis de *Ewald.*

(2) La solution de viande se prépare de la manière suivante : 1000 gr. de bœuf sans graisse sont finement hachés, on ajoute un litre d'eau et 20 gr. d'acide chlorhydrique, on porte le tout dans une marmite de *Papin* et on fait bouillir pendant 10—15 heures; on met ensuite la viande dans un mortier, on la broie très finement, et on la fait bouillir de nouveau dans la marmite pendant 15 heures. On neutralise ensuite presque complètement par du carbonate de soude pur et on évapore jusqu'à consistance molle. Dans la préparation ainsi obtenue, une partie de l'albumine de viande est transformée en albumose-peptone. Toutefois, toute l'albumine n'est pas peptonisée comme le démontre déjà le fait qu'on peut encore toujours retrouver au microscope des fibrilles musculaires dans la solution de viande. Elle contiendrait 1.8—6.5 % de peptone, outre 9—11 % d'albumine soluble.

de veau. Veut-on faire prendre de la gélatine en quantité plus notable que celle renfermée dans le bouillon, on doit recourir à d'autres préparations.

La gélatine la plus fine et la plus claire est fournie par la vessie natatoire de l'esturgeon. La meilleure sorte de vessie est celle qui, tenue devant la lumière, présente un reflet légèrement bleuâtre. On la bat d'abord, on la découpe ensuite en petits morceaux qu'on gonfle dans de l'eau, soit environ 15—16 gr. pour un ½ litre d'eau ; on laisse ramollir pendant 6—8—10 heures, puis on la fait bouillir environ un quart d'heure. La masse encore toute chaude est passée par un linge fin ou mieux encore par du papier à filtrer propre. Le plus économique est de se servir de la gélatine du commerce. On ne prendra pour les malades que la meilleure sorte, c'est-à-dire la gélatine blanche ; on découpe les feuilles, on les gonfle dans l'eau (5 gr. : 100 c.c.), on fait bouillir et on passe à chaud. La gelée préparée avec les pieds de veau revient également bon marché. On la prépare de la manière suivante : les pieds de veau sont nettoyés aussi proprement que possible, puis macérés 3—4 heures dans de l'eau tiède ; au bout de ce temps, on les enlève et on les place dans de l'eau froide qu'on chauffe, mais non jusqu'à ébullition ; on la déverse, on ajoute de nouveau de l'eau froide, on chauffe de nouveau et cette fois jusqu'à ébullition ; 3 heures après, les pieds de veau sont tendres et sont presque réduits en morceaux, on les retire alors de l'eau chaude, on écume le liquide qu'on verse tout chaud à travers un fin tamis. Il faut employer 6 pieds de veau pour faire 1 litre de gelée.

Ces gelées comme telles sont fades ; pour corriger l'absence de goût on peut se servir des condiments habituels, ou plutôt des acides, tant végétaux que minéraux. L'acide chlorhydrique constitue un excellent correctif ; de plus, il favorise la digestion de la gélatine. Il suffit d'ajouter 0.5 gr. d'acide chlorhydrique pur à 100 c.c. du liquide tamisé. On peut également employer l'acide citrique (1—1.5 gr. : 100 c.c.), le jus de citron (6—8 gr. : 100 c.c.), du vin de Rhin (10 c.c. : 100 c.c.), du cognac (5 c.c. : 100 c.c.). Il va de soi qu'on ne doit pas nécessairement se contenter de l'addition d'un seul de ces correctifs ; à l'occasion, on associera l'acide et le vin ou l'acide et le cognac. Une excellente gelée est également celle préparée avec du jus de rôti. Il est bon de connaître ces diverses gelées afin de pouvoir varier les assaisonnements si l'on se voyait obligé d'en prolonger l'usage. Si pour l'une ou l'autre raison on veut donner non pas de la gelée mais de la soupe, on prendra moins de gélatine ou de substance gélatineuse ; pour le reste, on procède exactement de la manière indiquée. Le mode de préparation le plus approprié dans ce cas consiste peut-être à prendre du bouillon de viande ordinaire et à le rendre plus gélatineux par l'addition de gélatine blanche. En général, les malades préfèrent les gelées aux soupes gélatineuses.

Recettes pour gelées.

1º Gelée de *Wiel* pour gastralgiques : 4 pieds de veau, 2 livres de viande de bœuf, 1 vieux poulet sont bouillis pendant une après-midi dans 5 litres d'eau additionnés de 15 gr. de sel (il faut avoir soin d'écumer souvent). Pendant la dernière heure d'ébullition on ajoute encore un petit brochet. On laisse la masse refroidir pendant toute la nuit.

Le lendemain matin on enlève la graisse de la surface, on déverse la gelée, on la chauffe lentement, puis, pour clarifier, on ajoute 6 blancs d'œufs, et on fait bouillir jusqu'à précipitation de gros flocons d'albumine. On filtre alors à travers une serviette préalablement mouillée. On ajoute encore au filtrat 20 gr. d'extrait de viande, puis on le remet refroidir.

2° Gelée de viande *(Ewald)* :

1 livre de bœuf,		1 céleri,	
1 » de veau,		1 racine de persil,	
1 poulet tendre, pour soupe,		1/2 cuillerée à soupe de sel.	
1—2 pieds de veau,			

Le tout recouvert d'eau froide est porté lentement à l'ébullition ; on enlève la chair des os du poulet et on la hache finement. On passe le bouillon par un linge fin, on y ajoute une bouteille de vin, on chauffe, on y mélange la viande hachée du poulet et on remet refroidir dans des tasses à café ou dans des plats.

3° Gélatine de colle de poisson, additionnée de cognac et d'acide chlorhydrique :

Colle de poisson	15 gr.	Acide chlorhydrique pur	2.5 gr.
bouillie dans eau	500 c.c.	Cognac	30.0 c.c.
A cette colature on ajoute :		Sucre	75.0 gr.

4° Gelée à la gélatine avec vin de Rhin et acide chlorhydrique :

Gélatine	15.0 gr.	Acide chlorhydrique pur	1.5 gr.
bouillie avec eau	300.0 c.c.	Vin de Rhin	40.0 c.c.
A la colature on ajoute :		Sucre	45.0 gr.

Dans le décocté blanc de *Sydenham,* jadis si célèbre, la substance gélatineuse était fournie par les cornes de cerf râpées ; il est complètement abandonné aujourd'hui.

Ces gelées sont particulièrement indiquées dans les maladies fébriles aiguës graves, accompagnées d'une augmentation considérable de la désassimilation qu'il s'agit avant tout de combattre. Elles sont encore à recommander parce qu'elles sont d'une digestion facile. Toutefois, il ne faut pas oublier qu'elles ne peuvent être données en quantité trop élevée sous peine de provoquer facilement des nausées, des vomissements et de la diarrhée ; la raison en est probablement que la partie de la gélatine qui n'est pas aussitôt digérée subit bientôt la fermentation putride. Pour l'adulte, on ne doit pas dépasser la quantité de 3 verres à vin de gelée par jour. Les gelées préparées d'après les recettes 1 et 2 sont destinées aux gastralgiques ; on peut toutefois aussi les employer dans les maladies fébriles chroniques.

Limaçons, mucilage, sirop et bouillon de limaçons [1]. L'habitude d'introduire certains mollusques dans le régime alimentaire des malades est déjà bien ancienne et possède encore toujours ses partisans. On a généralement considéré le mucus comme constituant le principe actif des diverses préparations. Toutefois, *Fournier* nous apprend que les animaux en question renferment encore d'autres substances capables d'exercer une action, à savoir, le phosphore, l'iode, le soufre et une huile soluble dans l'éther, appelée hélicine. Il pense que la quantité de ces substances varie suivant les conditions où vivent les mollusques et qu'on pourrait facilement augmenter artificiellement la teneur en iode et en phosphore. La méthode suivante serait, d'après lui, excellente pour retirer les principes actifs :

On découpe les limaçons, on ajoute de l'eau, on sépare par un battage prolongé le mucus de la chair, on obtient ainsi dans le mucus la majeure partie des substances précitées, on additionne ensuite le mucus de son poids d'un sucre aromatisé quelconque et on le donne à boire ainsi. Ou bien, on écrase les limaçons, on extrait avec l'alcool, on évapore l'extrait, on ajoute au résidu le mucilage sucré obtenu par la première méthode et on évapore de nouveau à sec. *Piédagnel* et *Ponget* [2] déclarent que ces préparations leur ont donné d'excellents résultats dans les catarrhes bronchiques chroniques et dans la tuberculose chronique.

D'autre part, les bouillons de limaçons salés sont considérés comme doués

(1) Voir *Richelot,* L'union méd., 1865, N° 21 et le résumé de *Naumann* dans *Schmidt's* Jahrb., 1865, N° 127, p. 169.
(2) D'après *Richelot,* Ibid.

de propriétés thérapeutiques et sont employés contre la tuberculose ainsi que dans la coqueluche; l'effet en est probablement plus imaginaire que réel.

On emploie de préférence pour cet usage la Paludina vivipara et presque tous les Limnéacés.

Au cours de la convalescence, beaucoup de médecins aiment à prescrire les huîtres; on est unanime à dire qu'elles sont d'une digestion facile. D'autre part, on ne peut pas oublier que les huîtres renferment moins de principes nutritifs que la viande[1], de sorte que celle-ci est mieux à même de réconforter le malade. Par conséquent, on ne prescrira ces mollusques que pour varier, uniquement chez les personnes qui en expriment le désir, et qui sont en état d'en payer le prix élevé.

Œufs.

La valeur nutritive et la digestibilité des œufs ont été étudiées précédemment (p. 150 et suiv.). Le lecteur voudra bien s'y rapporter.

Eau au blanc d'œuf[2]. La recette pour la préparation de cette eau albumineuse est la suivante : on bat le blanc d'un œuf de poule, on y ajoute 200 c.c. d'eau fraîche, au besoin de l'eau bouillie, on agite avec soin et on ajoute 4 cuillerées à café de sucre en poudre. Cette boisson contient 3.5 gr. d'albumine, 15—16 gr. de sucre, pas de graisse.

Outre du sucre, ou en même temps, on peut ajouter du cognac, du madère, du vin de Tokay, du vin de malt, de manière à améliorer le goût naturellement fade de cette boisson. Ces additions sont même spécialement indiquées lorsqu'il s'agit de stimuler la nutrition des adultes; elles ne conviennent pas pour les nourrissons. Pour 200 c.c. d'eau et un blanc d'œuf on prend 10 c.c. de cognac.

On emploie l'eau au blanc d'œuf, d'abord dans la gastro-entérite aiguë des nouveau-nés nourris artificiellement et des enfants sevrés, puis dans la diarrhée grasse et la dyssenterie des enfants; on la prescrit d'autre part aussi dans bon nombre de maladies fébriles aiguës des adultes, lorsque le lait et les soupes au lait ne sont pas supportées, surtout dans le typhus abdominal et dans la dyssenterie.

Bière aux œufs. On la prépare de la manière suivante : on bat un œuf, on y ajoute 250 c.c. d'une bière non acide et 30 gr. de sucre en poudre; on porte ensuite au feu et, tout en battant énergiquement, on chauffe jusqu'à ce que le mélange atteigne à peu près le point d'ébullition. On l'enlève ensuite du feu et on le bat encore pendant quelques minutes. La bière aux œufs est alors prête; elle renferme environ 6 gr. d'albumine, 4 gr. de graisse, 40 gr. d'hydrates de carbone et 0.75 gr. de sel par quart de litre. Les malades atteints de fièvres chroniques la prennent généralement très volontiers; elle est bien supportée et constitue une variation précieuse aux soupes de lait et de farine.

La bière aux œufs peut également être préparée de la manière suivante : le blanc et le jaune d'un œuf, additionnés d'environ 25 gr. de sucre en poudre, sont fortement battus pendant 1/4 heure au moins, jusqu'à ce que la masse entière soit transformée en écume. On ajoute ensuite rapidement 250 c.c. de bonne bière fraîche, on agite avec une cuillère à café et on fait boire le mélange immédiatement. Cette préparation possède également un goût

---

(1) D'après *J. König*, l'huître, en masse, ne contient qu'environ 5 % d'albumine, sa chair en contient 8—13 % et environ 1.5 % de graisse.

(2) *Demme's* Jahresbericht über das *Jenner*'sche Kinderspital pro 1873 u. 1877. — *Hennig*, J. für Kinderheilkunde, 1874, p. 52. — *Uffelmann*, Tisch für Fieberkranke, p. 89.

agréable et est surtout utile aux enfants atteints d'affections
chroniques de la nutrition.

Préparations à base de farine.

Dès les temps les plus réculés, les préparations à base de farine
des céréales ont joué un rôle très important dans l'alimentation des
malades; chez *Hippocrate*[1], elles occupaient, ainsi que nous l'avons
dit, le premier rang dans le traitement des fébricitants. L'aliment
principal pour ces derniers était, d'après lui, la ptisane, une
décoction d'orge qu'on donnait au malade soit passée, soit non
passée. La décoction comme telle, ou la ptisane entière, représentait
sa diaeta tenuis; la décoction simple représentait sa diaeta exacte
tenuis. Nous avons déjà signalé plus haut que *Galien*[2] écrivit
au sujet des ptisanes une monographie spéciale dans laquelle
il relève les avantages de ces boissons. *Avicenne* tint en haute
estime la soupe d'orge. Dans la suite, et jusqu'à nos jours, tous
les médecins célèbres ont prescrit avec prédilection l'un ou l'autre
décocté de farine au cours des maladies fébriles aiguës. On peut
dire qu'aucun autre aliment pour malades ne jouit autant de la
confiance générale que les préparations à base de farine.

Nous répétons à dessein qu'il n'entre nullement dans notre
intention d'énumérer toutes les préparations du commerce et d'en
indiquer la composition. Pareille étude dépasserait de loin les
limites de la place dont nous disposons et cela, sans aucune utilité
spéciale, car la plupart de ces préparations, étant basées sur
le même principe, ne diffèrent entre elles que par une teneur
centésimale plus ou moins élevée des mêmes principes. Si tel n'est
pas le cas, nous relèverons les variations en question; pour les
données analytiques plus complètes nous renvoyons d'ailleurs à
l'excellent ouvrage de *König*, Die menschlichen Nahrungs- und
Genussmittel, 3 Aufl. Berlin, 1893.

Soupes à la farine. La préparation de ces soupes se fait de
la manière suivante : environ 100 gr. de farine (de froment, d'orge,
de gruau, de maïs, d'avoine, de grains perlés, d'épeautre vert ou
de riz, ainsi que de leurs préparations, le maïzena, la mondamine)
sont mis dans 1 litre d'eau, additionnés d'un peu de sel, de sucre
et de beurre, puis portés à l'ébullition. Les farines d'orge et
d'avoine préparées se prêtent spécialement à la préparation de
cette soupe[3]. Une soupe d'orge préparée de la manière indiquée
ci-dessus contient environ 15 % de substances fixes et 85 % d'eau.
Elle renferme environ :

1.3 % d'albumine,	1.0 % de graisse,
11.5 % d'hydrates de carbone,	1.2 % de sels.

---

(1) *Hippokrates*, De victus ratione in morbis acutis.

(2) *Galenus*, περὶ πτίσανης βίβλιον.

(3) Les farines d'avoine de *Wiebezahn* et de *Knorr* sont des exemples de bonnes
farines. La première contient 10.6 % d'albumine, 7 % de graisse et 71 % d'hydrates de
carbone. La seconde renferme 11.2 % d'albumine, 6.7 % de graisse et 70 % d'hydrates
de carbone. D'ailleurs, de nouvelles préparations de ce genre avec les analyses et
les recommandations d'usage sont continuellement jetées sur le marché, telles sont, par
exemple, l'avenacea, la farine d'avoine de Kwaker, l'oat meal, la farine d'avoine
dextrinée de *Milarch* (qui contient prétendûment jusque 40 % d'hydrates de carbone
solubles dans l'eau), et d'autres encore, qui toutes possèdent une composition voisine
de celles citées en premier lieu.

Une soupe préparée avec la farine d'avoine contient environ :

1.4 % d'albumine,	1.5 % de graisse,
11.5 % d'hydrates de carbone,	1.2 % de sels,

Pour une assiette de soupe au gruau, on prend environ 5 gr. de cette substance ; pour une assiette de soupe au riz 10 gr. ; pour une soupe à l'orge ou à l'avoine environ 3o gr. pour 1/3 litre d'eau. Pour la préparation des soupes pour malades on se sert encore fréquemment de céréales mondées, d'orge mondée, de gruau de froment et d'avoine perlée. Toutefois, ces substances sont sans aucun doute inférieures à la farine préparée. Pour une soupe au gruau d'avoine, on prend 125 gr. du meilleur gruau, ne sentant pas le moisi, on le chauffe dans 1 1/2 litre d'eau, on fait bouillir pendant 2 1/2 heures au moins, on passe par un fin tamis de crin ; à la masse mucilagineuse filtrée, on ajoute un peu de sel et de sucre. On relève le goût de cette soupe en ajoutant, outre ces ingrédients, une petite quantité d'amandes finement pulvérisées au gruau en ébullition.

Pour la soupe à l'orge, on doit également prendre de l'orge perlée de première qualité. Pour la ramollir, on la met le soir dans l'eau ; puis le lendemain matin, on la fait bouillir et on l'additionne de beurre ; on passe par un tamis de crin et on ajoute un peu de sel *(Wiel* recommande d'ajouter un peu de bouillon fort, de l'extrait de viande ou du jus de rôti).

Les différentes préparations recommandées pour l'alimentation des enfants (p. 3i6 et suiv.) peuvent également être employées avec avantage chez les adultes ; il suffit d'améliorer quelque peu leur goût fade en ajoutant un correctif, tel que le bouillon, l'extrait de viande, un peu de sel et de beurre.

Toutes ces soupes possèdent une saveur très douce, ne sont pas irritantes et sont d'une digestion très facile. Les principes nutritifs y sont renfermés à l'état de dissolution ou de fine division, la fécule surtout s'y trouve sous forme d'amidon soluble, qui, sous l'action de la salive est transformée beaucoup plus rapidement en maltose. Aussi, ces soupes sont-elles précieuses pour tous les malades dont le pouvoir digestif est considérablement diminué et chez ceux dont le tube digestif, pour une raison quelconque, est plus irritable qu'à l'état normal, ce qui arrive, par exemple, dans les maladies fébriles aiguës, le catarrhe intestinal aigu, la péritonite, la typhlite, la dyssenterie, le typhus abdominal. Dans ces maladies, elles remplissent l'indication de ne pas donner plus d'aliments que le malade peut en digérer et de ne rien donner qui puisse aggraver l'état local.

Les différentes soupes à la farine ne peuvent pas être administrées indifféremment. Les soupes à la farine d'avoine et au gruau d'avoine, probablement grâce à la graisse spéciale contenue dans la graine d'avoine, déterminent chez la plupart des malades une action légèrement laxative et en tout cas flatueuse. On n'en donne pas s'il existe de la diarrhée ou du tympanisme. La soupe à la farine de riz possède, grâce à sa teneur élevée en fécule, une action constipante des plus manifestes ; elle est donc précisément indiquée en cas de diarrhée si celle-ci doit être supprimée. La décoction d'orge renferme un peu plus de gomme que la soupe à la farine ou au gruau de froment ; c'est la raison pour laquelle on la préfère dans les affections de l'appareil respiratoire accompagnées de toux.

Moyens d'augmenter la valeur nutritive des soupes farineuses[1]. Ainsi que nous l'avons vu, toutes les soupes

(1) *Uffelmann*, Tisch für Fieberkranke. 1882, p. 57. — *Schlesinger*, Diätetische Verordnungen, Frankfurt a/M., 1892.

farineuses ne contiennent que peu de principes nutritifs. Aussi, est-il fréquemment indiqué d'en élever la valeur nutritive. Un excellent moyen consiste d'abord à les additionner de lait. Nous pouvons en ajouter aux soupes en toutes proportions, par exemple, une partie de lait pour 2 ou pour 3 parties de soupe ou à parties égales; nous possédons ainsi le moyen d'élever d'une manière progressive la valeur nutritive des soupes et cela, à un degré facile à calculer; c'est là un point important chez un grand nombre de malades ainsi que pendant la convalescence. Ajoutons enfin que le lait mélangé à la soupe farineuse devient lui-même plus digestible (p. 425).

Un deuxième moyen qui permet d'augmenter la valeur nutritive des soupes est l'extrait de malt. A l'état solide (ou en solution dans l'eau), les préparations du commerce d'extrait de malt n'ayant pas subi de fermentation, renferment seulement, outre une certaine quantité d'eau, de l'albumine, de la dextrine, du sucre et des sels, et pas de trace de fécule. La composition chimique de ces extraits de malt est, en moyenne, la suivante :

8 % d'albumine, 3.5 % de sels,
25—50 » de dextrine, (évent. 31.5—33.5 % d'eau).
30—40 » de sucre,

L'extrait de malt de *Liebe*[1] contient :

5.45 % d'albumine, 36.0 % de sucre,
30.2 » de dextrine, 1.35 » de sels.

D'après une analyse de *Bischoff,* la bière forte de *Nettelbeck,* à Brunswick, contient, pour 100 parties : 63.03 d'extrait (dont 48.88 de maltose), 9.13 de dextrine, 3.06 de substances azotées, 1.19 de substances minérales ; c'est donc un extrait de malt très concentré.

L'extrait de malt peut être ajouté aux soupes farineuses dans le rapport de 45 gr. (soit 3 cuillerées à soupe) pour 350—400 c.c. de soupe. Le mélange renfermerait donc environ :

3.2 % d'albumine, 1 % de graisse,
17—19 » d'hydrates de carbone, 1 » de sels.

Le cacao à l'avoine de Cassel et le cacao avec sels nutritifs de *Lahmann* sont des préparations facilement solubles, digestibles et nutritives, qui renferment du cacao pur mélangé à de la farine d'avoine. De cette manière, la teneur en sels minéraux qui est relativement élevée dans le cacao du commerce, qui représente jusqu'à 8.5 % de cendres dans le cacao hollandais, est notablement diminuée, la teneur en albumine et en fécule (ou maltose et dextrine) est, par contre, élevée. L'analyse de *Dietrich,* de Marbourg, indique pour le cacao à l'avoine de Cassel la composition suivante : albumine 22.2 % (dont 18.75 sous forme digestible), 19 % de graisse, 9.7 % d'hydrates de carbone solubles dans l'eau, 29.25 % de fécule, 3.3 % de cendres. *König* trouva pour le cacao de *Lahmann* la composition suivante : 17.5 % de substances azotées, 28.26 % de graisse, 11.09 % de fécule, 26.24 % de substances extractives non azotées, 4.7 % de cendres. Dans les deux préparations la teneur en eau est d'environ 8—9 %.

---

(1) Certains extraits de malt du commerce renferment des médicaments, par exemple, des sels de fer et de chaux. L'étude de ces préparations n'appartient pas à la diététique des malades, mais bien à la thérapeutique.

Comme les deux préparations se distinguent surtout l'une de l'autre par leur teneur en fécule et en graisse, nous préférons les donner associées d'après la formule suivante qui, de fait, procure au malade une boisson agréable et digeste : un caré de cacao à l'avoine est dilué à froid dans un 1/8 lit. de lait ou d'eau, puis on fait bouillir le tout en agitant continuellement, on ajoute une cuillerée à café de cacao de *Lahmann* et une cuillerée à café de sucre, on mélange bien, on fait bouillir et on ajoute encore du sucre d'après le désir du malade.

Les soupes farineuses sont préparées de la manière indiquée précédemment, on les laisse refroidir à 55° C., puis on ajoute par litre environ 10 gr. d'extrait de malt, ou 5o, ou même davantage si l'on veut en même temps élever la valeur nutritive; on agite énergiquement et on maintient approximativement à cette température pendant 6—8 minutes. On peut tout aussi bien ajouter l'extrait de malt au début, c'est-à-dire lorsque la soupe à préparer ne possède encore qu'une température de 5o—55° C.; on la maintient alors pendant 6—8 minutes à cette température, entretemps on agite énergiquement, puis on porte à l'ébullition.

Nous devons également signaler ici l'addition de jaune d'œuf. Elle convient parfaitement au mucilage d'orge et se fait lorsque celui-ci est complètement préparé. En ajoutant un jaune d'œuf pour 25o c.c., la soupe contient environ 3.5 % d'albumine, 3 % de graisse et 11 % d'hydrates de carbone. Enfin, on peut encore augmenter considérablement la valeur nutritive des soupes, sans diminuer en même temps leur digestibilité, en y ajoutant l'une ou l'autre préparation de peptone, depuis la valeur d'une pointe de couteau jusqu'à une cuillerée à café de peptone de *Kemmerich* ou de somatose, etc.

On pourrait également citer ici les préparations de malt au chanvre, c'est-à-dire de la farine de malt dans laquelle la graisse est représentée par l'huile de chènevis; la préparation vendue dans le commerce sous le nom d' « extrait de semence de chanvre » se compose, d'après *Spiegel,* de 51 % de fécule, 29.5 % d'albumine, 8.0 % de graisse (huile de chènevis) et 1 % de cendres. Nous avons souvent prescrit une autre préparation appelée malto-Canabis; d'après ces observations, nous ne pouvons lui reconnaître aucun avantage. Le malto-Canabis a donné à peu près les mêmes résultats que les autres préparations de malt ou de farines maltées. L'extrait de canabis possèderait, d'après les prospectus, une action particulièrement favorable dans les affections pulmonaires et dans les états de faiblesse.

Une autre préparation qui a fait récemment (1895) son apparition sur le marché est l' « hygiama » du Dr *Theinhardt*. Elle se prépare à l'aide de lait condensé, de farine de froment et de cacao; d'après l'analyse de *Hundeshagen* et *Philip* à Stuttgart, elle renferme 4 % d'eau, 22.8 % d'albumine, 6.6 % de graisse, 52.8 % d'hydrates de carbone solubles, 10.5 % d'hydrates de carbone insolubles et 2.5 % de sels (surtout de phosphate de calcium). Pour l'adulte, on prend 2 cuillerées à café de la poudre d'hygiama, pour des personnes plus jeunes 1 cuillerée à café; on fait bouillir avec 1/4 de litre de lait, ou bien on mélange simplement à du lait en ébullition; selon les goûts et les besoins, on peut y ajouter du sucre, du cognac, du rhum ou aussi un œuf. De nombreux certificats affirment la digestibilité de cette préparation ainsi que les résultats obtenus.

Pain, petits pains, biscuits. On ne peut permettre à la plupart des malades que les espèces de pain préparées avec de la fine farine parfaitement blutée, qui sont poreuses et pas acides. Les meilleurs pains d'Allemagne sont les petits pains, le pain blanc et le pain de blé fin, le biscotin et le biscuit. La valeur nutritive et la digestibilité de ces sortes de pains ont été déjà exposées précédemment. Diverses fabriques, entre autres celle de *Rademann* à Francfort a/M, préparent actuellement en grand ces articles de boulangerie. Nous devons consacrer une mention spéciale au **pain de Graham**, au **pumpernickel** et aux **pains de gluten**. Le pain de Graham est préparé à l'aide du gruau de froment tout entier; il renferme donc tous les principes de la graine, les substances nutritives et la cellulose. Ce pain composé donc de farine grossièrement moulue détermine peut-être une irritation mécanique du tube digestif, ou bien il subit pendant son passage une fermentation dont les produits exercent une action stimulante sur l'intestin; en tout cas, il provoque une augmentation de la péristaltique et il favorise la défécation. Aussi, le pain de Graham peut-il être employé dans le traitement de la constipation chronique. Grâce à leur grande richesse en cellulose et à leur teneur notable en acide, le **pain noir** ou **pain aigre de seigle** ainsi que le **pumpernickel** agissent dans la constipation chronique tout aussi bien que le pain de Graham.

Les **biscuits** et **pains de gluten** se préparent avec du gluten de froment, mais, en outre, ils renferment toujours de la fécule. Leur composition n'est pas absolument constante; c'est ainsi que la teneur du biscuit de gluten en albumine varie de 21—45%, celle des hydrates de carbone de 40—65%; le pain de gluten contient de 57—76% d'albumine et 10—30% d'hydrates de carbone.

Afin de débarrasser complètement le pain de sa fécule, *J. v. Liebig* recommanda de traiter à chaud avec un **infusé de malt**, de petites tranches de pain et d'enlever ensuite par lavage le sucre formé; seulement, un tel pain ne possède plus de goût.

Le **pain de gluten aux amandes** contient 57% d'albumine et 12.7% d'hydrates de carbone; le **pain de gluten à l'inuline** contient 58% d'albumine et 27% d'inuline [1]. Les **pains à l'aleurone** (gluten de froment) de la maison *Hundhausen* sont les uns presque dépourvus d'hydrates de carbone, les autres en renferment une quantité beaucoup moindre que le pain ordinaire (voir ci-dessous chapitre diabète).

Soupes au pain et eau au pain. Les soupes au pain ou panades pour malades se préparent de la manière suivante: on met bouillir dans l'eau du vieux pain blanc (ou des petits pains) jusqu'à ce qu'il tombe en menus morceaux; on le passe ensuite par un

---

(1) D'après *J. König*, Die menschlichen Nahrungs- und Genussmittel, 3 Aufl., p. 633.

fin tamis en crin, et à la masse tamisée on ajoute un peu de sel, du sucre et $^1/_4$ de lait de vache. La soupe au pain ainsi préparée renferme environ 2.6 % d'albumine, 1.5 % de graisse et 10 % d'hydrates de carbone.

Une soupe encore plus sapide et plus digestible est celle qu'on prépare avec du pain grillé ou du biscuit, par ébullition et agitation soigneuse, avec addition d'un peu de sucre. Si l'on veut en augmenter la valeur nutritive, on y peut ajouter, outre du lait, un jaune d'œuf.

L'eau au pain se prépare de la manière suivante : on grille des tranches de pain blanc ou de fin pain noir ; on les trempe ensuite dans de l'eau bouillante, on y ajoute du sucre et, à l'occasion, aussi du jus de citron. L'eau au pain ne renferme qu'une minime quantité d'albumine ; elle contient surtout du sucre, de la dextrine, de la gomme, des sels ainsi que des substances aromatiques formées pendant le grillage ; c'est donc plutôt un condiment, elle est spécialement utile aux fébricitants parce qu'elle est dépourvue de toute action excitante.

L'eau de riz dont nous dirons un mot ici se prépare de la même manière. On prend 200 gr. de riz qu'on met sur un fin tamis et qu'on arrose d'eau bouillante. On laisse refroidir le liquide tamisé et on le fait boire sans addition d'aucune substance. L'eau de riz convient aux malades atteints de catarrhe intestinal aigu ; seulement, on doit en préparer de la fraîche tous les jours car elle devient très facilement acide.

Le gulpo est une boisson très agréable et très rafraîchissante qu'on prépare avec de l'eau sucrée à laquelle on ajoute de la farine de maïs torréfiée ; les fébricitants la boivent volontiers.

Il faudrait également citer ici la boisson populaire connue en Russie sous le nom kwass, qui se prépare à l'aide de pain noir, avec de la farine de seigle ou de froment additionnée de sucre et de levûre. D'après une analyse de *Iljivski*[1], le kwass contient 99 % d'eau, 0.2 % d'alcool, 0.4 % de sucre et 0.26 % d'acide lactique. Une fermentation prolongée peut élever la teneur en alcool à 1 %, celle en acide lactique à 0.5 %. En tout cas, le kwass n'est qu'une boisson simplement rafraîchissante, non pas nutritive.

Légumineuses.

Les légumineuses n'ont acquis jusqu'ici que peu d'importance dans l'alimentation des malades ; ce qui s'explique par la raison bien simple que, sous la forme habituelle de leur préparation, elles sont d'une digestion difficile et d'ordinaire mal supportées par les malades. Mais, en améliorant le mode de préparation, on pourrait parfaitement introduire dans le régime des malades et des convalescents des aliments aussi nutritifs. L'essai en a déjà été fait sous forme de farines préparées de légumineuses. Ces farines sont constituées par des lentilles, des petits pois et des haricots très finement moulus ; par suite de cette fine mouture, elles sont déjà bien mieux digérées que les semences comme telles entourées

---

[1] Cité d'après *Kobert*, Ueber den Kwass (Wiener klin. Rundschau, 1895 ; on y trouve également plusieurs recettes détaillées pour sa préparation).

de leur enveloppe, et même mieux que la purée de ces semences obtenue par tamisage.

La préparation la plus ancienne de ce genre est l'Ervalenta appelée encore Revalenta arabica ou Revalescière[1]. Sa composition est variable et c'est probablement fait à dessein: elle se compose de très fine farine de haricots et de maïs ou de farine de lentilles et de petits pois avec un peu de farine d'avoine. Il est à peine besoin d'ajouter qu'elle ne peut pas posséder d'autre action que celle de ces farines elles-mêmes.

De même, la léguminose de *Hartenstein* est de la farine très fine de légumineuses, comme telle ou mélangée à de la farine de céréales; il en existe dans le commerce quatre préparations différentes. La préparation

No I contient 1 partie d'albumine pour 2.3 parties de substances nutritives non azotées.
» II » 1 » » » 3.3 » » » »
» III » 1 » » » 3.9 » » » »
» IV » 1 » » » 4.8 » » » »

Le mélange n° I, qui sert de base aux autres, contient 27 % d'albumine, 0.93 % de graisse, 62 % d'hydrates de carbone (dont 13 % de dextrine et de sucre), 2.38 % de sels. Mélangé à de l'eau froide et bouilli ensuite pendant une demi-heure, il donne une soupe très nutritive mais d'un goût peu agréable. On le relève quelque peu en y ajoutant un peu d'extrait de viande, de jus de viande ou du bouillon concentré.

La farine de haricots de *Knorr* possède absolument la même valeur nutritive que la farine de légumineuses de *Hartenstein;* cette farine de *Knorr* constitue une poudre extrêmement fine qui se prête admirablement à la préparation de soupes. Sa teneur en albumine est d'environ 23 %.

La léguminose soluble de *Timpe* contient 21 % d'albumine, 1.8 % de graisse et 59 % d'hydrates de carbone.

La léguminose maigre de *Maggi* contient 20 % d'albumine, 2 % de graisse et 62 % d'hydrates de carbone.

La léguminose grasse de *Maggi* contient 23 % d'albumine, 7 % de graisse et 53 % d'hydrates de carbone.

A notre connaissance, on n'a pas encore utilisé pour préparer des farines de légumineuses le gruau d'arachide qui se distingue par une teneur très élevée en albumine ou en substance azotée. La même observation s'applique à la fève de soja; toutefois, celle-ci est moins riche que l'arachide en principes nutritifs (voir p. 165 et 167).

L'introduction de la farine préparée de légumineuses dans le régime alimentaire constitue certainement un progrès important; toutefois, on ne peut perdre de vue que c'est toujours de la farine de légumineuses et que, même sous forme de soupe, elle n'est pas aussi bien digérée que la farine de céréales. Aussi, ne convient-elle pas aux personnes dont les fonctions digestives sont fortement affaiblies ou qui se trouvent dans un état fébrile aigu; par contre, elle convient parfaitement aux malades atteints d'affections fébriles chroniques, aux convalescents, aux personnes anémiques et affaiblies dont les fonctions digestives sont rela-

---

(1) Voir *Bauer*, Loco citato, p. 59.

tivement normales. Toutefois, on ne doit pas s'imaginer que les farines de légumineuses puissent remplacer complètement le lait et la viande[1].

La malto-léguminose est plus digestible (voir plus haut: alimentation des enfants); elle peut très bien aussi être employée pour l'alimentation des malades.

Tubercules, racines, légumes verts.

Pommes de terre. Il n'existe aucun motif pour exclure complètement la pomme de terre de la nourriture du malade. Il est vrai qu'elle renferme peu de substances nutritives, mais d'autre part, prise en petite quantité et sous une forme appropriée, elle se digère bien et peut donc être utilisée. Le mode de préparation le plus approprié consiste à la faire prendre sous forme de purée apprêtée avec du lait (purée de pommes de terre) ou du moins sous une forme finement divisée. L'addition de lait élève sa valeur nutritive en même temps qu'elle rehausse le goût. La purée de pommes de terre ne convient évidemment que dans les cas où la nourriture pâteuse est permise. La pomme de terre aurait, paraît-il, une importance spéciale comme moyen préventif et curatif du scorbut. La soupe aux pommes de terre contient environ 0.8—1 % d'albumine, 0.3—0.5 % de graisse, 8—10 % d'hydrates de carbone; on peut l'employer dans la plupart des maladies. L'addition de lait, au lieu d'eau, en élève la valeur nutritive.

Arrow-root. La farine d'arrow-root, c'est-à-dire le contenu des racines tuberculeuses de Maranta arundinacea, de Manihot utilissima, de Curcuma rubescens, de Canna indica et de Canna edulis, contient tout au plus 0.88 % d'albumine; elle renferme, par contre, 82.41 % de fécule; sa valeur nutritive est donc minime. Le décocté d'arrow-root peut toutefois être ajouté au lait pour augmenter la digestibilité de celui-ci.

Sagou. Les grains de sagou, qu'on retire de la moelle du tronc de plusieurs palmiers, ne renferment que des traces d'albumine; ils contiennent, par contre, 86.5 % de fécule; le sagou possède donc à peu près la valeur nutritive de l'arrow-root. Les décoctions aqueuses de sagou sont surtout prescrites dans les catarrhes aigus de l'intestin.

Les légumes verts n'entrent presque jamais dans le régime des malades atteints d'une affection aiguë; par contre, ils font partie du régime des convalescents et des malades atteints d'une affection chronique. Ils renferment très peu de substances nutritives et sont d'une digestion difficile à cause de leur richesse en cellulose, à moins cependant que par une préparation préalable on ait ramolli et divisé mécaniquement la charpente cellulosique. On doit absolument exclure du régime les différentes espèces de choux, car ils déterminent facilement, comme on sait, des fermentations et des productions de gaz (tympanisme). Seul, le chou-fleur fait exception; il est légèrement plus nutritif et est moins flatueux que les autres choux; on peut donc très bien le permettre aux malades atteints

---

[1] Voir particulièrement l'article de *Beneke* dans le Berl. klin. Wochenschr., 1872, Nr. 15.

d'affections fébriles chroniques en général, ainsi qu'aux convalescents, à condition, toutefois, qu'on se borne à ne manger que les fleurs proprement dites, et non les grosses tiges; il doit être apprêté rien qu'avec de l'eau salée ou du bouillon léger et un peu de beurre.

Les concombres et les artichauts étuvés constituent également des légumes rafraîchissants et légers, mais leur valeur nutritive est presque nulle. Par contre, les racines-légumes et les légumineuses en gousse renferment plus d'albumine et de sucre, soit 1.2—3.5 % d'azote et 0.5—6.7 % de sucre.

En ce qui concerne les carottes, les pois, les artichauts, les épinards, le mieux est de les passer au tamis et de les donner sous forme de purée; pour les détails de la préparation, nous renvoyons aux livres de cuisine (par exemple, *Hedwig Heil*, Die Krankenkost). Les asperges renferment seulement 1.79 % d'azote, 0.37 % de sucre et 0.25 % de graisse; vu leur valeur nutritive si minime, mais surtout à cause de la présence de fibres compactes, elles ne sont pas à recommander; tout au plus consommera-t-on les têtes. L'emploi des racines autres que les carottes doit être défendu attendu qu'elles donnent lieu à la formation de vents.

Il n'y a qu'une seule maladie dans laquelle les légumes verts paraissent exercer une action thérapeutique certaine, c'est le scorbut. On admet généralement que cette action favorable, qui peut difficilement être mise en doute vu les affirmations unanimes de nombreux médecins de navires, est due au mélange spécial en sels renfermé dans ces légumes. Cette propriété est surtout attribuée aux choux verts et aux choux blancs.

Champignons.

L'emploi des champignons dans le régime des malades doit être absolument défendu quel que soit du reste le mode de préparation. Ainsi qu'il est déjà dit plus haut, leur grande richesse en cellulose ainsi que la texture feutrée de leur tissu les rendent d'une digestion très difficile; aussi, doit-on les éviter chez les malades, et même chez les convalescents.

Fruits.

Les fruits étant à la fois des aliments et des condiments sont employés avec succès dans le régime des malades. Ils paraissent agir avant tout par leur teneur en hydrates de carbone, spécialement en sucre, puis par leur teneur en sels des acides organiques. Ce sont ces derniers qui confèrent aux fruits leur action légèrement laxative et diurétique et qui, par leur saveur rafraîchissante, plaisent surtout aux fébricitants. Parmi les fruits crus, on emploie spécialement les raisins mûrs dans les cures dites de raisin. Les raisins mûrs du Mont Néron renferment [1] :

71.93 % d'eau,	0.94 % d'acides libres,
18.63 » de sucre,	0.25 » d'albumine,
2.00 » de pectine,	0.59 » de sels.

(1) D'après *J. König*, Loc. cit., 3 Aufl., p. 775.

Les raisins mûrs d'Autriche contiennent :

78.99 %/o d'eau,	1.02 %/o d'acides libres,
13.78 » de sucre,	0.36 » de sels,
0.49 » de pectine,	0.79 » d'albumine.

Les raisins mûrs contiennent, en moyenne :

78.17 %/o d'eau,	0.79 %/o d'acides libres,
14.36 » de sucre,	0.59 » d'albumine,
1.96 » de pectine,	0.50 » de sels.

La teneur en sucre varie de 9—19 %

    »   acides libres varie de 0.49—1.36 %

    »   sels   »   0.33—0.70 %

Les raisins mûrs agissent de la même manière que les fruits mûrs en général. Peu riches en principes nutritifs, ils ne compensent les pertes de l'organisme que d'une manière imparfaite. Toutefois, grâce à leur teneur considérable en hydrates de carbone, ils peuvent déterminer une action d'épargne (1 kil. de raisins ne renferme que 6 gr. d'albumine environ, mais contient, par contre, 150 gr. de sucre; la quantité de 3 kil. par jour, qu'on s'efforce fréquemment de faire manger dans les cures de raisin et qu'on devrait atteindre d'après les médecins spécialistes, correspond donc à 450 gr. de sucre). Il est incontestable que les raisins exercent une action diurétique et, dans la plupart des cas, légèrement purgative; *Curchod*[1] seul signale que les raisins, dans de très bonnes années, déterminent souvent de la constipation. *Mialhe* et *Lersch*[2] trouvèrent que l'usage de raisins diminuait l'acidité de l'urine ou même la rendait alcaline; cette action fut niée par *Kaufmann*[3]. *Knauthe*[4] constata chez les personnes soumises à une cure de raisin une variation considérable au point de vue de l'élimination de l'urée, de l'acide urique et de l'acide phosphorique; par contre, il observa presque toujours une accélération du pouls, un besoin plus grand de sommeil, une diminution de l'appétit et une sensation de plénitude à l'épigastre. D'après d'autres observateurs, les symptômes dyspeptiques n'existent qu'au début de la cure et lors de l'emploi de raisins acides, ou pourris, ou trop froids.

En général, on pourra attribuer à la cure de raisin une action semblable à celle de la cure de petit-lait. Il est vrai que *Curchod*[5] observa souvent que l'usage de raisins très riches en sucre élevait le poids du corps et surtout augmentait le dépôt de graisse; mais c'est là incontestablement une exception. Chez la grande majorité des sujets soumis à la cure de raisin, le bilan de l'état nutritif s'abaisse; la cure de raisin détermine une sorte de lixiviation de l'organisme[6]. Elle est donc indiquée chez les individus habituellement constipés, atteints de pléthore abdominale, d'hyperémie du foie. Il n'est encore nullement démontré que la cure de raisin donne les résultats que beaucoup de médecins lui attribuent en cas d'exsudats pleurétiques anciens, de bronchite chronique, et

---

(1) *Curchod*, Essai théor. et prat. sur la cure de raisin, 1860.
(2) *Lersch*, Die Cur mit Obst u. s. w., 1869.
(3) *Kaufmann*, Die Traubencur in Dürkheim, 1862.
(4) *Knauthe*, Die Weintraube, 1874.
(5) *Curchod*, Loco citato.
(6) Voir aussi *Bauer*, Loc. cit., p. 329. — *Hausmann*, Ueber die Weintraubencur, 1873, 2. Auflage, 1881.

surtout de tuberculose chronique au début. Les cas d'amélioration
manifeste de la tuberculose, par exemple, déterminée par une cure
de raisin, sont relativement rares ; de plus, ils ne peuvent pas même
être considérés comme démonstratifs, attendu que d'ordinaire
divers autres facteurs ont agi en même temps. *Curchod*[1] lui-même,
qui attribue d'ailleurs aux raisins une grande puissance curative, se
borne à dire « que les personnes prédisposées à la tuberculose
peuvent essayer la cure de raisin ». Il serait possible, d'après lui,
qu'au début de la tuberculose, cette cure étant combinée à tous les
autres moyens diététiques et climatériques nécessaires, le processus
tuberculeux se guérisse.

Ce même clinicien cite encore d'autres affections dans lesquelles
la cure de raisin aurait agi comme tonique ou comme sédatif ; il
signale surtout les cas de chlorose, de troubles menstruels,
d'hypochondrie et de coqueluche. D'après lui, elle possède une
heureuse influence sur la scrofulose en améliorant la composition
des liquides organiques ; tel serait surtout le cas lorsque la cure de
raisin fait suite à une cure de bains salés, donc comme arrière-
cure.

Enfin, la plupart des auteurs qui ont écrit sur la cure de raisin
sont unanimes à signaler qu'elle modifie très avantageusement les
catarrhes chroniques de la vessie. Ce fait semble être absolument
exact ; toutefois, *Curchod* relève avec raison que pour cette affection
il faut également faire un triage soigneux parmi les sujets malades.

En ce qui concerne la cure elle-même, la meilleure saison
pour la faire est le mois de septembre, au lac de Genève, la
première moitié de ce mois. La variété de raisins à choisir doit être
déterminée pour chaque cas d'après la maladie et la constitution
du sujet. De même, la quantité journalière de raisins variera d'après
l'âge, la constitution, l'individualité du sujet et la nature de
l'affection ; on devrait arriver à consommer 3—6, même jusque
12 livres de raisins. Toutefois, on doit commencer par une quantité
moindre et l'élever progressivement. D'après *Curchod*, la 1e portion
($^1/_4$) devrait être prise avant le déjeuner, la 2e portion, plus forte ($^1/_2$),
entre le déjeuner et le dîner, la 3e portion ($^1/_4$) avant le souper. Si le
patient ne supporte pas les raisins à jeun[2], il peut prendre avant
ou en même temps que la 1e portion, un peu de pain blanc. Les
raisins fraîchement cueillis le matin sont plus rafraîchissants et
plus bienfaisants que les raisins cueillis à midi. La menstruation
ainsi que la grossesse ne constituent pas une contre-indication,
mais la consommation des raisins doit être diminuée. Les dyspepsies
légères qui apparaissent le premier jour de la cure disparaissent
généralement après peu de temps. Par contre, s'il survient de la
stomatite, ce qui résulte probablement de ce que les raisins ne
sont pas tout à fait mûrs, il faut suspendre la cure[3]. Il est très
important pendant cette cure de régler sévèrement le régime ; il faut

---

(1) *Curchod*, Loc. cit.
(2) L'action purgative est particulièrement énergique lorsque les raisins sont
mangés à jeun.
(3) *Hausmann*, Loco cit., rapporte que, à Meram, on recommande aux malades de
prendre, outre les raisins, de temps en temps une figue ou une poire afin de prévenir
l'irritation de la muqueuse buccale.

éviter soigneusement la bière, la viande grasse, les sauces grasses, les confitures farineuses grasses, le fromage gras, les poissons gras, le pain grossier ainsi que toute salade.

La durée moyenne d'une cure de raisin est de 4 semaines; elle peut toutefois être prolongée davantage, éventuellement à l'aide de raisins conservés (ou à l'aide de raisins frais de serres). Pour plus de détails, nous renvoyons le lecteur aux publications précitées sur la cure de raisin, spécialement à celles de *Kaufmann* et de *Hausmann*.

L'on fait également des cures prolongées de fraises. Ce fruit renferme un peu plus d'albumine et d'acides libres, mais moins de sucre que les raisins; il contient en moyenne :

1.07 % d'albumine,	0.81 % de sels,
0.93 » d'acides libres,	87.66 » d'eau.
6.28 » de sucre,	

C'est un fait connu que l'usage de fraises détermine l'urticaire chez certaines personnes.

La cure de fraises se prescrit contre certaines affections chroniques de la peau, surtout dans le psoriasis et l'eczéma squameux, de même aussi dans la lithiase et la goutte. *Uffelmann* signale, dans l'édition précédente de cet ouvrage, que cette cure agit parfois très favorablement sur les affections cutanées ci-dessus désignées; son action sur la lithiase et sur la goutte résulte sans doute de ce que les sels végétaux sont brûlés en acide carbonique pendant leur passage dans l'organisme. Il est assez étonnant que l'on signale l'emploi des fraises dans la plupart des régimes de diabétiques, tels, par exemple, ceux de *Seegen* et de *Bouchardat*; elles ne sont défendues que par *Cantani* qui ne permet que les fruits acides: les fraises renferment cependant environ 2 % de sucre de canne et 4.3 % de sucre de raisin.

Soupes aux fruits. Les soupes aux fruits se préparent à l'aide des fruits frais ou desséchés, surtout à l'aide des prunes, des prunelles, des myrtilles, des pommes et des cerises; on les fait bouillir soit simplement avec de l'eau, un peu de sucre et du sel, soit en outre avec du biscuit ou du gruau d'avoine. Une excellente recette pour faire les soupes aux fruits à l'usage des malades est la suivante : on fait bouillir du gruau d'avoine dans de l'eau, on passe au tamis, on y ajoute des prunelles coupées en tranches, du sucre et du sel. On soumet de nouveau à l'ébullition jusqu'à ce que les prunelles soient tendres; au besoin, on peut encore ajouter à ce moment un jaune d'œuf.

Les soupes simples aux fruits ne possèdent évidemment qu'une valeur nutritive minime; on l'augmente quelque peu en ajoutant les ingrédients précités. Ce qui caractérise ces soupes, ce qui leur donne une saveur agréable, c'est leur teneur en acide et en sucre. D'une manière générale, leur action est la même que celle des fruits. Elles sont donc à recommander en cas de maladies fébriles aiguës avec température très élevée et pouvoir digestif presque complètement aboli, surtout lorsqu'il existe en même temps de la constipation, comme dans la méningite aiguë, le rhumatisme articulaire aigu, les cas très graves de scarlatine. On doit, par contre, les proscrire dans les maladies accompagnées de diarrhée et dans celles qui obligent de restreindre autant que possible la péristaltique intestinale (péritonite, typhlite).

Les gelées de fruits renferment du sucre, des acides organiques libres et combinés, ainsi que les substances pectiques des fruits; elles sont rafraîchissantes, peu laxatives et plaisent beaucoup à la plupart des malades, même aux fébricitants.

Les sucs de fruits sont débarrassés des substances pectiques;

ils renferment du sucre, des acides organiques libres et combinés et une très petite quantité d'albumine; comme les fruits en nature, ils exercent une action rafraîchissante, refroidissante, laxative et diurétique. On les donne dans les affections fébriles non accompagnées de diarrhée, soit dans l'eau ordinaire, soit dans l'eau de Seltz ou dans une autre eau minérale acidule.

Amandes. Les amandes sont très riches en substances nutritives; leur composition est, en effet, la suivante[1] :

24.2 % d'albumine,	53.7 % de graisse,
7.2 » d'hydrates de carbone, surtout de sucre de raisin,	6.6 » de cellulose,
	3.0 » de sels.

Les amandes amères renferment, outre la substance albuminoïde, l'amygdaline, un ferment appelé émulsine. En présence de l'eau, l'émulsine décompose l'amygdaline en essence d'amandes amères, en acide cyanhydrique et en sucre, d'après la formule suivante :

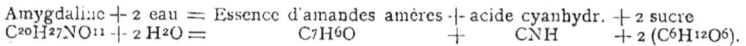

Amygdaline + 2 eau = Essence d'amandes amères + acide cyanhydr. + 2 sucre

$$C^{20}H^{27}NO^{11} + 2 H^2O = C^7H^6O + CNH + 2 (C^6H^{12}O^6).$$

Les amandes sont constituées d'un tissu compact et sont très riches en graisse; aussi, sont-elles d'une digestion difficile. Elles ne sont employées chez les malades que sous forme de lait et pain d'amande. Le lait d'amande se prépare de la manière suivante : on décortique 40 amandes douces et 2 amandes amères, on y ajoute 20 gr. de sucre de canne et on les pulvérise dans un mortier de manière à les réduire en une masse fine; on y ajoute lentement, tout en agitant, 1 litre d'eau de source pure et finalement on passe à l'étamine. L'émulsion simple d'amande contient beaucoup d'albumine, de graisse et de sucre; elle a bon goût et est bien supportée, même en cas de catarrhe stomacal et dans la dyssenterie.

Le pain d'amande fut recommandé pour les diabétiques, d'abord par *Pavy* et ensuite par *Seegen*. Il se prépare à l'aide des amandes pilées, préalablement extraites avec de l'eau chaude acidulée de manière à les débarrasser de leur sucre; on y ajoute du beurre et des œufs[2]. Ce pain ne renferme évidemment pas d'hydrates de carbone et doit, de ce chef, être préféré au pain de gluten; mais il est compact et ainsi d'une digestion difficile.

Glands. Les glands torréfiés sont employés pour faire le café aux glands; ils contiennent :

6.0 % d'albumine,	1.7 % de sels.
3.5 » de graisse,	5.6 » d'acide tannique.
65.0 » d'hydrates de carbone,	

Le principe actif de ces glands est l'acide tannique; il confère à l'infusé ses propriétés astringentes. Cet infusé se prépare absolument de la même manière que l'infusé de café; on l'additionne d'un peu de lait et de sucre, et on le prescrit surtout contre la diarrhée chronique. Son administration présente le grand inconvénient de troubler facilement la digestion et de diminuer l'appétit. Cet inconvénient est moindre pour le cacao aux glands; celui-ci se prépare à l'aide de cacao, de café aux glands, de farine et de sucre; il contient environ 2 % d'acide tannique. On prend 1—2 cuillerées à café pour une tasse d'eau chaude ou de lait chaud.

Sucre.

Le sucre, qui constitue en même temps une substance nutritive, une substance d'épargne et un stimulant, est absolument indispensable à l'alimentation des malades. *Hippocrate* déjà l'employait sous forme d'eau de miel, qui, avec l'Acetum mulsum, constituait la boisson des fébricitants. Actuellement, nous employons le sucre pour préparer des boissons agréables, ensuite pour rendre les aliments plus savoureux et surtout pour procurer à l'organisme une substance nutritive capable encore de diminuer la consomption de la graisse et de l'albumine.

Le sucre ordinaire, le sucre de canne ou le sucre de betterave, paraît également posséder une action sédative dans certains cas de gastralgie.

[1] D'après *J. König*, Loco citato, 3. Aufl.
[2] Voir ci-dessous « diabète ».

Le sucre de raisin et la maltose sont absorbés directement; d'après *Pavy* et *Leube,* le sucre de canne serait absorbé en partie comme tel, en partie après transformation en sucre interverti. Toutefois, l'absorption du sucre paraît ne pas se faire assez rapidement pour empêcher, après l'ingestion de grandes quantités, l'apparition de phénomènes de fermentation; en effet, ceux-ci se produisent déjà chez l'homme sain, surtout chez les petits enfants, donc à un degré encore bien plus marqué chez les malades. Le pouvoir d'absorption est souvent manifestement ralenti chez les malades, en même temps que les agents de la fermentation se trouvent en plus grand nombre dans la cavité buccale et dans l'estomac. Or, nous savons déjà que les produits de la fermentation acide du sucre peuvent devenir très nuisibles, peuvent provoquer des états morbides (catarrhes stomacal et intestinal) et aggraver l'affection préexistante par la production de dyspepsie, de vomissements et de diarrhée. Par conséquent, nous devons donner le sucre aux malades d'une manière modérée, et empêcher particulièrement qu'on l'administre en nature ou en solution concentrée.

Il n'est pas prouvé que le sucre soit utilisé ou non, pendant les états pathologiques, exactement de la même manière qu'à l'état normal. Il est seulement certain que, dans le diabète sucré, la plupart des sucres ne sont pas assimilés comme à l'état physiologique. Il faut, par conséquent, les éviter dans cette maladie. D'autre part, on doit restreindre notablement leur consommation aux cas où la digestion stomacale est troublée et lorsqu'il existe de la tendance à la fermentation acide, donc surtout dans la gastrectasie et dans la dyspepsie acide. Par contre, dans un grand nombre d'autres maladies, surtout dans les maladies fébriles aiguës et chroniques, le sucre de canne, le sucre de raisin, la maltose et la lactose paraissent toujours subir la transformation physiologique, à savoir, l'oxydation en acide carbonique et en eau.

Dans la plupart des cas, on donnera la préférence au s u c r e de c a n n e; on en trouve partout et n'est pour ainsi dire jamais falsifié. Le s u c r e de r a i s i n est absorbé comme tel; grâce à cette propriété, il peut être employé avec grand avantage dans le régime des fébricitants (*Uffelmann* [1], *Buss* [2]), etc. On doit seulement veiller à ce que la glucose employée soit suffisamment pure. D'autre part, nous possédons dans l'e x t r a i t de m a l t, ainsi que nous l'avons vu plus haut (p. 448), un excellent moyen pour administrer simultanément la m a l t o s e et d'autres principes nutritifs importants. Cet extrait de malt peut se donner dilué dans l'eau ou mélangé aux soupes farineuses; il plaît généralement aux malades.

Eau. Eaux gazeuses naturelles et artificielles. Glace.

Il a déjà été démontré plus haut que l'eau constitue pour les malades un principe nutritif aussi nécessaire qu'à l'homme normal; cette eau doit évidemment être pure, exempte de microbes, et être de bonne composition; ce sont là les principales qualités qu'on doit vérifier. Ajoutons seulement ici que la quantité d'eau à donner

---

(1) *Uffelmann*, Die Diät in den acut-fieberhaften Krankheiten, 1877, p. 78.
(2) Ueber Wesen und Behandlung des Fiebers, 1878.

aux malades doit, en général, correspondre à la perte subie par l'organisme; dans la plupart des cas, on peut l'évaluer d'après la sensation de soif.

Une augmentation dans l'ingestion d'eau entraîne une augmentation dans les échanges nutritifs[1]; de plus, elle favorise la diurèse et la défécation. L'eau constitue donc un agent qui peut parfaitement seconder certaines indications thérapeutiques, et particulièrement, stimuler les échanges nutritifs, augmenter le degré de dilution de l'urine et faciliter la défécation. Une diminution de la ration normale en eau détermine une diminution de la masse des liquides organiques, une concentration plus grande de l'urine ainsi que du contenu intestinal; de ce chef, l'eau peut donc également venir efficacement en aide à la thérapeutique. Tel est surtout le cas lorsqu'il est indiqué de diminuer le travail du cœur, lorsqu'il paraît nécessaire de combattre toute augmentation de la pression sanguine, lorsqu'il s'agit de limiter des sécrétions anormales profuses, d'arrêter la diarrhée, ou d'amener la résorption d'exsudats anciens.

Les cures méthodiques consistant à diminuer la boisson, les cures sèches, étaient déjà en usage dans les temps anciens. Appliquées dans toute leur rigueur, elles constituaient une partie du régime fébrile d'*Asclépiade* de Prusa, qui, au premier stade de l'affection fébrile, privait le malade de toute nourriture et de toute boisson, ne lui permettant même pas de se rafraîchir la bouche; il fut donc, comme le dit *Celse* avec raison, le bourreau de ses malades. Les cures sèches tombèrent ensuite dans l'oubli; de temps en temps, cependant, elles furent de nouveau remises en usage, et eurent même des périodes de vogue. Tel fut surtout le cas pour la cure dite de *Schroth,* qui consiste essentiellement à diminuer fortement la quantité de boisson. D'après la prescription de *Schroth* lui-même, les malades devraient d'abord se préparer à cette cure en s'habituant à une diminution considérable de la ration liquide. Puis, au début de la cure proprement dite, ils ne boivent par jour que deux petits verres de vin, ou même ils ne prennent rien en fait de liquide; ils ne mangent que du pain sec et des légumes concentrés par l'ébullition. Après 3—4 jours de semblable régime, on autorise un verre de vin le matin, à midi du pouding avec une sauce au vin et autant de vin qu'il est nécessaire pour calmer la soif. Puis, pendant 3—4 jours, on reprend la cure sèche qu'on fait suivre de nouveau d'un jour de régime moins sec tel que nous venons de le mentionner. Si cette cure sévère n'a pas donné le résultat désiré, ou ne l'a donné qu'imparfaitement, on doit la répéter après quelque temps de la même manière. Entretemps, on passera lentement du régime sec au régime ordinaire composé de viande et de légumes; de même, si une deuxième cure sèche est nécessaire, on devra par une transition insensible passer du régime mixte au régime sec. L'arrière-cure de *Schroth* consiste également en un retour très lent du régime sec à la nourriture habituelle de l'homme normal.

Ceux qui ont été guéris par ce singulier mode de traitement

---

[1] Voir *C. v. Voit* dans *Hermann's* Handbuch der Physiologie, Bd. 6, 1, p. 156.

n'en peuvent assez louer les avantages; mais, d'autre part, aucun de ceux qui l'ont subi ne nient qu'il constitue un vrai supplice. Nous ignorons malheureusement le nombre des malades qui n'ont retiré aucun bénéfice de la cure de *Schroth,* comme aussi ce qu'ils en disent. *Jürgensen*[1] appliqua cette cure et étudia ses effets d'une manière scientifique; loin d'observer des résultats brillants il ne constata aucun résultat marqué. Un cas de rhumatisme articulaire chronique fut amélioré; quelques cas de syphilis invétérée furent guéris; il obtint les meilleurs résultats en cas d'exsudat péritonéal chronique et de dilatation de l'estomac. Par contre, il constata que tous les malades ne supportent pas cette cure; aussi, la considère-t-il comme un traitement très affaiblissant. Il observa régulièrement, lors de cette cure, une élévation de la température pouvant atteindre jusque 40° C.; parfois même des symptômes de scorbut apparurent. *Jürgensen* fut ainsi amené à modifier la cure en ce sens que les patients recevaient 1/3—2/3 de livre de viande dépourvue de graisse, 1/2 bouteille de petit-vin français et pour le reste des petits pains secs à volonté. Ils devaient en outre pendant la nuit, s'envelopper d'un, de deux ou de trois draps de lin mouillés et bien exprimés. D'autre part, il ne faisait pas durer cette cure au delà de 6 jours. Sous ce régime, le poids du corps s'abaissait régulièrement, mais se relevait rapidement dans les intervalles.

À la suite de cette cure, on constata une augmentation relative des substances dissoutes dans le sérum sanguin, une élévation de la densité du sang, dans un cas une augmentation des éléments figurés, en outre une diminution de la quantité d'urine avec augmentation de sa densité; quant à l'urée, parfois elle était diminuée, parfois augmentée, parfois la quantité demeurait invariable.

Fonssagrives[2], à qui nous sommes redevables d'une publication étendue sur la « Diaetica sicca », dit que les animaux soumis d'une manière permanente au régime sec, maigrissent bientôt notablement et meurent finalement. On observe chez eux une concentration plus grande du sang, des sécrétions et des liquides parenchymateux, ainsi que l'atrophie des divers organes internes. D'après *Fonssagrives,* l'application thérapeutique du régime sec serait indiquée dans les conditions suivantes :

1° Lorsqu'il s'agit de diminuer une sécrétion considérablement exagérée;

2° Lorsqu'on veut favoriser la résorption d'exsudats et de transudats (par exemple dans l'hydropisie);

3° Dans certaines affections de l'estomac, surtout dans la gastrectasie et la dyspepsie des buveurs de *Chomel;*

4° Dans la syphilis constitutionnelle en association avec la cure mercurielle.

Bauer[3] se déclare également partisan de l'application raisonnable, c'est-à-dire mitigée, du régime sec ou « diaeta sicca » dans certaines maladies, telles que la gastrectasie, l'emphysème pulmonaire et quelques affections cardiaques. Mais il considère comme

(1) Voir *Jürgensen,* Das *Schroth*'sche Heilverfahren. Deutsch. Archiv f. klin. Med., 1886, Bd. 1 et *Bauer,* Loco citato, p. 325.
(2) *Fonssagrives,* Hygiène alimentaire des malades, 1881.
(3) *Bauer,* Loco citato, p. 328.

dangereux de réduire d'une manière notable la quantité de liquide dans le diabète sucré et dans le diabète insipide, ainsi que dans l'atrophie granuleuse des reins, en quoi il sera approuvé par tout médecin.

Kadner[1] appliqua avec succès une cure modifiée de celle de *Schroth,* dans laquelle la privation de boisson joue également le rôle principal, à savoir, dans les cas de processus exsudatifs anciens sans consomption et surtout dans le traitement des affections articulaires chroniques et la périostite chronique. Après une cure préparatoire de 8 jours pendant laquelle la boisson comprend uniquement 600—800 c.c. de vin, les patients ne reçoivent plus aucune viande, mais seulement des soupes épaisses de légumineuses, de gruau, de riz et des petits pains secs; on continue ce régime pendant 4 semaines entières; pendant cette période, ils s'entourent la nuit d'un enveloppement humide. Aussi longtemps que dure cette cure sévère, le patient reçoit par jour, au maximum 400 c.c. de vin, aucune autre boisson, et surtout pas d'eau. De temps en temps, on permet un litre de vin pur. *Kadner* fait remarquer qu'on ne peut appliquer une cure aussi sévère qu'à condition de l'individualiser rigoureusement; elle ne convient pas aux personnes de constitution faible.

Nous basant sur une longue expérience, nous nous rallions à l'avis de ces derniers auteurs. La plupart de nos malades ne supportaient pas le régime de *Schroth* appliqué dans toute sa rigueur, et déclarèrent simplement « plutôt mourir que devoir supporter plus longtemps la soif ». Une cure mitigée (celle de *Kadner* à peu près) donna dans quelques cas de très bons résultats; d'autres fois les effets étaient absolument passagers; dans d'autres cas encore nous n'observâmes pas le changement auquel nous pouvions nous attendre théoriquement.

Pour le reste, nous nous bornons à rappeler que le régime sec a été recommandé ou appliqué jadis, par *Williams*[2] pour couper le coryza aigu, par *Piorry*[2] contre la bronchorrhée rebelle, par *Ettmüller*[2] contre l'obésité.

Une cure d'une importance essentiellement différente consiste à réduire l'ingestion excessive de boisson ou d'eau au degré qui correspond au pouvoir fonctionnel de l'organisme; c'est *Oertel* surtout qui l'a recommandée. Ici, la réduction de la ration journalière de liquide à une quantité moyenne déterminée, par exemple à 750 c.c. par jour, détermine dans les premiers jours une augmentation manifeste de la quantité d'urine; au début, celle-ci dépasse notablement la quantité de liquide ingérée, alors qu'antérieurement c'était le contraire. Ainsi, dans un cas signalé par *Oertel,* la quantité de liquide ingérée avant la réduction était de 2400 c.c. par jour et la quantité d'urine s'élevait à 1275 c.c.; après la réduction, ces chiffres sont modifiés et portés respectivement à 750 c.c. et à 2150 c.c. Ce sont évidemment là des chiffres exceptionnels que nous n'avons observés, pas même approximativement, bien que nous ayons la statistique d'un grand nombre de cas; néanmoins, en

---

[1] *Kadner*, Berliner klin. Wochenschr., 1884, Nr. 9.
[2] D'après *Fonssagrives*, Loco citato.

réglant convenablement l'ingestion des liquides, on peut modifier la quantité d'urine de manière à se rapprocher de l'équilibre entre la quantité de liquide ingérée et la quantité éliminée. Nous reprendrons cette question en détail dans le traitement diététique spécial des maladies du cœur et des reins.

La température à laquelle l'eau est donnée, ou doit être donnée aux malades, dépend de la nature de la maladie. On ne peut jamais permettre l'usage d'eau froide dans les affections de l'appareil respiratoire, surtout dans celles accompagnées de toux. Par contre, l'eau froide convient dans les maladies fébriles aiguës lorsqu'il s'agit de calmer la soif intense, ainsi que dans la constipation habituelle ou dans d'autres maladies lorsqu'il est besoin de stimuler la péristaltique intestinale. L'eau glacée et la glace en petits morceaux constituent un excellent moyen pour combattre l'hyperesthésie de l'estomac, surtout en cas de gastro-entérite et de péritonite. L'eau tiède provoque facilement des nausées et des vomissements. L'ingestion de grandes quantités d'eau très tiède, presque brûlante, a été préconisée par *Cadet de Vaux* contre la goutte (Carlsbad!), recommandation qui a été blâmée par d'autres auteurs. A moins d'indications particulières, la température la plus convenable de l'eau potable pour les malades sera la même que pour l'homme sain, à savoir 8—13° C.

L'eau sera donnée de préférence comme telle, sans aucune addition et naturellement, aussi fraîche et aussi pure que possible. Emploie-t-on de la glace pour refroidir l'eau ou pour préparer de l'eau glacée, ou donne-t-on de la glace en nature, on devra préalablement s'assurer de sa pureté. Il arrive fréquemment que cette glace provient de l'eau impure d'étangs sales ou de cours d'eau souillée; elle renferme, dans ce cas, des quantités notables de microbes, parmi lesquels peuvent se trouver des agents pathogènes. *Miquel*[1] en trouva un nombre considérable dans un bloc de glace de 50 kil.; *Bischoff* en compta jusque 880.000 par centimètre cube, *Fränkel* en trouva 25.000 et *Heyroth* 14.440. Le moyen le plus sûr consiste à employer uniquement de la glace faite avec l'eau distillée.

Parmi les substances qu'on peut ajouter à l'eau, citons le sucre, le suc exprimé des fruits (jus de citron, par exemple), les jus de fruits (jus de cerises, de framboises, de groseilles) et le vin. L'action de ces substances est exposée dans les chapitres ad hoc et nous y renvoyons le lecteur.

L'eau gazeuse naturelle ou artificielle, les eaux acidules du Harz et de Giesshübler, l'eau de Seltz, l'eau chargée simplement d'acide carbonique agissent surtout sur la péristaltique; elles sont légèrement laxatives pour beaucoup de personnes; en outre, elles diminuent l'hyperesthésie de la muqueuse stomacale et, d'après *Bikfalvi*[2], favorisent même la peptonisation dans l'estomac. Ces eaux conviennent donc en cas de constipation habituelle et dans un grand nombre de cas de nausées, mais elles sont contre-indiquées dans la diarrhée, surtout dans la péritonite, dans la

(1) *Miquel* et *Freudenreich*, Revue scientifique, 1884, Bd. 2, p. 384 et Centralbl. f. allg. Gesundheitspflege, 1884, p. 315.— *Fränkel*, Zeitschr. f. Hygiene, Bd. 1, p. 302.— *Heyroth*, Arb. aus d. k. Gesundheitsamte, Bd. 4, p. 1.
(2) *Bikfalvi*, Orvos természettudomànyi értesitö, 1884, p. 31.

pérityphlite et dans la dyssenterie, ainsi que dans la dilatation de l'estomac, la gastrite chronique et dans tout tympanisme de l'abdomen, quelle que soit sa cause. On doit surveiller la pureté de l'eau gazeuse artificielle, simple ou carbonatée, car on la prépare fréquemment avec de l'eau de source impure ; elle a été bien des fois déjà la cause de l'infection typhoïde[1]. En cas de doute, il faudra donner la préférence à de l'eau acidule naturelle.

Stimulants.

Abstraction faite du sucre, qui constitue en même temps une substance nutritive, ce sont principalement les spiritueux qui sont employés comme stimulants dans le régime alimentaire des malades. Cette pratique paraît absolument rationnelle dans l'état actuel de nos connaissances. La majeure partie de l'alcool est également transformée par l'organisme malade en acide carbonique et en eau, mettant ainsi en liberté une grande quantité d'énergie potentielle : 100 p. d'alcool représentent, en effet, 700 calories environ. De même que le sucre, il agit donc comme aliment et comme substance d'épargne ; toutefois, son action d'épargne porte moins sur l'albumine que sur la graisse, l'alcool étant plus facilement oxydé que cette dernière[2]. En outre, l'alcool peut abaisser la température des malades fébricitants ; cet abaissement, tout en n'étant pas considérable, est cependant réel. Les recherches de *Binz*, de *Conrad*, de *Schmiedeberg*, de *Riegel* et de beaucoup d'autres auteurs ne laissent aucun doute sur ce point. Enfin, l'alcool exerce également chez les malades — c'est même là son action la plus importante — une action stimulante sur le système nerveux, sur l'activité du myocarde, sur la circulation sanguine, sur la diurèse et, à moins d'être pris sous une forme trop concentrée, également sur la digestion. Nous pourrons par conséquent l'employer dans tous les cas où il s'agit de provoquer immédiatement une stimulation énergique rapide ou une stimulation modérée continue du système nerveux, du myocarde et de la circulation sanguine, ensuite comme stimulant de la digestion, enfin comme substance d'épargne et comme antipyrétique dans les maladies fébriles aiguës et chroniques. Toutefois, peu d'aliments et de stimulants exigent autant de prudence dans leur emploi que l'alcool ; la nécessité d'individualiser n'existe pour ainsi dire nulle part ailleurs autant qu'ici. On ne peut, en effet, presque jamais prévoir l'intensité de son action stimulante ; par suite de l'âge ou de la constitution du patient, elle peut devenir trop violente et faire place ensuite à une action dépressive ; il peut donc présenter de graves inconvénients. De plus, l'alcool trop concentré détermine souvent des lésions (ecchymoses) sur la muqueuse stomacale, qui, chez les malades, est souvent plus sensible

---

(1) Voir *Hellwig*, Die Typhusepidemie in Mainz, 1884.
(2) Voir *Binz*, Berliner klin. Wochenschr., 1869, p. 31. — *Conrad*, Ueber Alkohol- und Chinin-Behandlung bei Puerperalfieber, 1875. — *Daub*, Wirkung des Weingeistes, Archiv f. Pathol., 1875. — *Strassburg*, Virchow's Archiv, Bd. 60. — *Riegel*, Archiv f. klin. Medicin, 1874, Bd. 12. — *Schmiedeberg*, Petersburg. med. Zeitung, XIV. — *v. Noorden*, Alkohol als Sparmittel für Eiweiss. Berliner klin. Wochenschr., 1891, 23. — *Miura*, Zeitschr. f. klin. Medicin. 1892, XX. — Voir la critique de ce dernier travail par *I. Munk* dans le *Virchow-Hirsch'*Jahresbericht pro 1892, p. 178, ainsi que la bibliographie indiquée plus haut p. 63.

parce qu'elle est hypérémiée ; dans ces conditions, loin de favoriser la digestion, il la trouble au contraire[1].

A cause de l'action excitante si énergique qu'il provoque sur l'activité cérébrale, l'alcool est absolument contre-indiqué dans toutes les maladies aiguës et dans la plupart des maladies chroniques des méninges et du cerveau ; il est également contre-indiqué dans toutes les maladies aiguës et dans la majeure partie des maladies chroniques du cœur, puis dans la gastro-entérite aiguë, dans la péritonite, la typhlite et la dyssenterie, à moins qu'apparaissent les symptômes d'une faiblesse grave qui ne cède plus à d'autres moyens. Les enfants malades et les sujets à tempérament nerveux ne recevront de l'alcool qu'en cas de nécessité absolue ; l'on devra alors en surveiller attentivement l'action.

On en règlera la dose d'après l'indication thérapeutique, d'après l'âge, la constitution et les habitudes du malade. Pour les personnes délicates et excitables, de faibles doses de spiritueux suffisent ; par contre, les sujets vigoureux, et surtout les buveurs, ont besoin de grandes quantités, surtout que chez ces derniers l'action de certains médicaments, tels, par exemple, la digitale, ne se manifeste que si l'on administre simultanément de fortes quantités d'alcool. S'agit-il en cas de collapsus de stimuler rapidement et énergiquement l'organisme par l'alcool, on devra le donner à doses plus élevées que lorsqu'il ne s'agit que de prévenir l'apparition de l'état de faiblesse. Si l'on prévoit que les spiritueux devront être donnés longtemps, la détermination de la dose et le degré de concentration devront être réglés avec plus de soins encore pour ne pas donner à l'organisme une goutte en plus du stricte nécessaire. Si l'on néglige cette précaution, il peut arriver qu'au cours de la maladie on ne soit plus en état de réaliser l'action stimulante indiquée, le patient s'étant déjà trop habitué à cet excitant.

Comme boisson alcoolique dans le régime des malades, on prescrira surtout l'esprit-de-vin rectifié, qui renferme 92 % d'alcool, et qui possède l'avantage inappréciable d'être toujours débarrassé des alcools supérieurs au point qu'on peut le faire pour l'alcool éthylique. Pour les malades, plus encore que pour l'homme sain, nous devons exiger cette pureté des spiritueux. L'alcool à 92° est rendu buvable si on le dilue avec une quantité suffisante d'eau ou d'eau sucrée.

De plus, on peut prescrire avec grand avantage l'eau-de-vie, le cognac, le rhum et l'arrac de bonne qualité, surtout lorsque dans les cas de faiblesse un stimulant énergique est nécessaire. Lorsqu'on devra faire un usage prolongé de spiritueux, le vin convient surtout ; les variétés infinies de vins peuvent remplir les indications les plus diverses, même au point de vue de l'âge ainsi que de la constitution. Une douce stimulation sera provoquée par les vins pauvres en alcool, tels que le Bordeaux et le Rhin ; une stimulation énergique sera déterminée par le Champagne, le Xérès, le Madère et le Porto, ainsi que par les vins de Grèce (et certains vins d'Italie) ; les vins de Tokay et de Samos conviennent aux

---

[1] *Uffelmann*, Die Diät in den acut-fieberhaften Krankheiten, p. 96. — *Buchner*, Deutsch. Archiv f. klin. Medicin, 1882, p. 537. — *Schellhaas*, Ibid., 1875, p. 427.

enfants; le cidre et le vin de Moselle favorisent la défécation; en cas de diarrhée on mettra à profit l'action astringente que l'acide tannique confère à certains vins, tels que le Camarite et le Bordeaux, surtout le St Julien, le Margeaux et le Blaye, ainsi que les Bourgognes.

On devra avant tout veiller à ce que le vin administré soit réellement du jus de raisin et non un de ces nombreux infusés de myrtilles, de mauvaises corinthes, etc., additionnés d'alcool, qui sont lancés dans le commerce sous les marques les plus prétentieuses. On commet beaucoup de falsifications et d'abus avec les vins dits médicinaux et avec les vins du Midi. C'est surtout le petit bourgeois et l'ouvrier qui pâtissent de cette prostitution du vin : sacrifiant pour ses malades ses quelques sous d'épargne, il achète en deuxième ou en troisième main des bouteilles de vin bon marché. On devra donc toujours envoyer ces personnes dans les premières maisons de vin ou chez des pharmaciens consciencieux; si elles ne peuvent supporter la dépense d'un bon vin, il vaut mieux ne pas le prescrire et ne pas en faire acheter. Les vins de myrtilles, introduits dans le commerce par *Fromm* de Francfort s/M, constituent un excellent succédané des vins de raisin. Le malt soumis à la fermentation alcoolique donne les vins de malt; bien que ces vins ne renferment pas de jus de raisins ni de l'esprit de vin, mais seulement de l'alcool pur, leur goût se laisse à peine distinguer de celui du Porto, du Madère, du Xérès véritable; de plus, ils sont bien meilleur marché que ces derniers. Leur préparation se fait en faisant fermenter l'extrait de malt avec les levûres spécifiques de ces différentes sortes de vins; leur teneur en alcool peut atteindre jusque 16—18 %.

On peut également introduire la bière dans le régime des malades; elle contient, outre de l'alcool et de l'acide carbonique, une certaine quantité de substances nutritives telles que de l'albumine, du sucre et de la dextrine. La bière constitue donc en même temps un aliment; elle l'est en tout cas plus que le vin, mais elle est moins stimulante que ce dernier à cause de sa teneur moindre en alcool. La bière bien fermentée et préparée exclusivement avec du malt et du houblon peut être permise aux malades atteints d'affections fébriles aiguës ou chroniques, et d'une manière générale, à la plupart des malades. Toutefois, on l'interdira pendant le régime lacté, avec lequel elle est incompatible, ensuite dans les catarrhes aigus de l'estomac et de l'intestin, dans la péritonite, dans la typhlite et la dyssenterie, dans le diabète, l'obésité et la tendance à l'obésité, et enfin chez les petits enfants malades. Aux cas où la bière est permise, elle ne se prendra pas au cours des repas proprement dits; nous avons déjà insisté plus haut sur ce point. La bière de malt est particulièrement riche en substances extractives et en sucre; de même que les lourdes bières de Porter, elle possède une grande valeur nutritive. Tandis que les bières de Porter contiennent beaucoup d'alcool, les bonnes bières de malt en contiennent moins, mais, par contre, elles renferment une plus grande quantité d'extrait. C'est ainsi que le Porter anglais renferme 5.9 d'alcool pour 8.52 d'extrait, tandis que la bière de malt de *J. Hoff* renferme 2.8 d'alcool pour 7.8 d'extrait, la bière de malt de Lackhausen 1.87 d'alcool pour 16.05 d'extrait et 6.75 de maltose (d'après *Schweissinger*).

La bière forte de *Ross*[1] est modérément riche en alcool, elle contient 3.8 % d'albumose, mais seulement de petites quantités d'albumine et de peptone; c'est une boisson d'un goût agréable, facile à digérer, qui est plus nourissante, sans être plus excitante que la bière ordinaire.

La température à laquelle ces boissons alcooliques doivent être administrées ne peut pas être la même dans tous les cas; elle varie surtout suivant l'indication thérapeutique. Doit-on provoquer une stimulation très énergique, par exemple, dans un état de collapsus subit, on les fera prendre chaudes, surtout sous forme de grog ou de vin chaud, car l'élévation de la température de la boisson augmente sensiblement l'action stimulante de celle-ci. Si la boisson alcoolique est donnée plutôt à titre d'aliment et comme antipyrétique, on la fera prendre froide. En cas d'hyperesthésie stomacale, on prescrira la boisson spiritueuse aussi froide que possible, telle, par exemple, du champagne glacé. Du reste, il faut éviter les extrêmes, surtout dans les maladies de l'estomac et de l'intestin, et donner aux boissons le temps de « se dégourdir ».

Les stimulants alcaloïdiques sont également prescrits aux malades et souvent avec succès. Pour le café et le thé, c'est à raison de leur action stimulante et vivifiante que nous les donnons. Ces boissons ne possèdent pas d'action nutritive, à moins d'être additionnées de lait, de sucre ou de jaune d'œuf; elles ne peuvent pas non plus, comme nous savons, abaisser les échanges nutritifs de l'organisme. A ce double point de vue, le café et le thé sont inférieurs aux spiritueux; par contre, ils possèdent cette propriété infiniment précieuse dans le traitement des malades, à savoir, que leur action excitante ne dépasse pas aussi facilement une juste moyenne et qu'elle n'est pas suivie d'une action dépressive. Aussi, le café et le thé peuvent-ils être prescrits dans un grand nombre de cas où les stimulants sont indiqués, mais où les spiritueux doivent être plutôt évités, tels, par exemple, dans la première enfance, dans l'hyperesthésie stomacale et intestinale, dans la dyssenterie et dans la péritonite. Ils possèdent, pour le reste, les mêmes indications que les stimulants précités; mais ils sont surtout contre-indiqués dans la plupart des affections cardiaques et rénales ainsi que dans les états de nervosisme marqué. A part l'influence spéciale causée par l'habitude, il y a entre le café et le thé cette différence, que le thé est généralement mieux supporté que le café dans les états d'hyperexcitabilité du tube digestif; le café peut aggraver une dyspepsie ou une diarrhée existante, tandis que le thé agit comme constipant chez beaucoup de personnes.

Une stimulation énergique s'obtient chez l'adulte à l'aide d'un infusé de 15 gr. de café ou de 5 gr. de thé pour 100 c.c. d'eau. L'action stimulante provoquée par cette boisson est d'autant plus marquée que la boisson est bue plus chaude. On peut, en outre, augmenter l'action stimulante par l'addition de cognac, de rhum ou d'arrac.

---

[1] Voir *Ewald*, Berliner klin. Wochenschrift, 1890, Nr. 44.

La farine de cacao dégraissée constitue plutôt un aliment qu'un stimulant; elle renferme, en effet, à côté de la théobromine, de grandes quantités d'albumine, de la graisse et des hydrates de carbone. A la p. 191 se trouve indiquée la teneur en substances nutritives et en théobromine que possède le décocté de cette farine.

Les préparations de cacao ne conviennent pas aux malades dont les fonctions digestives sont fortement troublées; elles sont, par conséquent, contre-indiquées dans la plupart des maladies fébriles aiguës, tandis que leur usage est parfaitement justifié dans les maladies fébriles chroniques et dans la convalescence.

La farine de cacao en nature et la farine dégraissée peuvent être avantageusement remplacées par le « Kraftchocolade », préparé sur les indications de *v. Mering*. Ce chocolat, d'un goût agréable, renferme de la graisse de cacao, dont l'émulsion et la digestion sont rendues plus faciles par l'addition d'une certaine quantité % d'acide gras libre[1] (*Gad* a démontré, en effet, le rôle important joué par les acides gras libres dans l'émulsion des graisses au sein d'un milieu alcalin). Ce chocolat permet de faire prendre sous une forme agréable des quantités plus considérables de graisse (sa teneur en graisse est de 21 %). L'usage de chocolat fortement épicé doit être interdit à tous les malades et convalescents.

Ainsi que nous le disions déjà plus haut, les épices peu fortes peuvent seules être employées dans le régime alimentaire des malades; tels sont le sel de cuisine, l'écorce de citron et d'orange, surtout la marmelade (Scotch dunder marmelade), les oignons, les herbes à soupes, le cumin et l'anis, la noix muscade, le poivre de Jamaïque et enfin la cannelle. Ces différentes substances suffisent pour introduire de la variété dans la nourriture des malades, pour la rendre savoureuse et digestible. Comme le vinaigre provoque facilement des indigestions, il devrait être exclu du régime[2]. Le moutarde doit être défendue dans les cas d'affection rénale ou vésicale.

La saccharine et la dulcine, deux substances édulcorantes qui ne renferment pas de sucre, peuvent être employées comme correctif dans le diabète sucré; le mieux est de les associer avec du sel de soude afin de ne pas troubler la digestion. Seulement, la saccharine et la dulcine, longtemps employées, déplaisent à la plupart des malades, et causent même chez eux une véritable répugnance. L'usage de ces substances n'est pas indiqué dans d'autres maladies.

La question de savoir si les malades peuvent faire usage de tabac et de cigares est tranchée souvent déjà par les malades eux-mêmes. Beaucoup d'entre eux éprouvent une véritable répugnance pour le tabac aussi longtemps que les fonctions digestives ne sont pas redevenues normales, ce qui se présente surtout chez les malades atteints d'une affection fébrile aiguë ou chronique, ainsi que chez les malades atteints d'un catarrhe aigu de l'estomac. Dès

---

[1] *Zuntz*, Therap. Monatshefte, 1890, Octoberheft. Cet auteur prit par jour plus de 400 gr. de « Kraftchocolade » quantité qui contient 87 gr. de graisse; il n'en éprouva aucun inconvénient et digéra toute la graisse à 4.8 % près.

[2] *John, Virchow's* Archiv, Bd. 122, p. 27.

que ces malades éprouvent l'envie de fumer, c'est que d'ordinaire leur dyspepsie est en voie de décroissance. Toutefois, nous considérons comme préférable dans tous les cas d'interdire le tabac aussi longtemps que le malade y consent, car les produits de distillation et d'extraction du tabac (nicotine, pyridine, picoline, lutidine, acide prussique, etc.), ne favorisent nullement la digestion stomacale et sont plutôt directement ou indirectement nuisibles dans toutes les maladies de l'appareil respiratoire. La défécation se faisant plus facilement chez beaucoup de personnes lorsqu'elles fument, le traitement de la constipation habituelle peut comprendre le tabac entre autres moyens thérapeutiques.

Diététique dans les maladies fébriles.

Le régime alimentaire dans les maladies fébriles varie nécessairement selon qu'il s'agit de maladies fébriles aiguës ou chroniques. L'état morbide présente dans l'un et l'autre de ces cas de nombreux points de ressemblance, mais il diffère par un point d'importance capitale dans la question de la nutrition, à savoir, le fonctionnement de la digestion et de l'assimilation; aussi, est-il de toute impossibilité de traiter ces deux états morbides suivant les mêmes principes diététiques. Cette considération nous amène ainsi à étudier séparément la diététique des maladies fébriles aiguës et celle des maladies fébriles chroniques.

Avant de pouvoir fixer le régime dans les maladies fébriles, nous devons être orientés sur l'intensité de la désassimilation ainsi que sur le fonctionnement de la digestion.

L'expérimentation a démontré qu'une élévation artificielle de la température du corps détermine fréquemment une destruction plus intense de l'albumine et une élimination plus considérable de l'acide carbonique (p. 73); de même, l'injection de pus et de produits putrides aux animaux provoque un état fébrile s'accompagnant d'une augmentation considérable de l'élimination de l'azote par les urines, la quantité d'azote devenant plus que double de l'état normal[1]. Ainsi que l'avait déjà observé *Traube*[2], l'élimination de l'urée chez l'homme pendant l'état fébrile dépasse également et d'une manière notable la moyenne normale. Bien que les individus présentant une très haute température ne prennent que peu de nourriture, l'élimination de l'azote s'élève néanmoins pendant les premiers jours de la fièvre; assez fréquemment, la quantité éliminée dépasse de beaucoup la quantité de l'azote éliminé pendant l'alimentation normale; elle peut atteindre jusque 15 gr. et plus par jour. C'est ainsi qu'un pneumonique observé par *Liebermeister* élimina par 24 heures 14 et 11.1 gr. d'azote, tandis qu'un individu sain, présentant une constitution très semblable au premier et soumis au même régime, élimina seulement 7.1 et 6.8 gr. d'azote par jour. L'élimination de l'urée ou de l'azote diminue dans la suite, mais elle demeure encore toujours plus considérable que chez

---

(1) *Naunyn*, Berliner klin. Wochenschr., 1869, Nr. 4. — *Senator, Virchow's* Archiv, Bd. 45, p. 363; Untersuchungen über den fieberhaften Process, Berlin, 1873, p. 59.
(2) *Traube* und *Jochmann*, Deutsche Klinik, 1855, Nr. 46. — *Traube*, Gesammelte Beiträge z. Physiol. und Patholog., Bd. 2, p. 286. — Pour la bibliographie, voir *Huppert*, Arch. d. Heilkunde, Bd, 7, p. 51 et *v. Noorden*, Pathol. d. Stoffw

l'homme sain prenant la même quantité de nourriture. Il résulte des déterminations comparatives de l'élimination de l'urée chez un fébricitant et chez un individu sain soumis à un régime identique que l'organisme du fébricitant perd environ 1 $\frac{1}{2}$ à 1 $\frac{3}{4}$ de fois plus d'albumine que l'organisme de l'individu sain[1]. Par conséquent, cette destruction notablement plus grande de l'albumine que détermine un état fébrile de courte durée, exerce sur la richesse de l'organisme en albumine les mêmes conséquences fâcheuses qu'une longue période de jeûne. Il n'est pas rare que le taux élevé de l'urée persiste encore pendant un certain temps après la disparition de la fièvre (crise); il peut exister dans l'élimination de l'urée une période épicritique, qui fut observée pour la première fois, en 1866, par *Anderson*[2]. Son existence a été démontrée, depuis, par de nombreux auteurs; elle peut parfois atteindre un degré intense : dans un cas de typhus exanthématique observé par *Naunyn,* l'individu élimina, après disparition de la fièvre, jusque 54.4, 54.0 et même 90.45 gr. d'urée par jour. Les causes de cette augmentation épicritique ne sont pas encore suffisamment précisées; il est probable qu'elle résulte de l'élimination consécutive des produits de destruction déjà accumulés pendant l'état fébrile. Toutefois, on observe fréquemment une discordance entre la température fébrile et la destruction de l'albumine; d'autre part, l'élimination de l'urée dans la malaria présente son élévation typique lors même que la fièvre a été coupée par la quinine. Ces raisons, et diverses autres encore, semblent démontrer que l'élévation de la température du corps ne peut pas être l'unique cause de l'augmentation de la destruction de l'albumine, et qu'une action toxique spécifique ou une action catabolique doit encore intervenir. Les toxalbumines, toxines ou ptomaïnes qui prennent naissance sous l'influence bactéridienne ou qui sont des produits directs des bactéries, sont considérées comme la cause de la destruction du protoplasme cellulaire.

Hirschfeld a observé chez l'homme qu'à la suite d'injection de tuberculine, il peut exister, du moins pendant un court laps de temps, une fièvre élevée sans augmentation marquée de la destruction de l'albumine. Dans ce cas, l'élévation de la température ne peut manifestement être due qu'à une excitation du centre thermique (ou des centres vasomoteurs ou l'effet d'une combustion plus grande de la graisse et des hydrates de carbone, etc.).

On a déterminé l'élimination de l'acide carbonique dans la fièvre chez des individus fébricitants couchés tranquillement dans leur lit (dans la pneumonie, le typhus exanthématique, la fièvre intermittente, la fièvre récurrente) et l'on a constaté une augmentation de CO_2 éliminé, atteignant jusque 37 et même 70 % de la quantité normale[3]. Cette augmentation de l'acide carbonique éliminé est d'ordinaire couverte suffisamment par la destruction plus intense

(1) *O. Schultzen,* Charité-Annalen, Bd. 15, p. 150. — *Unruh, Virchow's* Arch., Bd. 48, p. 227. — *Huppert* und *Riesell,* Arch. d. Heilkunde, Bd. 10, p. 329 et 503. — *Senator,* Loc. cit., p. 103.

(2) *Anderson,* Edinb. Journ. Bd. 11, p. 708.

(3) *Leyden,* Deutsch. Arch. f. klin. Med., Bd. 5, p. 237; Bd. 7, p. 536. — *Liebermeister,* Ibid., Bd. 7, p. 75; Bd. 8, p. 153. — Pour la critique de ces recherches, voir *Senator,* Loco citato, p. 109 et suivantes.

de l'albumine[1]; on devra, dans bien des cas, admettre plutôt une légère diminution de la consomption de la graisse. D'après Kraus[2], l'absorption d'oxygène, du moins chez les fébricitants aigus, augmente, au maximum, de 20 %, ce qui s'accorde avec la destruction plus grande de l'albumine; cette augmentation de l'absorption de l'oxygène serait due à des contractions musculaires involontaires (frémissements du frisson) et à l'augmentation des mouvements respiratoires *(Löwy)*. Du reste, les recherches chez l'homme rendu fébricitant par injection de tuberculine ont démontré que l'absorption de l'oxygène et l'élimination de l'acide carbonique augmentent seulement à un faible degré, même à l'acmé de la fièvre *(Löwy)*. Des expériences analogues ont démontré que les échanges gazeux ne s'élèvent pas davantage en cas de maladie fébrile chronique avec inanition partielle. De même, la plupart des très nombreuses expériences instituées chez les animaux démontrent d'une manière incontestable que l'absorption de l'oxygène et l'élimination de l'acide carbonique augmentent, mais à un faible degré seulement, chez les animaux fébricitants; d'autre part, les recherches de *Senator* sur le chien et les expériences calorimétriques de *J. Rosenthal* démontrent également qu'une température élevée peut exister sans que les échanges gazeux doivent en même temps devenir autres que pendant la période d'apyrexie. Par conséquent, l'existence d'une augmentation de la destruction de la graisse ne semble démontrée par aucune bonne observation. D'une manière générale, on peut donc dire que la fièvre détermine une augmentation considérable de la destruction de l'albumine, tandis que la combustion de la graisse s'élève à peine, parfois même diminue. Tel ne peut évidemment être le cas que pour l'état fébrile aigu, car un regard jeté sur le corps amaigri d'une personne fébricitante depuis longtemps, apprend que la graisse a également disparu dans une large mesure. Cette disparition peut résulter d'une alimentation depuis longtemps insuffisante ou d'une action directe du processus fébrile; quoiqu'il en soit, l'effet sur l'organisme du fébricitant reste le même. Enfin, l'élimination de l'eau par la peau et par les poumons augmente également pendant la fièvre, et cela, à un degré plus marqué que l'élimination de l'acide carbonique.

La perte en poids pendant l'état fébrile aigu oscille dans des limites très variables; elle peut atteindre un degré très marqué, surtout lorsqu'apparaissent des sueurs profuses, de la diarrhée, des vomissements. Dans la pneumonie aiguë, la perte en poids peut être de 3—3.5 kgr., dans le typhus de durée moyenne de 7—10 kgr. Ces pertes en poids dépendent évidemment du degré d'alimentation dans chaque cas particulier et des variations individuelles.

Quelle quantité absolue de nourriture doit-on donner aux fébricitants pour compenser la destruction d'albumine ou de graisse? telle est la question à résoudre maintenant. Nous avons déjà signalé que cette destruction n'est pas la même au début et pendant les stades ultérieurs; néanmoins, les expériences de *Bauer*,

---

(1) *Senator*, Loco citato, p. 118.
(2) Zeitschr. f. klin. Med., Bd. 18, p. 160.

Hösslein, I. Munk et *Uffelmann* ont démontré d'une manière péremptoire que cette compensation est possible et qu'on peut, par une alimentation abondante, diminuer la perte en azote. Comme ration, qui évidemment ne peut être absolue, mais qui varie avec les individus, nous trouvons indiquée par *von Noorden,* environ 25 cal. dans la fièvre aiguë chez un individu maigre, environ 20 cal. par kgr. et par jour dans la fièvre aiguë chez un individu gras. En cas de fièvre chronique, ces quantités devraient être portées à 3o—35 cal., et même plus. Ces calories sont fournies par la viande, les hydrates de carbone ou par la graisse, dans un rapport variable selon les besoins, c'est-à-dire d'après l'état du tube digestif, les tendances spéciales et les désirs du malade. Toutefois, si *von Noorden* croit qu'il est toujours possible de faire prendre aux malades la quantité de nourriture théoriquement exigée, il se trompe; il ne peut en être ainsi que pour les malades en état fébrile chronique, dont le sensorium est intact et dont l'appétit est suffisamment conservé; dans ce cas même encore des exceptions se présentent. Dans les états fébriles aigus, tels que le typhus, la pneumonie, l'érysipèle, etc., les conditions sont toutes différentes; il arrive très souvent que l'alimentation demeure bien au-dessous de ce qu'elle devrait être pour compenser les pertes. L'on se trouve très souvent en présence de fébricitants auxquels, malgré tous les efforts, on ne parvient pas à faire prendre plus d'un demi-litre de lait et un verre de vin par jour. A cette difficulté s'ajoute une diminution manifeste du pouvoir digestif. Les sécrétions de l'estomac sont complètement troublées; la sécrétion de l'acide chlorhydrique et de la pepsine est tantôt absolument arrêtée, tantôt devenue insuffisante; des troubles de l'absorption existent pareillement. Selon toutes probabilités, des modifications analogues existent dans l'intestin. Dans quelques cas isolés, cependant, une absorption suffisante des aliments a été constatée (ainsi par *Hösslin* et *Tschernoff* dans le typhus, et par *von Noorden* dans la pneumonie). Il est désirable que ces observations, actuellement encore isolées, soient confirmées et généralisées. Elles peuvent, en tout cas, nous engager, plus encore qu'on ne l'a fait jusqu'ici, à rendre l'alimentation des fébricitants indépendante des désirs du malade.

On possède en particulier les données suivantes sur l'état de fonctionnement des organes de la digestion : la salive a diminué considérablement, ou fait même complètement défaut, ainsi qu'on l'observe lors d'une élévation excessive de température; son pouvoir saccharifiant persiste lors d'un état fébrile léger ou moyen; par contre, il diminue ou disparaît lors d'une fièvre intense[1]. Le suc gastrique est probablement aussi sécrété en moindre quantité. Son acidité est souvent diminuée, il est parfois même totalement dépourvu d'acide chlorhydrique. De nombreuses expériences instituées surtout chez les phtisiques (*Rosenthal, Ewald, Brieger, Klemperer,* etc.) ne laissent aucun doute à cet égard. Il s'agit dans ces cas d'un arrêt de la fonction et non d'une destruction des cellules glandulaires, car l'administration d'excitants énergiques,

---

(1) *Jawein,* Zur klin. Pathologie des Speichels. Wiener med. Presse, 1892, Nr. 15 et 16.

tels que le poivre, peut faire reparaître la sécrétion. *Wolfram*[1] a trouvé que dans toutes les maladies infectieuses aiguës le suc gastrique ne renferme pas d'acide chlorhydrique et que, pendant toute la durée de la fièvre, il est dépourvu du pouvoir digestif. D'autres recherches cependant ne permettraient pas d'accepter d'une manière absolue cette conclusion aussi générale; qu'il nous suffise seulement de faire appel aux travaux d'*Edinger,* de *Sassetzky* et d'*Ewald*[2]. Dans la fièvre de moyenne intensité, le suc gastrique possède encore le pouvoir de peptoniser l'albumine; à une température d'environ 41° et au delà, cette propriété paraît ne plus exister, tout au moins est-elle notablement amoindrie; peut-être qu'alors la sécrétion du lab proprement dit est complètement arrêtée. A moins que les rares observations faites jusqu'ici soient erronées, il semble en être de même dans la fièvre moins intense lorsque l'affection, cause de l'état fébrile, s'accompagne d'une dépression profonde, comme, par exemple, dans diverses pneumonies, surtout chez les vieillards. La sécrétion de la bile est complètement arrêtée dans les affections fébriles graves; dans les affections de gravité moindre elle semble diminuée, et renferme plus de mucus et moins de substances fixes[3]. Bien que des recherches précises fassent défaut à cet égard, nous pouvons admettre des modifications analogues dans la sécrétion des sucs pancréatique et entérique. Le pouvoir d'absorption de la muqueuse digestive est fréquemment diminué à un haut degré dans les affections fébriles aiguës; il n'en est cependant pas toujours ainsi. Le tonus de la musculature de l'estomac et de l'intestin est très fréquemment aussi affaibli, surtout dans les maladies accompagnées d'une prostration profonde.

Parmi la série des symptômes de la dyspepsie fébrile, nous devons encore citer l'hyperesthésie de la muqueuse stomacale; cette hyperesthésie constitue probablement l'une des manifestations de l'excitabilité plus grande du système nerveux lors d'une élévation de la température; elle se présente surtout chez les enfants et chez les sujets nerveux, mais elle se montre aussi chez des adultes forts et jusqu'alors bien portants, et spécialement, dans ce cas, dans les maladies de l'abdomen, telles que la péritonite, la dyssenterie, l'appendicite, la cystite, la métrite, etc. C'est cette hyperesthésie qui provoque avec tant de facilité les nausées et les vomissements après administration d'une nourriture d'une digestibilité insuffisante et surtout trop compacte; il se produit souvent ainsi une aggravation de la dyspepsie et de l'agitation générale après usage d'une nourriture même inoffensive.

Jusqu'à présent, on n'a institué que quelques rares expériences pour déterminer le degré d'absorption des aliments dans les états fébriles aigus. Cette absorption semble être très faible lorsque la température est très élevée, et paraît déjà augmentée en cas de fièvre moyenne ou légère. Ainsi, d'après *v. Hösslin,* dans le typhus

(1) *Wolfram,* cité d'après *Gluzinsky,* D. Archiv f. klin. Med., Bd. 42, p. 481.
(2) *Ewald,* Klinik der Verdauungskr., 1889, p. 302. — *Edinger,* D. Arch. f. klin. Med., Bd. 29, p. 555. — *Sassetzky,* Petersburger med. Wochenschr., 1889, Nr. 19. — *Manassein, Virchow's* Archiv, 1872, Bd. 55, p. 452.
(3) *Pisenti,* Archiv f. exp. Path., Bd. 21, p. 4. — *Zweifel,* D. Arch. f. klin. Med., Bd. 38, p. 349. — *Uffelmann,* Die Diät in den acut-fieberhaften Krankheiten, 1877, p. 32.

accompagné de diarrhée modérée, la caséine et la graisse du lait
s'absorbent très bien, presque au même degré que chez l'adulte[1].
Après administration de cet aliment, il constata dans les fèces une
élimination en azote de 7—10 %, ce qui constitue évidemment une
perte peu considérable. Aussi, *v. Hösslin* exige-t-il pour les
fébricitants une nourriture abondante comprenant même
des albuminoïdes, à condition que les aliments soient
bien préparés et qu'on les administre tous sous la forme
liquide en même temps que sapide et agréable. *von Noorden*
obtint les mêmes résultats favorables chez un malade atteint de
pneumonie fibrineuse (expérience de 2 jours) et chez un tuberculeux
avant et après l'injection de tuberculine. Il faut, toutefois, reconnaître
que l'on ne peut guère asseoir une conviction sur des expériences
d'aussi courte durée. *Sassetzky*[2] ayant repris la question de
l'assimilation du lait pendant la fièvre, constata qu'il n'est pas
absorbé au degré observé par *v. Hösslin*. La perte en azote par
les fèces varie, en effet, de 3.9—8.10 % chez l'adulte normal,
tandis que chez les personnes en état de fièvre aiguë, cette perte
atteint 7.8—24.4 %, soit en moyenne 15 %. *Uffelmann*[3] trouva que
chez les nourrissons fébricitants atteints de fièvre aiguë, même
modérée, le lait de vache était absorbé à un degré bien moindre que
normalement, tant au point de vue de l'albumine qu'au point de
vue de la graisse. C'est ainsi que la teneur en graisse contenue dans
les matières fécales d'un enfant fébricitant représentait plus de
40 % de la substance sèche, et pourtant, il ne s'agissait nullement
de diarrhée grasse, l'enfant étant atteint de bronchite capillaire. Les
fèces ne renfermaient pas traces de sucre.

De même, nous ne savons que peu de chose concernant
l'assimilation pendant la fièvre aiguë des substances nutritives
qui ont pénétré dans les liquides organiques. Dans la fièvre intense
et dans la fièvre adynamique, cette assimilation semble considérablement diminuée, si pas complètement suspendue. Lors d'un état
fébrile moindre, les conditions relatives à cette fonction paraissent
également être meilleures. Il est du moins établi que le poids des
nourrissons atteints d'une fièvre modérée avec dyspepsie fébrile
peu marquée peut parfois diminuer à peine ou même augmenter
quelque peu[4]. Pareillement, les sujets chez lesquels la fièvre est
modérée et qu'on nourrit d'une manière convenable, perdent, en
général, manifestement moins en poids que les patients qu'on soumet
au régime de la soupe à l'eau.

Au point de vue pratique, il n'est pas sans intérêt d'envisager
le point de savoir si la peptone et la propeptone, c'est-à-dire
les préparations d'albumose, administrées à un fébricitant sont
assimilées par lui[5]. Nous savons par *Ewald*[6] que l'albumose agit
très favorablement chez les anémiques et chez les sujets affaiblis,

(1) *v. Hösslin* dans *Virchow's* Archiv, Bd. 89.
(2) *Sassetzky, Virchow's* Archiv, Bd. 94, p. 485.
(3) *Uffelmann*, Archiv für Kinderheilkunde, Bd. 2, p. 11 et suiv.
(4) *Uffelmann*, Zeitschr. für prakt. Med., 1878, Nr. 44.
(5) *Adamkiewicz, Virchow's* Archiv, Bd. 75, p. 144. — *Zuntz*, Archiv f. Physiologie,
Bd. 37, p. 313. — *J. Munk*, Therapeut. Monatshefte, Juni 1888. D. med. Wochenschr.,
1889, Nr. 2.
(6) *Ewald*, Berliner klin. Wochenschr., 1890, Nr. 44.

qu'elle peut même déterminer une augmentation de l'azote organisé; de plus, elle paraît pouvoir être utile aux fébricants. *Buss*[1] a donné aux fébricants des quantités relativement considérables d'albumose, à savoir, en 24 heures : 100 gr. de peptone de viande de *Sanders,* 300 gr. de sucre de raisin et 200 gr. de rhum dilué dans 600 gr. d'eau; chaque prise de peptonne était diluée dans le double d'eau glacée. De plus, il donna du bouillon contenant un jaune d'œuf et du lait. Soumis à pareil régime, les typhisés subirent une perte de poids moindre que sous un régime composé exclusivement de lait, de bouillon et de jaunes d'œuf. Il semble donc en résulter que la peptone est bien utilisée au sein de l'organisme; on ne peut décider cependant du point de savoir si elle agit en qualité d'agent d'épargne pour l'albumine ou si elle se transforme en albumine organisée. *Albrecht*[2] signale pareillement l'action favorable de la peptone dans les maladies fébriles aiguës; il recommande son emploi comme aliment proprement dit, surtout dans le typhus abdominal. Enfin, j'ai constaté moi-même que des lavements à base de peptone, appliqués à des nourrissons en état fébrile aigu et présentant des vomissements opiniâtres, exerçaient une influence manifestement favorable. Aussi, je ne doute pas un seul instant de l'utilisation de la peptone par l'organisme.

A. Diététique dans les maladies fébriles aiguës.

Cherchons en ce moment à déterminer quel régime on doit prescrire en cas d'état fébrile aigu. Nous devons donc préalablement résoudre la question importante de savoir si l'administration de substances nutritives peut par elle-même augmenter un état fébrile déjà existant. Pendant bien longtemps, ainsi que nous le disions déjà dans l'introduction, on a répondu à cette question par l'affirmative. L'école de *Brown,* ainsi que l'école antiphlogistique, déclarèrent que tout ingesta qui nourrit est nuisible parce qu'il ne sert qu'à augmenter la fièvre. Bien plus tard, on a encore affirmé que l'administration d'une nourriture renfermant de l'albumine agissait de la même manière. Même, *Huppert* et *Riesell*[3] déclarèrent encore, en 1869, que l'administration d'albumine aux fébricants était suivie d'une augmentation de l'élimination de l'urée, que l'augmentation de l'albumine administrée déterminait une destruction plus grande de l'albumine organisée, et qu'on ne pouvait jamais conserver l'équilibre azoté des fébricants en leur donnant un surcroît d'albumine. Si ces affirmations étaient vraies, nous devrions certainement réduire à un degré minimal l'administration des aliments renfermant de l'albumine, même dans les cas où l'état des fonctions digestives autoriserait une administration plus considérable.

Cependant, l'observation journalière apprend qu'on peut, avec les précautions voulues, donner aux sujets en état fébrile aigu une nourriture renfermant tous les principes nutritifs, y compris l'albumine, et cela, non

---

(1) *Buss,* Wesen und Behandlung des Fiebers, 1878.
(2) *Albrecht,* Journal de méd. de Bruxelles, Février, 1884.
(3) *Huppert* und *Riesell,* Archiv f. Heilkunde, 1869, Bd. 10.

seulement sans augmenter la fièvre, mais encore en déterminant une amélioration réelle dans l'état général. Le cas s'observe manifestement chez les enfants fébricitants nourris à la mamelle : malgré l'élévation considérable de la température, s'ils continuent à prendre la même nourriture que normalement, ils supportent bien mieux la maladie et perdent beaucoup moins en poids que des enfants de même âge atteints de la même maladie mais nourris à l'aide de soupes à l'eau. Ce fait constitue une preuve péremptoire à l'appui de cette opinion, que l'administration de substances nutritives pendant la fièvre n'a nullement comme conséquence nécessaire d'augmenter les échanges nutritifs et surtout d'aggraver la fièvre elle-même. Pareillement, le garçon fébricitant porteur d'une fistule stomacale, qui fut observé par *Uffelmann,* présenta une augmentation même relativement considérable du poids, ainsi que d'autres signes manifestes d'un relèvement des forces, malgré qu'il eut reçu une nourriture riche en albumine[1]. Il ne peut donc exister de doute sur ce fait que l'administration de substances nutritives pendant l'état fébrile peut exercer une influence favorable. Il ne s'agit pas de savoir si une augmentation de la ration d'albumine détermine également une augmentation dans l'élimination de l'azote; ce qu'il importe surtout, c'est de savoir si une augmentation de la ration d'albumine pendant l'état fébrile élève la consomption de l'albumine organisée de manière que l'organisme perd alors plus d'azote que sous un régime moins riche en albumine. C'est cette dernière opinion que soutenaient jadis, mais à tort, *Huppert* et *Riesell;* toutefois, si l'on examine les expériences de ces auteurs, on constate que la perte en azote éprouvée par le malade diminue à mesure que l'azote ingéré augmente *(Immermann)*[2]. D'autre part, *Bauer* et *Künstle*[3], par une série de recherches, ont directement réfuté l'opinion que chez les fébricitants une augmentation de l'ingestion de l'albumine déterminerait par le fait même une augmentation de la destruction de celle-ci. Dans le but de résoudre ce point, on administra à un typhisé, alternativement une nourriture pauvre en albumine et une nourriture qui en contenait moyennement; on détermina quelle était dans ces conditions la perte en azote. On obtint ainsi les données suivantes :

Albumine dans la nourriture	Perte d'azote de l'organisme
env. 0.8 gr.	13.9—16.4 gr.
39.5 »	11.1—11.2 »
0.8 »	14.3—15.2 »
39.5 »	11.1—11.5 »
51.7 »	6.3— 6.9 »

Ces chiffres démontrent, que, de fait, l'administration d'albumine aux fébricitants peut déterminer une épargne de cette substance, alors même que la perte totale en azote s'élève par suite d'une augmentation de l'ingestion d'albumine. *v. Hösslin*[4], enfin, a

(1) *Uffelmann,* Deutsch Archiv f. klin. Med., 1877.
(2) *Immermann* dans *v. Ziemssen's* Hand. d. spec. Path. u. Ther., Bd. 13, p. 1.
(3) *Bauer* u. *Künstle,* D. Archiv für klin. Med., Bd. 24, 1 Heft.
(4) *v. Hösslin,* Experimentelle Beiträge zur Frage der Ernährung fiebernder Kranker. *Virchow's* Archiv, 1882, 89.

démontré par de nombreuses et intéressantes recherches que l'administration d'une quantité relativement considérable d'azote pendant la fièvre n'augmente pas sensiblement les échanges nutritifs.

Toutefois, nous ne voulons pas nier d'une façon absolue que l'administration d'aliments ne puisse augmenter un état fébrile préexistant; il est même de toute nécessité d'insister spécialement sur ce point. Chaque praticien possède parmi ses histoires de malades les preuves de ce fait; il est donc à peine utile d'en signaler ici. Nous nous contentons de rappeler les exarcerbations de la fièvre qui surviennent, après administration d'une nourriture solide, dans la péritonite, dans le typhus abdominal, dans la dyssenterie, ainsi que la réapparition de la fièvre chez les convalescents soumis à un régime défectueux. Seulement, dans tous ces cas, la cause de la poussée fébrile ne se trouve pas dans le fait de l'administration d'un aliment, mais bien dans la composition irrationnelle de la nourriture, celle-ci n'étant pas suffisamment appropriée à l'état anormal des organes digestifs.

Dans la plupart des cas, l'exacerbation de la fièvre résulte de ce que les aliments sont pris en trop grande quantité ou qu'ils sont trop compacts; ils agissent problablement surtout par excitation mécanique de la muqueuse. Toutefois, il est possible qu'étant incomplètement digérés à raison de leur composition et de leur volume, ils exercent leur action nuisible par des produits de fermentation et de décomposition. La teneur de la nourriture en albumine y est absolument étrangère. En effet, les pommes de terre et les fruits sont tout aussi nuisibles que la viande; ces aliments élèvent d'autant plus la fièvre qu'ils sont ingérés sous une forme plus compacte.

L'exacerbation de la fièvre dépend également en partie du degré d'hyperesthésie du tube digestif. Lorsque l'hyperesthésie est très marquée, comme dans le typhus abdominal, la péritonite, la gastro-entérite aiguë et la dyssenterie, la consommation d'une nourriture consistante ou abondante provoque d'ordinaire une augmentation particulièrement notable de la fièvre.

Une autre cause de l'exacerbation de l'état fébrile peut résulter de ce que la nourriture est prise trop chaude ou qu'elle est trop riche en substances excitantes. Toutefois, dans ces conditions, l'action nuisible ne consiste souvent que dans de l'agitation, des bouffées de chaleur, une accélération du pouls, plus rarement aussi en une élévation de la température du corps. Néanmoins, le café chaud, le bouillon fort et chaud, même en quantité modérée, peuvent déjà élever légèrement la température en cas d'hyperesthésie de l'estomac et chez les individus à constitution délicate; *Uffelmann*, entre autres, dit avoir observé ce fait bien des fois. On sait depuis longtemps que des quantités plus considérables d'une nourriture chaude exercent pareille action.

En résumé, nous ne devons donc pas craindre l'administration de nourriture en elle-même, mais uniquement l'administration d'une nourriture non appropriée. Si celle-ci est conforme au pouvoir fonctionnel plus ou moins affaibli des organes digestifs et si elle possède une température convenable, elle ne peut nuire d'aucune façon.

Par conséquent, nous pouvons sans crainte donner, outre de l'eau, de l'albumine, de la graisse, des hydrates de carbone et des sels; nous devons même le faire attendu que le patient subit des pertes et se trouverait exposé aux dangers de l'inanition si nous ne lui venions pas en aide.

Les hydrates de carbone[1] sont considérés comme le principe nutritif le plus important dans les états fébriles aigus; on sait, en effet, que ces substances exercent une action d'épargne, qu'elles restreignent la consomption de la graisse et celle de l'albumine. Il ne faut cependant pas perdre de vue que l'ingestion d'une quantité trop abondante de fécule et de sucre peut avoir des effets nuisibles, car, la sécrétion de la salive étant moindre, la fécule se digère moins complètement et subit ensuite la fermentation; pareillement, le sucre subit facilement l'action des agents de la fermentation. On doit donc administrer prudemment ces hydrates de carbone. Recommandons spécialement, de ne faire prendre le sucre qu'en solution faible; le plus avantageux est de donner de la glycose ou de la maltose, ces sucres étant directement absorbés. Il va de soi qu'on se servira uniquement de préparations chimiquement pures.

Les graisses possèdent une valeur calorique considérable; théoriquement elles sont donc à recommander (v. Noorden); toutefois, dans les maladies fébriles aiguës, on ne peut les donner en quantité considérable parce qu'elles sont moins complètement absorbées à raison du trouble digestif[2]; même, elles subissent facilement une décomposition donnant lieu à la formation d'acides gras rances qui altèrent encore davantage les fonctions digestives. Ajoutons encore que l'immense majorité des fébricitants aigus éprouvent de l'aversion pour la graisse. En général, on devra se contenter d'administrer des quantités modérées d'une graisse facilement digestible, par exemple, sous forme de lait écrémé ou de lait peu gras, sous forme de soupes farineuses préparées avec un peu de beurre, ou sous forme de bouillon additionné de jaune d'œuf. v. Noorden conseille de donner du beurre pur étalé sur du pain fin ou sur des cakes; malheureusement, la plupart des malades refusent bientôt cette nourriture, qu'on la donne additionnée ou non de spiritueux.

Le fébricitant ne pourrait dans tous les cas supporter la privation complète d'albumine que si sa maladie est de courte durée. Tout état morbide de quelque longueur détermine insensiblement un appauvrissement très considérable de l'organisme en albumine; sous un régime dépourvu d'azote, il n'est pas douteux que le malade finisse alors par succomber. Comme nous venons de voir que l'ingestion d'albumine alimentaire n'entraîne pas par elle-même une augmentation de la fièvre, l'albumine ne pourra donc jamais faire défaut dans le régime des fiévreux, à moins que les fonctions digestives ne soient complètement et indubitablement suspendues; même ce dernier cas viendrait-il à se présenter, nous pourrions encore administrer l'albumine sous forme de peptone ou d'albumose, ce qui d'ailleurs a déjà été fait, et avec succès,

---

(1) Voir *Liebermeister*, Pathologie und Therapie des Fiebers, 1877. — *Buss*, Wesen und Behandlung des Fiebers, 1878.
(2) *Tschernoff*, *Virchow's* Archiv, 98, p. 231.

ainsi que nous le disions plus haut. Toutefois, la peptone ne sera réellement utile que dans les cas où l'apepsie n'est pas accompagnée d'un arrêt de la fonction d'assimilation, c'est-à-dire du pouvoir d'utiliser pour la nutrition des cellules l'albumine absorbée. D'autre part, nous devons donner de grandes quantités d'albumine aux fébricitants qui sont en état de les digérer.

Les substances gélatineuses constituent de précieuses additions pour la nourriture des fébricitants ; ces substances, comme on sait, exercent une action d'épargne, et sont donc particulièrement indiquées dans les cas où, à raison de la fièvre, la désassimilation est devenue excessive. Ajoutons encore que les gelées sont d'une digestion relativement facile. Toutefois, elles doivent être proscrites du régime dans les cas d'apepsie ou d'affaiblissement très considérable du pouvoir digestif. De plus, on interdira également l'ingestion de quantités élevées de substances gélatineuses dans les cas ou le pouvoir digestif est relativement bien conservé, car elles déterminent facilement des nausées et de la diarrhée. *Senator* [1] et *Uffelmann* [2] signalent que l'usage de substances gélatineuses dans la fièvre leur a donné des résultats favorables. Nous basant sur nos observations personnelles, nous pouvons en dire autant; seulement, la saveur fade des gelées provoque d'ordinaire après peu de temps un certain degré de répugnance.

Les sels nutritifs sont aussi indispensables au sujet en état fébrile aigu qu'à l'homme en bonne santé; mais les besoins sont moindres chez le premier parce que les processus plastiques ou de formation sont affaiblis. Ce n'est qu'à partir du moment où le pouvoir de restauration reparaît qu'on pourrait songer à augmenter la quantité de sels dans la nourriture afin de compenser les quantités perdues.

Les stimulants et condiments sont également de toute nécessité; ils excitent le malade, combattent la faiblesse et confèrent de la saveur à la nourriture.

Rappelons enfin encore une fois ici qu'aucun sujet en état fébrile aigu ne peut vivre s'il ne reçoit de l'eau. On doit, par conséquent, non seulement en permettre l'usage, mais encore il faut l'administrer régulièrement dans les cas d'apathie et de perte de connaissance.

Il n'est pas encore possible de formuler des règles générales sur les rapports qui devraient exister entre les diverses substances nutritives du régime du fébricitant. On devra, dans chaque cas particulier, se laisser guider surtout par le degré de digestibilité de l'albumine et de la graisse.

D'autre part, nous possédons cependant des indications sur la composition des aliments qu'on sait être bien supportés par les fébricitants, tels, par exemple, les soupes à la farine et le lait de femme. Les soupes à la farine renferment pour 10 parties d'albumine, environ 5—7 parties de graisse et 70 parties d'hydrates de carbone; le lait de femme contient pour 10 parties d'albumine, environ 15 parties de graisse et 25—30 parties d'hydrates de carbone.

---

(1) *Senator*, Der fieberhafte Process, 1873, p. 184.
(2) *Uffelmann*, Die Diät in den acut-fieberhaften Krankheiten, p. 81.

Toute nourriture à l'usage des fébricitants dont les fonctions digestives persistent devrait posséder une composition analogue.

Composition du régime pendant l'état fébrile. La nourriture du malade en état fébrile aigu doit être aussi digeste que possible, le pouvoir digestif étant toujours plus ou moins altéré. Par conséquent, elle sera, sinon liquide, du moins semi-liquide, en tout cas jamais solide. Telle est la principale condition; tout au plus, peut-elle être négligée en cas d'une fièvre très légère, troublant à peine la digestion, dont nous sommes absolument assurés qu'elle évoluera rapidement vers une issue favorable. Une nourriture non liquide est généralement mal supportée; en tout cas, elle est trop dangereuse pour que nous puissions nous résoudre à en autoriser l'usage ou même à la prescrire. Elle provoque avec une facilité extrême une aggravation de la dyspepsie, de la fièvre et de l'état local (entérite en cas de fièvre typhoïde); de plus, elle est irrationnelle et inutile car elle ne peut que très imparfaitement être digérée par le malade.

Ainsi que nous l'avons déjà dit à diverses reprises, l'usage d'aliments solides est particulièrement nuisible dans les maladies fébriles aiguës des viscères abdominaux, dans la péritonite, le typhus abdominal, la dyssenterie, la gastro-entérite aiguë; toutes ces maladies, ainsi que nous le disions plus haut, sont accompagnées d'une hyperesthésie très marquée de la muqueuse digestive; en outre, dans plusieurs d'entre elles existe l'indication toute spéciale de ne pas stimuler la péristaltique, mais plutôt de la calmer autant que possible.

En général, la nourriture administrée pendant l'état fébrile aura une température peu élevée, plutôt basse. Nous ne devons, en effet, pas perdre de vue l'indication d'abaisser la température propre du fébricitant[1]; du moins, devons-nous veiller à ne pas l'élever inutilement. Les boissons seront donc fraîches; les soupes, en tout cas, ne seront pas trop chaudes, le mieux tièdes. On ne peut enfreindre cette règle que si l'on se trouve en présence d'une indication spéciale : c'est ainsi, par exemple, que malgré la fièvre nous administrerons des boissons chaudes pour combattre un état d'adynamie, ou que nous ferons prendre des boissons glacées en cas d'hyperesthésie stomacale s'accompagnant de nausées et de vomissements.

Il est absolument indispensable de varier suffisamment le régime pendant l'état fébrile. Nous avons démontré en un autre endroit la nécessité de varier la nourriture des malades en général. On doit évidemment, dans chaque variation, tenir soigneusement compte du fonctionnement momentané des organes digestifs ainsi que des goûts particuliers du malade.

Il semble également de la plus grande importance de régler les heures de repas, pour autant que la chose est possible chez les malades qui présentent un état fébrile aigu. La régularité dans les moments de manger et de boire favorise en tout cas la digestion; c'est ce que nous constatons d'une manière évidente chez le nourrisson. Toutefois, on ne devra jamais être à tel point esclave du principe de faire observer un ordre du jour que

---

(1) Pour ce qui concerne l'abaissement de la température à l'aide de boissons froides, voir p. 331 et suiv.

de tirer le malade d'un sommeil bienfaisant pour lui donner à boire et à manger. Par contre, chez les malades dont le sensorium est obnubilé, ou qui sont naturellement indolents, on devra présenter la nourriture à des intervalles déterminés et on sera parfois même obligé de recourir à l'alimentation artificielle. Maints typhisés sont morts faute de nourriture, le médecin et l'entourage se laissant trop guider par les sensations subjectives, ou plutôt par l'absence de sensations du malade.

En général, il est à recommander, vu l'état dyspeptique des sujets en état fébrile aigu, de leur faire prendre des repas fréquents mais petits, plutôt que des repas rares et abondants. Le nombre le plus convenable est de 7 repas par jour, soit le matin de 7—8 heures, à 10 heures, à midi et demi, à 3 1/2 heures, à 5 1/2 heures et à 8 heures. Il ne faut administrer de la nourriture pendant la nuit que si le malade dort beaucoup pendant le jour, lorsque le repas du soir a été négligé pour l'un ou l'autre motif, ou lorsque des raisons pressantes font désirer de ne pas laisser le malade complètement sans nourriture pendant le long intervalle compris entre 8 heures du soir et 7 heures du matin. Tel est, par exemple, le cas chez les nourrissons fébricitants, chez les individus très affaiblis au point de vue de la nutrition ou adynamiques.

Il est d'une importance capitale de régler l'administration des aliments sur la marche de la fièvre. Il est établi, en effet, que le pouvoir digestif s'élève pendant les rémissions ou pendant les intermissions de la fièvre, qu'il s'abaisse au contraire pendant les exacerbations[1]. Par conséquent, les aliments les plus nourrissants seront, en général, donnés pendant la matinée, c'est-à-dire dans les 3 premiers repas, tandis que les aliments moins nourrissants feront partie des repas de l'après-midi et du soir.

Parmi les préceptes indispensables de la diététique des affections fébriles aiguës, citons enfin la régularité des selles et la propreté de la bouche. La nécessité de veiller sur la défécation s'impose parce que la rétention prolongée des fèces peut déterminer une élévation de la température du corps et d'autres inconvénients parmi lesquels le ballonnement du ventre; par contre, les selles liquides trop fréquentes peuvent encore affaiblir davantage l'organisme du fébricitant. Nos efforts doivent tendre avant tout à régler les selles à l'aide du régime. La défécation est favorisée par les soupes aux fruits, par le petit-lait, le lait battu; chez beaucoup de personnes, également par l'eau de Seltz et l'eau carbonatée. Pour combattre la diarrhée, on recommande l'eau de riz, les soupes à la farine (excepté le mucilage d'avoine), le mucilage de salep, le thé, le vin rouge, le jus de myrtilles.

Dans les maladies fébriles aiguës, on doit porter une attention toute spéciale sur la propreté de la bouche attendu que celle-ci présente alors des conditions favorables à l'accumulation de matières étrangères; déposées sur le palais et sur la langue, celles-ci altèrent le sens du goût, émoussent l'appétit, sans compter qu'elles constituent un milieu de culture pour d'innombrables microbes qui sont ensuite avalés, qui provoquent des fermentations dans

---

[1] *Uffelmann*, Die Diät in den acut-fieberhaften Krankheiten, 1877, p. 41.

l'estomac et irritent sa muqueuse. En tout cas, dans l'intérêt de
l'alimentation du malade, sa bouche sera régulièrement nettoyée
avec les mêmes soins que chez l'homme sain. Par conséquent,
aussi longtemps que la chose est possible, le fébricitant doit se
rincer soigneusement la bouche avec de l'eau fraîche, 3—4 fois par
jour. Si les malades en sont incapables, les garde-malades doivent
être chargés de ce soin; ils nettoyeront la bouche des patients
à l'aide d'un morceau de fine toile préalablement trempée dans de
l'eau pure et répèteront cette opération 3—4 fois par jour; bref,
ils doivent nettoyer la bouche du malade de la même manière que
chez le nourrisson. Dans la plupart des cas, on prévient de la sorte
l'apparition du muguet ainsi que l'état fuligineux de la langue;
de plus, on contribue ainsi puissamment à maintenir l'appétit dans
un état satisfaisant.

En cas de maladie fébrile aiguë chez les enfants, les prescriptions diététiques seront formulées en tenant compte des points
suivants: chez les enfants, ces maladies évoluent généralement
d'une manière plus rapide que chez l'adulte; le pouvoir digestif des
premiers est d'ordinaire moins altéré que chez les seconds et l'on
rencontre plus rarement chez eux la complication si redoutable
de l'adynamie. Seulement, pendant les premières années de la vie,
les maladies fébriles aiguës provoquent assez souvent l'anémie
cérébrale. A cet âge aussi, la fièvre s'accompagne très souvent
de deux symptômes désagréables et même dangereux, à savoir:
les vomissements et la diarrhée. Ces deux symptômes résultent de
l'excitabilité plus grande du tube digestif vis-à-vis des produits
de la fermentation subie par le lait de la nourriture; l'alimentation
lactée doit alors être supprimée et remplacée par une soupe à la
farine ou aux légumineuses. Enfin, le régime alimentaire des enfants
en état fébrile aigu devra encore tenir compte du fait qu'une diète
sévère est bien plus rapidement nuisible à l'enfant qu'à l'adulte. En
résumé, il est donc indiqué de nourrir autant que possible les petits
malades à l'aide d'aliments doux et de ne recourir au régime
d'abstinence que dans les cas où des raisons absolument péremptoires
l'indiquent. Le principal aliment diététique de l'enfant sera le lait
de vache, tiède, dilué, ou sous forme de soupe au lait. Si le lait
de vache provoque des vomissements et de la diarrhée, on le
remplacera temporairement par les soupes mucilagineuses, par
l'eau au blanc d'œuf, par le mélange de crème, par le lait peptonisé
de *Voltmer,* par la nourriture infantile soluble de *Theinhard,* etc.
Les enfants à la mamelle continueront généralement à prendre
le sein, car l'expérience apprend qu'ils s'en trouvent le mieux.
Toutefois, s'ils vomissent régulièrement toute nourriture ou s'ils
présentent après chaque succion une forte diarrhée, on supprimera
le sein pendant 18—24 heures et on les nourrira entretemps à l'aide
de soupes farineuses. Pour les raisons que nous venons d'exposer,
les stimulants sont plus rarement indiqués chez les enfants
fébricitants que chez les adultes ou chez les vieillards; s'ils semblent
nécessaires, on administrera d'abord les stimulants doux, tels que
le bouillon de pigeon ou de veau ou même le bouillon de bœuf.
Si une stimulation plus énergique est indiquée, on fera prendre
du bouillon de bœuf en bouteille ainsi que du café. Si l'action

stimulante est encore insuffisante, on peut recourir aux boissons alcooliques. Les petits enfants atteints de fièvre aiguë ne pouvant pas encore exprimer leurs désirs, il est absolument indiqué de leur présenter régulièrement de l'eau dans les cas où ils refusent absolument une nourriture liquide.

Le régime alimentaire des vieillards fébricitants ne peut pareillement être identique à celui des adultes. Le vieillard entre dans l'état fébrile avec une moindre réserve de forces et de matériaux organisés. De là, la production si facile chez lui d'un état de faiblesse; de là, la marche particulière que revêtent les maladies aiguës chez les personnes âgées, rendant leur état si grave et réclamant une surveillance spéciale. Au début d'une maladie aiguë, tout vieillard doit être considéré de prime abord comme un individu dont la force de résistance est affaiblie. Il est donc absolument rationnel de lui prescrire bientôt un régime adapté à l'état de ses fonctions digestives en même temps que des stimulants. Les meilleurs stimulants pour le vieillard sont du bon vin et du bouillon de bœuf concentré. Nous devons donc appliquer ici un régime qui est le contre-pied de celui des enfants en état fébrile aigu. En effet, les stimulants ne sont employés chez les enfants que dans des circonstances exceptionnelles, tandis qu'on les prescrit d'emblée chez les vieillards.

Le régime alimentaire à faire observer chez les vieillards dans les maladies aiguës s'applique également aux personnes dont la constitution est affaiblie, telles que les anémiques, les chlorotiques et les individus mal nourris ou déjà épuisés par une affection antérieure. Tous ces malades ont peu à perdre et présentent donc rapidement les symptômes de la consomption fébrile ou de l'épuisement. Nous devons, chez ces malades, profiter avec le plus grand soin de la moindre occasion pour leur administrer une nourriture réconfortante; on profitera donc surtout des intermissions et des rémissions de la fièvre. D'autre part, on s'efforcera avec tout autant de soin de prévenir toute augmentation de la dyspepsie fébrile. On prescrira de bonne heure les stimulants. Ainsi que chez les vieillards, on prendra comme stimulants préférés, le vin et le bouillon de bœuf.

Parmi les personnes dont la constitution est affaiblie se trouvent les buveurs. Nous savons qu'ils succombent très facilement aux maladies fébriles aiguës; en effet, chez la plupart d'entre eux la force de résistance est notablement diminuée par suite de la dégénérescence d'organes importants, surtout du cœur. En outre, le système nerveux des buveurs se trouve dans un état spécial de débilité; aussi, dès que les buveurs sont frappés d'une maladie fébrile aiguë, est-il indiqué de leur donner d'une manière régulière des substances nutritives ainsi que des stimulants énergiques; parmi les stimulants, on donnera la préférence à ceux auxquels le buveur est habitué.

Comme aliments qu'on préférera dans les maladies fébriles aiguës, il faut citer les suivants :

    les soupes farineuses,

    les soupes farineuses additionnées de lait, d'extrait de malt, de jaune d'œuf, les soupes aux fruits, les confitures et les sucs de fruits,

le lait et le lait battu,

l'eau au blanc d'œuf,

le bouillon, auquel on sera libre d'ajouter un jaune d'œuf, de la semoule, du riz, etc.,

le jus de viande frais ou préparé, la peptone de viande, les préparations d'albumose,

la bière forte,

les soupes gélatineuses et les gelées.

Comme **stimulants**, on emploiera :

les boissons alcooliques,

le café et le thé,

le sel de cuisine, la pelure de citrons, le sucre.

Comme **boissons**, on prescrira :

l'eau, additionnée ou non de vin, de cognac ou de suc de fruits, l'eau glacée, l'eau au pain, le gulpo, l'eau de riz, l'eau sucrée, l'eau gazeuse et l'eau de Seltz.

Le lecteur trouvera l'étude détaillée de ces agents diététiques au chapitre qui traite de la composition, de la valeur nutritive et de la digestibilité de ces substances.

Le choix des aliments et des stimulants variera dans chaque cas ; il est impossible de formuler à ce sujet des règles générales. Mais on peut parfaitement poser quelques principes généraux qui guideront dans ce choix.

Le premier de ces principes, déjà souvent cité, proclame « de ne donner au fébricitant que ce qu'il peut digérer », car toute substance qu'il est incapable de digérer doit nécessairement présenter quelque inconvénient ; mais nous ne devons non plus, d'autre part, lui donner la nourriture en quantité inférieure à celle qu'il est capable de digérer. L'attention doit donc toujours être fixée sur l'état des fonctions digestives. Si elles sont considérablement affaiblies ou si elles sont presque complètement suspendues, nous donnerons des soupes aux fruits, des soupes farineuses non additionnées de lait ou de jaune d'œuf, mais plutôt additionnées d'un peu d'extrait de malt, de peptone ou d'albumose. Comme boissons, nous donnerons de l'eau, de l'eau sucrée, de l'eau rougie à l'aide d'un peu de vin rouge, de l'eau au pain, de l'eau additionnée de suc de fruits. Si les fonctions digestives sont moins altérées encore, on peut permettre l'usage de soupes farineuses additionnées d'une grande quantité de lait, ainsi que du lait écrémé, du lait battu, du bouillon additionné d'un jaune d'œuf, des gelées à la gélatine. Pour les états intermédiaires de la digestion, il convient de s'en tenir aux soupes farineuses avec un peu de lait ou à l'extrait de malt, ainsi qu'au lait dilué, à l'eau albumineuse, à des gelées à la gélatine, et à des soupes gélatineuses. Dans la plupart des maladies aiguës, l'on permettra l'usage des boissons alcooliques très diluées (3—5 p. d'alcool : 100 p. d'eau), ainsi que des boissons rafraîchissantes ; on les emploie surtout pour provoquer une action analeptique. Pour les raisons indiquées plus haut, on commence donc par de petites portions faiblement concentrées, qu'on augmentera insensiblement, à moins que des circonstances particulières n'obligent à s'écarter de cette règle. De même, les infusions faibles de café et de thé additionnées de lait peuvent être données dans la plupart des maladies fébriles aiguës; le café et le thé forts doivent être réservés pour les cas de collapsus imminent ou déjà existant. Le bouillon, qui constitue le stimulant le plus employé, peut, si les circonstances le réclament, être donné dès le début de la maladie aiguë. Mais on se heurte alors souvent à la répugnance de la part du malade. La conduite la plus rationnelle paraît être la suivante : donner le bouillon dès que les premiers indices de faiblesse se manifestent, mais le donner toujours dès que le malade entre dans la période de convalescence.

La transition au régime de la convalescence se fera toujours insensiblement; on passera aux aliments mous et plus nutritifs, tels que les soupes de lait épaisses, les décoctions de farine de cacao, le riz au lait, la viande crûe finement râpée, de la viande rôtie et finement hachée ou râpée; comme compotes, on donnera de la pulpe de pruneaux secs passée au tamis et la pulpe de pommes mûres. Ces divers aliments ont été étudiés en un autre endroit du livre.

Alimentation dans les différentes maladies fébriles aiguës.

Gastrite aiguë, gastro-entérite aiguë et entérite aiguë.

La gastrite aiguë et la gastro-entérite aiguë s'accompagnent d'une excitabilité très marquée de la muqueuse digestive, en même temps que les fonctions digestives sont arrêtées complètement ou à peu près[1]. Le danger de cette maladie résulte, non du degré de la fièvre, mais de la persistance des vomissements et de la diarrhée. Il en résulte une perte notable pour l'organisme, car l'administration et l'absorption d'aliments nouveaux sont rendues ainsi impossible d'une manière plus ou moins absolue: aussi, apparaissent bientôt des symptômes de faiblesse, surtout de l'anémie cérébrale, spécialement chez les nourrissons.

Il en résulte donc l'indication d'arrêter aussitôt que possible les vomissements et la diarrhée. Si l'on y réussit, on prévient du coup les pertes de l'organisme dangereuses pour la vie.

Quelquefois, l'excitabilité de la muqueuse stomacale est si grande que le malade vomit tout ou à peu près tout ce qu'il prend; on doit, dans ce cas, supprimer immédiatement, soit pendant un jour, toute administration d'aliments et de boissons par la voie buccale; cette mesure, parfois indispensable, donne généralement des résultats surprenants. Cette abstinence absolue est indiquée parce que la substance ingérée n'est pas digérée et aussi parce que, en irritant la muqueuse déjà plus sensible, elle aggrave encore la maladie. La seule chose qu'on puisse donner par la bouche dans ces cas aussi graves, c'est de la glace, en petits morceaux de la grosseur d'une fève, ou encore de l'eau glacée ou du thé faible et glacé. L'eau et le thé glacés se donnent par petites portions, variant depuis une cuillerée à café jusqu'à une cuillerée à dessert, surtout chez les enfants âgés de moins de 4 ans. Des

[1] Voir *Ewald*, Klinik der Verdauungskrankheiten, 3 Auflage, 1893, p. 187 et suiv.

quantités plus considérables sont généralement vomies; les petites doses, par contre, possèdent une action très favorable sur la muqueuse hypérémiée en même temps qu'elles apaisent la soif ardente. On peut alors essayer le lendemain l'eau au blanc d'œuf; on pourra la donner en petites portions, soit 25—30 c.c. toutes les demi-heures, en ayant soin de la donner bien fraîche; en outre, on donnera uniquement de la glace, de l'eau glacée ou du thé glacé. Si les vomissements ne se reproduisent pas après ingestion de petites quantités d'eau albumineuse, on pourra, le jour suivant, en faire prendre de plus grandes quantités ainsi que des soupes farineuses, exception faite cependant pour le mucilage d'avoine. Si l'amélioration persiste, si les diarrhées deviennent moins fréquentes, on passera aux soupes farineuses avec du lait, dont on augmentera insensiblement la quantité.

Si la maladie présente d'emblée une marche moins grave, surtout si les vomissements sont moins fréquentes, on ne doit pas supprimer complètement l'ingestion per os. Mais alors encore, il est absolument indiqué de supprimer l'usage du lait de vache, si, jusqu'à ce moment, il a été pris. L'expérience de tous les médecins est unanime sur ce point : interdire le lait constitue la première mesure et l'indication diététique fondamentale dans la gastrite aiguë et dans la gastro-entérite. Ainsi que nous le disions déjà plus haut, au lieu de lait, on donne d'abord uniquement l'eau au blanc d'œuf et plus tard une soupe farineuse.

Les symptômes d'adynamie se montrent-ils quand même en dépit de toutes les précautions, le meilleur moyen diététique est alors le bouillon de bœuf en bouteille; on en donne aux petits enfants 2 cuillerées à café, aux enfants plus grands et aux adultes une cuillerée à soupe toutes les 15 minutes. Administré de la sorte, le bouillon, loin de provoquer des vomissements, exerce presque toujours une action des plus favorables sur l'état général. On peut recommander ensuite l'administration du véritable vin de Tinto ou de Tokay (on n'a pas encore fait jusqu'à ce jour d'expériences avec le vin de malt (p. 466); ce dernier semble assurément indiqué dans ces cas, à raison de sa grande richesse en substances nutritives d'une absorption facile).

Le vin de Tinto ou de Tokay se donne aux quantités suivantes :

20 gouttes . . . . . . aux enfants de 3 mois.	
50 » . . . . . » 6 »	
1 cuillerée à café . . . . » 9 »	
1 1/4—1 1/2 cuillerée à café » 12 »	
1 cuillerée à dessert . . . » 2—3 ans.	

On répète cette dose toutes les 3 ou 4 heures environ, ce qui fait 3—4 doses par jour, ou plus souvent si le cas est très grave. Cette quantité doit toujours être donnée diluée dans de l'eau, à volumes égaux environ. S'il existe des raisons pour ne pas donner du vin ou pour ne pas le donner souvent, il est utile alors de le remplacer, en tout ou en partie, par un infusé de thé auquel on pourrait ajouter quelques gouttes de ce vin ou de très faibles quantités de sucre.

Dans les cas accompagnés de vomissements opiniâtres, les lavements de peptone rendent des services signalés. Pour les enfants âgés de moins de 2 ans, le lavement se prépare à l'aide de 5 gr. de peptone sèche pour 50 c.c. d'eau, ou avec la peptone *Kemmerich* ou *Denayer* (1—2 cuillerées à café de peptone pour 4 cuillerées à soupe d'eau tiède); ce lavement est appliqué tiède, c'est-à-dire à une température de 35—38° C., 4—6 fois par jour.

Si la diarrhée domine, on doit également supprimer le lait et donner en place, de l'eau albumineuse ou de la soupe à la farine.

Le régime que nous venons d'exposer convient aux enfants nourris artificiellement ainsi qu'aux adultes; ce n'est qu'à certaines conditions qu'il est applicable aux enfants à la mamelle. Supprimera-t-on aussi temporairement le lait chez ceux-ci? Cela dépendra de la gravité du cas: si chaque tétée est suivie immédiatement ou après quelque temps d'un vomissement qui expulse, semble-t-il, la majeure partie du lait et si le nourrisson maigrit visiblement, il est absolument indiqué de lui supprimer le sein pendant 18—24 heures et de lui donner entretemps uniquement de l'eau albumineuse. Dans les cas moins graves, il suffira de régler sévèrement le régime de la femme qui allaite, de manier prudemment l'enfant après la succion, d'éviter surtout de le secouer et de le bercer, de recouvrir l'abdomen avec une bande de flanelle; moyennant ces précautions, les vomissements seront bientôt arrêtés.

Le régime indiqué pour la gastro-entérite aiguë convient dans ses grandes lignes à l'entérite aiguë. On supprimera d'emblée le lait et ses préparations, à moins que la maladie ne se montre bénigne dès le début. Au lieu de lait, on fera prendre un mucilage d'orge, de la soupe à la semoule et de l'eau albumineuse; comme boisson, on peut encore donner l'eau de riz et du lait d'amandes douces. Si l'état du malade s'améliore, on revient insensiblement au lait et à d'autres aliments en ayant soin de prendre les mêmes précautions que celles indiquées pour la gastro-entérite. Par contre, si la diarrhée traîne en longueur, nous ne pouvons continuer toujours à donner simplement des soupes à la farine et de l'eau albumineuse, la quantité de substances nutritives ingérées ainsi étant insuffisante. Il est indiqué dès lors de donner aux petits enfants, surtout aux nourrissons au-dessous de 9 mois, le mélange de crème de *Biedert*, aux enfants plus âgés, le lait peptonisé de *Voltmer* et 3 fois par jour du bœuf ou du veau crû finement râpé. On peut également râper finement la partie centrale d'un beafsteak cuit à l'anglaise; cette viande râpée est très agréable et d'une digestion facile.

Dans le cas où l'entérite tend à prendre la forme chronique, on ne doit nullement supprimer d'une manière absolue le lait de vache dans l'alimentation. Après les sept ou huit premiers jours, on peut déjà faire un premier essai en mélangeant une partie de lait stérilisé à 2 parties de soupe à la semoule; suivant la manière dont ce mélange est supporté, on se guidera pour les mesures diététiques ultérieures.

Les symptômes de faiblesse et d'anémie cérébrale survenant au cours de l'entérité aiguë doivent être traités de la même manière qu'au cours de la gastro-entérite aiguë.

Une forme spéciale de l'entérite est celle qui siège plus particulièrement dans le duodénum; elle est presque toujours accompagnée d'un catarrhe du canal de Wirsung ainsi que du canal cholédoque; elle est caractérisée par l'évacuation de selles visqueuses, luisantes, très riches en graisse (diarrhée grasse de *Demme*[1]). Cette forme d'entérite se présente presque exclusivement chez le nourrisson. Un régime convenable est le seul moyen de la combattre. Ce régime ne renfermera pas de graisse, car celle-ci ne serait pas digérée vu l'absence de bile et de suc pancréatique; de plus, elle peut devenir nuisible par ses produits de décomposition. Dans les cas de ce genre, c'est l'eau albumineuse qui constitue le régime le plus convenable; elle est composée, en effet, uniquement d'albumine, de sucre, de sel et d'eau. De fait, l'eau albumineuse s'est montrée très utile dans cette maladie; on la donne aux enfants à raison de 100—150 c.c. répétés toutes les deux heures. Si les petits malades refusent de la prendre ou la vomissent, on donne avec avantage de simples soupes à la semoule de froment ou une décoction de farine d'orge préparée; ces préparations doivent toutes deux être faites sans aucune addition de graisse, mais seulement d'un peu de sucre et de sel.

Péritonite aiguë[2].

L'indication capitale dans la péritonite aiguë est de placer les viscères abdominaux et surtout l'intestin dans le repos le plus complet. Les moyens diététiques doivent également s'efforcer de satisfaire à cette indication, alors même que le pouvoir digestif est peut-être encore assez bien conservé et que la fièvre demeure dans des limites modérées; toutes les autres considérations doivent absolument s'effacer devant cette indication thérapeutique fondamentale. Si elle n'est pas réalisée, toutes les autres mesures n'ont qu'une demi-valeur ou même une valeur nulle.

La première indication est donc d'obtenir le repos de l'appareil digestif; nous savons, d'autre part, que la péritonite s'accompagne d'une hyperesthésie considérable du tube digestif. Nous ne pouvons donc permettre que la nourriture la moins excitante, celle qui impose le moins de travail aux organes digestifs et détermine le moins de péristaltique; en outre, cette nourriture ne sera prise chaque fois qu'en dose minime. On ne permettra jamais l'usage d'aliments solides quelle que minime qu'en serait la quantité; on les proscrira avec la dernière rigueur. Dans aucune maladie, la transgression de cette défense n'est aussi dangereuse que dans la péritonite. Nous avons l'habitude de prescrire le régime suivant:

Comme boisson destinée à diminuer l'hyperesthésie de l'estomac: la glace, l'eau glacée, l'eau de puits froide en petites portions mais souvent répétées, parfois l'eau de riz ou l'eau au pain; nous interdisons le café[3], le thé, l'eau de Seltz et l'eau alcaline, les boissons acides, et, avec une extrême rigueur, les boissons alcooliques.

Comme nourriture, nous donnons: le mucilage d'avoine, surtout après tamisage, la soupe à la semoule sans lait; il faut les donner également en petites portions mais souvent répétées, c'est-à-dire, au maximum, 2—3 cuillerées à soupe chaque fois; on ne donnera en plus qu'un peu d'eau albumineuse, soit 1—2 cuillerées à soupe et un peu de lait d'amande.

Seulement, en cas de vomissements très opiniâtres, il est

---

(1) Voir *Demme*, Jahresbericht über das *Jenner*'sche Kinderspital pro 1877, et *Biedert*, Jahrb. f. Kinderheilkunde, Bd. 12, p. 177.

(2) Voir *Bauer* dans v. *Ziemssen's* Handbuch der speciellen Pathologie u. Therapie, Bd. 8, 2, p. 354.

(3) Nous avons maintenu l'interdiction du café et du thé relevée dans la 2e édition; assurément, *Uffelmann* avait en vue les infusions fortes. Quant à nous, nous n'hésitons nullement à donner ici, comme ailleurs, du café ou du thé faible, froid, même glacé (sans addition de lait et de sucre) aussitôt que l'eau glacée, la glace, etc., répugnent aux malades, ce qui est fréquemment le cas *(Ewald)*.

indispensable d'ordonner pour peu de temps une abstinence absolue.

Ce régime sévère doit être continué d'une manière conséquente jusqu'à ce que la fièvre ait totalement disparu et que l'évacuation des matières fécales se fasse spontanément, que le tympanisme et la sensibilité abdominale aient disparu et que la langue se soit nettoyée. A ce moment seulement, nous commençons prudemment à changer de régime; nous prescrivons la soupe à la farine additionnée d'extrait de malt ou de 1/3 de lait ou de jaune d'œuf, ainsi que le bouillon de pigeon additionné de jaune d'œuf, toujours en petites portions et souvent répétées.

Si les coliques, le tympanisme, l'état nauséeux ne reparaissent pas, nous donnons, après 2—3 jours, de la soupe à la farine et du lait à parties égales, du bouillon de veau ou de pigeon avec jaune d'œuf, de la soupe à la farine de *Nestle;* si ce nouveau régime ne provoque encore aucun symptôme fâcheux, nous permettons après 2 jours la purée de pommes de terre préparée avec du lait, du riz au lait, du jambon finement râpé et du biscuit léger. On doit se contenter de cette nourriture pendant 5—6 jours encore, puis on peut autoriser le lait comme tel, du gibier ou de la volaille rôtis et réduits en hachis, un œuf à la coque, des biscuits ou des petits pains dont on a enlevé la croûte, ainsi qu'un peu de vin rouge. Pendant plusieurs semaines encore on interdira les fruits et les légumes verts, ainsi que le pain grossier, les saucissons et les épices fortes.

Si la péritonite survient chez des personnes affaiblies, ou si elle provoque un état de faiblesse, on doit alors, en plus du régime doux que nous avons indiqué, faire prendre souvent de petites quantités de bouillon concentré, du bouillon en bouteille et du vin de Porto froid.

Si la maladie tend à devenir chronique, on ne peut continuer à soumettre le malade au régime sévère indiqué ci-dessus. On déterminera dans chaque cas, en se basant sur l'état des forces du sujet et sur l'excitabilité de l'estomac, le moment où l'on doit donner une nourriture réconfortante malgré un état fébrile persistant. On reconnaîtra la nécessité d'augmenter l'alimentation au rétablissement de la défécation spontanée, ce qui constitue d'ailleurs toujours un symptôme favorable. Il est évident que l'augmentation de la nourriture se fera avec une extrême prudence; le mieux est d'augmenter progressivement la quantité de lait dans la soupe à la farine, en donnant du bouillon de viande additionné d'un jaune d'œuf ou de la peptone.

Ainsi que nous l'indiquions déjà plus haut, la péritonite aiguë est presque toujours accompagnée de constipation. On ne commettra pas l'erreur de prescrire n'importe quoi, ne fût ce qu'un simple diététique, pour combattre ce symptôme. Tout moyen employé dans ce but augmenterait la péristaltique et serait donc contraire à l'indication fondamentale du traitement de cette maladie, et n'aurait d'autre résultat que d'activer davantage l'état inflammatoire. La constipation peut sans inconvénient persister 8 jours et davantage; elle cesse d'elle-même ou à l'aide de lavements dès que la maladie tend à la guérison.

Appendicite.

Le traitement diététique de l'appendicite est réglé absolument par les mêmes principes que ceux qui président au traitement de la péritonite. Nous renvoyons donc à ce que nous venons de dire à propos de cette maladie.

Fièvre puerpérale [1].

Dans la fièvre puerpérale, l'on se trouve, tantôt en présence d'une péritonite, tantôt en présence d'une métrophlébite ou d'une septicémie primitive. Presque toujours, la maladie proprement dite débute par un frisson suivi d'une fièvre plus ou moins élevée. Celle-ci présente le type tantôt continu, tantôt rémittent, parfois même intermittent. Avec la fièvre apparaît un état gastrique marqué se traduisant par une perte de l'appétit, de la soif, un mauvais goût dans la bouche, un dépôt sur la langue, souvent aussi par un état nauséeux. Cette maladie s'accompagne très souvent d'états de faiblesse, qui sont des plus graves; on doit y prendre particulièrement garde. Enfin, on ne doit pas oublier que la durée de la fièvre puerpérale est généralement longue, qu'elle dure 3 semaines et plus, si elle ne détermine pas rapidement la mort; que d'autre part, enfin, au moment de l'apparition de la fièvre, les patientes se trouvaient déjà affaiblies par l'accouchement.

D'après ces considérations, le régime devra donc comprendre d'assez bonne heure les stimulants, dont on devra insensiblement élever la dose, ainsi que des aliments doux, pour autant que l'état d'affaiblissement des fonctions digestives le permet. Pour les administrer, on profitera surtout des rémissions et des intermissions éventuelles de la fièvre. Nous avons l'habitude de donner d'emblée du bouillon de pigeon et de veau en petites portions répétées; on y ajoutera des gelées acides avec un peu de jus de rôti ou d'extrait de viande, du mucilage concentré d'orge, de l'eau albumineuse additionnée de cognac; plus tard, du bouillon concentré de veau ou de bœuf avec ou sans jaune d'œuf, en même temps que de la peptone et de l'albumose, de la soupe au lait, du café au lait, du vin de Porto ou du cognac dilué.

Les symptômes d'adynamie sont combattus par l'administration alternative, mais méthodique, de bouillon de bœuf concentré, de boissons alcooliques non diluées, surtout de champagne et de café. Comme boisson, de l'eau fraîche ou de l'eau glacée en petites quantités souvent répétées, ainsi que de l'eau sucrée additionnée d'un peu de vin rouge.

Si la fièvre puerpérale consiste surtout en une péritonite aiguë, on prescrira le même régime que pour une péritonite survenant chez des personnes faibles (voir ci-dessus, p. 483).

Typhus abdominal [2].

Si l'on veut instituer un traitement diététique convenable dans le typhus abdominal, on doit tenir compte de divers facteurs

(1) *Bauer, v. Ziemssen's* Handb. der spec. Path., Bd. 8, 3. — *Siredey*, Les maladies puerpérales, Paris, 1884.

(2) *Liebermeister*, Path. und Therapie des Fiebers, et *v. Ziemssen's* Handb. der

importants. D'abord, on ne pourra perdre de vue ce fait que la fièvre dure longtemps, par conséquent, que le danger d'une consomption est plus imminent. On doit ensuite se rappeler que la fièvre débute ordinairement d'une manière peu intense, qu'elle s'élève dans la suite lentement jusqu'à son maximum. Enfin, nous n'oublierons pas que la muqueuse de l'intestin grêle est le siège d'une inflammation, que des ulcérations intestinales se produisent dans tous les cas graves et que ces ulcérations ne sont pas encore cicatrisées au moment de la disparition de la fièvre. Si nous tenons compte de ces faits, nous n'alimenterons les typhisés qu'avec la plus grande prudence, nous éviterons tout ce qui peut augmenter l'inflammation de la muqueuse intestinale et retarder la cicatrisation des ulcères, mais, d'autre part, nous donnerons autant de nourriture que le patient peut en digérer[1].

En outre, la fièvre par son intensité et sa durée menace de paralyser le cœur et le système nerveux; ce danger nous oblige à recourir de bonne heure déjà à l'emploi des stimulants. Enfin, il est de la plus haute importance de veiller à ce que pendant toute la durée de la maladie une boisson convenable, dont les typhisés sentent tant le besoin en raison de la continuité de la fièvre, soit mise à la disposition des malades. *Liebermeister*[2] conseille de faire boire le malade tous les quarts d'heure ou toutes les demi-heures pendant l'état de veille, mais de ne lui donner que très peu à la fois. Chez les typhisés apathiques, on aura soin de faire humer la boisson à intervalles réguliers.

Comme boisson, nous donnons de l'eau pure froide, de l'eau sucrée ou additionnée d'un peu de cognac ou de vin rouge (3—4 p. d'alcool : 100 p. de liquide), ainsi que de l'eau au pain; l'eau au suc de fruits n'est permise qu'en petites quantités, et seulement lorsqu'il n'existe pas de diarrhée.

La nourriture se composera d'abord de lait modérément gras, de soupes au lait, de café au lait; puis, à partir du 5e jour environ, lorsque le pouvoir digestif s'est considérablement affaibli, la nourriture consistera en soupes à la farine avec 1/4 ou 1/3 de lait, ou avec de l'extrait de malt, ou même sans addition aucune. On pourra donner aussi le mélange de crème (1 : 10 eau) et, à partir du 7e au 8e jour, des gelées à la gélatine consistant en soupes de viande de veau, dont on donnera 3 petites tasses par jour, en plus que les aliments indiqués ci-dessus[3]. On ne changera rien à ce régime jusqu'au début de la défervescence; seulement, il est utile de faire prendre à partir de la 2e semaine, 4 fois par jour, et à intervalles réguliers, du vin rouge non dilué en quantité variant de 80—100 c.c. ou du cognac (15—20 c.c.) dilué dans son volume d'eau, de remplacer le bouillon de veau après 2—3 jours par du bouillon de bœuf auquel on peut encore éventuellement ajouter un peu de

---

spec. Pathol., Bd. 2, 1. — *Buss*, Loc. Cit. — *v. Hösslin*, dans *Virchow's Archiv*, Bd. 89. — *Sassetzky*, Ibid., Bd. 94. — *Uffelmann*, Diät in acut-fieberhaften Krankheiten, article Abdominatyphus. — *v. Liebermeister*. Specielle Pathologie und Therapie, 1894. — *v. Jürgerson*, Spec. Path. und Therapie, 1889.

(1) Voir particulièrement l'exposé de cette question par *Hösslin*, Loco citato, p. 95 et suiv.

(2) *Liebermeister*, dans *v. Ziemssen's* Handb. der spec. Path. u. Ther., Bd. 2, p. 272.

(3) Le jus de viande frais et l'Extr. carnis acido par. sont également utiles.

peptone de *Kemmerich* ou de somatose. Toutefois, nous sommes assez réservé et même avare de ces additions, puis nous ne les donnons qu'aux malades très affaiblis et amaigris par la maladie, ainsi qu'aux buveurs, etc. Dans les autres cas, nous nous en tenons au lait et aux soupes précitées, additionnées d'un peu de vin.

Lorsque la fièvre tombe, on supprime les gelées, on ajoute des jaunes d'œuf au bouillon de viande, les soupes à la farine seront préparées avec plus ou moins de lait. suivant l'amélioration des fonctions digestives. Lorsque le mouvement fébrile a totalement disparu, l'appétit reparaît d'ordinaire d'une manière marquée; néanmoins, nous ne pouvons pas encore permettre l'usage d'une nourriture solide, attendu que les processus pathologiques de la muqueuse intestinale ne sont pas encore achevés; l'expérience enseigne précisément que l'administration prématurée d'aliments solides dans le typhus abdominal provoque très souvent le relèvement de la fièvre, le retour de la dyspepsie fébrile, de la diarrhée, même des hémorrhagies intestinales; une véritable récidive peut même en être la conséquence. *Reher*[1] dit très justement que la nourriture non appropriée chez les typhisés en convalescence ouvre de nouveau les ulcérations intestinales en voie de cicatrisation et met ainsi la muqueuse en état d'absorber de nouveau les produits infectieux. Actuellement, il est grandement question de l'alimentation insuffisante pendant la fièvre typhoïde et de la nécessité de donner aux typhisés une nourriture renfermant une certaine somme de calories[2]. Faisons remarquer à ce sujet que l'on ne doit évidemment pas laisser un typhisé mourir de faim; mais si on voit souvent survenir des récidives et quelquefois même des récidives mortelles par l'usage d'une nourriture non appropriée et trop abondante pour le stade de la maladie, on pourrait n'avoir jamais vu un typhisé en convalescence mourir de faim. Nous considérons comme notablement exagérée la crainte éprouvée par quelques médecins de ne pas nourrir suffisamment le malade. Que le typhisé s'affaiblisse quelque peu, ou que la convalescence ne marche pas avec grande rapidité, cela ne présente' pas grand inconvénient, il se rattrape bientôt plus tard; il est, par contre, très nuisible qu'une récidive, qui parfois est mortelle, survienne à la suite d'une alimentation prématurée et formée d'aliments trop lourds. La conduite la plus rationnelle consiste à attendre encore huit jours pleins après la disparition définitive de la fièvre avant d'abandonner la nourriture liquide ou molle. Ce régime est surtout bien observé si l'on a soin d'introduire de la variation dans les aliments et l'assaisonnement.

Comme aliments, on peut permettre la soupe au lait, le lait, même le lait non écrémé, le bouillon à la semoule de froment avec un jaune d'œuf, la décoction de farine de cacao, le café au lait, du thé faible additionné de lait et de la bière forte. Si, sous ce régime, la langue continue à se nettoyer, si aucun trouble digestif n'est survenu, on peut, à partir du huitième jour, autoriser un peu de

---

(1) *Reher*, Archiv f. exper. Pathol., Bd. 19, p. 430.
(2) *W. v. Noorden*, Loco citato.

viande crue et râpée ou du jambon râpé, de la purée de pommes de terre au lait ou du riz au lait, le tout par petites portions évidemment. S'il ne survient encore aucun malaise, nous permettons de prendre le matin et l'après-midi, avec le café ou le thé mélangés à du lait, un peu de biscuit trempé ou des petits pains dépourvus de croûte. Ces aliments doivent suffire pendant les 10—12 premiers jours de la convalescence. Même ultérieurement, le lait demeurera le diététique principal. En outre, on autorise les petits pains ainsi que la biscotte au beurre et du jambon râpé, un œuf à la coque, du rôti de gibier ou de volaille râpé, du bœuf râpé puis fortement cuit; à ces viandes, on peut ajouter de la purée de carottes ou de pommes de terre, parfois des épinards; comme compote, de la purée de prunes passée au tamis, etc. Le convalescent reçoit ainsi une nourriture suffisamment variée. En tout cas, il doit, pendant 3 semaines pleines après disparition de la fièvre, s'abstenir absolument de légumes en feuilles, il ne prendra ni salade, ni pain grossier, ni viande fumée; en outre, les aliments autorisés doivent plutôt être pris par petites quantités répétées et non par grandes portions uniques.

En cas de typhus moins grave, le régime alimentaire peut être adouci proportionnellement à l'altération moins profonde des fonctions digestives; les modifications à introduire découlent par elles-mêmes de l'exposé ci-dessus.

En outre, il est souvent possible, et en tout cas il faut l'essayer, de donner pendant toute la durée de la maladie, du lait stérilisé ou des soupes au lait. On n'en cessera l'usage que s'il détermine un état nauséeux, de la plénitude à l'épigastre, de la diarrhée ou une aggravation de celle-ci; on doit, dans ces cas, recourir à la soupe farineuse concentrée. Il est prudent, même dans le typhus d'intensité moyenne, de n'autoriser la soupe au bouillon qu'au début de la seconde semaine; les alcools ne seront pris qu'en solution très diluée (5 : 100), car il n'y a pas lieu de provoquer une stimulation énergique.

Même dans les cas légers de typhus abdominal à marche abortive, on doit proscrire de la manière la plus absolue toute nourriture solide, car elle pourrait aggraver le mal. Précisément dans ces cas, les malades conservent souvent un bon appétit et un pouvoir digestif passable, de sorte qu'ils désirent vivement une nourriture substantielle. Et cependant, vu la maladie de l'intestin, nous ne pouvons nous écarter de la règle ci-dessus; nous devons nous efforcer de gagner du temps en variant le plus possible la nourriture. On peut autoriser le lait, les soupes au lait, les décoctions de farine de cacao, du bouillon avec un jaune d'œuf, des gelées, la soupe au pain, la soupe aux pommes de terre, le café au lait, le thé au lait, la compote de prunes. Si la fièvre a définitivement disparu et si la langue s'est nettoyée, on peut passer à la nourriture solide un peu plus rapidement qu'il est indiqué dans les cas graves.

Chez les chlorotiques, chez les anémiques, et d'une manière générale chez les personnes affaiblies, il est nécessaire de prescrire de bonne heure, déjà au 3e ou au 4e jour, en un mot, dès que le diagnostic est sûrement établi, le bouillon de viande et les spiritueux comme stimulants. On fera de même chez les typhisés âgés, mais surtout chez les buveurs. A ces derniers, on doit donner d'emblée 3 fois par jour 15 gr. de cognac ou une quantité équivalente de vin, dose qui à la seconde semaine sera portée à 25—3o gr., quatre fois par jour; on leur donnera, en outre, de forts bouillons.

Complications. Pour prévenir l'apparition de l'adynamie, le traitement diététique le plus rationnel consiste à nourrir convenablement le malade, à élever insensiblement la dose d'alcool et à combattre les diarrhées trop fortes. Les symptômes de faiblesse cardiaque apparaissent-ils néanmoins, on fera prendre alors du bouillon de bœuf concentré, de l'alcool à haute dose, du café ou du thé. Il est particulièrement utile d'introduire de la variété dans le choix de ces stimulants. En cas de collapsus subit, on administrera un verre (3o c.c.) de cognac ou de rhum, un verre de vin chaud ou une demi-tasse de café fort et chaud.

Les selles diarrhéiques et fréquentes s'arrêtent presque toujours si l'on supprime le lait, la soupe au lait, les sucs des fruits et si on donne à leur place de l'eau de riz, pure ou additionnée de vin rouge, la décoction d'orge, l'eau à la semoule ou de l'eau albumineuse. En cas de perforation, on doit instituer le traitement diététique de la péritonite.

Si des hémorrhagies intestinales se produisent, on ne peut provisoirement autoriser que la glace ou l'eau glacée, l'eau albumineuse et la soupe à la farine, rien d'autre; il faut donner ces aliments seulement par petites portions, afin de prévenir une péristaltique plus énergique qui pourrait facilement provoquer de nouvelles hémorrhagies. Ce n'est qu'insensiblement qu'on passera à un régime plus nourrissant. Après cette complication, l'administration d'une nourriture solide sera retardée encore davantage que dans les autres cas de typhus.

Si la fièvre tend à devenir chronique, c'est que très souvent l'alimentation est défectueuse; on devra, dans ce cas, réexaminer toujours si les prescriptions données sont convenables, si la ration administrée n'est pas trop élevée et surtout si de la part de l'entourage les indications du médecin concernant la qualité et la quantité de la nourriture sont bien observées. En cas de récidive, ou de complication par des maladies inflammatoires telles que la pneumonie, par exemple, il faut commencer par revenir au régime de la soupe à la farine, le pouvoir digestif diminuant généralement à ce moment. Après quelques jours de maladie nouvelle, le pouvoir digestif revient presque toujours au degré antérieur; d'après cela, on devra se guider pour l'alimentation du malade. De même, en cas de catarrhe intercurrent de l'estomac, ou, plus exactement, en cas d'augmentation imprévue de la dyspepsie fébrile, il est utile de prescrire d'abord uniquement de la soupe à la farine; dès que la complication a disparu on passe insensiblement à une autre nourriture.

Le retour de la fièvre au cours de la convalescence est très souvent dû à l'usage d'une nourriture trop abondante ou trop consistante (voir ci-dessus). L'on doit donc prendre la plus grande attention et contrôler soigneusement, non seulement la qualité de la nourriture, mais aussi la quantité administrée au malade.

Typhus exanthématique.

L'alimentation dans le typhus exanthématique doit être réglée en tenant compte des faits suivants : la fièvre s'élève plus rapidement et est d'ordinaire plus élevée pendant l'acmé que dans le typhus abdominal; mais, d'autre part, elle est de plus courte durée; les rémissions journalières sont, en général, plus marquées; il n'existe pas d'affection inflammatoire de l'intestin, mais seulement de la dyspepsie fébrile ordinaire.

Comme boissons, on peut donner de l'eau froide, de l'eau sucrée ou additionnée d'un peu de vin rouge, de l'eau au pain, de la limonade au citron.

Comme nourriture, on donnera, au début, de la soupe à la farine avec 1/3 de lait ainsi que de l'eau albumineuse; à partir du 4e jour, on pourra permettre des soupes aux fruits, des gelées de gélatine; en outre, on profitera de la rémission pour donner le matin de bonne heure, de la soupe à la farine préparée avec un tiers de lait. Après la première-semaine, sont, en outre, indiqués, les stimulants, surtout les bouillons de viande et les spiritueux. On s'en tient à ce régime jusqu'à la chute de la fièvre; puis on passe au bouillon additionné d'un jaune d'œuf, au lait, à la décoction de cacao; 2—3 jours après la disparition de la température fébrile, nous permettons le riz au lait, la purée de pommes de terre, le jambon râpé, la compote de prunes et, ultérieurement, des aliments plus consistants encore. Cette transition si rapide est permise dans le typhus exanthématique, car cette maladie ne s'accompagne pas de l'inflammation intestinale dont nous devons tenir compte dans le typhus abdominal.

Choléra asiatique.

Le choléra asiatique est une maladie infectieuse dont les symptômes principaux semblent être dûs à l'action d'un poison sécrété par le bacille du choléra. Au point de vue de l'alimentation, il est important de savoir que pendant le choléra il existe une entérite aiguë, qu'il se produit des vomissements répétés ainsi qu'une diarrhée intense et qu'il peut apparaître, de très bonne heure parfois, du collapsus et des troubles circulatoires, souvent aussi de l'anurie.

L'indication principale du traitement diététique du choléra est de combattre les vomissements ainsi que la diarrhée et de compenser les pertes de liquide. Dans ce but, on doit prescrire le régime le plus sévère, déjà dès la diarrhée prémonitoire. Rossbach[1] recommande de ne donner que de la glace, de l'eau glacée, de la soupe à la semoule ou à la farine et d'interdire tout autre aliment et boisson. Vu la grande sensibilité du bacille vis-à-vis des acides, il est peut être utile de faire prendre très souvent comme boisson, de l'eau acidulée par l'acide chlorhydrique (acide chlorhydrique pur 10 p.: 1000 p. d'eau distillée). Même en pleine évolution de la maladie, on n'autorisera que ces boissons et ces soupes; tout aliment plus nutritif n'étant pas digéré ne ferait qu'augmenter les vomissements et la diarrhée. Mais dès que le collapsus devient imminent ou que la circulation tend à s'arrêter, on prescrira des stimulants, du bouillon en bouteille, du café noir, du vin chaud, du grog; en cas d'anurie, on conseillera de petites gorgées de limonade au citron fréquemment répétées. Après disparition de la maladie, on ne donnera d'abord qu'une nourriture liquide telle que du bouillon avec un jaune d'œuf ou de la peptone, de l'eau albumineuse, du café au lait, des soupes mucilagineuses; puis on passera insensiblement à une nourriture

(1) Rossbach, Cholera indica, dans v. Ziemssen's Handb. der spec. Path., 1886, Bd. 2, 2.

plus nutritive et plus consistante, comme dans la convalescence de la fièvre typhoïde.

Comme le bacille virgule du choléra est tué par le suc gastrique normal acide, on se gardera en temps de choléra de toute indigestion, de tout excès de nourriture et de boisson, de tout repas irrégulier, de toute nourriture d'une digestion difficile et capable de provoquer la diarrhée. En outre, comme le bacille virgule peut se développer dans l'eau et sur les aliments, on défendra en temps de choléra l'usage de toute eau plus ou moins suspecte, on recommandera instamment de ne boire que de l'eau bouillie ou de l'eau minérale véritable, on interdira l'usage de lait non bouilli, de fruits crus et de légumes non bouillis[1].

Dyssenterie.

L'alimentation pendant la dyssenterie doit tenir compte, non seulement de l'état des fonctions digestives, mais aussi de l'affection locale[2]. La muqueuse du gros intestin est enflammée, gonflée, très hyperémiée et ulcérée; elle est extraordinairement sensible et réagit donc avec grande intensité vis-à-vis de tout excitant, par exemple vis-à-vis de la pâte alimentaire, surtout celle à laquelle sont mélangés abondamment des produits de fermentation et de décomposition. Tel est bien le cas : l'on sait, en effet, que l'ingestion d'une nourriture non indifférente augmente la douleur, qu'un lavement simple à l'eau froide détermine une action réflexe si violente qu'il est souvent presque impossible de l'appliquer. En outre, on ne doit pas oublier que dans la dyssenterie, comme en cas de typhus abdominal, la muqueuse du gros intestin est loin d'être complètement cicatrisée au moment de la disparition de la fièvre et de l'amélioration des fonctions digestives.

En égard à ces faits, nous prescrivons comme boisson dans toutes les formes de dyssenterie, dans les cas légers comme dans les cas graves, non pas de l'eau froide, encore moins de l'eau glacée, car l'expérience apprend que dans la plupart des cas, la douleur et le ténesme augmenteraient[3], mais plutôt de l'eau possédant la température de la chambre; on la prend par petites portions répétées. Nous prescrivons de plus, l'eau de riz, l'eau au pain, le thé, l'émulsion d'amandes, etc.

Comme nourriture, nous donnons dans les cas légers, la décoction d'avoine ou la soupe à la semoule additionnée de lait à parties égales, le bouillon de pigeon ou de mouton additionné de jaune d'œuf, l'émulsion d'amandes, les décoctions de la farine de *Nestle* et de la farine de riz; aux nourrissons, nous prescrivons le mélange de crème de *Biedert;* dans les cas de gravité moyenne sont indiqués : la décoction concentrée d'orge, la soupe à la semoule avec 1/3 de lait, l'eau albumineuse, le bouillon de pigeon, additionné de semoule ou de sagou; dans les cas très graves, on donne également la décoction d'orge ainsi que la soupe à la semoule

(1) Voir Anleitung *Koch's, v. Pettenkofers's* und *Skrzeczka's,* 1884.
(2) *Uffelmann,* Pathol. der Verdauung in der Ruhr. Deutsch. Archiv f. klin. Med., 1874.
(3) Voir *Heubner,* dans *v. Ziemssen's* Handb. der spec. Path., Bd. 2, p. 542. L'on ne pourra recourir à l'eau glacée qu'en cas de vomissements incoercibles.

sans addition de lait, le bouillon de pigeon additionné de semoule, les soupes à la gélatine, etc.

Doivent être défendus : l'eau de Seltz et l'eau alcaline ; en général, toutes les eaux gazeuses, toutes les boissons et les aliments acides, tous les condiments, à part le sel et le sucre en petites quantités, enfin, tous les spiritueux, à moins qu'il n'y ait une indication spéciale à leur emploi.

A mesure que la fièvre tombe, que le ténesme douloureux disparaît, que les selles muqueuses et sanguinolentes font place à des selles normales, que la langue commence à se nettoyer et que l'appétit renaît, nous passons prudemment à une nourriture plus nutritive ; nous donnons des soupes à la farine additionnées d'une quantité croissante de lait, des décoctions d'une farine pour enfants ou de farine de cacao, du bouillon avec un jaune d'œuf. Si cette nourriture est bien supportée et ne détermine pas le retour du ténesme, nous y ajoutons du bœuf ou du jambon finement râpés, de la purée de pommes de terre, du riz au lait, du biscuit trempé, du petit pain sans croûte et un œuf à la coque.

Quelques médecins estiment que l'on obtient dans cette maladie les meilleurs résultats en donnant du lait d'une manière appropriée. Ainsi, *Wernich*[1] dit que le lait constitue l'unique moyen diététique à employer dans la dyssenterie et qu'on doit en donner jusque 4 litres par jour (?). Loin de nous l'idée de nier que le lait ne puisse être donné avec avantage dans certaines circonstances, telles que les cas légers, ainsi que dans la dyssenterie plus ou moins chronique. Mais l'expérience que nous avons acquise dans de nombreuses épidémies nous a fait voir qu'il n'est en général pas possible, surtout dans les cas graves, d'administrer cet aliment : le lait augmente les douleurs ainsi que le ténesme ; de plus, il provoque souvent de la pesanteur d'estomac et même des vomissements ; il est donc très nuisible. Il est, par contre, indiqué à la période de convalescence, tandis que pendant la maladie il ne sera employé qu'en addition aux soupes mucilagineuses.

De même, beaucoup de médecins prescrivent les boissons alcooliques pendant toute la durée de la maladie. Avec *Ward*[2] nous considérons cette manière de faire comme mauvaise, parce que ces boissons stimulantes renforcent la péristaltique et augmentent l'agitation. Le vin de Porto, le madère, le bourgogne ne seront donnés que lorsque apparaissent des symptômes manifestes de faiblesse cardiaque et de paralysie du système nerveux ; même dans ces cas, le thé ou le café forts ainsi que le bouillon de bœuf en bouteille méritent la préférence.

Le sujet se trouvant en repos, un état nauséeux et des vomissements peuvent encore se produire ; la chose est même très fréquente. On doit, dans ce cas, rechercher d'abord si aucune faute dans le régime n'a été commise (lait, douceurs, aliments consistants) ou s'il n'existe pas de rétention des matières fécales. La cause étant trouvée, il faut la faire disparaître ; si on ne parvient pas à la découvrir, on se contentera de donner au malade de petites portions de mucilage d'orge ainsi que de l'eau glacée.

Si la dyssenterie dure plus de deux semaines, nous ne pouvons plus nous en tenir à une nourriture aussi peu nutritive car l'organisme ne peut se soutenir longtemps par ce régime. On peut recommander alors l'usage de soupes au lait, additionnées parfois de malto-cannabis, des décoctions de cacao et de malto-léguminose ou de léguminose de *Hartenstein,* des bouillons peptonisés et additionnés d'un jaune d'œuf, ainsi que du vin de Bordeaux coupé d'eau. Lorsque la dyssenterie passe à la forme chronique, on suivra le même régime que celui indiqué en cas d'entérite chronique.

(1) Voir *Wernich,* D. Archiv f. klin. Medicin, 1879, Bd. 23, p. 428.
(2) *Ward,* Med. Times and Gazette, 22 Febr., 1873.

Diphtérie.

Le pouvoir digestif est assez bien conservé dans les cas légers de diphtérie ; dans les cas de moyenne gravité, il est relativement très diminué, et dans les cas très graves, il a disparu complètement ou à peu près. On doit, dans l'administration des substances nutritives, tenir compte de ces faits ; mais il faut, en même temps, avoir à l'esprit cette autre considération, que l'appétit est relativement beaucoup diminué en cas de dyspepsie fébrile peu intense, cela, pour la raison que la langue et le palais sont ordinairement recouverts de mucus visqueux. De plus, on ne doit pas perdre de vue qu'il arrive fréquemment qu'au cours de la diphtérie un état d'épuisement grave, de faiblesse du cœur ou du système nerveux éclate tout à coup ou se prépare lentement.

Comme boissons, nous prescrivons l'eau glacée, ensuite l'eau de puits, l'eau au pain, l'eau sucrée, toutes ces boissons prises froides ; comme nourriture, dans les cas légers, on donne du lait écrémé, le mélange à la crème de *Biedert* et les soupes au lait ; dans les cas de gravité moyenne, des soupes à la farine préparées à parties égales de lait ou d'extrait de malt, ainsi que le mélange de crème ; dans les cas très graves, on donnera des soupes aux fruits, des soupes à la farine, des gelées légèrement acides. En outre, vu la possibilité d'un état de collapsus, il est à recommander de donner les stimulants dans tous les cas qui d'emblée ne semblent pas être légers. Dès le 2ᵉ ou 3ᵉ jour, on commencera à donner du bouillon, qu'on fera prendre 3 fois par jour ; de même, on administrera souvent du vin et du cognac. Les boissons alcooliques ne peuvent être données ni en quantités trop petites, ni, évidemment, à doses excessives, ce qui malheureusement arrive souvent. C'est ainsi que *Jacobi* [1], parlant de l'administration des boissons alcooliques, déclare que « dans la diphtérie il y a plus de danger à en donner trop peu que trop » ; il va jusqu'à donner à un enfant de 3 ans 30—100 gr. de cognac en 24 heures et ne considère pas cette quantité comme excessive. Néanmoins, il est absolument établi que de pareilles quantités chez des enfants de cet âge provoquent assez souvent une forte agitation suivie d'un état de grande dépression ; or, l'alcool est donné précisément pour prévenir cette dépression. Rappelons que 30—100 gr. de cognac correspondent à environ 200—600 cc. de bordeaux. Nous pensons également qu'on doit, pour atteindre un effet thérapeutique, donner dans la diphtérie, surtout dans sa forme septique, des doses d'alcool plus fortes que dans la plupart des autres maladies ; on ne doit cependant pas dépasser certaines limites. Selon nous, une quantité convenable pour un enfant de 3 ans, en cas de diphtérie grave, sera la suivante : 4 fois par jour, 15—20 gr. de vin de Tokay, ou la même quantité de porto, ou 5—7 gr. de cognac avec parties égales d'eau sucrée. D'autre part, nous admettons également que le café fort constitue un excellent stimulant, surtout lorsqu'il est pris très chaud.

---

[1] *Jacobi*, Treatise on diphtheria, 1880, p. 157.

Scarlatine et rougeole.

Il n'y a pas lieu de faire une étude spéciale de l'alimentation des scarlatineux et des rubéoleux ; on se guidera sur les principes généraux de l'alimentation pendant la fièvre.

Affections cérébrales.

1° Méningite aiguë simple. En cas de méningite aiguë simple, les fonctions digestives sont en général complètement arrêtées dès le début, ce qui est en rapport avec l'apparition soudaine d'une fièvre élevée ; elles ne reparaissent qu'après la chute manifeste de la température. Il existe, en outre, un état nauséeux, une constipation opiniâtre et une soif ardente. Tenant compte de ces symptômes, nous prescrivons :

Comme boissons : de l'eau glacée ou de l'eau au pain, de l'eau sucrée avec un peu de jus de citron, de l'eau de Seltz. Ces boissons doivent être données froides.

Comme nourriture : de la soupe aux fruits, du petit-lait, du mucilage dilué d'orge ou d'avoine, des gelées de fruits. On doit absolument interdire tous les spiritueux, le café, le thé, ainsi que toutes les soupes ou boissons chaudes. Nous en restons à ce régime jusqu'à ce que la défervescence se soit produite et nous commençons alors prudemment à le modifier. La moindre indigestion peut provoquer une nouvelle poussée fébrile et exercer une action défavorable sur la résorption de l'exsudat inflammatoire.

Nous ne pouvons, pour cette raison, permettre immédiatement l'usage d'aliments solides ni de rations quelque peu considérables. Il est prudent de ne donner d'abord que des soupes à la farine préparées avec des quantités graduellement croissantes de lait, puis des décoctions d'une farine pour enfants, du bouillon tiède de pigeon ou de veau additionné d'un jaune d'œuf ; on passera plus tard, et avec prudence, aux biscuits trempés, à la purée de pommes de terre, au riz, au lait, au jambon râpé, au gibier rôti, ou à la volaille. Les boissons alcooliques, ainsi que le café et le thé, doivent encore être rigoureusement interdits pendant au moins 15 jours à 3 semaines après la défervescence, car ils pourraient augmenter l'excitabilité du système nerveux, qui, dans les premiers temps, demeure encore plus sensible que normalement ; ils pourraient même provoquer de la congestion cérébrale et empêcher ainsi la guérison définitive des parties atteintes.

2. Méningite cérébro-spinale épidémique[1]. Comme on sait, la fièvre revêt dans cette maladie un type des plus variables ; elle est tantôt modérée, tantôt très haute ; parfois elle s'élève lentement, d'autres fois elle atteint dès les premiers jours une température de 40° ; elle revêt le type, tantôt de la fièvre rémittente, tantôt de la fièvre intermittente, tantôt celui de la fièvre continue. Par conséquent, la dyspepsie fébrile présente également des variations infinies. Mais il est à remarquer que l'appétit est très souvent affaibli à un degré qui n'est nullement en rapport avec la fièvre ; il n'est pas rare qu'il ait complètement disparu et qu'il soit

---

(1 Voir *Emminghaus* dans *Gerhardt's* Handb. der Kinderkrankheiten, 1877, Bd. 2.

remplacé par un dégoût marqué pour toute nourriture. La soif est d'ordinaire très vive, à moins que le malade ne se trouve dans un état d'apathie. Les vomissements sont presque constants; de la constipation existe dans la plupart des cas. Il y a lieu, enfin, de rappeler ce que nous disions déjà à un autre endroit, à savoir, que la désassimilation est ordinairement excessive dans la méningite cérébro-spinale.

Le régime alimentaire à suivre pendant la fièvre, et que nous avons déjà indiqué plus haut, doit donc également être appliqué ici, mais en l'adaptant autant que possible à l'individu suivant les particularités de la maladie et les phases de son évolution. Les lavements peptonisés, répétés 4 fois par jour, sont indiqués lorsqu'il existe une répugnance absolue pour la nourriture. Il arrive parfois que de la diarrhée se montre; eu égard à l'état de dénutrition profonde qui existe déjà, il faut se hâter de la combattre, soit, par exemple, par un traitement diététique consistant surtout en de l'eau albumineuse, du mucilage de riz, des soupes à la semoule et au décocté blanc de *Sydenham.*

On passera insensiblement au régime de convalescence en donnant des soupes au lait, des décoctés de la farine de *Nestle,* du cacao, de la purée de pommes de terre et des biscuits légers; pour le reste, on se conformera aux règles formulées pour le stade analogue de la méningite aiguë.

3. Méningite basilaire. La diététique de cette maladie est régie par les principes généraux de l'alimentation dans les maladies fébriles.

Maladies de l'appareil respiratoire.

Il y a bien longtemps déjà que A. *Fraenkel*[1] a démontré expérimentalement que toute diminution de l'absorption de l'oxygène par les tissus avait pour conséquence une élévation considérable de l'élimination de l'azote par les urines. Chez des chiens en inanition, l'élimination de l'urée augmentait jusque 90 % lorsque chez ces animaux trachéotomisés on restreignait pendant plusieurs heures le passage de l'air à travers la canule; chez les animaux nourris et en équilibre azoté, l'augmentation absolue et relative de l'élimination de l'urée était moins marquée. D'ailleurs, l'augmentation de l'urée persiste encore le lendemain.

Ces faits observés sur le chien furent souvent confirmés chez cet animal *(Fleischer* et *Penzoldt, Fraenkel* et *Geppert, Klemperer, Prausnitz);* par contre, les expériences instituées chez l'homme, celles de *Eichhorst* dans le croup laryngé, celles de *v. Noorden* dans un cas de sténose du larynx d'origine syphilitique, ont donné un résultat tout différent. Ces deux auteurs trouvèrent, en effet, que l'élimination de l'urée, ou de l'azote, demeurait normale. Toutefois, *Oppenheim*[2] signale qu'après accélération volontaire de la respiration lors d'un travail musculaire intense (ascension de montagne), il apparaît une augmentation de l'élimination de l'azote, ce qui correspond à une décomposition plus grande de l'albumine; cela

---

(1) *Virchow's* Archiv, Bd. 67, p. 273; Bd. 70, p. 117.
(2) *Oppenheim, Pflüger's* Archiv, Bd. 23, p. 446.

confirme donc le fait déjà connu, que tout travail musculaire qui provoque la dyspnée détermine par cela même une augmentation de la destruction de l'albumine. Il n'est pas possible dans l'état actuel de nos connaissances de fournir une explication satisfaisante de cette augmentation de la destruction d'albumine pendant les troubles respiratoires. On l'attribue, soit à une nécrose partielle des cellules tissulaires *(Fraenkel),* soit à une décomposition moins grande des substances non azotées avec augmentation secondaire de la décomposition de l'albumine *(Prausnitz)*[1]; par contre, on admettait jadis que par suite de l'accès plus difficile de l'oxygène dans les tissus, l'albumine n'était plus complètement décomposée jusque dans ses produits ultimes (urée, acide urique) et qu'elle s'éliminait en quantité plus ou moins considérable sous forme de produits incomplètement oxydés tels que l'allantoïne, etc. Seulement, cette interprétation est en contradiction avec les résultats concordants fournis par divers observateurs *(Senator, Bunge, Kobler, Voges-Noorden)*[2] suivant lesquels l'urine renferme une quantité normale, ou environ, d'acide urique. Néanmoins, le rapport de l'urée à l'acide urique se modifie en faveur de ce dernier attendu que la quantité absolue de l'urée éliminée diminue plus que celle de l'acide urique.

Les déterminations de *Voit* et *Möller*[3] chez l'homme démontrent qu'en cas d'obstacle à la respiration, il ne se produit pas de modifications notables dans la moyenne normale de l'acide carbonique éliminé; même, chez un sujet atteint d'un épanchement pleurétique considérable, ils n'observèrent pas de différence sensible lors d'une nouvelle analyse pratiquée après guérison par résorption de l'exsudat.

Geppert[4] détermina chez deux emphysémateux la fréquence respiratoire, le volume moyen de chaque respiration, donc l'intensité de la ventilation pulmonaire mesurée par la quantité d'air passant en une minute à travers les poumons; il trouva, pareillement, qu'il n'existait pas de différence d'avec les moyennes normales. Ces résultats semblent étonnants vu la mobilité moindre du thorax emphysémateux.

Ils se comprennent, au contraire, lorsqu'on se souvient que l'organisme dispose de divers moyens puissants de compensation qui se traduisent par une augmentation de la fréquence et de l'amplitude des mouvements respiratoires. Si ces interventions nouvelles sont définitivement ou provisoirement arrêtées dans leur action, alors seulement se produira une modification de l'air alvéolaire ainsi que du degré de ventilation pulmonaire. Néanmoins, d'après les expériences de *Geppert,* de *Geppert* et *Fraenkel*[5], etc., les alvéoles pulmonaires contiennent toujours pendant les états de dyspnée qui ne sont pas absolument préagoniques encore

(1) *Prausnitz.* Sitzungsb. d. Ges. f. Morph. u. Physiol., München, 1890, V.
(2) *Senator, Virchow's* Arch., Bd. 42. — *Bunge,* Lehrb. d. physiol. u. pathol. Chemie, p. 3o1. — *Kobler,* Wiener klin. Wochenschr., 1891, p. 375. — *v. Noorden (Voges),* Beiträge, etc., p. 87.
(3) Zeitschr. f. Biologie, Bd. 14, p. 542.
(4) (Neue) Charité-Annalen, Bd. 9, p. 283, 1884.
(5) *Fraenkel* et *Geppert,* Ueber die Wirkungen der verdünnten Luft auf den Organismus, Berlin, 1883.

assez d'oxygène pour en saturer suffisamment l'hémoglobine. Vu l'augmentation de la pression partielle de CO_2 dans le sang, son élimination par les alvéoles devrait plutôt augmenter. Dans les poumons malades, il y a toujours encore une partie saine à côté de la partie malade. A raison des efforts respiratoires plus intenses, cette partie normale est mieux aérée, une compensation peut ainsi se produire; même il peut arriver que l'air pulmonaire devienne plus riche en O et plus pauvre en CO_2 que normalement *(Geppert)*. D'ailleurs, il nous semble que les expérimentateurs n'ont pas tenu suffisamment compte des différences qui existent entre la dyspnée provoquée par les maladies du parenchyme pulmonaire et celle déterminée par un obstacle artificiel empêchant la respiration (rétrécissement de la trachée); la situation est, en effet, absolument différente suivant que la trachée et ses divisions sont ouvertes, donnant libre passage au courant respiratoire, ou suivant que l'air qui stationne au delà de la sténose ne franchit l'obstacle qu'avec un certain retard. Ce fait n'a rien de commun avec la quantité de gaz contenue dans le sang, qui, dans ces circonstances, perd de l'oxygène et contient plus de CO_2.

On a constaté la présence d'acide lactique et de sucre dans l'urine des animaux chez lesquels l'absorption de l'oxygène par le sang a été notablement entravée[1]. Par contre, d'après *v. Noorden*[2], on peut donner par la bouche ou par le rectum même de grandes quantités de sucre et de glucose aux personnes dyspnéiques sans qu'on en retrouve dans les urines. Dans 5 cas d'affections valvulaires graves, *von Noorden* a constaté 2 fois la présence d'acide lactique dans les urines[3].

L'alimentation dans les affections aiguës de l'appareil respiratoire doit être réglée sur l'intensité de la fièvre et sur l'état des fonctions digestives; en outre, elle doit tenir compte du principal symptôme qui se présente dans la plupart de ces affections, à savoir, la toux. Ce symptôme doit être combattu parce qu'il tourmente le malade, trouble le repos, diminue ainsi les forces, et parce qu'il détermine très souvent une action nuisible à raison de l'ébranlement général qu'il provoque; c'est ainsi que la toux augmente la douleur et provoque le vomissement, spécialement chez les petits enfants. Parmi les moyens diététiques dont on dispose contre ce symptôme, il faut signaler les suivants : défendre les boissons froides, les aliments fortement salés et épicés; prescrire des liquides mucilagineux chauds, parmi lesquels nous citerons particulièrement la décoction d'orge. Elle a fait ses preuves dans cette maladie et doit être de loin préférée aux boissons sucrées.

1. Pneumonie croupale. Le pouvoir digestif est, en général, fortement altéré dès le début de cette maladie; à la période d'acmé, il a parfois totalement disparu; il s'améliore seulement à partir de la défervescence. Presque toujours, il existe de la constipation; par contre, des nausées apparaissent rarement. Dans une maladie à évolution relativement si rapide, le principal danger ne

(1) *Senator, Dastre, Hoppe-Seyler* et autres.
(2) *v. Noorden*, Pathologie, etc., p. 317.
(3) *Einhorn*, Berl. klin. Wochenschr., 1889, p. 2042. — *Adler* u. *Stern*, Ibid., p. 1060. — *v. Noorden*, Pathologie, p. 320.

réside pas tant dans la perte de l'albumine ; on doit bien plus craindre que le cœur soit insuffisamment nourri par un sang surchauffé et empoisonné par la toxine qui circule avec lui. À raison de cette nutrition défectueuse ou d'une altération anatomo-pathologique déjà préexistante, le myocarde peut ne pas suffire pour vaincre les résistances plus grandes et pour répondre aux efforts plus considérables qui lui sont imposés. Un autre danger résulte de ce que dans un nombre de cas relativement considérable, la maladie ne se termine pas par résolution, mais qu'elle se transforme en pneumonie chronique avec fièvre hectique et épuisement insensible des forces. Ces différentes éventualités doivent être prises en considération pour la prescription du régime alimentaire.

Comme boissons, on ordonnera de l'eau possédant la température de la chambre, soit 16—17° C (pas d'eau froide), de l'eau au pain et de l'eau sucrée ; on peut également permettre une dilution faible de vin ou de cognac, soit 3—5 p. d'alcool pour 100 p. d'eau.

Comme aliments, citons la décoction d'orge, la décoction d'avoine, la soupe à la semoule comme telle, avec un peu de lait ou avec l'extrait de malt, les gelées aux fruits, les gelées à la gélatine, les soupes aux fruits.

Il est certain que ce régime sévère, loin de nuire à la marche naturelle de la maladie, la favorise plutôt. Il serait vraiment irrationnel de donner un régime plus nutritif attendu que le pouvoir digestif est loin d'être intact. Si la pneumonie évolue régulièrement, il n'existe aucun motif pour donner des stimulants aux pneumoniques qui, pour le reste, sont sains. Cette manière de voir est contraire à celle de *Jürgensen*[1] ; cet auteur permet dans la pneumonie croupale, même l'usage de viande rôtie râpée et de pain beurré, et fait prendre dès le début de la maladie une demi et jusqu'à une bouteille de vin par jour. Nous ne pouvons nous convaincre de l'utité d'une nourriture solide ; la plupart des cliniciens sont sans doute d'accord avec nous pour admettre que la nourriture liquide est également celle qui convient le mieux dans la pneumonie, car, comme toute autre maladie fébrile aiguë, elle s'accompagne d'un certain trouble de la digestion ; de plus, l'expérience apprend qu'en l'absence de tout stimulant, cette maladie évolue favorablement chez les individus vigoureux. On ne peut d'ailleurs rien objecter à l'usage de 1—2 verres de vin ; c'est l'exagération qu'il faut combattre, l'exagération qui conduit finalement à de véritables abus, tel ce médecin qui prescrivit à une ouvrière de fabrique atteinte de pneumonie 33 bouteilles de champagne (du 10 janvier au 18 février), ainsi que le cas de ce menuisier du district hospitalier de N., atteint de fièvre typhoïde, qui consomma en 91 jours de maladie, 32 litres de vin et 44 bouteilles de bière [2]. On ne peut évidemment s'étonner que de pareils excès soient attaqués et blâmés hautement par l'homœopathie ainsi que par la médecine naturaliste et d'autres encore.

Lorsque les fonctions digestives s'améliorent, à l'époque de la défervescence, nous donnons des soupes farineuses additionnées de

---

(1) *Jürgensen*, dans *v. Ziemssen's* Handb. der spec. Path. u. Ther , Bd. 5, p. 166.
(2) Kunst und Kraftleistungen der modernen Universitätsmedicin, Flugblatt.

lait en quantités croissantes ou de jaune d'œuf, du bouillon au jaune d'œuf, du café au lait, ainsi que la décoction de la farine de cacao. Nous essayons le plus tôt possible l'administration répétée de lait de vache stérilisé; c'est le meilleur diététique dans la convalescence, surtout chez les pneumoniques; il relève le plus rapidement la formation du sang et provoque ainsi au mieux la réparation des poumons. Outre le lait, on peut donner du jambon râpé, du rôti, des œufs à la coque, des petits pains et du pain blanc.

Ainsi que nous le disions plus haut, le principal danger de la pneumonie est l'apparition d'un état de faiblesse. Il est donc indispensable de surveiller l'apparition des premiers symptômes de manière à intervenir à temps. Dès que les caractères du pouls, les symptômes cardiaques, la différence entre la température rectale et la température cutanée permettent de conclure que le cœur s'affaiblit, nous recourrons sans hésiter aux stimulants. Sont alors indiqués : le bouillon de bœuf concentré ainsi que les boissons alcooliques prises d'une façon régulière, le bouillon 3—4 fois par jour une demi-tasse, le cognac à raison d'une cuillerée à soupe 3 fois par jour; on peut le remplacer par un verre de porto ou de champagne. Si la faiblesse du cœur s'aggrave, on devra donner des boissons alcooliques jusqu'à 5—7 fois en 24 heures. Il n'est pas inutile, cependant, de rappeler qu'on peut, dans une certaine mesure, remplacer ces stimulants par du café ou du thé fort.

En cas de collapsus subit, le mieux est de donner soit 30 gr. de cognac, soit un verre de grog ou de vin chaud, soit du champagne, soit une petite tasse de café noir bien chaud.

Si la pneumonie frappe des sujets affaiblis, des vieillards, ou des personnes dont le myocarde n'est plus absolument normal, nous ferons prendre d'emblée, en tout cas au 2e ou au 3e jour, outre des aliments, des substances stimulantes telles que du bouillon et des boissons alcooliques; l'organisme pourra ainsi augmenter sa réserve d'énergie et sera mieux en état de résister à la maladie. D'après les principes établis antérieurement, il est absolument indiqué d'administrer ces stimulants à des doses et à une concentration insensiblement croissantes.

On doit prescrire aux buveurs des stimulants particulièrement énergiques. La pneumonie est fréquemment mortelle dans ce cas parce que chez ces sujets le muscle cardiaque devient facilement insuffisant et parce que le delirium tremens vient si fréquemment se greffer encore sur la pneumonie. L'administration abondante des spiritueux peut seule leur venir en aide; ce moyen est donc d'autant plus indiqué ici que l'organisme de ces malades y est habitué depuis longtemps. Dès qu'une pneumonie éclate chez un buveur, on donnera donc du cognac, de l'eau-de-vie pure ou du bon vin; on lui donnera, en outre, du café et du thé ainsi que du bouillon concentré; on augmentera de jour en jour la dose d'alcool jusqu'à ce que l'amélioration se déclare.

On doit tenir une conduite absolument identique en présence de ces cas de pneumonie qui revêtent dès le début une apparence asthénique prononcée, donc, surtout, dans les pneumonies dites bilieuses. Celles-ci s'accompagnent, d'ordinaire, d'un trouble profond des fonctions digestives, la langue est très chargée, les nausées sont fréquentes et l'appétit se perd complètement. Il est donc d'autant plus urgent de soutenir les forces de l'organisme par l'administration méthodique de ces stimulants afin de lui permettre de surmonter la maladie.

Lorsque la pneumonie traîne en longueur, les fonctions digestives s'améliorent d'ordinaire bientôt; nous pouvons alors élever la ration des substances nutritives sans craindre une indigestion. L'expérience apprend que l'administration méthodique du lait de vache constitue, dans ce cas, la meilleure des nourritures. Les cures au koumis et au kéfir peuvent aussi convenir dans la pneumonie chronique.

2. Pneumonie lobulaire. La pneumonie lobulaire réclame un traitement diététique quelque peu différent de celui de la pneumonie croupale, qu'elle soit primaire ou qu'elle constitue une complication de l'influenza, de la rougeole ou de la coqueluche. Son début n'est pas aussi brusque, la fièvre n'est pas aussi élevée et peut présenter le type rémittent, les fonctions digestives ne sont généralement pas aussi troublées; par contre, la durée de la maladie est plus longue. Tenant compte de ces circonstances, nous donnerons une quantité plus grande de nourriture que dans la pneumonie croupale; nous pourrons faire prendre surtout de la décoction d'avoine additionnée d'une grande quantité de lait, même du lait comme tel, du café au lait, des décoctions de farine de *Nestle,* du bouillon de poulet ou de veau, auquel on ajoute un jaune d'œuf.

Il sera en tout cas possible de faire prendre ces aliments pendant les rémissions matinales de la fièvre. Comme boissons convenables, citons l'eau, l'eau au pain ou l'eau sucrée donnée à la température de + 16—17° C., de même aussi, l'eau additionnée d'un peu de bordeaux. Après huit jours de fièvre, il est utile d'introduire les stimulants dans le régime indiqué, c'est-à-dire de faire prendre plusieurs fois par jour, et régulièrement, du bouillon de bœuf et des boissons alcooliques. Au début de la convalescence de la pneumonie lobulaire on prescrira également, si possible, une cure lactée prolongée.

3. Bronchite capillaire et pneumonie lobulaire des enfants. Cette maladie mérite également une mention spéciale au point de vue du régime alimentaire; en effet, la dyspepsie fébrile s'y manifeste très fréquemment par des vomissements répétés et par une forte diarrhée. Ainsi que nous l'avons signalé plus haut, nous attribuons la fréquence de ces symptômes au fait que les petits malades en question sont généralement nourris de lait et qu'une fois malades ils ne le supportent plus. C'est un fait que ces symptômes diminuent en intensité dès que le lait est supprimé du régime et qu'il est remplacé par une soupe à la farine. Par conséquent, la bronchite capillaire des petits enfants s'accompagne-t-elle de vomissements et de diarrhée, on ne donnera plus le lait qu'additionné à une soupe farineuse; si même sous cette forme le lait n'est pas encore supporté, on prescrira pendant un certain temps uniquement la décoction d'orge additionnée d'extrait de malt ou la soupe à la semoule avec extrait de malt, le mélange artificiel de crème. Aux enfants à la mamelle, nous continuons

dans cette maladie la nourriture naturelle; toutefois, si les deux symptômes précités venaient à se produire avec une intensité inaccoutumée, nous devrions nourrir les petits malades pendant 18 heures avec le décocté d'orge; après avoir diminué ainsi le catarrhe gastro-intestinal, nous pouvons les remettre de nouveau au sein. Il est absolument indiqué de combattre énergiquement la complication gastro-intestinale de la bronchite capillaire et de la pneumonie lobulaire chez les enfants, car la diarrhée et les vomissements les épuisent extraordinairement; la disparition de ces symptômes constitue la meilleure prophylaxie du collapsus, complication si fréquente. Si le collapsus survient quand même, nous donnerons, dès les premiers indices et sans aucun retard, les stimulants, par conséquent, le bouillon, le café et le vin de Tokay.

4. Le régime diététique de la pleurésie aiguë se formule d'après les principes généraux de l'alimentation pendant la fièvre.

Maladies aiguës de l'appareil urinaire.

1. Cystite aiguë. Dans le traitement de la cystite aiguë, il est très important que l'urine soit diluée autant que possible et qu'elle ne contienne aucun produit irritant: le régime doit se conformer soigneusement à cette double indication. En outre, on ne doit pas oublier que cette maladie est accompagnée d'ordinaire d'un trouble gastrique marqué, alors même que la fièvre n'est pas très élevée; il apparaît souvent un état nauséeux ainsi que des vomissements; presque toujours, il existe de la constipation. On doit enfin se rappeler aussi que la cystite apparaît assez souvent à la suite de l'usage de certaines substances très irritantes ou de bière jeune mal fermentée. A raison de ces diverses considérations, on prescrira au malade de boire autant qu'il le peut, de l'eau à une température de 15°—18° C, de l'eau de Seltz naturelle, de l'eau au pain ou une décoction diluée d'orge. L'émulsion d'amandes douces et l'émulsion de chanvre, déjà recommandées instamment par *Lebert*(1), sont également bienfaisantes. Comme nourriture, on donnera surtout des soupes à la farine préparées avec $^1/_3$ ou la moitié de lait, des décoctions diluées de farine de *Nestlé,* des soupes aux fruits, des gelées aux fruits, des gelées à la gélatine, de temps en temps aussi du bouillon de pigeon ou de veau. Devront être défendus: d'abord, tous les condiments sauf un peu de sel, le bouillon de bœuf, l'extrait de viande, les boissons alcooliques, surtout la bière, ainsi que le café et même le thé. Toutefois, lorsque cette maladie se montre chez des personnes âgées ou affaiblies, il est rare qu'on ne se décide pas à prescrire du bouillon de bœuf et un verre de vin généreux. Le mieux est de donner le bouillon additionné d'un jaune d'œuf.

L'état nauséeux se traite le mieux à l'aide de petits morceaux de glace; la constipation est combattue par la compote de pruneaux, la pulpe de tamarin, le petit lait. Jamais on n'administrera contre la constipation une eau amère quelconque.

Après la chute de la fièvre, et pendant la convalescence, on veillera avec grand soin à éviter toute indigestion; car

---

(1) *Lebert,* dans v. *Ziemssen's* Handb. d. spec. Path. u. Ther., 9, 2, p. 237.

il n'est pas rare qu'une récidive en soit la conséquence, due peut-être à une modification dans la composition de l'urine. Pendant plusieurs semaines encore on s'abstiendra de condiments forts, surtout de moutarde et de bière; on évitera spécialement les bières jeunes mal fermentées, ainsi que les vins acides tels que le vin de Moselle et le cidre.

2. **Néphrite aiguë.** Les personnes atteintes de néphrite aiguë doivent être alimentées comme celles atteintes de cystite aiguë. Jusqu'au stade de convalescence franche, on devra user de la plus grande prudence dans l'emploi de la moutarde, du poivre, des raiforts, des oignons et du céleri, ainsi que de la bière, du café et du thé. Le régime exercera une action d'autant plus favorable qu'il sera plus doux et moins irritant; aussi, le mieux est de donner pendant la maladie du lait d'amandes douces et de la soupe à la farine additionnée de lait; après la maladie, le lait et la décoction de cacao, le riz au lait, le bouillon de pigeon ou de veau additionné de jaunes d'œuf, le rôti de gibier et de volaille, la purée de pommes de terre et la compote de pruneaux sont les aliments les plus utiles.

Rhumatisme articulaire aigu.

Le régime alimentaire indiqué dans le rhumatisme articulaire aigu doit simplement se régler d'après les principes énoncés concernant l'alimentation dans les états fébriles aigus. Toutefois, il n'est peut être pas superflu de rappeler que les boissons diaphorétiques en vogue dans le rhumatisme aigu, telles que le punch chaud, le thé de tilleul très chaud, ne sont d'aucune utilité; par contre, l'administration de l'eau de citron donnée d'une façon régulière semble être d'une efficacité manifeste.

Biot[1] a proposé de traiter cette maladie uniquement à l'aide du lait. Il constata dans le rhumatisme articulaire aigu une augmentation considérable de l'acide urique et une diminution marquée dans le nombre des globules rouges. Or, l'administration méthodique de lait déterminerait bientôt une chute de la fièvre, une diminution relativement rapide de la douleur et bientôt aussi la disparition de l'anémie; en outre, on constaterait surtout une élimination rapide des produits de désassimilation ainsi qu'une diurèse abondante. Nous signalons ces vues de *Biot* tout en faisant remarquer qu'elles inspirent peu de confiance et que personne, à notre connaissance, n'a encore obtenu jusqu'ici semblables résultats dans le traitement du rhumatisme articulaire aigu par le régime lacté.

B. Diététique dans les maladies fébriles chroniques[2].

Les maladies fébriles chroniques sont accompagnées d'une augmentation de la désassimilation; par conséquent, le danger d'une consomption finale est plus grand dans une maladie fébrile chronique que lors d'une maladie fébrile aiguë. Cette dernière détermine une perte journalière plus grande, mais sa durée est beaucoup plus limitée. Par contre, chez les sujets atteints d'une maladie fébrile chronique, l'augmentation de la désassimilation

---

(1) *Biot,* Revue mensuelle de médecine, 1879, 3-5.
(2) Voir *Bauer,* dans *v. Ziemssen's* Handb. d. allg. Ther., Bd. 1, 1, p. 1867.

persiste pendant des semaines et des mois; insensiblement, la perte totale dépasse ainsi de loin celle éprouvée par les sujets atteints d'une maladie fébrile aiguë. Aussi, devons-nous faire tous nos efforts et tenter tous les moyens pour faire disparaître le déficit journalier[1]. A cet effet, nous devons chercher à diminuer autant que possible la destruction; nous tâcherons, d'autre part, d'élever la ration des substances nutritives de manière à établir l'équilibre entre les ingesta et les egesta, ou même à obtenir une augmentation en poids. Ainsi que nous le disions déjà, il est généralement impossible de conserver l'état nutritif du corps pendant l'état fébrile aigu; dans l'état fébrile chronique, par contre, les conditions sont beaucoup plus favorables : les fonctions digestives surtout sont notablement mieux conservées que dans l'état fébrile aigu. Comme on sait, les fonctions digestives se relèvent déjà d'ordinaire lorsque la fièvre aiguë existe depuis un certain temps et qu'elle commence à traîner un peu en longueur. C'est bien plus encore le cas lorsque la fièvre passe nettement à l'état chronique. Nous voyons alors très souvent les fonctions digestives se rétablir peu à peu, non pas d'une façon absolument normale, mais s'en rapprocher cependant jusqu'à un certain point. La sensibilité si grande de la muqueuse digestive diminue notablement, l'appétit se relève, le patient commence à supporter, et même à bien digérer les aliments solides, tels que le rôti, la viande crue et râpée, les œufs à la coque, la purée de pommes de terre, les biscuits et les petits pains. Le fait qu'on digère mieux au cours des maladies fébriles chroniques que pendant les états fébriles aigus résulte probablement de ce que dans la fièvre chronique, l'organisme tout entier s'habitue insensiblement à l'excitation fébrile, s'adapte mieux aux circonstances pathologiques, ensuite, de ce que l'élévation de température est généralement moins considérable que dans les états fébriles aigus, et enfin, de ce qu'il existe presque toujours des rémissions marquées, très fréquemment des intermissions de la fièvre.

On doit mettre ces conditions favorables à profit, d'autant plus qu'il est établi que dans un grand nombre d'états fébriles chroniques une amélioration de la nutrition non seulement n'augmente pas la fièvre, mais même l'abaisse manifestement; c'est un fait constaté non seulement chez les tuberculeux, mais aussi, et même bien plus souvent, chez les personnes atteintes d'arthrite chronique avec fièvre. Tout praticien doit avoir observé de pareils faits. On en trouve entre autres une confirmation dans l'étude de *Liebermeister*[2] sur l'alimentation dans la fièvre chronique. Il y est dit expressément « que dans bien des cas l'amélioration de l'état de la nutrition modère la fièvre et prévient même une nouvelle poussée fébrile ». *Bauer*[3] insiste également sur ce point, qu'une amélioration de l'état nutritif détermine dans un grand nombre de maladies fébriles chroniques une influence favorable sur le processus morbide lui-même.

Le point essentiel est de savoir quelle est la nourriture qui se prête le mieux pour apporter à l'organisme des fébricitants

---

(1) *F. v. Niemeyer*, Klin. Vorträge über Lungenschwindsucht, 223.
(2) *Liebermeister* dans v, *Ziemssen's* Handb. der allg. Therapie, Bd. 1, 2 et 3, p. 99.
(3) *Bauer*, Loc. cit., p. 234.

chroniques la compensation des parties perdues et pour rétablir l'équilibre en poids. Il est évident, d'abord, que cette nourriture doit contenir tous les principes nutritifs dont l'homme normal a besoin. C'est la même condition que celle formulée déjà pour l'alimentation des sujets en état fébrile aigu. Toutefois, dans le régime de ceux-ci, les graisses se trouvaient reléguées au second plan; dans la nourriture des fébricitants chroniques, au contraire, elles doivent être très bien représentées. Ces substances, en effet, exercent une action d'épargne sur la consomption de l'albumine; pour autant qu'elles ne sont pas directement oxydées, elles se déposent dans le pannicule adipeux et poursuivent ainsi leur action utile, un organisme riche en graisse consumant moins d'azote qu'un organisme maigre. La graisse répugne au malade en état fébrile aigu; chez le fébricitant chronique, au contraire, ce n'est souvent pas le cas; de plus, la graisse est incomparablement mieux digérée dans les états fébriles chroniques, les sécrétions de l'appareil digestif étant plus abondantes et leur composition étant souvent presque normale.

On doit également donner les hydrates de carbone en quantité aussi considérable que l'organisme les digère. Ces substances nutritives diminuent également la consomption de l'albumine, déterminent en même temps une épargne de la graisse et donnent lieu ainsi à un dépôt de cette substance.

On n'administrera qu'une ration modérée d'albumine; il est rare, en effet, qu'une ration élevée soit complètement digérée; de plus, l'absorption d'une quantité abondante d'albumine aurait probablement pour conséquence, ainsi qu'il en est chez l'homme sain, d'en augmenter la destruction[1]. Les substances gélatineuses seront également ici d'une grande importance; elles nous permettent également de restreindre la consommation exagérée des substances azotées.

Il est également impossible d'indiquer la composition de la ration à donner journellement aux fébricitants chroniques. Toutefois, les analyses suivantes, faites par *Uffelmann,* de la nourriture d'un tuberculeux peuvent fournir quelques points de repère. Il s'agissait d'un malade âgé de 32 ans, atteint d'une fièvre modérée rémittente, de temps en temps même absolument intermittente, dont il se remit finalement.

	Albumine	Graisse	Hydrates de carb.	Gélatine	Calories
Pendant la 5e sem. de fièvre, en moyenne par jour	92.0	81.0	310.0	10.0 =	2442.5
» 6e » » » »	87.0	95.0	326.0	7.5 =	2607.5
» 7e » » » »	88.0	101.0	297.0	8.0 =	2550.6
» 9e » » » »	96.0	89.0	335.0	8.0 =	2527.6
» 12e » » » »	102.0	94.0	340.0	6.2 =	2711.8
» 14e » » » »	103.0	93.0	405.0	8.3 =	2981.7

Un homme sain perd environ 2800—3000 calories par jour; il en résulte que la valeur calorique de la nourriture de ce malade n'était dès le début que modérément inférieure à la normale et atteignait celle-ci à la fin de la période d'observation.

Les condiments et stimulants ne pourront non plus faire défaut dans la nourriture des fébricitants chroniques; nous ne devons pas justifier plus longuement ce point. Ils serviront, avant tout, à assaisonner les aliments et à introduire de la variété dans la nourriture. Cette variation est de la plus haute importance car on ne peut donner à ces malades tous les aliments qui entrent dans la

_____

(1) *Bauer,* Loco citato, p. 236.

consommation de l'homme normal. De plus, ils serviront chez ces sujets à stimuler l'appétit et à activer la digestion. Parmi les aliments, condiments et stimulants qu'on peut donner dans les maladies fébriles chroniques, il faut citer les suivants:

1. Le lait. Le lait de vache est riche en graisse et en hydrates de carbone, substances d'une digestion facile; aussi, convient-il tout particulièrement dans les maladies chroniques. Toutefois, il ne produira d'effet marqué qu'au cas où il est pris d'une façon systématique et régulière, c'est-à-dire après une longue cure de lait. Le lait d'ânesse est fort à recommmander si on peut se le procurer en quantité suffisante.

2. Préparations à base de lait, surtout les soupes au lait, le lait battu, le koumis, le kéfyr, le mélange artificiel de crème, ainsi que le fromage finement râpé et du bon beurre frais.

3. Toute espèce de viande : particulièrement le rôti de volaille, le gibier, le veau et le bœuf, ainsi que le mouton, même le porc et le ris de veau; plus tard, le homard, les crabes, les huîtres et les poissons de digestion facile tels que le brochet, la perche, la plie, la truite; comme préparations à base de viande, citons particulièrement le bouillon, l'extrait de viande, la peptone, la solution de viande de *Leube*, l'albumose d'*Antweiler*, et enfin les gelées.

4. Œufs crus ou à la coque, eau au blanc d'œuf et jaunes d'œuf dans les soupes.

5. Farines, dans les soupes, sous forme de pâtes (pâte au riz, pâte à la farine de blé) et de nouilles.

6. Pain, pain blanc, pain de seigle fin, biscuits, biscotin, pain grillé.

7. Farines de légumineuses, dans le plus grand état de division possible, données sous forme de soupes.

8. Pommes de terre en purée, ainsi que les asperges et les choux-fleurs.

9. Fruits mûrs comme tels ou cuits, et, dans ce cas, sous forme de compotes et de soupes aux fruits.

10. Spiritueux, surtout le vin et la bière; bières fortes.

11. Café, thé et cacao, cacao de glands, chocolat fort.

12. Comme condiments, seulement le sel de cuisine, les pelures de citron, les herbes à soupe, la noix muscade et le poivre de Jamaïque.

Toute nourriture composée ou préparée pour les fébricitants chroniques à l'aide de ces aliments et de ces stimulants, doit évidemment être d'une digestion aussi facile que possible, c'est-à-dire que sa préparation doit être aussi appropriée que possible. Pour que la nourriture soit bien digérée et qu'elle soit absorbée par les malades, elle sera ou liquide, ou molle, ou présentera du moins une consistance semi-molle. Cela dépendra des circonstances et l'on devra, en général, s'orienter par quelques essais prudents (à cet effet, la détermination de la température 1—2 heures après les repas est indispensable). La nourriture des fébricitants chroniques ne possèdera jamais une consistance aussi ferme que celle des personnes saines.

De plus, la nourriture sera donnée en quantité assez abondante; toutefois, on se gardera de la donner en excès et de provoquer ainsi des indigestions. Aussi, est-il nécessaire de formuler des prescriptions bien déterminées; si possible même, on précisera le poids des portions à prendre à chaque repas; en outre, on fixera un ordre du jour. La régularité dans les repas constitue le meilleur moyen pour prévenir les troubles digestifs; elle assure également la meilleure absorption des ingesta. La répartition la plus avantageuse pour les repas de ces malades est de les fixer: le matin de 7—8 heures, à 10 heures, à 1 heure, à 4 heures de l'après-midi et à 8 heures du soir. Toutefois, les habitudes prises, dont on doit toujours tenir compte, la nature de la maladie ou certaines circonstances spéciales obligent souvent de s'écarter de cette règle; même dans ces cas, il semble indispensable de faire prendre les repas à des heures fixes.

Nous avons déjà attiré plus haut l'attention sur l'importance considérable que possède la détermination régulière du poids du corps chez les malades; nous renvoyons à ce que nous avons dit à ce sujet. Il n'existe aucune difficulté à peser les malades atteints d'un état fébrile chronique ; on recueille ainsi très souvent des renseignements décisifs qui permettent de juger de l'efficacité ou de l'inefficacité des prescriptions.

Régime alimentaire dans la tuberculose pulmonaire chronique.

L'expérience apprend que les sujets atteints de tuberculose pulmonaire chronique doivent être placés dans les meilleures conditions hygiéniques possibles et qu'on doit, avant tout, améliorer leur état de nutrition; à cette condition seule on peut obtenir la guérison ou même simplement un arrêt de la maladie. Relever la nutrition demeure encore la base de tout traitement de cette maladie, même lorsqu'on la combat avec des remèdes spécifiques. Tout revient, en effet, à augmenter le pouvoir de résistance des tuberculeux.

Assurément, la diététique rencontre de grandes difficultés dans la réalisation de cette tâche. En effet, il arrive très souvent que le tuberculeux est déjà affaibli au moment d'être frappé par la maladie; nous savons également par expérience qu'il présente très souvent des troubles graves et opiniâtres de la digestion; enfin, il est fréquemment atteint d'un état fébrile chronique qui se prolonge pendant des semaines et des mois; ajoutons encore que les hémoptysies qui l'affaiblissent sont loin aussi d'être rares.

Les troubles digestifs consistent dans un état dyspeptique chronique et dans une diarrhée subaiguë ou chronique[1]. Cette dyspepsie se manifeste déjà souvent avant qu'il existe aucun symptôme manifeste de tuberculose pulmonaire; elle se caractérise par un défaut d'appétit, une altération du goût, des éructations, des nausées, une sensation de plénitude et même par une sensation douloureuse à l'épigastre après chaque repas. Il peut arriver que le chimisme stomacal ne soit pas sensiblement modifié dans la dyspepsie des phthisiques; toutefois, il existe le plus souvent une diminution ou même une disparition complète de la sécrétion de l'acide chlorhydrique et un ralentissement de la peptonisation; assez fréquemment aussi, la motilité de l'estomac et son pouvoir d'absorption sont affaiblis. La diarrhée est due à une entérite soit simple, soit ulcéreuse; elle affaiblit d'ordinaire considérablement le malade. D'après cela, le médecin doit s'efforcer de relever l'appétit du patient, de faire disparaître la dyspepsie, de prévenir autant que possible la diarrhée, en la combattant sans retard et avec énergie aussitôt qu'elle apparaît; mais, d'autre part, il doit tenir compte de la fièvre, lorsqu'elle existe, et de l'éventualité d'hémoptysies.

On fortifie l'organisme et on prévient des troubles digestifs en choisissant et en préparant avec le plus grand soin les aliments, en appropriant ceux-ci au pouvoir digestif de chaque individu, en réglant sévèrement les heures de repas et en usant de la plus grande prudence dans l'administration de médicaments énergiques, surtout des métaux.

Le diététique principal dans la tuberculose chronique est le lait. Peut-on se procurer du lait d'ânesse, on le fera

---

(1) Voir *Klemperer*, Berl. klin. Wochenschr., 1889, Nr. 11. — *Ewald*, Klinik der Verdauungskrankheiten. — *Brieger*, Deutsch. med. Wochenschr., 1889, Nr. 14.

boire régulièrement. Comme on ne peut, dans la plupart des cas, se procurer ce lait, il est à recommander de donner le lait de vache bouilli, parfois stérilisé, additionné d'un peu de cognac ou d'arrac, ou, ce que beaucoup de malades aiment tout autant, de le donner avec un peu de pain grillé, avec des petits pains ou des biscuits. Les patients qui éprouvent une véritable répugnance pour le lait bouilli ou pour le lait stérilisé peuvent également boire le lait frais; dans ce cas, on doit avoir la certitude absolue qu'il provient de vaches bien saines. Si l'usage du lait provoque des inconvénients, soit de la diarrhée, soit seulement de la douleur ou de la lourdeur à l'épigastre, on essaiera le café au lait ou les soupes au lait; on cherchera ainsi à préparer insensiblement le terrain pour la cure de lait proprement dite.

Le lait peut constituer l'unique nourriture, mais il peut aussi être associé à d'autres aliments. D'après *Hoffmann*[1], qui s'appuie sur les expériences de *Laptschinsky* et *Slatkowsky,* on doit prendre, par jour, au moins 3 litres de lait si l'on veut couvrir par lui seul les besoins nutritifs de l'organisme. Encore, est-il admis dans ce cas que les individus en question ne se livrent qu'à peu de mouvements et ne subissent pas de pertes spéciales de chaleur. *G. Séc*[2], acceptant la quantité minimale d'*Hoffmann,* prescrit aux phtisiques le lait froid ou tiède à la dose d'un tiers de litre toutes les 3 heures. *Karell*[3] ne va pas si loin; au début, il fait prendre 60—180 gr. 4 fois par jour, et plus tard, pareil nombre de fois 2 à 3 verres de lait pur, naturel. *Pécholier*[4], d'autre part, prescrit toutes les 2 heures une tasse de 180 gr. et augmente insensiblement jusqu'à donner 3 litres par jour.

On a répondu d'une façon variable à la question de savoir comment la cure de lait agit chez les tuberculeux; mais, c'est un fait qu'elle donne des résultats. Elle n'est contre-indiquée manifestement que chez les malades qui ne supportent pas le lait, qui le vomissent ou qui présentent une forte diarrhée par son usage. Or, beaucoup de patients sont absolument hors d'état de boire longtemps le lait, et, à fortiori, d'en ingérer d'aussi grandes quantités. Aussi, au lieu de la cure exclusivement lactée, prescrit-on bien plus souvent une cure dans laquelle le lait occupe seulement une place prépondérante. On le prend, dans ce cas, à la quantité de 1 1/4—2 litres par jour. Ces cures sont rationnelles, car le lait associé à d'autres aliments plaît davantage, il est mieux supporté et est également mieux digéré. Il va de soi que les autres aliments qui entrent dans le régime de cette cure mixte ne peuvent être incompatibles avec le lait; nous y reviendrons plus loin.

Au lieu de lait, on peut aussi donner le koumis ou le kéfyr; on peut également administrer d'abord le koumis et le kéfyr, puis le lait, et retourner encore au koumis; on introduit de la sorte une certaine variation dans l'alimentation. Chez les malades pauvres qui n'ont pas de tendance à la diarrhée, on peut même faire un essai avec le lait battu.

Un aliment tout aussi important pour les malades atteints de tuberculose chronique est la décoction de farine de cacao;

(1) *Hoffmann*, Zeitschr. f. klin. Med., 1884, Suppl. VII, 8.
(2) *Séc,* Bacilläre Lungenphthise, 1886.
(3) *Karell*, Petersb. med. Wochenschr., 1865, Bd. 8.
(4) *Pécholier*, Montpellier médical, 1866, Avril.

elle renferme toutes les substances nutritives, mais surtout une grande quantité de graisse. Elle se prend de préférence le matin tôt et l'après-midi, une tasse pleine chaque fois. Le chocolat fort (Kraftchocolade) convient aussi parfaitement car il est complètement digéré. De même, les décoctions de malto-légumineuse, de farine de légumineuses, ainsi que de farine de *Nestle,* peuvent être administrées ; toutefois, comme elles sont pauvres en graisse, elles sont moins à recommander que la farine de cacao ; elles méritent la préférence lorsque la graisse n'est pas supportée par le malade (voir ci-dessus p. 468).

Outre ces aliments, conviennent encore : le riz au lait, les biscotins, les petits pains avec du bon beurre, le bouillon additionné de jaunes d'œufs, de peptone de *Kemmerich* ou de somatose, etc., le jambon râpé, le fromage râpé ou haché, le gibier rôti, la volaille ou le veau, le ris de veau ainsi que les œufs à la coque et les fruits doux mûrs. On évitera, par contre, les salades, les mayonnaises, la viande fumée grasse. Nous avons exposé aux pages 433 et 454 ce qu'il fallait penser de la cure de raisin et de la cure de petit-lait; nous n'y reviendrons pas à ce moment.

Comme stimulants, nous pouvons parfaitement autoriser le café au lait et le thé au lait; mais il faudra interdire toujours le café et le thé forts et trop chauds, ces produits exerçant une action stimulante sur le cœur. On ne peut rien objecter à l'usage de la bière prise en quantité modérée, surtout de la bière de malt, à condition d'être supportée en même temps que le lait. On peut permettre l'usage de vin; il est même souvent indiqué lorsqu'il n'y a pas de tendance aux hémoptysies ou aux palpitations cardiaques. On doit donner la préférence à un bon bordeaux, au veltliner, au samos, au madère, au vin de malt.

On combattra le défaut d'appétit par du bischof et du porter, par des anchois et par du caviar, par de la bonne viande fumée (à l'aide du bois de sapin de la Frise orientale) et du bon bouillon. Les douleurs à l'épigastre qui accompagnent la dyspepsie peuvent être diminuées par les moyens diététiques suivants : aliments très doux donnés sous forme liquide ou molle tels que du lait tiède, des décoctions de cacao, des gelées, du bouillon de pigeon ou de veau additionné d'un jaune d'œuf ou d'albumose, du blanc d'œuf battu et additionné d'un peu de sucre, ainsi que du gibier ou du pigeon rôti et finement râpé.

Lorsque la diarrhée survient au cours de la maladie, on doit toujours considérer comme possible qu'elle résulte d'une erreur de régime, qu'elle provient de l'usage d'une nourriture trop consistante, ou de fruits, ou d'une alimentation trop abondante. On doit, en tout cas, en rechercher la cause, et, si possible, l'écarter. Malheureusement, dans la plupart des cas, on ne peut espérer y arriver ; il semble qu'alors le mieux est d'abandonner provisoirement tous les aliments mous, tous les aliments sous forme de purée, même le lait, et de s'en tenir uniquement à l'eau albumineuse, au décocté concentré d'orge, au décocté de riz, à l'eau de riz et au thé faible. En même temps, on fera porter une ceinture de flanelle autour de l'abdomen.

33

On pourra, par ce régime, faire cesser la diarrhée dans un grand nombre de cas ; puis, très prudemment, on augmentera la quantité de lait dans le décocté d'orge ou dans la soupe au riz et l'on reviendra de la sorte à la nourriture première. Nous ne pouvons évidemment pas en rester au régime exclusif des soupes mucilagineuses lorsque, malgré ce régime, la diarrhée traîne en longueur ; nous prescrivons alors des soupes au lait composées de farine de riz, d'eau et de lait, du bouillon de mouton additionné de semoule ou de riz, des soupes au vin rouge additionnées de sagou, du bouillon de bœuf en bouteille, mais surtout du bœuf crû ou du jambon finement râpé ; on prendra, en outre, comme boisson, du vin rouge, du thé ou du cacao de glands. On interdira les fruits et les soupes aux fruits, le lait battu, l'eau de Seltz et les eaux alcalines, tous les sucs de fruits, sauf le suc de myrtille, celui-ci possédant des propriétés astringentes.

En cas de tendance à l'hémoptysie, on doit éviter le vin, le café, le thé, toute soupe chaude, toute eau gazeuse. Si l'hémoptysie éclate pendant une cure au koumis, on interrompra celle-ci. Presque tous les médecins qui se sont trouvés dans le cas d'observer le traitement au koumis considèrent comme nécessaire d'agir ainsi.

Une toux intense sera combattue au point de vue diététique en évitant les boissons froides, en donnant du mucilage d'orge concentré ou un mélange de lait chaud avec de l'eau d'Ems. Les pâtisseries, les bonbons et le jus d'escargots doivent être interdits. Comme exemple de nourriture d'un tuberculeux qui ne pouvait digérer qu'une petite quantité d'aliments solides, citons le suivant :

1. Le matin, à 7 h. un verre de lait (250 c.c. et 5 c.c. de cognac) avec 60 gr. de petit pain grillé,
à 8 h. une tasse de cacao bouilli avec du lait = 180 c.c.,
à 10 h. une tasse de lait avec cognac, comme ci-dessus.
A midi, une tasse de bouillon additionné d'un jaune d'œuf, 150 gr. de riz au lait et un verre de bordeaux.
Après-midi, à 4 h. café au lait (150 c.c.) avec sucre et 60 gr. de petit pain grillé,
à 6 h. un verre de lait avec 5 c.c. de cognac.
Le soir, à 8 h., une assiette (300 c.c.) de soupe au lait avec 60 gr. de petit pain grillé.
La nuit, un verre de lait (200 c.c.).
2. Le matin, à 7 h. un verre de lait avec cognac et 60 gr. de petit pain grillé,
à 8 h. une tasse de café au lait et sucre (180 gr.),
à 10 h. une tasse de bouillon avec un jaune d'œuf.
A midi, une assiette de soupe au vin avec sagou, de la purée de pommes de terre, 80 gr. de jambon cru râpé et un peu de compote de prunes.
Après-midi, à 4 h. une tasse de café au lait avec 50 gr. de petit pain grillé et du beurre,
à 6 h. un verre de lait avec cognac.
Le soir, à 8 h. une assiette de soupe à la malto-léguminose additionnée d'extrait de viande, avec un petit pain au beurre et 50 gr. de jambon râpé.
Teneur en principes nutritifs (1 et 2) 92—105 gr. d'albumine,
85— 94 » de graisse,
220—250 » d'hydrates de carbone,
au total = 2069.7—2329.7 calories.

3. Un phthisique, avec fièvre chronique, sans dyspepsie et augmentant lentement en poids, prenait la nourriture suivante :

Le matin, à 7 h. un verre 180—200 c.c. de lait avec 60 gr. de pain grillé ;
à 10 h. une tasse de bouillon avec jaune d'œuf ; en outre, 80 gr. de pain blanc avec beurre et 30 gr. de jambon râpé ou 50 gr. de rôti de volaille.
A midi, un verre de lait.

L'après-midi, à 1 1/2 h. une assiette de soupe (soupe au vin, aux nouilles ou à la viande),
ensuite 120 gr. de rôti avec pâte de riz, purée de pommes
de terre ou des légumes verts; puis 40 gr. de pain grillé
avec fromage ou des fruits mûrs; 1 verre de vin rouge.
à 5 h. un verre de lait avec 50 gr. de biscuit.
Le soir, à 8 h. soupe au lait avec farine de froment ou de riz, ou soupe au gruau d'avoine,
ou thé faible additionné de beaucoup de lait; en outre, 80 gr. de pain
blanc beurré, 50 gr. de rôti froid, ou, au lieu de rôti, 30 gr. de fromage.
parfois 35 gr. de langue de bœuf fumée.
La nuit, une petite tasse de lait.
Teneur en principes nutritifs, environ : 121 gr. d'albumine,
86 » de graisse.
350 » d'hydrates de carbone, soit
au total 2730.9 calories.

D'après *Dettweiler*[1], la diététique de la tuberculose chronique
à l'établissement sanitaire de *Falkenstein* est la suivante :

Le matin, entre 7 et 8 h. du bon café, du thé ou du cacao suivant l'indication ; on prend
en même temps à discrétion des biscuits au beurre, des petits
pains beurrés, une pâtisserie tendre et peu grasse. Ensuite, un
verre de lait pris par petites gorgées.
A 10 h. un ou deux verres de lait pris par gorgées, ou un petit flacon de koumis avec
pain beurré. En cas d'indications spéciales : bouillon avec œufs et pain
beurré ou viande froide avec pain beurré et un verre de vin. Si possible, de l'une
ou l'autre manière, encore un verre de lait.
Dîner à 1 h. On prend de tous les plats, c'est-à-dire rôti, légumes et dessert; en outre,
du vin coupé soit avec de l'eau de Seltz ou avec de l'eau de Kronthaler.
L'après-midi, à 4 h. un verre de lait fraîchement trait, ou de koumis ou un petit pain
beurré et fourré qu'on prend avec du vin ou du cognac.
Le soir, entre 7 et 7 1/2 h. une viande chaude avec pommes de terre, riz, nouilles, un
plat de viande froide, du saucisson fin, de la volaille avec
salade et compote ; en plus, du vin.
Le soir, tard, un verre de lait avec 5 (!) bonnes cuillerées à café de cognac.
En cas de catarrhe stomacal intercurrent, on prescrit immédiatement une alimentation molle ou liquide; ce régime étant strictement observé, on obtient d'ordinaire en
quelques jours le résultat désiré. On donne alors : le matin, du thé ou du café léger avec
pain grillé, ensuite un verre de lait; à 9 h. un verre de lait; à 10 h. du bouillon avec jaune
d'œuf; à 11 1/2 h. un verre de lait avec des biscuits; à 1 h. une soupe aux légumineuses
avec viande râpée et un beafsteak à la tartare préparé en pâte ; à 3 h. une verre de lait
avec un biscuit; à 7 h. une soupe au poulet ou aux légumineuses, on y ajoute 1—2 œufs
à la coque; le soir tard, un verre de lait avec du cognac. En outre, 1—2 verres de
bordeaux, le midi et le soir.

Dettweiler fait observer, ce qui est absolument exact, que ces
malades éprouvent très souvent de la répugnance non pour la
viande en général, mais seulement pour le rôti chaud; aussi, est-il
souvent indiqué, et ils s'y soumettent avec plaisir, d'instituer chez
eux une cure au rôti froid.

La ration de *Dettweiler* représente plus de 3000 calories par jour;
si elle est suffisamment absorbée, elle constitue une alimentation
très abondante. A notre connaissance, on n'a pas encore recherché
jusqu'à quel point cette absorption se fait. D'autre part, il est
incontestable qu'à Falkenstein on abuse fréquemment des boissons
alcooliques et surtout du cognac. A différentes reprises, nous avons
vu des patients qui, à la suite d'un séjour prolongé à Falkenstein,
étaient devenus des buveurs et qui présentaient manifestement les
symptômes de l'alcoolisme chronique.

En cas d'anorexie très prononcée, *Dettweiler* ordonne de
varier fréquemment les soupes, de donner des soupes à la viande,
des soupes aux petits pains, des soupes à la farine, des décoctés
mucilagineux, avec ou sans jaune d'œuf, avec ou sans extrait de

---

[1] *Dettweiler*, Die Behandlung der Lungenschwindsucht, 1884, 2 Aufl., p. 62
et suiv.

viande, ainsi que des soupes aux légumineuses ; en outre, il prescrit les aliments pâteux à base de farine, de riz ou de gruau, des œufs battus, des gelées animales, des beafsteaks crus dans des hosties, de la viande fumée très finement moulue, des huîtres, du ris de veau, de la crème au vin, du thé à la viande de bœuf.

Appendice. Traitement de la tuberculose par l'alimentation forcée.

En ces derniers temps, *Debove* [1] a tenté le premier de guérir la tuberculose pulmonaire par l'alimentation forcée. A l'aide de la sonde stomacale, il lave d'abord l'estomac avec de l'eau glacée ; puis il y introduit du lait avec des œufs crus ou du lait additionné de viande de bœuf en poudre (100 gr. de poudre pour 500 c.c. de lait), et répète cette opération 3 fois par jour. Le résultat était très satisfaisant ; la fièvre se modérait, la consomption diminuait, les diarrhées disparaissaient, l'appétit même s'améliorait manifestement. *Dujardin-Beaumetz* [2], *Broca & Wins* [3], *Ferrand* [4], *Pensel* [5], *Le Brigant* [6], *Peiper* [7], etc. publièrent de nouvelles observations sur ce mode de traitement. C'est ainsi que *Peiper* signale 14 cas traités de cette manière à la clinique de Greifswald. Le résultat fut également satisfaisant ; dans divers cas on constata une augmentation marquée du poids, une diminution de la toux et de l'expectoration, souvent aussi une diminution notable de la fièvre *Peiper* avoue toutefois que la maladie elle-même n'est pas sensiblement améliorée par cette cure. *Katzenberger* [8] signale même qu'à la clinique d'Erlangen, les résultats de la suralimentation n'ont pas été dans l'ensemble aussi favorables ; dans nombre de cas, la cure a dû être abandonnée. Peut-être les aliments aurait-ils pu être choisis avec un peu plus de soins. D'après *Le Brigant* [6], la suralimentation agit de la manière la plus utile surtout dans les premiers stades de la phthisie à marche absolument chronique. Pour plus de détails sur le mode d'application de cette cure, nous renvoyons aux publications de *Debove* et de *Peiper*.

Alimentation dans les affections osseuses et articulaires avec fièvre chronique, ainsi que dans d'autres maladies fébriles chroniques.

La diététique des autres maladies fébriles chroniques telles que la pleurésie chronique et les affections chroniques des os et des articulations doit se régler sur les principes exposés précédemment. Il est donc à peine besoin d'en faire une étude spéciale, surtout qu'au fond, elle est analogue à la diététique de la tuberculose chronique. Pour ce motif, nous contentons-nous de fournir dans ce qui suit quelques données sur l'alimentation de personnes qui ont été atteintes de ces maladies et qui en ont été guéries.

1. Régime d'un garçon de 8—9 ans atteint d'une synovite chronique avec fièvre [9] :

a) Le matin,   7 1/2 h. une tasse de lait (125 c.c.) avec 45 gr. de biscuit.
              9 » une » de cacao au lait.
            10 1/2 » une tasse de bouillon avec jaune d'œuf et 45 gr. de pain grillé.
Midi,   12 » une » de lait.
L'après-midi,   1 » une assiette (250 c.c.) de soupe à la malto-légumineuse, 120 gr.
                             de riz au lait.
           3 1/2 » une tasse de café au lait, 45 g. de biscuit.
             5 » une » de lait.
          7 1/2 » une petite assiette (175 c.c.) de soupe au lait.
b) Le matin,   7 1/2 » une tasse de lait avec biscuit, comme ci-dessus.
              9 » une » de décoction de cacao, comme ci-dessus.
            10 » un œuf à la coque.
Midi,   12 » une tasse de bouillon avec 45 gr. de pain grillé.

(1) *Debove*, Du traitement de la phthisie pulmonaire par l'alimentation forcée. 1882.
(2) *Dujardin-Beaumetz*, Bullet. général de thérapeutique, 1881, 22 Nov.
(3) *Broca & Wins*, Ibid., 15 Nov. et 15 Déc.
(4) *Ferrand*, De l'alimentation artif. des phthisiques. L'union méd., 1882, n° 11.
(5) *Pensel*, Bullet. général de thérap., 15 Mars 1882.
(6) *Le Brigant*, Essai sur la tuberc pulm. dans ses rapports avec l'alimentation, 1884.
(7) *Peiper*, Archiv. f. klin. Med., 1885, Bd. 37, 5, p. 377.
(8) *Katzenberger*, Die Ueberernährung bei Phthisis. Diss., Erlangen, 1886.
(9) *Uffelmann*, Tisch für Fieberkranke, 1882, p. 208.

L'après-midi, 1 h. une petite assiette de soupe au sagou additionnée de vin, un peu de rôti de gibier, du riz au lait.
3 1/2 » une tasse de café au lait avec pain grillé.
5   » un petit pain beurré.
7 1/2 » une petite assiette de soupe au lait avec un peu de petit pain et du beurre.

c) Le matin, 7 1/2 » une tasse de lait avec biscuit.
9   » une   » de cacao.
10 1/2 » un petit pain beurré avec jambon râpé.
L'après-midi, 1   » une petite assiette de bouillon avec jaune d'œuf ; purée de pommes de terre ; rôti de volaille.
3 1/2 » une tasse de café au lait.
5   » un petit pain beurré.
7 1/2 » une assiette de soupe à la malto-léguminose et un peu de biscuit.

2. Régime d'un garçon de 13-14 ans, atteint de décollements épiphysaires multiples et spontanés, à un stade où la fièvre était devenue stationnaire et variait de 38—39°[1].

Ce malade reçut pendant la 14e semaine de sa maladie, en moyenne, par jour :

850 c.c. de lait, cru, bouilli ou sous forme de soupes au lait,
150 » de bouillon, soit de veau, soit de bœuf, soit de mouton,
1 œuf,
60 gr. de jambon râpé, ou la même quantité de bœuf cru, râpé,
120 » de petit pain avec 10—12 gr. de beurre,
125 c.c. de vin de Tokay.

Pendant la 15e semaine, il reçut, par jour :

750 c.c. de lait cru ou sous forme de l'une   75 gr. de rôti,
ou l'autre préparation,   160 » de petit pain ou de biscuit,
100 » de décoction de cacao,   15—16 gr. de beurre,
100 » de bouillon,   80 gr. de purée de pommes de terre,
1 œuf,   125 c.c. de vin.

Pendant les 16e et 17e semaines, il reçut, par jour :

750 c.c. de lait cru ou sous diverses préparations,
100 » de café (avec un peu de sucre),
2 œufs,
100 gr. de jambon râpé, de rôti de gibier ou de volaille,
20 » de beurre,
180 » de pain blanc,
100 » de purée de pommes de terre,
100 c.c. de vin,
8 » d'huile de foie de morue.

Pendant les 19e et 20e semaines, il reçut, par jour :

700 c.c. de lait cru ou sous forme de l'une ou l'autre préparation,
200 » de café au lait additionné de sucre ;
1 œuf,
100 gr. de jambon râpé ou de rôti.
180 » de pain blanc, de petit pain ou de biscuit,
20 » de beurre,
250 c.c. de bière et 8 c.c. d'huile de foie de morue.

3. La nourriture d'un garçon de 7 3/4 ans, gastrotomisé[2], comprenait les aliments suivants pendant l'état fébrile chronique :

Du 3 au 6 mai 1877, il recevait par jour :

120 gr. de viande crue râpée, prise en   200 c.c. de lait,
3 portions de 40 gr.,   300 » de soupe au lait,
2 œufs à la coque,   250 » de soupe au vin avec sagou,
3 petits pains de 50 gr.   250 » de café au lait.

Du 7 au 18 mai, par jour :

75 gr. de viande crue râpée,
1 œuf à la coque,
3 1/2 petits pains,
400 c.c. de soupe à la farine, préparée avec 300 c.c. de lait ; 150 c.c. de bouillon fait avec 30 gr. de farine de *Nestle*.

_____

(1) *Uffelmann*, Tisch für Fieberkranke, p. 209.
(2) *Uffelmann*, Archiv für klin. Medicin, Bd. XX.

Du 19 au 26 mai, par jour :

3oo c.c. de lait,
3oo » de soupe au lait,
6oo » de soupe à la farine préparée comme ci-dessus,
2oo » de bouillon avec jaune d'œuf et 2 cuillerées à soupe de la solution de *Leube*.

Du 27 mai au 13 juin, par jour :

120—150 gr. de viande crue râpée ou de rôti râpé,	200 c.c. de lait,
	3oo » de soupe au lait.
2 œufs à la coque,	25o » de soupe au vin avec sagou,
3 petits pains.	25o » de café au lait.

Sous ce régime le poids du garçon gastrotomisé se modifia de la manière suivante :

le 28 mars, jour de l'opération, il pesait 165oo gr.,
le 19 mai . . . . 181oo »
le 26 » . . . . 1752o »
le 13 juin . . . . 1938o »

Par conséquent, malgré la fièvre qui variait de 38—39° C. et dont la moyenne était 38.4° C., le poids du garçon, loin de s'abaisser, s'éleva notablement. Du reste, l'état général s'était manifestement amélioré, le teint était plus frais, la force musculaire était notablement accrue ; il en résulte que l'augmentation en poids n'était pas due à une augmentation de la teneur des organes en eau. Nous trouvons ici donc la preuve éclatante de ce fait, qu'à l'aide d'une alimentation prudente et rationnelle, on peut prévenir non seulement la diminution de poids chez un fébricitant chronique, mais même déterminer une augmentation de son poids. Faisons remarquer que ce malade subit une perte de poids pendant une semaine, à savoir, du 19 au 26 mai 1877. Or, pendant cette période, il reçut une nourriture liquide mais qui renfermait une quantité manifestement insuffisante de principes nutritrifs: elle ne contenait que 62 gr. d'albumine, 45 gr. de graisse et 98 gr. d'hydrates de carbone, ce qui ne représente que 1074. 5 cal., quantité trop faible donc pour couvrir les besoins du malade. Par contre, du 27 mai au 13 juin, intervalle pendant lequel il augmenta notablement en poids, il prenait 60 gr. d'albumine, 36 gr. de graisse et 145 gr. d'hydrates de carbone, soit 1165.3 cal., quantité qui lui suffisait.

En cas de pleurésie chronique, une cure de koumis est efficace, d'après *Stange,* tandis que *Hausmann* recommande une cure de raisin. Il n'est pas démontré jusqu'ici que l'une ou l'autre de ces cures donne de meilleurs résultats qu'une cure méthodique de lait.

Pour ce qui regarde l'entérite chronique, voir plus loin.

Diététique dans les maladies apyrétiques.

Alimentation dans les maladies apyrétiques de l'estomac et de l'intestin.

Peu de maladies exigent un régime alimentaire aussi approprié que les affections de l'estomac et de l'intestin ; c'est une condition absolument indispensable du traitement. Dans ces maladies, en effet, l'organe atteint se trouve immédiatement en contact avec les aliments et les boissons ingérés. Evidemment, les boissons et les aliments non appropriés seront, dans ce cas, plus nuisibles que lorsque l'affection siège dans une autre partie du corps. Nous avons déjà relevé ce point lorsque nous avons traité des maladies fébriles aiguës du tube digestif; mais il s'applique également à la diététique des maladies apyrétiques que nous étudions ici.

Pour pouvoir prescrire une alimentation appropriée, on doit connaître l'individualité du sujet ainsi que la nature, la cause de la maladie et l'état des fonctions digestives. Malheureusement, dans nombre de cas, les renseignements nécessaires pour trancher cette question font défaut. Il nous est souvent impossible de déterminer avec la certitude voulue la nature et la cause des affections chroniques de l'estomac. D'autre part, l'état des fonctions digestives est loin de pouvoir être déterminé toujours avec une exactitude suffisante, même à l'aide d'une analyse chimique soignée, etc. Nous ne pouvons nous dissimuler le fait que l'organisme humain, et, dans le cas présent surtout, le système digestif présentent des réactions infiniment plus sensibles que celles que peuvent différencier nos analyses, encore grossières quant à ce point. Ajoutons encore que les sujets atteints de ces maladies supportent les mêmes aliments d'une façon très différente ; nous devons donc user d'autant plus de soins. La connaissance exacte de chacun des moyens diététiques et l'utilisation des observations personnelles du sujet nous fourniront des points de repère importants.

Catarrhe chronique de l'estomac et dyspepsie chronique.

Les catarrhes chroniques de l'estomac et les dyspepsies chroniques doivent également être traités d'une manière toute différente au point de vue diététique. Le tout dépend d'abord de l'état des fonctions stomacales[1] : il peut exister une hyperesthésie de l'estomac ou un affaiblissement de la force motrice de sa musculature, une atonie, ou une sécrétion anormale des glandes du lab. Cette modification sécrétoire consiste tantôt en une augmentation de l'acide chlorhydrique, tantôt en une diminution, parfois même en une absence complète de cet acide. Il pourrait également arriver, semble-t-il, que la sécrétion, normale au point de vue qualitatif, soit insuffisante au point de vue quantitatif. Dans un grand nombre de catarrhes de l'estomac prédominent les phénomènes de fermentation ; ceux-ci sont d'une grande importance au point de vue pratique. Ils peuvent reconnaître pour cause soit une diminution de la motilité de l'estomac, soit un vice de la sécrétion ou peuvent être le résultat direct d'une alimentation défectueuse ; mais on doit, en tout cas, avoir toujours l'attention attirée sur eux. L'absorption n'est généralement que peu ralentie.

Le degré de digestion et d'absorption des ingesta n'est pas non plus modifié toujours au même degré. En cas de sécrétion

---

(1) Voir *Edinger*, Physiol. und Pathol. des Magens. 1881. — *Riegel*, D. Archiv f. klin. Med., Bd. 36, p. 100. — *Schütz*, Prager Zeitschrift für Heilkunde, Bd. 5, p. 401. — *Quetsch*, Berliner klin. Wochenschr., 1884, Nr. 23. — *Boas* und *Ewald*, Virchow's Archiv Bd. 104. — *Boas*, Verh. des Vereins f. innere Med. in Berlin, 5 Nov. 1888. — Le même dans Berl. klin. Wochenschr., 1888, Nr. 31. — *Zweifel*, D. Archiv f. klin. Med., Bd. 39. — *v. Noorden*, Zeitschr. f. klin. Med., Bd. 17., 6 Heft. — *v. Pfungen*, Klin. Zeit- und Streitfragen, 1887, Bd. I, H. 7 u. 8. — *Ewald*, Klinik der Verdauungskrankheiten, 3 Aufl., 1893. — *Rosenheim*, Path. u. Therapie der Krankheiten des Verdauungsapparates. — *Boas*, Specielle Diagnostik und Therapie der Magenkrankheiten, 2 Aufl. — *Penzoldt*, Deutches Arch. f. klin. Med., Bd. 51 u. 53, etc.

trop acide, l'albumine est normalement peptonisée dans l'estomac,
tandis que la fécule est moins intervertie et la graisse moins absorbée
(dans l'intestin); en cas de sécrétion trop peu acide, ou même pas
du tout, l'albumine est peu ou pas peptonisée dans l'estomac, la
fécule au contraire est normalement intervertie et la graisse
normalement absorbée. Mais il peut arriver, ainsi que nous l'avons
déjà dit précédemment, que l'absence de peptonisation dans
l'estomac soit compensée par une peptonisation plus
grande dans l'intestin; en d'autres mots, que l'intestin supplée
l'estomac. Tel doit être évidemment le cas partout où l'on constate
que le poids du corps reste constant malgré une digestion stomacale
défectueuse. Il y a plusieurs années déjà, nous avons attiré l'attention sur ce point, qui, depuis, a été démontré expérimentalement par
v. Noorden par l'analyse des échanges nutritifs. Par contre, si
dans ces états le poids diminue, la cause pourra se trouver dans
une sous alimentation, c'est-à-dire dans une ingestion insuffisante
d'aliments, ou dans une altération de la digestion intestinale, ce qu'il
faudra déterminer pour chaque cas en particulier; on y arrive
assez facilement en contrôlant exactement les ingesta (au besoin, en
dosant l'azote des fèces). Lorsque le malade prend une nourriture
renfermant le nombre nécessaire de calories, soit 1700—2500,
chiffre qui peut être considéré comme moyen pour des personnes
de 50—60 kilogr. dont la nutrition est très affaiblie, et si néanmoins
son poids diminue, cela prouve que la digestion et l'absorption
intestinales sont également atteintes et que l'appareil digestif tout
entier est devenu insuffisant.

Outre qu'il faut s'enquérir de l'état des fonctions stomacales, on
doit également rechercher la cause de la maladie. Celle-ci résulte
le plus souvent de ce qu'on mange trop vite ou trop chaud,
ou de ce qu'on boit trop froid; de ce qu'on prend une
nourriture trop abondante, des repas trop fréquents, une
trop grande quantité d'épices, de graisse, de spiritueux;
de ce qu'on boit trop pendant les repas ou de ce qu'on abuse
du tabac. La cause étant trouvée, on agira en conséquence.

S'il existe de l'hyperesthésie de l'estomac, il est tout d'abord
indiqué de restreindre l'ingestion des stimulants. L'hyperesthésie
se présente surtout dans les affections aiguës de l'estomac, dans les
indigestions prolongées, comme conséquence de l'usage d'aliments
et de boissons chauds; elle apparaît aussi comme symptôme con-
comittant d'affections du système uro-génital. Lorsqu'elle existe,
on prescrira avec avantage une nourriture douce ne renfermant
que de très petites quantités d'épices, on interdira les bouillons
concentrés, tous les spiritueux et surtout le café, substance qui
augmente si facilement l'excitabilité de l'estomac. Sont pareillement
nuisibles, tous les aliments qui entrent facilement en fermentation,
car les produits de fermentation constituent une cause nouvelle
d'irritation. A ces malades, conviennent le lait et les soupes au
lait, la volaille jeune, le veau, le ris de veau, le jambon râpé, le
gibier, le blanc d'œuf battu en neige ou des œufs à la coque, les
huîtres, le pain blanc, le biscuit, les soupes à la farine fine de
légumineuses, les plats à la farine de riz; comme stimulants, on
peut citer les soupes tièdes faites avec du pigeon ou du veau, les

infusés faibles et pas chauds de thé noir, les décoctés de farine
dégraissée de cacao. Il est pareillement à recommander d'éviter les
repas trop fréquents, de procurer à l'estomac des intervalles
suffisants de repos, et de donner le rôti râpé et froid.

La dyspepsie chronique avec affaiblissement de la
motilité stomacale se présente chez beaucoup de phthisiques et de
buveurs, mais aussi à la suite d'une stimulation exagérée et prolongée
de l'estomac, comme conséquence de la surcharge habituelle de
l'organe ou de l'usage d'une nourriture trop chaude ou trop épicée.
Cette dyspepsie exige un choix approprié de la nourriture ainsi
que des repas répétés, mais chaque fois peu copieux. Sont à
recommander : le lait et les soupes au lait, le pain blanc, le tapioca,
la semoule, le riz au lait, le riz, la cervelle de veau, les œufs mollets,
la viande râpée, le jambon, le ris de veau, le brochet ou la sandre,
le gibier, les côtelettes de veau (non panées), la volaille légère ;
comme légumes : les épinards, les carottes, la purée de pommes
de terre, parfois la compote de prunes et de pommes. Ajoutons
y encore le cacao, le thé (ce dernier cependant est légèrement
constipant), le vin rouge et le vin blanc.

On doit interdire toutes les substances qui fermentent
facilement, par conséquent, les amylacés en quantité notable, ainsi
que les aliments gras, ceux-ci donnant facilement naissance aux
produits acides de la rancidité, les aliments aigres et ceux riches en
cellulose, tels que les salades, les choux, le pain grossier, les
champignons, mais surtout toutes les douceurs de quelque
nature qu'elles soient, de même que les vins, les liqueurs et les
bières sucrées. Le plus avantageux est de prescrire du rôti maigre,
du bœuf râpé et légèrement trop cuit (sans sauces grasses, qui
ici sont très nuisibles), du pain blanc d'un jour, mieux encore
du pain grillé ou du biscuit, un peu de riz, du chou-fleur et des
asperges (dont on ne donnera que les pointes). Pour les cas de ce
genre, les stimulants les plus convenables sont le vin rouge et le
thé, ce dernier devant être préféré au café dans la plupart des
dyspepsies.

Il est également de la plus haute importance de déterminer
exactement la quantité d'aliments et de boissons ; si possible, on
donnera au malade un schéma de régime avec indications en poids
de chaque espèce d'aliments à prendre. Nous basant sur les
recherches de *Penzoldt* (loco citato), nous avons modifié notre carte
des régimes alimentaires conformément aux tableaux de cet auteur,
de la manière indiquée ci-dessous ; il va de soi que suivant les
besoins on peut y ajouter ou retrancher et compléter le régime en
mentionnant les boissons à prendre.

Régime I.

Aliments ou boissons	Quantité maximale en une fois	Préparation	Qualité	Manière de prendre
Bouillon. . . .	250 gr. $1/4$ litre	De bœuf	Gras, peu ou pas salé	Lentement
Lait de vache.	250 gr. $1/4$ litre	Bien bouilli, év. stérilisé (aussi avec légumineuses)	Lait non écrémé, év. $1/3$ d'eau de chaux, $2/3$ de lait	Event. avec un peu de thé
Soupes à l'eau.	250 gr.	Avec différentes farines : tapioca, ave-nacia, épeautre vert, semoule, farine d'avoine de Knorr,etc.	—	Modérément chaud
Solution de viande, meat juice, pep-tones, gelées de viande	30—40 gr.	—	—	Par cuillerées à café ou mélanger au bouillon
Mouton cru. .	50 gr.	Finement râpé	—	—
Cakes, biscuits, biscotins . . .	6 pièces.	—	Sans sucre	Pas tremper, mais bien mâcher et insaliver

Régime II.

Aliments ou boissons	Quantité maximale en une fois	Préparation	Qualité	Manière de prendre
Œufs	1—2	Tout à fait mollets, seulement chauffés ou crus	Frais	Si crus, on les mé-lange au bouillon chaud mais non bouillant
Cervelle de veau	100 gr.	Bouillie	Débarassée de toutes les mem-branes	Le mieux dans le bouillon
Ris de veau (thymus)	100 gr.	Id.	Egalement débar-rassé avec soin de tout tissu étranger	Id.
Pigeon	1	Id.	Jeune, sans peau ni tendons et tissus analogues	Id.
Poulets	1 morceau de la gran-deur d'un pigeon	Id.	Idem, pas de poulets engraissés	Id.
Bœuf cru . . .	100 gr.	Finement haché ou râpé avec peu de sel	A prendre du filet	A manger avec des cakes ou des petits pains trempés
Tapioca	30 gr.	En bouillie avec du lait,	—	—
Riz	50 gr.	Bouilli avec lait ou avec bouillon de viande blanche	Faire macérer dans l'eau pen-dant 12 heures	—
Cacao dé-graissé	250 gr.	Bouilli avec lait et eau	—	—

Régime III.

Aliments ou boissons	Quantité maximale en une fois	Préparation	Qualité	Manière de prendre
Pigeon.	1.	Cuit avec beurre frais, pas trop assaisonné	Seulement jeune, sans peau, etc.	Sans sauce év. haché et tamisé.
Poulet.	1.	Id.	Id.	Id.
Beafsteak . . .	100 gr.	Avec beurre frais, mi-cru, à l'anglaise	Viande du filet et bien battue	Id.
Jambon	100 gr.	Cru, finement râpé	Légèrt fumé, sans os, év. filet fumé	Avec pain blanc
Pain au lait ou biscuit ou pain grillé . .	50 gr.	Bien cuit, croquant	Vieilli	Tremper ou bien mâcher
Beurre frais. .	10-15 gr.	—	—	
Pommes de terre	50 gr.	a) En purée b) écra-sées sur assiette	Doivent être bien farineuses	Bien insaliver
Choux-fleurs .	5c gr.	Bouillir comme légu-mes dans eau salée	Ne manger que les fleurs	—
Carottes. . . .	75 gr.	Id.	Passées au tamis	—
Epinards . . .	75 gr.	Id.	—	—
Petits pois jeu-nes.	75 gr.	Id.	—	—
Cornichons étuvés	—	Cuits avec du jus et du suc de citron.	—	—

Régime IV (1).

Chevreuil . . .	100 gr.	Rôti	Gigue conservée mais non faisan-dée	Couper finement, évent. passer au tamis
Perdreau . . .	1.	Rôti sans lard	Jeune, pas la peau ni fascies, ni pattes, etc., con-servé	—
Rosbeaf. . . .	100 gr.	Saignant	D'un animal bien gras, battu	Chaud ou froid évent. finement haché
Filet	100 gr.	Id.	Id.	Id.
Veau.	100 gr.	Cuit	Le dos ou la cuisse	Id.
Brochet . . . Sandre. . . . Plie . . . . . Truite. . . . Sole	100 gr.	Bouilli dans l'eau salée sans addition aucune	Enlever soigneusement les arêtes	Dans la sauce du poisson
Caviar.	50 gr.	Cru	Russe, peu salé	—
Riz	50 gr.	Battu en purée	Macéré dans l'eau pendant 12h.	—
Macaroni . . .	75 gr.	Bien bouilli avec un peu de beurre et de sel	En fins tubes	—
Purée de mar-rons	2 cuille-rées à soupe	Avec bouillon et un peu de lait	—	—
Asperges . . .	50 gr.	Bouillies	Tendres, privées des parties dures	Avec un peu de beurre fondu
Compote de fruits.	50 gr.	Fraichement bouillie et passée	Sans pelure ni noyaux	—
Beurre frais. .	20-30 gr.	—	—	—

(1) Evidement chaque régime ultérieur comprend les régimes antérieurs ; ainsi le malade qui prend le régime IV peut également choisir parmi les régimes I, II et III.

La dyspepsie acide consiste en une sécrétion continue d'acide chlorhydrique qui peut, en même temps, être trop concentré; dans cette maladie, la peptonisation de l'albumine s'accomplit rapidement dans l'estomac, la digestion de la fécule est entravée et la graisse est difficilement supportée. Comme traitement diététique, il est indiqué de donner, jusqu'à disparition du mal, de la viande maigre en plus grande quantité, du gibier, de la volaille, des œufs à la coque, du lait écrémé, peu de pain blanc, du riz, des pommes de terre et du beurre frais.

Lorsque le catarrhe de l'estomac est accompagné d'une diminution de la sécrétion de l'acide chlorhydrique, il est bon de ne prescrire que les albumines dont la digestion est très facile, comme par exemple, les préparations à l'albumose, les peptones, du blanc d'œuf en neige, du jambon râpé, du rôti de pigeon et du gibier râpé. (D'après les recherches de *v. Noorden,* la viande râpée se digère tout aussi bien que la peptone). En outre, on donnera du bon beurre frais, du bon lait, des biscuits, du pain blanc, du riz au lait, de la purée de pommes de terre; le malade reçoit ainsi, outre de l'albumine, de la graisse et des hydrates de carbone faciles à digérer. Ce même auteur conseille de nourrir très abondamment à l'aide des aliments précités lorsqu'une tentative de repos de l'estomac n'a pas bientôt amené d'amélioration. Comme stimulants, sont particulièrement à recommander : le bouillon fort, du bon bordeaux avec du jus d'oranges, de la bonne bière amère [1], du sel de cuisine (anchois). On doit sévèrement interdire de boire beaucoup pendant les repas.

En cas de dyspepsie résultant de troubles circulatoires, on doit généralement prescrire le régime indiqué pour le traitement des troubles de la circulation. On ne doit, néanmoins, pas perdre de vue qu'un excès d'aliments est tout aussi nuisible dans cette forme de dyspepsie qu'une quantité trop faible nuit. L'expérience apprend encore que les aliments qui sont le mieux supportés dans ces sortes de dyspepsie sont ceux qui quittent de bonne heure l'estomac et qui favorisent la défécation. *Bauer* estime que les aliments d'origine animale conviennent moins que ceux d'origine végétale parce qu'ils stimulent davantage l'activité digestive ainsi que les processus de décomposition. On doit, toutefois, considérer que la plupart des aliments végétaux fermentent facilement et déterminent ainsi de la flatulence; les excursions du diaphragme peuvent donc devenir plus difficiles en même temps que l'affection première se trouve ainsi aggravée. Dans ces sortes de dyspepsies, les aliments les plus convenables paraissent être ceux que nous venons d'énumérer pour la dyspepsie accompagnée d'une faible sécrétion d'acide chlorhydrique.

D'ailleurs, tous les catarrhes et dyspepsies chroniques de l'estomac imposent comme conditions fondamentales de guérison les règles suivantes : prendre régulièrement les repas à heure

---

(1) Précisément, dans la forme de dyspepsie qui s'accompagne d'une diminution de la sécrétion du ferment du lab, les amers sont à même de stimuler cette sécrétion lorsqu'ils sont administrés environ une demi-heure avant le repas (*Reichmann,* dans Zeitschr. f. klin. Med., 14, p. 177).

fixe, manger lentement, mâcher suffisamment, éviter les aliments trop chauds ou trop froids, s'abstenir de repas copieux, de plats trop épicés et trop complexes. En outre, on doit veiller à l'état de la bouche et des dents, qu'on tiendra dans un état de propreté absolue.

Les dyspepsies chroniques des nourrissons doivent être traitées suivant les principes exposés au chapitre de l'alimentation de l'enfant pendant la première année. L'exposé détaillé de la diététique dans ces maladies ne serait qu'une répétition de ce qui a été dit à ce chapitre. On tâchera de découvrir la cause de la dyspepsie chronique; qu'on la supprime, et la maladie elle-même disparaîtra; en tout cas, on y réussira bien plus souvent que dans la dyspepsie chronique de l'adulte. En effet, le remède de la dyspepsie du nourrisson consiste précisément en une alimentation rationnelle et des soins intelligents. Beaucoup de personnes se figurent pouvoir toujours guérir cette dyspepsie en employant du lait stérilisé; mais c'est une erreur. Il n'y a que les dyspepsies résultant d'une nourriture de mauvaise qualité qui guérissent ainsi; encore, faut-il que les produits de fermentation ainsi que ses agents aient été préalablement écartés du tube digestif[1]. Par contre, les dyspepsies basées sur le rachitisme, sur la scrophulose ou sur la syphilis, réclament en même temps le traitement de la maladie fondamentale. Pour la diététique, voir les chapitres rachitisme, scrofulose et syphilis héréditaire.

Dyspepsie nerveuse[2]. Cette dyspepsie se caractérise par une sensibilité anormale des nerfs de l'estomac et, secondairement, de tout le système nerveux. Les symptômes principaux sont : sensation de pesanteur et de plénitude à l'épigastre, éructations douloureuses, irrégularités dans l'appétit, constipation, plus rarement diarrhée, céphalalgie, congestion à la tête, somnolence après les repas; la cause directe ou indirecte de ces symptômes consiste en une excitabilité exagérée des nerfs de l'estomac. Cette dyspepsie peut exister alors que la sécrétion stomacale et la motilité de l'estomac sont absolument normales; d'autres fois, elle est accompagnée d'un affaiblissement de la motilité, d'une augmentation ou d'une diminution de l'acidité du suc gastrique[3]. L'excitabilité exagérée des nerfs de l'estomac est déterminée de son côté par les facteurs qui augmentent l'excitabilité du système nerveux en général. Il nous intéresse seulement de savoir que cette hyperexcitabilité peut résulter aussi d'un usage précoce et exagéré de substances excitantes, ainsi que d'irrégularités dans les repas; le travail intellectuel pendant les repas peut également la déterminer; très souvent aussi elle est également accompagnée d'un état anémique.

En tête du traitement de la dyspepsie nerveuse se trouve le traitement général du nervosisme; nous n'avons pas à l'exposer ici. Le traitement diététique de cette maladie consiste surtout à fixer un ordre du jour bien déterminé. En outre, il doit comprendre l'interdiction de tout excitant et il faudra veiller à ce que le malade prenne une quantité suffisante de nourriture réconfortante.

Seront interdits : le café, le thé, le chocolat, les épices fortes, le vin fort, les aliments chauds; seront, par contre, recommandés : les viandes très digestibles, telles que le gibier, la volaille,

(1) Voir *Maar*, Dyspepsie und Sterile Milch, Diss., Erlangen, 1889.
(2) Voir *Leube*, D. Archiv f. klin. Medicin, Bd. 23, p. 98. — *Ewald*, Berl. klin. Wochenschr., 1884, Nr. 24. — *Leyden*, Ibid., 1885, Nr. 30. — *Oser*, Neurosen des Magens, 1885. — *Rosenthal*, Magenneurosen. — *Riegel*, D. Archiv f. kl. Med., Bd. 35.
(3) *Schütz* (Prager Zeitschr., Bd. 5, p. 401) trouva dans plusieurs cas de dyspepsie nerveuse moins de pepsine que normalement; *Herzog* (Zeitschr. f. klin. Medicin, Bd. 17, p. 321) constata tantôt une sécrétion absolument normale et une force motrice convenable, tantôt un affaiblissement de celle-ci et une acidité variable.

le jambon finement divisé et le rôti froid, les huîtres, les œufs
à la coque, le pain blanc, les biscuits, la farine de légumineuses en
soupe, la bouillie de riz, la purée de pommes de terre, les carottes,
les asperges, les choux-fleurs, et, enfin, de petites quantités de
bordeaux et de bouillon au jaune d'œuf. La cure d'engraissement
de *Weir-Mitchell* donne un résultat très favorable dans un grand
nombre de cas d'anorexie hystérique venant compliquer la dyspepsie
nerveuse[1]; toutefois, si de l'une ou l'autre manière la chose est
possible, cette cure doit se faire dans un institut et non au domicile
du malade. *Burkart* trouva que cette cure était également efficace
contre la faiblesse digestive des hystériques fortement
amaigris. Elle est malheureusement sans action sur la dyspepsie
nerveuse.

Il est à peine possible de formuler des règles générales plus précises pour
l'alimentation dans ces dyspepsies; on doit également individualiser avec la plus grande
rigueur. Même, avant de prescrire le régime dans les cas de dyspepsie nerveuse, de
même que dans les cas de dyspepsie non nerveuse, il est de toute nécessité de
s'enquérir auprès du malade de la manière dont il supporte chaque
aliment et stimulant. On doit, toutefois, s'attendre à recevoir de ces malades anxieux
des renseignements qui dénotent de l'exagération ou des erreurs volontaires; on ne peut
néanmoins négliger en aucun cas les observations personnelles du malade. Mais il est
notoire que l'usage prolongé d'un même ou de divers médicaments aggrave la marche
de la maladie. On doit donc veiller à ce que les médicaments ne viennent pas également
rendre illusoire l'effet des prescriptions diététiques.

Gastrectasie.

La gastrectasie n'est pas une maladie sui generis, mais bien
un symptôme dépendant des diverses causes capables de prolonger
le séjour des aliments dans l'estomac. Aussi, l'état des fonctions
chimiques, de la puissance motrice et du pouvoir d'absorption de
l'estomac est-il des plus variable et ne peut être deviné à moins de
connaître la cause première de la gastrectasie.

Toutefois, on peut, d'une manière générale, formuler les principes suivants :

On doit prescrire au malade de ne prendre que des repas
petits et répétés, jamais de grands repas, de diviser convenablement
les aliments et de mener une vie très régulière.

En outre, on n'autorisera que les aliments qui imposent peu de
travail à la digestion stomacale ; on doit défendre tout ce qui est
chaud et tout ce qui fermente facilement, les boissons trop abondantes ainsi que les grandes quantités de liquides. C'est un
régime recommandé déjà par *van Swieten* [2] et qui est encore prescrit
de nos jours, presque sans exception. Pour le reste, le régime doit
être réglé d'après l'état du chimisme stomacal. En cas d'ectasie
résultant d'un rétrécissement pylorique d'origine cancéreuse, on
prescrira en général le régime indiqué en cas de carcinome de
l'estomac ; par contre, en cas d'ulcère et de catarrhe chronique,
on fera suivre le régime indiqué pour ces maladies.

Ulcère de l'estomac.

L'ulcère de l'estomac est généralement accompagné d'une
hyperacidité, ou, plus exactement dit, d'une hyperchlorhydrie.

---

(1) *Ewald*, Klinik der Verdauungskrankheiten. III. Aufl. p. 554 et suivantes.
(2) *van Swieten*, Comment. ad *Boerhave*, 1754, Tom. 2.

La sécrétion de l'acide chlorhydrique est exagérée; il est rare que l'acidité du suc gastrique soit diminuée; de plus, l'excitabilité de l'estomac est presque toujours très grande.

On doit, dans le traitement diététique de l'ulcère de l'estomac, tenir compte de ces symptômes et considérer surtout que les surfaces ulcérées ne peuvent se cicatriser que lorsqu'elles sont tenues autant que possible à l'abri des irritations [1]. Celles-ci peuvent être déterminées par une nourriture trop consistante, par de la cellulose lignifiée ou par des épices fortes, ainsi que par les acides et les spiritueux. Il est certain aussi que des aliments et des boissons pris chauds sont nuisibles. Nous prescrirons, par conséquent, une nourriture très digestible, douce, liquide ou semi-liquide, ni acide, ni fermentant facilement, ni trop chaude.

Attendu que la réaction acide du suc gastrique est augmentée dans la plupart des cas d'ulcère, la digestion des hydrates de carbone est plus difficile; il est donc indiqué d'en diminuer la quantité comparativement à la viande et aux autres aliments d'origine animale.

Dans les cas bien manifestes d'ulcère, on obtient les meilleurs résultats à l'aide de la cure dite de repos. A cet effet, le malade passe le premier jour au lit, couché sur le dos, et ne reçoit pendant ce temps que de l'eau de Carlsbad tiède, soit 1 litre par jour, en petites portions, ainsi que des lavements nutritifs, environ 2—3 par jour. Ensuite, on commence à donner prudemment, par cuillerées à soupe, de la soupe farineuse préparée avec du lait, puis de la soupe de farine de légumineuses, ensuite des légumineuses et des pommes de terre en purée, plus tard encore, à cette purée on ajoute une petite portion de viande [2]. En tête de ces aliments se trouve le lait de vache, dont *Cruveilhier* [3], le premier, recommanda l'emploi dans cette maladie. Il convient si bien parce qu'il renferme en solution ou dans un état de fine division tous les principes nutritifs nécessaires; parce qu'il est dépourvu de toute substance irritante et qu'il neutralise l'acide chlorhydrique; parce qu'enfin, les coagulums qui se forment sous l'influence du suc gastrique ne deviennent pas durs et compacts [4]. Toutefois, le malade doit boire le lait très lentement et à l'état tiède. Après le lait, vient la peptone *Kemmerich* ou l'albumose. Comme autres aliments on n'autorisera que le bouillon de pigeon ou de veau additionné de jaune et de blanc d'œuf battus, éventuellement de poudre de viande, ainsi que les soupes de légumineuses. On doit se contenter de ces aliments jusqu'à ce que les symptômes graves aient disparu. Ce n'est qu'à partir de la 3e semaine qu'on peut permettre une ration plus grande et plus variée. En faisant de petits essais on passera insensiblement à une nourriture un peu plus consistante; on donnera du jambon et du gibier râpés, de la volaille finement hachée, du riz au lait, de la purée de pommes de terre, des biscuits, des petits pains, du décocté de cacao; néanmoins, on donnera encore toujours la préférence au

---

(1) *Leube*, dans *v. Ziemssen's* Handb. der spec. Pathol., Bd. 7, 2 et *H. Ziemssen*, *Volkmann's* Vorträge, Nr. 15.
(2) *Ewald*, Klinik der Verdauungskrankheiten, 1893, p. 427.
(3) *Cruveilhier*, Anatomie pathol., 1829—1835, 10e livraison.
(4) *Krukenberg* a vanté aussi l'emploi du lait battu; toutefois, il n'est pas rare que son usage provoque le retour des douleurs et de la dyspepsie.

lait. En général, on passera ensuite aux régimes indiqués à la page 5o5 et suivantes.

Sont à défendre, même en petites quantités : le pain grossier, les légumineuses, les fruits, les choux, la salade, les concombres, les champignons, les épices fortes, les aliments gras ou préparés au vinaigre, le foie, les sauces grasses, les confitures, les spiritueux, le café.

Il est indispensable que le malade ne fasse que de petits repas, qu'il en multiplie plutôt le nombre, qu'il mange très lentement, qu'il évite tous les mets chauds et que même après guérison il se garde pendant longtemps de surcharger l'estomac et de prendre une nourriture trop épicée ou trop difficile à digérer ; il préviendra de cette manière toute lésion de la région cicatrisée.

En cas d'hémorrhagie de l'estomac, on ordonne, avant tout, le repos dans l'attitude couchée sur le dos ; on interdit toute nourriture et on fait avaler uniquement de petits fragments de glace ou de l'eau glacée. Lorsque l'hémorrhagie est arrêtée depuis 24—36 heures on commence par donner, soit de petites portions de bouillon tiède de pigeon et de veau additionné de peptone, de jaune d'œuf, soit du décocté tiède d'orge ; plus tard, on donne du décocté d'orge additionné de quantités croissantes de lait. Si, malgré les mesures prises, l'hémorrhagie reparaît, on doit laisser l'estomac complètement en repos et essayer de nourrir par la voie rectale.

Carcinome de l'estomac.

En cas de carcinome de l'estomac, le traitement diététique doit s'efforcer de diminuer autant que possible les malaises du patient et de soutenir la nutrition dans la mesure du possible. Comme on sait, les malaises principaux sont la douleur et les nausées ; ils sont fréquemment aggravés d'une manière manifeste par l'administration d'une nourriture solide, compacte, acide, épicée ou subissant facilement la fermentation ; par contre, ils sont soulagés, du moins quelque peu, par une nourriture douce, de consistance molle ou liquide, d'une digestion facile et ne fermentant pas. Il est très difficile de remplir la seconde condition, à savoir, de relever les forces ou de prévenir la consomption par une nourriture convenable ; la digestion gastrique est, en effet, extrêmement affaiblie. On sait que dans la plupart des cas de carcinome de l'estomac, la sécrétion d'acide chlorhydrique libre est complètement arrêtée ou qu'elle ne se fait qu'en quantité si faible que l'acide sécrété est neutralisé en tout ou en partie par les bases et les sels basiques et que la quantité restée libre est insuffisante pour digérer l'albumine. Presque toujours, l'estomac renferme des acides gras libres, tels l'acide lactique et l'acide butyrique, résultant de la décomposition ou de la fermentation des substances ingérées. En tout cas, la peptonisation de l'albumine dans l'estomac est considérablement diminuée[1] ; dans le plus grand nombre des cas, la majeure partie du travail digestif incombe à l'intestin. La péristaltique de l'estomac est toujours affaiblie ; d'après *Zweifel* et *Quetsch* il en est de même du pouvoir d'absorption. Ces troubles graves des fonctions

---

(1) *Ewald*, Loco citato.

stomacales nous obligent de n'administrer qu'une nourriture d'une digestion très facile, constituée, par exemple, de lait (éventuellement peptonisé), d'albumose, de peptone, de jus de viande, de somatose, de jambon râpé, de rôti râpé, d'eau albumineuse additionnée de cognac, de koumis, de lait glacé, de biscuits légers, de pain blanc fin, de riz et d'autres aliments analogues. En outre, on doit, au fur et à mesure des besoins, donner des lavements nutritifs. Comme stimulants, on ne permettra que le thé ainsi que du bon vin de Porto et de la bière forte. La meilleure boisson rafraîchissante est le thé froid ou de l'eau de source froide, même glacée ; prise à raison de 1 ou 2 cuillerées à soupe, elle contribue aussi à diminuer l'état nauséeux.

Constipation chronique[1].

La constipation chronique peut relever de diverses causes : elle est due tantôt à un rétrécissement ou à un déplacement de l'intestin, tantôt à une atonie de la musculature, tantôt à une innervation défectueuse, tantôt, enfin, à une alimentation irrationnelle. Nous ne devons pas nous arrêter davantage ici à la première de ces causes. La deuxième, c'est-à-dire, l'atonie de la musculature intestinale, peut résulter d'un catarrhe intestinal chronique, de l'usage prolongé de purgatifs, surtout de purgatifs drastiques, et de mauvaises habitudes, telles, par exemple, la rétention volontaire des matières fécales, une vie sédentaire. Le mode d'alimentation peut, de son côté, déterminer la constipation chronique lorsque le régime comprend trop peu de liquide, trop peu de graisse, trop de tannin et contient, en général, trop peu de substances qui provoquent par voie réflexe la péristaltique intestinale. Enfin, les névroses (hystérie) ainsi que les affections du système nerveux central peuvent s'accompagner de constipation opiniâtre sans qu'on puisse en découvrir la cause immédiate.

On ne parvient à guérir complètement cette maladie que lorsqu'on a pu faire disparaître la cause, ce qui se comprend aisément. Aussi doit-on s'y attacher d'abord ; la ligne de conduite essentielle sera de traiter la constipation chronique en employant le minimum de médicaments possible et en faisant surtout usage des moyens diététiques.

Parmi les remèdes populaires les plus connus, citons la bonne eau fraîche et froide, bue d'une façon régulière même à jeun ; ensuite, l'eau gazeuse, l'eau alcaline, les fruits, le cidre, le vin de Moselle, le lait battu, dont l'action est excellente, le petit lait doux, le petit lait acide ou au tamarin, puis le miel, les gâteaux au miel, le pain d'épices préparé au miel ou au sirop, enfin, le pain de son aigre, le pumpernickel, et le pain de Graham. Comme on sait, la défécation est favorisée chez beaucoup de personnes par l'usage de la pipe et du cigare ; aussi, pourra-t-on dans certaines circonstances recourir à ce moyen pour combattre la constipation opiniâtre. M. *Traube*[2] recommandait instamment de

---

[1] Voir *Trousseau* dans Bulletin de thérapeutique, Vol. 62, p. 49 et *Leichtenstern*, v. *Ziemssen's* Handb. d. spec. Pathol., Bd. 7, 2.

[2] *Traube*, Deutsche med. Wochenschr., 1882, Nr. 9.

donner le matin, à jeun, 10—15 gr. de sucre de lait dans 1/8 litre de lait chaud et attribuait l'action utile à la transformation partielle de la lactose en acide lactique. Seront interdits : les vins riches en tannin (bordeaux), le thé, mais non le café, car, malgré sa teneur en acide tannique, il n'est pas constipant; puis aussi les farines et le pain sans cellulose, donc le biscuit, le petit pain, le pain fin, le riz et les plats au riz, ainsi que les pommes de terre, du moins en quantité quelque peu notable, et, comme fruits, les myrtilles.

La constipation habituelle des nourrissons est presque toujours due à un régime irrationnel, celui-ci renfermant soit trop de substances constipantes, telles que les fécules, soit trop peu de sucre ou de graisse. On peut même observer la paresse de l'intestin au cours de l'alimentation naturelle lorsque le lait de la mère ou de la nourrice est très pauvre en sucre ou en graisse. On instituera toujours ici un traitement causal dont l'effet ne tardera jamais à se produire.

Diarrhées chroniques.

Les diarrhées chroniques peuvent être dues à des modifications anatomo-pathologiques très diverses de la muqueuse intestinale; elles sont souvent provoquées et, plus souvent encore, elles sont entretenues par une alimentation irrationnelle. Tel est surtout le cas pendant la première enfance; la grande majorité des cas de diarrhée chronique qui surviennent alors doivent être attribués à un vice de l'alimentation. Aussi, doit-on toujours traiter la diarrhée d'après le précepte « tolle causam ». Là où cela n'est pas possible, ou lorsque ce ne l'est plus, on prescrira un régime constipant et on interdira tout ce qui pourrait de quelque manière augmenter la diarrhée.

Parmi les moyens constipants dans la diarrhée chronique de l'adulte et des enfants d'un certain âge, citons les vins riches en tannin, surtout le camarite de *Santorin*, le bon vin de Bordeaux, ainsi que le thé, surtout lorsqu'il a macéré longtemps, le café aux glands, le cacao aux glands, les féculents, surtout la farine de riz, l'eau de riz, la farine de froment, la soupe au sagou additionnée de vin rouge, les myrtilles; en outre, comme substances animales, l'eau au blanc d'œuf, la viande crue et râpée, le jambon cru et râpé, comme aussi, d'après l'avis général, le bouillon de mouton additionné de semoule ou de riz.

Par contre, les aliments suivants favorisent la diarrhée : les fruits, le cidre, tous les aliments et boissons renfermant des acides végétaux, l'eau gazeuse, l'eau de Seltz et l'eau alcaline, le miel, le sucre, le café, le lait, les choux, la salade, le pain noir; ajoutons, enfin, tous les aliments d'une digestion difficile, tels que les aliments solides ainsi que les aliments riches en sels et en condiments.

Cependant l'arrêt ou la persistance de la diarrhée ne dépend pas uniquement des ingesta comme tels; la quantité des ingesta et la régularité ou l'irrégularité avec laquelle on les prend exercent également une grande influence. Les quantités excessives d'aliments très appropriés en eux-mêmes doivent être nuisibles, car elles ne sont pas digérées complètement et la partie non digérée subit la fermentation ou entre en putréfaction. De même, l'irrégularité dans les repas ne peut être que nuisible. Il est donc indispensable de formuler un ordre du jour précis et de faire prendre des quantités modérées d'aliments à chaque repas, dont il est préférable d'augmenter le nombre. Il n'est pas rare que la diarrhée chronique des enfants en bas âge s'arrête simplement en régularisant les repas.

En cas de catarrhe intestinal chronique chez les petits enfants, on ne peut absolument rien obtenir si l'on n'institue pas un régime sévère ; on donnera donc d'une manière méthodique une nourriture liquide ou molle, ne contenant ni des substances très fermentescibles, ni des substances inutiles, mais composée exclusivement de substances d'une digestion facile et appropriées à l'organisme de l'enfant ; on évitera ainsi à l'organe malade les irritations nuisibles. Conviennent surtout dans ce but : le lait d'ânesse ou le meilleur lait de vache bien stérilisé, comme tel ou (chez les nourrisons de moins de 9 mois) dilué avec de la soupe à la semoule et additionné d'un peu de carbonate de chaux. D'après *Soltmann* [1], un mélange de 3 parties de lait de chèvre avec 2 parties d'eau et 1 partie d'eau de chaux, donné à froid, serait également très utile ; lorsque le lait n'est pas supporté, le petit lait à l'alun est très utile. Toutefois, lorsque les enfants ne supportent pas le lait stérilisé, il semble surtout indiqué de donner le lait peptonisé de *Vollmer* ou le mélange artificiel de crème. En dehors de ces aliments, on ne donnera que du bouillon additionné de peptone et d'un jaune d'œuf, du bouillon en bouteille, et, chez les enfants de plus de 10 mois, de la viande crue râpée, du rôti haché, ainsi que des biscuits légers et de la purée de riz. Pour stimuler la digestion et relever la saveur des aliments, les bons spiritueux sont indispensables ; on choisira les vins pauvres en sucre mais riches en acide tannique, tels que le vin de Tinto et de Tintillo, ou du bon vin de Bordeaux additionné d'extrait d'orange.

Hémorrhoïdes.

Les hémorrhoïdes se développent par suite d'un obstacle à l'écoulement normal du sang dans les veines hémorrhoïdales, particulièrement par suite d'une accumulation habituelle de matières fécales, d'une congestion du système porte, d'une pléthore résultant de repas copieux, comme d'autre part, aussi, par suite d'affections du cœur et des poumons. Comme on sait, leur développement est favorisé par la vie sédentaire, qui a pour effet également d'altérer la circulation dans les veines abdominales, comme aussi par certains aliments et stimulants, surtout par l'usage prolongé d'épices fortes et de substances très flatulentes telles que les choux et les légumineuses.

Le régime sera donc doux, légèrement laxatif, ni flatulent, ni copieux ; il comprendra surtout les viandes maigres et tendres, le gibier, la volaille, le jambon, les beafsteaks, le veau, le brochet, la sandre, la perche, la truite, le lait battu, le lait, un peu de riz, un peu de pommes de terre, du pain fin, des fruits mûrs en grande quantité, les choux-fleurs, les carottes, les asperges. Comme boisson, le vin de Moselle, la bonne bière amère, le thé, le cacao. L'eau froide prise le matin à jeun agit favorablement. Doivent être défendus : les légumineuses, le pain grossier, les choux, les racines, la salade, le miel, les fruits non mûrs, les oignons, la moutarde, le poivre blanc et noir, le vin fort, le café fort. Les hémorrhoïdaires doivent manger très lentement, éviteront les dîners et les soupers copieux et se livreront à un exercice régulier.

Maladies chroniques du foie.

Les maladies du foie, y compris celles des voies biliaires, sont, dans la majorité des cas, accompagnées d'une diminution des fonctions digestives et de l'état de la nutrition.

Ce n'est pas dû seulement aux troubles directs survenus dans les fonctions hépatiques, mais aussi à des lésions simultanées de

---

[1] Die wichtigsten Magen-Darmkrankheiten des Saüglings, 1886.

l'estomac, de l'intestin, de la rate, qui accompagnent presque toujours la maladie du foie. C'est ainsi que nous savons que l'absorption de la graisse peut être considérablement diminuée chez les ictériques; dans les expériences de *Fr. Müller*[1], par exemple, la perte en graisse par les fèces atteignait jusque près de 78.5 % de la graisse ingérée, tandis que la perte moyenne dans 3 expériences pratiquées sur l'homme sain n'était que de 8.2 %. Par contre, l'absorption des hydrates de carbone et de l'albumine n'était pas sensiblement modifiée. Toutefois, l'ictère constitue dans certaines circonstances la forme la plus simple d'un trouble hépatique; il peut se produire sans intervention d'aucun autre organe; de fait, dans la plupart des expériences de *Müller,* il s'agissait de cholélithiase. Les autres maladies du parenchyme hépatique, au contraire, l'hypérémie, la cirrhose, la dégénérescence graisseuse intéressent en même temps, mais à un degré variable, les organes qui se trouvent sous la dépendance du système porte. Il en résulte naturellement une diminution de la digestion et de l'absorption et, par conséquent, une diminution de la nutrition en général. Il est donc indiqué de faire choix d'une nourriture telle qu'elle ne comprenne aucune de ces boissons ou aliments qui puissent exercer une action causale nuisible, et qui, surtout dans les affections du foie, jouent un rôle si important.

Rappelons-nous que les troubles de la sécrétion biliaire et de l'écoulement de la bile dans l'intestin accompagnent très probablement toutes les affections du foie et que l'ictère n'est que l'expression maximale de ces troubles; nous adopterons évidemment alors comme règle diététique principale de conformer la nourriture à la diminution de l'absorption de la graisse. Cette indication est d'autant plus urgente que plusieurs auteurs, tels que *Mosler*[2], ont attribué la formation des calculs biliaires à un excès de graisse dans la nourriture.

L'hypérémie du foie mérite également une mention spéciale parce que, dans la plupart des cas, elle résulte d'un régime vicieux. L'usage habituel abondant ou même excessif d'aliments en général et surtout d'aliments gras et fortement épicés, ainsi que l'abus de l'alcool, provoque une augmentation de l'afflux du sang vers le foie et détermine ainsi insensiblement une hypérémie permanente de cet organe; celle-ci se montrera surtout lorsqu'en même temps l'activité musculaire est insuffisante. Pour combattre cet état pathologique, on doit renoncer à ces habitudes antihygiéniques que nous venons de mentionner, et, d'autre part, prescrire un régime identique ou analogue à celui indiqué pour les maladies de l'abdomen, et particulièrement pour les hémorrhoïdes[3].

La même remarque s'applique à la cirrhose du foie; il faut interdire rigoureusement l'usage des spiritueux quelle qu'en soit la nature, de toutes les épices quelque peu fortes, surtout du poivre, du poivre de Cayenne, du piment, de la cannelle, de la vanille, et imposer d'autre part une nourriture très douce, non irritante.

(1) *Fr. Müller,* Untersuchungen über den Icterus, Zeitschr. f. klin. Med., Bd. 12, 1887.
(2) *Mosler,* Wiener klin. Wochenschr , Nr. 17.
(3) *Thierfelder,* dans v. *Ziemssen's* Handbuch der spec. Pathol u. Therap., VIII, 1.

Comme aliments les plus appropriés, *Thierfelder* cite le lait, les plats à la farine, les légumes et les fruits; il demande, de plus, que chez les individus forts on restreigne la ration de viande[1].

Maladies chroniques des poumons.

Voir chapitre : « Maladies fébriles chroniques ».

Maladies chroniques du cœur.

D'après les recherches de *Einhorn,* de *Adler* et de *v. Noorden*[2], les maladies du cœur ne modifient pas sensiblement le fonctionnement des organes digestifs, et en particulier de l'estomac. La sécrétion de l'acide chlorhydrique n'est arrêtée ou fortement diminuée que dans les cas où l'affection est très grave et qu'elle dure depuis très longtemps. Par conséquent, la stase veineuse et les simples troubles circulatoires ne détermineraient pas de modification dans les éléments glandulaires de la muqueuse stomacale; la théorie ancienne devrait donc être modifiée dans ce sens. Néanmoins, tout dépend du degré de la compensation existante. Dans un grand nombre de cas, surtout dans les cas graves, cette compensation est incontestablement tout-à-fait insuffisante. Tout malade doit donc être examiné à ce point de vue, d'autant plus que l'état de la circulation subit de multiples fluctuations au cours de l'évolution de la maladie.

D'après les quelques expériences que nous possédons sur cette question (*Grossmann, Müller, v. Noorden*[3]), la digestion ainsi que l'absorption de la nourriture paraissent se continuer normalement au cours des maladies du cœur accompagnées de stase et de dyspnée. Toutefois, il est évident que ces fonctions dépendent intimement de l'état pathologique, de l'hyperémie de la muqueuse digestive, etc.; néanmoins, d'après les analyses de *Brieger*[4], la putréfaction intestinale semble ne pas augmenter, même dans les affections cardiaques très avancées; du moins, l'élimination du phénol et de l'indican ne dépassait-elle pas la normale.

La diététique des affections chroniques du cœur ne peut être indiquée que dans ses grandes lignes, car l'alimentation doit être modifiée selon chaque cas particulier. En général, il est d'indication thérapeutique de fortifier le malade autant que possible. Cette indication n'est souvent que difficilement réalisable; chez beaucoup de cardialgiques, en effet, la sécrétion de l'acide chlorhydrique est diminuée et la peptonisation de l'albumine se trouve donc ainsi ralentie. L'absorption de la graisse semble également troublée considérablement[5]. On sera donc très prudent dans le choix des aliments; on défendra toutes les substances grasses et peu digestibles. On examinera ensuite le point de savoir s'il faut éviter ou non de stimuler l'activité cardiaque. S'il est indiqué

---

(1) D'après *Fawitzky* (D. Archiv f. klin. Med., Bd. 45) l'absorption de l'albumine alimentaire est d'ailleurs excellente dans la cirrhose; elle varie de 84—94 %.
(2) Cité d'après *Ewald*, Klinik d. Verdauungskrankheiten, 3. Aufl.
(3) *Grossmann*, Zeitschr. f. klin. Med., Bd. 15, p. 183. — *Müller*, Congress f. inn. Med., VI. p. 404. — *v. Noorden*, Pathologie etc., p. 322.
(4) *Brieger*, Zeitschr. f. klin. Med., Bd. 3, p. 476.
(5) *Hübler*, Münchener med. Wochenschr., 1889, p. 561.

de mettre l'activité cardiaque à l'abri de toute excitation et de faire en sorte que le mouvement cardiaque se fasse aussi paisiblement que possible, on devra veiller à ce que dans la détermination du régime on exclut toutes les substances qui stimulent le cœur. Citons parmi elles toutes les boissons alcooliques sans exception, puis le café et le thé, le chocolat épicé, tous les condiments riches en essences tels que la vanille, la cannelle, la muscade, enfin tous les potages et aliments chauds car ils stimulent incontestablement l'activité du cœur. Si l'on veut tenir compte de cette indication, on devra également éviter tout repas copieux. Par contre, les aliments frais, doux, surtout le lait froid, exercent une action favorable. *Mitchell*[1] a publié des renseignements détaillés sur ce point; il signale, entre autres, que le lait est utile dans les palpitations cardiaques persistantes et dans un grand nombre d'hypertrophies du ventricule gauche. *Karell*[2] a pareillement observé une action favorable du lait dans une série d'affections cardiaques chroniques. Pour obtenir un effet utile, il faut évidemment faire prendre le lait pendant un temps prolongé.

Dans un grand nombre d'affections chroniques du cœur, telles, par exemple, dans la faiblesse cardiaque habituelle chez les anémiques, l'activité du cœur doit être stimulée ; si telle est l'indication thérapeutique, on prescrira les agents diététiques qui, tout en provoquant une stimulation modérée du cœur, ne sont pas nuisibles au muscle cardiaque; tels sont surtout le bouillon de bœuf, les spiritueux peu riches en alcool et du thé pas trop fort. C'est dans ces mêmes cas qu'une cure au koumis peut être utile. *Karrik*[3], dans une étude sur cette cure, relève expressément que l'action utile du koumis dans certaines affections cardiaques n'est pas due uniquement à une amélioration du sang et à un relèvement de la nutrition, mais aussi à ce qu'on a fortifié et stimulé modérément le cœur.

Pour combattre les troubles circulatoires résultant de la faiblesse cardiaque due à la dégénérescence du myocarde, divers auteurs considèrent comme un moyen efficace de restreindre l'ingestion d'eau. D'après l'historique fait par *Ebstein*[4], ce moyen fut appliqué, il y a nombre d'années déjà, par *Stokes, Körner* et *Peter*. Mais dans ces derniers temps il a été chaudement recommandé par *Oertel*[5] qui considère surtout comme importants les effets purement mécaniques de la privation d'eau. D'après lui, lorsque les stases circulatoires dominent la scène, la déshydratation de l'organisme par diminution des liquides ingérés et par augmentation des pertes liquides (bains au soleil, bains romains) constitue la seule mesure utile. La quantité de sang étant ainsi réduite en proportion des troubles existants, la petite circulation pourrait, d'une part, donner passage à la masse sanguine sans troubler notablement la respiration, le muscle cardiaque pouvant de son côté, bien qu'affaibli, se rendre maître de la masse sanguine et rétablir

(1) *Mitchell*, Philadelphia medical Times, 1870, 15. October.
(2) *Karell*, Petersburger med. Zeitschr., 1865, VIII (Ueber Milchcuren).
(3) *Karrik*. Ueber den Kumys, dans « Der Arzt ». 1881.
(4) *Ebstein*, Verhandlungen des 4. Congresses für innere Medicin, 1885. — v. *Ziemssen*, Ibid., 7. Congress, 1888.
(5) *Oertel*, Handb. der all. Therapie der Kreislaufsstörungen, 4. Aufl.

l'équilibre dans l'état de réplétion des vaisseaux artériels et des vaisseaux veineux. Il est clair que le résultat acquis doit être maintenu ultérieurement; on doit régler, une fois pour toutes, la masse liquide de l'organisme de telle manière qu'elle n'augmente pas de nouveau au point de faire reparaître les troubles circulatoires. D'après les recherches de *Stricker* et de *Friedrich*, une augmentation de l'absorption d'eau abaisse, en cas de maladie du cœur, le nombre des pulsations cardiaques; d'autre part l'influence exercée sur la pression sanguine par la quantité d'eau ingérée varie avec le degré d'incompensation cardiaque. Après ingestion de grandes quantités d'eau (500—1000 c.c.), le nombre des contractions cardiaques et la pression sanguine ne sont pas encore redevenus normaux après 3—4 heures. En tout cas, le cœur malade ne peut que s'affaiblir davantage sous la lourde charge qui résulte de l'absorption de grandes quantités d'eau. Cet affaiblissement est surtout à craindre dans la dégénérescence du myocarde et en cas de stase veineuse résultant d'un défaut considérable de compensation [1]. Outre qu'il faut réduire la masse sanguine pour faciliter l'activité cardiaque, *Oertel* cherche encore à faire disparaître la graisse déposée dans l'organisme et autour du cœur. Dans ce but, il interdit tous les aliments riches en graisse et en hydrates de carbone et, par contre, il élève la ration d'albumine. Qu'il existe un affaiblissement du cœur résultant d'un dépôt de graisse, d'une dégénérescence graisseuse ou d'une atrophie, ou qu'un trouble de compensation doive être combattu, *Oertel* croit pouvoir fortifier le muscle cardiaque par l'alimentation ci-dessus indiquée, associée à une gymnastique méthodique et raisonnée du cœur. Cette gymnastique consiste à augmenter l'activité musculaire du corps, surtout par des exercices réguliers comme, par exemple, l'ascension de montagnes jusqu'à la hauteur de 1000 mètres. Les opinions de *Oertel* ont été contredites de divers côtés; *Lichtheim* [2], entre autres, a fait observer que la cure de *Oertel* est loin de reposer sur une base théorique certaine et qu'en particulier l'existence de l'hydrémie ainsi que la pléthore du foie n'étaient nullement démontrées en cas d'absence de compensation. De fait, une abstinence sévère et continue de liquide ne diminuerait pas notablement la masse sanguine, en moyenne, pas au delà de 2 %. L'influence de la cure s'est montrée surtout efficace en cas d'hydropisie préexistante, attendu que les phénomènes hydropiques cédèrent rapidement sous l'influence de ce régime. En tout cas, son influence sur le fonctionnement du cœur peut à peine entrer en ligne de compte. Les cures de terrain inaugurées par *Oertel* ne peuvent pas être appliquées à tous les cardiaques indistinctement; elles ne sont indiquées que pour autant que le myocarde peut encore suffire à un certain travail [3]. En un mot, les altérations valvulaires proprement dites ainsi que les lésions irréparables du myocarde sont très peu influencées par la cure de *Oertel;* celle-ci est surtout

---

(1) Wiener med. Presse, 1890, Nr. 47.
(2) *Lichtheim*, Verhandl. d. 7. Congresses f. innere Med., 1888.
(3) Ce point fut surtout relevé par *Feilchenfeld* (Deutsche Med. Wochenschr., 1886, Nr. 14, p. 241), par *v. Basch* et dans la discussion des rapports par *Oertel* et *Lichtheim* au 7e Congrès de médecine interne tenu à Wiesbaden, 1888 (Voir Verhandlungen d. 7. Congress f. innere Medicin, 1888).

utile dans les cas de cœur gras et de dilatation cardiaque résultant d'une vie et d'un régime irrationnels.

Dans un cas de ce genre (cœur gras, stase veineuse, obésité générale chez une demoiselle de 47 ans), le régime était le suivant :

Boissons :		Aliments :
	Matin :	
Thé 130 c.c.		Pain 50 gr.
Lait 20 »		
Sucre 5 gr.		
	Midi :	
Vin 100 c.c.		Œuf = 45 gr.
		Viande 300—400 gr.
		Salade 50 gr., légumes 50 gr., pain 25 gr.
	Soir :	
Vin 250 c.c.		¹/₂ Poulet ou 150 gr. de viande de veau,
Eau 250 »		de bœuf ou de gibier
		1 Œuf = 45 gr.
		Pain = 25 »
Au total : eau = 1137.2		Au total : graisse = 21.2
albumine = 149.2		hydrates de carbone = 82.6.

Pendant les 48 premiers jours, la perte en poids fut de 10.5 kgr. ; après 11 mois elle avait atteint 16.5 kgr.

Dans un autre cas (cœur gras, dégénérescence partielle du myocarde, stase très marquée, œdème, chez un vieillard de 66 ans), on prescrivit un régime analogue comprenant au total :

Eau = 984.0 gr.		Graisse = 38.1 gr.
Albumine = 183.1 »		Hydrates de carbone = 142.7 »

Plus tard, la ration ne comprenait plus que :

Eau = 569.5 gr.		Graisse = 46.0 gr.
Albumine = 159.9 »		Hydrates de carbone = 139.3 »

Sous ce régime, le dépôt graisseux du cœur diminua considérablement, le myocarde fut fortifié, les stases sanguines furent levées, les exsudats œdémateux résorbés et le poids du corps tomba de 98.5 à 84.9 kgr.

Après avoir corrigé les troubles de la circulation, on doit, d'après *Oertel,* continuer la gymnastique du myocarde pour le fortifier davantage encore; la nourriture restera riche en albumine, la masse liquide de l'organisme ne pourra dépasser une certaine quantité, afin d'éviter ainsi une nouvelle formation de graisse ou de la dégénérescence graisseuse du cœur. Dans ce but, *Oertel* prescrit aux personnes atteintes de lésions organiques des appareils respiratoire et circulatoire, le régime suivant :

Le matin :   une tasse de café ou de thé au lait, au total 150 c.c., pain 75 gr.
Midi :   potage 100 c.c.
           viande 200 gr. avec salade ou légumes à volonté; ou bien, poisson 200 gr.
             avec pain 25 gr. et plat farineux 100 gr.
           fruits 100—200 gr.
           pas de boisson, ou tout au plus, vin jusque 250 c.c.
Après-midi : café ou thé, comme ci-dessus; exceptionnellement, 25 gr. de pain.
Soir :   1—2 œufs = 45—90 gr.
           viande 150 gr.
           pain 25 gr.; en outre, toujours un peu de fromage, de salade ou de fruits.
           vin 250 gr. et, en tout cas, encore 125 c.c. d'eau.

On prendra pour règle générale de ne jamais permettre au malade de prendre avant les repas une quantité notable d'eau, de lui faire prendre par petites portions la ration journalière de liquide afin de prévenir ainsi une surcharge brusque du système vasculaire.

Il est évident que l'arrière-cure comprend encore d'autres points que l'observation de ce régime; mais tous les détails de cette cure ne peuvent trouver place dans un traité de diététique. Nous renvoyons donc au travail original de *Oertel,* qui mérite certainement d'être étudié.

Schaubert[1] recommande instamment la cure de lait dans un grand nombre d'affections cardiaques; d'après lui, elle est surtout utile :

1º En cas de troubles de l'activité du cœur accompagnés d'irritation de l'estomac et de l'intestin.

2º Lorsque les troubles du cœur s'accompagnent d'une sécrétion insuffisante de l'urine (stase rénale).

3º Lorsque ces troubles résultent d'une anémie. (En cas d'alcoolisme chronique et d'épuisement général, on emploiera non pas le lait, mais bien les stimulants).

4º Lorsque les troubles de l'activité cardiaque résultent d'un état pléthorique.

Cet auteur renonce donc d'emblée à une restriction de l'ingestion des liquides, même en cas de stase rénale ; il se trouve donc également en contradiction avec *Oertel.*

Maladies des reins[2].

Le symptôme caractéristique de ces affections est la p r é s e n c e d'a l b u m i n e d a n s l e s u r i n e s; l'organisme subit donc ainsi une perte d'albumine. Dans la néphrite aiguë, la teneur de l'urine en albumine varie de o.5—1 %; la quantité d'urine étant minime et n'atteignant souvent que 5oo—6oo gr., la perte d'albumine est de 2—6 gr. Dans la néphrite chronique, la teneur en albumine est moindre encore, mais, par contre, la quantité de l'urine est plus considérable ; 1—3 gr. d'albumine, par jour, peuvent ainsi abandonner l'organisme avec les urines. Il est très rare que la teneur de l'urine en albumine soit plus élevée; ce n'est qu'exceptionnellement que la perte d'albumine par les urines atteigne jusque 20 gr. par jour.

On croyait jadis que la perte d'albumine par les reins constituait par le fait même la principale cause de l'affaiblissement des néphrétiques; cette opinion est abandonnée aujourd'hui; en tout cas, elle n'est pas soutenable comme telle. Dès 1884, nous avons fait remarquer[3] que la perte d'albumine comme telle ne pouvait pas avoir cette importance, et que l'albumine éliminée pouvait facilement être remplacée. De fait, les recherches sur les échanges nutritifs ont démontré que la sclérose rénale ainsi que la néphrite parenchymateuse chronique ne déterminaient pas nécessairement un appauvrissement de l'organisme en albumine, à condition que les organes digestifs continuent à fonctionner normalement. Mais c'est là le point faible, car nous savons par expérience que les néphrétiques sont souvent atteints de dyspepsie, et les expériences directes de *Biernacki*[4], de *v. Jaksch*[5] et d'autres démontrent que la sécrétion de l'acide chlorhydrique est fortement troublée. Enfin, comme on pouvait s'y attendre à priori, il résulte des expériences de *Fleischer*[6],

(1) *Schaubert,* Petersburger med. Wochenschr., 1884, Nr. 5.

(2) *Fr. Bartels,* dans *v. Ziemssen's* Handb. d. spec. Path. und Ther., 9. Bd. 1, p. 368. — *Rosenstein,* Nierenkrankheiten, 1886, 3. Aufl. — *Prior,* Zeitschr. f. klin. Med., Bd. 18, p. 72. — *Senator,* Die Albuminurie in phys. und klin. Bedeutung, 1890. — *Senator* u. *v. Ziemssen,* Ber. über den 9. Congress f. innere Med., 1890. — *Lépine,* Berl. klin. Wochenschr., 1890, Nr. 32. — Verhandlungen des X. internat. med. Congresses zu Berlin, 1890. — *Grainger-Stewart,* Ibid., etc.

(3) *Ewald,* Berliner klin. Wochenschr., 1884.

(4) *Biernacki,* Berl. klin. Wochenschr., 1891.

(5) *v. Jaksch, Eulenburg's* Real-Encyklopädie, 1890, Bd. 22, p. 611 et 652.

(6) *Fleischer,* Archiv f. klin. Med., Bd. 29, 1881. — *P. Müller,* Dissert, 1891. — *Prior,* Zeitschr. f. klin. Med., Bd. 18, 1890. — *v. Noorden* et *Ritter,* Zeitschr. f. klin. Med., Bd. 19, 1881. — *Kornblum, Virchow's* Arch., 127, 1892. — *Mann,* Zeitschr. f. klin. Med., Bd. 20, 1892.

de *P. Müller,* de *Prior,* de *v. Noorden,* de *Kornblum,* de *Mann,* que
le rapport entre l'absorption et l'élimination de l'azote par l'urine et
les fèces était altéré à des degrés variables.

Par conséquent, chez la plupart des malades, la digestion est
plus ou moins troublée; il se montre de l'inappétence allant jusqu'à
de la répugnance absolue pour la nourriture, de la pesanteur
d'estomac, des éructations, des douleurs après les repas, etc.; il
n'est pas rare qu'il existe en même temps des vomissements et de
la diarrhée. S'il y a donc, d'une part, indication de nourrir autant
que possible, d'autre part, on ne se trouve pas toujours en état
de la remplir. De là, la nécessité d'autant plus grande de régler
exactement l'alimentation suivant le pouvoir digestif de chaque
malade; on ne fera rien prendre de force, on ne donnera rien qui
puisse affaiblir davantage l'appétit ou troubler plus encore les
fonctions de l'appareil digestif. De plus, on devra veiller avec
soin à ce que la nourriture ingérée ne soit pas nuisible
pour les reins ou pour le cœur, l'intégrité de ce dernier
étant si intimement liée à celle des reins. Pour ce motif, on
a cru tout un temps devoir restreindre autant que possible l'usage
des aliments azotés. On croyait diminuer ainsi le travail imposé
au rein par l'élimination de l'urée et des substances extractives et
mettre l'épithélium rénal à l'abri de certaines irritations *(Aufrecht,
Lichtheim, Senator, Lépine, Stewart).* Toutefois, il n'est nullement
démontré que l'organisme en général et les reins en particulier
retirent quelque bénéfice de cette privation d'albumine; il n'est pas
démontré davantage que le dommage qui résulte d'une ration insuffisante d'albumine ne l'emporte pas sur l'avantage que peut procurer
le repos relatif des reins. En tout cas, les recherches de *v. Noorden*
et de *Ritter* sur un malade atteint de néphrite parenchymateuse
montrent que les reins peuvent supporter une quantité relativement
élevée d'albumine (97 gr. par jour).

Nous avons nous-même réuni 97 cas de néphrite chronique
traités à l'hôpital Augusta depuis 1888. Pendant tout ce temps,
nous n'avons jamais prescrit un régime lacté exclusif, mais nous
avons toujours permis, outre le lait en abondance, des œufs
et de la viande légère, jusque 2 œufs à la coque et environ 100 et
même jusque 125—150 gr. de viande par jour; jamais, nous n'avons
pu nous convaincre que ce régime fût nuisible à la marche
de la maladie ou à l'élimination de l'albumine; celle-ci fut dosée
régulièrement dans un grand nombre de cas. Au contraire, à partir
du moment où l'appétit diminua et, par conséquent, que la nutrition
devint plus mauvaise, les malades commencèrent à décliner
rapidement et à être indisposés davantage. Cette aggravation n'est
nullement la conséquence de l'alimentation par l'albumine, dont la
quantité reste évidemment toujours endéans des limites étroites,
ce que la nature de la maladie nécessite déjà par elle-même parce
qu'un néphrétique avec un bon appétit constitue une rare exception.
Pour le prouver, il suffit de signaler que ces mêmes troubles
digestifs se montrent également sous un régime exclusivement
composé de lait. Signalons encore que *Leube*[1], dans un excellent

---

(1) *Leube,* dans Handb. der spec. Ther. innerer Krankheiten.

travail sur le traitement des maladies des reins, abonde dans le même sens.

Nous devons donc nourrir le patient de telle manière que, tout en ne causant rien de nuisible, la perte d'albumine soit compensée et qu'en même temps l'état nutritif de l'organisme demeure intact. Or, dans ce but, ne convient qu'un régime doux contenant une quantité moyenne d'albumine. Une nourriture pauvre en albumine, loin d'être suffisante pour compenser la perte, favorise même l'albuminurie *(Sehrwald*[1]); une nourriture très riche en albumine paraît également pouvoir augmenter la perte de cette substance; par contre, ce n'est certainement pas le cas pour une nourriture contenant une quantité moyenne d'albumine, ainsi que les expériences récentes le démontrent abondamment. Par conséquent, la cure de lait, instamment recommandée il y a plusieurs années déjà par *F. v. Niemeyer,* constitue le régime le plus approprié aux malades atteints d'affections chroniques des reins. En effet, le lait de vache contient sous une forme très digestible tous les principes nutritifs nécessaires à l'organisme; il n'est pas irritant et contient une quantité moyenne d'albumine. Cette cure est d'autant plus efficace qu'on l'institue plus tôt et qu'on l'applique d'une façon plus méthodique (voir particulièrement *Semmola*[2], qui a surtout préconisé le lait). Malheureusement, un grand nombre de sujets, s'ils n'ont pas déjà par avance de la répugnance pour cet aliment en éprouvent bientôt ou le supportent mal. On doit alors essayer le lait écrémé qu'on fait prendre, d'après *Weir-Mitchell,* par 1—2 cuillerées à soupe, toutes les deux heures; en tout cas, le lait écrémé plaît davantage et est mieux supporté en grande quantité que le lait non écrémé. On peut aussi essayer le lait battu, dont la teneur en albumine est presque aussi grande que celle du lait frais. *Karrik*[3] dit avoir observé dans la maladie de Bright des résultats manifestes et durables à la suite d'une cure de koumis. Aussi, *Senator*[4] recommande contre l'albuminurie, tout d'abord le lait et les soupes au lait; d'ailleurs, tous les auteurs s'accordent pour attribuer une grande importance à ce diététique. Outre l'idiosyncrasie déjà signalée que beaucoup de personnes éprouvent pour le lait, cet aliment présente encore l'inconvénient qu'une portion relativement élevée, jusque 15 %, se perd continuellement par les fèces et qu'il est difficile d'atteindre par cet aliment une quantité suffisante de calories. En effet, il faudrait pour cela environ 3.5 litres de lait par jour; il est à peine possible de faire prendre cette quantité pendant longtemps, sans compter qu'une semblable masse de liquide constitue un danger pour les reins. On devra donc toujours, en dehors du lait, donner encore une autre nourriture. On a beaucoup discuté le point de savoir si l'on pouvait faire usage d'œufs et de viande, par conséquent d'aliments riches en albumine. D'abord, en ce qui concerne les œufs, signalons que beaucoup

---

(1) *Sehrwald,* Münchn. med. Wochenschr., 1888, Nr. 48. — *Prior,* Zeitschr. f. klin. Med., Bd. 18, p. 72.

(2) *Semmola,* Wiener med. Blätter, 1886, Nr. 45 et Deutsche med. Wochenschr., 1888, Nr. 21.

(3) *Karrik,* Ueber den Kumys, 1881.

(4) *Senator,* Ueber die hygienische Behandlung der Albuminurie, Berl. klin. Wochenschr., 1882, Nr. 49.

de médecins avaient trouvé que le blanc d'œuf absorbé par l'estomac passe directement dans les urines; parmi eux, citons seulement *Becquerel* [1], *Hammond* [2], *Beneke* [3] et *Stokvis* [4]. *Senator* allait même jusqu'à prétendre (il y a renoncé depuis) que l'albumine ingérée en grande quantité était un irritant pour les reins; il interdisait donc les œufs d'une manière absolue. *Oertel* [5], cependant, institua une série de recherches pour vérifier l'exactitude de cette affirmation; il en résulte que le blanc d'œuf, même en grande quantité, pris per os, ne reparaît pas comme tel dans les urines et ne détermine donc nullement l'albuminurie. Il institua même des expériences chez un malade atteint d'albuminurie. Celui-ci reçut pendant 10 jours jusque 10 œufs par jour, puis on les supprima complètement. Or, pendant la période où il fit usage d'œufs, la quantité d'albumine dans l'urine, loin d'augmenter, avait même diminué; on pourrait donc attribuer aux œufs une influence plutôt favorable. Il en résulte en tout cas que l'albumine des œufs n'est pas irritante pour les reins et qu'elle n'augmente pas l'albuminurie préexistante. De même, *Hartmann* [6] s'étant soumis pendant une série de jours à un régime exclusivement composé d'œufs, constata que son urine demeurait exempte d'albumine. *Löwenmeyer* [7] ne put non plus constater aucune action défavorable des œufs; ses observations et ses expériences sont d'autant plus intéressantes qu'elles portent, non pas sur des personnes saines, mais sur des malades atteints d'albuminurie. Il nourrit ces personnes avec des quantités notables de blanc d'œuf: dans un cas seulement sur 6, il vit l'élimination de l'albumine augmenter et, même dans ce cas encore, il ne pouvait pas considérer l'administration de l'albumine comme la cause de cette augmentation. Aussi, *Löwenmeyer* conclut-il que l'albumine des œufs, même en grande quantité, n'aggrave pas l'albuminurie, pas même dans les cas où l'on doit admettre que des quantités notables d'albumine passent dans le sang. Nos propres observations signalées plus haut confirment cette conclusion.

    Prior [8], enfin, trouva que le blanc d'œuf coagulé est par lui-même inoffensif pour les néphrétiques, que, par contre, le blanc d'œuf cru, pris à l'exclusion de tout autre aliment, peut déterminer l'albuminurie. D'après lui, le danger consiste uniquement dans l'administration de quantités trop élevées. D'autre part, en place de lait, il donne une quantité proportionnelle d'œufs à la coque, ce qui incontestablement constitue une bonne pratique.

    Beaucoup de médecins veulent également restreindre la ration de viande chez les néphrétiques. Parmi eux se retrouve encore *Senator*. Ce dernier n'en permet que des quantités modérées parce qu'il craint que l'usage plus abondant de viande n'augmente

---

    (1) *Becquerel*, Union médicale, No. 144.
    (2) *Hammond*, Journal de physiologie, 1848, p. 416.
    (3) *Beneke*, Grundlinien der Path. des Stoffwechsels, 1874, p. 225.
    (4) *Stokvis*, Recherches expérimentales sur les conditions pathologiques de l'albuminurie, 1867. Voir également *Stokvis*. Centralbl. f. d. med. Wissensch., 1886, 29.
    (5) *Oertel*, Handb. der allg. Ther. der Kreislaufsstörungen, 1884, p. 108.
    (6) *Hartmann*, Untersuchungen über die Ernährung des Menschen etc., 1885, Dissertation.
    (7) *Löwenmeyer*, Deutsche Zeitschr. f. klin. Med., Bd. 10, 3, p. 252.
    (8) *Prior*, Zeitschr. f. klin. Med., Bd. 18, p. 72.

l'albuminurie; aussi, ne recommande-t-il que les espèces de viande les plus pauvres en albumine, telles que le veau et le poisson. Mais les différences dans la teneur en albumine pour ces différentes sortes de viande n'est pas très considérable. Aussi, peut-on autoriser l'usage de toute viande saine et bien préparée, même le gibier, le mouton et le bœuf; on défendra seulement d'en prendre de grandes quantités. *Nollet*[1] considère le poisson comme suspect, sans toutefois justifier suffisamment sa manière de voir. Par contre, il est à conseiller de défendre l'usage de viandes fortement salées. *Hartmann* ayant consommé une grande quantité de saucissons au jambon, préparation fortement salée, provoqua chez lui de l'albuminurie.

En présence d'opinions aussi différentes, *v. Noorden*[2], se basant sur le fait que l'élimination de l'albumine absorbée varie considérablement d'un néphrétique à l'autre et que chez un même individu elle offre de grandes oscillations sans aucune cause extérieure appréciable, oppose un « non liquet ». Il estime plutôt, et une longue expérience nous fait penser de même, que « dans l'état actuel de la question, il n'est pas justifié qu'à cause de l'albuminurie on doive abandonner un régime qui se trouve indiqué pour d'autres raisons. »

Les aliments végétaux ne peuvent pas faire complètement défaut dans le régime des albuminuriques; on peut, sans crainte de nuire, donner du riz, du pain blanc, des nouilles, la purée de pommes de terre, des décoctés de farine de cacao, même des soupes aux farines préparées de légumineuses, des légumes jeunes et frais, à l'exception des asperges; on doit seulement prendre garde de ne pas surcharger le tube digestif et de ne pas introduire trop d'albumine dans l'organisme. Par contre, on défendra d'une manière générale le café, le thé et les spiritueux, toutes boissons qui stimulent l'activité des reins et du cœur[3]. Toutefois, il peut se présenter des circonstances où leur usage s'impose : telles sont l'épuisement général et la faiblesse du cœur. D'ailleurs, nous n'avons rien à objecter à une petite tasse de café ou de thé pas trop fort additionné de lait.

La moutarde, le poivre et autres épices fortes doivent être rigoureusement défendus; cette proscription ne réclame pas de plus ample justification.

Prior conseille de tenir en général un juste milieu entre le régime pauvre en albumine et le régime riche en albumine; mais, en même temps, il recommande instamment d'individualiser l'alimentation. S'il y a particulièrement insuffisance de l'épithélium des glomérules (peu d'urine et de sels urinaires, beaucoup d'albumine, élimination moyenne d'urée), il prescrit un régime riche en albumine : le lait, les œufs, la viande; en cas de forte diminution de l'urine, il fait même prendre plus de viande et d'œufs que de lait, celui-ci introduisant une trop grande quantité de liquide. Par contre, si l'épithélium des canalicules est surtout atteint, il est indiqué de donner un régime pauvre en albumine, en première ligne le lait avec un peu de viande bien préparée et un œuf à la coque afin d'introduire ainsi quelque variation.

Nollet[4] fait remarquer avec raison que l'albuminurique doit s'abstenir absolument de tout repas copieux; il mangera plutôt souvent en ne prenant chaque fois qu'une quantité modérée

(1) *Nollet*, Le régime alimentaire chez les albuminuriques. Thèse, Paris, 1885.
(2) *v. Noorden.* Loco cit., p. 374.
(3) *Bartels*, dans *v. Ziemssen's* Handb. d. spec. Path.. 9, (I), p. 445.
(4) *Nollet.* Loco citato.

d'aliments. En outre, on lui recommandera instamment d'observer un ordre du jour déterminé.

L'expérience apprend que la glace et les mélanges gazeux sont généralement très peu efficaces contre les vomissements souvent opiniâtres dans cette maladie; on peut néanmoins les essayer. Le lait glacé, pris en petites portions, est ce qu'il y a de mieux.

Catarrhe chronique de la vessie (1).

En cas de catarrhe chronique de la vessie, il survient d'ordinaire de bonne heure un trouble pénible de la digestion : l'appétit diminue, la langue est continuellement chargée, il existe une constipation relativement opiniâtre et, assez souvent, de la tendance aux vomissements. Cette altération de la digestion et de l'absorption, ainsi que la perte journalière en substance azotée par la sécrétion de la muqueuse malade, déterminent un état d'anémie et d'affaiblissement plus ou moins précoce qui se traduit par une grande faiblesse musculaire et par un teint pâle jaunâtre. Un régime approprié peut contribuer dans une très large mesure à une guérison définitive; un régime opposé la rend au contraire presque impossible.

De même que chez les néphrétiques chroniques, l'indication principale est de relever autant que possible les forces à l'aide d'une nourriture douce, non irritante pour la muqueuse vésicale. La dyspepsie constitue ici encore le principal obstacle. Nous devons donc choisir les aliments les plus digestibles et satisfaire autant que possible aux désirs des malades. Une cure de lait méthodiquement instituée est également ce qu'il y a de plus utile dans ce cas. N'y a-t-il pas moyen de la faire suivre, on donnera le décocté de farine de cacao, le riz au lait, la soupe de farine de légumineuses, le bouillon de veau additionné de jaune d'œuf, de peptone ou d'albumose d'Antweiler ; si l'état digestif s'améliore, on passera aux œufs à la coque, au gibier, à la volaille, aux rôtis de veau et de mouton, aux beafsteaks, de plus, aux choux-fleurs et aux fruits mûrs.

Comme boisson, on recommande le lait d'amandes, le café de seigle et de froment, le gulpo, du bon vin rouge astringent.

Doivent être interdits : les aliments trop gras, car il existe de la dyspepsie, puis les légumes verts à cause de leur richesse en cellulose qui les rend peu digestibles; toute indigestion devra être évitée avec grand soin. Sont à défendre, en outre : les mets acides, tous les condiments sauf le sel, surtout la moutarde et le raifort, les eaux minérales gazeuses, le café, le thé, la bière, le moût, les vins de Rhin, de Moselle, le champagne et le cidre.

La cure de raisin est recommandée comme efficace dans la cystite chronique. Elle agit sans doute en diluant l'urine ; peut-être, les carbonates alcalins qui sont formés au sein de l'organisme par les acides végétaux contenus dans les raisins ont-ils une part dans l'action favorable déterminée par ceux-ci. Mais on doit recommander instamment de ne faire usage que de raisins absolument mûrs ; les acides libres contenus dans les raisins non mûrs troublent la digestion stomacale.

Énurésie nocturne.

En cas d'énurésie nocturne la diététique se borne à une seule prescription : les enfants ne prendront aucune substance irritante

_____

(1) Voir Lebert, dans v. Ziemssen's Handb. d. spec. Path. u. Ther., Bd. 9, 2, p. 245.

pour les voies urinaires ; par conséquent, pas de condiments forts, surtout pas de moutarde ni de raifort, mais aussi pas de bière ; le soir, ils mangeront absolument sec, du pain au beurre, du pain avec rôti ou fromage mou, etc. D'après ce que nous avons fréquemment observé, ce régime donne souvent des effets étonnants ; en tout cas, il constituera la base de tout autre traitement de cette affection.

Urolithiase [1].

Les calculs d'acide urique se forment lorsque cet acide est produit en trop grande abondance ou lorsque l'acide urique produit en quantité normale n'est pas suffisamment oxydé ou, enfin, lorsqu'il est précipité dans les voies urinaires. Cette précipitation résulte d'une augmentation de l'acidité dans une quantité insuffisante de liquide dissolvant. Cette augmentation de l'acidité peut résulter de la présence d'une quantité susnormale de phosphate acide de soude qui enlève le sodium à l'acide urique ; elle peut encore être due à une décomposition dans la vessie de l'urate acide de soude, ainsi que du phosphate acide de soude, se transformant en acide urique et en phosphate neutre de soude. Il est prouvé que la manière de vivre exerce une grande influence sur l'apparition de la diathèse urique ; pour plus de détails, nous renvoyons le lecteur au chapitre « goutte ». Le traitement diététique est identique à celui que nous indiquons pour cette dernière maladie.

Les calculs d'acide oxalique caractérisent l'oxalurie ; celle-ci se produit dans les conditions suivantes :

1. Par suite de l'usage de substances renfermant des oxalates, parmi elles, il faut classer en premier lieu, d'après Esbach [2], le thé, puis le cacao, l'oseille, le poivre et les légumineuses, et aussi la rhubarbe ainsi que les prunelles ;

2. Lors d'une oxydation incomplète du sucre, de la fécule ou de la graisse au sein de l'organisme humain [3] ;

3. Lors d'une altération de la nutrition intime sous l'influence de la fièvre et de certaines affectations organiques (Ralfe) ;

4. Par décomposition du mucus des voies urinaires (Ralfe) ;

5. Par acidité du sang (?) résultant d'une formation exagérée des acides lactique et butyrique dans l'intestin (Ralfe).

En cas d'oxalurie ou de calculs oxaliques, la diététique consiste tout d'abord à éviter les substances qui renferment des oxalates, et que nous venons de citer. C. Ralfe permet le thé, produit qui, d'après Esbach, doit être défendu. (Les analyses de feuilles de thé que nous nous avons consultées ne renseignent pas la présence d'acide oxalique. J. König ne relève que des combinaisons des acides phosphorique, sulfurique, silicique et de chlore). On doit veiller ensuite à ce que l'alimentation se fasse avec la plus grande régularité et qu'elle soit conforme d'une façon rigoureuse aux principes généraux de la diététique. Enfin, ces malades doivent se donner beaucoup d'exercice en plein air.

---

(1) Voir Ebstein, dans v. Ziemssen's Handb. der spec. Pathol. u. Ther., 9, 2, p. 137 et Ebstein, Natur und Behandlung der Harnsteine, 1884.
(2) Esbach, Bulletin général de Thérap., 1883, 15. Mai.
(3) Ralfe, On oxalurie, traduct. dans le Lyon méd., 1882, 17.

Les causes de la formation des calculs de phosphate ammo-niaco-magnésien sont encore actuellement insuffisamment éclaircies. On sait que les phosphates se précipitent de l'urine dès que celle-ci devient alcaline, ce qui peut arriver à la suite d'un catarrhe des voies urinaires. Toutefois, la formation de ces calculs relève certainement d'autres causes, encore inconnues aujourd'hui. On prétend que les calculs déjà formés disparaissent par l'usage d'aliments contenant de l'acide acétique[1]; nous ignorons si cette affirmation est suffisamment établie par les faits. L'usage prolongé d'eau gazeuse donne les meilleurs résultats.

D'après une opinion très répandue, les calculs urinaires seraient plus fréquents dans les régions où l'on boit du vin acide[2] et le seraient moins dans les régions où l'on fait surtout usage de bière et de thé. Pour *Moleschott,* ce serait dû à ce que la bière renferme moins d'alcool et moins d'acides organiques que le vin, tandis que le thé, agissant comme diurétique et rendant l'urine plus aqueuse, déterminerait ainsi la dissolution des calculs uriques. Enfin, on a émis aussi l'opinion, surtout en Angleterre, que l'usage habituel d'une eau très dure, par conséquent riche en chaux et en magnésie, peut donner lieu à la formation de concrétions urinaires. Toutefois, cette opinion paraît ne pas être exacte, tandis qu'il semble parfaitement établi qu'il existe une connexion entre cette affection et l'usage habituel de jeunes vins acides.

Anémie, chlorose et leucémie.

Lorsqu'on soustrait par la saignée à l'organisme une quantité notable de sang, et, par conséquent, de globules rouges, la lymphe et le liquide tissulaire se déversent plus abondamment dans le courant circulatoire et abaissent la teneur centésimale du sang en hématies. Les tissus et les organes étant alors moins abondamment irrigués par le sang, on serait tenté de croire qu'une diminution des échanges nutritifs, entre autres de l'élimination de l'azote, en sera la conséquence. Or, d'après *J. Bauer*[3], c'est précisément le contraire qui a lieu. Chez un chien nourri de viande et de graisse et se trouvant en équilibre azoté, une soustraction sanguine représentant 1/4 de la masse totale du sang provoqua une augmentation de la destruction de l'albumine pendant les 5 premiers mois et la quantité de l'azote total éliminé était de 1/7 plus considérable qu'antérieurement. Chez le chien en inanition, l'augmentation de l'élimination de l'azote est plus considérable encore, si pas d'une manière absolue, du moins d'une manière relative. Elle fut de 70 % après la première saignée, et de 37 % après la seconde, pratiquée le surlendemain. Il est également à remarquer que l'augmentation de l'élimination de l'azote fut accompagnée d'une augmentation de la quantité d'urine, malgré l'inanition absolue (il y avait également suppression d'eau); cette augmentation de l'urine doit être rapportée à l'action diurétique de l'urée éliminée en même temps en plus grande quantité. L'élimination de CO^2 et l'absorption d'O furent à

---

[1] *Moleschott,* Handbuch der Diätetik, p. 597.
[2] *Liebig* et *Wöhler's* Annalen, Bd. 50, 193.
[3] Zeitschr. f. Biologie, Bd. 8, p. 579.

peine modifiées immédiatement après la saignée; ce n'est qu'après 20 heures que les échanges gazeux diminuèrent; chez les chiens en inanition, comme chez les chiens nourris, ces échanges représentaient encore à peine les 2/3 de la valeur constatée antérieurement. De plus, la diminution de l'absorption d'O apparaissait plus tôt et était plus marquée que la diminution de l'élimination de CO^2. *Finkler, Lukjanow* et *Fredericq*[1] obtinrent des résultats analogues chez les lapins et chez les rats. Puisque les soustractions sanguines déterminent pendant les jours qui suivent une augmentation de la décomposition de l'albumine en même temps qu'une diminution de l'élimination de CO^2, il en résulte que la graisse est détruite en moindre quantité. Ainsi, un petit chien nourri, pesant 4—5 kil., qui avait détruit en 2 jours 58 gr. de graisse, en consuma le jour de la saignée et le lendemain à peine 37 gr. au total. Peut-être cette moindre destruction de graisse après les pertes de sang explique-t-elle le fait d'observation assez souvent signalé, à savoir, qu'un dépôt de graisse se produit dans l'organisme pendant l'anémie et après les pertes sanguines. Mais, ainsi que l'a déjà fait remarquer *Voit,* et après lui *v. Noorden*[2], il serait absolument faux de conclure de ces expériences qu'immédiatement après une anémie aiguë survient une diminution des processus d'oxydation. Bien au contraire, d'après les expériences de *Gürber*[3] sur le lapin, les phénomènes d'oxydation restent normaux, même après des pertes sanguines très considérables, durant tout l'intervalle où la teneur initiale en hémoglobine se rétablit. Il doit donc exister des mécanismes compensateurs à même de suppléer à la perte des éléments qui charrient l'oxygène. Les considérations qui précèdent sont également applicables à l'homme.

Les mouvements respiratoires deviennent plus profonds et plus fréquents; le cœur s'accélère. Mais il est à noter que les globules rouges diminués en nombre ne couvrent les besoins en oxygène que lorsque la consommation en est modérée, par conséquent, pendant l'état de repos. Dès qu'un sujet anémique se meut énergiquement, ou exécute simplement un travail corporel, l'absorption maximale d'oxygène dans l'unité de temps devient insuffisante pour satisfaire aux besoins : il survient de la dyspnée, qui disparaît lorsque le sujet retourne à l'état de repos.

Les modifications, signalées à la suite de grandes hémorrhagies ou dans l'anémie, se présentent également jusqu'à un certain point lorsque le nombre des globules rouges diminue insensiblement tel que c'est le cas dans la leucémie. Cette maladie aboutit, en effet, au même résultat final, à savoir, une diminution absolue ou relative du nombre des globules rouges; toutefois, la diminution des globules rouges se poursuit lentement et la production de cet état n'est pas due à une perte des globules rouges, mais bien à l'arrêt de formation ou à une destruction plus grande des globules rouges. *Pettenkofer* et *Voit*[4] ont trouvé que la consommation de l'oxygène

(1) *D. Finkler, Pflüger's* Arch., Bd. 10, p. 368. — *Lukjanow,* Zeitschr. f. physiol. Chemie, Bd. 8, p. 336. — *Fredericq,* Trav. du laboratoire de *L. Fredericq,* I, p. 133.
(2) *Voit,* Physiol. d. Stoffw., p. 221. — *v. Noorden,* Lehrb. d. Pathol. d. Stoff., p. 334.
(3) *Gürber,* Münch. med. Wochenschr., 1892, p. 416.
(4) Zeitschr. f. Biologie, Bd. 5, p. 319.

par un leucémique qui présentait un globule blanc pour 3 globules rouges[1], était aussi élevée que chez un homme sain en repos et nourri de la même manière. Mais ici également, le pouvoir d'absorption de l'oxygène par un nombre aussi réduit de globules rouges n'était suffisant que pendant l'état de repos. *Kraus* et *Chvostek*[2] sont arrivés au même résultat; leurs recherches démontrent, en outre, que les oxydations peuvent s'adapter dans une large mesure aux besoins résultant d'un travail corporel plus grand. *R. Meyer*[3] a signalé une augmentation de l'absorption d'oxygène, même pendant l'état de repos, chez les anémiques comme aussi chez les leucémiques, les chlorotiques et dans l'anémie déterminée par l'anchylostome. Par conséquent, ici aussi, la diminution du nombre des globules rouges ne s'accompagne pas d'une diminution des oxydations. On doit en conclure que dans les conditions normales l'organisme travaille avec un excès de ressources; les causes des anomalies des échanges nutritifs des anémiques doivent donc être recherchées ailleurs. Quant à la destruction de l'albumine, on n'a pas observé d'augmentation sensible dans les cas légers d'anémie, tel, par exemple, celui de *Pettenkofer* et *Voit;* dans les cas graves, au contraire, et particulièrement dans la cachexie progressive, l'élimination de l'azote s'élèverait manifestement. *v. Noorden*, toutefois, obtint des résultats variables (*Fleischer* et *Penzoldt, Sticker, Schurz*, etc.)[4].

Dans l'anémie simple des chlorotiques, on a souvent étudié les échanges nutritifs, mais on s'est le plus souvent servi de méthodes insuffisantes. Les recherches rigoureuses de *Lipman-Wulf*[5] démontrent l'existence d'un léger emmagasinement d'azote, soit 0.06— 0.7 gr. par jour.

Parmi les modifications que subit le sang dans les anémies graves, signalons d'abord, ainsi qu'il résulte des recherches de *Zuntz*, que son alcalinité s'abaisse dans les hémorrhagies aiguës; dans les anémies chroniques, la modification de l'alcalinité n'est pas constante, bien qu'elle baisse dans la plupart des cas. Il faut en excepter la chlorose, maladie dans laquelle *Gräber, Peiper, Kraus, Rumpf,* etc.[6] ont observé une alcalinité normale ou même légèrement susnormale; on peut donc rejeter l'hypothèse de la formation ou de l'absorption de substances acides dans le sang. La densité du sang est notablement abaissée, ce qui est naturel, attendu que les éléments figurés ont diminué. Comme substance spéciale propre au sang leucémique, on a signalé les cristaux dits de spermine (de *Charcot-Leyden*).

Pareillement, l'analyse des urines dans les anémies aiguës ou chroniques ne permet pas de tirer des conclusions sur la nature des processus nutritifs. Les données recueillies jusqu'ici sur

---

[1] Normalement, les globules blancs sont aux globules rouges dans le rapport de 1 à 700.

[2] *Kraus* u. *Chvostek*, Wien. med. Wochenschr., 1891, Nr. 33.

[3] *R. Meyer*, Diss., Bonn, 1892.

[4] *Fleischer* u. *Penzoldt*, D. Archiv f. klin. Med., Bd. 26, p. 368. — *Sticker*, Zeitschr. f. klin. Med., Bd. 14, p. 80. — *Schurz*, Diss., Bonn, 1890. — *v. Noorden*, Pathol. etc., p. 340.

[5] *Lipman-Wulf*, Diss., Berlin, 1892.

[6] *Gräber*, Zur Diagnostik der Blutkrankheiten, Leipzig, 1888.— *Peiper*, Virchow's Archiv, Bd. 116, p. 338. — *Kraus*, Zeitschr. f. Heilkunde, Bd. 18, p. 106. — *Rumpf*, Centralbl. f. klin. Med., 1891, p. 441.

l'élimination de l'acide urique, des acides gras, peut-être de glucosides, des composés sulfurés, etc., sont incertaines et contradictoires, de sorte qu'il n'est pas permis d'en tirer la moindre conclusion concernant la nutrition dans ces états pathologiques. Toutefois, l'état du tube digestif se trouve en rapport absolument direct avec la nutrition. S'appuyant sur les recherches de *Manassein*[1], on a prétendu jadis que dans les anémies graves, la sécrétion de l'acide chlorhydrique dans l'estomac est diminuée ou même arrêtée; le fait n'est exact que pour les hémorrhagies aiguës, et, même dans ces cas encore, il y a des exceptions *(Ewald)*. Dans les cas d'anémie chronique, chlorose, anémie pernicieuse, leucémie, l'état de la sécrétion de l'acide chlorhydrique est variable; il semble être normal dans la plupart des cas de chlorose et parfois même la sécrétion peut avoir augmenté (*Ritter* et *Hirsch, Rethers, Grüne,* etc.[2]).

D'après les recherches de *v. Noorden*[3], l'estomac se viderait dans le délai normal; d'après nos expériences, au contraire, il existe souvent un affaiblissement manifeste de la motilité; d'ailleurs, comme on sait, la paresse de la péristaltique constitue un phénomène des plus fréquents. Les recherches pratiquées jusqu'ici pour déterminer le degré d'absorption de la nourriture dans les états d'anémie chronique, ont permis de constater que dans la chlorose et dans l'anémie pernicieuse la substance sèche et l'albumine s'absorbent à peu près en quantité normale; par contre, dans les quelques cas étudiés jusqu'ici, la digestion de la graisse a paru insuffisante. L'absorption de l'albumine semble également varier dans la leucémie: tantôt on la trouva diminuée (*Fleischer*[4]), tantôt au contraire on la trouva normale (*May*[5]). Cette variation dans l'absorption doit évidemment aller de pair avec une variation correspondante dans la sécrétion des sucs digestifs et de la putréfaction intestinale, ces trois facteurs se trouvant, en effet, sous une dépendance réciproque. En résumé, nous avons donc affaire dans ces anémies à des situations individuelles variant d'un cas à un autre ainsi qu'au cours de la maladie elle-même; on ne peut donc les couler dans le moule de certaines règles générales : chaque cas demande à être étudié isolément.

Les causes de l'anémie chronique sont particulièrement nombreuses. Cette maladie dérive fréquemment d'une insuffisance manifeste de l'alimentation ou de l'usage prolongé d'une nourriture mal composée et surtout pauvre en albumine. La cause réside souvent dans des pertes de sang et de liquides organiques, dans un trouble digestif chronique, d'autre part, aussi, dans les conditions antihygiéniques de l'habitation, dans le défaut d'exercice, dans le surmenage du corps et de l'esprit, dans le développement de tumeurs. L'anémie ne peut évidemment guérir que si le médecin tient compte du facteur étiologique. En outre, on tiendra compte du fait qu'il existe très souvent, du moins dans l'anémie consécutive à

---

[1] *Manassein, Virchow's* Archiv, Bd. 55, p. 413.
[2] *Ritter* et *Hirsch,* Zeitschr. f. klin. Med., Bd. 13, p. 430 (Diminution de l'acide chlorhydrique). — *Grüne,* Dissert., Giessen, 1890. — *Rethers,* Dissert., Berlin, 1891.
[3] *v. Noorden,* Pathol. d. Stoffw., p. 345.
[4] Loco citato.
[5] *May,* Archiv f. klin. Med., Bd. 50, p. 393.

des hémorrhagies, une augmentation de la destruction de l'albumine sans qu'il y ait augmentation de la destruction de la graisse ; on se rappellera, de plus, qu'une bonne nourriture peut seule dans l'anémie par hémorrhagie permettre au sang de reconquérir ses propriétés normales, mais que cette influence ne se manifeste que lentement. Par conséquent, prescrire un régime approprié, sera toujours chose importante. S'il est vrai que dans un cas donné l'anémie n'est pas due à un défaut de nourriture ou à un vice de nutrition, il n'en est pas moins certain que le sang ne peut jamais reconquérir ses propriétés normales qu'à la suite de l'absorption d'une quantité suffisante de substances nutritives.

Pour faire disparaître l'anémie, on devra donner tous les principes nutritifs dans un rapport convenable. Puisqu'il faut favoriser un emmagasinement d'albumine, ainsi que la néoformation de globules rouges, on donnera des quantités moyennes d'albumine, en même temps que de grandes quantités de graisse et une quantité notable d'hydrates de carbone. La nourriture comprendra, en outre, les sels nutritifs, et, surtout, une forte dose de fer, cette substance favorisant manifestement la formation de l'hémoglobine, quoiqu'on en ait dit. Mais les aliments doivent être très digestibles, ne peuvent renfermer de substances inutiles les anémiques étant très souvent atteints de dyspepsie et d'hyperesthésie de l'estomac. L'état dyspeptique n'est pas toujours dû à une diminution de la sécrétion de l'acide chlorhydrique[1] ; les recherches récentes ont plutôt démontré que le chimisme stomacal peut être intact et qu'il s'agit donc uniquement de dyspepsies nerveuses, qui, à l'occasion, peuvent être combattues par la suralimentation. On doit donc agir d'une manière spéciale dans chaque cas déterminé et s'efforcer chaque fois de se faire une idée objective aussi exacte que possible de l'état des fonctions digestives, bien plus que se laisser guider par les plaintes et les douleurs des malades. On doit évidemment exclure du régime toutes les substances qui par elles-mêmes sont peu digestibles ; mais dans ce cadre encore large on s'efforcera de choisir tout ce qui peut réconforter l'organisme et améliorer la constitution du sang.

Le marasme anémique s'accompagne d'ordinaire d'une diminution considérable des fonctions digestives ; il est à recommander, dans ce cas, de prescrire l'albumose d'*Antweiler* ou la peptone qu'on prend dans le bouillon, le jus de viande de *Brunnengräber*, ainsi que la bière forte ; on recourra au besoin aux lavements nutritifs.

La chlorose se caractérise par la diminution de la teneur du sang en hémoglobine ; comme *Immermann*[2] le fait ressortir, on prescrira tout d'abord un régime régulier composé de viande succulente et saignante, renfermant de l'hémoglobine, en même temps qu'on restreindra l'usage des amylacés, ainsi que des substances riches en sucre ; on prescrira donc surtout le bœuf, le gibier, le jambon. On a même conseillé de boire le sang de poulet et de bœuf, en quantité variant de 80—200 gr. par jour. *Immermann* déconseille la cure de lait et celle de raisin. En ce qui concerne

(1) *Ritter* u. *Hirsch*, Zeitschr. f. klin. Med., Bd. 13 p. 451.
(2) *Immermann*, dans v. *Ziemssen's* Handbuch etc., Bd. 13, 1, p. 599.

cette dernière, la plupart des médecins sont sans doute du même avis. Mais on ne peut nier que beaucoup de chlorotiques supportent parfaitement l'usage régulier de bon lait gras associé à celui de la viande.

On remplira le mieux les indications thérapeutiques de la leucémie en administrant de grandes quantités de fer; cette substance favorise la multiplication des globules rouges et la diminution des globules blancs; on fera prendre en même temps une nourriture riche en albumine. L'expérience a appris que l'association de ces deux moyens peut relever notablement l'état des forces et déterminer réellement un nouvel emmagasinement d'azote[1]. Ce dépôt peut encore être favorisé en introduisant dans la nourriture de la graisse et des hydrates de carbone très digestibles.

Les meilleurs aliments sont la viande, surtout la viande saignante, les œufs, le lait, le fromage râpé, le bon beurre, le riz, les biscuits, le pain blanc, la farine fine de légumineuses; les meilleurs stimulants sont le bouillon, l'albumose ou le jus de viande additionné de Sherry, le bon vin rouge, la bière forte, le vin de malt, etc.

Rachitisme.

On n'est pas encore complètement fixé sur l'étiologie du rachitisme. Les points suivants semblent cependant définitivement acquis : la maladie peut être héréditaire, car elle se présente parfois déjà chez le nouveau-né et elle atteint fréquemment tous les enfants d'une même famille quelque soit le mode d'alimentation[2]. Toutefois, dans la plupart des cas, elle est acquise par suite d'un vice de nutrition. Cette maladie se rencontre particulièrement chez les enfants de la classe pauvre, surtout lorsqu'ils sont nourris artificiellement. C'est un fait bien connu que le rachitisme frappe surtout la descendance des ouvriers de fabrique, dont les femmes nourrissent rarement elles-mêmes leurs enfants, ne peuvent pas s'occuper beaucoup de ceux-ci et ne possèdent pas les connaissances voulues sur la manière de les nourrir. Si l'on recherche de plus près, on découvre que l'enfant a reçu soit uniquement de la panade à la farine ou aux biscuits, soit des soupes à la farine additionnées de lait, ou bien que le lait de vache n'était pas convenablement préparé ou mauvais de sa nature (lait aigre, lait de drêches), ou encore que l'on employait pour l'alimentation des succédanés impropres, tel, par exemple, le lait condensé additionné de sucre.

Comment une alimentation défectueuse détermine-t-elle le rachitisme? L'insuffisance de l'absorption des sels de calcium semble jouer souvent un rôle important : le nourrisson a besoin journellement de 0.38 gr. de chaux, en moyenne, pour couvrir les besoins qu'exige son rapide développement, surtout de son système osseux. Or, si la nourriture ne renferme pas cette quantité de sels calcaires, ce qui est plus que probable pour ce qui concerne les aliments farineux et pour maint lait, le développement du squelette devra nécessairement en pâtir. E. Voit[3] a institué, il y a quelques années, des expériences sur des jeunes animaux qui rendent cette conclusion très vraisemblable. Le même effet se produira lorsque les sels de chaux, tout en étant ingérés en quantité suffisante, ne sont pas suffisamment absorbés. Les sels de chaux ne s'absorbent en général

(1) *Lemke*, Eisen und Eiweisskost bei Leukämie, Diss., Karlsruhe, 1890.
(2) Voir *Uffelmann*, Handb. d. Hygiene d. Kindes, 1881, p. 146. — *Baginsky*, Praktische Beitr. z. Kinderheilk., 1882, 2. Heft.
(3) *E. Voit*, Zeitschr. f. Biologie, Bd. 16, p. 55.

pas facilement : ils le sont à raison de 78 % environ dans le lait de la mère, et à raison de 25—30% seulement par les nourrissons dans le lait de vache [1]. De plus, tout trouble de la digestion diminue encore l'absorption de la chaux, celle-ci formant avec les acides gras des composés insolubles. *Uffelmann* [2] a signalé un cas où la substance sèche des fèces liquides d'un petit enfant renfermait la quantité extraordinaire de 35.5 % de chaux. Comme causes d'une absorption défectueuse, citons les suivantes : passage trop rapide de la pâte alimentaire à travers le tube digestif, sécrétion insuffisante de l'acide chlorhydrique, formation exagérée d'acides gras, toutes causes qui agissent souvent manifestement ensemble.

De divers côtés déjà, et plus récemment de la manière la plus formelle encore par *Seemann* [3], il a été affirmé que la sécrétion insuffisante de l'acide chlorhydrique constitue l'unique cause du rachitisme. *Seemann* attribue ce défaut de sécrétion à un état dyspeptique de l'estomac ou à la composition chimique de la nourriture. Les aliments végétaux renferment relativement plus de sels de potassium que de sodium. Or, d'après les recherches de *Bunge*, un excès en sels potassiques constitue un obstacle à l'absorption du chlorure de sodium par le sang, parce qu'il se forme du chlorure de potassium et un sel sodique correspondant qui s'élimine de nouveau. Les sels potassiques soustrayent donc à l'organisme le chlorure de sodium qui est nécessaire à la formation de l'acide chlorhydrique.

D'autres auteurs considèrent comme cause principale du rachitisme la formation anormale d'acides organiques, surtout d'acide lactique ; ce dernier exercerait une action dissolvante sur la chaux déposée dans les os en voie de formation. De fait, *Heitzmann* [4] parvint à déterminer le rachitisme chez divers animaux en administrant de l'acide lactique. *Siedamgrotzky* et *Hofmeister* [5] ont pareillement constaté que l'administration d'acide lactique dissolvait les sels de chaux et déterminait un commencement de rachitisme.

Roloff et *Baginsky* [6] ont confirmé ces premières recherches. *Baginsky* trouva que la seule absence de chaux dans la nourriture provoque déjà dans les os des modifications rachitiques, mais que l'administration simultanée d'acide lactique exagère notablement ces lésions osseuses. Nous rencontrons la formation anormale de l'acide lactique en cas d'alimentation vicieuse et dans les troubles digestifs. Même *Kassowitz*, qui considère comme cause du rachitisme une substance irritante indéterminée et qui lui attribue une pathogénie multiple, concède cependant que cette maladie peut survenir également à la suite de troubles digestifs. L'expérience et l'observation sont donc d'accord pour considérer ces troubles comme un facteur causal important.

Par conséquent, il est indiqué avant tout de supprimer chez les enfants rachitiques les troubles digestifs existants, et de prévenir leur retour. Ce résultat ne sera atteint que par une hygiène soignée, surtout par une alimentation rationnelle. En ce qui concerne ce dernier point, on doit recommander d'abord d'administrer du lait bien préparé, c'est-à-dire possédant une composition aussi analogue que possible avec le lait maternel ; on doit donc veiller à ce qu'il soit bien stérilisé, qu'il possède une température de 37—38° C.,

(1) *Uffelmann*, Arch. f. klin. Med., 1881, p. 472.
(2) *Uffelmann*, Ibid.
(3) *Seemann*, Virchow's Arch., Bd. 77, p. 299.
(4) *Heitzmann*, Wiener med. Presse, 1873, p. 1035.
(5) *Siedamgrotzky* u. *Hofmeister*, Archiv f. Thierheilk., 1879, p. 243.
(6) *Baginsky*, Prakt. Beitr. z. Kinderheilk., 2. Heft, Rhachitis, 1882.

qu'il soit bon par lui-même, riche en principes nutritifs, qu'il ne soit pas aigre, qu'il provienne de vaches saines et nourries convenablement. On recommande, en outre, de donner des quantités modérées de bon vin, surtout du vin de Tinto ou de Tokay, ainsi que du bouillon, dans le but de stimuler ainsi la digestion : nous est d'avis qu'on abuse fréquemment de ces derniers moyens. Une pratique très utile consiste à préparer du bouillon à l'aide de veau haché qu'on ajoute au lait (1 p. de bouillon pour 2—3 p. de lait). Les enfants acceptent volontiers ce mélange tandis qu'ils prennent souvent à contre-cœur le bouillon en nature. Pour des enfants plus âgés, on peut prendre en plus du jambon finement râpé, du rôti râpé, du bon pain blanc et du riz. Des résultats favorables auraient été obtenus avec le biscuit nutritif de *Opel*, préparation qui renferme parmi ses sels une quantité relativement considérable de phosphates[1].

On doit défendre sévèrement toutes les douceurs (le lait condensé additionné de sucre est précisément si nuisible à cause de sa grande richesse en sucre), tous les aliments aigres, les fruits aigres ainsi que les fruits non mûrs, tous les aliments qui contiennent de la cellulose, tels que le pain grossier, et enfin tous les aliments trop riches en fécule. Le mieux est de ne pas donner de fécule du tout pendant la première année de la vie; plus tard, on peut la permettre en petites quantités relativement aux autres principes nutritifs.

Si le rachitisme frappe un enfant à la mamelle, on doit changer l'alimentation naturelle, à moins que la cause ne réside dans la nourriture défectueuse donnée en outre; si l'on ne peut trouver une nourrice convenable, on l'alimentera d'après les principes indiqués ci-dessus.

Il ne sera peut-être pas sans intérêt pour le lecteur de savoir comment en Italie on dirige l'alimentation dans les célèbres sanatoriums pour rachitiques. Donnons donc en terminant la moyenne des rations en usage. A l'Istituto dei rachitici de Milan, qui reçoit les enfants de 1 1/2—10 ans[2], on donne à midi de la viande (rôtie et finement hâchée à la machine), du riz ou du macaroni, un peu de légumes verts, du pain et du vin.

On compte par tête : 50 gr. de viande rôtie
80 » de riz ou de macaroni,
100 c.c de vin.

Les grands reçoivent plus, les petits moins. Le matin, on donne à tous (au domicile de l'enfant, chez les parents) du lait avec un peu de pain blanc. Comme deuxième déjeuner (à l'institut) du pain blanc que l'on apporte lorsqu'on conduit l'enfant ; le soir (au domicile des parents) on donne du lait.

De même à la Scuole dei rachitici de Turin on donne, en moyenne, par tête : 50 gr. de viande,
100 » riz ou 80 gr. de macaroni,
100—125 c.c. de vin et un peu de pain.

Ces rations suffisent, d'après nos renseignements, pour couvrir les besoins nutritifs des petits malades de ces instituts et pour relever leur état nutritif.

Scrofulose.

Nous savons que la scrofulose est fréquemment transmise par hérédité, ne fût-ce que sous forme d'une prédisposition héréditaire; mais nous savons aussi que plus souvent elle est acquise. En général, ce sont les conditions antihygiéniques, telles que l'insalubrité de l'habitation, le défaut de lumière et de bon air, l'absence de

(1) *Kormann,* Jahrb. für Kinderh., Bd. 18, p. 433.
(2) Voir *Uffelmann,* Ueber die italienischen Institute für rhachitische Kinder, D. Vierteljahrsschr. f. öff. G., 1883, p. 385 et suiv.

soins de la peau, ainsi que l'alimentation défectueuse, qui favorisent l'éclosion de la scrofulose. Nous devons accuser soit un excès d'aliments, la suralimentation, soit une composition défectueuse de la nourriture. On accuse surtout, et avec raison, paraît-il, la prédominance de la nourriture végétale, des pommes de terre, du pain grossier, des aliments farineux, et, à un degré tout aussi élevé, l'usage habituel des friandises pendant la première enfance. Toutefois, nous ignorons encore le mode d'action de cette alimentation défectueuse; celle-ci est-elle cause déterminante ou seulement cause occasionnelle, ainsi que l'admet par exemple *Birch-Hirschfeld*[1]. On ne peut, néanmoins, mettre en doute le fait qu'elle constitue un facteur étiologique de très grande importance. Enfin, il est également indiscutable que la cause directe de la scrofulose consiste pour un grand nombre de cas dans l'usage du lait de vaches tuberculeuses.

Par conséquent, la nourriture des scrofuleux sera avant tout aussi digeste que possible; de plus, elle sera riche en albumine et assez riche en graisse, mais aussi pauvre que possible en cellulose. Elle ne renfermera qu'une petite quantité de substances amylacées, jamais de sucre en excès, ni de sucre en nature ou en solution concentrée, car sous cette forme il détermine très facilement des troubles digestifs chez les enfants. Le régime le plus approprié est donc analogue à celui recommandé pour le rachitisme, c'est-à-dire du bon lait bouilli (même stérilisé) qu'on donne en quantité suffisante; puis, plusieurs fois par jour, du jambon râpé, du rôti de gibier, de la volaille, du bœuf, du mouton, ensuite du cacao, du petit pain, du pain blanc, des biscuits, du riz, ainsi que de la farine préparée de légumineuses et des fruits mûrs. Comme il existe souvent de l'atonie de l'appareil digestif et une certaine lenteur dans les échanges nutritifs, les stimulants sont indispensables. On donnera donc du bouillon fort ainsi que du bon vin et de la bonne bière.

Comme dans le rachitisme, on interdira rigoureusement les douceurs de toute espèce, le pain grossier, les aliments aigres et les fruits non mûrs. En outre, les aliments autorisés doivent être combinés de telle manière que le régime animal prédomine toujours. Pour les scrofuleux de la classe pauvre, on devra donc veiller, ou du moins tendre, à ce qu'ils reçoivent du bon lait en grande quantité, autant que possible un œuf à la coque tous les jours, en outre, du bon pain blanc avec du beurre ou du saindoux, du riz et pas trop de pommes de terre; comme stimulants, le café de seigle ou de froment.

La nourriture doit toujours être appropriée à l'âge et au pouvoir digestif des malades. Dans beaucoup de familles, les petits enfants participent de bonne heure aux repas des adultes, dont les aliments d'une digestion difficile sont compacts et souvent riches en cellulose; c'est précisément cette pratique qui contribue dans une si large mesure à provoquer la scrofulose. En outre, on doit en toute circonstance avoir soin de faire prendre les repas à des heures régulières, surtout que l'irrégularité dans les repas constitue

---

(1) *Birch-Hirschfeld*, dans *v. Ziemssen's* Handb. der spec. Pathol. und Therapie, Bd. 13, p. 2.

également un facteur étiologique, ainsi que nous l'avons déjà dit.

Toutefois, ne commettons pas l'erreur de soumettre au même traitement diététique indistinctement tous les enfants atteints de scrofulose : aux enfants présentant un habitus éréthique scrofuleux, nous prescrirons surtout du bon lait et encore du lait ; aux enfants avec habitus torpide, pâteux et scrofuleux, nous donnerons de préférence un régime peu liquide et peu gras, composé surtout de viande maigre, de gibier, de volaille, d'œufs à la coque, de riz ; aux premiers, nous interdirons le vin d'une manière absolue ou à peu près, tandis que nous en ferons prendre régulièrement aux seconds.

Le café aux glands jouait jadis un rôle important dans le régime des scrofuleux. Mais à raison de sa teneur assez considérable en acide tannique, il trouble facilement la digestion ; de plus, il n'est utile que dans les complications accompagnées d'entérite chronique ; encore, le remplace-t-on alors avec grand avantage par le cacao aux glands.

Comme exemple de nourriture et de régime appliqués dans les hospices où sont soignés les enfants scrofuleux, citons la ration et l'ordre du jour auxquels sont soumis les enfants à l'hôpital maritime de l'Impératrice Frédéric, dirigé par le Comité pour sanatorium d'enfants, établi à Norderney, sur le littoral allemand :

5 1/2 heures :	Lever.
7 »	Premier déjeuner comprenant des petits pains au lait, 3 fois par semaine du lait, 3 fois du cacao au lait et 1 fois du café au lait.
8 »	Visite.
8 1/2 »	Bains à la mer ou dans la salle de bains.
10 »	Second déjeuner comprenant du lait ou du bouillon avec une tartine fourrée ou un œuf.
10 1/2 »	Promenade ou jeux sur la dune. A cette même heure, traitement policlinique à la salle d'opérations.
1 »	Dîner comprenant de la soupe, du rôti, de la compote ou du riz ; 2 fois par semaine de la viande bouillie avec des légumes et du riz ; le dimanche, comme dessert, du pouding avec une sauce aux fruits.
2—4 »	Après le dîner, repos des enfants ou jeux dans la cour de l'hospice.
4 »	Goûter comprenant du lait, du pain beurré ou du pain au lait.
4 1/2 »	Promenade ou jeux sur la dune.
7 »	Souper composé de soupe au lait et de pain beurré.
8 »	Coucher.
8 1/2 »	Visite médicale, c'est-à-dire visite des dortoirs alors que les enfants sont au lit.

Blennorrhagie[1].

C'est un fait bien connu que la marche de la blennorrhagie est considérablement influencée par le régime alimentaire que suit le malade[2]. Une nourriture douce, non irritante, contribue à calmer l'uréthrite, cause du mal, et son symptôme principal, la dysurie ; un régime épicé et stimulant aggrave, par contre, la maladie et ses symptômes. Aussi, est-il indispensable de prescrire dès le début de la maladie un régime composé uniquement de lait, de soupes au lait, d'émulsion d'amandes, de soupes mucilagineuses, de riz au lait, de purée de pommes de terre, de choux-fleurs, de pain blanc ou de biscuit, de veau, de ris de veau, de jeune volaille, d'œufs ; comme boisson du matin, le décocté de cacao avec lait et eau ; on ne permettra absolument rien de plus et on fera observer ce régime sévère jusqu'à cessation complète du symptôme principal, la

---

[1] *Zeissl*, Lehrbuch der Syphilis, 1871.
[2] *Lebert*, dans v. *Ziemssen's* Handb. der spec. Path., Bd. 9, 2, p. 311.

dysurie. Doivent certainement être défendus : le café, le thé, la bière, le vin, surtout le champagne ainsi que tous les autres vins mousseux ; en outre l'eau de Seltz et les eaux carbonatées, les aliments fortement salés et épicés (le poivre, la moutarde), certains aliments végétaux tels que le raifort, les asperges et les oignons. Il existe très souvent de la constipation ; on la combattra par l'usage de compotes de prunes ou par l'application de lavements. Lorsque la maladie traîne en longueur, on continue à faire observer le régime indiqué dans ses grandes lignes ; seulement, outre la viande blanche, on peut alors permettre aussi le bœuf et le mouton, le gibier, le jambon tendre pas trop salé ainsi que du bon vin rouge corsé.

Syphilis.

Pendant bien longtemps, les médecins ont considéré comme indéniable la nécessité de prescrire un régime d'abstinence dans le traitement de la syphilis constitutionnelle. Cette manière de voir était basée sur l'idée généralement admise que les liquides de l'organisme sont altérés par la syphilis, sont devenus dyscrasiques et qu'une semblable altération ne pouvait être combattue qu'en réduisant l'état de nutrition. Ce fut *Sigmund* [1], qui, le premier, s'éleva contre cette méthode ; il démontra en même temps que tout le traitement médicamenteux de la syphilis est inutile si en même temps on ne donne pas une nourriture appropriée. D'après lui, la nature de la maladie nécessite une alimentation aussi parfaite que possible ; à moins que des conditions spéciales ne le défendent, on permettra au malade tous les aliments que peut digérer son appareil digestif et qui ne sont pas en opposition avec les principes généraux de la diététique. Par conséquent *Sigmund* n'interdit ni aliments ni stimulants, il permet entre autres les spiritueux, le café et le thé, ainsi que le tabac ; on défendra ce dernier cependant lorsqu'il existe des ulcérations dans la bouche. En un mot, d'après *Sigmund,* le syphilitique doit vivre comme s'il n'était pas malade, évitant évidemment d'une manière absolue tout excès de table et de boisson.

La ration sera un peu moins considérable lorsque le malade doit garder la chambre, cependant elle ne sera pas non plus alors trop menue et surtout ne sera pas constituée uniquement d'aliments végétaux. Même chez les syphilitiques obèses, on ne diminuera que très prudemment la ration, et cela, sous le contrôle constant de son effet ; par contre, les syphilitiques affaiblis recevront un régime réconfortant constitué de viande, d'œufs, de lait, etc.

Presque tous les médecins se sont ralliés dans ses grandes lignes aux opinions de ce clinicien expérimenté ; *Bäumler* [2] est d'un avis identique et considère le régime indiqué par *Sigmund* pour les syphilitiques comme constituant un progrès important. D'après *Bäumler,* le régime doit être simple mais nutritif ; il recommande particulièrement de nourrir avec du lait en abondance, ce qui est surtout indiqué dans les cas où les patients n'ont que

---

(1) *Sigmund,* Wiener med. Presse, 1886, Bd. 7, 28 et 29.
(2) *Bäumler, v. Ziemssen's* Handb. der spec. Path. u. Ther., 1886, Bd. 3, p. 292.

peu de goût pour une autre nourriture, ainsi qu'il arrive assez souvent au cours de la syphilis chez les femmes anémiques. Cette prescription s'accorde parfaitement avec les données de *Karrik*[1] qui appliqua avec grand succès chez les syphilitiques affaiblis les cures méthodiques de koumis.

Syphilis héréditaire.

Il est de la plus haute importance pour le développement des enfants nés syphilitiques de leur donner l'alimentation naturelle, à savoir le sein. A cette condition, ils ont le plus de chances de guérir complètement aussitôt qu'ils seront soumis à un traitement méthodique antisyphilitique. On doit donc veiller à ce que la propre mère nourisse son enfant; il est, en effet, établi que si à ce moment elle n'est pas encore syphilitique, elle ne s'infectera plus par l'enfant auquel elle donne le sein; d'autre part, une nourrice qui donne le sein à un enfant étranger, syphilitique, s'expose aux dangers d'une infection. Malheureusement, l'expérience démontre que les mères des enfants syphilitiques sont très souvent pauvres en lait. Il n'est pas permis de confier l'enfant à une nourrice saine et d'exposer celle-ci aux dangers d'une infection.

On sera donc obligé souvent de pratiquer l'alimentation artificielle chez les enfants syphilitiques; on se servira de lait stérilisé et on se conformera aux principes généraux exposés à la page 299. On s'est plaint de ne pas réussir à faire prendre le biberon par ces enfants; c'est pour cette raison qu'à l'hospice des enfants assistés à Paris[2], on en était venu à donner du lait de chèvre et d'ânesse et à faire sucer les enfants directement au pis. Ces insuccès doivent être attribués surtout à la négligence et au laisser-aller du personnel, défauts presque inévitables dans de pareils établissements. Toutefois, dans l'hospice que nous venons de citer, la mortalité était tombée de 83 à 30 °/o[3]. Peut-être, le lait d'ânesse intervient-il pour une certaine part; on pourrait donc, à l'occasion, l'essayer après l'avoir préalablement stérilisé, l'avantage de la succion directe n'étant pas démontré. Si on ne peut se procurer du lait d'ânesse, nous croyons pouvoir recommander en première ligne le mélange artificiel de crème et le lait peptonisé de *Voltmer*. Comme les fonctions digestives de ces enfants sont affaiblies, ces préparations sont mieux supportées que le lait de vache. Les circonstances ne permettent-elles pas de prescrire le mélange de crème ou le lait peptonisé, on préparera et on stérilisera avec le plus grand soin un mélange de lait de vache et de décocté d'orge préparée. Nous avons déjà signalé plus haut que *Ponomaroff*[1], ayant administré le koumis dans la syphilis héréditaire, avait constaté d'abord une augmentation de poids suivie d'une diminution. On devra, en général, prescrire en outre d'une manière régulière de petites quantités de vin, car ces malades étant presque toujours misérables et affaiblis au début du traitement, l'usage d'un stimulant s'impose donc. On aura soin de

---

(1) *Karrik*, Ueber den Kumys, 1881.
(2) *Lunier* et *Foville* dans Ann. d'hygiène publique, Juin 1883, p. 476; *Thulié*, Progrès méd., 27 Janv. 1883.
(3) Les résultats ultérieurs ne furent pas, de loin, aussi favorables.
(4) *Ponomaroff*, Archiv für Kinderheilkunde.

diluer suffisamment le vin, car, comme tel, il est beaucoup trop fort pour ces petits malades. La quantité la plus avantageuse paraît être, pour les enfants âgés de 8 jours, 8—10 gouttes de vin de Tokay pour 1 cuillerée à café d'eau; pour les enfants d'un mois 15 gouttes de vin de Tokay, pour les enfants de 3 mois 25 gouttes, pour les enfants de 6 mois 40—45 gouttes de vin de Tokay, dans une cuillerée à café d'eau, à répéter 4 fois par jour.

Scorbut.

D'après *Garrod*[1], le scorbut consiste en une cachexie déterminée par une nourriture pauvre en sels potassiques. Cette manière de voir a rallié de nombreuses autorités, parmi lesquelles *A. Hirsch*. On relève, en effet, que tous les aliments dont l'usage paraît surtout provoquer le scorbut, tels que la viande salée, le riz, le pain, renferment très peu de potassium, tandis que les aliments antiscorbutiques en contiennent une grande quantité. Malgré l'exactitude de ces faits, la théorie de *Garrod* semble cependant ne pas être entièrement exacte. On rencontre, en effet, des cas de scorbut qui ont apparu bien que la nourriture fut assez riche en potassium; pour le démontrer, *Immermann*[2] signale entre autres l'épidémie de Rastatt de 1851—1852, pendant laquelle les légumes verts n'ont pas fait défaut. De même, une épidémie de scorbut éclata à Ingolstadt, malgré que les prisonniers de guerre fussent bien nourris avec de la viande et des pommes de terre. Aussi, *Immermann* estime-t-il que ce n'est pas le manque de potassium dans les aliments, mais sa présence en quantité trop minime dans les organes mêmes qui détermine la maladie. D'après lui, les organes peuvent devenir trop peu riches en potassium, non seulement parce que la nourriture en contient trop peu, mais également parce que la nourriture, mal composée, cède difficilement le potassium à l'absorption troublée par les conditions hygiéniques défavorables : l'introduction dans les organes du potassium en circulation est donc diminuée. En outre, il est incontestable que l'augmentation de la consomption du potassium au sein de l'organisme peut, dans certaines circonstances, jouer un rôle assez important. Si la théorie de *Bunge*[3] est exacte, l'ingestion d'une quantité excessive de sel de cuisine détermine une augmentation parallèle dans la perte de potassium. On comprend ainsi aisément le fait que l'usage prolongé de viande salée provoque très souvent le scorbut; quelques auteurs seulement, parmi lesquels *Berger,* nient cette relation de faits.

D'après l'« Introduction à l'hygiène à bord des vaisseaux marchands, 1888 », toutes les mauvaises conditions hygiéniques préparent l'apparition du scorbut, mais la maladie elle-même ne serait directement déterminée que par une consommation insuffisante d'aliments végétaux frais et par l'usage prolongé de viande salée.

Nous ne pouvons toutefois passer sous silence l'intervention incontestable d'autres facteurs tels, par exemple, l'influence du froid

---

(1) *Garrod*, Monthly Journal, Jan. 1848.
(2) *Immermann*, dans *v. Ziemssen's* Handb. der spec. Pathol., 13, 2, p. 571.
(3) *Bunge*, Zeitschr. f. Biol., 9 et 10. Voir aussi la première partie de ce traité, p. 92.

et de l'humidité (habitations humides, nourriture exclusive; citons l'exemple d'une dame qui s'était nourrie pendant neuf mois exclusivement avec du riz frit dans de l'huile d'olive); il ne manque pas d'auteurs, enfin, qui, en s'appuyant sur le caractère épidémique et endémique du scorbut et sur certaines particularités incompatibles avec une autre étiologie[1], déclarent que le scorbut est une maladie infectieuse.

D'après *Lancereaux*[2], la suppression des pommes de terre et des légumes verts serait, dans les prisons de Paris, la cause certaine du scorbut qui y apparaît régulièrement d'avril à août et qui sévit surtout au mois de juin. On n'y donne pas de viande salée; les cellules ne sont ni humides ni froides. Toutefois, *Armand Mercier*[3], parlant du scorbut dans ces mêmes prisons, en accuse la grande uniformité de la nourriture et le défaut relatif de légumes verts.

Nous appuyant sur les observations et sur les expériences qui précèdent, nous concluons au régime suivant : aux sujets scorbutiques, conviennent avant tout la viande fraîche, l'extrait de viande, de bonnes conserves de viande, le lait, les légumes frais ou conservés, des choux, des épinards, du cresson, l'oseille, les fruits mûrs succulents, les pommes de terre et les pommes de terres conservées; toutefois, l'administration de tous ces aliments doit se faire avec une prudence proportionnée à la faiblesse des fonctions digestives des scorbutiques; cette recommandation doit surtout être observée en cas d'hémorrhagies intestinales. Les auteurs anglais surtout vantent l'efficacité de l'action antiscorbutique de la pomme de terre; elle est pauvre en sodium, et relativement riche en potassium, tandis que les légumes verts contiennent les sels dans un rapport total très analogue à celui du sang humain. Le lemonjuice (1 partie d'eau-de-vie + 10 p. de jus de citron) est également très recommandé par les anglais. *Nordenskiöld* recommande d'emporter dans les expéditions des conserves de baies de ronce (Rub. chamaemorus), dont l'action serait des plus favorables. *Neale*[4] considère la viande fraîche, c'est-à-dire la viande renfermant encore le sang en grande quantité, comme l'antiscorbutique le plus efficace. Dans les cas où il sera impossible de se procurer la viande fraîche, on la remplacera par des légumes verts ou des légumes conservés et par du lemonjuice. *Lancereaux* estime que pour prévenir le scorbut dans les prisons il suffirait de donner régulièrement des légumes verts et des pommes de terre, ou, si cela n'est pas possible, de la viande, du lait et du vin.

Tschelzow[5] employa avec le plus grand succès contre le scorbut une cure méthodique de lait. Il prescrivait le premier jour 3—5 verres de lait; chaque jour suivant 1/2—1 verre de plus; la guérison s'obtint endéans 8—21 jours. L'addition d'autres aliments retardait la guérison.

Barnes[6] estime que, pour prévenir comme pour guérir le scorbut sur les navires, il est absolument indispensable de varier autant que possible les légumes. D'après lui, il serait très utile de donner une ration plus grande (?) de pain, de donner régulièrement des pommes de terre, de donner plus souvent des carottes, de la bette, des oignons,

(1) Voir *W. Koch*, Die Bluterkrankheit in ihren Varianten, Stuttgart, 1889, p. 98 et suiv., où l'on trouvera un exposé détaillé de cette question.
(2) *Lancereaux*, Ann. d'hygiène publ., Avril 1885, p. 296.
(3) *A. Mercier*, De l'étiologie du scorbut, Thèse, Paris 1884.
(4) *Neale*, Lancet, 8 March, 1884.
(5) *Tschelzow*, Petersb. med. Wochenschr., 1890, p 28.
(6) *Barnes*, d'après *Schmidt's* Jahrbücher für die gesammte Medicin, 141, p. 179.

des artichauts, de la choucroûte, des oranges, de la bière, surtout de la bière de pin. Il attache également énormément d'importance au jus de citron ; seulement, on doit le contrôler souvent car il s'altère facilement et devient alors plus nuisible qu'utile.

Goutte.

Comme on sait, *Garrod*[1] ayant découvert que l'excrétion de l'acide urique diminue dans la goutte, en conclut que cette diminution était due à un trouble de l'activité sécrétoire du rein. Cette opinion que pendant si longtemps on croyait exacte, doit être considérée aujourd'hui comme erronée. En effet, les recherches récentes instituées à l'aide de méthodes précises démontrent que la quantité absolue d'acide urique dans l'urine des goutteux ne diffère pas sensiblement de la quantité normale[2]. D'autre part, la richesse du sang en acide urique, telle qu'elle se présente chez les goutteux, se rencontre également dans d'autres maladies, telles par exemple, le saturnisme, la néphrite, la pneumonie, l'emphysème[3]. De plus, les recherches récentes instituées sur les échanges nutritifs et surtout sur la désassimilation de l'albumine chez les goutteux n'ont pu découvrir aucune anomalie constante ou typique. *E. Pfeiffer*[4] aurait, toutefois, réussi à trouver une certaine différence dans la teneur en acide urique des urines provenant de personnes saines et des goutteux ; il partit de cette observation pour formuler une théorie spéciale de la diathèse goutteuse et de l'accès aigu. Seulement, ainsi que le démontre *v. Noorden*[5], cette théorie ne résiste pas à la critique, la méthode employée pour le dosage de l'acide urique étant défectueuse. Par conséquent, les considérations que *Pfeiffer,* se basant sur ses résultats, émet concernant le caractère utile ou nuisible de divers aliments, ne présentent aucun caractère de certitude ; ce point mérite d'autant plus d'être relevé que les conclusions de *Pfeiffer,* proclamant l'innocuité relative de la viande, des œufs et du lait, le danger des hydrates de carbone, ainsi que l'inutilité absolue des graisses pour l'élimination et le mode de combinaison de l'acide urique, sont, sous divers rapports, en opposition avec les opinions empiriques des auteurs *(Cantani, Ebstein, Senator)*. D'autre part, d'après *v. Noorden,* un rapport quelconque de causalité entre la goutte et l'acide urique renfermé dans le sang et dans l'urine serait loin d'être démontré. La formation de l'acide urique et sa précipitation constitueraient plutôt un processus secondaire déterminé par la présence d'un ferment spécial agissant localement ; ces phénomènes seraient absolument indépendants de la quantité d'acide urique et de sa combinaison en d'autres endroits de l'organisme. Par conséquent, plus que jamais, la cause et la genèse de la goutte sont des problèmes non résolus ; aussi, en ce qui concerne spécialement le traitement diététique, devons-nous

(1) *Garrod*, The nature and treatment of gout, 1859.
(2) *Ebstein*, Beiträge zur Lehre von der harns. Diathese ; *E. Pfeiffer,* Ueber Harnsäure und Gicht. Berl. klin. Wochenschr., 1892 ; *Vogel* u. *v. Noorden,* l. c. ; *Dapper,* Berliner klin. Wochenschr., 1893, Nr. 26 ; *E. Pfeiffer,* Handb. der spec. Ther. innerer Krankh. 16. und 17. Lieferung.
(3) *Salomon,* Verbreitung und Entstehung der Harnsäure. Zeitschr. f physiol. Chemie, Bd. 2, 1878 ; *v. Jaksch,* Ueber die klin. Bedeutung des Vorkommens der Harnsäure, Prag, 1890.
(4) *W. Ebstein* u. *E. Pfeiffer,* Verhandl. des VIII Congr. für innere Medicin, 1889.
(5) *v. Noorden,* dans Pathologie des Stoffwechsels. 1893, p. 434 et suiv.

nous guider exclusivement sur l'empirisme. Les recherches récentes des auteurs démontrent cependant d'une manière certaine que l'influence incontestable, exercée sur la goutte par un régime déterminé, ne trouve pas sa cause dans une action directe de la nourriture sur l'élimination de l'acide urique. Nous laissons donc absolument de côté la discussion de savoir si un régime donné rend l'acide urique plus ou moins soluble ou augmente son élimination. De pareils effets peuvent parfaitement exister sans que la maladie comme telle soit influencée le moins du monde. Le régime des goutteux se résume dans la formule « Est permis ce qui fait du bien », mais le pourquoi de la chose réclame encore son explication scientifique.

Assurément, tous les auteurs accusent, et presque sans réserve, un vice d'alimentation; mais tandis que les uns estiment que c'est l'excès de la nourriture en général qui détermine la maladie, d'autres considèrent une nourriture déterminée comme constituant le facteur nuisible. Une prédominance considérable de la nourriture animale sur les aliments d'origine végétale peut déterminer l'éclosion de la goutte; l'expérience semble le prouver. Mais il n'est pas permis d'en conclure qu'on doive éviter toute nourriture animale ou la donner en quantité insuffisante dans le traitement diététique de la maladie lorsqu'elle existe. En déterminant ainsi un affaiblissement général de l'organisme, on causerait au malade plus de mal que de bien. Il est pareillement établi que les buveurs sont relativement très souvent atteints de la goutte, tandis que les personnes qui font un usage nul ou modéré de spiritueux le sont très rarement. Seulement, la formule de *Garrod* « pas d'alcool, pas de goutte » est fausse par sa généralisation. Il existe du moins un certain nombre de goutteux qui n'ont jamais fait qu'un usage modéré de spiritueux, il en est même qui n'en ont jamais pris; d'autre part, il est de toute certitude que des excès de table et de boisson provoquent les accès de goutte.

Garrod défendait tout d'abord de faire un usage abondant de viande et de toute substance riche en azote; il défendait pareillement les spiritueux et n'autorisait que peu de graisse. *Cantani* formula un régime des plus sévères qui, pendant un certain temps, a joui d'une grande vogue. Dans ce régime, les aliments végétaux (la salade, le cresson, la chicorée), qui renferment peu de graisse et d'hydrates de carbone, sont donnés en quantité considérable; la viande, le bouillon, les œufs et le poisson sont pris en quantité modérée; il ne permet aucun aliment acide, de même aucun stimulant; enfin, les malades ne peuvent jamais manger jusqu'à sensation de satiété. Le régime prescrit par *Cantani* ne peut être supporté très longtemps, soit que les fonctions digestives s'altèrent, soit que l'état général subisse un recul, complications qui toutes deux doivent être absolument évitées.

Le régime formulé par *Ebstein* diffère notablement du précédent; il restreint également la quantité de substances nutritives, mais les hydrates de carbone plus que les graisses. Ces dernières n'offriraient aucun inconvénient si on ne les prend pas en quantité excessive; de plus, ces substances présentent incontestablement l'avantage qu'associées aux autres aliments, elles déterminent plus facilement la sensation de satiété. *Ebstein* interdit un régime exclusivement végétal, celui-ci déterminant trop facilement des troubles digestifs. Le régime[1] doit être mixte et comprendre de la viande et « une quantité correspondante de graisse », très peu de fécule et par conséquent peu de pain, peu de pommes de terre, peu de sucre, de riz, etc. Comme stimulants, on permet 1—2 verres de vin, mais on proscrit la bière à cause de sa teneur en hydrates de carbone. D'autre part, *Ebstein* insiste vivement sur l'usage abondant d'eau, dont le malade doit boire 2—3 litres par jour, soit de l'eau de puits ou de source ordinaire, soit une eau minérale alcaline ; la température de la boisson n'a pas d'importance. Il recommande aussi vivement l'usage abondant de fruits, bien qu'ils renferment une plus grande quantité d'hydrates de carbone que la bière, boisson qu'il interdit.

Senator[2] fait remarquer avec beaucoup de raison que le but du traitement est, non pas d'affaiblir le goutteux, mais, avant tout, de corriger le mode anormal de l'alimentation. Une cure d'abstinence, même une simple modification brusquement introduite dans les habitudes, est souvent mal supportée, mine la constitution et favorise la transformation en goutte atonique. D'après *Senator,* le régime mixte est celui qui convient surtout. La ration de viande sera proportionnée à l'état général et à celui des fonctions digestives ; sur ce point, *Senator* et *E. Pfeiffer* sont d'accord. Pareillement, *Senator* restreint et va même jusqu'à défendre l'usage des aliments féculents ainsi que les douceurs (pâtisseries, miel, chocolat, sucre, etc.) de même qu'il diminue le nombre des repas. Par contre, tandis que *Senator* autorise exceptionnellement de petites quantités de spiritueux pour relever les forces, *Pfeiffer* les proscrit absolument. Une particularité du régime de *Senator* est la diminution de la quantité de graisse, tandis que *Pfeiffer* en permet l'usage sous toutes les formes et en toute quantité convenable. Malheureusement, ici, comme pour le choix des aliments, les auteurs se laissent guider par des idées préconçues et par des théories non démontrées ; une telle discordance d'avis nous mène si loin que nous y opposons un non liquet.

Toutefois, chose très importante et indépendante de toute théorie, c'est d'individualiser le régime dans la goutte. Un régime déterminé ne s'applique pas à tous les cas indistinctement ; on doit, avant tout, tenir compte de l'état général, de l'état du myocarde et des fonctions digestives, ainsi que de l'âge du malade et de ses habitudes. Si le premier devoir est de supprimer ce que la manière de vivre, surtout le régime, a de nuisible, il est tout aussi nécessaire d'y procéder avec lenteur et en ménageant l'état général. En agissant lentement et méthodiquement, on arrivera plus souvent et avec plus d'assurance à un résultat qu'en procédant brusquement et en dehors de toute considération. Par conséquent, s'il y a abus, on restreindra lentement, mais progressivement, la quantité de nourriture en général, ou en particulier l'albumine, la graisse, les hydrates de carbone ainsi que les spiritueux, jusqu'à ce qu'on soit arrivé à une mesure exacte, c'est-à-dire un régime,

---

(1) *Ebstein*, Natur und Behandlung der Gicht, Wiesbaden, 1882, p. 144.
(2) *Senator*, Gicht, dans *v. Ziemssen's* Handb., 13. Bd.

qui, tout en évitant l'excès, suffit cependant à l'entretien de l'organisme. On prescrira donc une nourriture d'une digestion facile, représentant au minimum 2000—2500 calories et dans laquelle les végétaux prédominent sur la viande.

Le goutteux prendra donc en moyenne par jour 120—150 gr. de viande, surtout sous forme de volaille, de gibier, de bœuf tendre, de poisson, de bouillon, parfois additionné d'un jaune d'œuf, des quantités moyennes de lait et de beurre; il prendra, en outre, des quantités plus considérables de végétaux, surtout de légumes verts, de fruits mûrs, peu de pain blanc, du café léger ou du thé faible; on restreindra insensiblement la quantité de spiritueux jusqu'à suppression complète; finalement, on ne les donnera plus, à moins que des circonstances particulières ne l'exigent. Les aliments seront donnés sous la forme la plus digestible. Le malade avait-il l'habitude d'assaisonner fortement sa nourriture, on cherchera également à supprimer progressivement tous les condiments forts. Le vinaigre et autres préparations acides doivent être proscrits d'une manière absolue. On règlera la quantité de nourriture ainsi que sa composition sur l'état général du malade et sur celui des fonctions gastro-intestinales; en tout cas, on lui défendra sévèrement de manger plus que d'appétit, ainsi que tout repas extraordinaire; on évitera de la sorte les troubles digestifs qui sont presque toujours cause d'aggravations de la maladie. Il faudra veiller également à ce que le malade se livre à un exercice musculaire régulier et suffisant. Il est très utile de lui faire boire beaucoup d'eau et, de préférence, des eaux alcalines acidules (de Seltz, de Faching, de Bilin, de Vichy ou de Giesshübler). Contrairement à d'autres, Schöndorff[1] n'a pu constater que l'ingestion d'eau influençait l'élimination de l'acide urique; toutefois, une longue expérience plaide en faveur de ce traitement.

On a souvent recommandé contre la goutte les cures de fruits, les cures de cerises, les cures de fraises; elles ont donné d'excellents résultats dans de nombreux cas. On ne peut toutefois les appliquer à tout malade indistinctement car elles provoquent parfois des troubles digestifs; or, ceux-ci doivent être soigneusement évités, ainsi que nous le disions déjà plus haut. Tous les goutteux se trouvent bien d'une consommation modérée de fruits.

Beneke a recommandé une cure de petit lait; mais, plus que les précédentes, elle convient encore bien moins à tous les goutteux; on est presque unanimement d'accord aujourd'hui sur ce point. La même remarque s'applique à la cure d'eau chaude de Cadet de Vaux, qu'on a recommandée contre l'accès de goutte lui-même. Elle peut donner d'excellents résultats, mais un grand nombre de goutteux ne la supportent pas. La formule est que le goutteux doit boire toutes les 15 minutes 180—200 c.c. d'eau aussi chaude que possible; après avoir répété 48 fois cette opération, on prend une soupe à l'eau; la cure débute également par une soupe à l'eau. Il faut recommencer la cure si l'on n'a pas obtenu dès la première fois le résultat désiré.

Diabète sucré.

Nous ne pouvons rappeler ici les diverses modifications nutritives qui surviennent chez le diabétique et qui entrent en ligne de compte pour la détermination de son régime alimentaire; nous renvoyons aux ouvrages spéciaux pour ce qui concerne la nature de cette maladie et spécialement l'impuissance dans laquelle se

(1) Schöndorff, Einfluss des Wassertrinkens auf Ausscheidung der Harnsäure. Diss., Bonn, 1890.

trouve l'organisme d'utiliser normalement le sucre, d'où résulte son élimination par l'urine.

Nous savons depuis longtemps, surtout par les travaux de *Gaethgens,* confirmés plus tard par les recherches de *Pettenkofer, Voit* et *Frerichs,* que le diabétique élimine une grande quantité d'urée, c'est-à-dire qu'il décompose beaucoup plus de substances azotées, que l'homme sain soumis au même régime[1]. C'est ainsi qu'un diabétique à un stade avancé de la maladie, pesant 54 kil., observé par *Pettenkofer* et *Voit*[2], détruisit à jeun 326 gr. de chair, par conséquent autant qu'un robuste ouvrier sain du poids de 71 kil., tandis qu'un sujet non diabétique mais faible, pesant 52 kil., ne décomposait que 200 gr. de chair seulement; en d'autres termes, la désassimilation de l'albumine était 60 % plus élevée chez le diabétique que chez l'homme sain. Ce fait est dû à ce que le diabétique à jeun ne peut, comme l'homme sain, utiliser la réserve de sucre et de glycogène qui circule dans le sang ou qui est emmagasinée dans les organes; il remplace le sucre en détruisant une quantité plus grande d'albumine dont il brûle directement ou indirectement (formation de graisse) la partie non azotée. Il y a longtemps déjà, *I. Munk* a démontré que la désassimilation de l'albumine et de la graisse chez le diabétique doit augmenter au fur et à mesure que la quantité de sucre, agent d'épargne pour l'albumine et la graisse, abandonne l'organisme en plus grande quantité. *Lusk*[3] fit voir ensuite que la décomposition de l'albumine devient la même chez l'homme sain et chez le diabétique lorsqu'on supprime dans le régime du premier la quantité d'hydrates de carbone que le diabétique élimine sous forme de sucre dans l'urine. Les expériences instituées par *v. Mering, v. Noorden, Borchard* et *Finkelstein,* ainsi que par *Weintraud*[4], ont montré que la destruction de l'azote peut, dans les cas légers et moyens de diabète, ne pas dépasser son absorption et que, pour une ration suffisamment riche en viande et en graisse, le diabétique détruit la même quantité d'albumine que le sujet sain. Toutefois, sous un régime mixte, la quantité d'azote éliminée dépasse la quantité absorbée, non pas, ainsi que le pense *v. Mering*[5], à raison de la disparition de l'influence modératrice qu'exerce chez l'homme sain la combustion des hydrates de carbone sur la destruction de l'albumine, car cette influence disparaît également en cas de privation d'hydrates de carbone, mais parce que sous un régime mixte le diabétique prend naturellement moins de viande et graisse que sous un régime où les hydrates de carbone font défaut; en d'autres termes, parce qu'il est relativement trop peu nourri. En outre, *v. Mering* est parvenu à conserver un diabétique dans un bon état de nutrition en lui donnant une ration comprenant, après déduction du sucre éliminé par les urines, 132 gr. d'albumine, 73 gr. de graisse et 232 gr.

---

(1) *Gaethgens,* Stoffwechsel eines Diabetikers verglichen mit dem eines Gesunden, Ing.-Dissert., Dorpat, 1866.
(2) Zeitschr. f. Biologie, Bd. 3, p. 380.
(3) Zeitschr. f. Biologie, Bd. 27, p. 459.
(4) *v. Mering,* V. Congress f. innere Med., 1886. — *v. Noorden,* Pathologie des Stoffwechsels. — *Borchard* und *Finkelstein,* Deutsche medic. Wochenschr., 1893. — *Weintraud,* Biblioth. med., 1893, Heft 1.
(5) **Handb. der spec. Therap. innerer Krankheiten,** 16., 17. Lieferung, p. 74.

d'hydrates de carbone (chiffres bruts), soit 2171 calories (la ration ingérée représentait 3114 cal.); il parvint même à élever le poids de 3.8 klg. en augmentant la ration de 130 gr. de graisse, soit de 1209 cal.(1).

Ces résultats concordent avec les idées que nous avons émises il y a plusieurs années déjà(2), à savoir, que « la faim canine du diabétique ou le prétendu besoin de manger est en grande partie de nature nerveuse ; donc elle ne doit pas et ne peut pas nous empêcher de soumettre ces malades à un régime modéré permettant à l'organisme, non seulement de vivre, mais aussi de fournir du travail ».

Il semble donc qu'on puisse considérer comme établi le fait qu'une augmentation de la destruction de l'albumine ne se produit pas nécessairement dans le diabète, n'est pas inhérente à la nature même de la maladie et qu'elle ne survient que dans les cas d'une alimentation relativement insuffisante. Cette considération ne s'applique évidemment pas aux cas graves, en tout cas pas à tous les cas graves. Seulement, l'augmentation de la destruction de l'albumine peut être attribuée ici à une intoxication déterminée par l'allure rapide de la maladie, en d'autres mots, à un poison protoplasmatique. Les recherches sur la respiration s'accordent également avec les données acquises sur l'alimentation : à l'état de jeûne comme au repos, l'absorption d'oxygène et l'élimination d'acide carbonique ne sont pas sensiblement modifiées(3) ; ce fait a été également démontré dans ces derniers temps pour le diabète artificiel (diabète phloridzique), où, malgré la perte de quantités considérables de sucre par les urines, l'absorption d'oxygène ne fut guère modifiée(4). Toutefois, le quotient respiratoire, c'est-à-dire le rapport de CO^2 à O était relativement faible dans les expériences de *Leo,* ce qui indiquerait, d'après cet auteur, une augmentation de la destruction de l'albumine; mais il serait assurément plus exact d'admettre que cette diminution résulte de la combustion presque exclusive d'albumine et de graisse chez les sujets à jeun que cet auteur employait pour ses expériences.

A en juger d'après ces données, l'alimentation du diabétique constituerait une question relativement simple : il suffirait de supprimer dans la nourriture les substances donnant lieu à la formation de sucre; il resterait à fournir à l'organisme une certaine somme de calories proportionnée au poids du corps et représentée par des aliments dépourvus d'hydrates de carbone.

Mais la question est loin d'être aussi simple.

Au point de vue clinique, on distingue deux formes de diabète : dans l'une, la forme dite légère, l'élimination du sucre s'arrête dès que la nourriture ne renferme plus d'hydrates de carbone; dans l'autre, la forme dite grave, la glycosurie persiste depuis le degré le plus faible jusqu'au degré le plus intense, alors même que la nourriture ne se compose que de viande ou d'un mélange de

(1) Handb. der spec. Therap. inner. Krankh., 16., 17. Liefer., p. 73.
(2) *Ewald,* dans *Eulenburg's* Real-Encyclopädie, 2. Aufl., 1886, article Diabetes, p. 269.
(3) *H. Leo,* Verhdlg. des 8. Congresses f. innere Med., p. 354. — *Weintraud* und *Laves,* Zeitschr. f. physiol. Chemie, 1894, Bd. 19.
(4) *v. Mering,* Loco citato.

viande et de graisse en même temps qu'on supprime totalement les hydrates de carbone. Par contre, à part quelques rares exceptions, la glycosurie s'arrête à bref délai lorsque le malade est soumis à l'inanition absolue.

Par conséquent, dans ces cas, le sucre doit dériver de l'albumine. Il ne s'agit pas là d'un trouble nutritif, car voici plus de 40 ans déjà que *Claude Bernard* a démontré, ce que *Naunyn, Külz, v. Mering*[1] ont récemment confirmé, à savoir, que la destruction de l'albumine s'accompagne normalement, après séparation de la partie azotée, de la formation d'une partie restante non azotée riche en atomes de carbone, soit le sucre ou le composé qui le précède immédiatement, le glycogène; en effet, chez le chien qu'on nourrit pendant longtemps exclusivement d'albumine, on trouve encore du glycogène dans le foie; de même, chez la chienne qui allaite, nourrie de viande pure, on trouve encore de la lactose en abondance dans le lait. Si les éléments tissulaires ne détruisent plus en quantité insuffisante le sucre qui leur est apporté par les liquides nutritifs ou qui se forme dans leur sein par destruction d'albumine, il doit en résulter que la teneur en sucre des sucs tissulaires et du sang, qui normalement est d'environ 0.1 %, pourra s'élever dans les cas extrêmes jusqu'à 0.9 %, valeur 9 fois plus considérable que le chiffre normal[2].

Toutefois, entre les formes légères et les formes graves, il n'y a que des différences de degré et d'intensité, de sorte qu'on passe plus ou moins insensiblement de l'une forme à l'autre; en général, la forme légère précède la forme grave et ce n'est que dans les cas à marche absolument aiguë que cette dernière s'établit d'emblée.

Si l'on calcule la quantité d'albumine contenue dans une ration composée exclusivement de viande, ainsi que la quantité de sucre à laquelle cette albumine peut donner naissance, on constate que tout le sucre ainsi formé n'est pas éliminé par les urines. Si l'on donne à un diabétique dont la glycosurie demeure à un chiffre constant une quantité déterminée d'hydrates de carbone, on voit survenir une augmentation du sucre dans l'urine, mais le sucre éliminé en plus n'atteint pas la quantité d'hydrates de carbone ingérée *(Külz, Troje);* en d'autres mots, si le sucre administré est absorbé, il doit encore être brûlé en partie. Nous reviendrons encore plus tard sur la tolérance des diabétiques vis-à-vis de certains hydrates de carbone.

La quantité absolue de sucre éliminé oscille dans des limites étendues variant de quelques grammes à 200 gr. et plus, par jour; la quantité de sucre présente même des fluctuations diurnes considérables; pour un régime absolument uniforme, elle varie de 1.8—4.2—25 gr. par heure *(Külz, Posner)*. La perte de vapeur d'eau par la peau et les poumons, qui, on le sait, varie en

---

(1) *v. Mering* (Deutsche Zeitschr. f. prakt. Med., 1877, Nr. 18 et 40) constata que chez un diabétique soumis à un régime exclusivement carné, l'urine contenait au 14ᵉ jour encore 60 gr. de sucre; *Külz* (Arch. f. exper. Path., Bd. 6, p. 140) observa qu'après ingestion de caséine (exempte de sucre et de graisse) il y avait encore 81 gr. de sucre dans l'urine; *Kratschmer* (Wiener akad. Sitz.-Ber., Bd. 66, III, 1872) signala qu'après ingestion de 1000 gr. de viande, les urines éliminaient encore jusque 112 gr. de sucre.

(2) C'est *Hoppe-Seyler* (Physiol. Chem., 1877-81, p. 430) qui a trouvé chez un diabétique une telle richesse en sucre dans le sang.

sens inverse de la quantité d'urine, est souvent diminuée considérablement chez le diabétique, ainsi que les expériences de *Pettenkofer* et *Voit* l'ont démontré. Tandis qu'un ouvrier robuste, à jeun et sous un régime mixte, éliminait à l'état de repos 828 gr. d'eau par la peau et les poumons, les sujets diabétiques, au contraire, ne perdaient par la transpiration cutanée et pulmonaire que 690 gr. en moyenne.

La plupart des expérimentateurs qui sont venus après, parmi lesquels nous nous contenterons de citer *Bürger* et *Liebermeister,* ont obtenu les mêmes résultats; *Külz,* seul, a trouvé que la perte d'eau par la peau et les poumons était variable, que même dans certaines circonstances elle demeurait normale. La transpiration cutanée dépend de l'état de la peau; celle-ci étant, en général, sèche, cassante et écailleuse, tandis que chez quelques diabétiques elle conserve un aspect absolument normal, on peut facilement expliquer ainsi la différence de ces résultats.

Ce qui nous intéresse surtout, c'est de connaître l'état des fonctions digestives chez les diabétiques. La salive est sécrétée en quantité variable par les diabétiques; de plus, on a souvent observé qu'elle possède une réaction acide; ce fait n'a rien d'étonnant et se présente d'ailleurs chez un grand nombre d'autres personnes. Seulement, *Mosler* [1] a signalé que la salive recueillie dans le canal de *Sténon* par une petite sonde présente également la réaction acide, et nous avons pu récemment nous convaincre de ce fait remarquable. *Jawein* [2] prétend que la salive des diabétiques est pauvre en ferment; tel n'est pas notre avis, car toutes les fois que nous avons examiné son pouvoir saccharifiant nous l'avons trouvé parfaitement développé.

L'estomac du diabétique fonctionne normalement; il est même doué d'une puissance de travail extraordinaire puisqu'il peut, sans peine, digérer une quantité considérable de nourriture. Le chimisme stomacal n'a été étudié jusqu'ici d'une manière spéciale que dans quelques cas *(Rosenstein, Gans, Honigmann* [3]) : on n'a trouvé, dans ces cas, ni augmentation centésimale de l'acide chlorhydrique, ni modification de la motilité, ni dilatation pathologique de l'organe.

De même, l'absorption des principes nutritifs se fait normalement; dans quelques cas seulement *(Hirschfeld* [4]), elle s'est montrée insuffisante, en ce sens que la quantité d'azote et de graisse évacuée avec les fèces était de 5—6 fois plus grande que normalement, ce qui indique qu'il existe une lésion grave du pancréas. Que dans certaines circonstances il doit exister également des anomalies de la digestion intestinale, cela résulte de quelques rares observations démontrant que les éthers sulfuriques ou les composés aromatiques de la putréfaction se trouvaient dans l'urine en quantité plus considérable que normalement *(Otto* [5], *v. Noorden).*

Quel doit être d'après cela le régime des diabétiques?

La première règle sera de ne pas affaiblir l'organisme

---

(1) *Mosler,* Arch. f. Heilk., Bd 5, p. 228.
(2) *Jawein,* Wiener med. Presse, 1892, Nr. 15 et 16.
(3) *Rosenstein,* Berl. klin. Wochenschr., 1890, Nr. 13. — *Gans,* Congr. f. inn. Med., Bd. 9, p. 286. — *Honigmann,* Deutsche med. Wochenschr., 1890, Nr, 43.
(4) *Hirschfeld,* Zeitschr. f. klin. Med., Bd. 19, p. 326.
(5) *Otto, Pflüger's* Arch., Bd. 35, p. 607.

du diabétique; plutôt que d'altérer l'état général en cherchant à supprimer la glycosurie, on tolèrera une légère élimination de sucre.

On prescrira aux diabétiques presque exclusivement de l'albumine et de la graisse; les hydrates de carbone ne seront pris qu'en minime quantité. Toutefois, il est impossible d'exclure complètement ces derniers sans nuire à l'organisme; en effet, l'homme n'est pas en état de couvrir longtemps son besoin en calories en se nourrissant uniquement de viande et de graisse. L'individu atteint de diabète maigre devrait recevoir, par kilogramme de corps, au moins 3o cal., et le diabétique gras 25 cal. *(v. Noorden).* Evaluons le besoin total d'un diabétique en calories à 3ooo cal.; 700 gr. de viande fourniraient environ 1575 cal., 75 gr. de beurre ou de graisse environ 61o cal., 5o gr. d'œufs environ 94 cal., soit au total 2279 cal.; les 720 cal. restantes devraient être apportées par les condiments, par du pain et du lait. Or, 1oo gr. de lait naturel représentent environ 68 cal., 1oo gr. de crème environ 215 cal., 1oo gr. de pain blanc environ 260 cal., 1oo gr. de légumes 5o—6o cal. environ. On pourrait également importer quelques calories par l'usage de spiritueux [1]. Mais bien peu de diabétiques sont en état de supporter une semblable nourriture; lors même qu'on la varie autant que possible endéans les limites indiquées, ils la refusent après quelques semaines déjà; il ne peut donc être question de poursuivre ce régime pendant des mois ou des années. Ainsi que le fait observer avec raison *v. Noorden,* en cherchant à imposer au malade un régime contre nature, on provoque de sa part des désobéissances ouvertes ou cachées.

Le régime exclusivement carné est évidemment inutile chez les diabétiques dont l'organisme est encore capable de brûler une certaine quantité d'hydrates de carbone. La suppression absolue des hydrates de carbone au début d'une période de diminution de la glycosurie peut déterminer une augmentation de celle-ci, et provoquer même l'acétonurie, etc.; cette glycosurie diminuera de nouveau si l'on donne de petites quantités d'hydrates de carbone. On ne peut perdre de vue, lorsqu'on formule n'importe quel régime de ce genre, que telle ou telle prescription diététique ne s'attaque jamais qu'à un symptôme de la maladie, tel, par exemple, à la glycosurie, jamais au diabète lui-même.

Les deux principes nutritifs essentiels sont donc l'albumine et la graisse. On donnera la graisse autant qu'elle est digérée, afin de couvrir ainsi l'absence du carbone des hydrates de carbone et de diminuer la désassimilation de l'albumine. Il ne semble pas rationnel de donner l'albumine seule en quantité excessive; une absorption trop considérable d'albumine a simplement pour effet d'augmenter sa destruction.

Pour les raisons indiquées ci-dessus, le diabétique ne peut se passer complètement d'hydrates de carbone; il désire surtout manger du pain; de là la grande difficulté, lors de la fixation du régime, de déterminer dans chaque cas particulier la quantité appropriée d'hydrates de carbone, en d'autres mots, la difficulté de

---

[1] Voir *Ewald,* Article « Diabetes » dans *Eulenburg's* Real-Encyclopädie, 1895, 3. Aufl.

préciser la quantité de pain, de légumes, etc., qu'on peut autoriser.

Nous croyons impossible de répondre d'une manière générale à cette question; on devra plutôt la résoudre dans chaque cas particulier, en se basant sur les analyses de sucre. La tolérance du diabétique pour les hydrates de carbone est très variable; de plus, elle se modifie au cours même de la maladie; il est donc impossible de fixer d'emblée le régime dans un schéma déterminé et invariable. C'est ce qui nous a engagé à supprimer en majeure partie les schémas de régime que contenaient les éditions antérieures de cet ouvrage.

Ainsi que *Külz*[1] l'a découvert, il faut faire une distinction entre les hydrates de carbone nuisibles et les hydrates de carbone inoffensifs, en d'autres mots, entre les hydrates de carbone que le diabétique élimine comme tels, et ceux qu'il utilise encore. Parmi ces derniers, se trouvent certains hydrates de carbone lévogyres, tels que la lévulose, l'inuline, l'inosite, la mannite et la quercite (ces deux derniers ne sont pas des hydrates de carbone proprement dits) et peut-être aussi le sucre de lait. Certains légumes ou tubercules renferment presque exclusivement des hydrates de carbone inoffensifs; citons la scorsonère (Scorzonera hispanica glorifolia) qui contient 15 % d'hydrates de carbone inoffensifs, le topinambour (Helianthus tuberosus), le Stachys tuberifera (Crones) tubercule originaire du Japon, et, enfin, les princesses (Phaseolus vulgaris), qui contiennent respectivement 14 et 5—10 % d'hydrates de carbone inoffensifs.

Dans ces dernières années, on a fabriqué en grand la lévulose pure; le prix de ce produit, jadis si élevé, a considérablement baissé; on peut donc s'en servir comme tel ou sous forme de biscuits à la lévulose, etc. (D'ailleurs, nous avons vu, à la suite de l'usage de la lévulose, la glycosurie augmenter de 0.3 à 1.6 %, la quantité d'urine restant la même.) Les légumes indiqués ci-dessus, ou leurs produits, pourraient donc entrer comme tels dans la nourriture du diabétique. Vient ensuite une série de végétaux qui renferment des hydrates de carbone nuisibles; toutefois, cette quantité n'est pas assez considérable pour qu'on doive les interdire dans les cas demi-graves ou légers. Citons parmi ces aliments : les épinards, l'oseille, les asperges, les choux blancs, les concombres, les choux-raves, les radis et les champignons, les choux rouges, les choux-fleurs, la laitue pommée et l'endive, qui contiennent, en moyenne, 2—6 % d'hydrates de carbone. Viennent ensuite : le raifort, la fève de marais, les pois verts, la courge, le céleri, le chou vert, qui contiennent 8—12 % d'hydrates de carbone. Les autres aliments végétaux, tels que les légumes-racines, y compris les pommes de terre, les châtaignes et les fruits charnus, renferment une quantité telle d'hydrates de carbone ou de sucre que leur usage s'interdit de lui-même.

Le lait ou le sucre de lait y renfermé exerce sur la glycosurie une influence variable d'un malade à un autre. La plupart des sujets ne s'en ressentent pas, tandis que d'autres présentent une augmentation plus ou moins considérable de la glycosurie[2].

---

[1] *Külz*, Beiträge zur Pathologie und Therapie des Diabetes mellitus, Marburg, 1874 u. 1875.
[2] *Külz* (Loco cit.) constata des modifications variables; *de Jong, Worm-Müller,*

Rappelons à ce sujet que *Donkin* a recommandé, il y a de longues années déjà, une cure spéciale de lait, spécialement avec le lait d'ânesse; mais son système n'a pas acquis une grande vogue. On devra donc contrôler l'urine dans chaque cas et régler, d'après cela, l'usage du lait.

A propos de l'administration de la graisse, faisons encore observer que, d'après les recherches récentes de *Hirschfeld*, il existerait aussi une forme de diabète dans laquelle la graisse est également mal digérée; *Hirschfeld* [2] tend à considérer ce diabète comme étant d'origine pancréatique (voir p. 565). On devrait, dans ce cas, remplacer autant que possible la graisse par son équivalent calorique en alcool qu'on ajouterait aux boissons.

En résumé, les aliments et les boissons qu'on peut donner aux diabétiques sont les suivants : d'abord la v i a n d e, surtout la viande grasse, le j a m b o n, le l a r d strié, du poisson, du homard, des crabes, des huîtres; ensuite des œufs, puis le caillé, le fromage et le beurre. En tout cas, ces aliments doivent constituer la base de tout régime alimentaire du diabétique. Ils renferment, en effet, de l'albumine et de la graisse et pas ou très peu d'hydrates de carbone. En outre, on peut recommander sans réserves les gelées (de gélatine, de colle de poisson, de pieds de veau, etc.). Ainsi que nous le faisions déjà remarquer, on ne permettra le l a i t d o u x qu'aux diabétiques qui décomposent la lactose et qui ne présentent pas d'augmentation de la glycosurie par l'usage du lait. On autorise plutôt le lait aigre, le lait battu et le kéfir, le sucre y ayant disparu par la fermentation, à part des traces cependant, soit 0.4—1.5 % (0.15 seulement dans le kéfir fait depuis 3 jours) [3]. Ce que nous disions plus haut est applicable aux a l i m e n t s v é g é t a u x. On ne peut avoir confiance dans le miel véritable; il peut se composer presque uniquement de lévulose, comme il peut, d'autre part, renfermer une très grande quantité de dextrose. Comme f r u i t s, on n'autorisera dans tous les cas que les f r u i t s a c i d e s et en même temps p a u v r e s en sucre de raisin et en sucre de canne, tels sont les groseilles, les framboises, les airelles, les cerises acides. Les p o m m e s de t e r r e, les l é g u m i n e u s e s, le cacao, les c é r é a l e s doivent être absolument exclus du régime, ou à peu près; par contre, on emploiera avec avantage le g l u t e n (aleuronate), le pain de gluten ou d'aleuronate.

Comme le p a i n constitue la plus grande des privations, on en a proposé divers succédanés à l'usage des diabétiques.

Le p a i n de s o n, recommandé par *Prout,* qui se prépare à l'aide de son lavé, est insipide et d'une digestion très difficile. Le goût du pain sans hydrates de carbone, de *J. v. Liebig,* et dont nous avons parlé plus haut, n'est guère meilleur. On peut également se

---

Voit et d'autres trouvèrent une augmentation dans l'élimination du sucre. Quant à nous, nous avons constaté dans un cas qu'aucune augmentation ne s'était produite après ingestion de 1 1/2 litre de lait par jour (diabète léger); dans d'autres cas, il se produisait une élévation de la glycosurie.

(2) *Hirschfeld,* Ueber eine neue klinische Form des Diabetes. Zeitschr. f. klin. Med., Bd. 19.

(3) Dans la publication de *Weiss,* Kefir (Klin. Zeit- und Streitfragen, 1890, Nr. 10) se trouve cette courte remarque : « Le diabétique ne supporte pas le kéfir ». Pourquoi? il ne le dit pas. A priori, on croirait le contraire. Nous ne possédons pas d'observations personnelles à ce sujet.

servir des biscuits à l'inuline, mais le prix en est si élevé qu'une application générale est impossible. *Külz* a également proposé de préparer du pain à l'aide de la fécule de mousse (lichénine); mais il n'a pu lui-même recueillir d'observations au sujet de l'usage de ce pain dans le diabète. Le pain d'amandes, de *Pavy*, peut être considéré comme presque complètement dépourvu d'hydrates de carbone; mais son goût ne plaît pas à la plupart des personnes. La même remarque s'applique au pain préparé avec les graines germées de froment, ainsi qu'au pain préparé avec les fèves de Soja, recommandé récemment par *Dujardin-Beaumetz* et qui, du reste, n'est pas dépourvu d'hydrates de carbone. Le pain de gluten ordinaire, ainsi que les biscuits au gluten, renferment également des quantités assez notables d'hydrates de carbone (p. 450).

Toutefois, *Woltering*[1] recommanda, au lieu du pain ordinaire, un pain préparé avec l'aleuronate de *Hundhausen* et une poudre à cuire. De fait, ce pain, lorsqu'il est bien préparé, possède un goût agréable; comme il ne renferme que 3 % (?) d'hydrates de carbone, il est certainement préférable aux biscuits et au pain de gluten du commerce. Au diabétique qui décompose encore une certaine quantité d'hydrates de carbone, on peut également recommander avec avantage le pain, dont le goût est agréable, qui se prépare à l'aide d'aleuronate et d'un peu de farine de froment. *Ebstein*[2] donne les formules pour faire un pain blanc et un pain bis contenant 27.5 % d'albumine, ainsi que pour du pain contenant 50 % d'albumine dans la substance sèche, la pâte étant préparée avec du lait ou de l'eau. Le rapport de l'aleuronate à la farine de froment ou à la farine de seigle est respectivement de 1 : 4 et de 1 : 1[3].

En ce qui concerne les stimulants, on peut permettre les spiritueux peu riches en alcool tels que le bordeaux, le moselle; souvent même on ne pourrait s'en passer. Leur usage ne détermine pas une augmentation de la glycosurie; *Külz* observa même une diminution dans un cas. Par contre, les vins sucrés, le champagne, les liqueurs et la bière doivent être sévèrement défendus. On peut permettre le café et le thé demi-forts aux personnes qui en ont l'habitude, mais elles le prendront sans sucre de canne, de sucre de raisin ou de sucre de lait. On pourrait les

---

(1) *Woltering*, Allg. med. Centralztg, 1888, p. 1221.

(2) *Ebstein*, Vorschriften für Herstellung eines eiweissreichen Brodes im eigenen Hause. Deutsche med. Wochenschr., 1893, Nr. 18.

(3) Ces spécialités de pain se fabriquent à Teplitz, à Dresde (Fromme), le pain d'aleuronate se fait à Potsdam *(Gericke)*. Le pain de gluten recommandé par *Ebstein*, qui est riche en albumine (environ 30—50 %), et relativement pauvre en hydrates de carbone a été jugé de divers côtés, en général, d'une manière plutôt favorable; toutefois, des praticiens expérimentés, tels que *Schmitz*, se prononcent contre son usage. D'après *Seegen*, le pain d'amandes se prépare de la manière suivante : dans un mortier en fer on broie 125 gr. d'amandes douces, pelées, en poudre aussi fine que possible. La poudre ainsi obtenue est mise dans un filtre de lin et tenue pendant 1/4 d'heure dans de l'eau bouillante légèrement acidifiée par du vinaigre. On y ajoute ensuite 3 onces de beurre et deux œufs, le jaune de 3 œufs, du sel et on mélange intimement. Puis on y ajoute le blanc de 3 œufs battu en neige. Le tout est mis dans un moule, est recouvert de beurre fondu et cuit à un feu doux. — *Bouchardat* recommande le « pain de gluten et légumine » préparé avec la farine de haricots, celle-ci renfermant plus d'albumine végétale que la farine ordinaire.

sucrer à l'aidè de la lévulose ou de la mannite; mais le pouvoir édulcorant de la lévulose est minime et la mannite fermente très facilement dans le tube digestif et provoque de la diarrhée.

La plupart des diabétiques emploient actuellement comme édulcorant certains composés de la série aromatique qui possèdent un pouvoir sucrant intense; mais à la longue, la saveur de ces substances détermine facilement de la répugnance; comme ce ne sont pas des hydrates de carbone, elles n'ont évidemment pas d'influence sur l'élimination du sucre. Parmi ces composés, se trouvent la saccharine (benzolsulfinide), la dulcine(paraphénétolcarbamide)et une substance introduite dans le commerce par la société « Actiengesellschaft für Anilinfabrication » sous le nom de glucine, dont o.o3 gr. suffisent amplement pour sucrer une grande tasse de café noir. La dulcine et la glucine ont également été essayées chez nos malades et se sont montrées inoffensives pour les doses nécessaires, soit jusqu'à o.5 gr. par jour. *v. Mering* signale une action nuisible chez les animaux pour des doses supérieures à celles qu'on emploie chez l'homme. La boisson préférée sera la bonne eau de source ou l'eau de puits; toutefois, malgré la soif généralement intense, les malades ne la boiront toujours qu'en quantité modérée, au risque, sinon, de provoquer de la dyspepsie. On peut également permettre l'eau de Seltz, les eaux alcalines, les eaux de Giesshübler, du Harz, ainsi que la glace en petits morceaux; l'eau de Carlsbad et de Vichy augmente la tolérance pour les hydrates de carbone.

Au moment où le malade entre en traitement, on doit tout d'abord établir s'il utilise encore les hydrates de carbone et, le cas échéant, jusqu'à quel degré. Dans ce but, on le soumet d'abord à un régime complètement dépourvu d'hydrates de carbone, parfois même on le fait jeûner pendant un jour; on dose le sucre éliminé dans ces conditions et on tranche ainsi la question capitale, à savoir, existe-t-il un diabète léger, moyen ou grave (p. 563). Même lorsqu'on a affaire à la forme légère, on doit répéter de temps en temps cette expérience afin de surveiller la marche de la maladie; la chose devient évidemment superflue lorsqu'on dose régulièrement le sucre des urines. Toutefois, aux dires de *Naunyn,* des périodes répétées de régime sévère à la viande, etc., éventuellement avec une intercalation d'un jour de jeûne, exerceraient par elles-mêmes une influence favorable sur le diabète. Sous le régime mixte consécutif, la glycosurie serait moins forte, de sorte que le sucre serait brûlé en plus grande quantité. Toutefois, cette influence est loin d'être la règle et dépend probablement, soit de conditions individuelles, soit de la gravité de la maladie.

Suivant la tolérance que présente le diabétique pour les hydrates de carbone, on détermine ensuite son régime. Présente-t-il de la dyspepsie, du catarrhe stomacal, on devra opérer très lentement la transition au régime d'albumine et de graisse; on devra également, dans ce cas, préparer les aliments de manière à les rendre aussi digestes que possible (rôti râpé, jambon râpé, œufs dans la soupe, etc.)

Le diabète des vieillards comporte en lui-même un pronostic moins défavorable; outre l'albumine et la graisse, on peut fréquemment permettre des quantités moyennes d'hydrates de carbone sous forme de pain blanc, de biscuit, de bouillie au riz. Par contre, le diabète des enfants et des individus jeunes impose un pronostic défavorable; on devra aussitôt que possible instituer le régime d'albumine et de graisse.

Quelle que soit la gravité du diabète, il est absolument indiqué de vivre d'une façon très régulière, de prendre ses repas à heures fixes, de manger lentement, d'éviter tout repas trop copieux. On doit insister particulièrement sur ces prescriptions, car la plupart des diabétiques, poussés par leur faim intense, ont de la tendance à manger trop souvent, trop rapidement et de trop grandes quantités; en outre, beaucoup de diabétiques ont les dents cariées et risquent ainsi de mâcher insuffisamment les aliments.

Il n'est pas facile d'introduire de la variété dans le régime du diabétique, surtout lorsqu'il doit observer l'abstinence la plus complète pour les hydrates de carbone; et, pourtant, cette variation s'impose afin que le malade mange avec quelque satisfaction, qu'il n'éprouve pas la répugnance causée par une éternelle motonie et qu'il ne soit pas tenté de commettre des transgressions. Aussi, ne croyons-nous pas superflu de signaler ici un petit livre édité chez *Bergmann* à Wiesbaden (1895) sous le titre : « Die jahrelange Pflegerin » d'un diabétique; on y trouve des menus pour toute une année ainsi que 20 recettes pour la préparation du pain à l'aleuronate et d'aliments farineux.

Parmi les nombreux tableaux diététiques se rapportant au régime des diabétiques, contentons-nous de signaler ceux de *Dickinson;* nous les reproduisons avec la modification de *Naunyn*[1] et quelques additions plus récentes.

Aliments permis :	Boissons permises :	Aliments défendus :
Viande fraîche sans exceptions.— Viande salée, viande fumée, si elles ne sont pas préparées avec du miel et du sucre. — Volaille de toutes sortes. — Poisson frais et fumé. — Lard. — Œufs et plats aux œufs, s'ils sont préparés sans farine. — Soupe faite sans farine et sans condiments défendus. — Suc non sucré. — Saindoux et huile, beurre, fromage, fromage à la crème, crème, caillé. — Légumes verts cuits : choux-fleurs, épinards, brocoli, choux rouges, choux-raves, topinambour, crosnes (tubercules de Stachys affinis), scorsonères, princesses (Phaseolus vulgaris), haricots verts et pointes vertes d'asperges, champignons, concombres, cornichons. — Légumes verts crus : laitue, cresson d'eau, endives, salade pommée, raifort (?) — Pain de gluten, d'aleuronate, de son, d'amandes. — Amandes, noix, condiments.	Eau, eaux alcalines, eau de Seltz et toutes les eaux minérales. — Thé, café, cacao. — Tous les spiritueux non sucrés : bière amère (?), cognac, rhum, whisky, sherry (dry), bordeaux, bourgogne, chablis, rhin, moselle (à part les vins de première marque qui renferment souvent du sucre). — Le lait est supporté d'une façon variable et on devrait, dans chaque cas en particulier analyser son influence sur la glycosurie. Il en est de même pour le lait centrifugé, ou lait gras, qui peut être recommandé vu sa grande richesse en graisse; tel est encore le cas pour le kéfir et pour le koumis.	Sucre, miel. — Farine et pain ordinaire. — Aliments farineux. — Riz, gruau, arrow root, sagou, tapioca. — Farine d'avoine et d'orge. — Légumes racines : carottes, navets, bettes, oignons, radis, céleri, rhubarbe, pois, chataignes.— Tous les fruits doux et conserves de fruits.— Lait, petit lait, lait écrémé, chocolat. — Bière, champagne, vin mousseux et limonade. — Vin de Porto, madère, et autres vins sucrés ou liqueurs.

___

(1) *Volkmann's* Sammlung, Nr. 349, 1889.

Les prescriptions diététiques de *Cantani*[1], *Pavy*[2], *Seegen*[3], *Dujardin-Beaumetz, Ebstein*[4], etc., sont basées sur les principes indiqués ci-dessus, tout en comprenant à des degrés divers le régime exclusivement carné. Ainsi que nous le disions déjà plus haut, nous estimons qu'il n'est pas possible de formuler une fois pour toutes un régime déterminé, nettement circonscrit, qui constitue toujours une alimentation rationnelle pour le diabétique.

Il est de la plus haute importance de ramener très lentement le malade à une nourriture contenant de la fécule, lorsque, à la suite d'un régime déterminé, exempt d'hydrates de carbone, le sucre a disparu depuis longtemps, 8—12 semaines au moins. Cette transition se fera sous le contrôle répété d'analyses de l'urine et en ajoutant peu à peu des légumes légers (c'est-à-dire renfermant peu d'hydrates de carbone); on passera plus tard aux pommes de terre, au riz, aux légumineuses et enfin aux fruits frais, etc.

Cures de koumis contre le diabète.

On lit et on entend souvent dire que les cures de koumis sont employées avec avantage contre le diabète. En examinant cette question de plus près, on constate que les auteurs qui prônent ce moyen ne signalent pas eux-mêmes de résultats favorables.

C'est ainsi que *Stahlberg*[5] déclare n'avoir pas fait d'observations personnelles; *Herzenstein*[6] propose l'emploi du koumis en se basant sur une simple vue théorique, et *Karrik*[7] recommande également d'en faire l'essai parce que *Cantani* signale avoir obtenu de bons résultats par le traitement à l'acide lactique.

Obésité.

L'obésité que nous considérons et que nous combattons comme une maladie, est considérée par les peuplades non civilisées ou qui ne le sont qu'à demi, comme un état désirable vers lequel on doit tendre. En Polynésie, elle est fréquemment le signe distinctif des chefs; à Hawaï elle est considérée comme une marque de beauté, même parmi le sexe féminin. Les Ovambos, en Afrique, n'élisent comme chefs que des personnes obèses; les Wagogos, autre peuplade de ce même continent, considèrent l'embonpoint comme quelque chose de sacré. Chez toutes ces peuplades, on provoque d'ordinaire volontairement cet état d'embonpoint par un engraissement méthodique. Dans ce but, on se sert, en général, de lait et de bouillies au lait. Il en est surtout ainsi à Karagwah et à Unyoro, où, dès leur tendre jeunesse, les filles sont engraissées de force à l'aide de cette nourriture. Dans ce même but, les Maures emploient le lait de chameau additionné de kuskus et les Indiens se servent de la boisson appelée Ghi[8].

Chez les peuples civilisés, au contraire, l'état d'embonpoint est considéré comme disgracieux dès qu'il dépasse une certaine limite inférieure, et considéré comme une maladie dès qu'il franchit une certaine limite supérieure. La médecine en fait également un

---

(1) *Cantani*, Spec. Path. u. Ther. der Stoffwechselerkr., I, 1880, Diabetes mellitus, trad. all. par *Hahn*, et *Cantani*, Ber. über den 10. intern. med. Congress.
(2) *Pavy*, A treatise on food and dietetics.
(3) *Seegen*, Der Diabetes mellitus, 3. Aufl., Berlin, 1893.
(4) *Ebstein*, Die Zuckerharnruhr, ihre Theorie und Praxis, Wiesbaden, 1887.
(5) *Stahlberg*, Der Kumys und seine phys. und ther. Wirkung, 1880.
(6) *Herzenstein*, Die Kumysanstalten der Wolgaufer, 1880.
(7) *Karrik*, Ueber den Kumys, 1881 (Dans le « Wratsch », 1881). — Voir aussi *Stange*, Ueber Kumyscuren, dans *v. Ziemssen's* Handb. der allgem. Ther., I, 1, p. 374, 384 et 391.
(8) D'après *C. Haberland*, dans le Globus, 1878, Bd. 34, p. 189.

état pathologique dès que l'accumulation de la graisse, dépassant une certaine moyenne, provoque ainsi des troubles de la santé, un affaiblissement du pouvoir fonctionnel et une diminution des plaisirs de la vie.

Nous établissons une distinction entre l'embonpoint pléthorique et l'embonpoint anémique, entre la simple accumulation de graisse et l'accumulation de graisse avec dégénérescence concomittante, c'est-à-dire dégénérescence graisseuse des organes.

Les causes de l'obésité sont loin d'être toujours les mêmes. Comme causes prédisposantes, citons la tare héréditaire, facteur indéniable ; ensuite, l'âge (celui de 1—2 ans, ainsi que 45 ans et au delà), le sexe (le sexe féminin surtout) et le tempérament (les individus sanguins ne deviennent jamais obèses, les phlegmatiques le deviennent plus facilement). La principale cause déterminante est le mode d'alimentation, l'usage habituel d'une quantité excessive de substances nutritives, surtout d'hydrates de carbone, comme aussi de graisse, et également l'usage de spiritueux, surtout de bière ; comme cause déterminante accessoire, citons le défaut d'exercice, les mouvements musculaires constituant une cause de destruction de la graisse dans l'organisme. On observe, enfin, encore un dépôt excessif de graisse à la suite de pertes considérables de sang, et, d'une manière générale, à la suite de maladies aiguës graves.

D'après ces faits, la diététique doit jouer un rôle très important comme agent préventif et curatif de l'obésité. Si l'on veut comprendre les principes de l'alimentation qui doivent être suivis dans le traitement de cet état, il nous paraît indispensable d'avoir à l'esprit la physiologie de la formation de la graisse et de la destruction de cette substance au sein de l'organisme de l'animal ou de l'homme.

L'exposé détaillé de ces diverses questions ayant déjà été fait précédemment (p. 53 et suiv.), nous nous bornerons ici à rappeler les principaux points de cette étude :

1º La graisse de l'organisme peut provenir de la graisse et des hydrates de carbone, peut-être même indirectement de l'albumine.

2º De toutes les graisses, c'est celle ingérée comme telle qui oppose le plus de résistance à la combustion ; elle persiste le plus longtemps dans l'organisme *(Voit)*.

3º Les hydrates de carbone s'oxydent en général très rapidement ; ils ne se déposent partiellement sous forme de graisse que lorsqu'ils sont ingérés continuellement en grande quantité et en même temps que des quantités suffisantes d'albumine.

4º Pendant le travail, on consume une quantité notablement plus grande de graisse sans que la décomposition de l'albumine augmente, tandis qu'on épargne de la graisse pendant le sommeil.

5º La graisse qu'on ingère ou qui préexiste dans l'organisme protège l'albumine et diminue la destruction de celle-ci.

Toute cure contre l'obésité doit d'abord avoir pour but de diminuer la teneur en graisse de l'organisme en réduisant la graisse et les hydrates de carbone dans la nourriture ; mais en même temps, et c'est un impérieux devoir, elle doit conserver à l'organisme une richesse suffisante en albumine, substance inséparable du fonctionnement régulier et de la force de l'organisme. En outre, la nourriture sera choisie de manière à pouvoir être prise pendant plusieurs années sans qu'on dut imposer aux patients de trop grands sacrifices.

Les moyens et les voies qui conduisent à ce but sont de nature variable ; de tout temps, une foule de propositions ont été formulées et discutées[1]. Toutes présentent le défaut d'être trop schématiques et de ne pas tenir un compte suffisant du fait que les échanges nutritifs d'une personne à dégraisser varient continuellement au

---

[1] Voir à ce sujet l'exposé complet et critique de *Leebisch,* Ueber die neueren Behandlungsweisen der Fettleibigkeit, Wiener Klinik, 1887.

cours de la cure et que le régime doit être adapté à ces modifications nutritives.

La méthode la plus ancienne est celle de *Harvey*[1], qui l'appliqua sur un malade du nom de *Banting* et appelée, pour cette raison, tout simplement du nom de cure de Banting; dans cette cure, il y a exclusion complète, ou du moins dans une mesure considérable, de la graisse et des hydrates de carbone, en même temps qu'on y augmente la ration d'albumine; son but est ainsi de contraindre l'organisme à consumer la graisse emmagasinée.

Le régime de *Banting* était le suivant :

Déjeuner : 8—10 demi-onces de bœuf ou de mouton, du poisson ou du jambon, avec une grande tasse de thé sans lait ni sucre, avec un peu de biscuit ou 2 demi-onces de pain grillé non beurré;

Dîner : 10—12 demi-onces de viande (mais pas de viande de porc) ou de poisson (exclusion de saumon, d'anguilles et de hareng) avec des légumes verts; 2 demi-onces de pain grillé, un peu de gibier ou de volaille et de la compote aux fruits; comme boisson, 2—3 verres de bordeaux ou de xérès ou de madère (pas de champagne, pas de porto, pas de bière).

Goûter : 4—6 demi-onces de fruits, avec 1—2 biscuits et une tasse de thé sans lait ni sucre;

Souper : 4—6 demi-onces de viande ou de poisson et 1—2 verres de vin rouge. Avant d'aller dormir, parfois un grog au rhum ou à l'eau-de-vie.

Le régime de *Vogel* n'est pas aussi rigoureux, il comprend :

1er Déjeuner : Café sans lait ni sucre (ou seulement très peu de l'un et de l'autre), un peu de pain grillé ou du biscuit.

2d Déjeuner (seulement pour les grands mangeurs) : 2 œufs à la coque, un peu de jambon ou de rôti, une tasse de thé ou un verre de bordeaux.

Dîner : Une assiette de bouillon faible, de la viande maigre, des légumes verts, de la compote, quelques pommes de terre, du pain, un peu de vin rouge.

Goûter : Une tasse de café noir.

Souper : Une assiette de bouillon ou une tasse de thé, un peu de rôti froid ou du jambon ou des œufs, de la salade, du pain.

Ce régime qui s'accomode mieux avec la cuisine allemande et qui concorde dans ses grandes lignes avec celui de *Banting* est moins précis que ce dernier. D'après *Vogel,* il n'est pas nécessaire de supprimer complètement les hydrates de carbone et la graisse; les grandes quantités seraient seules nuisibles.

Le régime d'*Oertel*[2] est constitué comme suit :

Matin : Café 120 c.c., pain blanc 35 gr., lait 30 c.c., sucre 5 gr.
Midi : Soupe pas ou jusque 100 c.c., viande 200 gr., salade 25 gr. ou légumes 50 gr., pain 25 gr. et fruits 100 gr., (plats farineux 100 gr.).
Après-midi : Café 100 c.c., lait 25 c.c., sucre 5 gr., eau 50—100 c.c.
Soir : Vin 187 c.c. (vin de Pfalz), eau 50 c.c., 2 œufs, viande 150 gr. salade 25 gr., (fromage 10 gr., pain 25 gr., fruits 100 gr.).

Cette ration renferme : 156,7 gr. d'albumine, 22 gr. de graisse, 71.5 gr. d'hydrates de carbone, 938 c.c. d'eau.

En outre :
Matin : Café 120 c.c., pain blanc 35—70 gr., lait 30 c.c., sucre 5 gr., beurre 12 gr.
Midi : Vin 187 c.c. (eau 150), soupe 0—100 c.c., poisson 100 gr., bœuf 200 gr., salade verte 50 gr., plat farineux 100 gr., fruits 100 gr., pain 25 gr.
Après-midi : Café 100 c.c., lait 20 c.c., sucre 5 gr., eau 100 c.c.
Soir : Vin 250 c.c. (eau 200), caviar 12 gr., fromage 15 gr., pain 25 gr., 2 œufs, poisson fumé 16—18 gr., fruits 100 gr., beafsteak 105 gr. ou gibier 150 gr., ou volaille 105 gr.

Cette nourriture renferme :

170 gr. d'albumine,	114 gr. d'hydrates de carbone,
44 » de graisse,	1300 c.c. d'eau.

Le régime d'*Oertel* se distingue, par conséquent, par sa richesse en albumine, par sa teneur limitée en graisse et surtout en hydrates

(1) *Banting*. Letter on corpulence, London, 1864.
(2) *Oertel*, Handb. der allg. Ther. der Kreislaufstörungen, 1884, p. 127.

de carbone, et par sa teneur très faible en eau. En outre, après avoir indiqué les rations ci-dessus, *Oertel* ajoute qu'en cas d'obésité ne s'accompagnant pas de troubles circulatoires, on doit diminuer encore notablement l'absorption d'eau. En tout cas, plus que d'autres auteurs, il attache de l'importance à la diminution de l'ingestion d'eau.

Le régime d'*Ebstein*[1] se distingue surtout de ceux que nous avons signalés jusqu'ici en ce qu'il renferme une quantité notable de graisse et des quantités moindres d'albumine; il concorde avec les autres régimes en ce que les hydrates de carbone y sont considérablement réduits. Il comprend :

Déjeuner : à 7 1/2 h., en été à 6 1/2 h., une grande tasse de thé noir (250 c.c.) sans lait ni sucre, 50 gr. de pain blanc ou du pain grossier grillé et beaucoup de beurre.

Dîner : à 2—2 1/2 h., soupe (souvent avec la moelle des os), 120—180 gr. de viande grasse avec sauce grasse, légumes en quantité modérée, surtout des choux et des légumineuses, pas de pommes de terre. Comme dessert, un peu de fruits. Comme compote : de la salade ou un peu de fruits cuits sans sucre ; comme boisson : 2—3 verres de vin blanc.

Souper : à 7 1/2—8 h., une tasse de thé noir sans lait ni sucre, un œuf, ou du rôti gras ou du jambon avec graisse, du cervelas, du poisson frais ou fumé, 30 gr. de pain blanc avec beaucoup de beurre, de temps en temps un peu de fromage et des fruits frais.

Telle était la ration moyenne dans un cas déterminé. *Ebstein* lui-même demande qu'on individualise soigneusement le régime et surtout à ce qu'on applique la cure, non pas brusquement, mais très lentement. D'après lui, la moyenne journalière appropriée est de 60—100 gr. de graisse, 80—100 gr. de pain, 215—275 gr. de viande.

Le régime des jockeys, est, d'après *Pavy*[2], le suivant (training diet) :

Matin à 8 h. : Viande maigre, croûte de pain ou oignons, avec une tasse de thé.

Midi : Viande avec pain, le plus souvent pas de légumes, en outre une pinte de bière.

Soir : Viande (froide) et pain, un peu de salade ou de compote avec une pinte de bière.

Si l'on compare les 3 cures principales de désengraissement[3], celle de *Harvey* (cure de *Banting*), celle d'*Oertel* et celle d'*Ebstein,* on arrive, en ce qui concerne leur richesse en principes nutritifs, au résultat suivant.

Le régime de *Harvey* renferme par jour :

Albumine	Graisse	Hydrates de carbone
170—180 gr.	7.5 gr.	80—85 gr., au total, environ 1150 cal.

Le régime d'*Oertel* renferme par jour :

Albumine	Graisse	Hydrates de carbone
156 ou 170 gr.	22 ou 43.5 gr.	71 ou 114 gr., au total, 1560 cal.

Le régime d'*Ebstein* renferme par jour :

Albumine	Graisse	Hydrates de carbone
105 gr. env.	60—100 gr.	45—50 gr., au total, 1400 cal.

Par conséquent, les trois formes de régime ont ceci de commun qu'elles donnent aux patients beaucoup moins de calories que l'homme normal en a besoin ; c'est donc manifestement une cure d'inanition à laquelle l'organisme ne pourrait résister à la longue. En outre, ainsi que nous le disions déjà, toutes trois ont ceci de commun, qu'elles réduisent considérablement la quantité des hydrates de carbone. Le régime d'*Ebstein* pousse ce principe le plus loin, tandis que ceux de

(1) *Ebstein*, Die Fettleibigkeit und ihre Behandlung, 1881.

(2) *Pavy*, Diet for training, dans : a treatise on food and dietetics, 1875.

(3) La méthode de *Kisch* consiste essentiellement en une cure d'eau minérale accompagnée de nombreux exercices musculaires (Article : « Fettsucht » dans *Eulenburg's* Real-Encyclopädie).

Harvey et d'*Oertel* admettent un peu plus de ces substances. La graisse est le moins bien représentée dans le régime de *Harvey*; elle l'est le mieux dans le régime d'*Ebstein*. Ce dernier régime, par contre, renferme beaucoup moins d'albumine[1] que les deux autres; il ne renferme pas même, au total, la quantité d'albumine qui est nécessaire pour conserver le pouvoir fonctionnel à un homme normal se livrant au travail. On doit désapprouver certainement cette pauvreté en albumine, quoique, ou plutôt parce qu'on doit tenir compte ici des dispositions individuelles. En effet, la plupart des personnes obèses appartiennent aux classes aisées et ont pendant de longues années ingéré des quantités d'albumine supérieures au besoin moyen. De là, la nécessité d'évaluer la ration d'albumine pendant la cure à un chiffre plus élevé que le fait *Ebstein*. Une preuve plus démonstrative encore résulte de la considération suivante : l'obèse ne reçoit par sa nourriture, même d'après *Ebstein*, qu'une partie du carbone dont il a besoin; il doit couvrir le reste en puisant dans sa propre réserve de carbone, soit à sa graisse et à son albumine. L'ingestion de l'albumine ne peut donc pas être réduite. Par conséquent, il peut y avoir un véritable danger à diminuer rapidement la ration en cette substance, ce que d'ailleurs *Ebstein* évite, à ce qu'il paraît. Il serait donc plus grave encore de prescrire ce régime relativement pauvre en albumine à tout obèse indistinctement, même aux obèses anémiques.

Ainsi que nous l'avons déjà dit, la méthode d'*Oertel* diffère des autres, surtout en ce qu'elle ne permet qu'une faible quantité de liquide. Gagne-t-elle pour cela en efficacité ou non? On peut peut-être dire qu'il est éminemment probable que la diminution de l'absorption d'eau favorise le désengraissement. *Ebstein* lui-même[2] concède ce point, et *Baelz*[3] le confirme par des observations faites au Japon. On ne peut, jusqu'à présent, donner une explication absolument satisfaisante du mode d'action de cette déshydratation de l'organisme. *Oertel* lui-même incline à admettre que la réduction de la quantité d'eau active la circulation et s'oppose ainsi au dépôt de la graisse; d'autre part aussi, à mesure que la quantité de sang diminue, il se produit une atrophie des petits réseaux vasculaires. Disons ici en passant qu'il paraît utile, ainsi que l'a fait remarquer *Henneberg*[4], de donner aux obèses la boisson à l'état froid.

Enfin, les méthodes de *Harvey*, d'*Oertel* et d'*Ebstein* ont de commun une diminution considérable des boissons alcooliques. Cette mesure est en harmonie parfaite avec nos connaissances actuelles sur l'étiologie de l'obésité et sur l'action des spiritueux, surtout de la bière. Toutefois, lorsque l'on a affaire à une forme anémique, il peut n'y avoir aucun danger, au contraire, il peut y avoir utilité manifeste à donner un peu plus de vin ainsi que du bouillon concentré.

D'ailleurs, l'expérience a appris qu'on peut par ces trois méthodes entreprendre avec succès la cure de l'obésité; mais, d'autre part, chacune d'elles peut causer des accidents désagréables ou des suites fâcheuses, telles que de la faiblesse musculaire et cardiaque, des accès de vertige, des troubles digestifs, de l'insomnie, de la dépression générale. On a attribué ces accidents à l'appauvrissement en albumine qui survient en même temps que la diminution de graisse; il y a quelques années déjà, I. *Munk*[5] a exposé dans un article critique les principes fondamentaux que nous avons inscrits en tête de notre étude et dans lesquels la pratique nous a confirmés depuis plusieurs années, à savoir, que le régime doit être modifié au cours de la cure à mesure que la destruction de l'albumine s'accroît par suite de la disparition de la graisse. Ce n'est que dans ces derniers temps qu'on a étudié avec des méthodes exactes l'échange nutritif de l'albumine. *Hirschfeld*[6], faisant des recherches sur 7 personnes obèses, constata qu'en 140 jours elles avaient perdu 15.9 kgr. dont 72 %, soit 11.5 kgr., étaient représentés par de la chair musculaire. Par contre, *v. Noorden* et *Dapper*[7] seraient parvenus chez 4 individus à provoquer une

---

(1) Pour ce motif, G. *Sée* y ajoutait de la peptone et de la gélatine.
(2) Verhandlungen des 4. Congresses für innere Med., 1885, p. 45.
(3) Ibid.
(4) Ibid.
(5) I. *Munk*, Berl. klin. Wochenschr., 1889, Nr. 13.
(6) *Hirschfeld*, Zeitschr. f. klin. Med., Bd. 22, 1893.
(7) *v. Noorden* et *Dapper*, Ueber den Stoffwechsel fettleibiger Menschen bei Entfettungscuren, Berl. klin. Wochenschr., 1894, Nr. 24, p. 553 et Zeitschr. f. klin. Med., Bd. 23, p. 113.

perte journalière en poids de 114 gr. en moyenne, tout en maintenant leur teneur en albumine. Cette expérience fut prolongée pendant 4 semaines ; pendant 2 semaines on analysa les ingesta et les egesta. D'après eux, ce résultat favorable serait dû, en partie, à ce que le régime prescrit correspondait autant que possible au rapport habituel des substances nutritives dans la nourriture, mais surtout à la conservation du rapport de la quantité de graisse à celle des hydrates de carbone. D'autre part, se guidant sur les données fournies par les analyses journalières des échanges nutritifs, ils varièrent le régime, et en élevant la quantité d'albumine ou parfois celle des hydrates de carbone, ils rétablirent l'équilibre azoté dès que celui-ci commençait à baisser.

Pareilles analyses sur le bilan nutritif ne peuvent évidemment être exécutées dans la pratique courante. Mais les troubles subjectifs et objectifs dont nous parlions tantôt constituent un avertissement qui indique la nécessité de modifier le régime.

Il résulte de ce qui précède qu'il n'existe pas de méthode de désengraissement qui ait le privilège d'être seule exacte ; il ne serait pas juste de condamner comme inutile l'une ou l'autre des trois méthodes précitées ; il serait également irrationnel de se renfermer d'une manière exclusive et absolue dans un schéma unique. Nous pouvons ainsi considérer comme vidées les discussions nombreuses sur le mode d'action spécial de chacune de ces cures, et qui se trouvent relatées dans l'édition précédente de ce traité. En présence du choix à faire parmi ces régimes, on devra, d'ailleurs, toujours tenir grand compte du vice d'alimentation qui a causé l'obésité. Par conséquent, si la cause réside dans une absorption excessive d'hydrates de carbone, on donnera la préférence à la méthode d'*Ebstein*. Un sujet prend-il trop de graisse, on lui appliquera la cure de *Banting*. Toutefois, cette seule considération ne peut, évidemment, pas être décisive. Outre le facies général de la maladie, on devra également toujours tenir compte de l'idiosyncrasie possible du malade vis-à-vis d'une quantité abondante soit de graisse soit de viande. En général, le traitement diététique de l'obésité, comme celui de toute autre maladie, exige une individualisation rigoureuse.

Il semble, en particulier, absolument indiqué de surveiller toujours dans chaque cas les effets de la cure. Pour beaucoup d'obèses, il n'y a pas de santé sans un certain degré d'embonpoint ; ces sujets supportent très mal les cures en question. Il y a une obésité qui n'a absolument rien de commun avec le régime et les causes prédisposantes ou déterminantes : elle appartient plutôt à la constitution elle-même. Ces personnes, surtout les femmes fortes, évitent cependant scrupuleusement depuis des années et des années toutes les substances formatrices de la graisse et tout ce qui favorise le dépôt de cette substance. Rien n'est plus irrationnel que de soumettre ces personnes à une cure de désengraissement, de les envoyer à Marienbad, etc. ; loin d'en tirer du bénéfice, elles se nuisent plutôt. En général, il faudra toujours se garder d'être trop sévère et d'opérer trop rapidement la réduction de la graisse (1). Toutes les cures de désengraissement

_____

(1) Voir la discussion sur les cures de désengraissement dans le Berl. klin.

conduites rapidement constituent un grand danger; elles peuvent déterminer l'anémie, l'épuisement, la faiblesse cardiaque; on doit donc les éviter. Qu'on modifie lentement le régime, mais qu'on soit persévérant.

Nous ne pouvons nous étendre ici sur le traitement gymnastique et sur les cures d'eau et les bains.

Pour le traitement diététique de l'obésité compliquée de cœur gras et de troubles circulatoires, nous renvoyons au chapitre des maladies du cœur.

Neurasthénie.

La diététique joue un rôle des plus importants dans le traitement des névroses par épuisement. L'alimentation systématique ou cure d'engraissement (gavage) telle qu'elle a été recommandée par *Weir-Mitchell*[1] d'abord, et par *Playfair*[2] ensuite, est assurément d'une grande utilité dans cette maladie. Ce mode d'alimentation doit être associé à l'isolement du malade qu'on éloignera de son milieu habituel; on y joindra le repos au lit, le massage et l'électricité; le traitement alimentaire constitue néanmoins indubitablement la partie la plus importante de toute la cure.

Les prescriptions diététiques de la cure d'engraissement tendent pour ainsi dire à suralimenter dans une certaine mesure le malade; on administre, du moins pendant les premiers jours du traitement, plus de nourriture que les besoins subjectifs n'en réclament. De plus, le malade devra, autant que possible, utiliser un minimum de cette nourriture pour former de la chaleur et produire du travail; dans ce but, il devra rester au lit, on le soumettra au massage et à l'électricité de manière à déterminer des mouvements musculaires passifs et à activer la circulation.

On débute donc par isoler le malade et par le confier à un ou une garde-malade qui devra s'occuper pour ainsi dire exclusivement de l'alimentation et des manœuvres mécaniques indiquées; il faudra prendre soin que le garde-malade ne déplaise pas par lui même au sujet. La cure consiste ensuite pendant les premiers jours à donner toutes les 2 ou 3 heures de petites quantités de lait, jusque 1—2 litres par jour; le lait sera cru ou bouilli, écrémé ou fraîchement trait, chaud ou froid; suivant l'individualité et les goûts particuliers du malade, on pourra l'additionner ou non de diverses substances. Après 3 ou 4 jours, on passe à une nourriture plus consistante; on en administrera toutes les heures ou toutes les 2 heures de petites quantités.

A partir du 3e au 5e jour de la cure, on donne une nourriture plus substantielle qu'on administrera par intervalles de 2 heures; elle se compose de lait, de viande, de plats farineux, de beurre, de café ou de thé; on la fera prendre en quantité telle que la ration journalière atteigne 2 3/4 litres de lait, 400 gr. de viande, environ 150 gr. de légumes ou de compote, ou la quantité correspondante de pain

---

Wochenschr., 1886, Nr. 14 et suiv., ainsi que la communication de *J. Mayer* dans le Deutsch. med. Wochenschr., 1886, Nr. 10.

(1) *Weir-Mitchell*, On the use of skimmend milk etc., Philad. med. Times, 1870, 15 October.

(2) *A. Tischler*, Die systematische Behandlung der Nervosität und Hysterie, Berlin, 1883 (*Playfair*'sche Cur).

blanc, de biscuit et de beurre. Si l'estomac ne peut suffire à cet excès de travail, s'il réagit donc par un catarrhe gastrique aigu se traduisant par une langue sèche et chargée, par des éructations, du pyrosis, des douleurs stomacales et de la céphalalgie, on cessera le régime pendant quelques jours. Il faudra, dans tous les cas, veiller à ce que la défécation soit régulière.

Dans les cas favorables, l'amélioration se manifeste déjà dès la 2e—3e semaine. Après la 4e—5e semaine, les malades peuvent quitter le lit et essayer de marcher. A mesure que l'amélioration progresse, on diminue insensiblement les séances de massage et d'électrisation jusqu'à les supprimer finalement. Il vaut mieux interrompre complètement la cure si endéans le temps indiqué aucun revirement vers la santé ne vient à se produire.

Citons comme exemple le régime auquel fut soumise une jeune fille de 16 ans, depuis le 5 décembre 1890 jusqu'au 25 janvier 1891 et qui, au début de la cure, était un véritable squelette. Nous reproduisons le régime pour 3 jours, à des périodes différentes de la cure, et nous faisons remarquer que la transition de l'un à l'autre fut graduelle[1].

Pendant ce temps, le poids du corps s'éleva de 25.6 kgr. à 33.5 kgr., et la désassimilattion azotée de 37.2 gr. d'albumine à 124.1 gr. Après cessation de la cure, la malade gagna encore et atteignit un état normal à tout point de vue.

		5 décembre 1890	25 décembre 1890	25 janvier 1891
7	h. :	1 tasse de cacao avec 1 œuf cru, 250 gr. de lait, 20 » de biscuit.	1 tasse de cacao avec œuf, 500 gr. de lait, 20 » de biscuit.	1 tasse de cacao avec œuf, 500 gr. de lait, 25 » de biscuit.
9½	»	30 » de viande hachée, 1 verre de bordeaux avec 1 œuf cru.	75 » de viande hachée, 1 verre de bordeaux avec œuf.	75 » de viande hachée, 1 verre de bordeaux avec œuf.
11	»	250 gr. de lait avec cognac, 10 gr. de cakes.	250 gr. de lait avec cognac, 20 gr. de cakes.	250 gr. de lait avec cognac, 10 gr. de cakes.
1	»	45 » de viande hachée, 1 pomme de terre, 1 cuillerée de légumes en purée.	170 » de viande hachée, 180 gr. de purée de pommes de terre, 160 gr. de compote aux pommes, 170 gr. de purée de pois, 150 gr. de dessert, ½ verre de vin.	200 » de viande (rôti), 170 » de purée de pommes de terre, 180 gr. de compote aux pommes, 170 gr. de macaroni, 70 » de dessert, 1 verre de cidre.
4	»	250 gr. de lait, 20 » de biscuit.	250 gr. de lait, ½ tasse de café, 20 gr. de biscuit.	500 gr. de lait, ½ tasse de café, 20 gr. de biscuit.
7	»	200 » de soupe aux légumineuses.	200 » de soupe aux céréales, 30 gr. de viande hachée.	200 » de soupe à l'avoine, 30 gr. de viande hachée.
9	»	250 gr. de lait avec cognac, 10 gr. de cakes.	250 gr. de lait avec cognac, 10 gr. de cakes.	500 gr. de lait avec cognac, 10 gr. de cakes.

(1) *Ewald*, Klinik der Verdauungskrankheiten, II, 3. Aufl., p. 557.

Mitchell ne vit jamais survenir une augmentation en poids au début de la cure, mais bien plus tard; il n'observa la diarrhée que dans les cas où le lait n'était pas bien supporté; en général, il survint plutôt de la constipation.

L'effet est absolument éclatant dans de nombreux cas d'hystérie et de neurasthénie graves. C'est ce que confirment *Binswanger* et *Burkart*[1]. *Ewald* et *Leyden*[2] signalent également d'excellents résultats. Comme contre-indication de la cure de *Mitchell,* on doit considérer les états de fonctionnement trop anormal du cerveau, aussi bien dans le sens de la dépression[3] que dans le sens de l'excitation, à moins qu'il ne s'agisse d'une anémie intense; elle est également contre-indiquée dans l'hystérie accompagnée de vomissements incoercibles et dans les névralgies viscérales résultant d'une affection du sympathique. Nous avons dit plus haut que cette cure ne réussit pas toujours dans la dyspepsie nerveuse.

Épilepsie.

L'expérience apprend que s'il existe une prédisposition héréditaire à l'épilepsie, son apparition peut être favorisée par une vie irrégulière, l'ivrognerie, l'usage de spiritueux et de tabac fort; elle apprend encore que ces mêmes facteurs exercent très souvent une action nuisible sur la maladie déjà établie, car ils augmentent la fréquence et l'intensité des accès. Il est donc absolument indispensable de prescrire un régime sévère aux sujets épileptiques ou qui sont prédisposées à le devenir. Ces personnes devront avant tout mener une vie très régulière, éviter toute débauche, et spécialement tout excès de table. Elles devront, en outre, s'abstenir de tout spiritueux, de café, de thé et d'épices fortes. Toutes ces substances excitent le système nerveux, causent le plus grand tort à ces malades, ou bien, comme les spiritueux, provoquent des congestions cérébrales, ce qu'on doit également éviter aux épileptiques. S'il existe des symptômes d'anémie, on devra les combattre par une nourriture douce mais substantielle, c'est-à-dire riche en albumine et très digestible; on peut, dans ce but, particulièrement recommander les cures méthodiques au lait. Même dans ce cas, on défendra les stimulants alcaloïdiques ainsi que les spiritueux.

Pour le traitement diététique d'autres maladies nerveuses et des maladies mentales, nous renvoyons aux publications suivantes: *A. Hirschfeld,* Diätetik für Nervenkranke, 1879. *Eyselein,* Tisch für Nervenkranke, 1882. *Beard,* Diät f. Nervenkranke, dans *Rockwell,* Sexuelle Neurasthenie, 1885. *Mendel,* Progressive Paralyse, p. 289, 312. *Fränkel,* Zeitschr. für Psychiatrie, 36, 1. Handbuch d. spec. Ther. inn. Krankh., 1896, Bd. 5, Abth. VIII.

Carcinome.

Le régime des carcinomateux doit soutenir et réconforter; il sera réglé surtout sur l'état général du sujet et d'après le pouvoir fonctionnel du système digestif. Les principes généraux qu'on peut

---

(1) *Burkart. Volkmann's* Sammlung klin. Vorträge, Nr. 245.
(2) *Leyden,* D. med. Wochenschr., 1886, Nr. 14.
(3) *Weir-Mitchell* lui-même fait exception pour la mélancolie.

formuler pour ces cas ont été exposés au chapitre de l'alimentation des affections gastro-intestinales ; nous y renvoyons le lecteur.

A diverses reprises déjà, on a émis l'idée que l'apparition du carcinome était influencée par un régime spécial, à savoir par l'usage de fortes quantités de viande. Cet aliment a été particulièrement accusé parce que le carcinome, comme on sait, est beaucoup plus rare chez les herbivores que chez les carnivores ; ensuite, on a recueilli des observations d'où il semble résulter que le carcinome est plus fréquent chez les races qui se distinguent par une forte consommation de viande. On a saisi ce prétexte pour recommander le régime végétarien comme moyen prophylactique et thérapeutique contre le carcinome. Quoique se basant sur d'autres considérations, *Beneke*[1] arrive également à recommander un régime qui, sans être exclusivement végétarien, exclut cependant d'une manière presque complète les viandes, donnant de loin la préférence aux aliments végétaux. D'après *Beneke*, les cellules du tissu carcinomateux sont riches en cholestérine, substance qui se formerait aux dépens des albuminates qui sont d'ordinaire accompagnés de phosphates alcalins ou terreux. Or, *Beneke* considère comme possible d'arrêter la prolifération des cellules carcinomateuses en imposant un régime pauvre en azote, qui renferme le moins possible de phosphates alcalins ou terreux, de cholestérine ou de lécithine. Le régime suivant réaliserait, d'après lui, ces conditions :

1er déjeuner : thé avec sucre et crème, peu de pain avec beaucoup de beurre ; ainsi que pommes de terre en chemise avec beurre.

2d déjeuner : fruits frais ou cuits, biscuits ou un peu de pain avec beurre, un verre de vin.

Dîner : soupe aux fruits ou au vin additionnée de sagou, ou soupe aux pommes de terre, 50 gr. de viande, purée de pommes de terre, légumes-racines, ainsi que fruits cuits, fruits au riz, salade, glace aux fruits. En outre, vin de Rhin, de Moselle ou de Champagne ; seulement de très petites quantités de bière.

Après-midi : thé avec sucre et crème, un peu de pain et de beurre, ainsi que fruits frais et biscuits.

Souper : soupe aux fruits ou au vin, fruits au riz, pommes de terre au beurre, ou en salade. Quelques sardines à l'huile, anchois, harengs frais, vin léger.

Il n'est nullement prouvé que ce régime ait une réelle utilité. Les observations publiées jusqu'ici sur son application sont trop peu nombreuses pour qu'il soit possible de formuler un jugement à ce sujet. Néanmoins, il est absolument à recommander de continuer chez les carcinomateux des essais à l'aide de ce régime, ou mieux, à l'aide du régime végétarien pur.

Maladies chroniques de la peau.

L'expérience apprend que le mode d'alimentation possède une influence manifeste, parfois même décisive, sur la marche de certaines affections chroniques de la peau. Parmi elles, se trouvent surtout l'eczéma chronique et le psoriasis. *Passavant*[2] prescrit contre ces affections un régime surtout animal, dont il constata l'utilité dans une série de cas. Mais il exige, en même temps, la suppression des spiritueux, même de la bière ; toutefois, il permet l'usage de graisse ainsi que de viande grasse. *Postnikoff*[3] recommande contre ces mêmes maladies la cure au koumis, et *Hausmann*[4] la cure de raisins. Dans beaucoup de contrées, on recourt à une cure de fraises comme moyen de traitement de ces maladies cutanées et *Uffelmann* signale que, de fait, on en obtient parfois de brillants résultats.

Enfin, c'est un fait bien connu et qui mérite peut-être d'être rappelé, que beaucoup d'affections cutanées chroniques et subaiguës chez les petits enfants résultent d'un régime irrationnel, surtout d'un excès de principes nutritifs, d'albumine animale, et de l'abus

(1) *Beneke*, Deutsch. Archiv f. klin. Med., Bd. 15, p. 538 et Berliner klin. Wochenschr., 1880, Nr. 11.
(2) *Passavant*, Die Heilung der Psoriasis., Arch. f. Heilk., 1867.
(3) *Postnikoff*, Ueber den Kumys, 1873.
(4) *Hausmann*, Ueber die Weintraubencur, 1883.

des épices ; la cause étant supprimée, ces affections guérissent très rapidement. On sait également que certaines de ces affections, apparaissant sous un régime en apparence absolument normal, ne guérissent que par un changement dans l'alimentation. Combien de fois n'avons nous pas observé l'eczéma et l'impetigo demeurer stationnaires pendant des semaines, ou même s'aggraver, et que ces affections commençaient à s'améliorer sitôt qu'on faisait usage d'un autre lait ou qu'on le remplaçait par de la farine de *Nestle*.

Alimentation artificielle des malades.

Il se présente parfois des cas où l'alimentation habituelle par la bouche est impossible ou insuffisante, ou du moins est nuisible par ses effets. On devra, dans ces cas, recourir à l'alimentation artificielle. Celle-ci doit surtout être appliquée en cas de rétrécissement de l'œsophage ou du cardia, en cas de vomissements opiniâtres et incoercibles, en cas de gastrorrhagie, mais aussi en cas de répugnance absolue et persistante pour toute nourriture comme en cas de refus d'aliments (par les aliénés). L'alimentation artificielle, à laquelle du reste on songeait déjà à l'époque de *Celse,* se pratique surtout à l'aide de lavements nutritifs. Il est démontré, en effet, que le rectum peut absorber les principes nutritifs lorsqu'ils sont dissous. C'est ainsi que *Voit* et *Bauer* [1] démontrèrent que les albuminates qui se trouvent dans le jus exprimé de la viande sont absorbés par le rectum à peu près au même degré que les peptones ; ils établirent également que le blanc d'œuf, comme tel, est absorbé lorsqu'on y ajoute un peu de sel de cuisine. L'addition de quantités trop grandes de sel diminue considérablement l'absorption de l'albumine parce qu'il survient alors une diarrhée profuse. Les expériences de *Voit* et de *Bauer* ne démontrent pas nettement si la graisse est absorbée ou non ; elles nous apprennent, par contre, que la fécule introduite dans le rectum est transformée en sucre et est absorbée. Ces résultats expérimentaux ont été en partie confirmés par *Eichhorst* [2]. Cet auteur constata également que les albuminates additionnés de sel sont absorbés par la muqueuse rectale sans peptonisation préalable. Cet auteur démontra en particulier que l'albumine du lait, les solutions de myosine et les solutions des albuminates alcalins passent à travers la muqueuse rectale dans les liquides organiques. Récemment, *Huber* [3] a également confirmé le fait que l'albumine est absorbée par le rectum si l'on ajoute préalablement du sel, mais qu'elle ne l'est pas si celui-ci fait défaut. *Czerny* et *Latschenberger* [4] démontrèrent ensuite par des expériences sur l'homme l'absorption de la graisse par le rectum ; *Eichhorst, Voit* et *Bauer* avaient au contraire expérimenté sur des animaux. Toutefois, *J. Munk* [5] observa dans un cas de fistule chylifère que la graisse introduite dans le rectum n'était absorbée qu'à raison de 3—5 %. Enfin, *Leube* [6], dans ses expériences sur les lavements

(1) *Voit* und *Bauer*, Zeitschr. f. Biologie, Bd. 5.
(2) *Eichhorst, Pflüger's* Arch., Bd. 4.
(3) *Huber*, D. Arch. f. klin. Med., Bd. 47, p. 495.
(4) *Czerny* und *Latschenberger, Virchow's* Arch. Bd. 59, p. 661.
(5) *J. Munk, Virchow's* Arch., Bd. 123, 2, 3.
(6) *Leube*, D. Arch. f. klin. Med., Bd. 10, p. 13.

nutritifs (à la viande pancréatisée), trouva que la graisse, aussi bien que l'albumine, peut être absorbée par le rectum. Une partie de ces substances nutritives données par lavement disparaissait chaque fois.

Si tous les principes nutritifs peuvent ainsi être absorbés par le rectum, y a-t-il donc moyen en nourrissant de cette manière de conserver à l'homme son équilibre nutritif? Se basant sur les recherches de *Voit* et *Bauer* on le niait jadis, car ces expérimentateurs, après addition de substances nutritives non azotées, n'avaient réussi à faire absorber par le rectum qu'environ le quart de la quantité d'albumine nécessaire. Seulement, dans les expériences de ce genre, le temps pendant lequel elles sont prolongées joue un grand rôle. Les analyses soigneuses sur les échanges nutritifs faites par *Ewald*[1] démontrent qu'on peut parfaitement conserver à l'organisme pendant une série de jours son équilibre azoté en administrant uniquement des lavements nutritifs tels que ceux indiqués ci-dessous. Toutefois, on ne peut espérer pouvoir conserver cet équilibre pendant des semaines ou des mois; ce mode d'alimentation ne peut être prescrit que dans le but d'aider le malade à traverser une crise pendant laquelle l'ingestion des aliments par la bouche est difficile, sinon impossible. Dans les cas où la nature des choses ne permet pas après un certain temps l'ingestion buccale, l'alimentation rectale n'a plus que la valeur d'un solamen miserorum.

Pour pratiquer l'alimentation par le rectum, on peut se servir des peptones; mais il ne faut pas oublier qu'une solution un peu concentrée exerce presque toujours un peu d'irritation sur la muqueuse et est rapidement évacuée. La meilleure préparation pour lavements est la peptone sèche de Witte. On emploie pour les enfants les solutions de 5 : 50 c.c. d'eau, pour les adultes des solutions de 10 : 100 c.c. d'eau tiède.

Les lavements à la viande pancréatisée ne sont presque plus employés; on peut les remplacer parfaitement par les peptones ou par une émulsion d'œuf. Dans ce but, on prend 2—3 œufs qu'on agite avec 15 gr. d'eau froide et qu'on ajoute lentement à une solution de glucose à 20 %, préalablement bouillie et additionnée de bonne farine; on la laisse refroidir ensuite et on ajoute un verre de bordeaux par demi-tasse. On peut éventuellement ajouter encore à ce lavement, de la peptone, de la somatose, etc.

Dans la clientèle pauvre, on peut se contenter de mélanger 3—5 œufs pour 150 c.c. d'une solution de glucose à 20 % et y ajouter une pointe de couteau de sel de cuisine. Au lieu de glucose, on peut, au besoin, prendre du sucre de canne.

D'après les recherches de *Huber*, d'*Eichhorst* et de *Voit*, il paraît nécessaire d'ajouter du sel aux œufs, soit 1 gr. par œuf. En tout cas, le sel favorise l'absorption, n'est pas irritant à cette dose, et ne provoque pas l'évacuation rapide du lavement.

Du lait tiède peut également servir comme liquide excipient d'un lavement. L'injection de sang tiède a été également proposée *(Smith)*, mais elle semble n'avoir guère d'avantages[2].

Une condition essentielle est que le lavement nutritif soit donné une heure environ après le lavement de propreté. Il n'est

---

(1) *Ewald*, Zeitschr. f. klin. Med., Bd. 12.
(2) *Smith*, New-York medical Journal, Juli 1878, April 1879.

pas rare, en effet, que celui-ci provoque deux selles au lieu d'une seule; si donc l'on applique le lavement nutritif dans l'intervalle compris entre les deux selles il sera bientôt expulsé. D'ailleurs, en ajoutant quelques gouttes de teinture d'opium, on peut augmenter notablement la tolérance de l'intestin.

Outre l'alimentation par lavements, on a préconisé l'alimentation par injections hypodermiques, mais elle ne présente pas d'importance pratique. Toutefois, les expériences de *Krueg* [1], de *Menzel* et *Perco* [2], de *Pick* [3], de *Whittaker* [4], de *v. Leube* [5], ont démontré que de petites quantités de substances nutritives liquides, même de graisse, peuvent être administrées et absorbées de cette manière.

Diététique des convalescents [6].

L'alimentation des convalescents doit s'efforcer de réparer complètement les pertes subies par l'organisme pendant la maladie, qui, généralement, est une maladie fébrile aiguë ou chronique. On doit avoir l'œil fixé sur ce but jusqu'à ce qu'on l'ait atteint, car l'organisme ne reconquiert toute sa résistance aux causes nocives extérieures et toute sa puissance d'action qu'à condition d'être suffisamment refait; si cela n'est pas, il peut dans certaines circonstances tomber dans un état maladif permanent. Nous savons que la quantité de sang augmente chez les convalescents plus rapidement que la quantité des globules rouges; nous savons également que si l'alimention est défectueuse, la masse sanguine seule augmente et non le nombre des globules rouges; inversement, sous une bonne alimentation le nombre des globules rouges s'élève continuellement mais avec une grande lenteur. Ces faits démontrent suffisamment la nécessité, non seulement de choisir avec grand soin le régime des convalescents, mais aussi de le continuer pendant longtemps [7].

Le moment où le régime de convalescence doit être institué ne coïncide pas toujours avec celui de l'arrêt de la fièvre. Cela dépendra bien plus de l'état des organes digestifs, de leur fonctionnement et de leur excitabilité. En général, la chute de la température est accompagnée d'une amélioration du pouvoir digestif; mais il n'est nullement constant que les fonctions digestives sont normales ou à peu près au moment où la fièvre disparaît complètement. Il persiste très souvent encore après disparition de la fièvre une irritabilité et une sensibilité de la muqueuse stomacale et intestinale, ce qui exige de la prudence. Nous avons déjà appris à connaître des maladies où la réparation de la muqueuse intestinale enflammée et ulcérée est même loin d'être terminée à la fin de la période fébrile, de sorte que la sensibilité s'étend bien loin dans la période apyrétique. Il faut donc encore une fois déterminer, dans chaque cas particulier, le moment précis où une modification dans le régime se trouve indiquée.

Les convalescents doivent donc recevoir de quoi réparer leurs

(1) *Krueg*, Wiener med. W., 1875, 34.
(2) *Menzel & Perco*, Ibid., 1869, Nr. 31.
(3) *Pick*, D. med. Wochenschr., 1879, Nr. 3.
(4) *Whittaker*, d'après *Bauer*, loc. cit., p. 272.
(5) *v. Leube*, Congress f. innere Med., 1895, München.
(6) *Avicenna*, Regimen convalescentium, Liber IV, Fen. 1, Tract. 2. — *Bauer*, loco citato, p. 240 et suiv. — *Uffelmann*, Tisch für Fieberkranke, 1882, p. 31.
(7) Voir *v. Hösslin*, Münch. med. Wochenschr., 1890, Nr. 38, 39.

pertes antérieures; on leur donnera donc l'albumine et la graisse
en grande quantité, ces substances constitutives de l'organisme
ayant été consumées sur une large échelle. Toutefois, on ne doit
pas perdre de vue que la graisse en excès peut facilement provoquer
des troubles digestifs, que, d'autre part, toute augmentation de la
ration d'albumine détermine également une augmentation de la
désassimilation de l'azote. On devra donc garder une juste mesure
dans la détermination de la ration de ces deux substances nutritives.
Il va de soi que les hydrates de carbone ne peuvent pas davantage
faire défaut, surtout qu'ils facilitent l'assimilation de l'albumine et
le dépôt de graisse; mais on devra bien prendre garde à ce qu'ils
ne deviennent pas une masse inutile, par conséquent, qu'ils ne soient
pas pris en quantité trop considérable. Enfin, on doit augmenter
aussi la quantité de sels nutritifs; ces derniers sont absolument
nécessaires à la réparation des organes, à la formation des globules
rouges et à la sécrétion des sucs digestifs. Après les états fébriles,
on augmentera surtout la quantité de sels potassiques, car, d'après
Salkowski, l'élimination du potassium serait 3—4 fois plus considérable pendant la fièvre qu'à l'état normal. En général, le total des
principes nutritifs pris en un jour doit être plus considérable que
celui de la ration de l'homme normal au repos, car il s'agit non
seulement de couvrir la consomption journalière mais encore de
déterminer un dépôt nouveau. Tel est surtout le cas pour les
convalescents qui ont subi des pertes graves pendant la maladie,
par exemple, par hémorrhagies, ainsi que chez les convalescents
jeunes qui doivent, en outre, suffire aux besoins du développement
du corps. Le désir instinctif qu'éprouvent les convalescents pour une
nourriture abondante est la preuve d'un besoin plus grand. Toutefois,
le médecin n'augmentera la ration que petit à petit et interdira de
prendre de grandes quantités de nourriture dès le début de la
convalescence. Car, ainsi que nous venons de le dire, il persiste
encore généralement pendant la convalescence une sensibilité plus
grande des organes digestifs; puis aussi, la réparation des pertes
subies pendant la fièvre ne se fait que lentement, et ne se laisse pas
précipiter. *Fr. Renk*[1] a démontré clairement sur un cas avec quelle
lenteur cette réparation s'achève, du moins après une maladie aiguë;
à cet effet, il analysa la teneur en azote des ingesta et des egesta
et calcula la quantité d'albumine retenue dans l'organisme; nous
signalons cette intéressante étude d'une manière toute spéciale à
l'attention du lecteur. La nourriture des convalescents doit servir de
transition à la nourriture habituelle de l'homme sain; elle sera donc
plus digestible et moins consistante que cette dernière. Elle ne
renfermera pas d'aliments solides compacts, peu de cellulose, peu
de fécule et d'acides organiques. Elle ne sera non plus jamais prise
en quantité trop grande en une fois, mais plutôt par petites portions
répétées; on évitera ainsi les indigestions, qui ont du moins pour
effet de retarder la guérison complète. C'est un point qu'on ne
peut perdre de vue en présence de l'appétit souvent vorace des
convalescents. Les principaux aliments des convalescents sont :
le lait et les soupes au lait, les œufs à la coque, car le lait

---

[1] *Renk,* Ueber die Kost im allg. Krankenhause zu München, dans *C. v. Voit,*
Untersuchungen über die Kost in einigen öffentl. Anstalten, 1877.

et les œufs renferment tous les principes nutritifs nécessaires à
l'organisme dans un rapport exact au point de vue physiologique;
viennent ensuite : le ris de veau, le gibier, la volaille, le veau,
le bœuf cru râpé, le jambon râpé, le riz au lait, les petits
pains, le pain blanc, le biscuit, la biscotte, la farine de légumineuses, le cacao, le chocolat nutritif, le chocolat à la peptone, la
purée de pommes de terre, les choux-fleurs, les asperges, la
compote de pruneaux. Les stimulants les plus appropriés sont :
le bouillon, le bon vin, la bonne bière amère, dont la fermentation
est complètement achevée, surtout le Porter, la bière nutritive,
ainsi que le café et le thé pas trop forts. Devront être absolument
interdits : le pain grossier, les choux, les légumineuses préparées
de la manière habituelle, la salade, les épinards, les concombres,
les aliments de toute nature préparés au vinaigre, les confitures,
les champignons et les saucissons, sauf le cervelas tendre pas trop
gras ni trop fortement épicé, les fruits avec leur pelure, ainsi que
tout fruit aigre et insuffisamment mûr.

　　Ainsi que nous le disions plus haut, la transition du régime
fébrile au régime de convalescence doit se faire insensiblement
et pas à pas ; les organes digestifs s'habitueront ainsi insensiblement
à supporter une plus grande quantité de nourriture et à des
aliments plus consistants. Cette précaution est surtout nécessaire
dans la convalescence de ces affections qui s'accompagnent d'une
ulcération ou d'une forte hyperesthésie de la muqueuse digestive ;
tel est surtout le cas pour le typhus abdominal, la dyssenterie, la
péritonite, l'appendicite. Dans ces maladies, la transition doit se faire
avec une lenteur extrême, car les phénomènes dyspeptiques peuvent
provoquer le retour de la fièvre et même une récidive de la maladie.
Dans ce cas, conviennent avant tout : les soupes au lait, la décoction
de cacao, les aliments mous ou en pâte tels que la purée de pommes
de terre, le riz au lait, la compote de prunes, le bouillon additionné
de riz et de jaune d'œuf, tous aliments dont nous avons déjà parlé
plus haut à propos de chaque maladie en particulier.

Rations de malades et de convalescents dans les hôpitaux et les maisons de convalescence[1].

　　Il va de soi que l'alimentation des malades dans les hôpitaux
doit se faire d'après les mêmes principes que ceux établis pour
l'alimentation des malades en général. C'est un devoir impérieux
pour le médecin de l'hôpital d'individualiser autant que possible ses
prescriptions diététiques. Mais les considérations pratiques ont
pour résultat presque inévitable que le nombre des régimes est
limité dans les hôpitaux et que chacun d'entre eux s'applique à
un groupe de malades ou de convalescents. Cette manière de faire
est appliquée partout et on a créé soit 4, soit 5, ou même 10 rations
différentes avec plus ou moins de variation dans les aliments et les

　　(1) Voir *Bauer*. loco cit. — *Hildesheim*, Die Normaldiät, 1856. — *Husson*, Étude sur
les hôpitaux, 1862. — *Montagne*, Contrib. à l'étude de l'alimentation, Le Havre, 1885. —
Un exposé détaillé, accompagné de nombreux exemples de rations, se trouve dans la
publication de *Prausnitz*, Ueber die Kost in Krankenhäusern mit besonderer Berücksichtigung der Münchener Verhältnisse. Deutsche Vierteljahresschr. für öffentl. Gesundheitspfl.,
Bd. 25, H. 3, p. 563.

boissons. D'après *Prausnitz*[1], la moyenne de la ration pour les salles de maladies externes devrait comprendre, pour l'homme : 110 gr. d'albumine, 50 gr. de graisse et 350—400 gr. d'hydrates de carbone, c'est-à-dire respectivement 2350—2550 calories, et 2105—2350 calories. Pour les sujets atteints d'une affection interne, on diminuerait cette ration d'après la nature de l'affection et on établirait ainsi les autres formes de régimes. La composition moyenne des quatre rations en usage dans les hôpitaux militaires de Bavière est évaluée comme suit, y compris la bière et le pain :

	Albumine	Graisse	Hydrates de carbone
1e ration	110	42	370
2e »	90	40	340
3e »	70	45	230
4e »	20	19	21

Mais pour que ces formes de régimes empêchent aussi peu que possible le médecin d'individualiser le traitement diététique, il a presque partout la latitude de prescrire des aliments et des boissons extra. Toutefois, il n'y a pas d'équivalence entre les rations des différents hôpitaux, lors même qu'elles sont en nombre égal.

Hôpital	Quantité de viande et de pain dans la ration journalière totale		
	Quantité de viande (à midi)	Quantité de viande (le soir)	Quantité de pain
1. Augsbourg (communal)	210 gr. de bouilli	2 œufs ou (70 gr. de viande)	280 gr.
2. Berlin (hôpital communal d'Urban).	125—250 gr. préparée	90—166 gr. préparée	500 » de pain et 150 » de petit pain
3. Berlin (hôpital communal de Moabit)	par jour 266 gr. de viande crue		500 » de pain et 150 » de petit pain
4. Berlin (hôpital communal de Friedrichshain)	» 250	» »	500 » de pain et 200 » de petit pain
5. Breslau (hôpital commun. de Allerheiligen)	200 gr. de viande crue	—	220 » de pain et 80 » de petit pain
6. Erlangen (hôpital universitaire)	100 gr. de bouilli	60 gr. de bouilli	200 » de petit pain 250 » de pain noir
7. Hambourg-Eppendorf (hôpital général)	95 gr. de viande	3 fois 50 gr. de viande et 1 fois 2 œufs	260 » de pain gris 100 » de pain blanc
8. Leipzig (Jacobsspital)	80 gr. de bouilli	pas de viande	150 » de petit pain 375 » de pain de seigle
9. Munich (hôpital communal)	a) 150 gr. bouilli b) pas de viande c) » »	72 gr. de bouilli 72 » » 72 » »	134 » de petit pain
10. Nuremberg (hôp. communal)	300 gr. bouilli ou 350 gr. de rôti	100 » »	250 » de pain gris 50 » de petit pain
11. Wurzbourg (Juliusspital)	140 gr. de bouilli	122 » »	1 petit pain 262 gr. de pain bl. ou 332 » de pain noir
12. Hôp. milit. de Bavière	225 gr. crue	pas de viande	333 » de fin pain de seigle
13. Maisons d'aliénés pour la Haute Bavière, Munich, IIIe classe	200 gr. crue	100—160 de saucissons ou 200 gr. de viande	500 » de pain et 85 » de petit pain
14. Essen (hôp. des usines F. Krupp)	250 gr. crue	pas de viande	750 » parfois 950 gr. de pain gris

[1] *Prausnitz*, loco citato.

Cette différence dans les rations est en partie arbitraire, en partie résulte des conditions locales qui doivent tenir compte des habitudes et des goûts des malades. Le tableau qui précède, emprunté au travail de *Prausnitz,* démontre combien grandes sont ces différences.

D'ailleurs, il y a quelques années, *Orlowski*[1] proposa de supprimer complètement les rations fixes ; il émit le projet d'organiser une cuisine hospitalière, en quelque sorte à la carte, c'est-à-dire une ration composée par le médecin pour chaque cas en particulier, d'après des principes déterminés et en se basant sur des tableaux analytiques. *Orlowski* a réuni dans un tableau tous les aliments autorisés, leur teneur en principes nutritifs, ainsi que la quantité de substances nutritives à donner aux enfants et aux adultes sous le régime $1/1$, $1/2$, $1/4$ et sous le régime dit maigre. Ce dernier comprendrait, par exemple, 7.6 gr. d'albumine, 13 gr. de graisse et 54 gr. d'hydrates de carbone, tandis que le régime $1/1$ comprendrait 116 gr. d'albumine, 70 gr. de graisse et 308 gr. d'hydrates de carbone. Il nous semble cependant difficile d'individualiser à ce point.

Prausnitz demande, avec raison, que l'on calcule la ration, non pas d'après les matériaux bruts, variables dans leur composition, mais d'après les aliments préparés, particulièrement pour la viande, ce qui d'ailleurs se fait sans doute généralement.

Afin d'en donner une idée générale, nous donnons ci-dessous le régime alimentaire adopté dans quelques hôpitaux ; pour plus de détails, surtout en ce qui concerne la dépense, nous renvoyons à l'exposé de *Prausnitz* (l. c.), qu'on peut facilement se procurer.

À l'hôpital de la Charité à Berlin[2] il y a 5 formes de régimes, IV et IIIa pour les fébricitants, IIIb, II et I pour les non fébricitants et pour les convalescents.

IV. Matin $1/2$ litre de café au lait,
Midi $1/4$ »   de bouillon,
Après-midi $1/2$ »   de café au lait,
Soir $1/4$ »   de soupe à la farine ou du lait.
En outre, 1 petit pain de 80 gr. ou 2 biscuits.

IIIa. Matin $1/2$ litre de café au lait,
Midi $1/2$ »   de bouillon,
Après-midi $1/2$ »   de café au lait,
Soir $1/2$ »   de soupe.
En outre, 250 gr. de pain blanc ou 2 petits pains.

IIIb. Matin $1/2$ litre de café au lait,
Midi $1/2$ »   de bouillon, $1/2$ litre de légumes et 167 gr. de viande,
Après-midi $1/2$ »   de café au lait,
Soir $1/2$ »   de soupe.
En outre, 250 gr. de pain blanc ou 2 petits pains ou 2 biscuits.

II. Matin $1/2$ litre de café au lait,
Midi $1/2$ »   de légumes, 167 gr. de viande,
Après-midi $1/2$ »   de café au lait,
Soir $1/2$ »   de soupe.
En outre, 375 gr. de pain grossier et 1 petit pain.

I. Matin $1/2$ litre de café au lait,
Midi 1 »   de légumes, 167 gr. de viande,
Après-midi $1/2$ »   de café au lait,
Soir 1 »   de soupe.
En outre, 500 gr. de pain ordinaire et 1 petit pain.

Comme extra, l'on peut prescrire :

1º Sur la feuille de régime et sur une feuille spéciale : 80 gr. de pain au lait, 250 gr. de pain blanc, 40 gr. de beurre, 167 gr. de rôti, 2 œufs, 1 citron, 35 gr. de sucre, $1/3$ l. de lait, 1 bouteille de bière, $1/7$ l. de vin ;

2º Sur la feuille de régime seulement : $1/3$ l. de bouillon, $1/2$ l. de bière blanche, $1/2$ l. de mucilage d'avoine, 40 gr. de compote de prunes, 80 gr. de jambon, 125 gr. de viande crue hachée ;

3º Sur la feuille spéciale seulement : $1/7$ l. de sherry, $1/10$ l. d'eau-de-vie, de cognac ou de rhum.

---

(1) *Orlowski*, Tableaux envoyés à l'Exposition d'hygiène à Berlin, 1883 ; *Nencki*, Gazeta lekarska, 1884, Nr. 10.
(2) Die naturwissenschaftlichen und medicinischen Staatsanstalten, Berlin, 1886, p. 354.

A l'hôpital de Munich, on avait appliqué jusqu'à présent les régimes indiqués d'après *Renk*[1] et qui se trouvent reproduits dans l'édition antérieure de ce traité. Ils sont abandonnés aujourd'hui, et on les a modifiés conformément aux propositions de *Prausnitz,* que l'on trouvera reproduites à la fin de ce chapitre.

A l'hôpital Urban à Berlin, les malades sont nourris d'après les 4 formes suivantes de régime :

I. Matin : $^1/_2$ litre de café au lait (fait avec 8 gr. de fèves de café) $+$ 8 gr. de sucre, ou $^1/_2$ l. de lait.

   Midi : $^1/_2$ litre de soupe, $^9/_{10}$ l. de légumes avec viande ou 200—250 gr. de rôti, ou de saucisson avec pommes de terre ou avec boulettes.

   Après-midi : $^1/_2$ litre de café au lait $+$ 8 gr. de sucre ou $^1/_2$ litre de lait.

   Soir : 125—150 gr. d'un plat de viande, 1 hareng avec 1000 gr. de pommes de terre, 125 gr. de fromage ou $^3/_4$ litre de soupe.

   En outre, 500 gr. de pain $+$ 20 gr. de beurre et 150 gr. de petit pain par jour.

> Malades dont les fonctions digestives sont normales.

II. Matin : Comme pour I.

   Midi : $^3/_4$ litre de légumes avec viande ou 200—250 gr. de rôti avec 500—1000 gr. de pommes de terre.

   Après-midi : Comme pour I.

   Soir : $^3/_4$ litre de soupe.

   En outre, par jour, 100 gr. de petit pain $+$ 250 gr. de pain ordinaire ou, en tout, 200 gr. de petit pain.

> Régime des convalescents.

III. Matin : $^1/_2$ litre de café fait avec 5 gr. de fèves de café $+$ $^1/_4$ litre de lait $+$ 5 gr. de sucre ou $^1/_2$ litre de lait.

   Midi : $^1/_2$ litre de soupe faite avec 166 gr. de viande.

   Après-midi : Comme le matin.

   Soir : $^1/_2$ litre de soupe au lait avec 30—40 gr. de riz, de semoule ou de sagou.

   En outre, par jour, 50 gr. de petit pain ou 66 gr. de biscuit.

> Régime mitigé pour fébricitants ; contient environ 66 gr. d'albumine, 56 gr. de graisse, 90 gr. d'hydrates de carcarbone.

IV. Matin : $^1/_2$ litre de lait.

   Midi : $^1/_2$ » de soupe, comme III.

   Après-midi : $^1/_2$ » de lait.

   Soir : $^1/_2$ » de soupe, comme III.

> Régime pour fébricitants ; contient environ 62 gr. d'albumine, 55 gr. de graisse et 65 gr. d'hydrates de carb.

Une forme intermédiaire à I et II se distingue de II en ce qu'on donne le soir la nourriture de I.

Pour le reste, les régimes I, II et III peuvent être modifiés de diverses manières ; en outre, les malades auxquels ne conviennent pas les 4 rations précitées sont nourris d'après les prescriptions du régime extra. Celui-ci comprend : fruits cuits, bière, eau-de-vie, rôti, beafsteak, pain, beurre, chocolat, citrons, œufs, concombres, harengs, décocté d'avoine, poulet, café, fromage, limonade, lait, compote, décocté de riz, viande râpée, jambon, eau de Seltz, soupes diverses, pigeon, vin, sucre et biscuits.

Carte des régimes dans un petit hôpital privé[2] :

1. Régime liquide :

Matin   7   h. lait ou cacao, pain,
  »   9 $^1/_2$ » bouillon,
Midi   12   » soupe au riz, à la semoule, au sagou,
Après-midi 3   » lait ou cacao, pain,
Soir   6 $^1/_2$ » soupe à la farine d'avoine, à la semoule, au riz, aux nouilles.

2. Régime mixte léger :

Matin   7   h. lait ou café, pain,
  »   9 $^1/_2$ » bouillon, œuf, petit pain au beurre,
Midi   12   » soupe comme pour I ; en outre, du rôti ou fricandeau, ou de la volaille avec purée de pommes de terre ou compote aux pommes,

---

(1) *Fr. Renk,* Die Kost im Krankenhause zu München, dans *C. v. Voit's* Untersuchung über die Kost in einigen öffentl. Anstalten. 1877.

(2) *L. Pfeiffer,* Taschenbuch für Krankenpflege, 1890, p. 238.

Après-midi 3   h. lait ou café, pain,
Soir   6 1/2 » soupe à la semoule, (à l'avoine, au riz); en outre, petit pain
                     fourré ou un œuf ou du jambon.

3. Ration entière :

Matin   7   h. café, petit pain.
  »   9 1/2 » bouillon, œuf, tartine.
Midi   12   » soupe comme chez I, rôti avec légumes ou avec fruits, ou
                     poisson avec pommes de terre.
Après-midi 3   » café, petit pain.
Soir   6 1/2 » bière, pain avec viande ou salade et œuf, ou soupe et jambon
                     ou thé avec tartine et viande.

Dans les hôpitaux militaires français[1], il y a 7 formes de régimes.

Dans les hôpitaux anglais[2], il y a même 10 formes de régime; il en résulte une plus grande difficulté pour l'administration et pour le médecin, sans présenter d'autre part un avantage réel.

Régime à la maison de convalescence

de Munich :	de Heinersdorf :	
Matin : Café et petit pain,	Café ou lait et petit pain au beurre,	
Déjeuner : bouillon,	Lait et tartine avec viande,	
Midi : 1/4 litre de soupe, 1/4 litre de légumes, 1/2 l. de bière pour les hommes, 1/4 l. de bière pour les femmes, 190 gr. de viande,	Soupe, légumes, rôti, compote,	En outre, lait à discrétion et suivant les besoins.
Après-midi : pain blanc, beurre, fruits,	Café ou lait et pain blanc,	
Soir : 1/4 l. de soupe, en outre un petit pain, 1/2 litre de bière, 150 gr. de rôti.	Soupe, tartine avec viande, œuf.	

A la fin d'un exposé critique des différentes formules de régimes, *Prausnitz* arrive à la conclusion suivante : En général, la meilleure nourriture est celle qui se rapproche le plus de la composition de la ration entière, qui prévient au moins les pertes en poids, qui est conforme aux habitudes locales et qui partage la ration journalière entre 4 repas. Conformément à ses conclusions, il propose pour les hôpitaux de Munich, les régimes suivants, qui, moyennant de légères modifications, sont également applicables ailleurs.

Projet de rations pour l'hôpital communal de Munich I (Isar).

La ration comprend 3 formes :

Ie forme : Ration complète pour les malades avec fonctions digestives normales ; ce régime correspond à la nourriture à laquelle est habitué un ouvrier de Munich en bonne situation.

Premier déjeuner :   250 c.c. de café au lait préparé avec 8 gr. de poudre de café,
                      100 c.c. de lait, 15 gr. de sucre, avec un petit pain de 75 gr.
Second déjeuner :   1/4 l. de bière avec 100 gr. de pain.
Dîner :   250—500 c.c. de soupe, 150 gr. de viande préparée avec légumes,
                      soit 2 fois du rôti, 4 fois du bouilli, 1 fois 200 gr. de poisson,
                      qui est parfois remplacé par un plat farineux, 1/4 l. de bière.
Goûter :   Café au lait avec 50 gr. de pain (comme pour le premier
                      déjeuner).
Souper :   100 gr. de viande préparée ou 100—160 gr. de saucisson ou
                      (1 fois par semaine) 100 gr. de fromage ou (1 fois par semaine)
                      un plat farineux ou 1 hareng, 1/2 l. de bière et 100 gr. de pain.

Les femmes ne reçoivent au second déjeuner que 50 gr. de pain, au souper seulement 1/4 l. de bière. Le seul extra permis sous ce régime consiste à prescrire pour les individus très vigoureux 100—200 gr. de pain.

---

(1) *Husson*, Loco citato.
(2) *Kirchner*, Lehrbuch der Militärhygiene, 1869.

IIe forme : Ration complète pour convalescents et malades qui réclament une nourriture stimulante et très variée, éventuellement aussi pour les malades privés.

Premier déjeuner :	Café au lait comme pour I, ou thé au lait, ou cacao, ou chocolat, avec un petit pain de 75 gr., ou un « Kaisersemmel » de 5o gr. ou 2 biscuits, ou seulement 1/4 l. de lait.
Second déjeuner :	1—2 œufs ou 3o-5o gr. de jambon ou du rôti froid, en outre, 1/4 l. de bière ou de lait.
Dîner :	25o c.c. de soupe, 15o gr. de viande préparée ou de volaille, etc. (v. ci-dessous) avec légumes, en outre 1/4 l. de bière ou 1/10 l. de vin.
Goûter :	Comme premier déjeuner.
Souper :	25o c.c. de soupe, 100 gr. de rôti avec légumes ou 2 œufs, en outre, un petit pain de 75 gr. ou 1—2 « Kaisersemmel » de 5o gr. ou 100 gr. de pain ordinaire avec 1/4 litre de lait, de bière ou de vin.

Les extras de ce régime ne peuvent porter non plus que sur les aliments prévus dans le régime, tels, par exemple, 3o—5o gr. de jambon, 1 ou 2 œufs au 2^d déjeuner, éventuellement encore 100—200 gr. de pain.

Nous indiquons plus loin les mets qui peuvent être donnés aux différents repas dans chacune de ces formes de régime. D'après cette liste, on établit d'avance le menu de la semaine et on le soumet à l'approbation du directeur.

IIIe forme : Ration pour les fébricitants, les opérés et les malades atteints d'une affection qui exige un régime spécial.

Dans cette forme, le médecin peut, à volonté, prescrire pour les différents repas les aliments énumérés dans les formes I et II ; dans cette prescription, il choisira autant que possible les plats indiqués dans le menu du jour des formes I et II.

Rations dans les hôpitaux d'enfants.

Vu l'âge très différent des enfants qui sont soignés dans les hôpitaux, il est particulièrement difficile de formuler pour eux des formes déterminées de régime. Toutefois, comme on ne peut guère se passer de ces formes de régimes, il est à conseiller de prendre le lait comme base de chacune d'elles ; pour la plupart des enfants, le lait est l'aliment le plus agréable, le mieux approprié et le mieux supporté ; on le donnera aux patients ainsi qu'aux convalescents à la quantité qu'ils désirent. Lorsqu'il n'est pas supporté, on le remplacera suivant les circonstances par des soupes farineuses, par de l'eau albumineuse ou par des décoctés de cacao. Outre le lait, on pourra faire usage de riz, de pommes de terre, de fruits, de petits pains, de biscuits, de cakes, de farine de légumineuses, de bouillon, de rôti, de viande rapée, de jambon rapé, de peptone de viande, d'albumose, de beurre, d'œufs et de vin, ainsi que de bière nutritive, de thé et de café.

Il serait superflu de préciser la quantité de chacun de ces aliments, car dans les hôpitaux d'enfants nous nous trouvons en présence de malades d'âge et de poids des plus divers et dont les fonctions digestives sont des plus variées. A moins d'une indication thérapeutique contraire, on permettra de manger à volonté de chacun des aliments que comprend la forme de régime prescrit.

Pour le reste, on individualisera autant que possible, on conformera le régime aux conditions particulières en supprimant ou en prescrivant l'un ou l'autre aliment ou stimulant. Le médecin d'un hôpital d'enfants doit avoir toute liberté sous ce rapport.

A l'hôpital d'enfants « Kaiser und Kaiserin Friedrich-Krankenhaus » à Berlin, dirigé par A. Baginsky, on a classé les enfants en 4 groupes principaux, d'après leur âge. Le régime D pour nourrissons s'applique aux enfants de 0—1 1/2 an, le régime C aux enfants de 1 1/2—4 ans inclusivement, le régime B aux enfants de 4—9 ans inclusivement, le régime A aux enfants de 9—12 (14) ans inclusivement; chacun des régimes A, B et C prévoit 4 formes différentes.

A. Enfants de 9—14 ans.

Iᵉ Forme.

1ʳ Déjeuner : 333 c.c. de lait.
     130 gr. de petit pain = 2 petits pains

2ᵈ Déjeuner : 180 » de pain = 3 tartines
     15 » de beurre
     30 » de viande . . . . jambon, saucisson
     333 c.c. de lait

Dîner :   250 » de bouillon ou soupe (peut également être supprimé)
     666 gr. de légumes (bouilllis dans du bouillon)
     150 » de viande
     25 » de compote

Goûter :   333 c.c. de lait
     130 gr. de petit pain = 2 petits pains.

Souper :   333 c.c. de soupe au lait.
     130 gr. de pain = 2 tartines

IIᵉ Forme.

1ʳ Déjeuner : 333 c.c. de lait
     130 gr. de petit pain = 2 petits pains

2ᵈ Déjeuner : 120 » de pain = 2 tranches
     10 » de beurre
     20 » de viande (jambon, saucisson)
     333 c.c. de lait

Dîner :   250 » de bouillon ou de soupe (peut être supprimé)

     500 gr. de légumes (ou de légumineuses bouillies dans du bouillon)
     125 » de viande

Goûter :   333 c.c. de lait
     130 gr. de petit pain.

Souper :   333 c.c. de soupe au lait
     60 gr. de pain = 1 tranche

IIIᵉ Forme.

1ʳ Déjeuner : 333 c.c. de lait
     130 gr. de petit pain

2ᵈ Déjeuner : 333 c.c. de lait
     100 gr. de petit pain
     1 œuf
     10 gr. de beurre

Dîner :   250 c.c. de bouillon (avec semoule etc.)
     333 gr. de légumes préparés au lait.
     100 » de rôti hâché

Goûter :   333 c.c. de lait
     100 gr. de petit pain

Souper :   333 c.c. de soupe au lait.
     60 gr. de petit pain

IVᵉ Forme.

1ʳ Déjeuner : 500 c.c. de lait
2ᵈ Déjeuner : 500 » de lait
Dîner :   333 » de bouillon ou de soupe au lait
     1 œuf

Goûter :   500 c.c. de lait
Souper :   333 » de soupe au lait.

B. Enfants de 5—9 ans.

Iᵉ Forme : la même que A II.

IIᵉ Forme.

1ʳ Déjeuner : 333 c.c. de lait
     100 gr. de petit pain

2ᵈ Déjeuner : 333 c.c. de lait
     90 gr. de pain
     10 » de beurre
     20 » de viande

Dîner :   200 c.c. de bouillon ou de soupe (peut être supprimé)
     333 gr. de légumes
     100 » de viande

Goûter :   333 c.c. de lait
     100 gr. de petit pain

Souper :   250 c.c. de soupe au lait
     60 gr. de petit pain

IIIᵉ Forme.

1ʳ Déjeuner : 333 c.c. de lait
     100 gr. de petit pain

2ᵈ Déjeuner : 333 c.c. de lait
     60 gr. de petit pain
     10 » de beurre
     1 œuf

Dîner :   250 c.c. de bouillon
     250 gr. de légumes au lait
     75 » de viande hachée

Goûter :   333 c.c. de lait
     60 gr. de petit pain

Souper :   250 c.c de soupe au lait
     60 gr. de petit pain

IVᵉ Forme.

1ʳ Déjeuner : 333 c.c. de lait
2ᵈ Déjeuner : 333 » de lait
Dîner :   250 » de bouillon ou de soupe au lait
     1 œuf

Goûter :   333 c.c. de lait
Souper :   333 » de soupe au lait.

C. Enfants de 1 1/2 an jusqu'à la fin de la 4e année.

Ie Forme : identique à B II.

IIe Forme :

1r Déjeuner : 250 c.c. de lait
60 gr. de petit pain ou de biscuit (1 petit pain = 3 biscuits).

2d Déjeuner : 60 gr. de pain = 1 tranche
5 » de beurre
10 » de viande froide.

Diner : 125 c.c. de bouillon ou de soupe
250 » de légumes
75 gr. de viande.

Goûter : 250 c.c. de lait
60 gr. de petit pain = 1 petit pain.

Souper : 250 c.c. de soupe au lait
30 gr. de petit pain = 1/2 petit pain.

IIIe Forme :

1r Déjeuner : 250 c.c. de lait
40 gr. de biscuit = 2 biscuits.

2d Déjeuner : 250 c.c. de lait
30 gr. de petit pain = 1/2 petit pain
5 » de beurre
1 œuf.

Diner : 125 c.c. de bouillon
125 » de légumes préparés au lait
50 gr. de rôti haché.

Souper : 250 c.c. de soupe au lait.

IVe Forme :

1r Déjeuner : 250 c.c. de lait.
2d Déjeuner : 250 » de lait.
Diner : 250 » de bouillon
1 œuf.
Goûter : 250 c.c. de lait.
Souper : 250 » de soupe au lait.

Ces formes de régime représentent pour A, I, environ 2700 cal.; pour A, III (régime de fébricitants), seulement 1550 cal.; pour C, II, environ 1200 cal., etc., ce qui, eu égard à l'âge, constitue une ration abondante pour malade.

A l'hôpital Prince Pierre d'Oldenbourg à St-Pétersbourg, les formes suivantes de régime sont en usage (d'après *Rauchfuss*) :

	Albumine	Graisse	Hydrates de carbone
1. Régime léger IV			
720 gr. de lait + 9 gr. de petit pain. . contient 35 gr.	29 gr.	34 gr.
2. Régime complet IV			
1440 gr. de lait + 18 gr. de petit pain . » 70 »	58 »	68 »
3. Régime léger III			
720 gr. de lait + 36 gr. de petit pain + 460 gr. de bouillon . . . . . » 38 »	30 »	50 »
4. Régime complet III			
540 gr. de lait + 36 gr. de petit pain + 235 gr. de bouillon + 58 de rôti + 228 gr. de gruau ou de riz . . » 56 »	33 »	100 »
5. Régime II			
240 gr. de lait + 144 gr. de petit pain + 438 gr. de bouillon + 115 gr. de rôti + 228 gr. de gruau ou de riz . » 64 »	30 »	165 »
6. Régime I			
180 gr. de lait + 144 gr. de petit pain + 203 gr. de bouillon + 173 gr. de petit pain + 225 gr. de gruau ou de riz + 140 gr. de nouilles ou 140 de légumes ou 140 gr. de pâtisserie. . » 71 »	38 »	180 »

D'après *Husson*, les hôpitaux français pour enfants possèdent 4 formes de régime et, en plus, la diète absolue, le régime du bouillon et le régime à la soupe, au total donc 7 formes de régime. Les considérations émises plus haut (p. 591) concernant le nombre trop considérable des formes de régime sont également applicables ici.

38

Tableaux

indiquant la composition chimique des principaux aliments et
stimulants employés dans le régime alimentaire des malades.

1. Lait et préparations au lait.

	Albumine	Graisse	Hydrates de carbone	Sels
			Pour 100	
Lait de vache	4	3.5	3.8	0.6
» d'ânesse	2	1.5	6.2	0.3
Soupe au lait.	4.6	3.2	14.0	1.5
Petit lait doux	0.5	0.3	3.6	0.5
Lait battu.	3.2	1.3	3.0	0.6
Koumis	3.4	2.0	2.0 + 1.9 alcool, 0.7 ac. lactique, 0.8 ac. carbonique	0.5
Kéfir au lait de vache . .	3.8	2.0	2.0 + 0.8 alcool, 0.9 ac. lactique, 0.7 ac. carbonique	—
Lait peptonisé de *Voltmer* .	1.7	2.2	6.1	0.4
Mélange à la crème 1 : 15 eau.	1.0	2.5	4.0	0.2

2. OEufs et plats aux œufs.

	Albumine	Graisse	Hydrates de carbone	Sels
Œuf de poulet 1.	5.7—6.2 gr.	3.4—4.0 gr.	—	0.30 gr.
Blanc d'un œuf.	3.2—3.5 »	—	—	0.16 »
Jaune d'un œuf	2.5—2.7 »	3.4—4.0 gr.	—	0.14 »
Eau au blanc d'œuf avec sucre	1.7 %	—	4 %	0.10 %

3. Viande et préparations à la viande.

	Albumine	Graisse	Sels	Substances extractives
		Pour 100		
Bœuf maigre.	18.0	2.0	1.4	1.7
Bœuf cru, râpé, sans graisse.	20.0	0.5	1.4	1.7
Jambon râpé tendre . . .	23.5	1.5	3.7	—
Veau	15.5	1.0	1.3	1.2
Ris de veau	22.0	0.4	1.6	—
Volaille de basse cour. . .	22.0	1.0	1.0	1.3
Gibier	23.0	1.0	1.2	1.5
Bouillon ordinaire	0.4	0.6	1.2	1.2
Bouillon avec jaune d'œuf 150 : 1	3.2	4.2	1.8	1.2
Bouillon avec peptone 100 : 5	2.0	0.5	1.5	1.5
Jus de viande exprimé . .	6—7	0.5	1.2	1.5
Peptone de *Kemmerich*. . .	48.3	0.3	1.1	10.0
Bouillon de bœuf en bouteille	1.8, glutine comprise	—	1.7	3.7
» » veau » »	2.8, glutine comprise.	—	1.6	3.0
Albumose d'*Antweiler* . . .	82.0	0.7	9.6	—
Extrait de viande	—	—	22.0	58.0
Fluide meat	23.8—37.4 de peptone	—	12.2—14.7	—
Huîtres	8.0—13.0	1.5	1.8	—

4. Aliments végétaux.

	Albumine	Graisse	Hydrates de carbone	Sels
			Pour 100	
Farine d'orge	12.5	1.0	75.0	1.2
» de froment . . .	13.6	1.0	73.0	1.3
» d'avoine. . . .	11.2	5.0	69.0	2.0
Semoule de froment . . .	13.0	0.9	74.0	1.3
Riz	7.0—7.5	0.6	78.0	0.8
Sagou	0.5	traces	86.5	0.5
Extrait de malt	8.0—10.0	—	55.0	3.5
Soupe à la farine d'orge . .	1.3	1.0	11.5	1.2
» » » d'avoine .	1.4	1.5	11.5	1.4
» » semoule .	2.0	1.0	9.1	1.7
» au sagou	0.5	4.8	16.0	1.2
Bouillie de riz avec lait . .	8.5	3.5	28.6	1.2
Soupe à la farine de riz avec eau	0.7	—	7.7	1.0
Soupe de *Liebig* pour enfants.	3.1	3.1	4.3	—
» à la farine de *Nestle* (43 : 100)	1.0	0.5	7.5	0.2
Petit pain.	6.8	1.5	43.7	0.2
Soupe aux pet. pains (panade)	3.9	4.0	19.0	—
Biscottes	9.5	1.0	75.0	1.3
Biscuits	7.5	5.0	58.0	1.0
Biscuits au gluten . . .	21.0—45.0	3.1—3.6	40.0—62.0	—
Léguminose de *Hartenstein* .	27.0	0.9	62.0	2.4
Maltoléguminose	20.5	1.3	65.6	3.0
Soupe à la maltoléguminose (8:100).	2.0	1.3	6.1	0.2
Pommes de terre	1.5	0.2	20.0	1.0
Soupe aux pommes de terre.	0.8	1.0	10.0	1.5
Purée de pommes de terre avec lait	3.1	0.9	21.3	1.1
Choux-fleurs	2.0—3.0	0.4	4.0	0.7
Asperges	1.5	0.3	2.5	0.5
Raisins mûrs.	0.6	—	14.0	0.5
Pruneaux secs	2.4	0.5	60.0	1.5
Soupe aux fruits	0.3	—	8.5	0.3
Amandes	24.2	53.7	7.2	2.9

5. Stimulants.

	Albumine	Hydrates de carbone	Sels	Alcool
			Pour 100	
Bière (de mars)	0.5	5.2	0.3	3.5 (Vol.)
» forte (nutritive) . .	3.8	5.0	0.3	2—3 »
Porter	0.7	6.0	0.3	5.0 »
Vin de Bordeaux	quant. minimes	0.3	0.2	10—15 »
» » Rhin	»	0.5	0.2	11—15 »
» » Bourgogne	»	0.5	0.7	14—16 »
» » Malaga	»	14.0—17.0	0.2	16 »
» » Porto.	»	5.0	0.2	20 »
» » Tokay	»	15.0—22.0	0.3	16—18 »
» » Champagne . . .	»	8.5—11.5	0.1	12 »
Cognac	—	—	—	60—66 »
Eau-de-vie	—	—	—	40—45 »

6. Chaleur de combustion
de quelques uns des principaux aliments,
calculée pour 100 gr. de substance(1).

100 gr. de lait naturel . =	67.5 cal.	100 gr. viande de porc		
» » lait écrémé . . =	40 »	grasse. . . . . =	400	cal.
» » crème. . . =	215—250 »	» » oie grasse . . =	345	»
» » lait battu. . . =	41.5 »	» » langue de bœuf		
» » beurre . . . =	820—830 »	fumée. . . =	396	»
» » huile . . . =	930 »	» » cervelas . . . =	446	»
» » lard . . . =	748 »	» » jambon . . . =	437	»
» » fromage gras . =	390—455 »	» » poulet ou de pi-		
» » » maigre =	320 »	geon (chair de la		
» » jaune d'œuf . . =	356 »	poitrine, crue) . =	100	»
» » œuf de poule . =	144 »	» » carpe . . . =	93	»
» » pain blanc . . =	260 »	» » anguille de		
» » pain de seigle . =	218 »	rivière . . . =	312	»
» » biscuits anglais =	420 »	» » saumon frais . =	150	»
» » bœuf maigre et		» » saumon fumé . =	210	»
cru ou de gibier =	119 »	» » brochet . . . =	72	»
» » id. cuit . . . = env. 215 »		» » buccin . . . =	95	»
» » id. bouilli . . =	209 »	» » merluche . . =	61.5	»
» » côtelettes de		» » perche . . . =	76	»
veau crues . . =	142.5 »	» » épinards . . . =	39.5	»
» » id. cuites . . = env. 230.5 »		» » haricots en pu-		
» » cervelle de veau		rée . . . =	193	»
crue . . . =	140 »	» » choux-raves . . =	45	»
» » ris de veau cru. =	90.5 »	» » carottes . . . =	41	»
» » bœuf ou de mou-				
ton gras . . . =	337 »			

Il va de soi que la valeur en calories des aliments préparés
varie d'après les additions qu'on y a faites ; on doit donc la calculer
en conséquence. La même remarque s'applique aux boissons, au
vin, à la bière, aux spiritueux, etc.

---

(1) Les chiffres sont arrondis et donnés d'après les analyses ou les citations de
König (Chemie der menschlichen Nahrungs- und Genussmittel. 3 Aufl.. Berlin, 1889, et
Procentische Zusammensetzung und Nährgeldwerth der menslichen Nahrungsmittel.
6 Aufl., Berlin, 1893) et de *Stutzer* (Nahrungs- und Genussmittel, Jena, 1894). — On admet
que 1 gr. d'albumine = 4.1 cal., 1 gr. d'hydrates de carbone = 4.1 cal.. 1 gr. de graisse =
9.3 (ou 9 5, voir p. 112 et 113) cal., 1 gr. d'alcool = 7.0 cal. D'après cela. la valeur calorique
d'une nourriture ou d'un mets peut être facilement déterminée en recourant aux analyses
qui indiquent leur composition ; le tableau ci-dessus peut de la sorte être complété d'après
les besoins.

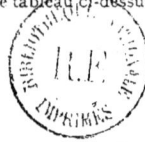

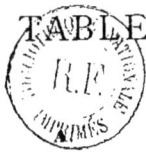

TABLE ALPHABÉTIQUE

Gand, société coopérative « imprimerie Het Volk », Vieux Bourg, 32.

Archives de pharmacodynamie, publiées par S. ARLOING, Lyon. — E. GLEY, Paris. — F. HENRIJEAN, Liége. — J. F. HEYMANS, Gand. — M. v. NENCKI, St Pétersbourg. — P. C. PLUGGE, Groningue. — G. POUCHET, Paris. — J. L. PREVOST, Genève. — B. J. STOKVIS, Amsterdam.

Prix du volume : **18** francs pour la Belgique, **20** francs pour l'étranger.

1895, Vol. I. — J. F. HEYMANS et D. DEBUCK, Étude expérimentale sur l'action du chlorure de méthylène, du chloroforme et du tétrachlorure de carbone, donnés en injection hypodermique chez le lapin, p. 1. — G. MARINESCO, 1) Mécanisme de l'action vasculaire du nitrite d'amyle, p. 71. — 2) Origine des fibres vasomotrices du nerf grand auriculaire chez le lapin, p. 76. — L. DE MOOR, Contribution à l'étude de l'action du cuivre chez les animaux, p. 80.—E.VAN ERMENGEM et E. SUGG, Recherches sur la valeur de la formaline à titre de désinfectant, p. 141.—E. LAHOUSSE, Influence de l'hydrate de butylchloral sur la pression sanguine (avec 10 graphiques) p. 209. — L. D'AMORE et C. FALCONE, Modifications du sang et de l'urine et lésions anatomiques consécutives à l'empoisonnement chronique par le phosphore (avec une planche), p. 247. — J. DE VOS, Étude de l'innervation de l'ovaire (avec deux planches), p. 259. — F. COOLEN, contribution à l'étude de l'action physiologique de la phlorizine, p. 267. — S. FREDERICQ, La chimie caustique en gynécologie (avec 8 figures), p. 329. — D. DEBUCK et O. VAN DER LINDEN, Action physiologique des disulfones acétoniques, sulfonal, trional et tétronal, p. 431. — L. CAMUS et E. GLEY, Recherches concernant l'action de quelques substances toxiques sur les vaisseaux lymphatiques (avec 11 figures), p. 487.

1896, Vol. II. — J. DE VOS, Contribution à l'étude de l'action physiologique des chlorhydrates d'hydrastine et d'hydrastinine, p. 5. — A. VER EECKE, Sur une infiltration spéciale des éléments parenchymateux du foie dans diverses conditions expérimentales (avec 3 planches), p. 47. — E. LAHOUSSE, Influence du sulfate de strychnine sur la rythme du cœur, p. 95. — A. JAQUET, Contribution à l'étude de l'alcool sur la respiration, p. 107. — H. MERTENS, Lésions anatomiques du foie du lapin au cours de l'intoxication chronique par le chloroforme et par l'alcool (avec 3 planches), p. 127. — A. BODDAERT, Contribution à l'étude de l'action des hypophosphites sur la nutrition, p. 195. — P. LANGLOIS et G. MAURANGE, Contribution à l'étude des anesthésies mixtes (avec 2 figures), p. 209. — A. CHASSEVANT, Action antiseptique et physiologique du benzène (avec 6 fig.), p. 235. — F. COOLEN, Étude de l'action des médicaments réputés antidiabétiques sur la glycosurie phlorizique, p. 255. — J. F. HEYMANS, Recherches expérimentales sur l'inanition chez le lapin (avec 3 graphiques), p. 315. — E. VAN ERMENGEM, Recherches sur des empoisonnements produits à Ellezelles (Hainaut) par du jambon et sur la cause du botulisme, de l'ichthyosisme, etc. en général, p. 355. — F. HENRIJEAN et G. CORIN, Recherches expérimentales sur l'action physiologique et thérapeutique des iodures (avec 44 fig.), p. 359. — P. C. PLUGGE, Sur l'action toxique du Rabelaisia philippensis et du poison de flèche des Negritos du Luzon (avec 2 figures), p. 537.

1897, Vol. III. — SCHLAGDENHAUFEN et REEB, La coronilline (principe actif du genre Coronilla) au point de vue chimique, physiologique et thérapeutique (avec 10 figures), p. 5. — O. DE CROLY, Sur la disparition de la toxine diphtérique injectée dans le sang, p. 61. — J. F. HEYMANS et PAUL MASOIN, Étude physiologique sur les dinitriles normaux (avec 1 fig.), p. 77. — P. C. PLUGGE, Recherches du Dr J. A. J. TONELLA sur l'α-propyle-tétrahydroquinoline normale et la coniine, p. 173. — M. HENRIOT et CH. RICHET, Les chloraloses, p. 191. — E. VAN ERMENGEM, Contribution à l'étude des intoxications alimentaires. (Recherches sur des accidents à caractères botuliniques provoqués par du jambon), p. 213. — H. DE STELLA, Les glycéro-phosphates. (Leur influence sur la nutrition intime et leur rôle physiologique dans l'organisme), p. 351. — J. F. HEYMANS et PAUL MASOIN, L'hyposulfite de soude ne possède pas d'action curative vis-à-vis de l'intoxication par le cyanure de potassium, p. 359. — J. F. HEYMANS, Le bromure d'éthyle comme anesthésique opératoire chez les céphalopodes, p. 375. — H. DE STELLA, Étude pharmacodynamique de la scopolamine et de l'hyoscine (avec 1 pl.), p. 381.—JOSEPH NICOLAS, De l'action agglutinante du sérum antidiphtéritique sur le bacille de LÖFFLER et de son rôle dans les effets préventif et curatif de ce sérum (avec 4 fig.), p. 459. — E. VAN ERMENGEM, Contribution à l'étude des intoxications alimentaires. (Recherches sur des accidents à caractères botuliniques provoqués par du jambon) (avec 3 pl.) — *Suite,* p. 499.

Kurzes Lehrbuch der Physiologie des Menschen von J. GAD und J. F. HEYMANS. Wredens Sammlung medicinischer Lehrbücher, 1892, Bd. XVI, Berlin.

Traité de physiologie, par J. GAD et J. F. HEYMANS, traduit de l'allemand par les auteurs avec la collaboration de P. MASOIN, 1895, Louvain, Uystpruyst.

Traité de pharmacologie clinique, à l'usage des étudiants et docteurs en médecine, par F. PENZOLDT, traduit sur la 3e édition allemande par J. F. HEYMANS et J. DE LANTSHEERE, 1893, Gand, Engelcke.

Technique de chimie physiologique et pathologique par A. SLOSSE, avec une préface de M. le prof. HEGER, 1896, Bruxelles, Henri Lamertin.

Leçons sur les maladies du système nerveux, par MARÉCHAL, 1re partie. Maladies de la moelle, 1896, Bruxelles, Henri Lamertin.

Des conjonctivites pseudo-membraneuses. Histoire, formes cliniques, traitement, par COPPEZ, 1897, Bruxelles, Henri Lamertin.

Manuel de physiologie humaine, par E. LAHOUSSE, Gand, Engelcke.

Éléments de physiologie humaine, par L. FREDERICQ et J. F. NUEL, Gand, Hoste.

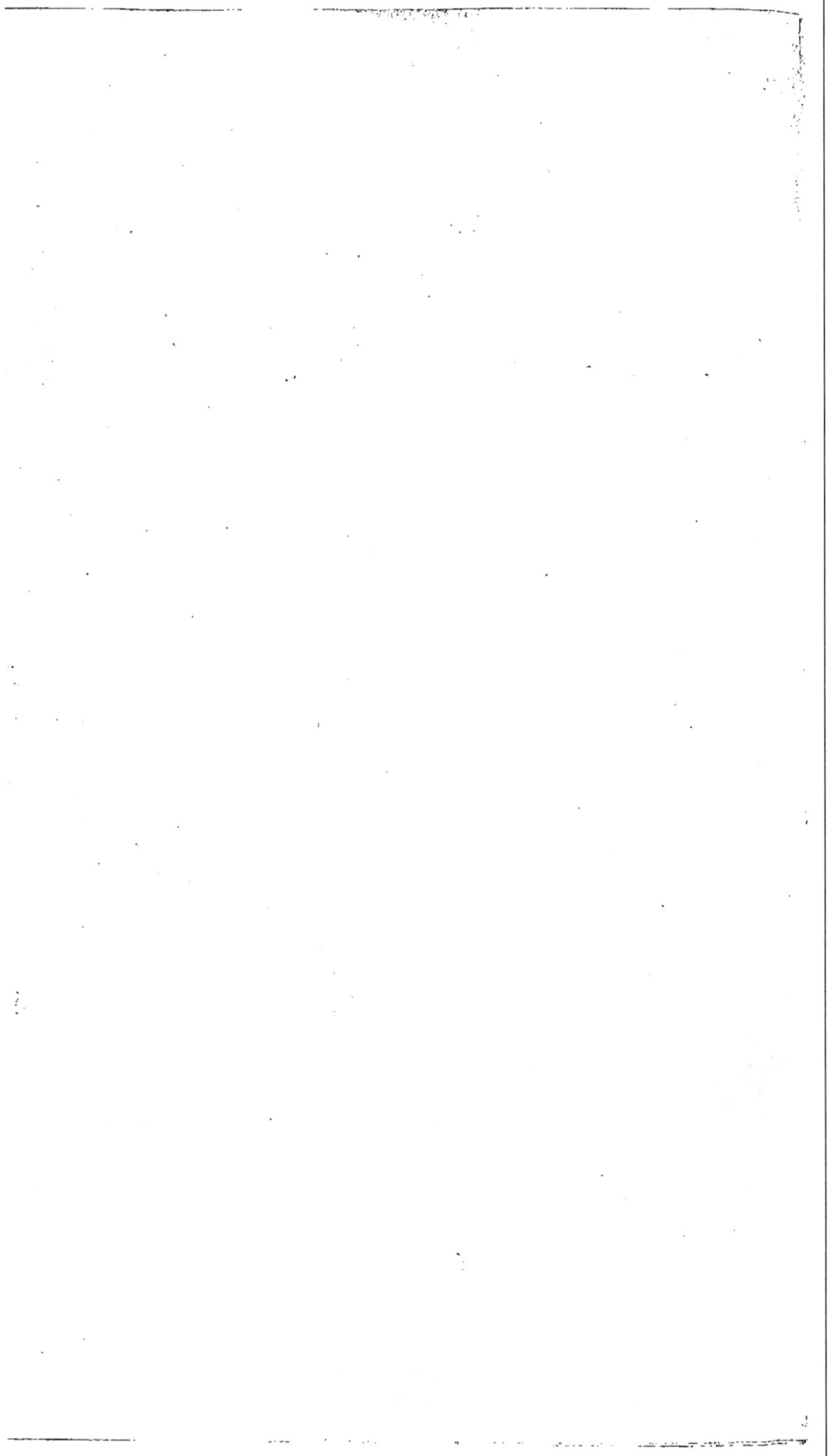

www.ingramcontent.com/pod-product-compliance
Lightning Source LLC
Chambersburg PA
CBHW060845220326
41599CB00017B/2393